U0197166

# 边缘型人格障碍
## Borderline Personality Disorder

# 边缘型人格障碍
## Borderline Personality Disorder

原　著　Barbara Stanley　Antonia S. New

主　译　王学义　安翠霞

译　者（按姓氏笔画排序）

于鲁璐　王　凡　王　冉　王　硕　王学义

王朝敏　云鹏飞　安翠霞　刘不凡　宇淑涵

陈　欢　李　娜　杨佳佳　赵天宇　郭世杰

黄凡凡　梁　维　葛怡然

译者单位：河北医科大学第一医院精神卫生中心

北京大学医学出版社

BIANYUANXING RENGE ZHANG'AI

**图书在版编目（CIP）数据**

边缘型人格障碍 /（美）芭芭拉·斯坦利
(Barbara Stanley)，（美）安东尼娅·S.纽
(Antonia S. New) 原著；王学义，安翠霞主译 .
北京：北京大学医学出版社，2024.8. —— ISBN 978-7
-5659-3216-8

Ⅰ. R749.91

中国国家版本馆 CIP 数据核字第 2024MY5511 号


北京市版权局著作权合同登记号：图字：01-2020-6614

原著：Borderline Personality Disorder, first Edition by Barbara Stanley, Antonia S. New
© Oxford University Press 2018

Borderline Personality Disorder, first Edition was originally published in English in 2018. This translation is published by arrangement with Oxford University Press. Peking University Medical Press is solely responsible for this translation from the original work and Oxford University Press shall have no liability for any errors, omissions or inaccuracies or ambiguities in such translation or for any losses caused by reliance thereon.

Borderline Personality Disorder, first Edition 以英文形式于 2018 年首次出版。本译著经 Oxford University Press 授权，由北京大学医学出版社负责出版，Oxford University Press 对译文中的错误、疏漏、不准确、歧义及因此而产生的损失不负有责任。

**边缘型人格障碍**

主　　译：王学义　安翠霞
出版发行：北京大学医学出版社
地　　址：（100191）北京市海淀区学院路 38 号　北京大学医学部院内
电　　话：发行部 010-82802230；图书邮购 010-82802495
网　　址：http://www.pumpress.com.cn
E - m a i l：booksale@bjmu.edu.cn
印　　刷：中煤（北京）印务有限公司
经　　销：新华书店
责任编辑：袁帅军　　责任校对：靳新强　　责任印制：李　啸
开　　本：889 mm×1194 mm　1/16　印张：14　字数：430 千字
版　　次：2024 年 8 月第 1 版　2024 年 8 月第 1 次印刷
书　　号：ISBN 978-7-5659-3216-8
定　　价：115.00 元

**版权所有，违者必究**

（凡属质量问题请与本社发行部联系退换）

# 主译简介

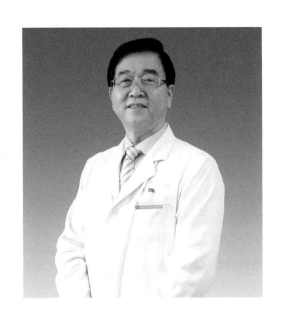

## 王学义

主任医师，二级教授，博士生导师

河北医科大学第一医院精神卫生中心名誉主任

享受国务院特殊津贴专家，国之名医

河北省精神心理疾病临床医学研究中心主任

中国民族卫生协会心理健康分会常务委员

中国睡眠研究会睡眠与心理卫生专业委员会常务委员

中国研究型医院学会心理与精神病学专业委员会常务委员

北方精神医学论坛副主席

河北省心理卫生学会理事长

河北省医学会精神病学分会主任委员

获河北省科技进步一等奖 1 项、二等奖 2 项、三等奖 3 项

在国内外发表文章 363 篇，主编或参编著作 47 部

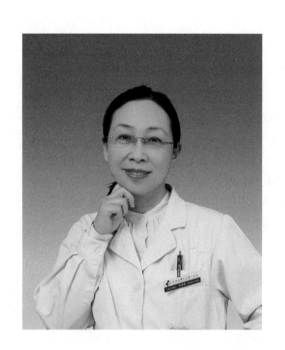

**安翠霞**

主任医师，教授，博士生导师
河北医科大学第一医院精神卫生中心主任
河北医科大学精神医学系主任
河北省精神心理健康评估与干预技术创新中心主任
Cedars Sinai 医学中心、McLean 医院访问学者
中华医学会精神病学分会常务委员
教育部高等学校精神医学专业教学指导委员会委员
中国老年医学学会精神医学与心理健康分会副会长
河北省医学会精神病学分会副主任委员
河北省神经科学学会副理事长

# 中文版序

边缘型人格障碍（borderline personality disorder，BPD）是临床症状和病因较为复杂的一种人格障碍。在深入了解 BPD 的过程中，人们不得不面对其复杂多变的临床表现和成因。BPD 患者经常有情绪不稳定、人际关系困难、自我认同失调、情绪调节障碍以及自伤、自杀和冲动行为等表现。这些表现不仅让患者自身陷入内心痛苦和困惑，也给其家庭和社会关系带来了沉重的负担。尽管 BPD 的治疗极具挑战性，但我们仍不能忽视治疗的重要性和紧迫性。对于患者来说，及时诊断和治疗是缓解症状、改善生活质量、回归社会的关键。对于家庭成员和社会来说，了解患者内心体验、帮助患者战胜疾病是重建心身健康的重要途径。因此，加强对 BPD 的科普和健康教育，提高公众对 BPD 的认识和理解，同时为精神科医生、心理治疗师等专业人员提供更多的培训和支持，这样才能共同为解决 BPD 患者的心理困扰创造有效的治疗环境。

本书主译王学义教授和安翠霞教授均是业界资深的精神心理学专家。他们带领的精神心理学团队根据各自擅长的研究领域担任不同章节的翻译工作。团队不仅具备深厚的理论知识，还拥有丰富的临床实践经验。这本书不仅让我们更深入地了解 BPD 的本质，同时也看到了两位教授带领的团队在精神医学和心理治疗领域的专业能力和贡献。展望未来，我们期待有更多的专业人士能够加入这个领域中，共同为 BPD 患者提供更加有效的治疗环境。

全书共分为 23 章，详尽地探讨了 BPD 的发展背景、病因学、发病机制、病程、临床表现、诊断与鉴别诊断、心理联合药物治疗、预后评价及相关法律等方面的内容。本书通过典型案例分析，解析了 BPD 的表现、评估和诊疗方法。同时，本书还探讨了神经生物学和遗传学对 BPD 的影响，揭示了童年期创伤与 BPD 及其他精神障碍之间的潜在关联。值得注意的是，本书强调了心理行为疗法在 BPD 管理中的重要性。最后，书中还涉及家庭因素和社交适应的相关问题，详细阐述了家庭健康教育在康复过程中的作用，以及社会环境、文化教育、家庭关系、学习工作之间的交互影响。

本书的核心目的在于整合了 BPD 的诊疗思维与管理策略的新进展，为该疾病的研究和干预提供新的视角和方法。它有助于精神科医生、心理治疗师、社会工作者以及 BPD 患者和家庭成员重新认识和理解 BPD 内涵，减少对 BPD 患者的歧视和污名化，最终让患者减轻痛苦、增加自信、回归社会，像健康人一样开心幸福地生活。

北京大学第六医院
2024 年 7 月

# 译者前言

美国著名心理学家 Marsha Linehan 曾说过："边缘型人格障碍患者就像全身 90% 被严重烧伤的人，他们的情绪缺乏自我保护，轻微的触碰就会引发巨大的精神痛苦。"

边缘型人格障碍（borderline personality disorder，BPD）是精神科常见的一种人格障碍，其主要特征包括人际关系紧张、身份认同障碍、情绪不稳定，以及显著的冲动行为等表现。BPD 多起病于青少年时期，存在于各种背景下。BPD 会对患者本人及其家庭的生活造成显著的影响，严重影响着患者的人际关系、学习、工作和社交活动。此外，患者存在自残、自伤和自杀的高风险，同时常常与其他精神障碍共病，如抑郁障碍、焦虑障碍、物质滥用、进食障碍、睡眠障碍、双相障碍和其他人格障碍，导致诊治困难。BPD 是"四不像"，即不像神经症，也不像精神分裂症，类似于抑郁障碍或双相障碍，或多或少地与其他疾病有重叠症状。BPD 患者的情绪就像过山车一样忽高忽低，也像天气一样变化多端，一会儿兴高采烈，一会悲观厌世，其内心活动神秘莫测，经常被误诊为其他精神疾病。关于 BPD 的治疗也极具挑战性，主要是由于其症状的复杂性和波动性，许多患者从童年时期就开始表现出 BPD 的倾向，需要医生深入了解和分析患者整个精神心理发展过程，生命周期形形色色的表现也增加了治疗的难度。这本书为精神科医生、心理医生、社会工作者提供了有益的帮助，便于大家更好地理解这种疾病，并提供有效的治疗策略。

尽管近年来对 BPD 的认识有所进步，但在实际的临床工作中，无论是精神科医生还是心理医生，都面临着诊治这种疾病的巨大挑战。

这本书详细地介绍了 BPD 的发展背景、病因学、病程、临床表现、诊断标准、整合治疗、预后和法律等相关问题。它广泛描述了 BPD 的临床表现，包括情绪不稳定、人际关系紧张、身份识别障碍、冲动行为、反复发生自杀行为、自杀姿态或威胁，以及自伤自残行为、空虚感、被遗弃感。本书还通过典型的案例逐步解析 BPD 的表现、评估和诊治情况。本书还探讨了神经生物学和遗传学对 BPD 的影响，揭示了童年创伤与 BPD 以及其他精神障碍之间的关联。在治疗方面，本书强调心理疗法在 BPD 管理中的重要性，介绍了有针对性地对 BPD 个体化心理治疗，并讨论了它们的基本概念、技术和注意事项。书中还涉及患者家庭因素和社交适应中的相关问题，详细阐述了家庭心理教育在康复过程中的作用。本书还探讨了 BPD、社会环境、家庭关系以及工作和教育之间的交互影响。此外，本书还涵盖了自杀风险评估和管理的话题，为临床医生预防和制定治疗策略提供了全面的指导。

作为译者，我们的目的是为读者准确地传达该书的核心思想，即如何全程管理好 BPD。我们也希望通过我们的努力能够帮助精神科医生、心理医生、社会工作者、BPD 患者家庭成员和亲朋好友，以及所有关心青少年成长的各位同仁，重新认识和理解边缘型人格障碍，减少社会对 BPD 患者的耻感或污名化，最终为患者提供更多的帮助和治疗。翻译如有不妥之处，请大家予以指正。

王学义　安翠霞
2024 年 6 月

本书向本领域两位杰出的领导者 Larry J. Siever 和 Kenneth Silk 博士致敬。他们是深受本书作者尊敬的导师和同事。Larry 博士在人格障碍研究中引入了神经科学和遗传学工具，为人格障碍的重新概念化做出了重要贡献。神经生物学的探索使我们对疾病有了更深入的了解，也为患者带来了新的希望。Larry 博士也是人格障碍研究领域科学家们的杰出导师。他因患病而退休。Silk 博士在 2016 年 4 月离世，他是人格障碍治疗方法发展的真正领导者。他孜孜不倦地致力于提高人格障碍评估、心理社会支持和药物治疗的水平。他也是本书中许多作者的导师，他以幽默、热情和慷慨的品质赢得了人们的尊敬。

# 原著者

**Margaret S. Andover, PhD**
Department of Psychology
Fordham University
Bronx, New York

**Ron B. Aviram, PhD**
Ferkauf Graduate School
Yeshiva University
Private Practice
New York, New York

**Beth S. Brodsky, PhD**
Department of Psychiatry
Columbia University
New York State Psychiatric Institute
New York, New York

**Adam Carmel, PhD**
Department of Psychiatry
Harvard Medical School
Massachusetts Mental Health Center
Beth Israel Deaconess Medical Center
Boston, Massachusetts

**Alexander L. Chapman, PhD**
Department of Psychology
Simon Fraser University
Burnaby, British Columbia, Canada

**Eunice Chen, PhD**
Department of Psychology
Temple University
Philadelphia, Pennsylvania

**Megan S. Chesin, PhD**
Department of Psychology
William Paterson University
Wayne, New Jersey

**Lois W. Choi-Kain, MD**
Department of Psychiatry
Harvard Medical School
McLean Hospital
Belmont, Massachusetts

**Katherine Anne Comtois, PhD, MPH**
Department of Psychiatry and
    Behavioral Sciences
University of Washington
Harborview Medical Center
Seattle, Washington

**Lindsey C. Conkey, MA**
Psychological and Brain Sciences
University of Massachusetts
Amherst, Massachusetts

**Kate M. Davidson, PhD**
Institute of Health and Well Being
University of Glasgow
Glasgow, Scotland

**Marleen H. M. de Moor, PhD**
Department of Clinical Child and
    Family Studies
Vrije University
Amsterdam, the Netherlands

**Jill C. Delaney, LCSW**
Private Practice
New York, New York

**Linda Dimeff, PhD**
Portland DBT Institute
Portland, Oregon

**Marijn A. Distel, PhD**
Department of Psychiatry
Vrije University
Amsterdam, the Netherlands

**Eric A. Fertuck, PhD**
Graduate Center
City University of New York
Department of Psychology
City College of New York
New York, New York

**David J. Hellerstein, MD**
Department of Psychiatry
Columbia University
New York, New York

**André Ivanoff, PhD**
School of Social Work
Columbia University
New York, New York

**Brian Johnston, MA**
Graduate Center
City University of New York
Department of Psychology
City College of New York
New York, New York

**Julia Knauber, MD**
Department of Psychosomatic Medicine
Central Institute of Mental Health
  Mannheim
Medical Faculty Mannheim
Heidelberg University
Heidelberg, Germany

**Annegret Krause-Utz, PhD**
Department of Psychosomatic Medicine
Central Institute of Mental Health
  Mannheim
Medical Faculty Mannheim
Heidelberg University
Heidelberg, Germany
Institute of Psychology
Leiden University
Leiden Institute for Brain and Cognition
Leiden, the Netherlands

**Blair W. Morris, PhD**
Behavioral Health Integration Program
Montefiore Medical Center
Bronx, New York

**Antonia S. New, MD**
Department of Psychiatry
Mount Sinai School of Medicine
New York, New York

**Inga Niedtfeld, MD**
Department of Psychosomatic Medicine
Central Institute of Mental Health
  Mannheim
Medical Faculty Mannheim
Heidelberg University
Heidelberg, Germany

**Joel Paris, MD**
Department of Psychiatry
McGill University
Montreal, Canada

**Paul A. Pilkonis, MD**
Department of Psychiatry
University of Pittsburgh School of
  Medicine
Pittsburgh, Pennsylvania

**Valerie Porr, MA**
TARA4BPD
New York, New York

**Shireen L. Rizvi, PhD**
Graduate School of Applied and
  Professional Psychology
Rutgers University
New Brunswick, New Jersey

**Kristen M. Roman, PsyD**
Graduate School of Applied and
  Professional Psychology
Rutgers University
New Brunswick, New Jersey

**Heather T. Schatten, PhD**
Department of Psychiatry and Human
  Behavior
Butler Hospital
The Warren Alpert Medical School
Brown University
Providence, Rhode Island

**Christian Schmahl, MD**
Department of Psychosomatic Medicine
Central Institute of Mental Health
   Mannheim
Medical Faculty Mannheim
Heidelberg University
Heidlberg, Germany

**Lori N. Scott, PhD**
Department of Psychiatry
University of Pittsburgh School of
   Medicine
Pittsburgh, Pennsylvania

**Larry Siever, MD**
Department of Psychiatry
Mount School of Medicine
New York, New York

**Kenneth R. Silk, MD (deceased)**
Professor of Psychiatry
University of Michigan Health System
Department of Psychiatry
Ann Arbor, Michigan

**Tanya Singh, MA**
New York State Psychiatric Institute
New York, New York

**Barbara Stanley, PhD**
Department of Psychiatry
Columbia University College of
   Physicians and Surgeons
New York State Psychiatric Institute
New York, New York

**Jeffrey Sung, MD**
Department of Psychiatry and
   Behavioral Sciences
University of Washington
Harborview Medical Center
Seattle, Washington

**Joseph Triebwasser, MHCC**
Attending Physician
James J. Peters VA Medical Center
West Kingsbridge Road
Bronx, NY

**Bea Tusiani**
Author, Remnants of a Life on
   Paper: A Mother and Daughter's
   Struggle with Borderline Personality
   Disorder
New York, New York

**Paula Tusiani-Eng, LMSW, MDiv**
Emotions Matter, Inc.
Author, Remnants of a Life on Paper:
   A Mother and Daughter's Struggle
   with Borderline Personality Disorder
New York, New York

**Frank E. Yeomans, MD, PhD**
Department of Psychiatry
Cornell University Medical College
New York, New York

**Mary C. Zanarini, EdD**
Department of Psychiatry
Harvard Medical School
Laboratory for the Study of Adult
   Development
McLean Hospital
Belmont, MA

# 目 录

# /// 1 /// 边缘型人格障碍的发展史

ANTONIA S. NEW，JOSEPH TRIEBWASSER

李娜　宇淑涵　译

## 引言

边缘型人格障碍（borderline personality disorder，BPD）是一种复杂的疾病，很难用简单的术语直接进行定义。一些人坚持认为这并不是一种"真实的"疾病。然而，越来越多的研究表明，它确实是一种"真实的"疾病，并且是一种高发病率、高死亡率的致残性疾病。回顾该疾病的发展史有助于阐明围绕该诊断存在的各种可能混淆，并有助于洞察该疾病在不同迭代过程中始终如一的表现。

"边缘型人格障碍"一词起源于几十年前对这个群体的认识。当时这种疾病令人困惑并且一直未被认识。我们在这里介绍一些"边缘型人格障碍"名称的发展史，以及既往的一些目前可能被归类为BPD的病例描述。我们还考虑了第5版《精神障碍诊断与统计手册》（DSM-5）对"人格障碍"重新分类的影响，既往它被放在轴Ⅱ的诊断上，目前则被放在轴Ⅰ诊断的位置（如精神病性障碍、情感障碍、焦虑障碍）。

在回顾"边缘型人格障碍"诊断的历史时，我们将涉及这种障碍被污名化的一些特征。很显然，边缘型诊断会带来巨大的病耻感，这已经上升到成为一种常见的方式，甚至发生在精神卫生专业人员中，他们以轻视的态度将他们认为讨厌的人称为"边缘型"。下面我们将讨论造成BPD被误解的历史原因，我们认为是这些误解导致了对这种疾病的错误认识。

第一个误解直接与"边缘型人格障碍"这个名称有关。这个名称意味着这种疾病位于两种状态之间的"边界"，这一观点起源于早期对这种疾病的精神分析概念化，而这种概念化已经不再被认为有意义，但是这种解释疾病的方式仍然混淆了对该疾病的理解。关于本病的第二个误解是，既然它是一

种"性格障碍"，那么试图阐明这种疾病的病理生理学的神经生物学研究就是错误的。这种观点在一定程度上源于（DSM-Ⅲ及其他）轴Ⅰ和轴Ⅱ诊断之间的明显区别，而这种区别几乎没有证据，并且在DSM-5中已经删除。最后，我们将澄清一个历史性的误解，即认为BPD是早年生活创伤的直接后果，而不是过去和现在的压力性生活事件的背景下，对症状和行为的遗传脆弱性的表达。

## 名称的历史："精神病"和"神经症"之间的"边缘"

人们之所以将其称作"边缘型人格障碍"，是因为20世纪初的理论认为，这种疾病处于"神经症"和"精神病"之间（Stern，1938）（表1.1）。这种概念是基于Freud对这些术语的定义：在神经症中，自我出于对现实的忠诚而压制本我的一部分，而在精神病中，自我被本我带走，并脱离一部分现实（Freud，1953—1974）。这种有些模糊的精神分析概念启发了Adolph Stern，他在1938年创造了"边缘"这个词。他描述了一组在神经症和精神病之间"徘徊"的患者。他最初的论文中对这个名称在很大程度上是描述性的，他描述的患者与当时的BPD相似（Stern，1938）。他描述了这样一群人：

> 他们对痛苦或创伤性经历不能做出弹性反应，变得颓然……（伴随着）过度敏感：患者因所接触到的人一句微不足道的话而感到深受侮辱和伤害。（他们有）负面的治疗反应……（以至于）一个有启发性的解释使他们……陷入沮丧（Stern，1945）。

1

在随后对边缘型障碍的回顾中，Stern 偏离了临床描述，转而假设了病因。他说："这并不是说这些患者暴露于性或者其他具有创伤性质的经历，而是他们的环境……如此具有创伤性，以至于当他们暴露于这样的经历时，他们的反应就像他们遭遇了创伤一样。"他接着推测，这种过度敏感是由于"孩子父亲具有不良人格特质"，以及有"一位剥夺和拒绝的母亲"，这种母亲"情绪低落，长期保持沉默，缺乏快乐，不与孩子们一起玩耍，直接拒绝和剥夺，严厉批评……缺乏足够的温柔和母爱"（Stern，1945）。

Helena Deutsch 进一步发展了 Stern 关于神经症和精神病之间存在 BPD 的提法。她认为这些患者处于精神病和神经症的边缘且缺乏一致的自我认同。她创造了"仿佛"人格（"as-if" personality）这样的术语，因为患者完全认同他们所依赖的人，并且很容易受到暗示（Deutsch，1945）。1941 年，Gregory Zilboorg 探索了精神病和神经症之间的界限，描述了一组不固定的精神分裂症患者，他们有"奇怪的想法"和"不稳定的关系"，以及"空想主义思维"（"思考问题不遵循一件接着一件"），例如无前提的推论，现在可能被描述为一种轻度的思维障碍（Zilboorg，1941）。对于这类患者，现代的诊断应该是分裂型人格障碍，属于精神分裂症谱系障碍（Gunderson & Siever，1985）。

20 世纪 50 年代，精神病学家为这一诊断的复杂性而争论，Robert Knight 写道："与患者的病情相比，'边缘状态'这个标签传达了更多关于精神病学家不确定和犹豫不决的信息。"然而，Knight 仍然无法给出关于临界状态具体是什么、不是什么（例如，神经症或精神病）的临床描述。他简要描述了一个"典型"的患者，尽管他智力完好，但"表现出思维闭塞、奇怪的词语使用、不顾后果、说脏话、任意推断、不恰当的情感和充满怀疑的行为"（Knight，1954）。这种描述更像分裂型患者的轻度思维形式障碍，而不是同期诊断的 BPD。同样，Arlene Robbins Wolberg 在 1952 年描述了一组患者，他们也符合当时分裂型的诊断，处于"神经症和精神病之间""偶尔有嗅觉或味觉障碍，或……曲解声音"（Wolberg，1952）。Melitta Schmideberg 基于"边缘状态"这个概念，将患者描述为"持续的不稳定状态，类似于缓解期的精神分裂症患者"。她认为边缘型患者具有一系列复杂的相关症状；经常表现出"各种犯罪、性变态、同性恋和卖淫、酗酒、吸毒、疑病、古怪、行为异常、爱发牢骚和素食主义"（Schmideberg，1959）。

1967 年，Otto Kernberg 试图通过定义"边缘人格结构"来澄清围绕这一诊断的困惑，他断言这是一种"稳定的人格异常"。他惊讶地发现，区分边缘型人格障碍和精神病并不难，难的是与神经症区分开来。他认为没有特异性症状就是疾病特征，相反，有边缘型人格结构的患者表现出各种各样的症状，包括焦虑、"多种形式的性行为"冲动性神经症，以及成瘾、恐惧、疑病、分离、偏执和转换反应。然而，他断言，有边缘型人格结构的患者的共同之处是具有两极性格，表现为：①"自我的脆弱"、冲动控制不良和焦虑耐受性差；②分离和自我意识不稳定时，转移到"原始思维过程"；③"分裂""原始的理想化""投射认同""否认""全或无"等原始的心理防御机制（Kernberg，1966）。

BPD 概念化的另一个发展途径遵循 Stern 早期的行为描述性轨迹（Stern，1938）。DSM 的第 1 版和第 2 版（DSM-Ⅰ 和 DSM-Ⅱ）没有包括 BPD 的诊断。在 DSM-Ⅰ 中被诊断为"情绪不稳定人格"（个体在面临轻微压力时，表现出兴奋和抑制……症状类似于目前 DSM-Ⅳ 中 BPD 的患者。强烈且控制不住的敌意、内疚和焦虑，与他人的关系中，情绪不断波动），或者环型人格（情感高涨和低落频繁交替，这种变化是由内部因素而不是外部事件刺激所致）[美国精神病学协会（American Psychiatric Association，APA），1952]。1968 年问世的 DSM-Ⅱ 保留了对"环型人格"的诊断；然而，它取消了"情绪不稳定人格"，并增加了"暴怒型人格"，以"愤怒或言语或身体攻击性的剧烈爆发"为特征，个体经常对此感到"后悔"，而"情感爆发和个体无法控制这些爆发"，这是这一群体的特征（APA，1968）。这些早期的描述表明，这组患者的情绪波动不同于行为脱抑制患者的症状表现。另一方面，现在认为 BPD 的症状维度包括这两个方面。

神经精神病学专家 Roy Grinker 首次尝试通过实证研究来定义 BPD。他评估了 51 例诊断为 BPD 无精神病症状、无物质滥用的成人住院患者，并试图通过系统的症状评估来确定这种疾病的核心特征。因子分析获得 4 个核心特征：①愤怒，②情感关系缺陷，③缺乏"一致的自我认同"，④抑郁（Grinker，Werble & Drye，1968）。

BPD 实证研究时代始于 John Gunderson。1981 年，Gunderson 出版了《边缘型人格障碍诊断性访谈》（Gunderson，Kolb & Austin，1981），这是第一

**表1.1　边缘型人格障碍诊断的发展史**

| 作者，年份 | 诊断标准 | 发病假说 | 证据 |
|---|---|---|---|
| Adolph Stern, 1938，1945 | 精神病与神经症的界限：具体症状<br>1. "自恋：这些患者患有情感性（自恋）营养不良"<br>2. "心灵出血：与对痛苦或创伤经历做出弹性反应不同，患者可以说一瞬间倒下，接近死亡的边缘，他们以陷入困顿、无力和崩溃来取代其他行动：一种逃避"<br>3. "过度敏感：患者经常因周围人微不足道的言辞而深受侮辱和伤害"<br>4. "僵化的心灵和身体——'刻板的个性'……眼神敏锐、警觉，身体僵硬的形象"<br>5. "消极的治疗反应……一个启发性的解释使他们至少在那一刻陷入绝望"<br>6. "患者个性中与生俱来的自卑情绪，深深地扎根在患者的心里"<br>7. "受虐狂：频繁表现自怜和自卑、长期受苦和无助的形象，以及被称之为舔舐伤口的倾向" | 暴露于性或其他的具体经历，这些经历本身可能具有必然的创伤性质，但是他们所处的环境就是具有创伤性的，当他们遭受这样的经历时，就将其视为创伤。这种现象被归因于孩子的父亲具有不良的人格特征（神经质、精神病或精神病性障碍），以及一位"剥夺和拒绝"的母亲，她情绪低落，长期保持沉默，缺乏快乐，不与孩子一起玩耍，直接拒绝和剥夺，严厉批评，个性僵化，缺乏足够的温柔和母爱的表现 | 病例研究 |
| Gregory Zilboorg, 1941 | | 作为一种精神分裂症的谱系障碍：不强调病因 | 病例研究 |
| Helena Deutsch, 1942 | "仿佛。"这种表面上正常的与世界的关系，与儿童的模仿能力相同，是对环境认同的一种表达，但缺乏客体投注。这种在客观世界中表现出在表面上良好的适应性，伴随着"易受影响、自恋和客体关系贫乏" | "本书中的情绪障碍是否意味着'精神分裂倾向'或能否构成精神分裂症的基本症状并不清楚……这些症状不属于通常可接受的神经症，且患者非常适应现实，因此不能称之为精神疾病。"没有病因的假设 | 病例研究 |
| Robert Knight, 1952 | 没有明确的标准，一位"典型"的患者智力完好，但表现为思维阻滞、词语用法怪异、忽视明显的含义、语言污秽、推断武断、不恰当的情感和充满怀疑的行为 | | 病例研究 |
| Wolberg, 1952 | 无明确的诊断标准，但偶尔会出现嗅觉或味觉的异常，甚至有对声音错误判断的证据 | 作为一种精神分裂症的谱系障碍：不强调病因 | 病例研究 |
| Schmideberg, 1959 | 患者"在不稳定中保持稳定"，类似于"处于缓解期的精神分裂症患者"，经常出现"各种违法行为，性取向异常，同性恋和卖淫，酗酒，药物成瘾，疑病症，古怪行为，怨言不断，以及素食主义" | 作为一种精神分裂症的谱系障碍：不强调病因 | 病例研究 |
| Otto Kernberg, 1966 | 描述边缘型人格障碍患者具有"非特异的自我弱点"，例如，在促进适应性功能的心理实践中存在多种缺陷，包括冲动控制不良、焦虑容忍度低，以及"原始过程"的思维突破，如思维混乱。正如我们所见，从经验上来看，这些特征可以归纳为边缘型人格障碍患者的各种类型 | 异常的心理防御机制，内心功能伴有"结构性"问题：边缘型人格结构 | 病例研究 |
| Roy R. Grinker, 1968 | 聚焦分类的重要性：<br>1. 愤怒<br>2. "情感关系缺陷"<br>3. "缺乏自我认同"<br>4. "抑郁" | 边缘型人格障碍的病因尚不明确，但推测是早年未能适当地发展完善的情感系统。作者描述为由于缺乏足够的信息，无法确定这种发展不足是由先天因素还是早期剥夺所致 | 数据收集：51例系统性评估患者 |

表 1.1　边缘型人格障碍诊断的发展史（续表）

| 作者，年份 | 诊断标准 | 发病假说 | 证据 |
|---|---|---|---|
| DSM-I，1952 | "情绪不稳定的人格。"在遇到轻微压力时，个体的反应会出现激动和无效性表现。在紧张的情况下，判断可能不可靠，与他人的关系也会不断受到情绪态度的波动影响，这是由强烈且难以控制的敌意、内疚感和焦虑所导致的 | 推测无具体病因 | 共识<br>会谈 |
| DSM-II，1968 | 环型人格："反复和交替出现的抑郁和兴高采烈……不能归因于外界环境的影响"<br>爆发性的情绪："愤怒爆发、言语或身体攻击……与患者平时的行为明显不同"<br>"这些患者通常被认为易激动、攻击性强并对环境压力反应过度" | 推测无具体病因 | 共识<br>会谈 |
| DSM-III：John Gunderson | 符合以下 5 条（或更多）：<br>1. 冲动或不可预测性<br>2. 不稳定或紧张的人际关系<br>3. 不恰当的、强烈的愤怒或愤怒缺乏控制<br>4. 身份认同障碍<br>5. 情感不稳定<br>6. 不能容忍独处<br>7. 身体自残行为<br>8. 长期空虚或无聊感 | 推测无具体病因 | 病例研究/早期诊断工具经验性研究 |
| DSM-III-R，1987 | 与 DSM-III 相同，除了"不能容忍独处"外，取而代之的是"疯狂努力以回避真实或想像的被抛弃" | 推测无具体病因 | 见"边缘型人格障碍的核心症状"部分 |
| DSM-IV 和IV-TR，1994 | 与"DSM-III-R"相同，增加了第 9 种可能的标准"短暂的、与压力相关的偏执意念或严重的分离症状" | 推测无具体病因 | |

个用于 BPD 的诊断性工具。该诊断工具严格遵循 DSM-III 中 Gunderson 主导的疾病定义。该定义包括行为学特征的诊断，而这个诊断是基于对可观察到的临床特征的系统描述（APA，1980）。自 DSM-III 发布以来，DSM 的定义有所不同，但基本诊断标准保持不变。最重大的变更是 DSM-IV（APA，1987）和 DSM-IV-TR（APA，2000）纳入了"短暂的、应激相关的偏执观念或严重的分离症状"，这是 DSM-III（APA，1980）或 DSM-III-R（APA，1987）中所没有的。

Grinker 和 Gunderson 做了开创性的工作，认为个体存在一系列症状就构成了一种精神障碍。不幸的是，他们仍保留了"边缘型人格障碍"的名称。这就让我们回想起精神分析学对这种疾病的描述，即处于两种状态的边缘。Grinker 和 Gunderson 的循证工作绝不依赖于 Freud 的观点，即一种在"神经症"和"精神病"之间徘徊的疾病，但这个误导性的名称仍然在使用，并进一步阻碍了描述性或生物

精神病学家认真对待这种疾病的科学工作，因为它暗示了一个以经验为主、基础薄弱的精神病学理论时代。

一些人认为应该把 BPD 这个名称改为**情绪调节障碍**。虽然这个名称包含了 BPD 症状组成的一部分，但它并不能很好地与情绪障碍，特别是与双相障碍，加以鉴别。一个更贴切的名称可能是**人际情绪调节障碍性障碍**（interpersonal emotion dysregulation disorder，IEDD）。不像"边缘型人格障碍"给临床医生或患者传达任何有关疾病的体征、症状或病理生理学的信息，这个名称捕捉到该疾病的特征性症状即情绪调节障碍；此外，使人们注意到人际冲突是该病的显著症状。我们并不是在这里争论修改名称，虽然更名可能会让 BPD 患者摆脱那些导致耻感的包袱，但我们也承认，改变一种疾病的名称可能会造成混乱，并有可能使神经科学和循证治疗的发展失去头绪。

## 轴Ⅰ和轴Ⅱ之间存在区别的证据是什么？

在DSM-5之前，DSM系统中轴Ⅰ和轴Ⅱ疾病之间的区别基于很少的实证研究。这种区别最初源于一种假设，即轴Ⅰ疾病是由"生物学"原因引起的，而轴Ⅱ是与"环境因素"有关的（Siever & Davis，1991）。从DSM-Ⅲ到DSM-Ⅳ-TR，轴Ⅰ和轴Ⅱ之间的区别仍然存在于DSM编码中。人格障碍的定义如下，即"一种持久的、普遍的内心体验和行为模式，明显偏离个体文化的期望，缺乏弹性，在青春期或成年早期起病，随着时间的推移逐渐稳定并导致痛苦或损害"，继续保留到DSM-5。这个定义本意想区分轴Ⅱ和轴Ⅰ的不同，却在许多方面都有问题，讨论这些问题已超出了本章的范围。不过，简而言之，许多轴Ⅰ疾病符合这些标准。例如，精神分裂症也会出现普遍和持久的、僵化的行为模式，症状通常出现在青春期并逐渐慢性化。然而，我们并不认为精神分裂症是一种"人格障碍"。显然，如果精神分裂症符合DSM对人格障碍的定义，那么这个定义是不完整的。简单地说人格障碍不能更好地解释轴Ⅰ的障碍，这就规避了将人格障碍与轴Ⅰ障碍区分开来的问题。

另一个用于区分人格障碍和其他精神疾病的特征是，在传统上，人格障碍被认为是环境因素造成的，而轴Ⅰ疾病具有"生物学基础"（Siever & Davis，1991）。双胞胎和家系研究显示BPD有很高的遗传率。一项大型研究显示，在3个欧洲国家使用DSM-Ⅳ标准，BPD的遗传度是一致的（0.42）（Distel et al.，2008）。最近的另一项研究使用获得性的聚合潜在因子，结合访谈以及自我报告的信息来验证BPD的遗传性，结果遗传度为0.67（Torgersen，Myers，Reichbom-Kjennerud，Roysamb，Kubarych & Kendler，2012）。所有的研究都表明，基因与环境交互作用对BPD的发生有重要影响。最近的一项研究表明，不良生活事件本身可能具有遗传性（Distel et al.，2011）。尽管环境压力在BPD的发展中起着显著作用，但许多轴Ⅰ疾病也是如此，包括重性抑郁障碍（major depressive disorder，MDD），都是由于环境压力与基因易感性共同作用的结果（Caspi et al.，2003）。因此，无论是BPD的临床表现还是病因学，都不能清晰地将其与轴Ⅰ疾病分开。

最后，传统上认为轴Ⅱ疾病最好是心理治疗，而轴Ⅰ疾病则需要药物治疗。但是这种区别也经不住仔细推敲，因为许多轴Ⅰ疾病对药物治疗不敏感，包括物质使用障碍、创伤后应激障碍（post-traumatic stress disorder，PTSD）和妄想性障碍。此外，许多轴Ⅰ疾病实际上心理治疗相当有效，包括MDD、惊恐障碍和特定恐惧症。因此，治疗的作用也不能完全区别轴Ⅰ和轴Ⅱ的疾病。

考虑到所有这些因素，业内已经取消了DSM-5中轴Ⅰ和轴Ⅱ之间的区别。然而，定义人格障碍的确切特征，特别是BPD的核心特征，仍然是一个争议的焦点。

## 边缘型患者的早期经历：创伤的作用

对BPD患者童年期经历的研究结果也有争议。虽然这一主题在第5章中阐述得较全面，但将BPD解释为创伤谱系中的一种障碍是BPD演变历史的一部分。BPD是一种创伤相关性疾病，这一想法在一定程度上源于对这种障碍去污名化的努力。认为BPD的症状起源于童年创伤，这种观点表明患这种疾病不是患者的"过错"。然而，童年创伤作为BPD病因研究基础是不可靠的（表1.2）。这并不是说这些症状是患者的错误，而是要注意研究数据。许多关于BPD儿童期创伤的信息来自成年BPD患者的回顾性数据。这些患者受"晕轮效应"的影响，回忆的偏差是不可避免的（Paris，2000）。尽管如此，已发表的文献确实提供了一些关于BPD患者早年生活事件的相关发现。

人们普遍认为，BPD患者的童年期往往经历各种精神创伤、忽视和缺乏父母关爱。Herman等报告，患有BPD以及稍微有一些边缘型特征的成年人，比没有BPD的人更可能具有早年躯体虐待、性虐待以及目睹家庭暴力史（Herman，Perry & van der Kolk，1989）。Zanarini和同事发现虐待史比忽略史更能强烈地预测成年的BPD，被精神失常的成年人看护比被分离的风险更大（Zanarini，Gunderson，Marino，Schwartz & Frankenburg，1989）。该团队之后的研究发现，与成年BPD最密切相关的童年经历是男性照料者的性虐待和（或）情感拒绝、女性照料者反复无常地对待患者（Zanarini & Frankenburg，1997）。Paris等分别分析了男性和女性的数据，发现无论男女，负性的童年经历，特别是儿童期性虐

| 表 1.2　边缘型人格障碍（BPD）和创伤：关于支持和削弱创伤作为 BPD 的病因的研究 | |
|---|---|
| **支持创伤作为 BPD 的病因** | **削弱创伤作为 BPD 的病因** |
| • 与未患有 BPD 的成年人相比，患有 BPD 的成年人更多地报告了早年躯体和性虐待以及目睹家庭暴力 <br> • 虐待史比忽视史更能预测成年期 BPD <br> • 男性照料者的性虐待和（或）情感拒绝、女性照料者的不一致对待可预测成年期 BPD <br> • 童年期性虐待与成年后 BPD 相关 <br> • 童年期虐待、忽视、环境不稳定以及父母的精神障碍增加了成年期 BPD 的风险 <br> • 童年期性虐待、与父母分离以及不良的父母养育方式可预测成年期 BPD <br> • BPD 与童年期虐待和忽视的关联性，超过了与重性抑郁障碍，偏执型、回避型或强迫型人格障碍的关联性 | • 20% ～ 45% 的 BPD 患者无性虐待史 <br> • 80% 的性虐待史患者没有人格病理学表现 <br> • 纵向随访发现存在虐待史的儿童具有高度的心理弹性 <br> • 21 项研究的荟萃分析显示，BPD 与儿童期虐待的关联性的总效应较小 <br> • 社区样本中的人格障碍和儿童躯体、性虐待并不能预测 BPD <br> • 在非临床样本中，儿童躯体和性虐待、终身轴 I 障碍、父母患有精神疾病是 BPD 的独立预测因素 <br> • 家族性神经症谱系障碍、儿童期性虐待、与父母分离以及不良的父母教养方式可独立预测 BPD <br> • 一项为期 2 年的成年期 BPD 纵向研究表明，童年期创伤和基线 BPD 症状的严重程度可独立预测不良结局 |

待（children sexual abuse，CSA）与成年 BPD 有关（Paris，Sweig-Frank & Guzder，1994a，1994b）。

尽管确实有证据表明，BPD 患者的童年受虐率似乎高于人口平均水平，但需要注意的是，这并不是该障碍的普遍特征（Goodman & Yehuda，2002）。童年期性虐待与 BPD 有相当大的关联，但它不是 BPD 的先决条件。据估计，20% ～ 45% 的 BPD 患者有性虐待史（Goodman & Yehuda，2002），但 80% 的性虐待患者没有病理性人格（Gunderson et al.，1981）。虽然 CSA 在 BPD 中很常见，但在住院的强迫型人格障碍（obsessive-compulsive personality disorder，OPD）患者中也是很常见的（Zanarini et al.）。由此得出结论：虽然 CSA 可能是 BPD 的重要原因，但它对 BPD 的发生既不是必要的，也不是充分的。更确切地说，童年期虐待可能是更大范围的家庭忽视 / 混乱的一部分（Zanarini et al.，1997）。对 2000 名以上受试者（Fossati，Madeddu & Maffei，1999）的 21 项有关 BPD 和 CSA 的研究进行了荟萃分析，得出的综合效应仅为 $r = 0.28$，这是一个中等大小的效应。一项对明确有性虐待和（或）躯体虐待儿童的前瞻性研究显示，虽然有些人确实患上了 BPD，但其他诊断甚至更为普遍。这些疾病包括创伤后应激障碍、抑郁症和物质使用障碍（Spatz-Widom，2012）。

## 走向 BPD 的新模式

我们回顾了一些研究，发现 BPD 有潜在的统一

结构，但很难定义。如果我们看看早期对 BPD 的描述，就可以发现一些线索。撇开那些现在更适合分裂型人格障碍的有关 BPD 的描述之后（Knight，1954；Wolberg，1952；Schmideberg，1959），我们会发现这些人临床描述的共同之处是超敏反应，尤其是人际关系方面。Stern 描述这些患者"很容易崩溃……（伴有）过度敏感"，而 DSM- I 的描述是在面对轻微压力时"容易激动，与他人相处时情绪一直处于波动"。也许正是因为 BPD 的症状只有在特定的环境中才能显现出来，所以在实证研究中很难确定。

和其他人一样，我们看到边缘型人格的病理表现核心是人际关系症状（New & Stanley，2010；Gunderson，2007）。显然，患有 BPD 的个体情绪不稳定，但同样显而易见的是，BPD 的情绪不稳定是被触发的，尤其与人际关系高度相关。BPD 患者在和他人的互动过程中容易情绪调节障碍，尤其是和他们亲近的人交往时。由于情绪不稳定只有在特定的社会环境中才凸显出来，所以 BPD 很难被可靠地描述。其他一些精神疾病，其核心是社交互动的中断。例如，孤独症患者在感知社交线索方面持续相对困难，而精神分裂症患者的社交兴趣通常会持续下降。因此，当患有这些疾病的个体进行实证研究时，他们总是表现出社交缺陷。相反，BPD 患者在情绪没有被激活或触发时，可以表现出最小的情绪不稳定。BPD 症状的这种特性也可能是 BPD 药理靶点开发面临的第二个问题。如果 BPD 的症状出现在密切关系的背景下，那么通常用于评估药物治疗反应的结局指标（临床研究中对个人的简短的横断

面评估）不足以验证效果。BPD 患者在接受评估的特定时刻可能没症状，也可能症状很明显，这取决于评估之前的人际互动，或者与评估人员的关系。在临床评估之外寻找其他追踪症状的方法对于检测BPD 的临床疗效可能是必要的。将 BPD 从根本上视为一种社交障碍，而不仅是"情绪"或"情感不稳定"，也可能有助于解释为何迄今为止缺乏有效的药物治疗。虽然人们对情绪的神经科学了解很多，但社交神经科学领域还处于起步阶段，因此还未发现有效的药理学作用的靶点。因此，BPD 治疗领域将从这一新兴领域取得的快速进展中获益良多。

# 参考文献

American Psychiatric Association. (1952). *Diagnostic and statistical manual of mental disorders.* Washington DC: American Psychiatric Association.

American Psychiatric Association. (1968). *Diagnostic and statistical manual of mental disorders* (2nd Edition, DSM-II). Washington DC: American Psychiatric Association.

American Psychiatric Association. (1980). *Diagnostic and statistical manual of mental disorders* (3rd Edition, DSM-III). Washington DC: American Psychiatric Association.

American Psychiatric Association. (1987). *Diagnostic and statistical manual of mental disorders* (3rd Edition-Revised, DSM-III-R). Washington DC: American Psychiatric Association.

American Psychiatric Association (2000). *Diagnostic and statistical manual of mental disorders* (4th Edition, Text Revision). Washington DC: American Psychiatric Association.

Caspi, A., Sugden, K., Moffitt, T. E., Taylor, A., Craig, I. W., Harrington, H., … Poulton, R. (2003). Influence of life stress on depression: Moderation by a polymorphism in the 5-HTT gene. *Science, 301*(5631), 386–389.

Deutsch, H. (1945). Some forms of emotional disturbance and their relationship to schizophrenia. *Psychoanalytic Quarterly, 11*, 301–321.

Distel, M. A., Middeldorp, C. M., Trull, T. J., Derom, C. A., Willemsen, G., & Boomsma, D. I. (2011). Life events and borderline personality features: The influence of gene-environment interaction and gene-environment correlation. *Psycholological Medicine, 41*(4), 849–860.

Distel, M. A., Trull, T. J., Derom, C. A., Thiery, E. W., Grimmer, M. A., Martin, N. G., … Boomsma, D. I. (2008). Heritability of borderline personality disorder features is similar across three coun-
tries. *Psychological Medicine, 38*(9), 1219–1229.

Fossati, A., Madeddu, F., & Maffei, C. (1999). Borderline personality disorder and childhood sexual abuse: A meta-analytic study. *Journal of Personality Disorders, 13*(3), 268–280.

Freud, S. (1953–1974). *The Standard Edition of the Complete Psychological Works of Sigmund Freud.* London: Hogarth.

Goodman, M., & Yehuda, R. (2002). The relationship between psychological trauma and borderline personality disorder. *Psychiatric Annals, 32*(6), 337–346.

Grinker, R., Werble, B., & Drye, R. (1968). *The borderline syndrome: A behavioral study of ego-function.* New York: Basic Books.

Gunderson, J. G. (2007). Disturbed relationships as a phenotype for borderline personality disorder. *American Journal of Psychiatry, 164*(11), 1637–1640.

Gunderson, J. G., Kolb, J. E., & Austin, V. (1981). The diagnostic interview for borderline patients. *American Journal of Psychiatry, 138*(7), 896–903.

Gunderson, J. G., & Siever, L. J. (1985). Relatedness of schizotypal to schizophrenic disorders: editors' introduction. *Schizophrenia Bulletin, 11*(4), 532–537.

Herman, J. L., Perry, J. C., & van der Kolk, B. A. (1989). Childhood trauma in borderline personality disorder. *American Journal of Psychiatry, 146*(4), 490–495.

Kernberg, O. (1966). Structural derivatives of object relationships. *International Journal of Psychoanalysis, 47*(2), 236–253.

Knight, R. (1954). Borderline states. In R. P. Knight & C. R. Friedman (Eds.), *Psychoanalytic Psychiatry and Psychology* (pp. 203–215). New York: International Universities Press.

New, A. S., & Stanley, B. (2010). An opioid deficit in borderline personality disorder: Self-cutting, substance abuse, and social dysfunction. *American Journal of Psychiatry, 167*(8), 882–885.

Paris, J. (2000). Childhood precursors of borderline personality disorder. *Psychiatric Clinics of North America, 23*(1), 77–88, vii.

Paris, J., Zweig-Frank, H., & Guzder, J. (1994*a*). Psychological risk factors for borderline personality disorder in female patients. *Comprehensive Psychiatry, 35*, 301–305.

Paris, J., Zweig-Frank, H., & Guzder, J. (1994*b*). Risk factors for borderline personality in male outpatients. *Journal of Nervous and Mental Disease, 182*, 375–380.

Schmideberg, M. (1959). The borderline patient. In S. Arieti (Ed.), *American Handbook of Psychiatry* (vol. I, pp. 398–416). New York: Basic Books.

Siever, L. J., & Davis, K. L. (1991). A psychobiologic perspective on the personality disorders. *American Journal of Psychiatry, 148*, 1647–1658.

Spatz-Widom, C. (2012). *Trauma, psychopathology, and violence: Causes, consequences, or correlates?* New York: Oxford University Press.

Stern, A. (1938). Psychoanalytic investigation of and therapy in the borderline group of neuroses. *Psychoanalytic Quarterly, 7*, 467–489.

Stern, A. (1945). Psychoanalytic therapy in the borderline neuroses. *Psychoanalytic Quarterly, 14*, 190–198.

Torgersen, S., Myers, J., Reichborn-Kjennerud, T., Røysamb, E., Kubarych, T. S., & Kendler, K. S. (2012). The heritability of Cluster B personality disorders assessed both by personal interview and questionnaire. *Journal of Personality Disorders, 26*(6), 848–866.

Wolberg, A. R. (1952). The borderline patient. *American Journal of Psychotherapy, 6*(4), 694–710.

Zanarini, M. C., & Frankenburg, F. R. (1997). Pathways to the development of borderline personality disorder. *Journal of Personality Disorders, 11*(1), 93–104.

Zanarini, M. C., Gunderson, J. G., Marino, M. F., Schwartz, E. O., & Frankenburg, F. R. (1989). Childhood experiences of borderline patients. *Comprehensive Psychiatry, 30*(1), 18–25.

Zanarini, M. C., Williams, A. A., Lewis, R. E., Bradford Reich, R., Vera, S. C., … Frankenburg, F. R. (1997). Reported pathological childhood experiences associated with the development of borderline personality disorder. *American Journal of Psychiatry, 154*(8), 1101–1106.

Zilboorg, G. (1941). The sense of reality. *Psychoanalytic Quarterly, 10*, 183–210.

# /// 2 /// 边缘型人格障碍的诊断

BARBARA STANLEY, TANYA SINGH

李娜　宇淑涵　译

## 引言

边缘型人格障碍（BPD）表现为以下几个领域的不稳定：情绪调节、冲动控制、人际关系和自我形象不稳定（Lieb, Zanarini, Schmahl, Linehan & Bohus, 2004）。BPD 占总人口的 1%～2%，精神科门诊高达 10%，住院患者中有 20%（Hampton, 1997；Widiger & Weissman, 1991；Zimmerman, Rothschild & Cherminski, 2005），在普通人群中占 1%～3%（Lenzenweger, Lane, Loranger & Kessler, 2007；Tomko, Trull, Wood & Sher, 2014；Trull, Jahng, Tomko, Wood & Sher, 2010）。就性别而言，患者中女性约占 70%（美国精神病学协会, 2013 年；J. G. Gunderson, 2009；Widiger & Weissman, 1991）。但在普通人群中男、女患病比例相当（Lenzenweger et al., 2007；Tomko et al., 2014），之所以患者群体和普通人群之间的男女患病率不同，可能与女性寻求更多的帮助有关。

根据第 5 版《精神障碍诊断与统计手册》（DSM-5）［美国精神病学协会（American Psychiatric Association，APA），2013］，BPD 的诊断至少需要满足以下 9 个条件中的 5 条：

1. 不恰当、强烈的愤怒或难以控制愤怒；
2. 长期的空虚感；
3. 因明显的心境反应而导致的情绪不稳定（如强烈的间歇性烦躁、易怒或者常持续数小时或不超过数天的偶尔出现的焦虑）；
4. 短暂的、与应激相关的偏执观念或严重的解离症状；
5. 认同障碍：患者存在明显而持久的、不稳定的自我意象或自我感。

6. 反复出现自杀行为、自杀姿态或自杀威胁，或者自残行为。
7. 至少在 2 个存在潜在自我伤害的领域内存在冲动行为（不包括自杀或自残行为）；
8. 疯狂地努力避免真实或想象中的被抛弃；
9. 不稳定、紧张的人际关系模式，其特点是在过度理想化与过度贬低之间摇摆。

除了满足 9 个诊断条目中的 5 条外，BPD 和所有的人格障碍一样，其特点是从童年早期开始，行为模式普遍而持久，并在不同背景下保持稳定（APA, 2013 年）。情绪调节失调（不恰当、强烈的愤怒或难以控制愤怒；由于显著的心境反应所致的情感不稳定）是 BPD 的核心症状之一（APA, 2013），其特点是情绪不稳定，容易有情绪变化以及不相称的情绪反应。BPD 和心境障碍的情感失调是不同的，BPD 的情绪转变迅速，且易受环境因素的影响（Koenigsberg, Harvey, Mitropoulou & New, 2001）。此外，BPD 个体具有更强烈的情绪，并且因难以控制而恶化（Henry et al., 2001；Koenigsberg et al., 2001），因此，患者可能表现出不适当的、强烈的和难以控制的愤怒。BPD 个体还有自我形象障碍，这种问题有时表现为自我 他人表征障碍（Skodol, 2007）。BPD 患者可能对分离有不安全感，他们害怕被拒绝或与重要的另一半分离。因此，他们会试图避免真正的或想象中的分离（APA, 2013）。此外，对与他们交往的个体，在极端理想化和极端贬低之间交替变动，这种波动基于他们当时的感受（Skodol, 2007）。同样，他们的自我意识和自我形象也会波动（APA, 2013）。自我-他人表征障碍的另一个表现是长期的空虚感（APA, 2013）。这种体验是主观的，因此与其他诊断标准（Johansen, Kartemd, Pedersen, Gude & Falkum, 2004）相比很难定义。它与绝望、孤立和孤独以及抑郁症状重叠在一起，被患者描述为"缺少了什么"（Klonsky，2008）。

BPD 还具有冲动性（APA，2013）。Moeller 等（2001）将"冲动"定义为一种生物-心理-社会结构，它包括一个人对行为的负面和长期后果的敏感度降低，以及对即时刺激的冲动行为，而没有太多的事先考虑。BPD 患者通常在冲动的各个方面得分都很高，如标准化自我报告量表 Barratt 冲动量表（Links，Heselgrave & van Reekum，1998）。BPD 患者的一级亲属最常见有冲动性谱系障碍，如物质使用障碍或反社会型人格障碍（White，Gunderson，Zanarini & Hudson，2003）。

冲动性还包括应对情绪困扰时的自伤行为。反复自杀行为是 BPD 的一个很常见的特征（Black，Blum，Pfohl & Hale，2004；Forman，Berk，Henrique，Brown & Beck，2004）。BPD 患者为了应对压力事件经常进行节食或过量服药，以此作为调节情绪的一种手段。因为自杀而定期去急诊科就诊也提示 BPD 诊断（Bongar，Peterson，Golann & Hardiman，1990；Forman et al.，2004）。反之，BPD 诊断也是自杀的风险因素（Kjellander，Bongar & King，1998）。然而，需要谨记的是，自杀行为不一定是冲动的，通常可以提前计划，即使 BPD 也是如此（Chaudhury et al.，2016）。不幸的是，由于 BPD 患者经常试图自杀，因此临床医生往往会低估他们的自杀企图（Brodsky & Stanley，2013；Cowry，Pickar & Davies，1986）。

至少 50% 的 BPD 患者表现出认知障碍，比如偏执思维（但不是精神病），通常是人际关系（认为被故意排斥在外）或分离体验的表现（Yee，Korner，McSwiggan，Meares & Stevenson，2005；Zanarini，Gunderson，Frankenburg & Chauncey，1989）。同样值得注意的是，BPD 自伤时身体疼痛具有独特性质，患者自伤可能没有任何痛苦（Gerson & Stanley，2002）；相反，当身体出现疼痛时，这可能是展示个体情绪痛苦的一种表现方式，使其感受更"真实"一些。

# 做出诊断

由于多种原因，BPD 的诊断可能很困难。之前有人认为该障碍并不存在（Charland，2007），认为是非典型抑郁症的一种表现形式（Akikal et al.，1985），并且治疗其他的轴 I 障碍（例如，重性抑郁障碍、双相障碍）也可以缓解 BPD 症状，从而使人格改善至正常范围内。此外，人们不愿意给青少年贴上 BPD 标签，因为在青春期似乎像是一种疾病，成年后可能不再存在（美国心理学协会，2000；Bleiberg，1994）。临床医生一直不愿意给患者贴上 BPD 的标签，因为 BPD 患者有"难以相处"或"操控他人"的名声，所以担心该诊断会被视为耻辱；另外，患者也不愿接受他们的人格是有"障碍"的（Gerson & Stanley，2002；Rumpza，2015）。通常，抑郁症或双相障碍的诊断更能被社会所接受，事实上，这些疾病与 BPD 有很高的共患率。然而，抑郁症或双相障碍的诊断不能充分描述 BPD 患者的症状和生活经历，即使有其他轴 I 诊断，遗漏 BPD 也会存在风险，如果抑郁症或双相障碍共病 BPD，治疗方法就会有所不同。患者们均描述了多年来为寻求正确诊断和治疗的经历（Silk，2010）。

# BPD 作为一种显著的障碍

BPD 与其他人格障碍有明显的重叠症状（Costa & Widiger，2001；Livesley，Jang & Vernon，1998）。Paris（2005）认为区分 BPD 的真正问题是我们对观察到的病理本质缺乏了解。其他人格障碍被认为是自我协调的，而重性抑郁障碍和双相障碍的疾病是自我不协调的（Gerson & Stanley，2002）。牢记这一区别，BPD 可能被认为是自我不协调的，因为 BPD 患者经常对自己的症状感到苦恼，并希望变得更好。其他人格障碍并非如此，如强迫或反社会型人格障碍。对 BPD 进行重新分类的支持者还表示，这样做可能有助于减少与该障碍相关的耻感（Paris，2005）。通常被认为异类的 BPD 患者可能被视为"化学失衡"，而不是个性有问题，这样就减少了在这个过程中受到指责（尽管重新分类可能不是这个问题的全部解决方案，因为即使在不同的诊断标签下，患者也可能继续被视为"异类"；Paris，2005）。一些研究人员试图找到 BPD 和分裂型人格之间的联系，因为 BPD 有时会出现精神病性症状（Spitzer et al.，1979）。然而，无论是家系研究还是生物标记物都不能对这一说法提供支持（White et al.，2003）。这些认知症状对努力做出鉴别诊断的精神卫生专业人员来说可能也是一个挑战。这两种疾病之间的一个不同之处在于，BPD 患者的这些症状通常与压力有关，患者对他们的疾病保持着洞察力（Paris，2007a）。

因为症状重叠的问题，一些人提出 BPD 是其他疾病的变种，特别是单相抑郁（Akikal et al.，1985）和双相障碍（Akikal，2002；Ghaemi, Ko & Goodwin，2002）。有人认为 BPD 是单相抑郁的变种，因为 BPD 中有抑郁症家族史的比较多。为了研究 BPD 是否为抑郁症的变种，人们试图发现两者之间的共同生物标志物，但结果不尽如人意，唯一一致的发现是快速眼动（rapid eye movement，REM）潜伏期缩短（Akikal et al.，1985）。认为 BPD 是双相障碍变种也是有问题的，因为还没有发现这两种疾病之间的共同病因，而且大多数 BPD 患者没有双相障碍（Paris，2004）。根据家系患病率数据，BPD 患者的一级亲属更有可能出现冲动性障碍，而不是情绪障碍（Whit et al.，2003）。此外，BPD 与双相障碍患者对心境稳定剂的治疗反应不同（Paris，2005）。

儿童期虐待史与创伤后应激障碍（post-traumatic stress disorder，PTSD）之间有着密切联系，因此也有人认为 BPD 可能是一种"复杂"形式的 PTSD（Herman & Kolk，1987）。这种概念在于它认为创伤是 BPD 的主要原因，实际上创伤是众多疾病的风险因素之一。

## 重性抑郁障碍的鉴别诊断

重性抑郁障碍是 BPD 常见的共病，对两者进行鉴别诊断是常见的难题。重性抑郁障碍（major depressive disorder，MDD）和心境恶劣是 BPD 最常见的共病（Pepper et al.，1995；Pfohl, Stangl & Zimmerman，1984）。即使 BPD 患者不符合重性抑郁障碍的诊断标准，他们仍可能在评分上表现出相似的抑郁水平（Silk，2010）。但对两者做出鉴别诊断有多种方法。

首先，正如前面所讨论的，BPD 患者的情绪变化往往很快，而且通常是对环境因素的反应。这类患者的情绪在一天中可能会发生巨大的变化，从悲伤、焦虑到愤怒、兴高采烈，甚至麻木不仁（Akiskal et al.，1985）。此外，BPD 患者往往有持续的情绪低落，而不是急性发作。事实上，心境恶劣往往是 BPD 的标志（Pepper et al.，1995）。抑郁症与 BPD 的情绪波动不同，抑郁症的情绪会在几周内保持相对稳定，一般不受外部环境的影响（Gunderson & Phillips，1991）。Westen 及其同事（1992）发现，BPD 的抑

郁以空虚、孤独和绝望为特征，发生这些情绪与对其重要的人缺失有关。这种抑郁情绪具有波动性、广泛性，并受大量负面事件的影响。

BPD 患者在抑郁发作开始前的人格结构特征也与双相障碍不同。BPD 患者有严重的心境恶劣反应，他们通常有抑郁症状，但是这些症状的强度、持续性或持续时间永远达不到重性抑郁发作的程度（Kernberg & Yeomans，2013）。通过观察抑郁是否由于环境诱发也可以做出鉴别诊断。BPD 的抑郁通常是对微小的环境因素变化出现过度反应。重性抑郁障碍通常与环境因素没有直接关系，虽然它也是由遗传倾向和环境应激共同触发的疾病。

与单相抑郁患者相比，BPD 患者表现出更高水平的冲动性（Zanarini，1993）。此外，与重性抑郁障碍相比，BPD 往往与儿童期虐待史有密切的联系（Zanarini, Frankenburg, Reich, Hened & Silk，2005）。BPD 对药物治疗或电休克治疗（electroconvulsive therapy，ECT）反应不佳，而这两种治疗对其他的抑郁情绪是有效的（Binks et al.，2006；Feske et al.，2004；Ingenhoven, Lafay, Rner, Passchier & Duivenvoorden，2009；Nose, Cipriani, Biancosino, Grassi & Barbui，2006）。

当 BPD 和 MDD 同时出现时，自杀率高于单纯 BPD 或 MDD 的诊断（Soloff et al.，2000）。值得注意的是，尽管两者有独立的疾病进程，但研究表明，当 BPD 和 MDD 同时发生时，BPD 改善会预示 MDD 改善（Gunderson et al.，2004）。另一项研究发现，BPD 患者的抑郁多为慢性的（Yoshimatsu & Palmer，2014）。以上表明，BPD 的抑郁与其他抑郁症不同，因此对其他抑郁症有效的治疗，可能对 BPD 疗效不佳。

BPD 和 MDD 患者的"精神痛苦"概念也是不同的。当一个人的基本需求得不到满足，未来也不会有任何变化时，正常的负性情绪体验可能会变成一种无法忍受的慢性精神痛苦（Orbach, Mikulincer, Sirota & Gilboa-Scheckhtman，2003）。这种体验有别于其他负性情绪，如情绪低落或焦虑。它既包括消极的自我意识，也包括消极的情感。有人认为，BPD 患者的非自杀性自伤和自杀企图都是为了应对这种精神痛苦（Zanarini & Frankenburg，2007）。在 Fertuck 等（Fertuck, Karan & Stanley，2016）的一项研究中，研究人员使用 Orbach 和 Mikulincer 精神疼痛量表（Orbach and Mikulincer Mental Pain Scale，OMMP）来评估 BPD 患者和 MDD 患者在精神疼痛方面是否存在差异。结果发现，两组在测试的 9 个

条目中的 8 个条目比较类似。然而，在"自恋创伤"方面有所不同，这个条目是衡量"拒绝和失落、被贬低的自我形象"。研究发现，"自恋创伤"与 BPD 状态和严重程度相关，与抑郁状态和严重程度无关（Fertuck et al., 2016）。

## 双相障碍的鉴别诊断

由于存在症状的重叠，BPD 患者经常被误诊为双相障碍。Zimmerman 等（2010）报告诊断为 24% 的双相障碍患者中，实际上符合 BPD，而不符合双相障碍的诊断标准。情绪不稳定、冲动、不恰当的愤怒、自杀行为和不稳定的人际关系是这两种疾病的共同特征（Paris & Black, 2015）。由于双相障碍 I 型躁狂发作很容易与 BPD 的情绪变化鉴别，所以 BPD 更多的是和双相障碍 II 型混淆（Fiedorowicz & Black）。双相障碍 II 型患者的情绪变化与 BPD 患者更接近。

有人认为，尽管情绪不稳定是这两种疾病的标志性特征，但它们的模式完全不同。BPD 背景下的情绪不稳定通常由人际压力引发的（Russell, Moskowitz, Sookman & Paris, 2007），而双相障碍的情绪不稳定通常是自主的，不受环境因素的影响（Koenigsberg, 2010; Parker, 2011）。BPD 患者的情绪变化通常从心境正常转向为愤怒，而双相障碍患者的情绪变化则从抑郁转变为高涨（Henry et al., 2001; Zimmerman et al., 2010）。此外，BPD 患者的情绪变化持续时间较短，而双相障碍患者的情绪变化持续时间较长（Paris, 2004）。BPD 患者的情绪变化可以在几分钟或几小时内发生，除了抑郁，其他情绪很少持续几天或数周（Fiedorowicz & Black, 2010）。

双相障碍和 BPD 患者的冲动模式也不一样，尽管这种关系很复杂。冲动是 BPD 的一个相对稳定的表现，但它也是最有可能缓解的特征（Zanarini et al., 2005）。与我们的预期相反，一些研究表明，双相 II 型障碍的冲动性在躁狂和心境正常期间都是稳定的，而不是发作性的（Swann, Pazzaglia, Nicholls, Dougherty & Moeller, 2003）。Wilson 等开展了一项研究（2007），试图了解 BPD、双相障碍和 MDD 是否可以相互区分：173 名参与者被分成 4 组，包括 MDD 和 BPD 共病组、单纯 MDD 组、双相障碍 II 型和 BPD 共病组以及单纯双相障碍 II 型组。在

对参与者进行各种评估后，发现 BPD 组具有高度的冲动和敌意，这个特征可以成功地与其他障碍区分。这些研究结果与其他人的研究相似，当双相障碍和 BPD 患者在 Cloninger（Cloninger, Przybeck, Svrakic & Wetzel, 1994）人格维度进行比较时，BPD 患者在避免伤害和冲动方面得分较高（Atrevaidya & Hussain, 1999）。

Wilson 及其同事（2007）还发现，BPD 患者与非 BPD 患者在焦虑相关症状和认知症状（如内疚、自杀念头、强迫思维和人格解体）方面存在不同，双相障碍患者的冲动行为多是发作性的，而不是普遍性的（Zimmerman et al., 2010）。

心理社会功能不健全是这两种疾病的另一个共有症状，尽管 BPD 患者通常表现出更多的缺陷（Zimmerman & Morgan, 2013）。如前所述，这些问题包括但不限于不稳定的人际关系、依恋和依赖问题，以及对被抛弃的恐惧（Gunderson & Lyons-Ruth, 2008）。此外，BPD 还具有高度神经质和亲和性低的特点（Zweig-Frank & Paris, 1995）。

## BPD 的分类与维度诊断方法

目前，BPD 是一种分类学诊断，可以基于诊断标准来看患者符合或不符合诊断标准。在最新版本的 DSM-5（美国精神病学协会，2013）中，符合 9 项标准中的 5 项是 BPD 的诊断门槛；只有 4 项或更少症状的人不被视为 BPD。这些标准代表了 BPD 的 9 个不同特征性的症状群。

然而，在 DSM-5 的规划阶段，维度诊断被认为是对人格障碍，尤其是 BPD 分类诊断方法的替代（Samuel et al., 2012）。这一考虑反映了该领域正在进行的争论，即人格障碍是否最好理解为由不同症状群组成的独立疾病实体，或者理解为存在多个维度人格特质的连续统一体，从非紊乱水平到广泛表达的人格特征，导致或者引发疾病的症状。

为什么这个诊断到目前为止一直被认为是一个明确的疾病实体？这有其理论和实际的原因。历史上，Kernberg（1993）认为"边缘型人格结构"是和精神病以及神经症截然不同的一种人格，尽管他和 Millon（1981）也提出了这种边缘型人格结构涉及各种类型的人格障碍（Kernberg, 1993; Millon, 1981）。Gunderson（1982）认为①在 DSM 中 BPD 的特殊症状使其区别于其他诊断；②当前的诊断

标准很好地描述了 BPD，并进一步阐明了治疗靶点，尤其是自杀、自残、冲动行为和情绪调节障碍（Paris，2007a）。与此相关的是，分类诊断是一种临床有用的工具，便于临床医生沟通，并做出治疗建议和决策。

采用维度方法考虑诊断 BPD 的理由包括：BPD 患者中与轴 I 和其他轴 II 疾病共病的概率较高，与其他疾病症状显著重叠，分类诊断有效性的证据有限（Skodol et al.，2011）。由于任意将分类维度强加于功能领域，导致很难知道一种诊断在哪里结束，另一种诊断在哪里开始（DSM 的组织者称之为"边界争议"）（Trull，Widiger & Guthrie，1990）。当诊断一个人患有 BPD 时，维度方法可以提高诊断的灵活性，并保留更多的信息（Trull et al.，1990）。例如，使用当前的分类系统，当一个人只满足 BPD 的 3 项或 4 项诊断条目时，即使具有显著的 BPD 病理性症状，也不能诊断 BPD；换句话说，尽管受到严重的损害，患者也不会得到任何诊断。此外，9 项诊断条目中的 5 项也说明 BPD 患者之间存在着广泛的异质性。采用多维度的方法来识别潜在的特征结构（这解释了许多症状）可能使诊断更具有同质化。应用因子分析方法研究发现了该疾病潜在的特征性结构，并能和 DSM 的诊断标准相对应（使用 DSM-III-R 系统，BPD 包含 8 项诊断条目）（Trull et al.，1990）。还有一种方法略有不同，Clarkin、Widiger、Frances、Hurt 和 Gilmore（1983）确定了 BPD 的 3 个核心维度：关系紊乱，情感 / 情绪调节障碍和行为控制障碍。

尽管争议仍然存在，但也有一些共识认为除了 DSM 中提到的症状学外，BPD 可以理解为由许多潜在的维度组成，包括情感、认知、行为和人际关系（Stanley & Siever，2009），还需要进一步实践来明确情绪调节障碍以及冲动的遗传性和神经生物学基础（Paris，2007a；Skodol et al.，2002）。Paris（2007a）建议保留 BPD 的诊断方法但是认为其需要改进。他认为，符合 9 项条目中 5 项的诊断门槛是武断且宽泛的，应该取消。但保留对 9 项条目的描述是重要的，因为目前尚不清楚单独的维度如何才能公平地阐明 BPD 的实际症状。

## 与患者共同探讨诊断问题

临床医生很难向患者披露 BPD 的诊断（Hersh，

2008；Lequesne & Hersh，2004；Sulzer，Muenchow，Potvin，Harris & Gigot，2016）。McDonald-Scott 等（McDonald-Scott，Machizawa & Satoh，1992）认为向患者披露率只有 50%。研究表明，与污名化相关的诊断不太可能被披露（Rumpza，2015），而 BPD 恰好是此类疾病（Lequesne & Hersh，2004；Rumpza，2015）。临床医生有时选择性地讨论与 BPD 共患的其他疾病，如抑郁和焦虑，而不是披露 BPD（Sulzer et al.，2016）。他们有时也会使用 PTSD 作为另一种选择，认为这可能是较少"责备"的方式。这样做可能有几个原因。首先，矫正人格障碍需要特定的专业知识和培训（Paris，2005），即使有证据表明某些形式的心理治疗对 BPD 有效（Paris，2007b），但普遍认为这些疾病可能无法治愈，因此加剧了不愿意披露的情绪（Lewis & Appleby，1988）。

另外，这种疾病的披露也受到临床医生对患者以及自我的担忧、社会规范、专业人员的性别以及与 BPD 患者合作频率的影响（Rumpza，2015）。尽管最近的一项研究发现，患者认为开放性的沟通对成功的治疗关系至关重要（Sulzer et al.，2016），但是对保护治疗关系的担忧仍然阻碍了披露的做法（Rumpza，2015）。最后，与 BPD 相关的污名化是不能披露诊断的另一个主要原因（Paris，2005b），即患有 BPD 的患者经常被贴上"难相处"和"操控欲"的标签。

BPD 在青少年中很常见（Feenstra，Busschbach，Verheul & Hutsebaut，2011；Johnson et al.，2005），因此，有足够的迹象来诊断青少年 BPD（Gunderson，2009；Miller，Muehlenkamp & Jacobson，2008；Paris，2008；Silk，2008）。研究发现，诊断青少年 BPD 样本中有足够的可靠性和有效性。这表明无论年龄或发育期如何，BPD 诊断可能具有类似的模式（Miller et al.，2008）。虽然许多青少年符合 BPD 的诊断标准，但他们被诊断为"没有危害"的疾病，如抑郁症。但是这将使他们处于不幸的境地，得不到需要的治疗，并可能遭受多年的痛苦，直到提供适当的诊断和治疗。此外，他们还面临自杀、犯罪行为、学业失败和药物滥用等风险（Kernberg，Weiner & Bardenstein，2000）。如果患有 BPD 的青少年早期得到适当的心理干预，就可以防止这些有害行为模式的发展。

在 Laurenssen 等（2013）进行的一项研究中，567 名心理学家参与了一项青少年人格障碍的在线调查。受访者被问及是否认为青少年可以被诊断为人格障碍，他们是否诊断过青少年的人格障碍，如果没有，他们不这样做的原因。最后，他们被问及是否为患有人格障碍的青少年提供了专门的治疗。结果发现，超过一半的心理学家承认青春期存在人格障碍（57.8%），但很少有人对其进行诊断（8.7%）。提供专门治疗的更少（6.5%）。大多数心理学家指出，青少年人格问题的短暂性以及 DSM-Ⅳ-TR 对人格障碍诊断的欠缺是未诊断的主要原因。之前的研究也证明了这点，在这些研究中，青少年诊断的短暂性影响了精神卫生工作者对青少年做出 BPD 诊断（Johnson et al., 2000）。一些研究人员认为这样做是错误的，因为这种诊断并没有考虑青春期的变异性（Shapiro, 1990）。也有研究支持这一点，发现在整个发育期的诊断并不稳定（Bernstein et al., 1993; Mattanah, Becker, Levy, Edell & McGlashan, 1995）。新的研究表明，有一组患者的诊断随着时间的推移保持稳定，而另一组患者的诊断确切性则波动不定（Miller et al., 2008）。而 BPD 标签的污名化是阻碍精神卫生专业人员在这个年龄段做出诊断的另一个重要原因（Miller et al., 2008）。

从事儿童和青少年精神卫生服务（child and adolescent mental health services, CAMHS）工作的医生、护士以及相关卫生专业人员，始终不愿意诊断青少年 BPD，主要是担心存在过度诊断和误诊的危险。临床医生在讨论诊断时使用了特定的策略，如拐弯抹角，在"边缘型人格障碍"一词之前或之后使用"浮现"和"特质"等词，这样做是为了让问题变得更加含糊，以便容易做出诊断和接受诊断。此外，临床医生更倾向于就症状、行为和问题与患者交谈，而不是使用诊断性语言。许多临床医生发现，由于其固有的模棱两可，导致诊断出现问题，因此，试图根据他们自己的偏好或青少年的感知需要来回避或重新定义这个术语。参与者表示，他们不愿披露的主要原因是对诊断标签感到不满，并想让来访者保持希望（Koehne, Hamilton, Sands & Humphreys, 2013）。

尽管许多临床医生不愿公开讨论这一诊断，但披露 BPD 诊断仍有一定的临床价值。支持披露者声称，没有证据表明某种披露会造成对患者的伤害（McDonald-Scott et al., 1992）。事实上，披露信息有助于患者提高对自身疾病的理解，并减少围绕该疾病的耻感（Biskin & Paris, 2012; Gunderson, 2011）。比如 BPD 这样的诊断可以解释一系列的认知、情感和冲动症状，到目前为止没有其他方案可以替代，而且它还可以为药物治疗提供信息。既往文献有力地表明，有人格障碍的抑郁症患者对抗抑郁药反应差且不一致（Pepper et al., 1995），但是心理治疗反应良好。如果不给予他们诊断，可能使他们得不到成功的治疗，从而会剥夺他们好转的机会。

有人建议，在披露疾病名称过程中，与患者讨论诊断并解释诊断的理由可能会有所帮助（Biskin & Paris, 2012; Gunderson, 2011）。询问这些标准是否符合他们的表现，也有助于他们接受诊断（Gunderson, 2011）。临床医生也应该告知他们的患者具体的治疗方法，以及这些方法缓解症状的有效性，从而减轻患者对诊断的焦虑（Biskin & Paris, 2012）。讨论与疾病相关的耻感，是为了聚焦于有效的治疗选择而不是刻板的印象，这对患者可能非常有益（Sulzer et al., 2016）。

## BPD 的访谈结构和自我报告措施

有几种结构式和半结构式的测试和访谈有利于 BPD 的诊断。医生版的诊断评估包括边缘型人格的诊断性访谈（DIB; Zanarini, Gunderson, Frankenburg & Chauncey, 1989），DSM-Ⅳ人格的定式访谈（SIDP-Ⅳ; Pfohl, Blum & Zimmerman, 1997），以及 DSM-Ⅳ疾病的结构式临床访谈 -Ⅱ（SCID-Ⅱ; First, Spitzer, Gibbon & Williams, 1995）。DSM-Ⅳ的人格障碍访谈（PDI-Ⅳ; Widiger, Mangine, Corbitt, Ellis & Thomas, 1995）是用于评估 BPD 的另一种工具，具有评定者之间很高的信度和内部一致性。然而，由于两种访谈的诊断阈值不同，所以与 SCID-Ⅱ相比，PDI-Ⅳ倾向于过度诊断 BPD（Huprich, Paggeot & Samuel, 2015）。这一发现表明，访谈方法的选择可能会影响诊断的患病率和疾病的严重程度。

其他诊断工具包括边缘型人格诊断访谈修正版（DIBR; Zanarini et al., 1989）和 McLean 边缘型人格障碍筛查工具（MSI-BPD; Zanarini et al., 2003）。MSI-BPD 对非精神病和非躁狂受试者具有良好的特异性（0.85）和敏感性（0.81），同时可用于筛查住院的青少年患者（Melartin et al., 2009）。DIBR 是一种常用的诊断工具，但它可能需要 30 ～ 60 min 的时间。

所有这些访谈工具都公布了信度和效度。尽管这些访谈工具很有益，但临床实用性受到了操作时间的限制。另外，实施者要具有操作和检测的技能。

基于访谈的 Zanarini BPD 评定量表（Zanarini Rating Scale for BPD，ZAN-BPD）可能是最普遍的临床医生评定量表，常常用于 BPD 患者心理治疗和药物治疗的结局的尝试（Zanarini，Weingeroff，Frankenburg & Fitzmaurice，2015）。除了 ZAN-BPD 之外，临床试验还使用边缘型严重程度评估量表（Borderline Evaluation of Severity over Time，BEST）、BPD 严重程度指数（Arntz et al.，2003）和边缘型症状清单（Bohus et al.，2007）用于评估严重程度及其变化。BEST 具有较高的内部一致性、良好的重测可靠性和较高的判别可信度（Pfohl et al.，2009）。

此外，人们还开发了各种自我报告问卷来帮助诊断。这些问卷包括 BEST（Pfohl et al.，2009）、人格诊断问卷（Personality Diagnostic Questionnaire，PDQ；Hyler，Skodol，Kellman，Oldham & Rosnick，1990）和"情绪障碍问卷"，尽管最后一种问卷经常将 BPD 误诊为双相障碍（Zimmerman et al.，2010）。PDQ 是一项包含 99 个项目的自我报告问卷，用于测量人格障碍，它具有较高的灵敏性（0.98）和较低的特异性（0.41），但它经常将非边缘型患者误诊为边缘型障碍（Hyler et al.，1990；Zimmerman & Coryell，1990）。目前，ZAN-BPD 的自我报告版本也用于临床使用（Zanarini et al.，2015）。这个版本在结构和评分方面与 ZAN-BPD 访谈版本非常相似。由于 ZAN-BPD 访谈版本需要时间较长，在临床应用中受限，因此研发了自我报告版本。也有人提出，OMMP 的 9 个子量表中的"自恋创伤"可以预测 BPD 的状态和症状的严重程度（Fertuck et al.，2016）。尽管有各种各样的量表可以帮助诊断，但临床医生不应该把这些工具作为唯一的诊断手段，而应使用更全面的评估来识别患者（Fertuck et al.，2016）。

# 参考文献

Akiskal, H. S., Chen, S. E., Davis, G. C., Puzantian, V., Kashgarian, M., & Bolinger, J. (1985). Borderline: An adjective in search of a noun. *Journal of Clinical Psychiatry*.

Akiskal, H. S. (2002). The bipolar spectrum—the shaping of a new paradigm in psychiatry. *Current Psychiatry Reports*, 4(1), 1–3.

American Psychiatric Association (APA). (2013). *Diagnostic and statistical manual of mental disorders* (5th ed.). Washington, DC.

American Psychological Association. (2000). *Diagnostic and statistical manual of mental disorders* (4th edn. rev. ed.). Washington, DC.

Arntz, A., van den Hoorn, M., Cornelis, J., Verheul, R., van den Bosch, W. M., & de Bie, A. J. (2003). Reliability and validity of the borderline personality disorder severity Index. *Journal of Personality Disorders*, 17, 45–59.

Atre-Vaidya, N., & Hussain, S. M. (1999). Borderline personality disorder and bipolar mood disorder: two distinct disorders or a continuum? *The Journal of Nervous and Mental Disease*, 187(5), 313–315.

Bernstein, D. P., Cohen, P., Velez, C. N., Schwab-Stone, M., Siever, L. J., & Shinsato, L. (1993). Prevalence and stability of the DSM-III-R personality disorders in a community-based survey of adolescents. *American Journal of Psychiatry*, 150, 1237–1243.

Binks, C., Fenton, M., McCarthy, L., Lee, T., Adams, C. E., & Duggan, C. (2006). Pharmacological interventions for people with borderline personality disorder. *The Cochrane library*.

Biskin, R., & Paris, J. (2012). Diagnosing borderline personality disorder. *Canadian Medical Association*, 184(6), 1789–1794.

Black, D. W., Blum, N., Pfohl, B., & Hale, N. (2004). Suicidal behavior in borderline personality disorder: Prevalence, risk factors, prediction, and prevention. *Journal of Personality Disorders*, 18(3), 226–239.

Bleiberg, E. (1994). Borderline disorders in children and adolescents: The concept, the diagnosis, and the controversies. *Bulletin of the Menninger Clinic*, 58(2), 169.

Bohus, M., Limberger, M. F., Frank, U., Chapman, A., Kuhler, T., & Steiglitz, R. D. (2007). Psychometric properties of the borderline symptom list (BSL). *Psychopathology*, 40, 126–132.

Bongar, B., Peterson, L. G., Golann, S., & Hardiman, J. J. (1990). Self-mutilation and the chronically suicidal patient: An examination of the frequent visitor to the psychiatric emergency room. *Annals of Clinical Psychiatry*, 2(3), 217–222.

Brodsky, B. S., & Stanley, B. (2013). *The Dialectical Behavior Therapy Primer: How DBT Can Inform Clinical Practice*. John Wiley & Sons.

Charland, L. C. (2007). Does borderline personality disorder exist. *Canadian Psychiatry Aujourd'hui*, 3, 16.

Chaudhury, S. R., Singh, T., Burke, A., Stanley, B., Mann, J. J., Grunebaum, M., . . . & Oquendo, M. A. (2016). Clinical correlates of planned and unplanned suicide attempts. *The Journal of Nervous and Mental Disease*, 204(11), 806-811.

Clarkin, J., Widiger, T., Frances, A., Hurt, S., & Gilmore, M. (1983). Prototypic typology and the borderline personality disorder. *Journal of Abnormal Psychology*, 92(3), 263–275.

Cloninger, C., Przybeck, T., Svrakic, D., & Wetzel, R. (1994). TCI—The Temperament and Character Inventory: a guide to its development and use. *St Louis (MO): Center for Psychobiology of Personality, Washington University*.

Costa, P. T., and Widiger, T. A., Eds. (2001). *Personality disorders and the five-factor model of personality*, 2nd edition. Washington, DC: American Psychological Association.

Cowdry, R. W., Pickar, D., & Davies, R. (1986). Symptoms and EEG findings in the borderline syndrome. *Journal of Psychological Medicine*, 15, 201–211.

Feenstra, D. J., Busschbach, J. J. V., Verheul, R., & Hutsebaut, J. (2011). Prevalence and comorbidity of Axis I and Axis II disorders among treatment refractory adolescents admitted for specialized psychotherapy. Journal of Personality Disorders, 25, 842–850.

Fertuck, E. A., Karan, E., & Stanley, B. (2016). The specificity of mental pain in borderline personality disorder compared to depressive disorders and healthy controls. *Borderline Personality Disorder and Emotion Dysregulation*, 3(1), 1.

Feske, U., Mulsant, B. H., Pilkonis, P. A., Soloff, P., Dolata, D., Sackeim, H. A., & Haskett, R. F. (2004). Clinical outcome of ECT in patients with major depression and comorbid borderline personality disorder. *American Journal of Psychiatry*, 161(11), 2073–2080.

Fiedorowicz, J. G., & Black, D. W. (2010). Borderline, bipolar or both. *Current Psychiatry*, 9, 21–31.

First, M. B., Spitzer, R. L., Gibbon, M., & Williams, J. B. (1995). The structured clinical interview for DSM-III-R personality disorders (SCID-II). Part I: Description. *Journal of personality disorders*, 9(2), 83–91.

Forman, E. M., Berk, M. S., Henriques, G. R., Brown, G. K., & Beck, A. T. (2004). History of multiple suicide attempts as a behavioral marker of severe psychopathology. *American Journal of Psychiatry*, 161, 437–443.

Gerson, J., & Stanley, B. (2002). Suicidal and self-injurious behavior in personality disorder: controversies and treatment directions. *Current Psychiatry Reports*, 4(1), 30–38.

Ghaemi, S. N., Ko, J. Y., & Goodwin, F. K. (2002). "Cade's disease" and beyond: Misdiagnosis, antidepressant use, and a proposed definition for bipolar spectrum disorder. *Canadian Journal of Psychiatry*, 47, 125–134.

Gunderson, J. (1982). Empirical studies of the borderline diagnosis. *Psychiatry*, 1, 414–437.

Gunderson, J. G. (2009). *Borderline personality disorder: A clinical guide*: American Psychiatric Pub.

Gunderson, J. G. (2011). Borderline personality disorder. *New England Journal of Medicine*, 364(21), 2037–2042.

Gunderson, J. G., & Lyons-Ruth, K. (2008). BPD's interpersonal hypersensitivity phenotype: A gene-environment-developmental model. *Journal of personality disorders*, 22(1), 22.

Gunderson, J. G., Morey, L. C., Stout, R. L., Skodol, A. E., Shea, M. T., McGlashan, T. H., . . . Yen, S. (2004). Major depressive disorder and borderline personality disorder revisited: longitudinal interactions. *Journal of Clinical Psychiatry*, 65(8), 1049.

Gunderson, J. G., & Phillips, K. A. (1991). A current view of the interface between borderline personality disorder and depression. *Am J Psychiatry*, 148(8), 967–975.

Hampton, M. D. (1997). Dialectical behavior therapy in the treatment of persons with borderline personality disorder. *Archives of psychiatric nursing*, 11(2), 96–101.

Henry, C., Mitropoulou, V., New, A. S., Koenigsberg, H. W., Silverman, J., & Siever, L. J. (2001). Affective instability and impulsivity in borderline personality and bipolar II disorders: similarities and differences. *Journal of Psychiatric Research*, 35(6), 307–312.

Herman, J., & van der Kolk (1987). Traumatic antecedents of borderline personality disorder. In: B. van der Kolk (Ed.), *Psychological trauma*. Washington, DC: American Psychiatric Press.

Hersh, R. (2008). Confronting myths and stereotypes about borderline personality disorder. *Social Work in Mental Health*, 6(1/2), 13–32.

Huprich, S. K., Paggeot, A. V., & Samuel, D. B. (2015). Comparing the Personality Disorder Interview for DSM–IV (PDI–IV) and SCID–II Borderline Personality Disorder Scales: An item–response theory analysis. *Journal of Personality Assessment*, 97(1), 13–21.

Hyler, S. E., Skodol, A. E., Kellman, H. D., Oldham, J. M., & Rosnick, L. (1990). Validity of the Personality Diagnostic Questionnaire-Revised: Comparison with two semistructured interviews. *American Journal of Psychiatry*, 147(8), 1043–1048.

Ingenhoven, T., Lafay, P., Rinne, T., Passchier, J., & Duivenvoorden, H. (2009). Effectiveness of pharmacotherapy for severe personality disorders: Meta-analyses of randomized controlled trials. *Journal of Clinical Psychiatry*, 71(1), 14–25.

Johansen, M., Karterud, S., Pedersen, G., Gude, T., & Falkum, E. (2004). An investigation of the prototype validity of the borderline DSM-IV construct. *Acta Psychiatrica Scandinavica*, 109(4), 289–298.

Johnson, J. G., Cohen, P., Smailes, E., Kasen, S., Oldham, J. M., Skodol, A. E., et al. (2000). Adolescent personality disorders associated with violence and criminal behavior during adolescence and early adulthood. *American Journal of Psychiatry*, 157(9), 1406–1412.

Johnson, J. G., First, M. B., Cohen, P., Skodol, A. E., Kasen, S., & Brook, J. S. (2005). Adverse outcomes associated with personality disorder not otherwise specified in a community sample. *American Journal of Psychiatry*, 162, 1926–1932.

Kernberg, O. F. (1993). *Severe personality disorders: Psychotherapeutic strategies*. New Haven, CT: Yale University Press.

Kernberg, O. F., & Yeomans, F. E. (2013). Borderline personality disorder, bipolar disorder, depression, attention deficit/hyperactivity disorder, and narcissistic personality disorder: practical differential diagnosis. *Bulletin of the Menninger Clinic*, *77*(1), 1.

Kernberg, P. F., Weiner, A. S., & Bardenstein, K. K. (2000). *Personality disorders in children and adolescents*. New York: Basic Books.

Kjellander, C., Bongar, B., & King, A. (1998). Suicidality in borderline personality disorder. Thorough summary of risk factors for suicidality or self-harm in borderline personality disorder. *Crisis*, *19*(3), 125–135.

Klonsky, E. D. (2008). What is emptiness? Clarifying the 7th criterion for borderline personality disorder. *Journal of Personality Disorders*, *22*, 418–426.

Koehne, K., Hamilton, B., Sands, N., & Humphreys, C. (2013). Working around a contested diagnosis: Borderline personality disorder in adolescence. *Health:*, *17*(1), 37–56.

Koenigsberg, H. (2010). Affective instability: Toward an integration of neuroscience and psychological perspectives. *Journal of Personality Disorders*, *24*(1), 60–82.

Koenigsberg, H. W., Harvey, P. D., Mitropoulou, V., & New, A. S. (2001). Are the interpersonal and identity disturbances in the borderline personality disorder criteria linked to the traits of affective instability and impulsivity? *Journal of personality disorders*, *15*(4), 358.

Laurenssen, E. M. P., Hutsebaut, J., Feenstra, D. J., Van Busschbach, J. J., & Luyten, P. (2013). Diagnosis of personality disorders in adolescents: a study among psychologists. *Child and Adolescent Psychiatry and Mental Health*, *7*(1), 1.

Lenzenweger, M. F., Lane, M. C., Loranger, A. W., & Kessler, R. C. (2007). DSM-IV personality disorders in the National Comorbidity Survey Replication. *Biological Psychiatry*, *62*, 553–564.

Lequesne, E. R., & Hersh, R. G. (2004). Disclosure of a diagnosis of borderline personality disorder. *Journal of Psychiatric Practice*, *10*(3), 170–176.

Lewis, L., & Appleby, L. (1988). Personality disorder: The patients psychiatrists dislike. *British Journal of Psychiatry*, *153*, 44–49.

Lieb, K., Zanarini, M. C., Schmahl, C., Linehan, M. M., & Bohus, M. (2004). Borderline personality disorder. *The Lancet*, *364*(9432), 453–461.

Links, P. S., Heselgrave, R., & van Reekum, R. (1998). Prospective follow-up study of borderline personality disorder: Prognosis, prediction of outcome, and Axis II comorbidity. *Canadian Journal of Psychiatry*, *43*(3), 265–270.

Livesley, W. J., Jang, K. L., & Vernon, P. A. (1998). Phenotypic and genetic structure of traits delineating personality disorder. *Archives of General Psychiatry*, *55*, 941–948.

Mattanah, J. J. F., Becker, D. F., Levy, K. N., Edell, W. S., & McGlashan, T. H. (1995). Diagnostic stability in adolescents followed up 2 years after hospitalization. *American Journal of Psychiatry*, *152*(6), 889–894.

McDonald-Scott, P., Machizawa, S., & Satoh, H. (1992). Diagnostic disclosure: A tale in two cultures. *Psychological Medicine*, *22*, 147–157.

Melartin, T., Häkkinen, M., Koivisto, M., Suominen, K., & Isometsä, E. (2009). Screening of psychiatric outpatients for borderline personality disorder with the McLean Screening Instrument for Borderline Personality Disorder (MSI-BPD). *Nordic Journal of Psychiatry*, *63*(6), 475–479.

Miller, A. L., Muehlenkamp, J. J., & Jacobson, C. M. (2008). Fact or fiction: Diagnosing borderline personality disorder in adolescents. *Clinical Psychology Review*, *28*(6), 969–981.

Millon, T. (1981). *Disorders of personality: DSM-III, axis II*. New York: Wiley.

Moeller, F. G., Barratt, E. S., Dougherty, D. M., Schmitz, J. M., & Swann, A. C. (2001). Psychiatric aspects of impulsivity. *American Journal of Psychiatry*, *158*, 1783–1793.

Nose, M., Cipriani, A., Biancosino, B., Grassi, L., & Barbui, C. (2006). Efficacy of pharmacotherapy against core traits of borderline personality disorder: Meta-analysis of randomized controlled trials. *International Clinical Psychopharmacology*, *21*(6), 345–353.

Orbach, I., Mikulincer, M., Sirota, P., & Gilboa-Schechtman, E. (2003). Mental pain: A multidimensional operationalization and definition. *Suicide and Life Threatening Behavior*, *33*(3), 219–230.

Paris, J. (2004). Borderline or bipolar? Distinguishing borderline personality disorder from bipolar spectrum disorders. *Harvard Review of Psychiatry*, *12*(3), 140–145.

Paris, J. (2005). The diagnosis of borderline personality disorder: Problematic but better than the alternatives. *Annals of Clinical Psychiatry*, *17*(1), 41–46.

Paris, J. (2007a). The nature of borderline personality disorder: multiple dimensions, multiple symptoms, but one category. *Journal of personality disorders*, *21*(5), 457.

Paris, J. (2007b). Why psychiatrists are reluctant to diagnose: borderline personality disorder. *Psychiatry*.

Paris, J. (2008). Commentary: Personality disorder in adolescence: The diagnosis that dare not speak its name. *Personality and Mental Health*, *2*(1), 42–43.

Paris, J., & Black, D. W. (2015). Borderline personality disorder and bipolar disorder: what is the difference and why does it matter? *Journal of Nervous and Mental Disease*, *203*(1), 3–7.

Parker, G. (2011). Clinical differentiation of bipolar II disorder from personality-based "emotional dysregulation" conditions. *Journal of Affective Disorders*, *133*, 16–21.

Pepper, C. M., Klein, D. N., Anderson, R. L., Riso, L. P., Ouimette, P. C., & Lizardi, H. (1995). DSM-III-R Axis II comorbidity in dysthymia and major depression. *American Journal of Psychiatry*, *152*, 239–247.

Pfohl, B., Blum, N., John, D. S., McCormick, B., Allen, J., & Black, D. W. (2009). Reliability and validity of the Borderline Evaluation of Severity Over Time (BEST): A self-rated scale to measure severity and change in persons with borderline personality disorder. *Journal of Personality Disorders*, *23*(3), 281.

Pfohl, B., Blum, N., & Zimmerman, M. (1997). *Structured interview for dsm-iv personality: Sidp-iv*: American Psychiatric Pub.

Pfohl, B., Stangl, D., & Zimmerman, M. (1984). The implications of DSM-III personality disorders for patients with major depression. *Journal of Affective Disorders*, *7*(3–4), 309–18.

Rumpza, L. M. (2015). Borderline Personality Disorder: The Frequency of Disclosure and the Choice to Disclose.

Russell-Archambault, J., Moskowitz, D., Sookman, D., & Paris, J. (2007). Affective instability in patients with borderline personality disorder. *Journal of Abnormal Psychology*, *116*, 578–588.

Samuel, D. B., Miller, J. D., Widiger, T. A., Lynam, D. R., Pilkonis, P. A., & Ball, S. A. (2012). Conceptual changes to the definition of borderline personality disorder proposed for DSM-5. *Journal of abnormal psychology*, *121*(2), 467.

Shapiro, T. (1990). Debate forum—resolved: Borderline personality disorder exists in children under twelve. *Journal of the American Academy of Child and Adolescent Psychiatry*, *29*, 478–483.

Silk, K. (2008). Commentary: Personality disorder in adolescence: The diagnosis that dare not speak its name. *Personality and Mental Health*, *2*, 46–48.

Silk, K. R. (2010). The quality of depression in borderline personality disorder and the diagnostic process. *Journal of Personality Disorders*, *24*(1), 25.

Skodol, A. E. (2007). Borderline personality as a self-other representational disturbance. *Journal of personality disorders*, *21*(5), 500.

Skodol, A. E., Bender, D. S., Morey, L. C., Clark, L. A., Oldham, J. M., Alarcon, R. D., . . . Siever, L. J. (2011). Personality disorder types proposed for DSM-5. *Journal of Personality Disorders*, *25*(2), 136–169.

Skodol, A. E., Gunderson, J. G., Pfohl, B., Widiger, T. A., Livesley, W. J., & Siever, L. J. (2002). The borderline diagnosis I: psychopathology, comorbidity, and personaltity structure. *Biological psychiatry*, *51*(12), 936–950.

Soloff, P. (2000). Psychopharmacological treatment of borderline personality disorder. *Psychiatric Clinics of North America*, *23*(1), 169–192.

Spitzer, R. L., Endicott, J., & Gibbon, M. (1979). Crossing the border into borderline personality and borderline schizophrenia: The development of criteria. *Archives of General Psychiatry*, *36*(1), 17–24.

Stanley, B., & Siever, L. J. (2009). The interpersonal dimension of borderline personality disorder: toward a neuropeptide model. *American Journal of Psychiatry*, *167*(1), 24–39.

Sulzer, S. H., Muenchow, E., Potvin, A., Harris, J., & Gigot, G. (2016). Improving patient-centered communication of the borderline personality disorder diagnosis. *Journal of Mental Health*, *25*(1), 5–9.

Swann, A. C., Pazzaglia, P., Nicholls, A., Dougherty, D. M., & Moeller, F. G. (2003). Impulsivity and phase of illness in bipolar disorder. *Journal of Affective Disorders*, *73*(1), 105–111.

Tomko, R. L., Trull, T. J., Wood, P. K., & Sher, K. J. (2014). Characteristics of borderline personality disorder in a community sample: Comorbidity, treatment utilization, and general functioning. Journal of Personality Disorders, *28*(5), 734.

Trull, T. J., Jahng, S., Tomko, R. L., Wood, P. K., & Sher, K. J. (2010). Revised NESARC personality disorder diagnoses: Gender, prevalence, and comorbidity with substance dependence disorders. *Journal of Personality Disorders*, *24*(4), 412.

Trull, T. J., Widiger, T. A., & Guthrie, P. (1990). Categorical versus dimensional status of borderline personality disorder. *Journal of Abnormal Psychology*, *99*(1), 40–48.

Westen, D., Moses, M. J., Silk, K. R., Lohr, N. E., Cohen, R., & Segal, H. (1992). Quality of depressive experience in borderline personality disorder and major depression: When depression is not just depression. *Journal of Personality Disorders*, *6*(4), 382.

White, C. N., Gunderson, J. G., Zanarini, M. C., & Hudson, J. I. (2003). Family studies of borderline personality disorder: A review. *Harvard Review of Psychiatry*, *11*(1), 8–19.

Widiger, T. A., Mangine, S., Corbitt, E. M., Ellis, C. G., & Thomas, G. V. (1995). *Personality Disorder Interview–IV*. Odessa, FL: Psychological Assessment Resources.

Widiger, T. A., & Weissman, M. M. (1991). Epidemiology of borderline personality disorder. *Hospital and Community Psychiatry*, *42*, 1015–1021.

Wilson, S. T., Stanley, B., Oquendo, M. A., Goldberg, P., Zalsman, G., & Mann, J. J. (2007). Comparing impulsiveness, hostility, and depression in borderline personality disorder and bipolar II disorder. *The Journal of clinical psychiatry*, *68*(10), 1533.

Yee, L., Korner, A. J., McSwiggan, S., Meares, R. A., & Stevenson, J. (2005). Persistent hallucinosis in borderline personality disorder. *Comprehensive Psychiatry*, *46*, 147–155.

Yoshimatsu, K., & Palmer, B. (2014). Depression in patients with borderline personality disorder. *Harvard Review of Psychiatry*, *22*(5), 266–273.

Zanarini, M. C. (1993). Borderline personality disorder as an impulse spectrum disorder. In: J. Paris (Ed.), Borderline Personality Disorder: Etiology and Treatment (pp. 67–86). Washington, D.C.: American Psychiatric Publishing, Inc.

Zanarini, M. C., & Frankenburg, F. R. (2007). The essential nature of borderline psychopathology. *Journal of personality disorders*, *21*(5), 518–535.

Zanarini, M. C., Frankenburg, F. R., Reich, D. B., Hennen, J., & Silk, K. R. (2005). Adult experiences of abuse reported by borderline patients and axis II comparison subjects over six years of prospective follow-up. *The Journal of nervous and mental disease*, *193*(6), 412–416.

Zanarini, M. C., Gunderson, J. G., Frankenburg, F. R., & Chauncey, D. L. (1989). The revised diagnostic interview for borderlines: discriminating BPD from other axis II disorders. *Journal of personality disorders*, *3*(1), 10–18.

Zanarini, M. C., Vujanovic, A. A., Parachini, E. A., Boulanger, J. L., Frankenburg, F. R., & Hennen, J. (2003). A screening measure for BPD: The McLean screening instrument for borderline personality disorder (MSI-BPD). *Journal of personality disorders*, *17*(6), 568–573.

Zanarini, M. C., Weingeroff, J. L., Frankenburg, F. R., & Fitzmaurice, G. M. (2015). Development of the self-report version of the Zanarini Rating Scale for Borderline Personality Disorder. *Personality and Mental Health*, *9*(4), 243–249.

Zimmerman, M., & Coryell, W. (1990). Diagnosing personality disorders in the community: a comparison of self-report and interview measures. *Archives of General Psychiatry*, *47*, 527–531.

Zimmerman, M., Galione, J. N., Ruggero, C. J., Chelminski, I., Young, D., Dalrymple, K., & McGlinchey, J. B. (2010). Screening for bipolar disorder and finding borderline personality disorder. *The Journal of clinical psychiatry*, *71*(9), 1212–1217.

Zimmerman, M., & Morgan, T. (2013). Problematic boundaries in the diagnosis of bipolar disorder: The interface with borderline personality disorder. *Current Psychiatry Reports*, *15*(12), 422–426.

Zimmerman, M., Rothschild, L., & Chelminski, I. (2005). The prevalence of DSM-IV personality disorders in psychiatric outpatients. *American Journal of Psychiatry*, *162*(10), 1911–1918.

Zweig-Frank, H., & Paris, J. (1995). The five-factor model of personality in borderline and nonborderline personality disorders. *Canadian Journal of Psychiatry*, *40*(9), 523–526.

# /// 3 /// 边缘型人格障碍的发病、病程和预后

MARY C. ZANARINI, LINDSEY C. CONKEY*

李娜　梁维　译

边缘型人格障碍（BPD）是一种常见的精神障碍。流行病学证据显示，大约2%的美国成年人符合《精神障碍诊断和统计手册》（DSM-Ⅳ）中BPD的诊断标准。据估计，大约19%的精神科住院患者和11%的精神科门诊患者符合BPD标准。此外，横断面研究发现，BPD与高水平的心理健康服务利用率（Bender et al., 2001; Skodol, Buckley & Charles, 1983; Swartz et al., 1990）以及严重的心理社会功能障碍有关（Skodol et al., 1983, 2002; Swartz et al., 1990）。总之，事实表明，BPD是一个严重的公共卫生问题。然而，直到现在，还没有对成人BPD的长期病程进行大规模的前瞻性研究。

## BPD 的发病

BPD的病程关注得相对较少。大多数研究都使用了成人样本（18岁或18岁以上的人）。此外，一直到现在，临床医生都不愿意诊断青少年或儿童后期符合成熟的BPD标准。并且由于DSM-5［美国精神病学协会（American Psychiatric Association, APA），2013］增加了一个新的诊断，那就是破坏性心境失调（disruptive mood dysregulation disorder, DMDD），一种多发生于童年，以频繁的脾气爆发和长期的愤怒或易怒为特征的疾病，临床医生可能更愿意给青少年这个诊断而不是BPD。

在成人边缘型人格障碍的回顾性研究发现，这些人在儿童和青少年时期就患有BPD。一项研究

认为，BPD开始出现精神病症状的平均年龄为13岁（Zanarini, Frankenburg, Khera & Bleichmar, 2001）。在一项相关研究中，发现1/3的BPD患者在童年后期开始自伤（12岁或12岁以下），1/3在青春期（13～17岁）开始，1/3在成年期（18岁或以上）发病（Zanarini, Frankenburg, Ridolfi, Jager-Hyman, Hennen & Gunderson, 2006）。在一项基于网络的回顾性研究中，BPD患者的父母报告他们的子女在成年早期已经表现出BPD的症状（Goodman, Patel, Oakes, Matho & Triebwasser, 2013）。

此外，在青少年的研究发现，他们全部符合BPD的标准。其中一些严谨的横断面研究纳入的是门诊（Chanen, Jovev & Jackson, 2007）和住院的青少年（Grilo et al., 1998; Meijer, Goedhart & Treffers, 1998），这些人最后都发展成了BPD患者。此外，两项社区研究发现，非成年个体中BPD的患病率约为3%（Bernstein et al., 1993; Zanarini et al., 2011）。第一项研究的平均年龄为16岁，第二项研究的平均年龄为12岁，这表明BPD在社区青少年和儿童后期中的发病情况与成人同样常见。

## BPD 短期和长期病程的早期研究

20世纪60年代起，对成人BPD的短期病程和预后进行了11项小型前瞻性研究（Akiskal et al., 1985; Barasch, Frances, Hurt, Clarkin & Cohen, 1985; Grinker, Werble & Drye, 1968; Gunderson,

* NIMH 资助的 MH47588 和 MH62169

Carpenter & Strauss，1975；Links，Mitton & Steiner，1990；Mehlum et al.，1991；Modestin & Villiger，1989；Nace，Saxon & Shore，1986；Perry & Cooper，1985；Pope，Jonas，Hudson，Cohen & Gunderson，1983；Tucker，Bauer，Wagner，Harlam & Sher，1987）。在接下来的数年里，发表了 6 项关于 BPD 病程的小型前瞻性研究的结果（Antikainen，Hintikka，Lehtonen，Koponen & Arstila，1995；Linehan，Heard & Armstrong，1993；Najavits & Gunderson，1995；Sandell et al.，1993；Senol，Dereboy & Yuksel，1997；Stevenson & Meares，1992）。此外，还对成人 BPD 的长期病程和预后进行了 4 次大规模的随访研究（McGlashan，1986；Paris，Brown & Nowlis，1987；Plakun，Burkhardt & Muller，1985；Stone，1990）。

在 17 项短期前瞻性研究中发现，大多数边缘型患者在初步评估后的 1 ～ 7 年内表现相对较差。与之相反，有关发病、病程和预后的长期研究发现，大多数边缘患者在诊断后平均 14 ～ 16 年内表现较好。

尽管所有关于 BPD 的研究都提供了有益的信息，并且许多研究在当时被认为是最先进的指导，但它们都存在一种或多种方法学问题，从而限制了结果的推广。这些问题主要是使用图表回顾或临床访谈诊断的 BPD，没有对照组或对照不理想，样本较小并且失访率高，只有基线和随访中收集的基本信息，尤其是只有一个基线后的评估、非盲基线后评估以及同一个研究中随访的年限不一。此外，4 项长期跟踪研究中只有 1 项使用了社会经济地位代表的样本（Paris et al.，1987）。

## BPD 长期病程的大规模、前瞻性研究

有关 BPD 长期病程的大规模、前瞻性研究很少。值得注意的是，Zanarini 和他的同事对长期病程进行了最广泛的研究，即 McLean 成人 BPD 的发展研究（McLean Study of Adult Development，MSAD），我们将重点关注这些研究结果，同时也纳入了其他可用的研究。MSAD 开始于 21 年前，它是第一个由美国国立精神卫生研究所（National Institute of Mental Health，NIMH）资助的关于 BPD 病程和结局的前瞻性研究，这项研究的结果分为 4 波：基线数据、前 3 波的随访信息、前 5 波的随访信息以及前 8 波的随访信息（即 6 年期、10 年期，以及现在的 16 年期）。18 年期和 20 年期的数据收集也基本完成，2015 年 7 月开始了 22 年的研究。

MSAD 研究 4 年后，协作性纵向人格障碍研究（Collaborative Longitudinal Personality Disorders Study，CLPS）启动，在收集了 10 年的前瞻性数据后于数年前结束。这项 NIMH 资助的研究没有以系列阶段性数据发表。因此，我们将重点关注相关论文，而不是考虑描述的确切随访年数。

值得注意的是，MSAD 始于 20 多年前。我们已经完成了 8 次盲法随访：2 年、4 年、6 年、8 年、10 年、12 年、14 年和 16 年的随访评估。此外，通过 18 年和 20 年的后续研究，我们完成超过 99% 的工作，患者的随访率很高。经过 8 次完整的随访后（这里介绍的一些纵向研究结果），仍有 89% 存活的边缘型人格障碍患者和 83% 存活的轴 II 患者一直参与对照研究。

## 创伤史

大多数 BPD 患者的成长背景比较混乱。90% 以上在童年期有过某种类型的虐待，90% 以上在 18 岁之前有过某种类型的忽视（主要是情感忽视）。在虐待方面，62% 的童年期有性虐待史，86% 的儿童有言语、情感和（或）躯体虐待史。大多数童年期有性虐待史的人报告受到严重的性虐待［即 75% 以上主诉虐待正在进行和（或）涉及］。此外，童年期性虐待、其他形式的虐待和忽视的严重程度都与边缘型心理病理学的严重程度，以及心理社会功能损害的严重程度密切相关。

高比例的边缘型人格障碍患者也报告会被双亲虐待和忽视（Zanarini，Frankenburg et al.，2000）。具体地说，超过 50% 的儿童报告了存在双亲虐待史，超过 70% 的儿童报告了双亲忽视史。此外，发现女性照料者的忽视和男性照料者的虐待，联合女性 BPD 童年期被非照料者性虐待是一个风险因素。

研究还发现在 BPD 患者中，成人经历暴力的情况很常见（Zanarini et al.，1999）。具体来说，研究中 46% 的边缘型患者报告是某种类型成人暴力的受害者。就暴力的具体形式而言，33% 的患者表示有一个躯体虐待的伴侣，31% 的患者表示曾遭受过强奸，19% 的患者表示遭受过殴打和强奸。研究发现，童年期性虐待和照料者情感退缩都是女性 BPD 患者

成人报告躯体暴力和（或）性暴力经历的风险因素。

# 精神障碍家族史

研究也对这部分样本的精神障碍家族史进行了研究（Zanarini, Frankenburg, Yong et al., 2004），发现边缘型患者的一级亲属符合 DSM-Ⅲ-R 和 DSM-Ⅳ 中 BPD 诊断的比例较高。研究还发现，他们 BPD 的症状发生率更高，特别是不恰当的愤怒、情绪不稳定、偏执/分离、普遍性冲动和紧张、不稳定的人际关系。毫不奇怪，BPD 的这些症状在亲属中实际上比 BPD 本身更常见。

在另一项家族史研究中，发现 BPD 与重性抑郁障碍、心境恶劣、双相障碍、酒精滥用/依赖、药物滥用/依赖、惊恐障碍、社交恐怖、强迫症、广泛性焦虑症、创伤后应激障碍（post-traumatic stress disorder, PTSD）、躯体形式疼痛障碍，以及所有的 4 种轴Ⅱ疾病（反社会、表演型、自恋和虐待狂人格障碍）可以同时存在（Zanarini, Barison, Frankenburg, Reich & Hudson, 2009）。

# 核心症状、共病障碍和治疗史

BPD 的亚临床现象学的某些方面已进行了基线研究。有研究发现边缘型患者的主观痛苦（如烦躁情绪和认知的内心状态）比以往认识到的更严重和有更多维度的表现（Zanarini, Frankenburg, DeLuca et al., 1998）。例如，75% 的边缘型患者报告在高达 90% 以上的时间里，情感伤害过后无法修复。

研究发现，分离症状的严重程度不一，约 1/3 的边缘型患者表现为"正常"的分离水平，约 40% 表现为中度水平，大约 1/4 的患者报告严重的分离症状，通常与 PTSD 或分离性身份识别障碍（dissociative identity disorder, DID）有关（Zanarini, Ruser, Frankenburg & Hennen, 2000）。

研究还发现，边缘型患者的专注力和遗忘（分离亚型）以及人格解体水平升高。另外，童年期性虐待、照料者反复无常的对待、儿童目睹性暴力以及成人强奸史是分离症状严重程度的重要预测因素（Zanarini, Ruser, Frankenburg, Hennen & Gunderson, 2000）。

边缘型患者中的轴Ⅰ和轴Ⅱ疾病都是很常见的

（Zanarini, Frankenburg, Dubo et al., 1998）。最常见的终身轴Ⅰ障碍是单相抑郁障碍和焦虑障碍，特别是 PTSD、惊恐障碍和社交恐惧症。物质使用障碍、进食障碍和未特定的（not otherwise specified, NOS）其他进食障碍也很常见（Marino & Zanarini, 2001）。就人格障碍而言，偏执型人格障碍、回避型人格障碍、依赖型人格障碍以及自暴自弃型人格障碍最为常见（Zanarini, Frankenburg, Dubo et al., 1998b）。

在达到入院标准的边缘型患者中，有过精神病治疗史的患者比例很高（Zanarini et al., 2001）。超过 3/4 的人接受过个体治疗、既往住院治疗以及长期服用药物。此外，50% 以上的人参加了自助小组。35% ～ 45% 的人接受过团体治疗、夫妻/家庭治疗、日间治疗和住院治疗。仅做电休克治疗（electroconvulsive therapy, ECT）的边缘型患者很少见（< 10%）。

综上所述，这些基线研究结果提示边缘型人格障碍患病率很高，同时提示童年期和成人期常见的主诉是遭受逆境以及家族存在精神疾病史。

# 边缘型人格障碍的精神病理学病程：BPD 的缓解和复发

缓解是指至少在 2 年的随访期间，不再符合我们这个研究中 BPD 的任何一个标准（DIB-R and DSM-Ⅲ-R）（Zanarini, Gunderson, Frankenburg & Chauncey, 1989；Zanarini, Frankenburg & Vujanovic, 2002）。复发定义为前一个随访期达到本研究的缓解标准后，至少在 2 年的随访过程中满足 BPD 的 2 个诊断标准。

有几篇论文讨论了 BPD 的缓解率和复发率。一篇论文详细说明了 6 年随访的研究结果，另一篇论文详述了 10 年随访的研究结果，第三篇是 16 年的随访结果（Zanarini, Frankenburg, Hennen & Silk, 2003；Zanarini, Frankenburg, Hennen, Reich & Silk, 2006；Zanarini, Frankenburg, Reich & Fitzmaurice, 2012）。经过 6 年的前瞻性随访，76% 的边缘型患者获得了至少 2 年的缓解。随访 10 年和 16 年获得缓解的比例分别为 91% 和 99%。在 16 年的随访中，我们还关注持续性缓解情况，发现 95% 的边缘型患者至少有 4 年的缓解期，90% 至少有 6 年的缓解期，78% 至少有 8 年的缓解期。

就前瞻性随访 16 年后复发而言，36% 的边缘型患者在缓解 2 年后复发，25% 在缓解 4 年后复发，19% 在缓解 6 年后复发，10% 在缓解 8 年后复发。这些结果表明，边缘型患者缓解时间越长，BPD 完全复发的可能性越小。

关于自杀方面，13 例边缘型患者（4.5%）在前瞻性随访中第一个 16 年有自杀现象。此外，与另一种人格障碍（1.4%）相比在同一阶段（16 年）也有自杀现象。边缘型患者 4.5% 的自杀比例是另 3 项长期跟踪研究自杀率（9% ~ 10%）的一半（McGlashan，1986；Paris et al.，1987；Stone，1990）。

## BPD 亚综合征的表现

在首次 16 年的随访研究中，3 个重要研究结果显现出 BPD 亚综合征的表现（Zanarini et al.，2003）。在 6 年的随访中，我们发现 24 种症状的发生率随着时间的推移在所有受试者中显著下降（边缘型患者和轴 II 对照者），但在边缘型患者中仍然显著高于其他形式的人格障碍。（其中 22 种症状来自 DIB-R，2 种来自 DSM-III-R，未经过 DIB-R 情绪不稳定和严重身份障碍评估）。

仔细审查这些结果后表明，情感症状是最稳定的，冲动症状缓解最迅速，认知和人际症状呈中间状态。

这些结果还表明，BPD 的某些症状事实上似乎是急性发作，而另一些症状似乎是喜怒无常的性格。急性症状类似于精神分裂症的阳性症状，缓解相对较快，是该疾病的最佳标记，通常需要昂贵的治疗形式，如精神科住院治疗。喜怒无常的症状类似于精神分裂症的阴性症状，并非 BPD 特定的症状，其起病、病程和预后的改善较为缓慢，与持续的心理社会功能损害密切相关。

对 10 年的前瞻性数据进行生存分析，发现在 24 种症状中，有 12 种似乎是急性的，12 种似乎和性格有关。12 种急性症状是情绪不稳定、类似精神病性思维、严重的身份识别障碍、物质滥用、滥交、自伤、自杀威胁和企图、人际关系不稳定、操纵 / 自卑 / 施虐、需求 / 权利、严重的治疗退行和反移情问题和"特殊治疗关系"。12 种喜怒无常的症状是抑郁、无助 / 绝望、无价值感、愤怒、焦虑、孤独 / 空虚、古怪思维 / 不寻常的知觉体验（例如，超价观念或人格解体）、非妄想性偏执、其他形式

的冲动、不能耐受孤独、抛弃 / 自陷 / 毁灭的担忧、不依赖以及过度依赖 / 受虐狂。

可以看出，一些急性症状反映了核心冲动症状，如自残和自杀企图。其他急性症状（如人际关系紧张或需求绝对化问题）还包括积极处理人际关系的困难等。喜怒无常的相关症状也往往可分为两类，第一类包括长期烦躁不安，如愤怒或孤独 / 空虚。第二类包括被遗弃或依赖的人际关系问题，如不能耐受孤独或反依赖问题。目前，还没有证据显示哪种类型对特定的循证治疗反应最佳，建议未来的研究观察这样的治疗结果。

了解 BPD 两种类型的症状的不同病程和影响的不同生活领域，这可能有助于指导患者和他们的亲属，以及心理卫生工作者了解未来会发生什么。如果常规治疗无助于缓解 BPD 的急性症状，则可能需要考虑为 BPD 提供五种综合的循证心理治疗之一：辩证行为疗法（dialectical behavioral therapy，DBT；Linehan，Armstrong，Suarez，Almon & Heard，1991）；心智化治疗（mentalization-based treatment，MBT；Bateman & Fonagy，1999）；图式聚焦疗法（schema-focused therapy，SFT；Giesen-Bloo et al.，2006）；移情焦点治疗（transference-focused psychotherapy，TFP；Clarkin，Levy，Lenzenweger & Kernberg，2007）；以及综合精神病的管理（general psychiatric management，GPM）。此外，如果 BPD 的喜怒无常症状随着时间的推移没有减轻，可能需要一种康复治疗模式。

## 共患疾病的病程

经过 6 年的前瞻性随访发现，较高比例的 BPD 患者随着时间的推移持续患有轴 I 各种疾病（Zanarini，Frankenburg，Hennen，Reich & Silk，2004）。到第三轮随访时，75% 的边缘型患者达到了心境障碍的标准，60% 符合焦虑障碍的标准，34% 符合进食障碍，19% 符合物质滥用。研究还发现，轴 I 疾病的持续患病率受 BPD 缓解程度的很大影响。具体地说，随着时间的推移，已缓解的边缘型患者符合轴 I 疾病的比例随着时间的推移而下降，而对于未缓解的边缘型患者，除了物质滥用从 64% 下降到 41% 外，其他各种疾病的比例保持相对稳定，无大的变化。

另外，研究还发现，与任何其他疾病相比，随

时间缓解的 BPD 是未患物质滥用的有力预测指标；从另一个角度来看，物质滥用最影响 BPD 的缓解水平。这一发现与临床经验认为 BPD 最容易受情绪障碍或 PTSD 的影响背道而驰。然而，这一发现具有重要的临床意义，因为酒精和（或）药物滥用很容易使边缘型障碍的精神病理学的 4 个核心症状更明显：表现更强烈的抑郁和愤怒情绪，高度的不信任，更多的冲动，甚至更动荡的人际关系。

在这 6 年期间，就轴 II 疾病而言，大多数共病人格障碍随着时间的推移而显著下降，无论是缓解的还是未缓解的边缘型人格障碍患者（Zanarini, Frankenburg, Vujanovic et al., 2004）。但有 3 种人格例外，分别是回避型人格障碍、依赖型人格障碍以及自我挫败型人格障碍。即使在诊断后的第 5～6 年，59% 的未缓解边缘型患者符合回避型人格障碍的标准，45% 符合依赖型人格障碍，27% 符合自暴自弃型人格障碍，而缓解的边缘型人格障碍分别为 16%、8% 和 1%。

我们还发现，如果没有共患回避型、依赖型和自暴自弃型人格障碍，边缘型患者的缓解时间会显著缩短，也就是说，患者的缓解机会明显会增加。可能的原因是，对于没有缓解的边缘型患者来说，这些共病可能是气质特征的一部分，而对于缓解的边缘型患者，这些可能继发于 BPD，因此，一旦他们的边缘型症状缓解，他们对尴尬和拒绝、依赖和受虐的恐惧可能也会下降。边缘型患者以及短期到中期缓解的患者可能比那些保持相对稳定边缘型精神病状态的患者在气质上受损更小。

经过 10 年的随访，关于物质滥用、进食障碍、PTSD 和其他焦虑障碍的研究都已经发表。总体而言，在这些疾病（厌食症和贪食症除外）中，边缘型患者高于轴 II 疾病对照者的比例，但两个研究组的患病率均显著下降。

我们还研究了每种疾病的缓解时间、复发时间和新发病时间。就物质滥用而言，缓解常见（酒精/药物滥用和依赖＞90%），也是相对稳定的（复发率分别为 40% 和 35%）。研究还发现，新发病的比预期的要低（酒精相关障碍占 23%，药物相关障碍占 21%）。

关于 3 种进食障碍的研究：神经性厌食症、神经性贪食症和其他非特定的进食障碍（eating disorder not otherwise specified, EDNOS）（主要是暴食障碍），至少持续 2 年的缓解也很常见（＞90%）。在 10 年随访时，超过 50% EDNOS 缓解的边缘型患者报告一次复发。然而，在厌食症或贪食症缓解的边缘型患者中，只有不到 30% 报告这些疾病复发。对于基线不符合这些疾病标准的边缘型患者，只有 4% 出现新的厌食症，11% 有新的贪食症，但超过 40% 的人有新出现的某种形式的 EDNOS。研究还发现，交叉诊断或诊断变迁是常见的，特别是在基线时诊断为厌食症（88%）或贪食症（71%）的边缘型患者。但在入院诊断 EDNOS 的边缘型患者中，诊断变迁的不太常见（20%）。

PTSD 的缓解也很常见（87%）。然而，在 10 年随访中，复发（40%）和新发病（27%）较少且相对罕见。

除了 PTSD 以外，对其他焦虑障碍（惊恐障碍、广场恐怖、社交恐惧症、单纯恐惧症、强迫症和广泛性焦虑症）的病程也进行了研究。在 10 年随访时，基线符合这些疾病标准的边缘型患者缓解率很高（77%～100%），而复发率（30%～65%）和新发病率（15%～47%，MDN = 23.5%）中等，表明 BPD 患者有间歇性病程（Silverman, Frankenburg, Reich, Fitzmaurice & Zanarini, 2012）。

## 长期的精神疾病治疗

精神疾病治疗的 4 个主要研究结果来自一项为期 6 年的关于边缘型患者和轴 II 对照组接受心理卫生服务的研究（Zanarini, Frankenburg, Hennen & Silk, 2004）。第一个发现是，在 17 种治疗方式中，边缘型患者在 13 种治疗中的比例较高（除外个体治疗、夫妻/家庭治疗、日间治疗和 ECT）。

第二个发现是，在 2 年的随访期间，越来越少的边缘型患者使用了更强化的治疗方式［如入住精神病院、社区看护和（或）日间治疗］。例如，在基线阶段，79% 的边缘型患者有住院史，60% 的患者曾多次住院，相同比例的患者住院 30 天或以上。在 6 年随访期间，仅有 33% 的边缘型患者因精神疾病的原因住院治疗，23% 的患者 2 次或 2 次以上住院治疗，19% 的患者需 1 个月或以上时间住院看护。日间治疗与住院治疗的下降比例类似［例如，在住院治疗的 5～6 年后，日间治疗和（或）住院治疗的边缘型患者的百分比从基线 55% 下降到 22%］。

第三个主要发现是，至少 70% 的边缘型患者在所有 3 次随访期间都在接受心理治疗和（或）长期服用药物治疗。因此，大多数边缘型患者都持续参与这两种门诊模式的治疗。

第四个主要发现是，在所有的 3 次随访中，边缘型患者都报告了高强度的多种药物治疗。每次随访时 40% 的患者同时长期服用 3 种或更多的药物，20% 的患者服用 4 种或更多药物，10% 的患者服用 5 种或更多药物。这一趋势在许多精神疾病的治疗中普遍存在，尽管没有循证证据表明多种药物治疗 BPD 的有效性，但这一趋势已经显现。事实上，BPD 唯一的多药治疗对照研究发现，单独使用奥氮平与联合使用奥氮平–氟西汀同样有效（Zanarini, Frankenburg & Parachini, 2004）。也许最重要的是，在 6 年随访期间，边缘型患者中的肥胖率高，可能与这些多种药物联合使用有关（大约 30% 的患者体重指数 ≥ 30）。

在 10 年的随访中，对 3 种治疗方式进行了研究（Horz, Zanarini, Frankenburg, Reich & Fitzmaurice, 2010）。就患病率而言，BPD（和轴 II 疾病对照者）的个体治疗、长期服用药物和住院治疗的患者百分比显著下降。在终止和重新开始治疗的时间上，52% 的 BPD 患者停止了个体治疗，44% 的患者停止服用药物 2 年或更长时间。然而，85% 的患者终止心理治疗后再次恢复治疗，67% 停止服用药物后又恢复使用。相比之下，88% 的患者至少 2 年没有住院，但这些患者中几乎有一半随后再次住院。综上所述，这些结果表明，BPD 患者往往需要长期不间断的门诊治疗；间断住院治疗用于相对少数的 BPD 患者。

## 数年随访期间的心理社会功能

在 6 年的随访中，随着时间的推移，边缘型患者的心理社会功能虽然有所改善，但其受损程度明显高于轴 II 疾病对照者（Zanarini, Frankenburg, Reich, Hennen & Silk, 2005）。就特定的功能领域而言，在社交以及有意义地利用闲暇时间方面，两者相同。但是边缘型患者的职业功能受损更明显。更具体地说，他们持续工作或上学的可能性大大降低。此外，与轴 II 疾病对照者比较，他们在工作效率或学习成绩较差，领取伤残补助金往往也高出 3 倍左右。

研究还发现，边缘型患者的症状似乎对他们这 6 年期间的心理社会功能影响很大。随着时间的推移，已经缓解的边缘型患者的社会和职业功能稳步改善，而未缓解的患者的社会和职业功能则一直处于较低水平。就整体功能而言，到 6 年随访期间，缓解的边缘型患者中超过 40% 的整体功能评估（global assessment of functioning，GAF）处于良好范围内（≥ 61 分）。超过 65% 的人获得或保持了良好的整体心理社会功能（这与 GAF 不同，没有评估症状和心理社会功能障碍的混合情况，而只是定义为与朋友或伴侣建立一种情感上的持续关系，再加上良好的职业表现，这种关系也会持续一段时间）。相比之下，在 6 年的随访中，没有一个未缓解的边缘型患者有良好的 GAF 评分，仅有大约 1/4 的患者获得或保持了良好的心理社会功能。

此外，还对边缘型患者和轴 II 疾病对照者的心理社会功能进行了为期 10 年的研究（Zanarini, Frankenburg, Reich & Fitzmaurice, 2010）。在基线时，26% 的边缘型患者和 58% 的轴 II 疾病对照者，在他们入院前 2 年具有良好的社会和职业功能。在这项研究中，良好的心理社会功能被定义为除了在这 6 年研究中一直全职工作外，目前也保持良好的功能。大约 60% 的边缘型患者和 93% 的轴 II 疾病对照者在基线的时候心理社会功能欠佳，在 10 年随访时达到良好状态。此外，在这两个研究组中，80% 以上的人在入组前心理社会功能良好，但在 10 年的随访期间功能下降。然而，在数年的随访中，只有 40% 的边缘型患者和 30% 失去功能的轴 II 疾病对照者再次恢复了这种功能。最后，90% 以上的边缘型患者的心理社会功能主要归因于职业功能差，而不是社会功能。

如果我们将良好的心理社会功能定义为包括兼职工作或学习（而不是全职职业），那么两个研究小组所提供的所有数字都会有所不同。经过多年的随访，有 82% 的边缘型患者和 94% 的轴 II 疾病对照者（而不是 60% 和 93%）在他们入组前的 2 年内心理社会功能不良。同样，有 68% 的边缘型患者和 60% 的轴 II 疾病对照者（而不是 88% 和 84%），在基线时具有良好的心理社会功能，但随着时间的推移而下降，而 81% 的边缘型患者和 71% 的轴 II 疾病对照者（而不是 40% 和 30%）在失去了部分心理社会功能后，随着时间的推移，他们重新获得恢复。

## 前瞻性随访 16 年 BPD 的恢复现状

我们以 GAF 评分 ≥ 61 作为康复指标，这个分值意味着整体康复（即有一些轻微的症状或在社交、工作或者学习时有一些困难，但通常功能保持良好，存在一些有意义的人际关系）。我们对该分数进行了可操作化处理，以提高它的可靠性和意义。更具体地说，如果获得这个分值或更高的分数，受试者的轴Ⅱ诊断必须是缓解状态，与亲密的朋友或伴侣／配偶至少有一段情感上的持续关系，并且能够始终如一地胜任工作或上学（包括家庭主妇照顾未成年子女）。

关于恢复方面，60% 的边缘型患者 2 年内达到恢复，54% 的患者 4 年内达到恢复，44% 的患者 6 年内达到恢复，40% 的患者达到 8 年恢复。轴Ⅱ疾病患者恢复得更理想，85% 的患者在 2 年内恢复，82% 的患者 4 年内恢复，80% 的患者 6 年内恢复，75% 的患者 8 年内恢复。

在恢复方面，44% 的边缘型患者失去了 2 年的康复，32% 的患者 4 年未能恢复，26% 的患者 6 年未能恢复，20% 的患者 8 年未能康复。轴Ⅱ疾病对照者相对较稳定，28% 的患者 2 年未能恢复，20% 的患者 4 年未能恢复，13% 的患者 6 年未能恢复，9% 的患者 8 年未能恢复。

## 躯体疾病健康相关的生活方式选择，以及随着时间推移变得昂贵的医疗形式

在 6 年的随访过程中，缓解的边缘型患者患有"类综合征疾病综合征"（如慢性肥胖、纤维肌痛或颞下颌关节综合征）比未缓解的边缘型患者的可能性要少得多（Frankenburg & Zanarini, 2004）。他们患下列一种或多种慢性疾病的可能性也明显降低：如肥胖、骨关节炎、糖尿病、高血压、背痛和尿失禁。此外，他们每天吸烟、饮酒、缺乏锻炼、服用睡眠药物和镇痛药物的可能性也明显下降。最后，缓解的边缘型患者在有躯体相关疾病至少一次去急诊和（或）住院方面也往往比未缓解的边缘型患者要少得多。

总之，未缓解的 BPD 似乎与以下风险增加有关：对躯体综合征和慢性躯体疾病缺乏认识，不良生活方式的选择，使用昂贵的医疗服务方式。

在 6 年的随访期间，264 名边缘型患者中，有 28% 是肥胖者（Frankenburg & Zanarini, 2006）。与非肥胖者相比，这些人罹患糖尿病、高血压、骨关节炎、慢性背痛、腕管综合征、尿失禁、胃食管反流、胆结石和哮喘的可能性更大。研究发现，肥胖有 4 个主要风险因素：慢性 PTSD、缺乏锻炼、肥胖家族史，以及近期使用多种精神药物史。

最近，对上述话题的 10 年进展进行了研究（Keuroghlian, Frankenburg & Zanarini, 2013）。发现与从未恢复的边缘型患者相比，曾经恢复的患者身体健康状况有显著改善，并且生活方式相对健康，使用的医疗方式成本显著降低。

## 其他死亡

在最初 16 年的随访中，边缘型患者死于自然原因或事故的人数（$N = 13$，4.5%）与死于自杀的相同。相反，轴Ⅱ疾病对照者中，一个死于自杀，另一个死于自然原因。

## 在其他研究中 BPD 的症状病程

在 CLPS 研究中的边缘型患者，包括住院患者、门诊患者以及研究申请治疗的非患者，在基线时也有很高的共病率（McGlashan et al., 2000）。他们还报告了童年期高强度的逆境（Battle et al., 2004）、心理社会功能损害（Skodol et al., 2002）和之前的精神病治疗（Bender et al., 2001）。尽管在研究设计上存在差异，但一项为期 10 年的 BPD 病程研究发现，BPD 缓解非常普遍，复发相对较少（Gunderson et al., 2011）。此外，另一项 CLPS 研究证实了 MSAD 发现边缘型患者有两种类型的症状。在本研究中，急性症状称为**症状行为**，气质症状称为**特质**。最后，研究还发现这些患者有持续的心理社会功能损害（Gunderson et al., 2011）。

3 项小规模研究评估了青少年中符合 DSM 标准的 BPD 患者在 2 ~ 3 年期间较为稳定（Chanen et al., 2004; Mattanah, Becker, Levy, Edell & McGlashan, 1995; Meijer et al., 1998）。总之，这些研究发现，随着时间的推移，只有少数青少年符合 BPD 的诊断。另外，3 个研究中有 2 个研究发现，新发病例相对普遍（Chanen et al., 2004; Mattanah et al., 1995）。

# 预后

　　曾经住院治疗的成人边缘型患者的预后好坏参半。BPD 的高缓解率、相对较低的复发率和低预期的自杀率，这些表明 BPD 的症状预后明显优于之前所报道的。这些发现给患者及其家人以及心理卫生专业人员带来了希望，而 BPD 也开始被视为一种预后良好的疾病。

　　显然，边缘型患者达到康复的难度远远大于缓解状态。与症状复发相比，他们失去康复的概率更高。这一系列发现凸显了许多边缘型患者存在心理社会功能损害，尤其是在职业领域。众所周知，轴Ⅱ疾病对照者心理社会功能损害较轻，因为无论恢复的时间长短，他们更有可能达到并保持高水平的康复。

　　躯体健康状况不佳也需要警惕预后，特别对于那些恢复缓慢和（或）未恢复的 BPD 患者。由于自然原因和事故所致死亡率上升是另一个很严肃的研究结果。

　　从症状层面讲，99% 的 BPD 患者至少在 2 年内缓解。然而，只有 60% 的边缘型患者（而轴Ⅱ疾病对照者为 85%）的症状和心理社会功能康复至少持续 2 年。与康复者相比，未康复的人会接受更多的精神和躯体照料，并且职业功能和躯体状况较差。

　　值得注意的是，尚未对从未住院的成人边缘型患者进行长期病程的研究。此外，青少年首次诊断为 BPD 的长期病程也不清楚。

　　总之，这些结果提示，BPD 的病程与心境障碍有很大的不同。虽然重性抑郁症（Mueller et al.，1999；Solomon et al.，1997）和双相障碍（Coryell et al.，1995；Tohen et al.，2000）缓解相对较快，但病情复发很常见。相比之下，BPD 恢复相对较慢，但复发也相对较少。

　　这种缓慢恢复健康的进展研究结果也不同于 DSM 定义的人格障碍。人格障碍是一种适应不良的功能模式，随着时间的推移是稳定的。这一定义使许多临床医生和理论学家认为 BPD 是一种慢性疾病，几乎没有机会真正改善症状。我们的研究结果表明，与心境障碍相比，BPD 在一段时间内相对稳定，但在整个维持的时间内是容易波动的。

# 参考文献

Akiskal, H. S., Chen, S. E., Davis, G. C., Puzantian, V. R., Kashgarian, M., & Bolinger, J. M. (1985). Borderline: An adjective in search of a noun. *Journal of Clinical Psychiatry, 46*, 41–48.

American Psychiatric Association (APA). (2013). *Diagnostic and statistical manual of mental disorders* (5th ed.). Arlington, VA: American Psychiatric Publishing.

Antikainen, R., Hintikka, J., Lehtonen, J., Koponen, H., & Arstila, A. (1995). A prospective three-year follow-up study of borderline personality disorder inpatients. *Acta Psychiatrica Scandanavica, 92*, 327–335.

Barasch, A., Frances, A., Hurt, S., Clarkin, J., & Cohen, S. (1985). Stability and distinctness of borderline personality disorder. *American Journal of Psychiatry, 142*, 1484–1486.

Bateman, A., & Fonagy, P. (1999). Effectiveness of partial hospitalization in the treatment of borderline personality disorder: A randomized controlled trial. *American Journal of Psychiatry, 156*, 1563–1569.

Battle, C. L., Shea, M. T., Johnson, D. M., Yen, S., Zlotnick, C., Zanarini, M. C., ... Morey, L. C. (2004). Childhood maltreatment associated with adult personality disorders: Findings from the Collaborative Longitudinal Personality Disorders Study. *Journal of Personality Disorders, 18*, 193–211.

Bender, D. S., Dolan, R. T., Skodol, A. E., Sanislow, C. A., Dyck, I. R., McGlashan, T. H., ... Gunderson, J. G. (2001). Treatment utilization of patients with personality disorders. *American Journal of Psychiatry, 158*, 295–302.

Bernstein, D. P., Cohen, P., Velez, C. N., Schwab-Stone, M., Siever, L. J., & Shinsato, L. (1993). Prevalence and stability of the DSM-III-R personality disorders in a community-based sample of adolescents. *American Journal of Psychiatry, 150*, 1237–1243.

Chanen, A. M., Jackson, H. J., McGorry, P. D., Allcon, V., & Yuen, H. P. (2004). Two-year stability of personality disorder in older adolescent outpatients. *Journal of Personality Disorders, 18*, 526–541.

Chanen, A. M., Jovev, M., & Jackson H. J. (2007). Adaptive functioning and psychiatric symptoms in adolescents with borderline personality disorder. *Journal of Clinical Psychiatry, 68*, 297–306.

Clarkin, J. F., Levy, K. N., Lenzenweger, M. F., & Kernberg, O. F. (2007). Evaluating three treatments for borderline personality: A multiwave study. *American Journal of Psychiatry, 164*, 922–928.

Coryell, W., Endicott, J., Maser, J. D., Mueller, T., Lavori, P., & Keller, M. (1995). The likelihood of recurrence in bipolar affective disorder: The importance of episode recency. *Journal of Affective Disorder, 14*, 201–206.

Frankenburg, F. R., & Zanarini, M. C. (2004). The association between borderline personality disorder and chronic medical illnesses, poor health-related life style choices, and costly forms of health care utilization. *Journal of Clinical Psychiatry, 65*, 1660–1665.

Frankenburg, F. R., & Zanarini, M. C. (2006). Obesity and obesity-related illnesses in borderline patients. *Journal of Personality Disorders, 20*, 71–80.

Giesen-Bloo, J., van Dyck, R., Spinhoven, P., van Tilburg, W., Dirksen, C., van Asselt, T., ... Arntz, A. (2006). Outpatient psychotherapy for borderline personality disorder. *Archives of General Psychiatry, 63*, 649–658.

Goodman, M., Patel, U., Oakes, A., Matho, A., & Triebwasser, J. (2013). Developmental trajectories to male borderline personality disorder. *Journal of Personality Disorders, 27*(6), 764–782.

Goodman, M., Patel, U., Triebwasser, J., Diamond, E., Hiller, A., Hoffman, P.,... New, A. (2010). Parental viewpoints of trajectories to borderline personality disorder in female offspring. *Journal of Personality Disorders, 24*, 204–216.

Grilo, C. M., McGlashan T. H., Quinlan D. M., Walker M. L., Greenfeld D., & Edell, W. S. (1998). Frequency of personality disorders in two age cohorts of psychiatric inpatients. *American Journal of Psychiatry, 155*, 140–142.

Grinker, R. R., Werble, W., & Drye, R. (1968). *The borderline syndrome*. New York: Basic Books.

Gunderson, J. G., Carpenter, W. T., & Strauss, J. S. (1975). Borderline and schizophrenic patients: A comparative study. *American Journal of Psychiatry, 132*, 1257–1264.

Gunderson, J. G., Stout, R. L., McGlashan, T. H., Shea, M. T., Morey, L. C., Grilo, C. M., ... Ansell, E. (2011). Ten-year course of borderline personality disorder: Psychopathology and function from the Collaborative Longitudinal Personality Disorders study. *Archives of General Psychiatry, 68*(8), 827–837.

Hörz, S., Zanarini, M. C., Frankenburg, F. R., Reich, D. B., & Fitzmaurice, G. (2010). Ten-year use of mental health services by patients with borderline personality disorder and with other axis II disorders. *Psychiatric Service, 61*, 612–616.

Keuroghlian, A., Frankenburg, F. R., & Zanarini, M. C. (2013). The relationship of chronic medical illnesses, poor health-related lifestyle choices, and health care utilization to recovery status in borderline patients over a decade of prospective follow-up. *Journal of Psychiatric Research, 47*(10), 1499–1506.

Lenzenweger, M. F., Lane, M. C., Loranger, A. W., & Kessler, R. C. (2007). DSM-IV personality disorders in the national comorbidity survey replication. *Biological Psychiatry, 62*, 553–564.

Linehan, M. M., Armstrong, H. E., Suarez, A., Allmon, D., & Heard, H. L. (1991). Cognitive-behavioral treatment of chronically parasuicidal borderline patients. *Archives of General Psychiatry, 48*, 1060–1064.

Linehan, M. M., Heard, H. L., & Armstrong, H. F. (1993). Naturalistic follow-up of a behavioral treatment for chronically parasuicidal borderline patients. *Archives of General Psychiatry, 50*, 971–974.

Links, P. S., Mitton, J. E., & Steiner, M. (1990). Predicting outcome for borderline personality disorder. *Comprehensive Psychiatry, 31*, 490–498.

Marino, M. F., & Zanarini, M. C. (2001). Subtypes of eating disorder NOS comorbid with borderline personality disorder. *International Journal of Eating Disorders, 29*, 349–353.

Mattanah, J. F., Becker D. F., Levy K. N., Edell W. S., & McGlashan T. H. (1995). Diagnostic stability in adolescents followed up 2 years after hospitalization. *American Journal of Psychiatry, 152*, 889–894.

McGlashan, T. H. (1986). The Chestnut Lodge follow-up study. III. Long-term outcome of borderline personalities. *Archives of General Psychiatry, 43*, 20–30.

McGlashan, T. H., Grilo, C. M., Sanislow, C. A., Ralevski, E., Morey, L. C., Gunderson, J. G., ... Pagano, M. (2005). Two-year prevalence and stability of individual criteria for schizotypal, borderline, avoidant, and obsessive-compulsive personality disorders. *American Journal of Psychiatry, 162*, 883–889.

McGlashan, T. H., Grilo, C. M., Skodol, A. E., Gunderson, J. G., Shea, M. T., Morey, L. C., ... Stout, R. L. (2000). The collaborative longitudinal personality disorders study: Baseline axis I/II and II/II diagnostic co-occurrence. *Acta Psychiatrica Scandanavica, 102*, 256–264.

McMain, S. F., Links, P. S., Gnam, W. H., Guimond, T., Cardish, R. J., Korman, L., Streiner, D. L. (2009). A randomized trial of dialectical behavior therapy versus general psychiatric management for borderline personality disorder. *American Journal of Psychiatry, 166*, 1365–1374.

Mehlum, L., Friis, S., Irion, T., Johns, S., Karterud, S., Vaglum, P., Vaglum, S. (1991). Personality disorders 2–5 years after treatment: A prospective follow-up study. *Acta Psychiatrica Scandanavica, 84*, 72–77.

Meijer J., Goedhart A. W., & Treffers P. D. A. (1998). The persistence of borderline personality disorder in adolescence. *Journal of Personality Disorders, 12*, 13–22.

Modestin, J., & Villiger, C. (1989). Follow-up study on borderline versus nonborderline personality disorders. *Comprehensive Psychiatry, 30*, 236–244.

Mueller, T. I., Leon, A. C., Keller, M. B., Solomon, D. A., Endicott, J., Coryell, W., . . . Maser, J. D. (1999). Recurrence after recovery from major depressive disorder during 15 years of observational follow-up. *American Journal of Psychiatry, 156*, 1000–1006.

Nace, E. P., Saxon, J. J., & Shore, N. (1986). Borderline personality disorder and alcoholism treatment: A one-year follow-up study. *Journal of Studies on Alcohol, 47*, 196–200.

Najavits, L. M., & Gunderson, J. G. (1995). Better than expected: Improvements in borderline personality disorder in a 3-year prospective outcome study. *Comprehensive Psychiatry, 36*, 296–302.

Paris, J., Brown, R., & Nowlis, D. (1987). Long-term follow-up of borderline patients in a general hospital. *Comprehensive Psychiatry, 28*, 530–536.

Perry, J. C., & Cooper, S. H. (1985). Psychodynamics, symptoms, and outcome in borderline and antisocial personality disorders and bipolar type II affective disorder. In T. H. McGlashan (Ed.), *The borderline: Current empirical research* (pp. 19–41). Washington, DC: American Psychiatric Press.

Plakun, E. M., Burkhardt, P. E., & Muller, J. P. (1985). 14-year follow-up of borderline and schizotypal personality disorders. *Comprehensive Psychiatry, 26*, 448–455.

Pope, H. G., Jonas, J. M., Hudson, J. I., Cohen, B. M., & Gunderson, J. G. (1983). The validity of DSM-III borderline personality disorder. *Archives of General Psychiatry, 40*, 23–30.

Sandell, R., Alfredsson, E., Berg, M., Crafoord, K., Lagerlof, A., Arkel, I., . . . Rugolska, A. (1993). Clinical significance of outcome in long-term follow-up of borderline patients at a day hospital. *Acta Psychiatrica Scandanavica, 87*, 405–413.

Senol, S., Dereboy, C., & Yuksel N. (1997). Borderline disorder in Turkey: A 2- to 4-year follow-up. *Social Psychiatry and Psychiatric Epidemiology, 32*, 109–112.

Skodol, A. E., Buckley, P., & Charles, E. (1983). Is there a characteristic pattern to the treatment history of clinic outpatients with borderline personality? *Journal of Nervous and Mental Disease, 171*, 405–410.

Skodol, A. E., Gunderson, J. G., McGlashan, T. H., Dyck, I. R., Stout, R. L., Bender, D. S., . . . Oldham, J. M. (2002). Functional impairment in schizotypal, borderline, avoidant, and obsessive-compulsive personality disorders. *American Journal of Psychiatry, 159*, 276–283.

Silverman, M. H., Frankenburg, F. R., Reich, D. B., Fitzmaurice, G., & Zanarini, M. C. (2012). The course of anxiety disorders other than PTSD in patients with borderline personality disorder and Axis II comparison subjects: A 10-year prospective study. *Journal of Personality Disorders, 26*, 804–814.

Solomon, D. A., Keller, M. B., Leon, A. C., Mueller, T. I., Shea, M. T., Warshaw, M., . . . Endicott, J. (1997). Recovery from major depression: A 10-year prospective follow-up across multiple episodes. *Archives of General Psychiatry, 54*, 989–991.

Stevenson, J., & Meares, R. (1992). An outcome study of psychotherapy for patients with borderline personality disorder. *American Journal of Psychiatry, 149*, 358–362.

Stone, M. H. (1990). *The fate of borderline patients*. New York: Guilford.

Swartz, M., Blazer, D., George, L., & Winfield, I. (1990). Estimating the prevalence of borderline personality disorder in the community. *Journal of Personality Disorders, 4*, 252–272.

Tohen, M., Hennen, J., Zarate, C. M., Baldessarini, R. J., Strakowski, S. M., Stoll, A. L., . . . Cohen, B. M. (2000). Two-year syndromal and functional recovery in 219 cases of first episode major affective disorder with psychotic features. *American Journal of Psychiatry, 157*, 220–228.

Trull, T. J., Jahng, S., Tomko, R. L., Wood, P. K., & Sher, K. J. (2010). Revised NESARC personality disorder diagnoses: Gender, prevalence, and comorbidity with substance dependence disorders. *Journal of Personality Disorders, 24*, 412–426.

Tucker, L., Bauer, S. F., Wagner, S., Harlam, D., & Sher, I. (1987). Long-term hospital treatment of borderline patients: A descriptive outcome study. *American Journal of Psychiatry, 144*, 1443–1448.

Widiger, T. A., & Frances, A. J. (1989). Epidemiology, diagnosis, and comorbidity of borderline personality disorder. In A. Tasman, R. E. Hales, & A. Frances (Eds.), *Review of psychiatry* (Vol. 8, pp. 8–24). Washington, DC: American Psychiatric Press.

Zanarini, M. C., Barison, L. K., Frankenburg, F. R., Reich, D. B., & Hudson, J. I. (2009). Family history study of the familial coaggregation of borderline personality disorder with axis I and non-dramatic cluster axis II disorders. *Journal of Personality Disorders, 23*, 357–369.

Zanarini, M. C., Frankenburg, F. R., DeLuca, C. J., Hennen, J., Khera, G. S., & Gunderson, J. G. (1998). The pain of being borderline: Dysphoric states specific to borderline personality disorder. *Harvard Review of Psychiatry, 6*, 201–207.

Zanarini, M. C., Frankenburg, F. R., Dubo, E. D., Sickel, A. E., Trikha, A., Levin, A., & Reynolds, V. (1998a). The axis I comorbidity of borderline personality disorder. *American Journal of Psychiatry, 155*, 1733–1739.

Zanarini, M. C., Frankenburg, F. R., Dubo, E. D., Sickel, A. E., Trikha, A., Levin, A., & Reynolds, V. (1998b). The Axis II comorbidity of borderline personality disorder. *Comprehensive Psychiatry,*

*39*, 296–302.

Zanarini, M. C., Frankenburg, F. R., Hennen, J., Reich, D. B., & Silk, K. R. (2004). Axis I comorbidity of borderline personality disorder: Description of six-year course and prediction to time-to-remission. *American Journal of Psychiatry, 161*, 2108–2114.

Zanarini, M. C., Frankenburg, F. R., Hennen, J., Reich, D. B., & Silk, K. R. (2006). Prediction of the 10-year course of borderline personality disorder. *American Journal of Psychiatry, 163*, 827–832.

Zanarini, M. C., Frankenburg, F. R., Hennen, J., & Silk, K. R. (2003). The longitudinal course of borderline psychopathology: 6-year prospective follow-up of the phenomenology of borderline personality disorder. *American Journal of Psychiatry, 160*, 274–283.

Zanarini, M. C., Frankenburg, F. R., Hennen, J., & Silk, K. R. (2004). Mental health service utilization by borderline personality disorder patients and Axis II comparison subjects followed prospectively for 6 years. *Journal of Clinical Psychiatry, 65*, 28–36.

Zanarini, M. C., Frankenburg, F. R., Khera, G. S., & Bleichmar, J. (2001). Treatment histories of borderline inpatients. *Comprehensive Psychiatry, 42*, 144–150.

Zanarini, M. C., Frankenburg, F. R., Marino, M. F., Reich, D. B., Haynes, M. C., & Gunderson, J. G. (1999). Violence in the lives of adult borderline patients. *Journal of Nervous and Mental Disease, 187*, 65–71.

Zanarini, M. C., Frankenburg, F. R., & Parachini, E. A. (2004). A preliminary, randomized trial of fluoxetine, olanzapine, and the olanzapine-fluoxetine combination in women with borderline personality disorder. *Journal of Clinical Psychiatry, 65*, 903–907.

Zanarini, M. C., Frankenburg, F. R., Ridolfi, M. E., Jager-Hyman, S., Hennen, J., & Gunderson, J. G. (2006). Reported childhood onset of self-mutilation among borderline patients. *Journal of Personality Disorders, 20*(1), 9–15.

Zanarini, M. C., Frankenburg, F. R., Reich, D. B., & Fitzmaurice, G. (2012). Attainment and stability of sustained symptomatic remission and recovery among patients with borderline personality disorder and axis II comparison subjects: A 16-year prospective follow-up study. *American Journal of Psychiatry, 169*, 476–483.

Zanarini, M. C., Frankenburg, F. R., Reich, D. B., Hennen, J., & Silk, K. R. (2005). Psychosocial functioning of borderline patients and axis II comparison subjects followed prospectively for six years. *Journal of Personality Disorders, 19*, 19–29.

Zanarini, M. C., Frankenburg, F. R., Reich, D. B., Marino, M. F., Lewis, R. E., Williams, A. A., Khera, G. S. (2000). Biparental failure in the childhood experiences of borderline patients. *Journal of Personality Disorders, 14*, 264–273.

Zanarini, M. C., Frankenburg, F. R., Reich, D. B., Silk, K. R., Hudson, J. I., & McSweeney, L. B. (2007). The subsyndromal phenomenology of borderline personality disorder: A 10-year follow-up study. *American Journal of Psychiatry, 164*, 929–935.

Zanarini, M. C., Frankenburg, F. R., & Vujanovic, A. A. (2002). The interrater and test-retest reliability of the Revised Diagnostic Interview for Borderlines (DIB-R). *Journal of Personality Disorders, 16*, 270–276.

Zanarini, M. C., Frankenburg, F. R., Vujanovic, A. A., Hennen, J., Reich, D. B., & Silk, K. R. (2004). Axis II comorbidity of borderline personality disorder: Description of six-year course and prediction to time-to-remission. *Acta Psychiatrica Scandanavica, 110*, 416–420.

Zanarini, M. C., Frankenburg, F. R., Yong, L., Raviola, G., Reich, D. B., Hennen, J., . . . Gunderson, J. G. (2004). Borderline psychopathology in the first-degree relatives of borderline and axis II comparison probands. *Journal of Personality Disorders, 18*, 439–447.

Zanarini, M. C., Gunderson, J. G., Frankenburg, F. R., & Chauncey, D. L. (1989). The revised diagnostic interview for borderlines: Discriminating BPD from other Axis II disorders. *Journal of Personality Disorders, 3*, 10–18.

Zanarini, M. C., Gunderson, J. G., Frankenburg, F. R., & Chauncey, D. L. (1990). Discriminating borderline personality disorder from other Axis II disorders. *American Journal of Psychiatry, 147*, 161–167.

Zanarini, M. C., Frankenburg, F. R., Reich, D. B., & Fitzmaurice, G. (2010). The 10-year course of psychosocial functioning among patients with borderline personality disorder and axis II comparison subjects. *Acta Psychiatr Scand, 122*(2), 103–109.

Zanarini, M. C., Horwood, J., Wolke, D., Waylen, A., Fitzmaurice, G., & Grant, B. F. (2011). Prevalence of DSM-IV borderline personality disorder in two community samples: 6,330 English 11-year olds and 34,653 American adults. *Journal of Personality Disorders, 25*, 607–619.

Zanarini, M. C., Ruser, T., Frankenburg, F. R., & Hennen, J. (2000). The dissociative experiences of borderline patients. *Comprehensive Psychiatry, 41*, 223–227.

Zanarini, M. C., Ruser, T., Frankenburg, F. R., Hennen, J., & Gunderson, J. G. (2000). Risk factors associated with the dissociative experiences of borderline patients. *Journal of Nervous and Mental Disease, 188*, 26–30.

Zanarini, M. C., Williams, A. A., Lewis, R. E., Reich, D. B., Vera, S. C., Marino, M. F., . . . Frankenburg, F. R. (1997). Reported pathological childhood experiences associated with the development of borderline personality disorder. *American Journal of Psychiatry, 154*, 1101–1106.

Zanarini, M. C., Yong, L., Frankenburg, F. R., Hennen, J., Reich, D. B., & Marino, M. F. (2002). Severity of reported childhood sexual abuse and its relationship to severity of borderline psychopathology and psychosocial impairment. *Journal of Nervous and Mental Disease, 190*, 381–387.

# /// 4 /// 边缘型人格障碍的临床表现

LARRY SIEVER

梁维　李娜　译

本章将深入着眼于边缘型人格障碍（BPD）的临床现象学；人们普遍认为最重要的、基本症状维度是人格障碍的一部分；从本质上讲，患有边缘型人格障碍的人看上去像什么。

## 临床现象学

现象学可以被理解为一个人的生活经验。哲学家 Edmund Husserl 认为现象学是"直接给予描述的基本结构"，简而言之，就是研究事物在我们体验中的方式呈现。作为临床医生，我们必须了解 BPD 的表现像什么，以便能够帮助他们。我们必须洞察他们的思维方式、信息处理方式和决策方式，他们的感受，以及所有这些因素如何影响他们与其他人的关系。关于是否把人格障碍看作一种疾病分类，还是将其视为一组在特定人群中趋同的症状维度，在这一领域中一直存在着争议。这一争议影响了最新版的《精神障碍诊断与统计手册》（DSM-5）（APA，2013）以及采用哪种方法。在最终版本中，DSM-5 保留了分类定义，但在未来研究的章节中包含症状维度的探讨。

在近 25 年里，BPD 的核心症状是情绪不稳定、冲动和人际关系的破裂。心理学和精神病学家一直在使用一种诊断方法，要求个体至少满足 9 条标准中的 5 条，才能诊断 BPD［美国精神病学协会（American Psychiatric Association，APA），2013］。

BPD 被普遍认为是一种异质性、复杂性疾病（Hopwood，Thomas & Zanarini，2012）。Zanarini 和 Frankenburg（2007）研发了一个模型来帮助了解这种疾病的复杂性，其中包括遗传和环境因素。他们的模型确定了导致 BPD 的多种因素的组合，BPD 的发展始于最初的基因，"夸张的气质特征"。这种气质的特点是容易产生消极和感到被冒犯的敏感性。另一个影响因素是环境因素，从正常生活事件到"点燃事件"（Hopwood et al.，2012），后者更多的是创伤性事件，包括强烈的唤醒和对支持的需求增加。他们认为，患有 BPD 的人会试图通过多种方式克服这些负性情绪和感知到的被轻视，包括寻求他人的持续关注，以减轻他们显著的内心痛苦。经常使用这种内在疼痛循环和补偿方法，重要的是牢记 BPD 的概念、诊断和治疗。这种关系模式将在后续章节进一步讨论。

## 情绪不稳定

BPD 的特点是情绪调节、冲动控制和人际关系的普遍不稳定，尤其是情绪调节障碍和不稳定模式是 BPD 独特的表现。情绪不稳定是 DSM 中详细列出 BPD 的 9 条标准中的第 5 条。最初在 DSM-Ⅲ-R 中被定义为"从基线情绪（通常是正常情绪）中明显转变为抑郁、易怒或焦虑，通常持续几个小时，很少超过数天"（DSM-Ⅲ-R；APA，1987；Skodol et al.，2002）。DSM-Ⅳ 对其定义进行了修改，包括"情绪的显著反应性；例如强烈的阵发性烦躁不安、易怒和焦虑"（DSM-Ⅳ；APA，2000）。更具体地说，情绪不稳定的特征是患者在强度、频率和稳定性的各个维度上调节其情绪状态的能力波动（Goodman et al.，2003）。除自残行为外，情绪不稳定是 BPD 自杀行为最相关的标准（Yen et al.，2004）。因此，情绪不稳定是人格障碍的一个关键的、突出而又复杂的问题，在 DSM-Ⅳ 仅限于 BPD 的诊断标准。以下是对情绪不稳定概念的一个研究，对其了解可以阐明其对 BPD 的临床表现、诊断和治疗具有更广泛的含义。

## 情绪不稳定的现象学意义

更详细地了解 BPD 病例中出现的情绪不稳定的性质，对于理解其整体临床现象至关重要。这一理解的核心是对 BPD 的情绪不稳定性不同于轴 I 心境障碍是至关重要的［例如，重性情感障碍，创伤后应激障碍（post-traumatic stress disorder，PTSD）］和其他轴 II 的人格障碍（如其他 B 类"表演型"人格障碍）。Henry 等（2001）发现，BPD 患者的情感能力量表（Affective Lability Scale，ALS；Harvey，Greenberg & Serper，1989）得分明显高于无 BPD 的受试者，甚至高于那些诊断为其他心境障碍的受试者，包括双相障碍 II 型。研究发现，患 BPD 的个体在 ALS 子量表上的得分也显著地高，包括愤怒和焦虑、冲动和攻击性转变为情感正常（正常、不是抑郁情绪）。

BPD 所特有的情感失调通常被描述为与轴 I 心境障碍相关的情感失调，因为 BPD 情感状态的特征是"短暂的令人烦躁不安，通常是快速可逆的……对无生命的和人际环境中的刺激更敏感"（Goodman et al.，2003，p. 764）。例如，研究发现，BPD 患者在 2 周内以及从早到晚的情绪变化明显大于重性抑郁症患者（major depressive disorder，MDD；Cowdry et al.，1991）。虽然情感调节失调往往是由于紧张的人际关系，但习惯性思维通常包括批评、期望偏差、分离、被抛弃的威胁和不信任。短暂的情感转移与 BPD 更大的冲动性相关，这一概念可能有助于解释这样一个事实，即自我损害的冲动性和随机性，不恰当和（或）不受控制的愤怒比持久性烦躁发生得更多，就像双相障碍一样（Henry et al.，2001；MacKinnon & Pies，2006）。

同样，与 BPD 患者相比，Koenigsberg 等（2002）发现，即使在控制主观情感强度后，BPD 患者在 ALS 子量表中的易怒和焦虑之间以及抑郁和焦虑之间的波动得分要高得多。然而，兴奋和抑郁之间的波动在 BPD 组并没有明显增加。Koenigsberg 和他的同事认为，即使强烈的情感强度是 BPD 的主要表现，但它可能并非是情绪失控的催化剂，也就是说，这能更好地阐明 BPD 与其他心境障碍的区别。Koenigsberg 和他的同事（2002）还发现，仅是不稳定的愤怒就足以有 72% 的准确率区分 BPD 组和其他人格障碍。因此，情感不稳定并不是情感特异性的，而最常见与冲动性愤怒以及抑郁和焦虑引起的情绪波动有关，这具有令人信服的临床意义。

某些情感症状如抑郁症状，与单纯 MDD 相比，BPD 和 BPD-MDD 共病的表现是独特的（Westen et al.，1992），发现 BPD 和 BPD-MDD 患者的无助、依赖、空虚感和厌恶的情感体验，会导致害怕被拒绝和被抛弃以及抑郁症的严重性。而单纯 MDD 的抑郁严重程度与无助、依赖、令人不安的情感体验不相关。此外，与 MDD 相比，BPD 以及 BPD-MDD 共病的患者更容易表现出"弥漫性的消极情绪"，包括愤怒、孤独、恐惧、绝望，以及与害怕被抛弃相关的易变的自我意识和自尊、依赖性和人际关系的担忧（Westen et al.，2002，p. 388）。也就是说，BPD 患者的抑郁症状与人际关系问题以及心境恶劣有关，而非边缘型 MDD 患者的抑郁情绪与上述的问题无关。

最后，情感不稳定的核心在于发作时无法调节自己的情绪，这是 BPD 的关键症状。Levine 和她的同事认为，冲动、愤怒、自残和不能忍受孤独是对无法忍受情绪的不适反应（Levine，Marziali & Hood，1997）。在 BPD 人群中，情感不稳定性与负性情绪的强度、身份障碍、长期空虚感或无聊感、不恰当的愤怒和自杀倾向密切相关（Koenigsberg et al.，2001；Levine et al.，1997）。Levine 等所提供的数据表明，患有 BPD 人的情绪觉察水平明显低，协调和调节混合情感的能力以及和他人的对立观点之间转换能力也下降，他们识别情绪面部表情的准确性较低，对负性情绪的反应比非边缘型人格障碍者强烈。与我们对 BPD 的临床观察以及诊断标准（即强烈的愤怒、情绪调节障碍、长期空虚）是一致的，BPD 患者识别、区分和整合强烈波动的情绪技能较差。作者认为，这些情感整合技能的有限导致无法解读情感并将其转化为适当的行为反应。同样，不能正确识别面部情绪可能与认知扭曲有关，这种扭曲是难以抗拒的负性情绪状态、情感突出的记忆编码和检索的过程（例如，基于状态的学习和自我参照情绪处理的倾向）引发的，和（或）已经形成的"整体印象"取代了对社交线索的灵活性解释（Goodman et al.，2003；Levine et al.，1997）。

最早关于人格障碍描述了精神动力学的概念，强调了情感与自我和他人表现发展之间的影响联系，以说明其不稳定的表现与边缘人格障碍的临床现象学认同一致。最近的研究试图了解该障碍的生物学基础。Kernberg（1984）将边缘型人格描述为一种自我与他人不稳定的感觉，使用原始和不成熟的防御机制，以及在区分现实和幻觉的能力暂时的失误。情感不稳定最佳描述可能为心理生物学素质（Siever & Davis，1991）和环境因素之间相互作用的结果，以及环境因素最终作为强化情感行为的快速转变（Goodman et al.，2003）。

## 发展与客体关系视角

早期创伤的影响可能改变这些遗传和神经因素的表达方式，或可能有助于边缘型人格的发展。例如，一个喜怒无常、难以抚慰或情绪反应强烈的婴儿，会给父母带来压力并影响依恋关系，反过来会延续影响孩子未来的人际关系和其他人的期望（Berzoff, Flanagan & Hertz，2011）。Zanarini（2000）发现，在 BPD 人群中，有 91% 的人受到虐待，92% 的人受到情感或躯体忽视，而忽视和性虐待的严重程度与情感症状直接相关。另一方面，Goodman 等（2003）发现，情感不稳定与先前任何类型的虐待（如性虐待、情感虐待）都无直接关系，提示非创伤因素如情感失控等可能比创伤因素与 BPD 的发病可能更相关。

早期依恋的中断和伴随而来的对客体不适应的互动反应模式，会导致自我和认同感的不稳定、扩散以及 BPD 混乱的人际关系（提示所有这些都与情感不稳定有关；Koenigsberg et al.，2001）。因此，具有边缘型人格结构的个体可能容易陷入痛苦的恶性循环，因为他 / 她往往对即将到来的挫折和（或）分离非常敏感并反应强烈。他们从依恋到发脾气为减轻痛苦而做出的努力，这可能会加剧关系维护的困难（即先前尊重的对象被贬低；Gacono, Meloy & Berg，1992）。性格特征的破坏以及诱发情绪障碍的后天因素相互加剧：Goodman 及其同事（2003）将此描述为"与他人的长期、重复和不适应的互动模式"，即以自我保护为目的的防御反应，实际上损害了应对和整合情感不协调的能力。有反社会型人格障碍（antisocial personality disorder，ASPD）和自恋型人格障碍（narcissistic personality disorder，NPD）的人往往也表现出与 BPD 相似的自我中心，但不同的是，BPD 缺乏内化抵御焦虑和无助感与客体关系的结构（Gacono et al.，1992）。

此外，一个人意识到自己无法调节情感时，可能导致持续的内疚感或羞耻感，这可能会加剧情绪的不稳定、自我感知以及人际关系的困难：

> BPD 为了维持与客体关系的需求作为调节攻击性的爆发，使得攻击的对象在心理上往往被贬低，而身体上则不受影响……最终 BPD 对他人的贬低导致自身烦躁不安和自我形象受损的感觉（Gacono et al.，1992，p. 34）。

因此，对客体关系的高度需求以及攻击表现，可能是由于持续、自我抱负的循环原因导致情感不稳定（Goodman et al.，2003）。一些人认为，这种自我维持情感不稳定过程是受原始防御机制的调节，如分割 / 理想化、压抑和宣泄（Kernberg，1984；Koenigsberg et al.，2001）。事实上，情感不稳定与分割、宣泄和投射有显著的相关性（Koenigsberg et al.，2002）。印象派回应将情感集中于快速、扩散和非特异性象征是 BPD 患者的一种常见防御反应，这提示他们的易变性和动力反应可能是强烈情感不稳定的原因。这就支持 BPD 的情绪不稳定性可能是人际关系受损和自身动力影响的反应（即情绪控制的缺陷可能是不稳定自我意识的结果），而不像精神分裂症那样具有更普遍的结构和神经缺陷（Gacono et al.，1992）。所以，关于情感不稳定与维持稳定人际关系的能力之间直接相关的研究结果并不是一致的（Koenigsberg et al.，2001）。

## 冲动性

与 BPD 密切相关的第二个维度是冲动性。冲动被描述为"做事突然……没有仔细思考"（http://www.leamersdic-tionary.com/search/impulsive）。与 BPD 相关的冲动性可以细分为几种更具体的类型，一种类型是冲动性攻击，是有意的自我毁灭，包括自残、自杀姿态和自杀企图。另一种类型是更普遍的冲动，包括疯狂购物、鲁莽行为、暴饮暴食、危险驾驶和药物滥用（Jacob et al.，2013；Lieb, Zanarini, Schmahl, Linehan & Bohus，2004）。然而，有人认为，冲动的其中一种形式即冲动性攻击，与某些特定人格障碍有关（Siever & Davis，1991）。Koenigsberg 和他的同事（2001）发现，不稳定的人际关系（稍后讨论的一个核心维度）与边缘型人格的冲动性攻击有关。他们推测，尽管不稳定的人际关系与情感不稳定无关，但两者仍然有一定关联，从而解释了情感不稳定是一种向内的情感表达，而冲动性攻击是一种向外的情感表达，所以往往是更多的躯体症状表达。他们发现，这种冲动性预测了关于DSM-Ⅲ-R中冲动性和强烈的不恰当愤怒的其他标准。

由于这种疾病的异质性，很难弄清BPD确切的神经生物学基础。为了尽可能确定BPD的遗传性，已经做了许多工作（Lieb et al., 2004）。通过对单卵和双卵双胞胎的研究，发现人格障碍本身不具有遗传性，但有几个特征——特别是冲动性攻击——极具遗传性（Coccaro, Bergman & McLean, 1993）。某些冲动性攻击的神经生物学机制已经逐渐被了解（Goodman & New, 2000; McCloskey et al., 2009）。

在McCloskey等（2009）的一项研究中，使用实验室测试的攻击性指标"点减法攻击范式"，即使在控制轴I共病之后，与健康对照组比较，BPD患者仍表现出更多的情感攻击性，不过与其他人格障碍没有区别。最有趣的是，攻击性和冲动性的自我报告评估确实能区分BPD与健康对照组或其他人格障碍。那些患有BPD的人被称为"戏剧性"族（Linehan, 1993）。如前所述，BPD归类为B组人格障碍（DSM）。众所周知，BPD的戏剧性经常在他们的自我报告中看到。许多研究试图找到BPD患者冲动性相关的特定神经生物学途径（Goodman & New, 2000; McCloskey et al., 2009）。虽然更具体的BPD的神经生物学机制仍在研究，但是已经发现5-羟色胺系统起着主要作用。Siever & Davis（1991）发现，中枢5-羟色胺能活性下降在BPD的冲动性中起着主要作用。BPD的许多核心症状，包括狂怒、愤怒和冲动都与大脑的特定区域有关。更具体地说，边缘系统已被确定在这些区域中的关键作用（Dell'Osso, Berlin, Serati & Altamura, 2010）。一项研究将BPD患者与眶额皮质损伤的患者进行比较，Berlin、Rolls和Iversen（2005）发现两组患者既有相似的精神缺陷，同时BPD患者与非眶额皮质损伤患者也有不同的精神障碍。

最近一项有趣的研究关注了冲动和愤怒，众所周知，这两个症状也是BPD的一部分。其中一项研究使用"go/no go"任务，通过故事引发愤怒，将行为抑制与额叶和下丘脑区域内的网络激活联系起来（Jacob et al., 2013）。

另一项与BPD组冲动有关的核心问题是自伤和自杀。约75%的BPD患者（住院患者中比例略高）有切割、焚烧、打自己、抓头发等自残行为（Gunderson,

2011）。被诊断为BPD的人中有10%最终自杀，自杀多发生在30岁以后，但是通常在20岁初就开始多次尝试自杀（Paris, 2005）。在一项关于BPD的纵向研究中，Zanarini及其同事（2003）发现，在基线时，81%的研究个体报告了自残和自杀行为。在6年随访中，自伤和自杀率降至25%。药物滥用和性滥交也显著下降（分别从49%降至25%和从26.9%降至11.7%）。然而，其他形式的冲动，包括暴饮暴食、言语发泄和冲动消费，在6年随访中只从基线时的93.9%降至65.6%。

自杀姿态和企图也增加了治疗的难度，以及这一群体常常无法获得他们所需要的治疗（Bomstein, Becker-Matero, Winarick & Reichman, 2010; Salzer et al., 2013）。关于自杀姿态和对从业者的影响细节将在下文进一步讨论。

## 人际关系破裂

最后讨论的BPD症状是人际关系破裂。虽然许多（如果不是全部）精神疾病会影响周围的人，但BPD的影响更严重和更持续（Salzer et al., 2013）。因此，了解BPD患者的人际关系，对于任何计划评估和（或）治疗BPD患者的人都至关重要。一些人认为，BPD的真正核心是无法评估自己和他人（Fonagy & Bateman, 2008），这是BPD的一个关键组成部分，占DSM-Ⅳ-TR中BPD 9条诊断标准中的2条。第一个是身份识别障碍，我们可以理解为不稳定的自我意象和空虚感。作为临床医生和有抱负的临床医生，我们必须了解一个人是如何发展为这种类型的人际关系，以便了解这些关系模式的应对机制，当一个人处于大量痛苦时，是如何试图弥补他们的焦虑和恐惧。BPD患者的人际交往方式在临床医生中具有强烈的负面名声（Aviram, Brodsky & Stanley, 2006; Bornstein et al., 2010），原因是他们的各种行为包括，频繁拨打带有自杀想法、自杀姿态和（或）企图的电话，理想化和贬低他们的临床医生，分割，反复的边界测试等（Occhiogrosso & Auchinclos, 2012）。

如前所述，虽然尚未确定BPD的明确病因，但与神经生物学系统（Stanley & Siever, 2010）以及环境因素（包括早期依恋母亲）（Steele & Siever, 2010）均有关。在"人际关系破裂"这一节中进行深入讨论似乎是最合适的。Steele和Siever报告说，在婴儿出生后的头 5 年内，与母亲分离 1 个月或更长时间是后期 BPD 形成的早期风险因素。他们发现，患有 BPD 的母亲在与婴儿互动时往往会退缩或恐惧，导致婴儿与母亲的互动模式混乱。这些婴儿对压力表现出更高的敏感性，当他们的母亲把他们单独留在一个陌生人的房间里时，在评估过程中她们会表现恐惧。Crawford 及其同事（Crawford, Cohen, Chen, Anglin & Ehrensaft, 2009）在 2009 年进行的一项研究中发现，与未分离的儿童相比，分离的儿童有更多的 BPD 症状，这进一步证明了早期分离对婴儿的影响。他们还发现，大多数儿童的 BPD 症状随着时间的推移会自然减少。而分离组中的症状减少速度缓慢，这就意味着这些儿童的成长发育过程较慢。与母亲分离很长一段时间可能会对孩子的发育产生长期和重大影响。

客体关系理论家认为，患有 BPD 的人尚未达到客体的恒定性，这一概念起源于婴儿早期（Berzoff et al., 2011）。如果一个婴儿的母亲在一段时间内在场并支持，然后又离开，那么这个婴儿日后就很难有这种意识认为当他 / 她需要时，母亲就会出现在那里。由于照护者缺乏协调性，这可能导致客体恒定性缺乏，从而使儿童难以对照护者形成内心的表现，进而阻碍他们发展自我满足或形成稳定的自我意识能力（Ruggero, 2012）。对于一个渴望母亲却未见到母亲或缺乏必要的协调的婴儿来说，竭力感受到名副其实的爱是至关重要的。随着这个孩子在早年生活中成长和互动，他可能会形成一种类似于 BPD 的关系模式，这种模式的特点是不稳定、害怕被抛弃的关系模式，以及自己不被爱的感觉。然后，他可能会采取多种方式的行动，试图阻止这些恐惧的出现。

BPD 的特点是人际关系紧张，经常在依恋和疏远之间波动。这种典型的对他人理想化和贬低很难让周围的人理解，往往导致 BPD 患者最害怕被抛弃。由于缺乏完整的自我意识，并需要防止被他人抛弃，BPD 患者最终会推开他人，从而证实他或她最害怕的事情发生。他们还难以意识到，他们所推开的人正是他们以前所爱和钦佩的人（Berzoff et al., 2011）。这种模式往往导致 BPD 患者的高度敏感，寻找有人可能会离开他们的线索。这种超关注往往阻止他们整合互动，并导致个体仅关注感知到的轻视，感知到的或真正的被抛弃感。例如，如果一个浪漫的伴侣说他不得不工作到很晚，并且错过了和 BPD 患者之前安排好的共进晚餐，那么这个人可能只会感知到："他不够爱我，不能和我共进晚餐，他想离开我。"BPD 患者可能没有感知到这是一个必须的工作，而自己并没有支配伴侣的能力。

Berzoff 等（2011）描述了 BPD 患者的案例，该患者没有内化母性客体，无法描绘治疗师的面部表情，听到治疗师的声音，或回忆起治疗师告诉患者的事情，除非治疗师就在患者面前。许多治疗师也描述过类似的情况，当他们去度假或者花了太长时间才对 BPD 患者做出反应，就会发现患者对他们感到愤怒，有时是以自我伤害的方式来向治疗师展示他们的痛苦和沮丧，只是因为治疗师没有以患者需要的方式出现。同样，这也增加了治疗这些患者的难度，因为这些行为往往会让人感觉像是被操纵；这就是为何理解这些关联模式的来源是至关重要的。

另一个与 BPD 人际关系破裂有关的特征是对感知到的或真实的拒绝有显著的反应。一些理论试图理解这种倾向背后的因素，包括众所周知的 BPD 患者的情绪调节障碍（Gratz, Dixon-Gordon, Breetz & Tull, 2013）。这与 Koenigsberg 及其同事（2001）的理论相似，即情绪调节障碍会导致其他 BPD 症状的增加，包括这里所描述的人际关系困难。情绪调节障碍是一个多元化的症状，对人际关系有显著的影响。如果我们把害怕被拒绝、对拒绝的高度警觉以及 BPD 患者常见的强烈情绪反应结合起来，我们就可以理解这个群体所熟悉的负面情绪的原始感觉。在关于情绪调节障碍的实验室研究中，Gratz 等比较了 BPD 患者和非 BPD 患者对社会排斥的反应。他们发现，与非 BPD 患者相比，BPD 患者在经历了社会排斥之后，对 4 种基本社会需求面临更高程度的威胁。4 种基本社会需求是：归属感需求、自尊需求、对环境的感知控制需求，以及有意义的生存需求。

为了控制被抛弃的恐惧，BPD 患者往往会疯狂地试图阻止被抛弃。这些人经常表现出愤怒、性滥交、自我毁灭性的威胁和行为、自我伤害和自杀威胁，以制造一种他们认为可以防止自己被他人抛弃的局面。这不仅是对孤独的恐惧，而是对一个无法填补的空虚的恐惧。BPD 患者会因为害怕被抛弃而变得令人恐怖和发呆。他们会以冲动、自残和危险的方式行事以减少痛苦，并试图重新接触对方。最后，在患者生活中的其他人会精疲力竭并可能离开患者，因而证实了 BPD 患者最害怕的恐惧心理。这种循环就是建立需要的持续不断的密切关系，然后又要把他人推开的一种关联模式，这通常标志着许多与 BPD 患者相关的核心功能失调（Berzoff et al.,

2011）。

最近的研究指出了 BPD 人际关系的亚型（Salzer et al., 2013），这不仅有助于理解潜在的人际关系模式，也有助于了解 BPD 患者与他们临床医生的关系。Salzer 等利用人际关系问题问卷（Inventory of Interpersonal Problems，IIP-C）来确定双轴上的人际关系问题，从而导致占支配地位和抚养问题的融合。他们发现，不同群体与不同程度的人际关系困扰有关，"谦逊温和"的群体患者经历了最高水平的人际关系困扰和整体症状的严重性。这些"社会回避"亚型的患者仅报告了平均水平的人际关系困扰，以及强烈整体症状的严重性。有趣的是这些结果发现，治疗师会根据 BPD 的亚型评估治疗联盟。临床医生认为"社会回避者"的亚型治疗依从性最差，而患者本身似乎并没有意识到依从性的缺失。如前所述，患者和治疗师之间的中断对治疗预后有着重要的影响，这可能与 BPD 患者缺乏自我意识有关。

在通常理解与 BPD 相关的动力学时，重要的是讨论原始防御机制和同一性混乱的概念。BPD 患者的这两种情况都很常见，而且会影响一个人与另一个人的关系（Lenzenweger, McClough, Clarkin & Kernberg, 2012）。客体关系理论家解释说，BPD 患者一直不能建立内部客体，这对学习如何与他人建立关系和如何自我减轻痛苦是必需的能力（Berzoff et al., 2011）。

在回顾了 BPD 的 3 个基本症状维度之后，这里的陈述将使前面讨论的一些概念变为现实。我们希望这个案例能让您看到 BPD 患者是一个非常需要帮助的人，并且有可能得到帮助。

## 案例研究：BPD 的临床表现

Sabrina 是一位 25 岁的白种人女性，她通过电话联系我，她主诉很沮丧和"惊慌"，因为她认为她的未婚夫要离开她。电话中听起来她很疯狂，她说在昨天的最后一次谈话后刚刚"解雇"了前一位治疗师，因为"就像你和其他人一样，她不理解我。"

当 Sabrina 开始她的第一次治疗时，她倒在沙发上，叹了口气，说："我想知道你要多久也会离开我？" Sabrina 说，她感觉自己就像"情绪过山车"，不断地情绪波动。她说，她醒来后感觉很好，然后她几乎立刻感觉到一种"即将到来的

厄运或空虚"，她试图用剃刀割伤自己来补偿这种感觉。她说，过去 1 年她一直在做这样的事，事后常常感到内疚和沮丧。她描述了一段漫长的冲动史，其中包括过度冲动购物，导致自己在过去 5 年中 3 次陷入信用卡债务。她还有过性滥交的经历，"每当我感到空虚时，这就是所有时间内做的事情。"她说，过去 5 年来，她一直断断续续地在接受治疗；当她觉得每个治疗师不能再治疗她的时候，她就离开他们。

Sabrina 从 14 岁开始，曾 3 次因过量服用母亲的抗焦虑药物和父亲的伏特加酒而住院。她第一次自杀未遂的导火索是她父母外出度假 1 周，在此期间，她的叔叔监管她。据说 Sabrina 的叔叔在她 8 岁时就开始对她进行性虐待。当 Sabrina 向她的母亲诉说时，她被告知要保持沉默，因为她母亲不想在家里惹"麻烦"。Sabrina 很难留住女性朋友，总是说她们很自私，在她需要她们的时候，她们从来不在她身边，她开始以酗酒的方式平息愤怒。

Sabrina 的母亲在一生中因自杀未遂、抑郁和焦虑曾多次住院治疗。她在最后一次住院后被诊断为 BPD，但目前未接受治疗。

重要的是我们要排除包括双相障碍 I 和 II 以及 MDD 在内的轴 I 心境障碍。在这种情况下，需要确定 BPD 诊断的关键鉴别特征，它不像 MDD 具有发作性，而是长期的慢性病程、人际关系的中断、对被抛弃的强烈恐惧，以及包括自杀企图在内的补偿性自残行为。同样值得注意的是，了解导致 BPD 某些症状的潜在原因非常重要。例如，许多 BPD 患者会主诉说几乎没有亲密的朋友。这种缺乏亲密关系的现象在许多不同的精神疾病中都可以见到，包括 MDD、社交恐惧症、惊恐障碍、分裂型人格障碍和回避型人格障碍。在对 BPD 缺乏亲密朋友背后的驱动力进行更详细的了解时，你可能会发现，这些人太黏人、需求太多、太容易生气，或者 BPD 可能会说，她不能容忍被抛弃的可能性，这样会使自己被孤立起来。

重要的是要牢记，在 DSM-V 中，一个人只需要满足 9 条标准中的 5 条，就可以得到 BPD 的全面诊断。此外，并不是每个 BPD 患者都会表现出耸人听闻的症状，比如切割、冲动和鲁莽的性行为，或者多次住院。我们研究小组认识的患者是一位特别善于观察的女性，她严格遵守自己宗

教团体的法律和习俗。这样她自己设定并选择底线，她只有一段恋爱关系，她不酗酒、赌博或过度购物。她拒绝接受精神病院的治疗，因为她所在社区对精神疾病污名化。然而，她仍然有冲动行为，比如暴饮暴食和自残。我们获得完整、详细的临床病史很重要，在试图了解患者她们自己喜欢什么，以及每个人如何发展她们自己的应对机制和个性的同时，始终对患者倾诉的事情保持开放的心态。

# 结论

虽然本章关于 BPD 的临床现象学被分为 3 个主要维度：情绪不稳定、冲动和人际关系破裂，但这三者并不互相排斥。每一个表现都与另一个症状相关，并且都与 BPD 潜在的病理学相关。关于预后问题，在纵向研究中发现，冲动性症状缓解最快，其次是认知和人际关系症状，最后是情绪不稳定（Zanarini，Frankenburg，Hennen & Silk，2003）。冲动性缓解快和情感症状缓解慢可能提示，随着年龄的增长，患者对自己的外在行为有了更好的控制感，但仍然受到先前导致她们行为失控的潜在问题困扰。

随着我们更多地了解大脑及其影响我们的方式，精神疾病研究正朝着许多神经生物学的方向发展，但我们必须保持对临床现象学的认识。学习精神疾病生物学背景的重要性再怎么强调都不为过；然而，当我们了解大脑的哪些部分激活各种精神活动时，我们需要了解患者疾病的临床表现，以及它直接影响患者本人和周围其他人的生活方式。

# 参考文献

http://www.merriam-webster.com/dictionary/phenomenology

American Psychiatric Association (APA). (2013). *Diagnostic and statistical manual of mental disorders* (5th ed.). Arlington, VA: American Psychiatric Publishing.

Aviram, R. B., Brodsky, B. S., & Stanley, B. (2006). Borderline personality disorder, stigma, and treatment implications. *Harvard Review Psychiatry, 14*(5), 249–256.

Berlin, H. A., Rolls, E. T., & Iversen, S. D. (2005). Borderline personality disorder, impulsivity, and the orbitofrontal cortex. *American Journal of Psychiatry, 162*(12), 2360–2373.

Berzoff, J., Flanagan, L. M., & Hertz, P. (2011). *Inside out and outside in: Psychodynamic clinical theory and psychopathology*. London: Rowman and Littlefield.

Bornstein, R. F., Becker-Matero, N., Winarick, D. J., & Reichman, A. L. (2010). Interpersonal dependency in borderline personality disorder: Clinical context and empirical evidence. *Journal of Personality Disorders, 24*(1), 109–127.

Coccaro E., Bergman, C. S., & McLean, G. E. (1993). Heritability of irritable impulsiveness: A study of twins reared together and apart. *Psychiatry Research, 48*, 229–242.

Cowdry, R. W., Gardner, D. L., O'Leary, K. M., Leibenluft, E., & Rubinow, D. R. (1991). Mood variability: a study of four groups. *American Journal of Psychiatry, 148*(11), 1505–1511.

Crawford, T. N., Cohen, P. R., Chen, H., Anglin D. M., & Ehrensaft, M. (2009). Early maternal separation and the trajectory of borderline personality disorder symptoms. *Development and Psychopathology, 21*,1013–1030.

Dell'Osso, B., Berlin, H. A., Serati, M., & Altamura, A. C. (2010). Neuropsychobiological aspects, comorbidity patterns and dimensional models in borderline personality disorder. *Neuropsychobiology 61*(4), 169–179.

Fonagy, P., & Bateman, A. (2008). The development of the borderline personality disorder: A mentalizing model. *Journal of Personality Disorders, 22*, 4–21.

Gacono, C. B., Meloy, J. R., & Berg, J. L. (1992). Object relations, defensive operations, and affective states in narcissistic, borderline, and antisocial personality disorder. *Journal of Personality Assessment, 59*(1), 32–49.

Goodman, M., & New, A. (2000). Impulsive aggression in borderline personality disorder. *Current Psychiatry Reports, 2*, 56–61.

Goodman, M., Weiss, D. S., Koenigsberg, H., Kotlyarevsky, V., New, A. S., Mitropoulou, V. . . . Siever, L. J. (2003). The role of childhood trauma in differences in affective instability in those with personality disorders. *CNS Spectrums, 8*(10), 763–770.

Gratz, K. L., Dixon-Gordon, K. L., Breetz, A., & Tull, M. (2013). A laboratory-based examination of responses to social rejection in borderline personality disorder: The mediating role of emotion dysregulation. *Journal of Personality Disorders, 27*(2), 157–171.

Gunderson, J. G. (2011). A BPD brief: An introduction to borderline personality disorder, diagnoses, origins, course, and treatment. Retrieved from http://www.borderlinepersonalitydisorder.com/understading-bpd/a-bpd-brief

Harvey, P. D., Greenberg, B. R., & Serper, M. R. (1989). The affective lability scales: Development, reliability and validity. *Journal of Clinical Psychology, 45*, 786–793.

Henry, C., Mitropoulou, V., New, A. S., Koenigsberg, H. W., Silverman, J., & Siever, L. J. (2001). Affective instability and impulsivity in borderline personality and bipolar II disorders: Similarities and differences. *Journal of Psychiatric Research, 35*, 307–312.

Hopwood, C. J., Thomas, K. M., & Zanarini, N. C. (2012). Hyperbolic temperament and borderline personality disorder. *Personality and Mental Health, 6*, 22–32.

Jacob, G. A., Zvonik, K., Kamphausen, S., Sebastian, A., Maier, S., Philipsen, A., . . . Tuscher, O. (2013). Emotional modulation of motor response inhibition in women with borderline personality disorder: An fMRI study. *Journal of Psychiatry and Neuroscience, 38*(3), 164–172.

Kernberg, O. F. (1984). *Object relations theory and clinical psychoanalysis.* Lanham, MD: Rowman & Littlefield.

Koenigsberg, H. W., Harvey, P. D., Mitropoulou, V., Schmeidler, J., New, A. S., Goodman, M., Silverman, J. M. . . . Siever, L. J. (2001). Are the interpersonal and identity disturbances in the borderline personality disorder criteria linked to the traits of affective instability and impulsivity? *Journal of Personality Disorder, 15*(4), 358–370.

Koenigsberg, H. W., Harvey, P. D., Mitropoulou, V., Schmeidler, J., New, A. S., Goodman, M., Silverman, J. M. . . . & Siever, L. J. (2002). Characterizing affective instability in borderline personality disorder. *American Journal of Psychiatry, 159*, 784–788.

Lenzenweger, M. F., McClough, J. F., Clarkin, J. F., & Kernberg, O. F. (2012). Exploring the interface of neurobehaviorally linked personality dimensions and personality organization in borderline personality disorder: The multidimensional personality questionnaire and inventory of personality organization. *Journal of Personality Disorders, 26*(6), 902–918.

Levine, D., Marziali, E., & Hood, J. (1997). Emotion processing in borderline personality disorders. *Journal of Nervous and Mental Disease, 185*(4), 240–246.

Lieb, K., Zanarini, M. C., Schmahl, C., Linehan, M., & Bohus, M. (2004). Borderline personality disorder. *Lancet, 364*, 453–461.

Linehan, M. (1993). *Cognitive-behavioral treatment of borderline personality disorder.* New York: Guilford.

McCloskey, M. S., New, A. S., Siever, L. J., Goodman, M., Koenigsberg, H. W., Flory, J. D., & Coccaro, E. F. (2009). Evaluation of behavioral impulsivity and aggression tasks as endophenotypes for borderline personality disorder. *Journal of Psychiatric Research, 43*, 1036–1048.

MacKinnon, D. F., & Pies, R. (2006). Affective instability as rapid cycling: Theoretical and clinical implications for borderline personality and bipolar spectrum disorders. *Bipolar Disorders, 8*, 1–14.

Occhiogrosso, M., & Auchincloss, E. L. (2012). The challenge of treating (and supervising) patients with borderline pathology in a residents' clinic. *Psychodynamic Psychiatry, 40*(3), 451–468.

Paris, J. (2005). Borderline personality disorder. *Canadian Medical Association Journal, 172*(12), 1579–1583.

Ruggiero, I. (2012). The unreachable object? Difficulties and paradoxes in the analytical relationship with borderline patients. *International Journal of Psychoanalysis, 93*, 341–362.

Salzer, S., Streeck, R., Jaeger, U., Masuhr, O., Warwas, J., Leichsenring, R., & Leibing, E. (2013). Patterns of interpersonal problems in borderline personality disorder. *Journal of Nervous and Mental Disease, 201*(2), 94–98.

Siever, L. J., & Davis, K. L. (1991). A psychobiological perspective on the personality disorders. *American Journal of Psychiatry, 148*, 1647–1658.

Stanley, B., & Siever, L. (2010). The interpersonal dimension of borderline personality disorder: toward a neuropeptide model. *American Journal of Psychiatry, 167*(1), 24–39.

Skodol, A. E., Gunderson, J. G., Pfohl, V., Widiger, T. A., Lively, W. J., & Siever, L. J. (2002). The borderline diagnosis I: Psychopathology, comorbidity, and personality structure. *Society of Biological Psychiatry, 51*, 936–950.

Steele, H., & Siever, L. (2010). An attachment perspective on borderline personality disorder: Advances in gene-environment considerations. *Current Psychiatry Reports, 12*, 61–67.

Westen, D., Moses, J., Silk, K. R., Lohr, N. E., Cohen, R., & Segal, H. (1992). Quality of depressive experience in borderline personality disorder and major depression: When depression is not just depression. *Journal of Personality Disorders, 6*(4), 382–393.

Yen, S., Shea, M. T., Sanislow, C. A., Griol, C. M., Skodol, A. E., Gunderson, J. G., McGlashan, T. H. . . . Morey, L. C. (2004). Borderline personality disorder criteria associated with prospectively observed suicidal behavior. *American Journal of Psychiatry, 161*, 1296–1298.

Zanarini, M. (2000). Childhood experiences associated with the development of borderline personality disorder. *Psychiatric Clinics of North America, 23*, 89–101.

Zanarini, M. C., & Frankenburg, F. R. (2007). The essential nature of borderline psychopathology. *Journal of Personality Disorders, 21*, 518–535.

Zanarini, M. C., Frankenburg, F. R., Hennen, J., & Silk, K. R. (2003). The longitudinal course of borderline psychopathology: 6-year prospective follow-up of the phenomenology of borderline personality disorder. *American Journal of Psychiatry, 160*, 274–283.

# /// 5 /// 童年期逆境与边缘型人格障碍的关系

JOEL PARIS

云鹏飞 李娜 译

## 童年期逆境：长期影响

童年期的不良事件有多种形式，世界各地的调查证实，这些不良事件增加了成年患精神疾病的整体风险（Kessler, McLaughlin & Green, 2010; McLaughlin, Green, Sampson, Zaslavsky & Kessler, 2010）。我们需要评估这些影响的大小，并确定它们在多大程度上受到其他风险因素的影响。

父母丧失对儿童来说是一种应激源，但对其长期影响的研究（Luecken & Roubinov, 2012）表明，父母死亡后的生存境遇比失去父母本身更重要。类似地，父母离婚的长期影响的研究表明，成年后患精神疾病的风险增加，围绕家庭破裂的境遇作为预测结局显得更为重要（Amato & Booth, 1997）。

童年期逆境研究最多的领域是性虐待、躯体虐待和忽视，大量研究已经评估了对她们的长期影响。但"虐待"术语需要仔细界定。**童年期性虐待**（childhood sexual abuse, CSA）一词仅限于成年人对儿童进行的性活动和涉及身体接触的行为（Fergusson & Mullen, 1999）。如果使用这一狭义的定义，也应该排除正式的非法事件而不是虐待，例如 16 岁女孩和 18 岁男孩之间的性关系。

有大量关于 CSA 的研究。它是许多各种不同成人精神障碍的风险因素，但它本身并不能持续预测他们发展为这些疾病和远期的结局，这取决于由一些参数所定义的虐待性质（Brown & Finkelhor, 1986; Fergusson & Mullen, 1999）。受害者与犯罪者的关系是最关键的参数；其他则与严重程度（即性行为的性质和虐待的持续时间）有关。因此，童

年期的非家庭成员一次骚扰事件不太可能解释成人患精神障碍。相比之下，父女乱伦作为一个深刻的卖身经历，其后果往往是长期的影响。

关于 CSA 研究中发现的另一个问题，尽管这一风险因素对成人精神疾病有独立的影响，但其结局可能经常被解释为 CSA 伴随的家庭功能障碍（Fergusson et al., 2013），来自家庭功能失调的儿童更容易受到虐待，并且在受到虐待时，缺乏家庭的支持。因此，重要的是临床医生应避免完全根据 CSA 病史来解释目前的症状，因为这样过度简单化会导致精神障碍复杂病因的简单化。

关于童年期**躯体虐待**（physical abuse, PA）的研究较少。该术语只有在家庭内部发生虐待行为时才会使用，而不适于同龄人的欺凌行为。关于 PA 的研究结果与 CSA 相似：它是精神障碍发病的风险因素，但长期结局取决于虐待的严重程度和境遇（Malinovsky Rummell & Hansen, 1993）。与 CSA 一样，PA 的许多影响可归因于家庭功能障碍（Fergusson et al., 2013）。

**情感虐待**（emotional abuse, EA）一词指的是父母对孩子一贯贬低和伤害性评论，EA 被广泛应用于儿童虐待访谈中的变量之一（Fink, Bernstein, Handelsman, Foote & Lovejoy, 1995）。虽然没有严密的研究，但 EA 是许多成人精神障碍的一个风险因素（Finzi Dottan & Kara, 2006）。

**忽视**既可以指躯体上的忽视（未能提供最低限度的保护儿童的照料），也可以指更微妙的情感忽视风险因素［父母不能认可和（或）提供情感支持］。情感忽视作为精神障碍的风险因素被广泛研究（Young, Lennie & Minnie, 2011），但考虑到自

我报告的局限性，很难衡量（Hernandez，Arntz & Gaviria，2012）。

总之，重要的是牢记**家庭功能失调**是所有形式虐待和忽视的原因。高水平冲突和低水平的积极互动家庭更有可能发生儿童虐待和（或）没有适当的回应。

# 精神病理学发展路径的复杂性

**心理弹性**是理解童年逆境结局的一个关键概念。大多数遭受单一逆境的儿童不会发展为精神障碍，而是成长为一个正常成人（Rutter，2012）。然而，多重逆境以及易感性人群才有更高的风险（Rutter，2007）。因此，弹性背后的机制与部分遗传和环境都有关，反映了基因与环境的交互作用。例如，具有积极人格特质的儿童可以找到其他替代的对象来缓冲逆境的影响，但是较敏感、神经质和内向的儿童将很难做到这一点（Rutter，2012）。

因为弹性普遍存在，所以我们不能假设精神障碍一定会有特定的逆境，或者特定的逆境会导致某种形式的精神障碍。对于每种类型的虐待和忽视，逆境都会增加风险，但不会直接导致疾病。总之，大多数创伤事件不会导致疾病，除非有多个具有累积效应的风险因素，或脆弱性格的人产生基因-环境相互作用的"双重打击"（Rutter，2007）。

尽管研究人员熟知这些原理，但没有接受过研究培训的临床医生可能误以为独特的原因会产生独特的影响。即使在医学领域，单变量模型通常不能解释某种疾病，通常需要多元化模型。Cicchetti 和 Rogosch（1996）描述了发展病理心理学的复杂路径，既反映了公平性（不同的风险因素导致相同的结局），又反映了多重性（相同的风险因素导致不同的结局）。

尽管存在这些复杂性，临床评估患者时仍要探测患者的童年期逆境情况。这些信息完全可以通过机智的提问获得。我们应在生活史上花更多的时间而不是在症状清单上，这样病史就更容易获得。无论逆境与目前症状是不是直接或非直接的关系，了解早期经历有助于治疗师理解她们的患者。

## BPD 的童年期逆境

成年 BPD 患者报告童年期的逆境频率特别高。

回顾性研究（Zanarini，2000）一致发现 BPD 和儿童期逆境有一定关系，并且通过采访家庭成员得到证实（Laporte & Guttman，1996；Laporte et al.，2012）。对社区儿童的纵向研究（Johnson，Cohen，Brown，Smailes & Bernstein，1999）也进一步证实了这种关系。同时对因受虐待而卷入司法系统的儿童进行长期随访也证实了这一点（Widom，Cjaza & Paris，2009）。

25 年前，当这些发现首次广为人知时，一些临床学者认为虐待和忽视是 BPD 的主要原因。这个观点仍然被广泛接受，但它是错误的。例如，认为 CSA 符合医学文献（Ball & Links，2009）中确定的因果关系标准的说法是不正确的，因为它只是许多风险因素中的一个因素，并且与其他许多的风险因素相关（Fergusson et al.，1999）。此外，BPD 不是创伤后应激障碍（post-traumatic stress disorder，PTSD；Lewis & Grenyer，2009）的一种形式，也不像人们有时所说的"复杂性 PTSD"（Herman & van der Kolk，1987）。并非所有的 BPD 患者都经历过童年期逆境，研究者认为在这些人群中，以 CSA 为例，许多事件都是相对无创伤性的（Paris，Zweig-Frank & Guzder，1994a，1994b）。因此，BPD 证明了结局的等价性，虐待儿童就是多重结局的一个例子。

有人认为，没有虐待史的 BPD 患者肯定忘记或"压抑"了这些经历，但这也不是真实的（McNally，2003）。虽然有人支持 BPD 的创伤性病因（Herman & van der Kolk，1987），但这与关于人类记忆的大量研究并不一致（McNally，2003）。

另一个复杂性涉及确定 BPD 患者童年期虐待的确切频率。而这些数字取决于虐待的定义。早期报导 70% 的患者 CSA 具有误导性，因为这些事件范围非常广泛且没有明确的虐待参数，如涉及的家庭成员、性质、频率和虐待的严重程度。我们的研究（Paris et al.，1994a，1994b）在一个足够大的样本中进行了多变量分析，支持了社区研究的结果，也就是当照料者参与以及事件严重且多发时，CSA 最有可能成为一个风险因素。此后 Laporte 等证实了我们和 Zanarini（2000）的研究（Laporte，Paris，Russell，Guttman & Correa，2013），发现约 25% 的 BPD 患者曾被照料者（如继父或继母）性虐待过。我们还发现，大约 1/3 的 BPD 患者报告了严重的 CSA，另外 1/3 的患者只报告了单一事件（几乎总是被非家族成员骚扰），而其余 1/3 则完全没有报告受过虐待。这些结论得到了 Meta 分析的支持（Fossati，

Madeddu & Maffei，1999）。

然而，CSA 与更严重形式的 BPD 相关（Soloff，Lynch & Kelly，2002）。而且，由于频率取决于样本、住院患者和到三级医疗中心就诊的患者，往往会有更高的比例。

综上所述，CSA 对 BPD 的一个重要风险因素，如果发生在家庭内部，并持续数年且性行为恶劣时，它的影响会更大。

PA 与 BPD 之间的关系较弱，这一点可以从社区研究中的不一致影响中可以预测。因为 PA 在男孩中更常见，我们对患有 BPD 的男性进行了一项研究（Paris et al.，1994b），发现是 BPD 和 CSA 之间而不是 BPD 和 PA 之间有关系。

在女性中 EA 和 BPD 也有关系（Laporte et al.，2013 年）。在非临床样本中，Goodman 等（Goodman，Fertuck，Chesin，Lichenstein & Stanley，2014）发现，当 EA 与脆弱性特质（拒绝敏感性）相互作用时，与 BPD 症状有关。因此，如 CSA 和 PA 这些逆境，对不同的个体有不同的影响，是更广泛的家庭功能障碍的标志。

至于情感忽视，许多研究发现 BPD 患者比其他人格障碍患者（Zanarini，2000）或常见精神障碍患者（Paris，2008）更频繁地报告这种逆境。Linehan（1993）提出了一个可能有助于解释这种关系的理论。有 BPD 风险的儿童性情异常，需要情感支持来调节情绪。与 CSA 或 PA 相比，情绪忽视是一种微妙且不那么戏剧性的对抗，可能是大量未被虐待或仅报告单次虐待的患者的风险因素。尽管如此，情感忽视的评估是棘手的，因为它的经历是相对的，而不是绝对的。

一些关于 BPD 创伤的研究表明，CSA 与分离或自伤的特殊症状有关（Herman & van der Kolk，1987）。我们研究小组发现这些现象与 BPD 的诊断有关，而与创伤无关（Zweig-Frank，Paris & Guzder，1994）。因此，这些症状在未受虐待的和受虐待的患者中同样常见。在社区研究的荟萃分析中，Klonsky 和 Meyer（2008）发现 CSA 与自残之间没有直接关系。

对儿童期逆境进行前瞻性研究很有必要，主要确定其与 BPD 结局的关系。这类研究的时间最长是社区儿童研究（Cohen，Crawford，Johnson & Kasen，2005），这项研究已经跟踪了几十年。虽然研究结果表明儿童期虐待与 BPD 的症状有关，但队列中没有足够的临床病例，因为观察的是症状数量，而不是诊断（Johnson et al.，1999）。

近年来，对儿童群体进行了纵向跟踪研究这些关系。然而，由于 BPD 在青春期前非常罕见，研究人员只能评估疾病的特征，而不能给出正式的诊断。其中（Bomovalova，Hicks，Iacono & McGue，2009）有一项是针对双胞胎的队列研究，研究人员刻意控制情绪的影响。其他 4 项研究包括：①代表英国普通人口的出生队列（Belsky et al.，2012），随访了 12 岁以下的儿童；②英国和美国的女孩队列（Zanarini 等，2011；Wolke 等，2012），到目前为止，已对 11 岁儿童进行了随访；③一组在美国大城市长大的女孩（Hipwell，Chung，Stepp & McTeague，2010）随访到 10 ～ 13 岁。所有这些研究都指出，早期逆境和青春期前类似 BPD 的症状之间存在着一致的关系。当青春期和年轻的成年期出现上述结果，临床症状变得显著，这些关系将变得更加清晰。

另一种方法是对具有类似成人 BPD 临床特征的儿童进行研究。我们与其他研究小组一起进行了这类一项研究，结果显示，这一人群的不良经历与成人案例相似（Guzder，Paris，Zelkowitz & Marchessault，1996）。然而，当我们随访这些患者（大多是男孩）到青春期时，他们出现了人格障碍的一般特征，而不是 BPD（Zelkowitz，Guzder，Paris，Feldman & Roy，2004）。

临床医生能从这些研究中得出什么结论呢？大约一半的 BPD 患者可能会报告某种严重的儿童逆境。显然，虐待和忽视是这种疾病的主要风险因素。此外，另一半没有报告严重虐待和忽视的患者，也不一定经历了适当的养育。对于普通孩子来说"足够好"的父母可能对那些疾病易感的孩子来说不够好，因为他们需要更敏感的调和。

## 气质与 BPD 儿童逆境的交互作用

BPD 创伤理论之所以具有误导性，主要是因为它没有应用压力-素质模型，没有考虑到性格与经历之间的相互作用。虽然童年期创伤是 BPD 的常见风险因素，但不良经历对不同儿童的影响不同，这取决于他们的个性特征。

很难从经验上证明基因与环境的相互作用（Carpenter，Tomko，Trull & Moomma，2013；Wilson et al.，2012）。研究表明，由于这些患者做出的危险性选择，BPD 中的许多环境风险因素具有很强的遗传成分（Distel et al.，2011）。另一个机制涉及对环境逆境敏感性的遗传差异，这反映在人格特征方面。

我们的研究小组比较了 56 例 BPD 女性先证者和她们的亲生姐妹（Laporte, Paris, Russell & Guttman, 2011）。发现这些姐妹中只有 3 个人患有 BPD，其他人当前都没有严重的精神学症状。我们设计这项研究时，曾预期 BPD 患者遭受了更多的创伤，而没有精神障碍的姐妹遭受创伤较少。但结果并不是那样，先证者和姐妹都描述了类似的童年期经历，只有少数 BPD 患者经历的创伤更严重。两者主要的区别在于个性特征。BPD 患者的人格特征异常，几乎在每个维度都有升高。最有可能的解释是，患 BPD 的姐妹们以不同的方式处理创伤经历，产生负反馈循环，导致严重的精神病理学变化。

对 BPD 的行为遗传学研究表明，至少 40% 的结果变异是由遗传引起的（Torgersen et al., 2000）。另一半的变异与环境有关。然而，与大多数精神障碍一样，BPD 的环境因素是"非共享的"：由同一父母抚养的兄弟姐妹并不分担风险。虽然家庭之外还有社会风险因素（Millon, 1993），但最关键的是个性和逆境之间的相互作用。

行为遗传学揭示了创伤与 BPD 的关系。Bornovalova 等对儿童双胞胎纵向研究（2012）发现，儿童期虐待和 BPD 特征之间的关联源于共同的遗传影响，这些影响也与一些内在和外在疾病的遗传易感性重叠。虽然这项研究不是针对成年患者进行的，但它与大量关于 BPD 致病途径的研究结果相一致。

目前个性特征影响 BPD 背后的机制仍不清楚。他们可以对应成年患者的内化症状（与情绪调节障碍相关）和外化症状（与冲动行为相关）的混合（Crowell、Beauchanie & Linehan, 2009）。具有这种特征的儿童更容易感到痛苦，持续痛苦，并在痛苦时冲动行事（Paris, 2008）。他们对不良事件更敏感，受其影响更深，反应方式也会使病情恶化。然而，也有证据表明，精神障碍的个性特征风险是基于对环境的积极和消极方面的敏感性（Ellis & Boyce, 2008）。

个性特征与生活逆境的相互作用对异常心理有着广泛的意义。几乎所有的精神障碍都有一种根植于个性特征的遗传因素，即使是通常被认为是环境因素的影响，例如 PTSD（True et al., 1993）。BPD 就是一个很好的例子，这种性情的脆弱性可能增加对环境的敏感度（Belsky & Pluess, 2009），这种标志性的"双重打击"会导致疾病。

# 临床意义

很难进行多元化思考。一方面，当代精神病学中的生物还原论导致了对形成精神障碍非常重要的心理-社会因素的忽视，并导致过度信赖疗效不一致的生物学干预（Bracken, Thomas & Timmi, 2012）。另一方面，关于早期经历和童年期逆境对精神病理学的重要的传统观点，有时被用于支持无效的心理治疗形式（Paris, 2000）。这些模型没有很好的证据支持，基于这样的治疗可能会造成伤害。BPD 患者易受暗示，容易受到一些治疗方法的影响，从而激发错误的记忆。此外，当前的精神病理学驱动了对过去的认知（McNally, 2003）。因此，BPD 的临床实践和患者自身一样，有走向极端的趋势。

现在已证实，许多 BPD 患者受益于专门为该疾病开发的结构化心理治疗。但这些方法都不能促进对童年期逆境的强烈关注。虽然验证童年经历很重要，但其有效的治疗方法，如辩证行为疗法（Linehan, 1993）、心智化治疗（Bateman & Fonagy, 2004）或针对情绪可预测和解决问题的系统培训（Blum, St.John & Pfohl, 2008），应用认知模型，关注当前问题，尤其是情绪调节障碍的管理、冲动的减少以及理解人际交往的能力。

---

## 案例研究：童年期逆境

**童年期逆境影响的案例：**

Sharon 是一个 25 岁的电话销售员，在经历了一系列的过量用药后出现症状。几年来，她一直在割伤自己，并尝试了各种街头毒品。Sharon 把自己的感情生活形容为"过山车"一样忽高忽低，她的人际关系，尤其是与男性的关系，不稳定且冲动。

Sharon 从未结过婚，且在婴儿时父母就离婚了，此后她再也没有见过父亲。她的母亲肩负着抚养 Sharon 和一个大女儿的责任，已经被压得喘不过气来，几乎不能提供情感的支持。此外，母亲的生活中还出现了一系列的伴侣，其中一些是罪犯。Sharon 在 8 ~ 12 岁期间曾遭到其中一名男子的性虐待，但她无法将此事告诉母亲。此后更恐惧的是，她发现这个男人还虐待了她姐姐。

然而，姐姐没有患上 BPD，甚至在 Sharon 的生活中起到了支持作用。

**儿童期逆境影响微妙的案例：**

Georgina 是一名 20 岁的大学生，在一次严重的自杀未遂后住院治疗。她有很长的精神病史，从青春期开始就有长期的自杀行为，亲密关系不稳定，并且多次在愤怒爆发时具有躯体攻击性。

Georgina 在一个舒适的中产阶级家庭长大，在 3 个女儿中年龄居中。她的父母忙于自己的工作，虽然他们为孩子提供了舒适的生活，鼓励孩子们接受教育，但他们几乎不关注孩子的情感需求。Georgina 记得她母亲回家时经常筋疲力尽，需要洗很长时间的热水澡，而孩子们在外面等她放松。Georgina 是一个敏感、孤独的孩子，很容易因被同龄人拒绝而沮丧。尽管她从 13 岁起就断断续续地接受治疗，但她的两个姐妹精神正常。

这两个案例证明了 BPD 的公平性原则。类似的症状可能源于戏剧性的心理创伤，也可能源于情感脆弱的儿童未能有效地管理情感的需求。

# 结论

逆境与 BPD 的纵向研究数据缺失。这可能涉及对社区样本的研究，但考虑到 BPD 的发生频率，社区研究不足以有效。因此，我们需要一个高风险的策略，对遭受虐待和忽视的儿童追踪到成年。这些调查需要多元化，并把个性特征考虑在内。

# 参考文献

Amato, P. R., & Booth, A. (1997). *A generation at risk: Growing up in an era of family upheaval.* Cambridge MA: Harvard University Press.

Ball, J. S., & Links, P. S. (2009). Borderline personality disorder and childhood trauma: Evidence for a causal relationship. *Current Psychiatry Reports, 11*, 63–68.

Bateman, A., & Fonagy, P. (2004). *Psychotherapy for borderline personality disorder: Mentalization based treatment.* Oxford: Oxford University Press.

Belsky, J., Caspi, A., Arsenault, L., Bleidorn, W., Fonagy, P., Goodman, M., & Houts, R. (2012). Etiological features of borderline personality related characteristics in a birth cohort of 12-year-old children. *Development and Psychopathology, 24*, 251–265.

Belsky, J., & Pluess, M. (2009). Beyond diathesis stress: Differential susceptibility to environmental influences. *Psychological Bulletin, 135*, 885–908.

Blum, N., St. John, D., & Pfohl, B. (2008). Systems Training for Emotional Predictability and Problem Solving (STEPPS) for outpatients with borderline personality disorder: A randomized controlled trial and 1-year follow-up. *American Journal of Psychiatry, 165*, 468–478.

Bornovalova, M. A., Hicks, B. M., Iacono, I., & McGue, M. (2009). Stability, change, and heritability of borderline personality disorder traits from adolescence to adulthood: A longitudinal twin study. *Development and Psychopathology, 21*, 1335–1353.

Bornovalova, M. A., Huibregtse, B. M., Hicks, B. M., Keyes, M., McGue, M., & Iacono, W. (2012). Tests of a direct effect of childhood abuse on adult borderline personality disorder traits: A longitudinal discordant twin design. *Journal of Abnormal Psychology*. doi: 10.1037/a0028328

Bracken, P., Thomas, P., & Timimi, S. (2012). Psychiatry beyond the current paradigm. *British Journal of Psychiatry, 201*, 430–434.

Browne, A., & Finkelhor, D. (1986). Impact of child sexual abuse: A review of the research. *Psychological Bulletin, 99*(1), 66–77.

Carpenter, R. W., Tomko, R. L., Trull, T. J., & Boomsma, D. I. (2013). Gene-environment studies and borderline personality disorder: A review. *Current Psychiatry Reports, 15*, 336.

Cicchetti, D., & Rogosch, F. A. (1996). Equifinality and multifinality in developmental psychopathology. *Development and Psychopathology, 8*, 597–600.

Cohen, P., Crawford, T. N., Johnson, J. G., & Kasen, S. (2005). The children in the community study of developmental course of personality disorder. *Journal of Personality Disorders, 19*, 466–486.

Crowell, S. E., Beauchaine, T., & Linehan, M. M. (2009). A biosocial developmental model of borderline personality: Elaborating and extending Linehan's theory. *Psychological Bulletin, 135*, 495–510.

Distel, M. A., Middeldorp, C. M., Trull, T. J., Derom, C. A., Willemsen, G., & Boomsma, D. I. (2011). Life events and borderline personality features: The influence of gene–environment interaction and gene–environment correlation *Psychological Medicine, 41*, 849–860.

Ellis, B. J., & Boyce, W. T. (2008). Biological sensitivity to context. *Current Directions in Psychological Science, 17*,183–86.

Fergusson, D. M., & Mullen, P. E. (1999). *Childhood sexual abuse: An evidence based perspective.* Thousand Oaks, California: Sage Publications.

Fergusson, D. M., McLeod, G. F., Horwood, L. J. (2013). Childhood sexual abuse and adult developmental outcomes: findings from a 30-year longitudinal study in New Zealand. *Child Abuse Neglect, 37*(9), 664–674.

Fink, L. A., Bernstein, D., Handelsman, L., Foote, J., & Lovejoy, M. (1995). Initial reliability and validity of the Childhood Trauma Interview: A new multidimensional measure of childhood interpersonal trauma. *American Journal of Psychiatry, 152*, 1329–1335.

Finzi-Dottan, R., & Karu, T. (2006). From emotional abuse in childhood to psychopathology in adulthood: A path mediated by immature defense mechanisms and self-esteem. *Journal of Nervous and Mental Disease, 194*, 616–621.

Fossati, A., Madeddu, F., & Maffei, C. (1999). Borderline personality disorder and childhood sexual abuse: A metanalytic study. *Journal of Personality Disorders, 13*, 268–280.

Goodman, J., Fertuck, E., Chesin, M., Lichenstein, S., & Stanley, B. (2014). The moderating role of rejection sensitivity in the relationship between emotional maltreatment and borderline symptoms. *Personality and Individual Differences, 71*, 146–165.

Guzder, J., Paris, J., Zelkowitz, P., & Marchessault, K. (1996). Risk factors for borderline pathology in children. *Journal of the American Academy of Child & Adolescent Psychiatry, 35*, 26–33.

Herman, J., & van der Kolk, B. (1987). Traumatic antecedents of borderline personality disorder. In B. van der Kolk (Ed.), *Psychological trauma* (pp. 111–126). Washington, DC: American Psychiatric Press.

Hernandez, A., Arntz, A., & Gaviria, A. M. (2012). Relationships between childhood maltreatment, parenting style, and borderline personality disorder criteria. *Journal of Personality Disorders, 26*, 727–736.

Hipwell, A., Chung, T., Stepp, S., & McTeague, K. (2010). The Pittsburgh Girls Study: Overview and initial findings. *Journal of Clinical Child & Adolescent Psychology, 39*, 506–521.

Johnson, J. J., Cohen, P., Brown, J., Smailes, E. M., & Bernstein, D. P. (1999). Childhood maltreatment increases risk for personality disorders during early adulthood. *Archives of General Psychiatry, 56*, 600–606.

Kessler, R. C., McLaughlin, K. S., & Green, J. G. (2010). Childhood adversities and adult psychopathology in the WHO World Mental Health Surveys. *British Journal of Psychiatry, 197*, 378–385.

Klonsky, E. D., & Meyer, A. (2008). Childhood sexual abuse and non-suicidal self-injury: Meta-analysis. *British Journal of Psychiatry 192*, 166–170.

Laporte, L., & Guttman, H. (1996). Traumatic childhood experiences as risk factors for borderline and other personality disorders. *Journal of Personality Disorders, 10*, 247–259.

Laporte, L., Paris, J., Russell, J., & Guttman, H. (2011). Psychopathology, trauma, and personality traits in patients with borderline personality disorder and their sisters. *Journal of Personality Disorders, 25*, 448–462.

Laporte, L., Paris, J., Russell, J., Guttman, H., & Correa, J. (2012). Childhood trauma in patients with borderline personality disorder and their sisters. *Child Maltreatment, 17*(4), 318–329.

Lewis, K. L., & Grenyer, B. F. S. (2009). Borderline personality or complex posttraumatic stress disorder? An update on the controversy. *Harvard Review of Psychiatry,17*, 322–328.

Linehan, M. M. (1993). *Dialectical behavior therapy for borderline personality disorder.* New York: Guilford.

Luecken, L. J., & Roubinov, D. S. (2012). Health following childhood parental death. *Social and Personality Psychology Compass, 6*, 243–257.

Malinovsky-Rummell, R., & Hansen, D. J. (1993). Long-term consequences of physical abuse. *Psychological Bulletin, 114*, 68–79.

McLaughlin, K. A., Green, M. J., Sampson, N. A., Zaslavsky, A. M., & Kessler, R. C. (2010). Childhood adversities and adult psychopathology in the National Comorbidity Survey Replication (NCS-R) III: Associations with functional impairment related to DSM-IV disorders. *Psychological Medicine, 40*, 857–859.

McNally, R. J. (2003). *Remembering trauma.* Cambridge, MA: Belknap/Harvard University Press.

Millon, T. (1993). Borderline personality disorder: A psychosocial epidemic. In J. Paris (Ed.), *Borderline personality disorder: Etiology and treatment* (pp. 197–210). Washington, DC: American Psychiatric Press.

Paris, J. (2000). *Myths of childhood.* Philadelphia: Brunner/Mazel.

Paris, J. (2008). *Treatment of Borderline Personality Disorder: A guide to evidence-based practice.* New York: Guilford.

Paris, J., Zweig-Frank, H., & Guzder, J. (1994a). Risk factors for borderline personality in male outpatients. *Journal of Nervous and Mental Disease, 182*, 375–380.

Paris, J., Zweig-Frank, H., & Guzder, J. (1994b). Psychological risk factors for borderline personality disorder in female patients. *Comprehensive Psychiatry, 35*, 301–305.

Rutter, M. (2007). Gene-environment interdependence. *Development Science, 10*(1), 12–18.

Rutter, M. (2012). Resilience as a dynamic concept. *Development and Psychopathology, 24*(2), 335–344.

Soloff, P. H., Lynch, K. G., & Kelly, T. M. (2002). Childhood abuse as a risk factor for suicidal behavior in borderline personality disorder. *Journal of Personality Disorders, 16*, 201–214.

Stepp, S. D., Whalen, D. J., Pilkonis, P. A., Hipwell, A. E., & Levine, M. D. (2012). Children of mothers with borderline personality disorder: Identifying parenting behaviors as potential targets for intervention. *Personality Disorders: Theory, Research, and Treatment, 3*, 76–91.

Torgersen, S., Lygren, S., Oien, P. A., Skre, I., Onstad, S., Edvardsen, J., ... Kringlen, E. (2000). A twin study of personality disorders. *Comprehensive Psychiatry, 41*, 416–425.

True, W. R., Rice, J., Eisen, S. A., Heath, A. C., Goldberg, J., & Lyons, M. J. (1993). A twin study of genetic and environmental contributions to liability for post traumatic stress symptoms. *Archives of General Psychiatry, 50*, 257–264.

Widom, C., Cjaza, C., & Paris, J. (2009). A prospective investigation of borderline personality disorder in abused and neglected children followed up into adulthood. *Journal of Personality Disorders, 23*, 433–446.

Wilson, S. T., Stanley, B., Brent, D. A., Oquendo, M. A., Huang, Y., Haghighi, F., ... Mann, J. J. (2012). Interaction between tryptophan hydroxylase I polymorphisms and childhood abuse is associated with increased risk for borderline personality disorder in adulthood. *Psychiatric Genetics, 22*, 15–24.

Wolke, D., Schreier, A., Zanarini, M. C., & Winsper, C. (2012). Bullied by peers in childhood and borderline personality symptoms at 11 years of age: A prospective study. *Journal of Child Psychology and Psychiatry, 53*, 846–855.

Young, R., Lennie, S., & Minnie, H. (2011). Children's perceptions of parental emotional neglect and control and psychopathology. *Journal of Child Psychology and Psychiatry, 52*, 889–897.

Zanarini, M. C. (2000). Childhood experiences associated with the development of borderline personality disorder. *Psychiatric Clinics of North America, 23*, 89–101.

Zanarini, M. C., Horwood, J., Wolke, D., Waylen, A., Fitzmaurice, G., & Grant, B. F. (2011). Prevalence of DSM-IV borderline personality disorder in two community samples: 6,330 English 11-year-olds and 34,653 American adults. *Journal of Personality Disorders, 25*, 607–619.

Zelkowitz, P., Guzder, J., Paris, J., Feldman, R., & Roy, C. (2004). Follow-up of children with and without borderline pathology. *Journal of Personality Disorders, 13*, 58–61.

Zweig-Frank, H., Paris, J., & Guzder, J. (1994). Psychological risk factors for dissociation and self-mutilation in female patients with personality disorders. *Canadian Journal of Psychiatry, 39*, 259–265.

# /// 6 /// 边缘型人格障碍的神经生物学

ANNEGRET KRAUSE-UTZ, INGA NIEDTFELD, JULIA KNAUBER,
CHRISTIAN SCHMAHL

云鹏飞　李娜　译

## 引言

按照目前边缘型人格障碍（borderline personality disorder，BPD）的概念，其精神病理学有 3 个核心领域：①情绪处理和情绪调节障碍，②行为调节障碍和冲动性，③人际关系障碍（Leichsenring, Leibing, Kruse, New & Leweke, 2011；Lieb, Zanarini, Schmahl, Linehan & Bohus, 2004）。先前的研究发现，BPD 患者存在情感失调和认知评估过程之间的交互作用、适应不良的行为模式以及神经生物学改变，如额叶脑区的网络失衡（Leichsenring et al., 2011；Lis、Greenfield, Henry, Guile & Dougherty, 2007；O'Neill & Frodl, 2012 年）。因此，从主观的、行为和神经生物学的角度研究 BPD 的精神病理学，可以提高对 BPD 的认识。

近几十年来，神经影像学已经成为临床神经生物学研究最重要的手段之一。神经影像学方法有很多种，如正电子发射断层扫描（positron emission tomography，PET）、结构性和功能性磁共振成像（magnetic resonance imaging，MRI）、磁共振波谱和弥散张量成像（diffusion tensor imaging，DTI）。结构 MRI 和 DTI 研究特定脑区的结构和体积异常。磁共振波谱可以测量脑内谷氨酸、N- 乙酰天冬氨酸（N-acetylaspartate，NAA）、乳酸或胆碱等神经化学代谢物的浓度。通过检测脑血流（葡萄糖代谢和血流动力学反应），氟脱氧葡萄糖（fluorodeoxyglucose，FDG）PET 和功能性 MRI 可评估静息状态和实验期间的脑激活状况。结合药理学分析，PET 可进一步用于研究神经递质系统的功能。对 BPD 患者的众多研究也使用了功能性 MRI，可以观察特定脑区对标

准化情绪材料（如情绪图片、自传脚本）、认知任务或感觉刺激（如热刺激）的反应。这些研究有助于了解 BPD 潜在的神经生物学机制。

这一章我们将讨论 BPD 的神经影像学表现，涉及 BPD 精神病理学的 3 个核心领域：情绪处理和情绪调节障碍（包括分离和疼痛处理的改变），行为调节障碍和冲动性以及人际关系障碍。

## 情绪处理和情绪调节障碍

情绪处理障碍是 BPD 的一个标志性症状，包括对情绪刺激过敏、情绪不稳定和情绪调节缺陷（Carpenter & Trull, 2013；Herpertz et al., 1997；Levine, Marziali & Hood, 1997；Rosenthal et al., 2008）。情绪不稳定不仅是 BPD 最常见和始终如一的诊断标准（Glenn & Klonsky, 2009；Gunderson et al., 2011；Lieb et al., 2004），还是该疾病最具有损害性的特征之一，因为它与自杀行为、极端愤怒以及空虚感密切相关（Stiglmayr et al., 2005）。虽然 BPD 情绪处理障碍的神经生物学特征仍不清楚，但大量的证据表明，边缘系统的过度激活（如皮质下脑区包括杏仁核和岛叶激活）与功能失调的前额叶调节过程形成一个整体或新的组合（Johnson, Hurley, Benkelfat, Herpertz & Taber, 2003；Leichsenring et al., 2011；McCloskey, Phan & Coccaro, 2005；New, Goodman, Triebwasser & Siever, 2008）。

### 干扰情绪处理

越来越多的研究采用功能性 MRI 来研究在任务

状态下（如呈现激发情绪的图片或面部表情），观察 BPD 患者与健康个体情绪反应的神经相关性：大多数功能性 MRI 研究发现，与健康个体相比，BPD 患者的杏仁核对负性情绪刺激反应增强（Donegan et al., 2003; Herpertz et al., 2001; Koenigsberg et al., 2009; Krause Utz et al., 2012; Minzenberg, Fan, New, Tang & Siever, 2007; Niedtfeld et al., 2010; Schulze et al., 2011）。杏仁核在情绪的产生和处理过程中起着至关重要的作用，如压力和恐惧反应的启动（Ochsner & Gross, 2007）。除了杏仁核对情绪图片的反应增强外，几项针对 BPD 患者的研究发现，对于普通人群认为中性的图片，对 BPD 患者的杏仁核激活也会增强（Donegan et al., 2003; Koenigsberg et al., 2009; Krause-Utz et al., 2012; Niedtfeld et al., 2010）。当给 BPD 患者反复呈现负性图片（Hazlett et al., 2012）、恐惧任务（Kamphausen et al., 2012）和厌恶性恐惧条件反射（Krause-Utz et al., 2016）时，杏仁核显现出长时间的激活，这意味着他们无法习惯化。

杏仁核激活时间增加和延长的研究结果，符合 BPD 患者对情绪刺激高度敏感、反应强烈和持久的临床特征（Crowell, Beauchaine & Linehan, 2009; Gilbert et al., 2009; Kamphausen et al., 2012）。但也有一些矛盾结果：第一个荟萃分析表明，与健康对照组相比，BPD 患者在处理负性情绪时，相对于中性刺激的条件下，杏仁核的活性降低（Ruocco, Amirthavasagam, Choi Kain & McMain, 2013）。荟萃分析总是包含选择偏倚的可能性（例如，所选的研究以及在分析中包含不同数量的对比）。最近关于 BPD 患者情绪处理的荟萃分析（Schulze, Schmahl & Niedtfeld, 2016）证实了杏仁核的激活增强。最有趣的是，未服药患者的边缘系统过度激活，而正在服用精神药物的患者中未发现有差异。

与健康对照组相比，在对 BPD 患者的情绪任务研究中，除了杏仁核的高反应性外，还观察到脑岛的激活增加，显示 BPD 患者处理情绪调节障碍中该脑区的作用（Beblo et al., 2006; Krause Utz et al., 2012; Niedtfeld et al., 2010; Ruocco et al., 2013; Schulze et al., 2011）。在对健康个体进行的大量研究中，脑岛与不良情绪的编码、内感受性知觉（对自身身体体验的感知）、社会排斥和疼痛有关（Damasio et al., 2000; Menon & Uddin, 2010）。

许多神经影像学研究显示额叶激活较低（Leichsenring et al., 2011; Lis et al., 2007; O'Neill

& Frodl, 2012），特别是双侧背外侧前额叶皮质对情绪激发刺激的反应迟钝（Schulze et al., 2016）。在 Minzenberg 及其同事（2007）的研究中，BPD 患者不仅显现出杏仁核的高反应性，而且在面对恐惧面孔时，包括前扣带回（anterior cingulate cortex, ACC）在内的额叶区域活性降低。ACC 与负性情绪的上下调节有关（Ochsner & Gross, 2007）。Schmahl 及其同事（2003）向研究对象展示了个体化遗弃情境听觉脚本，发现背外侧前额叶皮质（DLPFC）的激活增强，内侧前额叶皮质的活性减弱（Schmahl, Elzinga et al., 2003）。另外，当患者面对自我报告的创伤性记忆时，他们的 ACC 或眶额皮质（orbital frontal cortex, OFC）和 DLPFC 活性没有像健康对照组那样增加。相反，它们活性没有变化或减弱（Schmahl, Vermetten, Elzinga & Bremner, 2004）。OFC 和 DLPFC 被认为参与一个自上而下的评估系统，调节边缘和皮质下脑区的激活（Ochsner & Gross, 2007）。因此，可以想象，在给予 BPD 情绪任务的过程中，观察到额叶的低激活模式可能代表负性自传体记忆和负性情绪改变的神经关联性。总之，杏仁核和脑岛的活动增强，以及调节大脑下部区域的前额叶活性降低，增加控制不平衡的可能性，使得产生情绪的皮质下脑区和前额叶控制区分离。这种模式可能不是 BPD 特有的表现，也见于焦虑症患者（Killgore et al., 2014）。为了直接研究 BPD 患者额叶和边缘脑区之间的相互作用，许多功能性 MRI 研究检验了这些脑区在静息状态（即在没有实验条件的情况下）和实验任务期间的功能连接。一项早期 PET 研究测量了 BPD 患者的基线代谢活性，发现前额叶和边缘结构之间的功能连接减弱（New et al., 2007）。

在功能性 MRI 研究中，BPD 患者在实验诱导恐惧状态下，杏仁核和 ACC 之间（Cullen et al., 2011）以及杏仁核和腹内侧 PFC 之间（Kamphausen et al., 2012）显现出更强的功能连接。Krause Utz, Elzinga, Oei, Paret, Niedtfeld, Spinhoven, Bohus & Schmahl（2014）发现，有人际创伤史的 BPD 患者在观看令人不安的人际图片时，杏仁核和海马体以及背内侧 PFC 之间的耦合更强。杏仁核和参与自我加工的大脑区域之间信息交换增加（如自传体记忆的恢复）可能是 BPD 对社交线索高反应的基础。

Koenigsberg, Denny, Fan, Liu, Guerreri, Mayson, Rimsky, New, Goodman 和 Siever（2014）发现，BPD 患者在观看反复呈现的（与新的相比）

负性图片时，岛叶-杏仁核的功能性连接轻度增加，而背侧ACC没有增加。这些发现提示，未能有效适应情绪习惯化的过程可能是BPD患者情绪不稳定的原因（Koenigsberg等，2014）。

另有功能性MRI研究发现，BPD患者在静息状态下也有功能性连接的改变，主要表现在"默认模式网络"和"显著网络"的改变，默认模式网络与自我参照过程（如白日梦、沉思、自传体记忆）相关，显著性网络与注意过程相关（Doll et al.，2013；Krause Utz，Veer et al.，2014；Wolf et al.，2011）。Krause Utz及其同事（2014）发现，BPD患者在静息期间杏仁核与脑岛和眶额皮质的耦合更强。

与健康对照组相比，BPD患者的边缘脑区体积减少，最显著的是杏仁核、海马、ACC和脑岛（Brambilla et al.，2004；Driessen et al.，2000；Goodman et al.，2011；Hazlett et al.，2005；Irle, Lange & Sachsse，2005；Minzenberg, Fan, New, Tang & Siever，2008；Riisch et al.，2003；Schmahl et al.，2009；Schmahl, Vermetten, Elzinga & Bremner，2003；Soloff, Nutche, Goradia & Diwadkar，2008；Soloff et al.，2012；Tebartz van Elst et al.，2003；Zetzsche et al.，2006）。一项荟萃分析（Nunes et al.，2009）提出，杏仁核和海马体积的减少可能被视为"BPD的生物标志物或内表型"。所观察到的改变是否更可能源于童年期的虐待经历（Stein, Koverola, Hanna, Torchia & McClarty，1997；Wilson et al.，2012），甚至可能是创伤后应激障碍（post-traumatic stress disorder，PTSD）的共病基础，这一点没有争议，这两种情况在BPD中都非常普遍（Krause-Utz & Schmahl，2010；Lieb et al.，2004）。PTSD患者的结构成像研究确实显示海马和杏仁核体积较小（Karl et al.，2006）。虽然在最近的荟萃分析中，认为这种改变与创伤史有关，但并不是PTSD疾病本身（Woon & Hedges，2009）。另一项荟萃分析认为，和单纯BPD患者相比，共病PTSD的患者杏仁核和海马体积减少更明显（Rodrigues et al.，2011）。为了更清楚地了解脑结构改变究竟是BPD的特征，还是与创伤经历有关，需要在创伤经历前和经历后对患者进行随访。

早期的脑结构研究主要关注边缘区域（如杏仁核），但最近的研究转向了全脑分析（Soloff et al.，2008）。有几项研究观察到BPD患者顶叶和颞叶不同区域的体积变化（Irle et al.，2005；Irle, Lange,

Weniger & Sachsse，2007；Soloff et al.，2008、2012；Vollm et al.，2009）。一项早期MRI研究表明BPD患者额叶体积缩小（Lyoo, Han & Cho，1998）。虽然由于本研究的局限性，前一个结果应谨慎解释（Lis et al.，2007），但是随后一系列研究也发现BPD患者的OFC（Soloff et al.，2012；Tebartz van Elst et al.，2003；Vollm et al.，2009）、DLPFC（Brunner et al.，2010；Sala et al.，2011）的灰质体积减少，腹内侧PFC（Bertsch et al.，2013）以及ACC灰质减少和白质体积增加（Goodman et al.，2011；Hazlett et al.，2005；Soloff et al.，2008）。Kuhlmann及其同事（Kuhlmann, Bertsch, Schmidinger, Thomann & Herpertz，2013）进一步检测到下丘脑体积减少，扩展了对BPD下丘脑-垂体-肾上腺轴改变的认识（Wingenfeld, Spitzer, Rullkotter & Lowe，2010；Wingenfeld & Wolf，2014）。

在青春期首次出现BPD症状的患者，发现OFC（Chanen et al.，2008）和ACC（Whittle et al.，2009）的体积减少，而在少年期的BPD患者中，杏仁核和海马体积没有改变（Chanen et al.，2008）。有人提出，额叶结构的体积变化可能代表BPD调节或抑制机制改变的神经相关性（Goodman et al.，2011；Hazlett et al.，2005；Soloff et al.，2008、2012；Tebartz van Elst et al.，2003；Vollm et al.，2009）。然而，边缘系统的体积改变可能与生活经历（如创伤）密切相关（稍后讨论）。

为了进一步证明额叶-边缘回路结构的问题，又进行了DTI研究，发现额叶和颞叶皮质的白质连接减少（Carrasco et al.，2012；Grant et al.，2007；Maier Hein et al.，2014；New et al.，2013；Riisch, Bracht et al.，2010；Riisch et al.，2007）。

综上所述，这些发现提示BPD患者额叶和边缘脑区可能存在结构异常。然而，由于方法学方面的原因，如小样本、精神药物治疗、创伤史和合并PTSD等，对这些研究结果难以解释（Krause Utz & Schmahl，2010；O'Neill & Frodl，2012；Schmahl & Bremner，2006）。一项基于体素的形态计量学研究显示，BPD与PTSD共病的患者与单纯BPD患者相比，颞上回和DLPFC的灰质体积更大（Niedtfeld et al.，2013）。在本研究中，BPD症状的严重程度预示杏仁核和背侧ACC体积较小，而颞中回的灰质体积与自我报告的分离症状有关。

## 情绪调节障碍

这项研究引起了目前对 BPD 概念化的讨论，认为情绪调节障碍可能源于缺乏"自上而下"的额叶调控机制，该机制参与调节过度活跃的"自下而上"产生情绪的边缘结构激活。为了更直接地研究自发情绪调节过程的神经相关性，BPD 的实验研究使用一般情绪调节研究（Ochsner，Bunge，Gross & Gabrieli，2002）中的重新评估参数。在外显情绪调节任务中，受试者通过预先确定的认知再评价策略，改变对情绪图片的情感反应。目前，有 3 项研究通过重新评估 BPD，为负性情绪的自发调节异常提供了证据，这可能是由前额叶网络的募集减少引起的（Koenigsberg et al.，2009；Lang et al.，2012；Schulze et al.，2011）。Koenigsberg 及其同事（2009）的研究发现，当 BPD 患者试图在认知上与负面刺激保持距离时，DLPFC 和腹外侧前额叶皮质的活动减弱。类似地，认知再评估 BPD 患者左侧 OFC 募集减少，岛叶活性增加（Schulze et al.，2011）。

为了阐明创伤史对 BPD 患者情绪反应下调的作用，Lang、Kotchoubey、Frick、Spitzer、Grabe 和 Barnow（2012）将暴露创伤后罹患 BPD 的患者与暴露创伤后的健康受试者以及未经历过创伤的健康受试者进行了比较，发现 BPD 患者和有创伤史的健康人在较小程度上与负性情绪上下调节相关的脑区（如 ACC）有关，这可能反映了与创伤暴露相关的代偿性变化。

这些研究结果验证了 BPD 患者的情绪调节能力下降与前额叶控制区未激活相关。值得注意的是，BPD 患者在重新评估成功的行为测量方面与健康对照组没有区别（Koenigsberg et al.，2009；Lang et al.，2012；Schulze et al.，2011）。那么 BPD 患者或许在自我监控和评估自我调节能力以及情绪状态方面，不如健康对照组。事实上，BPD 患者在述情障碍方面得分非常高（New et al.，2013）。这与神经学成像研究（Gilbert et al.，2009；Herpertz et al.，2001）和心理生理学的惊跳研究一致（Hazlett et al.，2007），表明 BPD 患者情绪的主观体验和生理反应之间存在差异。

有趣的是，初步的研究表明，辩证行为疗法（dialectical behavior therapy，DBT）涉及教授情绪调节技能，通过影响情绪调节障碍的神经相关性，显示边缘系统过度激活的正常化，从而产生疗效（Goodman et al.，2014；Schnell & Herpertz，2007）。

虽然样本量有限，但是成功的心理治疗确实与显著的神经变化有关。

## 分离症状

在负性情感状态下，BPD 患者经常出现分离体验（Korzekwa，Dell，Links，Thabane & Fougere，2009；Stiglmayr et al.，2005，2008），并且这种体验还伴随情绪困扰以及疼痛阈值（镇痛）的升高（Bohus et al.，2000；Ludäscher，Bohus，Lieb，Philipsen & Schmahl，2007；Ludascher et al.，2010）。BPD 患者自伤的主要动机之一是结束这种令人厌恶的分离状态（如麻木）（Kemperman，Russ & Shearin，1997；Kleindienst et al.，2008）。

在通常情况下，分离涉及整合功能的破坏，如意识、记忆、注意力、疼痛感知以及对自我和环境的感知。因此，分离性体验包括失忆、痛觉缺失、现实感缺失和人格解体［美国精神病学协会（American Psychiatric Association，APA），2000］。Lanius 及其同事（2010）提出，分离体验是情绪调节的一种特定亚型，其特征是**情绪过度调节**（如麻木、与他人和环境分离的感觉）以及杏仁核和脑岛的前额叶抑制（Lanius et al.，2010）。尽管分离症状的神经生物学基础尚未完全了解，但许多证据支持一些理论假设（Lanius et al.，2010；Sierra & Berrios，1998；Wolf et al.，2011）。与对 PTSD 患者分离症状的大量研究（Lanius，Brand，Vermetten，Frewen & Spiegel，2012；Lanius et al.，2010）相比，目前有关 BPD 患者分离症状的神经生物学研究相对较少。有一项研究使用脚本驱动图想诱发 BPD 的分离状态（Ludaescher et al.，2010）：BPD 患者在暴露于脚本期间，左额下回的活动显著增加。自我报告的分离体验预测到左侧额上回激活，并且与右侧颞中回和颞下回的激活呈负相关。这项研究的结果与创伤后应激障碍的患者相似，显现分离状态下额叶激活增加，边缘激活减少，与 Ludascher 等研究的（2010）结果一致。Winter、Krause-Utz、Lis、Chiu、Lanius、Schriner、Bohus 和 Schmahl（2015）最近发现，在分离诱导后，BPD 患者在情绪 Stroop 期间的任务中（使用脚本驱动的图像），左侧额叶下回对负性和中性词的反应增强。Wolf 及其同事评估了 BPD 患者的静息态功能性 MRI，发现这些患者的默认模式网络（在低外部刺激情况下，大脑的一部分通常是活跃的）发生了功能性连接改变。并且岛叶的静息态功能性连接与自我报告的分离状态呈正相关（Wolf et al., 2011）。

Krause-Utz 及其同事（2012）研究了在情绪分散期间杏仁核的激活。当看到分散注意力的负性图片时，与健康对照者相比，BPD 患者表现出更强的杏仁核和胰岛激活，并且激活与自我报告的分离呈负相关（Krause-Utz et al., 2012）。

总之，越来越多的证据表明，BPD 患者的前额叶和边缘脑区参与了分离症状的发生：分离症状似乎与杏仁核激活减弱和前额叶脑区激活增加有关，后者在抑制控制和注意中起着重要作用（Lanius et al., 2010; Sierra & Berrios, 1998）。从这点来看，分离可以被视为一种调节策略，以应对应激状态下巨大的情感唤起，而研究结果显示与 BPD 患者无分离症状的情绪暴发时相反。

## 自伤与疼痛处理改变

自伤行为（也称为**故意自残、自残或非自杀性自伤**）与 BPD 情绪调节障碍密切相关（Welch, Linehan, Sylvers, Chittams & Rizvi, 2008）。许多 BPD 患者在自伤期间痛觉缺失（Shearer, 1994）。而疼痛在 BPD 中具有重要的情绪调节作用（Klonsky, 2007），因此从神经生物学的角度探讨疼痛对情绪的影响至关重要。

对 BPD 患者疼痛感知的大量研究表明，BPD 患者的痛觉的敏感性降低（Bohus et al., 2000; Cardenas Morales et al., 2011; Ludascher et al., 2007; McCown, Galina, Johnson, de Simone & Posa, 1993; Russ et al., 1992; Schmahl et al., 2004, 2006, 2010）。为了探讨 BPD 患者的痛觉缺失，Schmahl 等进行了一项主观评分和脑电图（electroencephalography, EEG）研究，应用激光诱发疼痛和空间辨别任务测试疼痛的感知和阈值（Schmahl et al., 2004），结果发现 BPD 患者自我报告的疼痛评分**较低**，疼痛阈值也发生了改变。但是在激光诱发脑电位的辨别任务方面没有差异，这表明 BPD 的痛觉缺失不是疼痛感觉的辨别发生了损害（Schmahl et al., 2004）。为了探讨 BPD 疼痛敏感性降低的神经生物学机制，研究者们开始使用功能性 MRI 来评估疼痛刺激下大脑的激活状态。在 Schmahl 等（2006）的第一项研究中，对有自伤行为的 BPD 患者进行功能性 MRI 扫描，同时对他们的手进行热刺激，与健康对照组相比，虽然 BPD 患者在标准温度刺激表现出疼痛阈值增加和总

体激活较小，但在**个体化调整**的热刺激下，两者的总体激活相似。然而，BPD 患者表现出 DLPFC 活性增加，伴随顶叶后皮质激活减少。此外，疼痛的热刺激诱发 BPD 患者杏仁核和膝周 ACC 的神经失活（Schmahl et al., 2006）。疼痛诱导 DLPFC 反应增强与 ACC 和杏仁核失活之间的相互作用可能是 BPD 的一种镇痛机制（Schmahl et al., 2006）。感觉辨别过程保持完整时，这种机制可能主要通过增加对疼痛情绪成分自上而下的调节或对疼痛的情绪评估的改变来调节疼痛回路（Schmahl et al., 2006）。

基于这些 BPD 疼痛处理变化的初步研究结果，Kraus 及其同事（Kraus et al., 2009）试图观察镇痛机制能否将共病 PTSD 的 BPD 患者与未共病者区分开来。虽然两组患者的疼痛敏感度没有差异，但功能性 MRI 结果显示，共病 PTSD 的 BPD 患者，其右侧杏仁核失活明显。作者推测，BPD 患者在疼痛过程中杏仁核失活的程度与共病 PTSD 有关。为了进一步探讨 BPD 患者自伤行为的神经加工，Kraus 等（2009）使用脚本驱动的自伤图像任务，发现患者的前额叶背外侧皮质（一个与情绪调节相关的脑区域）激活增强。

Niedtfeld 等（2010）采用功能性 MRI 直接研究自伤所致疼痛作为 BPD 情感调节手段的神经机制，使用图片激发负面影响和热刺激诱发热痛。作者发现，虽然在感觉刺激下边缘区域（杏仁核、岛叶）的激活减弱，但它对 BPD 以及疼痛刺激都不具有特异性。作者认为，这种失活的潜在机制可能包括感觉刺激本身引起的注意转移（Pessoa, McKenna, Gutierrez & Ungerleider, 2002）、自动使用认知调节策略或再评估（Ochsner et al., 2004）或习惯化过程（Breiter et al., 1996）。为了明确边缘区域失活的脑机制，Niedtfeld 等（2010）检测了那些参与情绪处理区域之间的功能连接，即杏仁核、岛叶和 ACC（Niedtfeld et al., 2012）。结果表明，与温暖感相反，疼痛刺激导致（旁）边缘和前额叶结构之间的负耦合增强，提示边缘系统唤醒受到抑制（Niedtfeld et al., 2012）。杏仁核和额叶内侧回［Broca 区（Broca's area, BA）8 和 BA9］之间的耦合增加可能提示注意力分散（见 McRae et al., 2010）。此外，在患者组中，DLPFC 与后岛叶的耦合增强，而后岛叶是已知在疼痛处理（Rainville, 2002）以及疼痛感知的情感评估（Treede, Apkarian, Bromm, Greenspan & Lenz, 2000）中起着关键作用的脑区。因此可以推测，BPD 患者的 DLPFC 和后岛叶之间的连接性可

能意味着改变了对疼痛的评价，可能是正性的评价。

另外也有证据验证了 BPD 患者的疼痛评估的机制发生改变。这是一项功能性 MRI 对疼痛过程中功能连接的研究，发现与常温比较，BPD 患者暴露于热痛刺激时，其前扣带回皮质和 DLPFC 之间的连接减少（Kluetsch et al., 2012）。作者讨论了他们的结果作为 BPD 患者对疼痛的认知和情感评估的可能指标，BPD 患者具有较少自我关联性和厌恶性。

为了测试组织损伤的直接影响，最近 2 项研究通过 Montreal 成像应激任务诱发了应激，然后是前臂切口（组织损伤）或假性手术（Reitz et al., 2012；Reitz et al., 2015），该事件导致 BPD 组出现紧张和心率降低，而健康对照组出现厌恶性紧张情绪短期增加（Reitz et al., 2012）。静息态功能性 MRI 扫描显示接受切口后的 BPD 组杏仁核活动减少，杏仁核和额上回功能连接正常（Reitz et al.）。这些结果可能表明，组织损伤的减压效应会影响 BPD 患者的主观体验、心理生理反应和脑功能，从而缓解压力。

总之，关于 BPD 患者疼痛加工过程的研究表明，自伤行为可能补偿了 BPD 患者情绪调节机制的缺乏。更具体地说，BPD 的疼痛缓解作用似乎是由不同的情绪调节过程（注意转移和疼痛评估的改变）介导的。

## 中期小结

综上所述，神经影像学研究结果表明，BPD 患者边缘系统的高反应在各种方法之间一致性很强。此外，在 BPD 患者中，参与情绪唤醒下调额叶脑区的募集减少。因此，BPD 的情绪调节障碍似乎与高反应的边缘脑区自上而下的前额叶调节紊乱有关。另外，BPD 患者参与情绪处理的相关脑区结构发生改变，如杏仁核、海马、ACC 和岛叶。究竟哪些脑成像结果与创伤暴露有关尚不清楚。最近的一项研究表明，有儿童期虐待的健康受试者脑结构和功能也发生了变化，这与 BPD 研究中的一些结果极为相似（Dannlowski et al., 2012）。边缘脑区的改变可能是儿童期不良事件与发生精神疾病（如 BPD、PTSD 或抑郁症）之间的中介作用（Gilbert et al., 2009）。尽管如此，Crowell 等（2009）认为，儿童早期的虐待与情感调节能力降低、冲动性增强和人际交往障碍同时存在，对 BPD 的发生更具有针对性。

## 行为调节障碍和冲动性

BPD 的另一个关键特征是常发生的冲动行为模式，这往往对患者自身或他人有伤害。例如，BPD 患者典型冲动表现是物质滥用、暴饮暴食、高风险行为、攻击性爆发或突发性关系破裂（APA, 2000）。

关于神经化学水平方面，神经递质如 5- 羟色胺、多巴胺、去甲肾上腺素、谷氨酸和 γ- 氨基丁酸（γ-aminobutyric acid, GABA）调节运动前的行为反应，并促进冲动行为的发生（Yanowitch & Coccaro, 2011）。在皮质水平方面，额叶脑区如 OFC、ACC 以及皮质纹状体通路在调节冲动和抑制运动反应方面起着重要作用（Bush, Luu & Posner, 2000；Coccaro, Sripada, Yanowitch & Phan, 2011；Fineberg et al., 2010；Schoenbaum, Roesch, Stalnaker & Takahashi, 2009）。

许多 FDG-PET 研究观察了 BPD 患者对 5- 羟色胺类药物（如芬氟拉明或间氯苯基哌嗪）的神经内分泌反应（New et al., 2008；Schmahl & Bremner, 2006）。在早期的 PET 研究中，Siever 及其同事（1999）发现，与健康对照组的安慰剂比较，芬氟拉明激发后的冲动攻击患者没有显示前额叶活动增强（Siever et al., 1999）。根据这些发现，Soloff 及其同事（Soloff, Meltzer, Greer, Constantine & Kelly, 2000）观察到芬氟拉明激发后前额叶和颞叶代谢迟钝。此外，FDG-PET 研究在静息状态下的脑血流，发现 BPD 患者运动前和额叶前脑区（包括 OFC 和 DLPFC）的基线代谢迟钝（de la Fuente et al., 1997；Juengling et al., 2003；Lange, Kracht, Herholz, Sachse & Irle, 2005；Salavert et al., 2011；Soloff et al., 2000）。

New 及其同事（2002）使用另一种 5- 羟色胺能制剂间氯苯基哌嗪（meta-chlorophenylpiperazine, m-CPP）进行研究，发现健康受试者对 m-CPP 的反应在左前内侧 OFC 和 ACC 的激活增加，而冲动攻击性患者未见这种现象。New 等（2002）发现与后扣带回失活的健康对照组相比，冲动攻击性患者的后扣带回激活增强。New 及其同事（2004）采用 FDG-PET 进一步探讨了选择性 5- 羟色胺再摄取抑制剂（selective serotonin reuptake inhibitor, SSRI）治疗（氟西汀）对 BPD 患者皮质区激活的作用（New et al., 2004），发现 BPD 患者的代谢率恢复正常。总之，芬氟拉明和 m-PCC 的药理学激发研究结果表明，BPD 患者前额叶皮质和 ACC 存在 5- 羟色胺能功能障碍。New 及其同事（2007）观察了一个较大的 BPD 患者样本的静息态和 m-CPP 后杏仁核和 PFC 的相对葡萄糖代谢率，发现 m-CPP 的反应杏仁核代谢没有差异。此外，如前所述，他们发现和腹侧杏仁核之间的代谢活动紧密耦合，腹侧杏仁核与情绪处理相关，而右侧的 OFC 在健康受试者的 5- 羟色胺能激发期间对抑制控制起着重要作用，但在冲动攻击性的 BPD 患者中没有抑制作用。

在静息态下额叶脑区的代谢迟钝（与抑制控制有关）和对 5- 羟色胺类药物的反应可能与 BPD 的冲动攻击性行为有关。然而，男女 BPD 患者中枢 5- 羟色胺能功能似乎存在较大差异，女性患者在精神科更多见（New et al.，2003）。例如，Soloff 及其同事（2003）评估了女性和男性 BPD 患者的冲动性和冲动攻击性以及 D, L- 芬氟拉明的催乳素反应的一些自我报告。与健康受试者相比，男性 BPD 患者的催乳素明显减少，而女性患者的催乳素变化不明显。男性 BPD 患者的冲动性和攻击性的自我报告与催乳素峰值反应和催乳素水平呈负相关，但在女性患者中未发现负相关变化（Soloff，2003）。在 Soloff 及其同事的另一项研究中（Soloff, Meltzer, Becker, Greer & Constantine，2005），男性 BPD 患者在芬氟拉明的作用下，颞叶葡萄糖摄取率显著降低（相对于安慰剂）。然而，当自我报告冲动攻击性时，安慰剂或芬氟拉明反应的性别差异不显著。因此，中枢 5- 羟色胺能功能的性别差异可能与 BPD 患者冲动攻击行为表达的差异有关（Soloff et al.，2005）。

需要指出的是，5- 羟色胺并不是与 BPD 冲动性有关的唯一神经递质（Skodol et al.，2002）。一项使用磁共振波谱研究表明，与健康女性相比，BPD 患者 ACC 的谷氨酸水平更高。无论健康女性还是 BPD 女性，谷氨酸浓度与行为抑制系统（behavioral inhibition system，BIS）总分以及认知冲动的 BIS 分量表之间存在显著的正相关（Hoerst et al.，2010a）。最近，Ende 及其同事（2016）也证实了这些发现，该研究还发现攻击性得分与 ACC 中 GABA 水平降低有关。

为了研究脑代谢和攻击性的相关性，New 及其同事（2009）招募了大样本的间歇性暴怒的 BPD 患者，给予激发攻击行为的任务［点减攻击范式（Point Subtraction Aggression Paradigm，PSAP）］，采用 FDG-PET 的研究，发现患者在受到刺激时，OFC 和杏仁核的相对葡萄糖代谢率增加（与 PSAP 的非阳性相比），而健康对照组这些区域代谢降低，但在 DLPFC 中的葡萄糖代谢增强。另外，在一项专门针对纹状体［与内侧额叶皮质紧密相连的大脑区域以及与奖赏刺激处理相关的区域（Perez-Rodriguez et al.，2012）］的数据分析中，对男性和女性间歇性暴怒患者分别进行了研究，发现男性纹状体相对葡萄糖代谢率明显低于女性以及健康对照组。这项分析的结果与先前的研究一致，表明冲动攻击性 BPD 患者中，额叶纹状体回路的参与（Leyton et al.，2001）以及性别对葡萄糖代谢有着重要影响（New et al.，2003；Soloff，2003；Soloff et al.，2005）。

最近对 BPD 患者应用功能性 MRI 来观察行为任务执行过程中的大脑活动，评估冲动性症状的各个维度（有关更详细的概述，请参见 Sebastian et al.，2014）。Völlm 及其同事（2004）对 8 例冲动性相关的 B 类人格障碍（BPD 或反社会型人格障碍）患者进行了参与反应抑制的神经网络研究，并与健康参与者做了比较。在这项研究中，参与者执行 go/no-go 任务，并进行功能性 MRI。结果发现健康对照组主要激活前额叶皮质，特别是右侧背外侧前额叶皮质和左侧 OFC，而患者在成功的反应抑制过程中，横跨内侧、双侧上和额下叶脑回以及更扩展的激活模式。作者得出结论，为了达到相同的冲动控制水平，患者可能比健康对照组需要进行更广泛的活动（Völlm et al.，2004）。

综上所述，这些研究表明，冲动性可能与额叶功能低下、5-HT 功能障碍以及事件相关电位异常有关。进一步证据来自一项 BPD 患者 5-HT 功能失调的研究，该研究表明 BPD 患者海马 $5HT_{2A}$ 受体结合增强（Soloff et al.，2007）。其他研究人员发现 BPD 的攻击性与 5-HT 能基因色氨酸羟化酶 2 的单倍型之间存在联系（Perez-Rodriguez et al.，2010）。在此基础上，有人认为与冲动性攻击行为和缺乏抑制性控制有关的 5-HT 能功能不足可能是 BPD 的内表型（Goodman, New, Triebwasser, Collins & Siever，2010；Mak & Lam，2013；McCloskey et al.，2009）。识别 BPD 的内表型有助于为 BPD 患者亚组制定具体的干预措施，这些亚组可能以特定的遗传变异来表征（Goodman et al.，2010；McCloskey et al.，2009）。但是，需要进一步的研究，将 BPD 患者与其他精神疾病（如重性抑郁障碍）患者进行比较，以明确 5- 羟色胺能功能障碍是否为 BPD 特有的问题。此外，除 5-HT 外的其他神经递质（如谷氨酸或 GABA）也可能与 BPD 的冲动性有关（Skodol et al.，2002）。

另外，BPD 患者的冲动性还可能与负性情绪有关（Sebastian，Jacob，Lieb & Tuscher，2013；Sebastian et al.，2014）。Silbersweig 及其同事（2007）采用功能性 MRI，观察患者在执行情感版本"go/no-go"的任务时的反应抑制和负性情绪之间的相互作用。在"负性 no-go"的条件下，5 例 BPD 患者表现出更多的"冲动性"行为和遗漏错误，这与内侧 OFC 和膝下 ACC 的激活减少有关（Silbersweig et al.，2007）。此外，BPD 患者的岛叶、背侧 ACC 和外侧眶额区域显示出激活增强。负性 no-go 状态下杏仁核和腹侧纹状体的激活与 BPD 患者自我报告的情绪状态有关。在另一项功能性 MRI 研究中（Jacob et al.，2013），参与者通过口头讲述短篇故事，诱发出中性情绪，喜悦或愤怒后执行了 go/no-go 的任务。与健康对照组相比，在愤怒过程中，BPD 患者左侧杏仁核激活更强，而膝下 ACC 激活降低。虽然健康组在愤怒诱导后的反应抑制过程中显示出左下额叶皮质的激活增强，但在女性 BPD 中未观察到这种现象。这项研究认为杏仁核-前额叶网络紊乱是 BPD 患者情绪调节障碍和冲动性的潜在神经生物学基础提供了进一步的证据。

在上述功能性 MRI 研究中，Krause-Utz 及其同事（2012）研究了与任务无关的情绪刺激对工作记忆的影响。参与者使用修正后的 Sternberg 项目识别任务测量工作记忆。在任务相关信息的编码和检索之间的短暂间隔中，分别给予被试者分散注意的中性图片和激动情绪的国际情感图片系统（International Affective Pictures System，IAPS）（Krause-Utz et al.，2012）。与健康受试者相比，BPD 患者在情绪分散和观看中性图片时，杏仁核激活更强、行为表现受损。这项研究发现 BPD 患者在情绪刺激的情况下对情绪线索的易感性增加，抑制控制能力减弱。同样，Prehn 等（2013）在 n-back 任务中展示情感 IAPS 图片，观察 BPD 和男性反社会型人格障碍患者对情绪分散的敏感性。与健康受试者相比，在出现情绪高度显著的图片时，患者的反应时间延迟，左侧杏仁核的激活增强。Holtmann 等（2013）使用改进的任务范式，观察恐惧面孔对注意力分散的敏感性，与中性面孔相比，BPD 患者对恐惧面孔分散注意力时 ACC 激活增加。在不一致（即较困难）的情况下（但不是在一致的情况下），BPD 患者仍然显现出杏仁核激活增强。

总之，越来越多的证据表明抑制功能受损可能与冲动性控制缺陷有关，特别是 BPD 患者存在负性情绪

刺激（Baer，Peters，Eisenlohr-Moul，Geiger & Sauer，2012；Fertuck，Lenzenweger，Clarkin，Hoermann & Stanley，2006）和实验性应激期间（Cackowski et al.，2014）。使用皮质醇似乎也对 BPD 的反应抑制有影响（Carvalho Fernando et al.，2013）。

在神经生物学水平上，似乎反映在额叶边缘脑区的激活改变，包括与冲动控制相关的脑区域的边缘激活增加和减少（Pessoa，Padmala，Kenzer & Bauer，2012）。冲动性在多大程度上与 BPD 的情绪调节失调有关，仍然是一个值得研究的有趣课题。

# 人际交往障碍

近几年的研究越来越关注 BPD 的社会认知（Lis & Bohus，2013）。然而这一领域的神经生物学研究相对较少。与健康对照组相比，在对社会刺激的反应中，BPD 患者的杏仁核和其他边缘区域有更高的活性，从而证实了情感敏感度升高的研究结果（Donegan et al.，2003；Frick et al.，2012；Holtmann et al.，2013；Mier et al.，2013；Minzenberg et al.，2007；Prehn et al.，2013）。在 Minzenberg 及其同事（2007）的研究中，BPD 患者在面对恐惧的面部表情时，膝下皮质 ACC 的激活较少。呈现愤怒的面孔表情时，膝下皮质 ACC 的活性增强，而双侧杏仁核活动减少（Minzenberg et al.，2007）。此外，与健康对照组相比，BPD 患者的情绪面部表情图片导致颞皮质区、扣带回皮质和海马体的激活增高，DLPFC 和额下回的激活程度较低（Guitart Masip et al.，2009；Holtmann et al.，2013；Mier et al.，2012；Radaelli et al.，2012）。当患者必须在心智理论 / 移情任务中推断精神状态时（如通过情感注视），与对照组相比，他们的右颞上沟和 BA45 的激活性低于对照组（Dziobek et al.，2011；Frick et al.，2012；Mier et al.，2012）。此外，还观察到内侧额回、左颞极和颞中回中较高的激活程度（Frick et al.，2012）。作者认为情绪干扰可能对 BPD 患者复杂社会刺激的认知加工产生负面影响。

除了对社会刺激的感知研究外，一些研究还关注 BPD 中可能存在的社会互动问题（即社会排斥和合作）。行为层面的研究结果表明，BPD 患者对拒绝的敏感度较高（Staebler，Helbing，Rosenbach & Renneberg，2010），表明 BPD 患者更容易在社交场合预期和感知到拒绝，并且他们对社交排斥的反

应更强烈（Staebler et al.，2011）。Ruocco 及其同事（2010）通过近红外光谱观察社交排斥与大脑功能的相关性，发现 BPD 患者的内侧前额叶皮质比健康对照组更活跃。此外，这种激活与整体的拒绝敏感性以及对被抛弃的恐惧有关（Ruocco et al.，2010）。最近的一项研究调查了 BPD 和健康对照组的社会包容和排斥（Domsalla et al.，2014），发现在包容条件下 BPD 受试者比健康对照组感到更多地被排斥，而两组受试者在排斥条件下同样被排斥。在所有情况下，BPD 患者的背侧前扣带回和内侧前额叶皮质显现更强地参与，从而支持了"与社会排斥相关的神经报警系统"敏感性增加的观点。

当 BPD 患者与健康同伴玩信任游戏时（King Casas et al.，2008），随着时间的推移，合作倾向于减少，而健康的二人组合则比较稳定。并且健康对照组脑岛的激活性差异取决于交往的公平性。而 BPD 患者的脑岛在整个实验期间激活都很高。因此，作者认为 BPD 患者可能难以感知违反社会规范的行为（King Casas et al.，2008）。除了不同的实验设计，脑岛似乎在 BPD 的社会信息处理中起着重要的作用。更具体地说，脑岛的高激活性意味着区分社会互动中公平和不公平的能力降低（King Casas et al.，2008；Meyer Lindenberg，2008）。此外，也发现共情困难与 BPD 中、后岛区活动增强有关（Dziobek et al.，2011）。由于脑岛可能在检测不公平性方面起着关键作用（Sanfey，Rilling，Aronson，Nystrom & Cohen，2003），因此 BPD 患者的脑岛高反应性可能不仅与情感不稳定有关（如第 1 章所述），还与社交困难有关。

## 结论

BPD 患者的额叶边缘脑区显现出功能和结构异常，包括边缘系统的高反应性（如杏仁核和岛叶）和参与抑制和调节过程的额叶脑区（如 ACC、OFC 和 DLPFC）的募集减少。该边缘系统网络不仅与情绪调节障碍有关，还与冲动性和人际关系障碍有关，这表明 BPD 的核心特征彼此密切相关。例如，抑制性控制（包括反应抑制和认知抑制）不仅是冲动控制的一个重要方面，而且对社交能力和情绪调节也至关重要（Bjorklund & Hamishfeger，1995；Rueda，Posner & Rothbart，2005）。此外，有人可能认为边缘系统高反应性与 BPD 情绪调节障碍症状和人际关系障碍之间产生了联系：杏仁核和脑岛的高反应性可能导致了情绪处理障碍，并导致对潜在的威胁性刺激的感知偏差。例如，可以假设对负面信息的注意偏向增加了情感脆弱性（MacLeod，Rutherford，Campbell，Ebsworthy & Holker，2002）。从行为和神经生物学两个层面揭示了 BPD 情绪调节障碍、行为冲动和人际关系障碍之间的联系，但仍然是未来研究的一个有趣的课题。

## 参考文献

American Psychiatric Association (APA). (2000). *Diagnostic and statistical manual of mental disorders* (4th ed., text rev.). Washington, DC: Author.

Baer, R. A., Peters, J. R., Eisenlohr-Moul, T. A., Geiger, P. J., & Sauer, S. E. (2012). Emotion-related cognitive processes in borderline personality disorder: A review of the empirical literature. *Clinical Psychology Review, 32*(5), 359–369.

Beblo, T., Driessen, M., Mertens, M., Wingenfeld, K., Piefke, M., Rullkoetter, N., ... Woermann, F. G. (2006). Functional MRI correlates of the recall of unresolved life events in borderline personality disorder. *Psychological Medicine, 36*(6), 845–856.

Bertsch, K., Grothe, M., Prehn, K., Vohs, K., Berger, C., Hauenstein, K., ... Herpertz, S. C. (2013). Brain volumes differ between diagnostic groups of violent criminal offenders. *European Archives of Psychiatry and Clinical Neuroscience, 263*(7), 593–606.

Bjorklund, D. F., & Harnishfeger, K. K. (1995). The role of inhibition mechanisms in the evolution of human cognition and behavior. In F. N. Dempster & C. J. Brainerd (Eds.), *New perspectives on interference and inhibition in cognition* (pp. 141–173). New York: Academic Press.

Bohus, M., Limberger, M., Ebner, U., Glocker, F. X., Schwarz, B., Wernz, M., & Lieb, K. (2000). Pain perception during self-reported distress and calmness in patients with borderline personality disorder and self-mutilating behavior. *Psychiatry Research, 95*(3), 251–260.

Brambilla, P., Soloff, P. H., Sala, M., Nicoletti, M. A., Keshavan, M. S., & Soares, J. C. (2004). Anatomical MRI study of borderline personality disorder patients. [Research Support, U.S. Gov't, P.H.S.]. *Psychiatry Research, 131*(2), 125–133.

Breiter, H. C., Etcoff, N. L., Whalen, P. J., Kennedy, W. A., Rauch, S. L., Buckner, R. L., ... Rosen, B. R. (1996). Response and habituation of the human amygdala during visual processing of facial expression. *Neuron, 17*(5), 875–887.

Brunner, R., Henze, R., Parzer, P., Kramer, J., Feigl, N., Lutz, K., ... Stieltjes, B. (2010). Reduced prefrontal and orbitofrontal gray matter in female adolescents with borderline personality disorder: Is it disorder specific? *NeuroImage, 49*(1), 114–120.

Bush, G., Luu, P., & Posner, M. I. (2000). Cognitive and emotional influences in anterior cingulate cortex. *Trends in Cognitive Science, 4*(6), 215–222.

Cackowski, S., Reitz, A. C., Ende, G., Kleindienst, N., Bohus, M., Schmahl, C., & Krause-Utz, A. (2014). Impact of stress on different components of impulsivity in borderline personality disorder. *Psychological Medicine, 44*(15), 3329–3340.

Cardenas-Morales, L., Fladung, A. K., Kammer, T., Schmahl, C., Plener, P. L., Connemann, B. J., & Schonfeldt-Lecuona, C. (2011). Exploring the affective component of pain perception during aversive stimulation in borderline personality disorder. *Psychiatry Research, 186*(2-3), 458–460.

Carpenter, R. W., & Trull, T. J. (2013). Components of emotion dysregulation in borderline personality disorder: A review. *Current Psychiatry Reports, 15*(1), 335.

Carrasco, J. L., Tajima-Pozo, K., Diaz-Marsa, M., Casado, A., Lopez-Ibor, J. J., Arrazola, J., & Yus, M. (2012). Microstructural white matter damage at orbitofrontal areas in borderline personality disorder. *Journal of Affective Disorders, 139*(2), 149–153.

Carvalho Fernando, S., Beblo, T., Schlosser, N., Terfehr, K., Wolf, O. T., Otte, C., ... Wingenfeld, K. (2013). Acute glucocorticoid effects on response inhibition in borderline personality disorder. *Psychoneuroendocrinology, 38*(11), 2780–2788.

Chanen, A. M., Velakoulis, D., Carison, K., Gaunson, K., Wood, S. J., Yuen, H. P., ... Pantelis, C. (2008). Orbitofrontal, amygdala and hippocampal volumes in teenagers with first-presentation borderline personality disorder. *Psychiatry Research, 163*(2), 116–125.

Coccaro, E. F., Sripada, C. S., Yanowitch, R. N., & Phan, K. L. (2011). Corticolimbic function in impulsive aggressive behavior. *Biological Psychiatry, 69*(12), 1153–1159.

Crowell, S. E., Beauchaine, T. P., & Linehan, M. M. (2009). A biosocial developmental model of borderline personality: Elaborating and extending Linehan's theory. *Psychological Bulletin, 135*(3), 495–510.

Cullen, K. R., Vizueta, N., Thomas, K. M., Han, G. J., Lim, K. O., Camchong, J., ... Schulz, S. C. (2011). Amygdala functional connectivity in young women with borderline personality disorder. *Brain Connect, 1*(1), 61–71.

Damasio, A. R., Grabowski, T. J., Bechara, A., Damasio, H., Ponto, L. L. B., Parvizi, J., & Hichwa, R. D. (2000). Subcortical and cortical brain activity during the feeling of self-generated emotions. *Nature Neuroscience, 3*(10), 1049–1056.

Dannlowski, U., Stuhrmann, A., Beutelmann, V., Zwanzger, P., Lenzen, T., Grotegerd, D., ... Kugel, H. (2012). Limbic scars: Long-term consequences of childhood maltreatment revealed by functional and structural magnetic resonance imaging. *Biological Psychiatry, 71*(4), 286–293.

de la Fuente, J. M., Goldman, S., Stanus, E., Vizuete, C., Morlán, I., Bobes, J., & Mendlewicz, J. (1997). Brain glucose metabolism in borderline personality disorder. *Journal of Psychiatric Research, 31*(5), 531–541.

Doll, A., Sorg, C., Manoliu, A., Woller, A., Meng, C., Forstl, H., ... Riedl, V. (2013). Shifted intrinsic connectivity of central executive and salience network in borderline personality disorder. *Frontiers in Human Neuroscience, 7*, 727. doi: 10.3389/fnhum.2013.00727

Domsalla, M., Koppe, G., Niedtfeld, I., Vollstadt-Klein, S., Schmahl, C., Bohus, M., & Lis, S. (2014). Cerebral processing of social rejection in patients with borderline personality disorder. *Social Cognitive and Affective Neuroscience, 9*(11), 1789–1797.

Donegan, N. H., Sanislow, C. A., Blumberg, H. P., Fulbright, R. K., Lacadie, C., Skudlarski, P., ... Wexler, B. E. (2003). Amygdala hyperreactivity in borderline personality disorder: Implications for emotional dysregulation. *Biological Psychiatry, 54*(11), 1284–1293.

Driessen, M., Herrmann, J., Stahl, K., Zwaan, M., Meier, S., Hill, A., ... Petersen, D. (2000). Magnetic resonance imaging volumes of the hippocampus and the amygdala in women with borderline personality disorder and early traumatization. *Archives of General Psychiatry, 57*(12), 1115–1122.

Dziobek, I., Preissler, S., Grozdanovic, Z., Heuser, I., Heekeren, H. R., & Roepke, S. (2011). Neuronal correlates of altered empathy and social cognition in borderline personality disorder. *Neuroimage, 57*(2), 539–548.

Ende, G., Cackowski, S., VanEijk, J., Sack, M., Bohus, M., Sobanski, E., ... Schmahl, C. (2016). Impulsivity and aggression are associated with anterior cingulate glutamate and GABA concentrations in BPD and ADHD. *Neuropsychopharmacology, 41*(2), 410–418.

Fertuck, E. A., Lenzenweger, M. F., Clarkin, J. F., Hoermann, S., & Stanley, B. (2006). Executive neurocognition, memory systems, and borderline personality disorder. *Clinical Psychology Review, 26*(3), 346–375.

Fineberg, N. A., Potenza, M. N., Chamberlain, S. R., Berlin, H. A., Menzies, L., Bechara, A., ... Hollander, E. (2010). Probing compulsive and impulsive behaviors, from animal models to endophenotypes: A narrative review. *Neuropsychopharmacology, 35*(3), 591–604.

Frick, C., Lang, S., Kotchoubey, B., Sieswerda, S., Dinu-Biringer, R., Berger, M., ... Barnow, S. (2012). Hypersensitivity in borderline personality disorder during mindreading. *PLoS One, 7*(8), e41650.

Gilbert, R., Widom, C. S., Browne, K., Fergusson, D., Webb, E., & Janson, S. (2009). Burden and consequences of child maltreatment in high-income countries. *Lancet, 373*(9657), 68–81.

Glenn, C. R., & Klonsky, E. D. (2009). Emotion dysregulation as a core feature of borderline personality disorder. *Journal of Personality Disorders, 23*(1), 20–28.

Goodman, M., Carpenter, D., Tang, C. Y., Goldstein, K. E., Avedon, J., Fernandez, N., ... Hazlett, E. A. (2014). Dialectical behavior therapy alters emotion regulation and amygdala activity inpatients with borderline personality disorder. *Journal of Psychiatric Research, 57*, 108–116.

Goodman, M., Hazlett, E. A., Avedon, J. B., Siever, D. R., Chu, K. W., & New, A. S. (2011). Anterior cingulate volume reduction in adolescents with borderline personality disorder and co-morbid major depression. *Journal of Psychiatric Research, 45*(6), 803–807.

Goodman, M., New, A. S., Triebwasser, J., Collins, K. A., & Siever, L. (2010). Phenotype, endophenotype, and genotype comparisons between borderline personality disorder and major depressive disorder. *Journal of Personality Disorders, 24*(1), 38–59.

Grant, J. E., Correia, S., Brennan-Krohn, T., Malloy, P. F., Laidlaw, D. H., & Schulz, S. C. (2007). Frontal white matter integrity in borderline personality disorder with self-injurious behavior. *Journal of Neuropsychiatry and Clinical Neurosciences, 19*(4), 383–390.

Guitart-Masip, M., Pascual, J. C., Carmona, S., Hoekzema, E., Berge, D., Perez, V., ... Vilarroya, O. (2009). Neural correlates of impaired emotional discrimination in borderline personality disorder: An fMRI study. *Progress in Neuropsychopharmacology and Biological Psychiatry, 33*(8), 1537–1545.

Gunderson, J. G., Stout, R. L., McGlashan, T. H., Shea, M. T., Morey, L. C., Grilo, C. M., ... Skodol, A. E. (2011). Ten-year course of borderline personality disorder: Psychopathology and function from the Collaborative Longitudinal Personality Disorders Study. *Archives of General Psychiatry.* doi: 10.1001/archgenpsychiatry.2011.37

Hazlett, E. A., New, A. S., Newmark, R., Haznedar, M. M., Lo, J. N., Speiser, L. J., ... Buchsbaum, M. S. (2005). Reduced anterior and posterior cingulate gray matter in borderline personality disorder. *Biological Psychiatry, 58*(8), 614–623.

Hazlett, E. A., Speiser, L. J., Goodman, M., Roy, M., Carrizal, M., Wynn, J. K., ... New, A. S. (2007). Exaggerated affect-modulated startle during unpleasant stimuli in borderline personality disorder. *Biological Psychiatry, 62*(3), 250–255.

Hazlett, E. A., Zhang, J., New, A. S., Zelmanova, Y., Goldstein, K. E., Haznedar, M. M., ... Chu, K. W. (2012). Potentiated amygdala response to repeated emotional pictures in borderline personality disorder. *Biological Psychiatry, 72*(6), 448–456.

Herpertz, S., Gretzer, A., Steinmeyer, E. M., Muehlbauer, V., Schuerkens, A., & Sass, H. (1997). Affective instability and impulsivity in personality disorder. Results of an experimental study. *Journal of Affective Disorders, 44*(1), 31–37.

Herpertz, S. C., Dietrich, T. M., Wenning, B., Krings, T., Erberich, S. G., Willmes, K., ... Sass, H. (2001). Evidence of abnormal amygdala functioning in borderline personality disorder: A functional MRI study. *Biological Psychiatry, 50*(4), 292–298.

Hoerst, M., Weber-Fahr, W., Tunc-Skarka, N., Ruf, M., Bohus, M., Schmahl, C., & Ende, G. (2010a). Metabolic alterations in the amygdala in borderline personality disorder: A proton magnetic resonance spectroscopy study. *Biological Psychiatry, 67*(5), 399–405.

Holtmann, J., Herbort, M. C., Wustenberg, T., Soch, J., Richter, S., Walter, H., ... Schott, B. H. (2013). Trait anxiety modulates fronto-limbic processing of emotional interference in borderline personality disorder. *Frontiers in Human Neuroscience, 7*, 54. doi: 10.3389/fnhum.2013.00054

Irle, E., Lange, C., & Sachsse, U. (2005). Reduced size and abnormal asymmetry of parietal cortex in women with borderline personality disorder. *Biological Psychiatry, 57*(2), 173–182.

Irle, E., Lange, C., Weniger, G., & Sachsse, U. (2007). Size abnormalities of the superior parietal cortices are related to dissociation in borderline personality disorder. *Psychiatry Research, 156*(2), 139–149.

Jacob, G. A., Zvonik, K., Kamphausen, S., Sebastian, A., Maier, S., Philipsen, A., ... Tuscher, O. (2013). Emotional modulation of motor response inhibition in women with borderline personality disorder: An fMRI study. *Journal of Psychiatry and Neuroscience, 38*(3), 164–172.

Johnson, P. A., Hurley, R. A., Benkelfat, C., Herpertz, S. C., & Taber, K. H. (2003). Understanding emotion regulation in borderline personality disorder: Contributions of neuroimaging. *Journal of Neuropsychiatry & Clinical Neurosciences, 15*(4), 397–402.

Juengling, F. D., Schmahl, C., Hesslinger, B., Ebert, D., Bremner, J. D., Gostomzyk, J., ... Lieb, K. (2003). Positron emission tomography in female patients with borderline personality disorder. *Journal of Psychiatric Research, 37*(2), 109–115.

Kamphausen, S., Schroder, P., Maier, S., Bader, K., Feige, B., Kaller, C. P., ... Tuscher, O. (2012). Medial prefrontal dysfunction and prolonged amygdala response during instructed fear processing in borderline personality disorder. *World Journal of Biological Psychiatry.* doi: 10.3109/15622975.2012.665174

Karl, A., Schaefer, M., Malta, L. S., Dorfel, D., Rohleder, N., & Werner, A. (2006). A meta-analysis of structural brain abnormalities in PTSD. *Neuroscience and Biobehavioral Reviews, 30*(7), 1004–1031.

Kemperman, I., Russ, M. J., & Shearin, E. N. (1997). Self-injurious behavior and mood regulation in borderline patients. *Journal of Personality Disorders, 11*(2), 146–157.

Killgore, W. D., Britton, J. C., Schwab, Z. J., Price, L. M., Weiner, M. R., Gold, A. L., ... Rauch, S. L. (2014). Cortico-limbic responses to masked affective faces across PTSD, panic disorder, and specific phobia. *Depression and Anxiety, 31*(2), 150–159.

King-Casas, B., Sharp, C., Lomax-Bream, L., Lohrenz, T., Fonagy, P., & Montague, P. R. (2008). The rupture and repair of cooperation in borderline personality disorder. *Science, 321*(5890), 806–810.

Kleindienst, N., Bohus, M., Ludascher, P., Limberger, M. F., Kuenkele, K., Ebner-Priemer, U. W., ... Schmahl, C. (2008). Motives for nonsuicidal self-injury among women with borderline personality disorder. *Journal of Nervous and Mental Disease, 196*(3), 230–236.

Klonsky, E. D. (2007). The functions of deliberate self-injury: A review of the evidence. *Clinical Psychology Review, 27*(2), 226–239.

Kluetsch, R. C., Schmahl, C., Niedtfeld, I., Densmore, M., Calhoun, V. D., Daniels, J., ... Lanius, R. A. (2012). Alterations in default mode network connectivity during pain processing in borderline personality disorder. *Archives of General Psychiatry, 9*(10), 993–1002.

Koenigsberg, H. W., Denny, B. T., Fan, J., Liu, X., Guerreri, S., Mayson, S. J., ... Siever, L. J. (2014). The neural correlates of anomalous habituation to negative emotional pictures in borderline and avoidant personality disorder patients. *American Journal of Psychiatry, 171*(1), 82–90.

Koenigsberg, H. W., Fan, J., Ochsner, K. N., Liu, X., Guise, K. G., Pizzarello, S., ... Siever, L. J. (2009). Neural correlates of the use of psychological distancing to regulate responses to negative social cues: A study of patients with borderline personality disorder. *Biological Psychiatry, 66*(9), 854–863.

Korzekwa, M. I., Dell, P. F., Links, P. S., Thabane, L., & Fougere, P. (2009). Dissociation in borderline personality disorder: A detailed look. *Journal of Trauma and Dissociation, 10*(3), 346–367.

Kraus, A., Esposito, F., Seifritz, E., Di Salle, F., Ruf, M., Valerius, G., ... Schmahl, C. (2009). Amygdala deactivation as a neural correlate of pain processing in patients with borderline personality disorder and co-occurrent posttraumatic stress disorder. *Biological Psychiatry, 65*(9), 819–822.

Krause-Utz, A., Elzinga, B. M., Oei, N. Y. L., Paret, C., Niedtfeld, I., Spinhoven, P., ... Schmahl, C. (2014). Amygdala and dorsal anterior cingulate connectivity during an emotional working memory task in borderline personality disorder patients with interpersonal trauma history. *Frontiers in Human Neuroscience, 8*, 848. doi: 10.3389/fnhum.2014.00848

Krause-Utz, A., Keibel-Mauchnik, J., Ebner-Priemer, U., Bohus, M., ... Schmahl, C. (2016). Classical conditioning in borderline personality disorder: An fMRI study. *European Archives of Psychiatry and Clinical Neuroscience, 266*(4), 291–305. Krause-Utz, A., Oei, N. Y., Niedtfeld, I., Bohus, M., Spinhoven, P., Schmahl, C., & Elzinga, B. M. (2012). Influence of emotional distraction on working memory performance in borderline personality disorder. *Psychological Medicine, 42*(10), 2181–2192.

Krause-Utz, A., & Schmahl, C. (2010). Neurobiological differentiation between borderline patients with and without post-traumatic stress disorder. *European Psychiatric Review, 3*(2), 63–68.

Krause-Utz, A., Veer, I. M., Rombouts, S. A. R. B., Bohus, M., Schmahl, C., & Elzinga, B. M. (2014). Amygdala and anterior cingulate resting-state functional connectivity in borderline personality disorder patients with a history of interpersonal trauma. *Psychological Medicine, 44*(13), 2889–2901.

Kuhlmann, A., Bertsch, K., Schmidinger, I., Thomann, P. A., & Herpertz, S. C. (2013). Morphometric differences in central stress-regulating structures between women with and without borderline personality disorder. *Journal of Psychiatry and Neuroscience, 38*(2), 129–137.

Lang, S., Kotchoubey, B., Frick, C., Spitzer, C., Grabe, H. J., & Barnow, S. (2012). Cognitive reappraisal in trauma-exposed women with borderline personality disorder. *Neuroimage, 59*(2), 1727–1734.

Lange, C., Kracht, L., Herholz, K., Sachsse, U., & Irle, E. (2005). Reduced glucose metabolism in temporo-parietal cortices of women with borderline personality disorder. *Psychiatry Research, 139*(2), 115–126.

Lanius, R. A., Brand, B., Vermetten, E., Frewen, P. A., & Spiegel, D. (2012). The dissociative subtype of posttraumatic stress disorder: Rationale, clinical and neurobiological evidence, and implications. [Review]. *Depression and Anxiety, 29*(8), 701–708.

Lanius, R. A., Vermetten, E., Loewenstein, R. J., Brand, B., Schmahl, C., Bremner, J. D., & Spiegel, D. (2010). Emotion modulation in PTSD: Clinical and neurobiological evidence for a dissociative subtype. *American Journal of Psychiatry, 167*(6), 640–647.

Leichsenring, F., Leibing, E., Kruse, J., New, A. S., & Leweke, F. (2011). Borderline personality disorder. *Lancet, 377*(9759), 74–84.

Levine, D., Marziali, E., & Hood, J. (1997). Emotion processing in borderline personality disorders. *Journal of Nervous and Mental Disease, 185*(4), 240–246.

Leyton, M., Okazawa, H., Diksic, M., Paris, J., Rosa, P., Mzengeza, S., ... Benkelfat, C. (2001). Brain regional alpha-[11C]methyl-L-tryptophan trapping in impulsive subjects with borderline personality disorder. *American Journal of Psychiatry, 158*(5), 775–782.

Lieb, K., Rexhausen, J. E., Kahl, K. G., Schweiger, U., Philipsen, A., Hellhammer, D. H., & Bohus, M. (2004). Increased diurnal salivary cortisol in women with borderline personality disorder. *Journal of Psychiatric Research, 38*(6), 559–565.

Lieb, K., Zanarini, M. C., Schmahl, C., Linehan, M. M., & Bohus, M. (2004). Borderline personality disorder. *Lancet, 364*(9432), 453–461. doi: 10.1016/s0140-6736(04)16770-6

Lis, E., Greenfield, B., Henry, M., Guile, J. M., & Dougherty, G. (2007). Neuroimaging and genetics of borderline personality disorder: A review. *Journal of Psychiatry and Neuroscience, 32*(3), 162–173.

Lis, S., & Bohus, M. (2013). Social interaction in borderline personality disorder. *Current Psychiatry Reports, 15*(2), 338. doi: 10.1007/s11920-012-0338-z

Ludaescher, P., Bohus, M., Lieb, K., Philipsen, A., & Schmahl, C. (2007). Elevated pain thresholds correlate with dissociation and aversive arousal in patients with borderline personality disorder. *Psychiatry Research, 149*(1-3), 291–296.

Ludaescher, P., Valerius, G., Stiglmayr, C., Mauchnik, J., Lanius, R., Bohus, M., & Schmahl, C. (2010). Pain sensitivity and neural processing during dissociative states in patients with borderline personality disorder with and without comorbid PTSD—a pilot study. *Journal of Psychiatry and Neuroscience, 35*(3), 177–184.

Lyoo, I. K., Han, M. H., & Cho, D. Y. (1998). A brain MRI study in subjects with borderline personality disorder. *Journal of Affective Disorders, 50*(2-3), 235–243.

MacLeod, C., Rutherford, E., Campbell, L., Ebsworthy, G., & Holker, L. (2002). Selective attention and emotional vulnerability: Assessing the causal basis of their association through the experimental manipulation of attentional bias. *Journal of Abnormal Psychology, 111*(1), 107–123.

Maier-Hein, K. H., Brunner, R., Lutz, K., Henze, R., Parzer, P., Feigl, N., ... Stieltjes, B. (2014). Disorder-specific white matter alterations in adolescent borderline personality disorder. *Biological Psychiatry, 75*(1), 81–88.

Mak, A. D., & Lam, L. C. (2013). Neurocognitive profiles of people with borderline personality disorder. *Current Opinion in Psychiatry, 26*(1), 90–96.

McCloskey, M. S., New, A. S., Siever, L. J., Goodman, M., Koenigsberg, H. W., Flory, J. D., & Coccaro, E. F. (2009). Evaluation of behavioral impulsivity and aggression tasks as endophenotypes for borderline personality disorder. *Journal of Psychiatric Research, 43*(12), 1036–1048.

McCloskey, M. S., Phan, K. L., & Coccaro, E. F. (2005). Neuroimaging and personality disorders. *Current Psychiatry Reports, 7*(1), 65–72.
McCown, W., Galina, H., Johnson, J., de Simone, P. A., & Posa, J. (1993). Borderline personality disorder and laboratory-induced cold pressor pain: Evidence of stress-induced analgesia. *Journal of Psychopathology and Behavioral Assessment, 15*(2), 87–95.
McRae, K., Hughes, B., Chopra, S., Gabrieli, J. D., Gross, J. J., & Ochsner, K. N. (2010). The neural bases of distraction and reappraisal. *Journal of Cognitive Neuroscience, 22*(2), 248–262.
Menon, V., & Uddin, L. Q. (2010). Saliency, switching, attention and control: A network model of insula function. *Brain Structure and Function, 214*(5-6), 655–667.
Meyer-Lindenberg, A. (2008). Psychology. Trust me on this. *Science, 321*(5890), 778–780.
Mier, D., Lis, S., Esslinger, C., Sauer, C., Hagenhoff, M., Ulferts, J., ... Kirsch, P. (2013). Neuronal correlates of social cognition in borderline personality disorder. *Social Cognitive and Affective Neuroscience, 8*(5), 531–537.
Minzenberg, M. J., Fan, J., New, A. S., Tang, C. Y., & Siever, L. J. (2007). Fronto-limbic dysfunction in response to facial emotion in borderline personality disorder: An event-related fMRI study. *Psychiatry Research, 155*(3), 231–243.
Minzenberg, M. J., Fan, J., New, A. S., Tang, C. Y., & Siever, L. J. (2008). Frontolimbic structural changes in borderline personality disorder. *Journal of Psychiatric Research, 42*(9), 727–733.
New, A. S., Buchsbaum, M. S., Hazlett, E. A., Goodman, M., Koenigsberg, H. W., Lo, J., ... Siever, L. J. (2004). Fluoxetine increases relative metabolic rate in prefrontal cortex in impulsive aggression. *Psychopharmacology (Berlin), 176*(3-4), 451–458.
New, A. S., Goodman, M., Triebwasser, J., & Siever, L. J. (2008). Recent advances in the biological study of personality disorders. *Psychiatric Clinics of North America, 31*(3), 441–461.
New, A. S., Hazlett, E. A., Buchsbaum, M. S., Goodman, M., Koenigsberg, H. W., Iskander, L., ... Siever, L. J. (2003). M-CPP PET and impulsive aggression in borderline personality disorder. *Biological Psychiatry,* 53, 104.
New, A. S., Hazlett, E. A., Buchsbaum, M. S., Goodman, M., Mitelman, S. A., Newmark, R., ... Siever, L. J. (2007). Amygdala-prefrontal disconnection in borderline personality disorder. *Neuropsychopharmacology, 32*(7), 1629–1640.
New, A. S., Hazlett, E. A., Buchsbaum, M. S., Goodman, M., Reynolds, D. A., Mitropoulou, V., ... Siever, L. J. (2002). Blunted prefrontal cortical 18fluorodeoxyglucose positron emission tomography response to meta-chlorophenylpiperazine in impulsive aggression. *Archives of General Psychiatry, 59*(7), 621–629.
New, A. S., Hazlett, E. A., Newmark, R. E., Zhang, J., Triebwasser, J., Meyerson, D., ... Buchsbaum, M. S. (2009). Laboratory induced aggression: A positron emission tomography study of aggressive individuals with borderline personality disorder. *Biological Psychiatry, 66*(12), 1107–1114.
New, A. S., Carpenter, D. M., Perez-Rodriguez, M. M., Ripoll, L. H., Avedon, J., Patil, U., ... Goodman, M. (2013). Developmental differences in diffusion tensor imaging parameters in borderline personality disorder. *Journal of Psychiatric Research, 47*(8), 1101–1109.
Niedtfeld, I., Kirsch, P., Schulze, L., Herpertz, S. C., Bohus, M., & Schmahl, C. (2012). Functional connectivity of pain-mediated affect regulation in borderline personality disorder. *PloS One, 7*(3), e33293.
Niedtfeld, I., Schulze, L., Kirsch, P., Herpertz, S. C., Bohus, M., & Schmahl, C. (2010). Affect regulation and pain in borderline personality disorder: A possible link to the understanding of self-injury. *Biological Psychiatry, 68*(4), 383–391.
Niedtfeld, I., Schulze, L., Krause-Utz, A., Demirakca, T., Bohus, M., & Schmahl, C. (2013). Voxel-based morphometry in women with borderline personality disorder with and without comorbid posttraumatic stress disorder. *PloS One, 8*(6), e65824. doi: 10.1371/journal.pone.0065824
Nunes, P. M., Wenzel, A., Borges, K. T., Porto, C. R., Caminha, R. M., & de Oliveira, I. R. (2009). Volumes of the hippocampus and amygdala in patients with borderline personality disorder: A meta-analysis. *Journal of Personality Disorders, 23*(4), 333–345.
Ochsner, K. N., Bunge, S. A., Gross, J. J., & Gabrieli, J. D. (2002). Rethinking feelings: An FMRI study of the cognitive regulation of emotion. *Journal of Cognitive Neuroscience, 14*(8), 1215–1229.
Ochsner, K. N., & Gross, J. J. (2008). Cognitive Emotion Regulation: Insights from Social Cognitive and Affective Neuroscience. *Current Directions in Psychological Science, 17*(2), 153–158.
Ochsner, K. N., Ray, R. D., Cooper, J. C., Robertson, E. R., Chopra, S., Gabrieli, J. D., & Gross, J. J. (2004). For better or for worse: Neural systems supporting the cognitive down- and up-regulation of negative emotion. *NeuroImage, 23*(2), 483–499.
O'Neill, A., & Frodl, T. (2012). Brain structure and function in borderline personality disorder. *Brain Structure and Function, 217*(4), 767–782.
Perez-Rodriguez, M. M., Hazlett, E. A., Rich, E. L., Ripoll, L. H., Weiner, D. M., Spence, N., ... New, A. S. (2012). Striatal activity in borderline personality disorder with comorbid intermittent explosive disorder: Sex differences. *Journal of Psychiatric Research, 46*(6), 797–804.
Perez-Rodriguez, M. M., Weinstein, S., New, A. S., Bevilacqua, L., Yuan, Q., Zhou, Z., ... Siever, L. J. (2010). Tryptophan-hydroxylase 2 haplotype association with borderline personality disorder and aggression in a sample of patients with personality disorders and healthy controls. *Journal of Psychiatric Research, 44*(15), 1075–1081.
Pessoa, L., McKenna, M., Gutierrez, E., & Ungerleider, L. G. (2002). Neural processing of emotional faces requires attention. *Proceedings of the National Academy of Science USA, 99*(17), 11458–11463.
Pessoa, L., Padmala, S., Kenzer, A., & Bauer, A. (2012). Interactions between cognition and emotion during response inhibition. *Emotion, 12*(1), 192–197.
Prehn, K., Schulze, L., Rossmann, S., Berger, C., Vohs, K., Fleischer, M., ... Herpertz, S. C. (2013). Effects of emotional stimuli on working memory processes in male criminal offenders with borderline and antisocial personality disorder. *World Journal of Biological PsychiatryBiological Psychiatry, 14*(1), 71–78.
Radaelli, D., Poletti, S., Dallaspezia, S., Colombo, C., Smeraldi, E., & Benedetti, F. (2012). Neural responses to emotional stimuli in comorbid borderline personality disorder and bipolar depression. *Psychiatry Research, 203*(1), 61–66.
Rainville, P. (2002). Brain mechanisms of pain affect and pain modulation. *Current Opinion in Neurobiology, 12*(2), 195–204.
Reitz, S., Kluetsch, R., Niedtfeld, I., Knorz, T., Lis, S., Paret, C., ... Schmahl, C. (2015). Incision and stress regulation in borderline personality disorder: Neurobiological mechanisms of self-injurious behaviour. *British Journal of Psychiatry, 207*(2), 165–172.
Reitz, S., Krause-Utz, A., Pogatzki-Zahn, E. M., Ebner-Priemer, U., Bohus, M., & Schmahl, C. (2012). Stress regulation and incision in borderline personality disorder—a pilot study modeling cutting behavior. *Journal of Personality Disorders, 26*, 605–615.
Rodrigues, E., Wenzel, A., Ribeiro, M. P., Quarantini, L. C., Miranda-Scippa, A., de Sena, E. P., & de Oliveira, I. R. (2011). Hippocampal volume in borderline personality disorder with and without comorbid posttraumatic stress disorder: A meta-analysis. *European Psychiatry, 26*(7), 452–456.
Rosenthal, M. Z., Gratz, K. L., Kosson, D. S., Cheavens, J. S., Lejuez, C. W., & Lynch, T. R. (2008). Borderline personality disorder and emotional responding: A review of the research literature. *Clinical Psychology Review, 28*(1), 75–91.
Rueda, M. R., Posner, M. I., & Rothbart, M. K. (2005). The development of executive attention: Contributions to the emergence of self-regulation. *Developmental Neuropsychology, 28*(2), 573–594.
Ruocco, A. C., Amirthavasagam, S., Choi-Kain, L. W., & McMain, S. F. (2013). Neural correlates of negative emotionality in borderline personality disorder: An activation-likelihood-estimation meta-analysis. *Biological Psychiatry, 73*(2), 153–160.
Ruocco, A. C., Medaglia, J. D., Tinker, J. R., Ayaz, H., Forman, E. M., Newman, C. F., ... Chute, D. L. (2010). Medial prefrontal cortex hyperactivation during social exclusion in borderline personality disorder. *Psychiatry Research, 181*(3), 233–236.
Rüsch, N., Bracht, T., Kreher, B. W., Schnell, S., Glauche, V., Il'yasov, K. A., ... van Elst, L. T. (2010). Reduced interhemispheric structural connectivity between anterior cingulate cortices in borderline personality disorder. *Psychiatry Research, 181*(2), 151–154.
Rüsch, N., van Elst, L. T., Ludaescher, P., Wilke, M., Huppertz, H. J., Thiel, T., ... Ebert, D. (2003). A voxel-based morphometric MRI study in female patients with borderline personality disorder. *NeuroImage, 20*(1), 385–392.
Rüsch, N., Weber, M., Il'yasov, K. A., Lieb, K., Ebert, D., Hennig, J., & van Elst, L. T. (2007). Inferior frontal white matter microstructure and patterns of psychopathology in women with borderline personality disorder and comorbid attention-deficit hyperactivity disorder. *NeuroImage, 35*(2), 738–747.
Russ, M. J., Roth, S. D., Lerman, A., Kakuma, T., Harrison, K., Shindledecker, R. D., ... Mattis, S. (1992). Pain perception in self-injurious patients with borderline personality disorder. *Biological Psychiatry, 32*(6), 501–511.
Sala, M., Caverzasi, E., Lazzaretti, M., Morandotti, N., De Vidovich, G., Marraffini, E., ... Brambilla, P. (2011). Dorsolateral prefrontal cortex and hippocampus sustain impulsivity and aggressiveness in borderline personality disorder. *Journal of Affective Disorders, 131*(1-3), 417–421.
Salavert, J., Gasol, M., Vieta, E., Cervantes, A., Trampal, C., & Gispert, J. D. (2011). Fronto-limbic dysfunction in borderline personality disorder: A 18F-FDG positron emission tomography study. *Journal of Affective Disorders, 131*(1-3), 260–267.
Sanfey, A. G., Rilling, J. K., Aronson, J. A., Nystrom, L. E., & Cohen, J. D. (2003). The neural basis of economic decision-making in the Ultimatum Game. *Science, 300*(5626), 1755–1758.
Schmahl, C., Berne, K., Krause, A., Kleindienst, N., Valerius, G., Vermetten, E., & Bohus, M. (2009). Hippocampus and amygdala volumes in patients with borderline personality disorder with or without posttraumatic stress disorder. *Journal of Psychiatry and Neuroscience, 34*(4), 289–295.
Schmahl, C., Bohus, M., Esposito, F., Treede, R. D., Di Salle, F., Greffrath, W., ... Seifritz, E. (2006). Neural correlates of antinociception in borderline personality disorder. *Archives of General Psychiatry, 63*(6), 659–667.
Schmahl, C., & Bremner, J. D. (2006). Neuroimaging in borderline personality disorder. *Journal of Psychiatric Research, 40*(5), 419–427.
Schmahl, C., Greffrath, W., Baumgartner, U., Schlereth, T., Magerl, W., Philipsen, A., ... Treede, R. D. (2004). Differential nociceptive deficits in patients with borderline personality disorder and self-injurious behavior: Laser-evoked potentials, spatial discrimination of noxious stimuli, and pain ratings. *Pain, 110*(1–2), 470–479.
Schmahl, C., Meinzer, M., Zeuch, A., Fichter, M., Cebulla, M., Kleindienst, N., ... Bohus, M. (2010). Pain sensitivity is reduced in borderline personality disorder, but not in posttraumatic stress disorder and bulimia nervosa. *World Journal of Biological Psychiatry, 11*(2 Pt 2), 364–371.
Schmahl, C. G., Elzinga, B. M., Vermetten, E., Sanislow, C., McGlashan, T. H., & Bremner, J. D. (2003). Neural correlates of memories of abandonment in women with and without borderline personality disorder. *Biological Psychiatry, 54*(2), 142–151.
Schmahl, C. G., Vermetten, E., Elzinga, B. M., & Bremner, J. D. (2003). Magnetic resonance imaging of hippocampal and amygdala volume in women with childhood abuse and borderline personality disorder. *Psychiatry Research, 122*(3), 193–198.
Schmahl, C. G., Vermetten, E., Elzinga, B. M., & Bremner, J. D. (2004). A positron emission tomography study of memories of childhood abuse in borderline personality disorder. *Biological Psychiatry, 55*(7), 759–765.
Schnell, K., & Herpertz, S. C. (2007). Effects of dialectic-behavioral-therapy on the neural correlates of affective hyperarousal in borderline personality disorder. *Journal of Psychiatric Research, 41*(10), 837–847.
Schoenbaum, G., Roesch, M. R., Stalnaker, T. A., & Takahashi, Y. K. (2009). A new perspective on the role of the orbitofrontal cortex in adaptive behaviour. *Nature Reviews Neuroscience, 10*(12), 885–892.
Schulze, L., Domes, G., Kruger, A., Berger, C., Fleischer, M., Prehn, K., ... Herpertz, S. C. (2011). Neuronal correlates of cognitive reappraisal in borderline patients with affective instability. *Biological Psychiatry, 69*(6), 564–573.
Schulze, L., Schmahl, C., & Niedtfeld, I. (2016). Neural correlates of disturbed emotion processing in borderline personality disorder: A multimodal meta-analysis. *Biological Psychiatry, 79*(2), 97–106.
Sebastian, A., Jacob, G., Lieb, K., & Tuscher, O. (2013). Impulsivity in borderline personality disorder: A matter of disturbed impulse control or a facet of emotional dysregulation?. *Current Psychiatry Reports, 15*(2), 339.
Sebastian, A., Jung, P., Krause-Utz, A., Lieb, K., Schmahl, C., & Tüscher, O. (2014). Frontal dysfunctions of impulse control—a systematic review in borderline personality disorder and attention-deficit/hyperactivity disorder. *Frontiers in Human Neuroscience, 8*, 698. doi: 10.3389/fnhum.2014.00698
Shearer, S. L. (1994). Phenomenology of self-injury among inpatient women with borderline personality disorder. *Journal of Nervous and Mental Disease, 182*(9), 524–526.
Sierra, M., & Berrios, G. E. (1998). Depersonalization: Neurobiological perspectives. *Biological Psychiatry, 44*(9), 898–908.
Siever, L. J., Buchsbaum, M. S., New, A. S., Spiegel-Cohen, J., Wei, T., Hazlett, E. A., ... Mitropoulou, V. (1999). d,l-fenfluramine response in impulsive personality disorder assessed with [18F]fluorodeoxyglucose positron emission tomography. *Neuropsychopharmacology, 20*(5), 413–423.
Silbersweig, D., Clarkin, J. F., Goldstein, M., Kernberg, O. F., Tuescher, O., Levy, K. N., ... Stern, E. (2007). Failure of frontolimbic inhibitory function in the context of negative emotion in borderline personality disorder. *American Journal of Psychiatry, 164*(12), 1832–1841.
Skodol, A. E., Siever, L. J., Livesley, W. J., Gunderson, J. G., Pfohl, B., & Widiger, T. A. (2002). The borderline diagnosis II: Biology, genetics, and clinical course. *Biological Psychiatry, 51*(12), 951–963.
Soloff, P. (2003). Impulsivity, gender, and response to fenfluramine challenge in borderline personality disorder. *Psychiatry Research, 119*(1-2), 11–24.
Soloff, P., Nutche, J., Goradia, D., & Diwadkar, V. (2008). Structural brain abnormalities in borderline personality disorder: A voxel-based morphometry study. *Psychiatry Research, 164*(3), 223–236.

Soloff, P. H., Meltzer, C. C., Becker, C., Greer, P. J., & Constantine, D. (2005). Gender differences in a fenfluramine-activated FDG PET study of borderline personality disorder. *Psychiatry Research, 138*(3), 183–195.

Soloff, P. H., Meltzer, C. C., Becker, C., Greer, P. J., Kelly, T. M., & Constantine, D. (2003). Impulsivity and prefrontal hypometabolism in borderline personality disorder. *Psychiatry Research, 123*(3), 153–163.

Soloff, P. H., Meltzer, C. C., Greer, P. J., Constantine, D., & Kelly, T. M. (2000). A fenfluramine-activated FDG-PET study of borderline personality disorder. *Biological Psychiatry, 47*(6), 540–547.

Soloff, P. H., Price, J. C., Meltzer, C. C., Fabio, A., Frank, G. K., & Kaye, W. H. (2007). 5HT2A receptor binding is increased in borderline personality disorder. *Biological Psychiatry, 62*(6), 580–587.

Soloff, P. H., Pruitt, P., Sharma, M., Radwan, J., White, R., & Diwadkar, V. A. (2012). Structural brain abnormalities and suicidal behavior in borderline personality disorder. *Journal of Psychiatric Research, 46*(4), 516–525.

Staebler, K., Helbing, E., Rosenbach, C., & Renneberg, B. (2010). Rejection sensitivity and borderline personality disorder. *Clinical Psychology and Psychotherapy, 18*(4), 275–283.

Staebler, K., Renneberg, B., Stopsack, M., Fiedler, P., Weiler, M., & Roepke, S. (2011). Facial emotional expression in reaction to social exclusion in borderline personality disorder. *Psychological Medicine, 41*(9), 1929–1938.

Stein, M. B., Koverola, C., Hanna, C., Torchia, M. G., & McClarty, B. (1997). Hippocampal volume in women victimized by childhood sexual abuse. *Psychological Medicine, 27*(4), 951–959.

Stiglmayr, C. E., Ebner-Priemer, U. W., Bretz, J., Behm, R., Mohse, M., Lammers, C. H., . . . Bohus, M. (2008). Dissociative symptoms are positively related to stress in borderline personality disorder. *Acta Psychiatrica Scandinavica, 117*(2), 139–147.

Stiglmayr, C. E., Grathwol, T., Linehan, M. M., Ihorst, G., Fahrenberg, J., & Bohus, M. (2005). Aversive tension in patients with borderline personality disorder: A computer-based controlled field study. *Acta Psychiatrica Scandinavica, 111*(5), 372–379.

Tebartz van Elst, L., Hesslinger, B., Thiel, T., Geiger, E., Haegele, K., Lemieux, L., . . . Ebert, D. (2003). Frontolimbic brain abnormalities in patients with borderline personality disorder: A volumetric magnetic resonance imaging study. *Biological Psychiatry, 54*(2), 163–171.

Treede, R. -D., Apkarian, A. V., Bromm, B., Greenspan, J. D., & Lenz, F. A. (2000). Cortical representation of pain: Functional characterization of nociceptive areas near the lateral sulcus. *Pain, 87*(2), 113–119.

Vollm, B., Richardson, P., Stirling, J., Elliott, R., Dolan, M., Chaudhry, I., . . . Deakin, B. (2004). Neurobiological substrates of antisocial and borderline personality disorder: Preliminary results of a functional fMRI study. *Criminal Behavior and Mental Health, 14*(1), 39–54.

Vollm, B. A., Zhao, L., Richardson, P., Clark, L., Deakin, J. F., Williams, S., & Dolan, M. C. (2009). A voxel-based morphometric MRI study in men with borderline personality disorder: Preliminary findings. *Criminal Behavior and Mental Health, 19*(1), 64–72.

Welch, S. S., Linehan, M. M., Sylvers, P., Chittams, J., & Rizvi, S. L. (2008). Emotional responses to self-injury imagery among adults with borderline personality disorder. *Journal of Consulting and Clinical Psychology, 76*(1), 45–51.

Whittle, S., Chanen, A. M., Fornito, A., McGorry, P. D., Pantelis, C., & Yucel, M. (2009). Anterior cingulate volume in adolescents with first-presentation borderline personality disorder. *Psychiatry Research, 172*(2), 155–160.

Wilson, S. T., Stanley, B., Brent, D. A., Oquendo, M. A., Huang, Y. Y., Haghighi, F., . . . Mann, J. J. (2012). Interaction between tryptophan hydroxylase I polymorphisms and childhood abuse is associated with increased risk for borderline personality disorder in adulthood. *Psychiatric Genetics, 22*(1), 15–24.

Wingenfeld, K., Spitzer, C., Rullkötter, N., & Löwe, B. (2010). Borderline personality disorder: Hypothalamus pituitary adrenal axis and findings from neuroimaging studies. *Psychoneuroendocrinology, 35*(1), 154–170.

Wingenfeld, K., & Wolf, O. T. (2014). Effects of cortisol on cognition in major depressive disorder, posttraumatic stress disorder and borderline personality disorder. *Psychoneuroendocrinology, 51C*, 282–295.

Winter, D., Krause-Utz, A., Lis, S., Chiu, C. D., Lanius, R., Schriner, F., . . . Schmahl, C. (2015). Dissociation in borderline personality disorder: Disturbed cognitive and emotional inhibition and its neural correlates. *Psychiatry Research, 233*(3), 339–351.

Wolf, E. J., Lunney, C. A., Miller, M. W., Resick, P. A., Friedman, M. J., & Schnurr, P. P. (2012). The dissociative subtype of PTSD: A replication and extension. *Depression and Anxiety, 29*(8), 679–688.

Wolf, R. C., Sambataro, F., Vasic, N., Schmid, M., Thomann, P. A., Bienentreu, S. D., & Wolf, N. D. (2011). Aberrant connectivity of resting-state networks in borderline personality disorder. *Journal of Psychiatry & Neuroscience, 36*(2), 100150.

Woon, F. L., & Hedges, D. W. (2009). Amygdala volume in adults with posttraumatic stress disorder: A meta-analysis. *Journal of Neuropsychiatry and Clinical Neuroscience, 21*(1), 5–12.

Yanowitch, R., & Coccaro, E. F. (2011). The neurochemistry of human aggression. *Advances in Genetics, 75*, 151–169.

Zetzsche, T., Frodl, T., Preuss, U. W., Schmitt, G., Seifert, D., Leinsinger, G., . . . Meisenzahl, E. M. (2006). Amygdala volume and depressive symptoms in patients with borderline personality disorder. *Biological Psychiatry, 60*(3), 302–310.

# /// 7 /// 遗传对边缘型人格障碍的影响

MARIJN A. DISTEL, MARLEEN H. M. DE MOOR

王硕 王冉 译

## 引言

许多行为的特质和精神障碍"在家族中代代相传"。这也适用于边缘型人格障碍（borderline personality disorder，BPD）。在BPD患者的一级亲属中，BPD和BPD相关特征的发生率增加（Gunderson et al.，2011）。观察到的一种特征或障碍的家族相似性可以代表一个家庭内部共享的环境影响（"后天"），或者它们可以代表遗传影响（"先天"）。双胞胎研究可以采用单卵双胞胎（monozygotic，MZ）和双卵双胞胎（dizygotic，DZ）之间不同的遗传亲缘关系，将相似性遗传来源与亲属之间的相似性环境来源分开。如果基因对一个性状很重要，那么表型和遗传相似性之间就会存在相关性。举个例子，MZ双胞胎都患有疾病的概率大于DZ双胞胎。同样，与二级亲属相比，一级亲属双方患病的概率更大。众所周知，基因会影响大多数的行为特质和疾病，但不是全部。此外，基因和环境往往不是独立影响的。尽管近年来关于BPD病因学的研究越来越多，但与抑郁症、精神分裂症等其他精神遗传学疾病的研究数量相比，BPD的遗传学研究相对较少。本章将描述如何研究遗传和环境对复杂性状的影响，以及这些研究如何使我们了解关于BPD的病因学。

## 经典的双胞胎研究设计

通过比较MZ和DZ双胞胎的相似性，双胞胎研究可以将家族相似性直接分解为遗传和共享环境影响。当双胞胎一起抚养时，他们共享部分生活环境，且MZ和DZ双胞胎这种环境（假定）是相同的。MZ和DZ双胞胎之间的重要区别是前者共享（接近）所有基因型，而后者平均仅共享该家族中分离的一半基因型。这种区别是经典孪生子研究的基础。如果某一特征在单卵双胞胎的相似性大于双卵双胞胎的相似性，则表明遗传因素影响该性状。如果双卵双胞胎与单卵双胞胎在某一特征上的相似性一样，则表明共同的环境因素是家庭相似性的原因（Boomsma，Busjahn & Peltonen，2002）。

在研究遗传和环境对一个性状的影响时，有4个可能的总特征方差因素：加性遗传因素（A）、显性遗传因素（D）、共享环境因素（C）和独特环境因素（E）。A、D和C三个因素，如果作为感兴趣的特征上，就会导致双胞胎相似，而双胞胎彼此不相似的程度则归因于E因素。这些包括一生中所有获得的独特经历，如生活中的负性事件、童年期父母的虐待、不与单卵双胞胎共享的朋友或同龄人的影响；或者不同的工作经历、生活习惯和疾病。在经典的双胞胎研究设计中，我们只能同时估计3个因素（A、C和E，或A、D和E），我们假设这些因素是不相关的，同时不相互影响。如果希望同时估算3个以上的因素，或者考虑到特定形式的基因-环境相关性或相互作用，解决的方案是将双胞胎的亲属加到设计中，如父母或后代（Keller et al.，2009）。

双胞胎研究者通常使用结构方程模型（structural equation modeling，SEM）来估算A、D/C和E对性状个体差异的相对贡献。在SEM中，绘制一个路径模型，指定几个潜在的未观察变量（如遗传和环境因素）和观察变量（如双胞胎1和2的表型）之间的关系。图7.1描述了一个示例，其中在MZ和DZ双胞胎中测量了BPD特征。在图7.1中，遗传和环境变量（A、C/D和E）对一个双胞胎和他/她的单卵双胞胎的表型有因果影响。此外，潜在的A

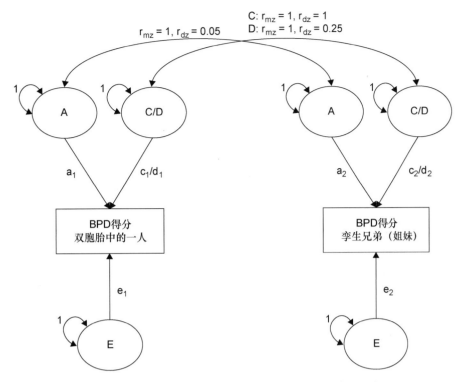

**图 7.1**　边缘型人格障碍（BPD）特征的经典双胞胎模型的路径模型。A，加性遗传因素；C，共享环境因素；D，显性遗传因素；E，独特环境因素。估计路径载荷（A、C/D 和 E），以计算 A、C/D 和 E 的相对影响。A、C 和 E 或 A、D 和 E 可以用双数据建模

和 C/D 因子在双胞胎中相互关联。在单卵双胞胎中，A 因子之间的相关性为 1，因为它们共享所有的遗传物质；在双卵双胞胎中，A 因子之间的相关性为 0.5，因为它们平均分享一半的分离物质。在两种类型的双胞胎中，C 因素之间的相关性是 1，因为根据定义，双胞胎共享所有的环境因素。D 因子相关性在单卵双胞胎为 1，双卵双胞胎为 0.25。基于此路径模型，可以使用矩阵代数来指定模型所隐含的预期方差–协方差矩阵。如果感兴趣的表型是二进制变量而不是连续变量，例如 BPD 诊断，则可以使用阈值模型。有关 SEM 中使用的矩阵代数介绍，可以参考 Plomin 等（1977）。

## 边缘型人格障碍的遗传性

全球各地许多双胞胎的登记处为研究遗传和环境对个体性状或疾病差异的影响提供了宝贵的资源（关于全球范围内双胞胎登记处及其特征的选择，见 2013 年 2 月的《研究与人类遗传学（*Twin Research and Human Genetics*）》特刊）。一些双胞胎登记处评估了在册的双胞胎及其家庭成员中是否存在 BPD、BPD 特征和（或）相关特征。在临床实践中，根据《精神障碍诊断与统计手册》[DSM-Ⅳ-R；美国精神病学协会（American Psychiatric Association，APA），2000] 中描述的 BPD 标准，使用结构化的临床访谈对 BPD 进行评估。在这个分类系统中，一个人要么有 BPD，要么没有 BPD。出于研究目的，这种评估方法通常会导致患病率太低，无法可靠地对数据进行分类分析。在双胞胎研究中，基于亚临床标准的维度描述通常用于评估 BPD 症状。维度或定量的量表只能提供关于疾病症状存在程度的信息，而不是关于疾病是否存在的唯一陈述。考虑到问卷中评估的特征对所研究的疾病具有预测价值，一个替代精神病学访谈的实用方法是自我测评问卷。

2008 年，来自荷兰双胞胎登记处、东弗兰德斯前瞻性双胞胎调查、澳大利亚双胞胎登记处和挪威双胞胎登记处的研究小组，首次发表了关于 BPD 遗传性的大规模研究（Distel, Trull et al., 2008；Torgersen et al., 2008）。Distel 等的双胞胎研究基于荷兰、比利时和澳大利亚的问卷数据（PAI-BOR）。表 7.1 第一列显示了这三个国家单卵双胞胎和双卵双胞胎中男性、女性和异性双胞胎的相关性。对于这三个国家，单卵双胞胎男性和女性的相关性没有显著差异，单卵双胞胎男性、女性和异性双胞胎的

**表7.1 单卵和双卵男性、女性和异性双胞胎的相关性（双胞胎数量）**

| | 荷兰 | 比利时 | 澳大利亚 | 挪威 |
|---|---|---|---|---|
| 单卵男性 | 0.46（$n=937$） | 0.48（$n=281$） | 0.28（$n=236$） | — |
| 单卵女性 | 0.42（$n=2636$） | 0.43（$n=557$） | 0.49（$n=363$） | — |
| 双卵男性 | 0.27（$n=459$） | 0.19（$n=97$） | 0.12（$n=134$） | — |
| 双卵女性 | 0.11（$n=1227$） | 0.12（$n=231$） | 0.32（$n=204$） | — |
| 双卵异性 | 0.24（$n=1193$） | 0.12（$n=358$） | 0.16（$n=287$） | — |
| 单卵 | 0.43（$n=3573$） | 0.45（$n=838$） | 0.43（$n=599$） | 0.34（$n=1338$） |
| 双卵 | 0.19（$n=2879$） | 0.13（$n=686$） | 0.22（$n=625$） | 0.18（$n=1434$） |

As published in Distel, Trull et al.（2008）and Torgersen et al.（2008）.

双胞胎相关性也没有显著差异。这说明 BPD 在遗传上没有性别差异，且相同基因影响着男性和女性的 BPD 特征。Torgersen 等（2008）通过结构化临床访谈评估了 BPD，并分析了亚临床标准的计数。单卵双胞胎和双卵双胞胎的孪生相关性见表7.1最后一列。在荷兰、比利时和澳大利亚样本中，BPD 特征的遗传率估计为45%，而在挪威的研究中，BPD 症状的遗传率估计为35%。没有证据表明共同的环境因素在其中发挥作用。因此，除了影响 BPD 特征变异的加性遗传因素外，其余部分可以用个体特定的环境因素来解释。

Livesley（2006）提出了一个人格病理学的维度模型，在这个模型中，人格障碍包括 BPD，并没有作为分类结果进行评估（诊断是/否），而是区分了4个高阶因素（情绪调节障碍、孤僻行为、抑制、强迫）和18个低阶因素。这种人格特质模型病理学是通过自我报告问卷，实施多维评估人格特征-基本的问卷（Dimensional Assessment of Personality Pathology-Basic Questionnaire，DAPP-BQ；Livesley，2006）。Livesley 认为，情绪调节障碍因子及其低阶特征与 BPD 的诊断更为相似，但范围更广。据报道，情绪调节障碍的遗传率为53%，而组成情绪调节障碍的低阶特征的遗传率为44%～53%（Jang，Livesley，Vernon & Jackson，1996；Livesley，Jang & Vernon，1998）。这些遗传性与 BPD 特征和症状计数的估计值高度相似。这意味着大约一半的 BPD 似乎是遗传的或"与生俱来的"。

## 扩展双胞胎家庭设计：超越遗传力

双胞胎研究表明，BPD 症状数量和 BPD 特征具有中度遗传性。这是重要的第一步。然而，如果通过经典的双胞胎设计，添加来自双胞胎的兄弟姐妹、配偶和父母的数据，就可以回答一些重要的附加研究问题，而不仅是 BPD 是否遗传这个简单的问题。

在经典的双胞胎设计中加入双胞胎的兄弟姐妹和父母，大大提高了检测显性遗传效应力。单卵双胞胎在所有非加性遗传效应上都是完全相关的。双卵双胞胎和兄弟姐妹平均具有1/4的显性遗传效应。相反，尽管双亲与子女的加性遗传效应相关系数为0.5，然而父母与后代在显性遗传效应方面不相关。因此，如果显性遗传性是重要的，预期父母与子女之间的相关性低于双卵双胞胎和兄弟姐妹之间的相关性。只有一项研究（Distel，Rebollo-Mesa et al.，2009）调查了显性遗传因素对 BPD 扩展双胞胎家族的影响。图7.2描述了本研究中具有不同遗传相关度的家庭成员的家族相似性（Pearson 相关性）。从该图中可以看出，双卵双胞胎相关系数小于单卵双胞胎相关系数的一半，而亲子相关系数则小于 DZ 同胞相关系数。这种相关性模式表明显性遗传正在发挥作用。结构方程模型证实了这一点，并发现遗传对 BPD 特征的影响是加性的（21%）和显性的（24%）。在模型中添加父母还表明，父母和成年子女在 BPD 特征上的相似性可以完全由基因传递来解释。父母通过环境（垂直文化传播）的影响独立于遗传传播的影响，并没有导致父母与其子女之间的相似性。换句话说，父母的 BPD 特征对其成年子女没有非遗传影响。

选型交配是个体选择具有特定可观察到特征的配偶的非随机交配过程。对于遗传学研究来说，了解某一性状是否存在非随机性交配是很重要的。如果个人倾向于根据配偶的遗传表型来选择配偶，这将导致家庭成员之间的遗传相似性增加，从而可能导致遗传力的增加。患 BPD 遗传风险高的人的子代，如果和同样风险高的人结婚，他们更有可能从父母双方而不是父母一方那里获得风险等位基因。因此，子代之间更有可能在 BPD 特征方面彼此相似（Heath & Eaves，1985）。

BPD 特征的配偶相似性如图 7.2 所示。MZ 双胞胎与单卵双胞胎配偶的相关性高于 DZ 双胞胎配偶的相关性，表明 BPD 特征存在表型选同型交配。Distel Rebollo-Mesa 等（2009）在他们的模型中考虑了表型分类，结果发现表型分类对 BPD 的遗传力影响很小（1% 的遗传变异是受表型分类的影响）。

## 轴 I 和轴 II 疾病的共病

BPD 与轴 I 和轴 II 疾病是高度共病的。BPD 患者可能同时存在精神障碍，如重性抑郁障碍、双相 I 型和 II 型障碍、注意缺陷多动障碍（attention deficit hyperactivity disorder，ADHD）、焦虑障碍、物质使用障碍和其他人格障碍（Ferrer et al.，2010；Tomko et al.，2014）。Tomko 等（2013）报道焦虑障碍、心境障碍和物质使用障碍的终身共病率约为 80%。双胞胎和双胞胎家庭的研究已经确定了所有共病疾病的遗传性。双胞胎家庭的数据也可以用来研究特征之间的共同病因，两个性状之间的协方差（共病）可以分解为遗传和环境因素引起的部分，而不是单个特征的分解方差。

对所有 B 类人格障碍（表演型、边缘型、反社会型和自恋型人格障碍）的多变量遗传分析表明，BPD 与其他 B 类人格障碍几乎具有相同的遗传风险因素。BPD 与反社会型人格障碍的遗传关系最为密切（Torgersen et al.，2008）。对所有 10 种 DSM-IV 人格障碍的多因素分析表明，人格障碍受 3 种遗传因素的影响。第一个遗传因素影响边缘型、偏执型、自恋型、表演型、依赖型和强迫型人格障碍，反映了对人格病理学和（或）神经质的普遍脆弱性。第二个遗传因素影响边缘型和反社会型人格障碍，反映了高冲动性、低亲和力和低责任心。第三个遗传因素与反映类分裂症与回避型人格障碍有很大关

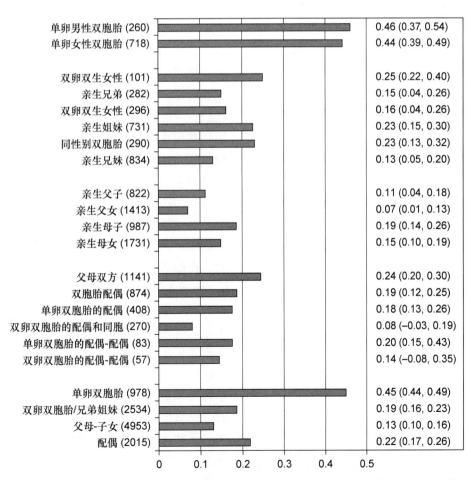

单卵男性双胞胎 (260)　0.46 (0.37, 0.54)
单卵女性双胞胎 (718)　0.44 (0.39, 0.49)

双卵双生女性 (101)　0.25 (0.22, 0.40)
亲生兄弟 (282)　0.15 (0.04, 0.26)
双卵双生女性 (296)　0.16 (0.04, 0.26)
亲生姐妹 (731)　0.23 (0.15, 0.30)
同性别双胞胎 (290)　0.23 (0.13, 0.32)
亲生兄妹 (834)　0.13 (0.05, 0.20)

亲生父子 (822)　0.11 (0.04, 0.18)
亲生父女 (1413)　0.07 (0.01, 0.13)
亲生母子 (987)　0.19 (0.14, 0.26)
亲生母女 (1731)　0.15 (0.10, 0.19)

父母双方 (1141)　0.24 (0.20, 0.30)
双胞胎配偶 (874)　0.19 (0.12, 0.25)
单卵双胞胎的配偶 (408)　0.18 (0.13, 0.26)
双卵双胞胎的配偶和同胞 (270)　0.08 (−0.03, 0.19)
单卵双胞胎的配偶-配偶 (83)　0.20 (0.15, 0.43)
双卵双胞胎的配偶-配偶 (57)　0.14 (−0.08, 0.35)

单卵双胞胎 (978)　0.45 (0.44, 0.49)
双卵双胞胎/兄弟姐妹 (2534)　0.19 (0.16, 0.23)
父母-子女 (4953)　0.13 (0.10, 0.16)
配偶 (2015)　0.22 (0.17, 0.26)

**图 7.2**　不同亲缘关系程度的家庭成员之间边缘型人格障碍（BPD）特征的相关性（配对数）和 95% 置信区间。底部的 4 个柱状图表示与性别或世代无关的相关性（From Distel et al.，2009a.）

系。BPD 的遗传力可以由第一、第二和第三个因素分别解释 28%、50% 和 7%。其他 15% 可以用 BPD 特异性遗传因素来解释。本研究发现的遗传结构与 DSM-Ⅳ 公布并保留在 DSM-5 中的 A、B、C 类型人格障碍不一致。然而，在环境风险因素的结构中，A、B、C 类型得到了很好的反映，表明这是由于在环境风险因素中，一个族群的人格障碍倾向于同时发生（Kendler et al., 2008）。

BPD 与轴 Ⅰ 障碍之间的关系主要是在表型水平上的研究。在基因水平上，研究了 BPD 与成人多动症、重性抑郁障碍（major depressive disorder, MDD）和物质使用的关系（Bomovalova, Hicks, Iacono & McGue, 2013; Distel, Carlie et al., 2011; Distel et al., 2012; Reichbom-Kjennerud et al., 2010）。Distel 等（Distel, Carlier et al., 2011）进行了遗传分析，以确定遗传和环境风险因素在多大程度上影响 BPD 特征和 ADHD 症状之间的协变量（图 7.3），结果发现 49% 的表型相关性可以解释 A 族，51% 可以解释 B 族。这就提示 BPD 患者的 ADHD 症状在很大程度上来自同一组遗传特征。

在 BPD 和 MDD 的维度测量中，也发现了遗传风险因素的大量重叠。虽然 BPD 和 MDD 之间的遗传相关性最高（$r_g = 0.56$），但 MDD 和其他 DSM-Ⅳ 人格障碍之间的遗传风险因素也存在重叠（Reichbom-Kjennerud et al., 2010）。BPD 和物质使用程度似乎

取决于所研究的物质。在一个 21 ～ 50 岁的双胞胎样本中，通过经常吸食大麻和频繁的吸烟者的遗传因素来解释与 BPD 特征的关联，对于大量饮酒者，则由独特的环境因素解释与 BPD 特征的相关性（Distel et al., 2012）。在 14 ～ 18 岁的女性双胞胎样本中，以 14 岁时共享环境因素和 18 岁时遗传因素来说明 BPD 特征与物质使用的合成物（大麻、烟草和酒精使用）之间的因果关系（Bornovalova, Hicks, Iacono & McGue, 2013）。

## 正常人格特征和边缘型人格障碍

近年来，正常人格特征与人格障碍关系的本质受到了广泛关注。第 4 版 DSM（DSM-Ⅳ-R; APA, 2000）描述了 BPD 的 9 条标准，符合 9 条标准中至少有 5 条才能做出 BPD 的诊断。使用这个分类系统，接受诊断是否为 BPD。正常的人格特征需要一个定量量表评估。利用这个维度描述，可以评估人格特征存在的程度。图 7.4 显示了这两种概念化的图形表征。一些研究表明，人格特征的维度测量与人格障碍相关（Samuel & Widiger, 2008）。因此，有人认为人格障碍可能代表了正常人格特征的极端化（Trull, Widiger, Lynam & Costa, 2003）。BPD 与五因素模型研究（Five-Factor Model, FFM）：神经质、外倾性、经验开放性、随和性和责任心在表型和遗传水平上进行了探索。在表型水平上，DSM 对 BPD 的诊断可能具有临床意义转化为 FFM 人格特征的轮廓。BPD 患者在神经质领域的各个方面（焦虑、愤怒、敌意、抑郁、自我意识、冲动、脆弱）得分较高；在热情和积极情绪这两个层面上得分较低；在缺乏信任、直率和顺从性方面得分较低；在能力、责任心、自律和思虑等方面得分较低（Samuel & Widiger, 2008）。

多变量双胞胎研究可以探索遗传和环境对"正常"人格特质的影响，也对适应不良的人格特质和人格障碍起着作用。Jang 和 Livesley（1999）发现，DAPP-BQ 中的大多数情绪调节障碍因素与神经质、亲和性和责任心之间存在显著的遗传相关性。与环境影响的相关性较低，但表现出类似的模式。

正常人格特征和边缘型人格特征之间关联的研究表明，边缘型人格特征的所有遗传变异都与 FFM 人格特征的遗传变异相同。然而，环境对边缘型人格特征变异的影响在很大程度上仅限于边缘型人格

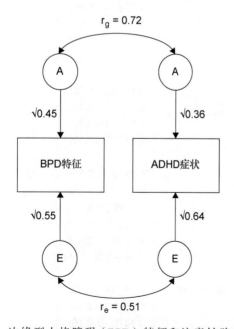

**图 7.3** 边缘型人格障碍（BPD）特征和注意缺陷多动障碍（ADHD）症状的最佳拟合双变量遗传模型结果的图示。（From Distel et al., 2011a）。A. 加性遗传因子；E. 独特环境因素。路径系数表示 BPD 特征和 ADHD 症状的解释方差百分比。$r_g$，遗传相关性；$r_e$，环境相关性

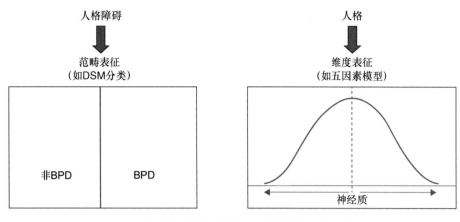

**图 7.4** 人格障碍的范畴表征和人格特质的维度表征

特征。其中一种假设是，这些环境影响区分了介于正常人格特质（如神经质）之间得分较高，但不符合临床诊断标准或确实符合临床诊断的标准的人。

# 边缘型人格障碍的基因发现

众所周知，遗传因素影响 BPD 及其相关特征，但究竟哪些基因起作用？已对 BPD 进行了 3 种类型的基因研究，包括全基因组连锁研究，候选基因关联研究以及全基因组关联研究（genome-wide association，GWA）。

通过连锁分析，可以检测到相关基因的部位。遗传连锁是指基因组上相邻位点的等位基因往往同时遗传的现象，因为相邻的两个位点发生重组的概率很小（Ferreira，2004）。因此，这些接近的位点被称为"有色的人种"。遗传连锁研究利用这一事实，对一个标记与家族中一种性状或疾病一起传播的程度进行了研究。例如，在成对兄弟姐妹中，可以测试后代相同标记（identical-by-descent，IBD）共享程度的增加是否预示了所研究性状的一致性或相似性。迄今为止，仅进行了一项连锁研究，以确定可能包含影响 BPD 特征表现出数量性状位点（quantitative trait loci，QTLs）的基因组区域。Distel 和 Hottenga 等（2008）的一项连锁研究显示，lq31.1、4pl6.1 和 18q23 染色体上存在暗示性联系。在染色体 9p24.1 上发现了重要的全基因组连锁证据。为了确定 1 号、4 号、9 号和 18 号染色体在 BPD 发生的重要性，有必要将结果复制到其他样本中，并在这些区域进行精细定位和关联性研究，以确定实际的基因变异。

候选基因关联性研究评估了特定假设驱动的候选基因的遗传变异性，也可以在群体水平而不是在家族水平上进行。病例对照研究是最常用的关联研究类型。病例对照研究比较了一组不相关的患者（如 BPD 患者）和一组不相关的对照组之间的等位基因频率。大多数候选基因都是功能基因，它们具有生物学后果，假设与特质、障碍或疾病有关。如果感兴趣的基因位于连锁峰下，可以通过连锁研究与人类疾病相关行为的动物模型，或通过药理学研究，或者可以基于理论模型提出建议。为了确定影响 BPD 和相关性状的遗传变异，已经进行了几项关联性研究。这些研究的主要焦点是影响 5-羟色胺功能障碍、多巴胺功能障碍和单胺氧化酶 A（monoamine oxidase A，MAOA）缺乏的基因。

一些研究发现 5-HT 能系统的基因和 BPD 之间有联系。Ni 等（2006）发现含有 5-羟色胺转运体基因（serotonin transporter gene，5-HTT）短等位基因的单倍型与 BPD 之间存在关联，但结果未被复制。Wilson 等（2009）报道了 BPD 与色氨酸羟化酶 1 基因（tryptophan hydroxylase 1 gene，TPH1）多态性之间的关联。最近一篇对 3 种 5-HT 能多态性的 Meta 分析显示两者没有关联（Calati，Gressier，Balestri & Serretti，2013）。除了 5-HT 能功能障碍外，还有一些证据表明多巴胺功能障碍可能与 BPD 有关。多巴胺功能障碍与情绪调节障碍、行为冲动和认知-知觉障碍（Friedel，2004）有关，这是 BPD 的 3 个重要症状维度。Joyce 等（2006）发现抑郁症患者多巴胺转运体 1（dopamine transporter 1，DAT1）的重复等位基因与 BPD 之间存在显著的重复关联。最后，参与 MAOA 产生的基因被认为与 BPD 有关，因为它与冲动攻击和情绪调节有关（Buckholtz & Meyer-Lindenberg，2008）。为了测试 MAOA 是否也与 BPD 相关，Ni 等（2007）对一组 BPD 患者和一组对照的 MAOA 多态性（启动子 VNTR 和 rs6323）进行了基因分型。在 BPD 患者中发现高活性 VNTR 等位基因的高频率和低活性单倍型的低频率，提示高活性等位基因变异可能在 BPD 的发展中起作用。尽管这些研究发现了 5-HT 功能障碍、多巴胺功能障碍和 MAOA 缺乏与 BPD 或相关特征之间有联系，但结果并不完全一致。这表明，与大多数精神疾病一样，BPD 的发生很可能受多个效应较小的基因影响。GWA 研究可以对 BPD 的多基因假说进行检验，但迄今为止只有一项研究。GWA 分析是一种鉴别变异的方法，这种变异在患有某种疾病的人身上发生得更频繁。为了检测基因的小效应，需要非常大的样本量，通常通过将多个样本的结果进行 Meta 分析来获得。最近，在 2 个荷兰样本（N = 7125）中进行了第一个 GWA 研究，在 5 号染色体的一个区域显示了有希望的征象，该结果在第三个独立样本（N = 1301）中得到了重复（Lubke et al.，2014）。

# 基因和环境的交互作用

与大多数精神疾病一样，基因和环境都会增加 BPD 的发生风险。中等遗传度并且经历过（一个或多个）创伤性生活事件和 BPD 症状（严重程度）之间有较强的关系。直到现在，我们一直认为基因和环境的影响是独立的作用。然而，基因和环境的影响往往是相互关联的。患酒精使用障碍的父母可能会创造一种家庭环境，让他们的子女很容易获得酒精；此外，他们传递的基因也使得子女更容易患酒精使用障碍。具有遗传性冲动气质的个体会与他人发生更多的冲突。寻求刺激的人会创造环境给他们带来兴奋的体验。这些例子分别说明了被动的基因型、唤起型和主动的基因型环境（active genotype-environment，rGE）相关的过程。因此，rGE 指的是基因在环境暴露中的作用。对于 BPD，有证据表明遗传因素与某些压力性生活事件相关，如离婚、失业和暴力袭击（Distel, Middeldorp et al.，2011）。因此，导致 BPD 的基因增加了暴露于应激性生活事件的风险。此外，基因和环境可能相互作用（基因-环境相互作用；G×E）。对环境影响的敏感性取决于个体的遗传脆弱性（Kendler & Eaves，1986）。Carpenter 等（Carpenter, Tomko, Trull & Boomsma, 2013）回顾了关于 BPD 和 BPD 相关领域 G×E 的文献，目前只有 3 项 G×E 的研究。

Distel、Middeldorp 等（2011）研究了环境影响与潜在遗传效应的相互作用（如许多遗传变异的累积效应），发现经历过性侵犯会对遗传因素产生负性调节效应。这种强烈的负性调节效应使基因的影响可以忽略不计。这可能表明，即使没有遗传易感性的个体，遇到性侵犯后也会表现出很多 BPD 的特征。然而，由于也有关于 rGE 的证据，所以在得出明确的结论之前，需要进一步关注 G×E 的存在。

Wilson 等（2012）研究了童年期虐待与成人 BPD 之间的关系，是否由特定的可测量的基因——色氨酸羟化酶 I（tryptophan hydroxylase I, TPH1）基因所调节。TPH1 基因多态性显著增加了童年期虐待与晚年患 BPD 风险之间的关联强度。

Bomovalova、Huibregtse、Hicks、Keyes、McGue 和 Iacono（2013）调查了 rGE 和 G×E 作为解释儿童期虐待对 BPD 的影响原因。具体地说，他们调查了遗传脆弱性的儿童内化（internalizing，INT）和外化（externalizing，EXT）障碍症状之间，以及儿童期虐待 [childhood abuse, CA；18 岁之前的情感、躯体和（或）性虐待] 作为环境风险因素之间的相互作用是否产生 BPD 特征（24 岁），结果未发现任何相互作用的证据 [CA×INT，CA×EXT，CA×INT-EXT（结合儿童 INI 和 EXT 精神病理学）]。CA 在遗传因素上并没有对具有 INT 或 EXT 特征的个体产生特别强的影响。双变量遗传模型表明，CA 和 BPD 症状之间的关联可能由遗传因素解释为 rGE（BPD 基因与 CA 的关系）。在某些情况下，遗传因素也与 INT 和 EXT 障碍的症状重叠。总之，基因和环境因素之间的交互作用很可能通过 rGE 发挥作用，然而造成这种基因重叠的基因目前仍不清楚。

# 结论

几项双胞胎和家系研究表明，BPD 是可遗传的，有一些证据表明，非加性遗传影响解释了部分遗传变异。遗传和环境的影响并不总是相互独立的。一些环境影响对 BPD 的遗传易感性有直接影响，而另一些影响则与遗传或环境影响相互作用或与之相关。与轴 I 和轴 II 大多数其他精神障碍（Kendler et al.，2008；Shea et al.，2004）和正常的人格特征（Keller, Coventry, Heath & Martin, 2005）相一致，共同的生长环境因素似乎并不是成年人产生 BPD 的病因。BPD 与其他轴Ⅰ和轴Ⅱ疾病的共病是由于基因关联。BPD 患者往往具有高神经质、低责任心和低随和性的人格结构。这种表型关联也存在于遗传水平。有一些证据表明存在 rGE 和 G×E，但结果尚未被复制。BPD 候选基因研究表明，基因在 5-HT 能和多巴胺能系统中可能起作用；然而，需要更大规模的全基因组研究进一步证实。

## 未来发展

本文总结了遗传对 BPD 的影响，提出了未来研究的几个方向。首先，BPD 与几种轴Ⅰ和轴Ⅱ疾病的遗传相关性意味着什么？两组基因之间的相关性可以反映遗传的"多效性"，这意味着单个基因通过（部分）不同的生物学机制对多个性状或疾病产生影响。然而，另一个重要的解释是，这两种特征或疾病是有因果关系的。BPD 的遗传易损性是否会增加患 ADHD 的风险？还是 ADHD 会增加患 BPD 的风险？使用遗传信息数据的横断面和纵向研究设计组合可用于检验因果关系，更重要的是，该因果关系是否独立于遗传的关联性（De Moor, Boomsma, Stubbe, Willemsen & De Geus, 2008）。

其次，环境因素对 BPD 的影响不是与遗传因素的简单叠加。BPD 的遗传影响与经历某些生活事件相关，并通过经历这些事件进行调节。然而，关于这一主题的早期研究结果还需要被反复证实。需要精心设计的研究来可靠地描述 G×E 的效应。大样本甚至可能使用多个样本的荟萃分析是必要的，环境影响的评估也需要改进。

第三，未来的基因研究将致力于进一步识别影响 BPD 的基因。影响 5-HT 和多巴胺能系统的基因一直是 BPD 的重要候选基因，但其结果不能完全被复制，也未确定是导致 BPD 的一个主要生物学机制。和大多数精神障碍一样，BPD 也应该被考虑为复杂的特征。在 BPD 的遗传研究中，很可能是大量的基因，但所有的基因影响都较小，这就解释了 BPD 的遗传力。为了检测如此小的影响，需要在大样本中检测整个基因组的大量遗传变异。由于 BPD 的遗传结构在不同文化中是相似的，来自不同国家的数据集可能很容易结合起来进行这些分析。另一种可用于 BPD 的策略是检测基因群中遗传变异累积的关联。该假说认为，大多数基因并不是独立运作的，而是在影响生物机制的功能网络中。一项研究表明，一组突触基因与患精神分裂症的风险显著相关，也为这一假设提供了证据（Lips et al., 2012）。

了解 BPD 的生物学基础及其与环境的相互作用和相关性，对 BPD 的预防和治疗具有重要意义。

首先，许多患者和他们的家庭成员与因疾病产生的内疚感和责备作斗争。此外，高危家庭成员和后代经常害怕复发。让患者及家庭成员了解 BPD 的病因会增加对疾病的控制感，进而提高生活质量（Jorm & Griffiths, 2008）。第二，FFM 人格特征的特定得分可作为 BPD 的病因前兆或风险因素。通过识别这些特征，可以启动更有效的预防和治疗方案。例如，有人可能建议，在临床实践中表现出高神经质、低亲和力和低责任心的年轻人应该首先学习情绪调节技能。同时，应该建议和帮助那些有生物学易感性的人避免高风险的环境，以降低 BPD 的风险。第三，BPD 特征与几个环境因素之间的遗传相关性，强调了在治疗期间应关注关系问题、愤怒控制和功能的重要性，因为影响 BPD 特征的基因会增加离婚/分手、暴力攻击或失业的风险。此外，暴露于这些生活事件会增加 BPD 特征的数量，因此更加强调预防这些生活事件的重要性。最后，关于影响 BPD 的基因或基因网络的知识将提供这些基因影响生物过程的信息，这使在未来优化药物治疗成为可能。

## 参考文献

American Psychiatric Association (APA). (2000). *Diagnostic and statistical manual of mental disorders* (4th ed., text rev.). Washington, DC: Author.

Boomsma, D. I., Busjahn, A., & Peltonen, L. (2002). Classical twin studies and beyond. *Nature Reviews Genetics*, 3, 872–882.

Bornovalova, M. A., Hicks, B. M., Iacono, W. G., & McGue, M. (2013). Longitudinal twin study of borderline personality disorder traits and substance use in adolescence: Developmental change, reciprocal effects, and genetic and environmental influences. *Personality Disorders*, 4, 23–32.

Bornovalova, M. A., Huibregtse, B. M., Hicks, B. M., Keyes, M., McGue, M., & Iacono, W. (2013). Tests of a direct effect of childhood abuse on adult borderline personality disorder traits: A longitudinal discordant twin design. *Journal of Abnormal Psychology*, 122, 180–194.

Buckholtz, J. W., & Meyer-Lindenberg, A. (2008). MAOA and the neurogenetic architecture of human aggression. *Trends in Neurosciences*, 31, 120–129.

Calati, R., Gressier, F., Balestri, M., & Serretti, A. (2013). Genetic modulation of borderline personality disorder: Systematic review and meta-analysis. *Journal of Psychiatric Research*, 47(10), 1275–1287.

Carpenter, R. W., Tomko, R. L., Trull, T. J., & Boomsma, D. I. (2013). Gene-environment studies and borderline personality disorder: A review. *Current Psychiatry Reports*, 15, 336.

Distel, M. A., Carlier, A., Middeldorp, C. M., Derom, C. A., Lubke, G. H., & Boomsma, D. I. (2011). Borderline personality traits and adult attention-deficit hyperactivity disorder symptoms: A genetic analysis of comorbidity. *American Journal of Medical Genetics Part B: Neuropsychiatric Genetics*, 156, 817–825.

Distel, M. A., Hottenga, J. J., Trull, T. J., & Boomsma, D. I. (2008). Chromosome 9: Linkage for borderline personality disorder features. *Psychiatric Genetics*, 18, 302–307.

Distel, M. A., Middeldorp, C. M., Trull, T. J., Derom, C. A., Willemsen, G., & Boomsma D. I. (2011). Life events and borderline personality: Gene-environment correlation or gene-environment interaction? *Psychological Medicine*, 41, 849–860.

Distel, M. A., Rebollo-Mesa, I., Willemsen, G., Derom, C. A., Trull, T. J., Martin, N. G., & Boomsma, D. I. (2009). Familial resemblance of borderline personality disorder features: Genetic or cultural transmission? *PLoS ONE*, 4, e5334. doi:10.1371/journal.pone.0005334

Distel, M. A., Trull, T. J., de Moor, M. H. M., Vink, J. M., Geels, L. M., van Beek, J. H. D. A.,... Boomsma, D. I. (2012). Borderline personality traits and substance use: Genetic factors underlie the association with marijuana initiation and smoking, but not with alcohol use. *Journal of Personality Disorders*, 26, 867–879.

Distel, M. A., Trull, T. J., Derom, C. A., Thiery, E. W., Grimmer, M. A., Martin, N. G., Willemsen G., & Boomsma, D. I. (2008). Heritability of borderline personality disorder features is similar across three countries. *Psychological Medicine*, 38, 1219–1229.

Distel, M. A., Trull T. J., Willemsen, G., Vink, J. M., Derom, C. A., Lynskey, M.,... Boomsma, D. I. (2009). The Five Factor Model of personality and borderline personality disorder: A genetic analysis of comorbidity. *Biological Psychiatry*, 66, 1131–1138.

Ferrer, M., Andion, O., Matali, J., Valero, S., Navarro, J. A., Ramos-Quiroga, J. A.,... Casas. M. (2010). Comorbid attention-deficit/hyperactivity disorder in borderline patients defines an impulsive subtype of borderline personality disorder. *Journal of Personality Disorders*, 24, 812–822.

Ferreira, M. A. (2004). Linkage analysis: Principles and methods for the analysis of human quantitative traits. *Twin Research*, 7, 513–530.

Friedel, R. O. (2004). Dopamine dysfunction in borderline personality disorder: A hypothesis. *Neuropsychopharmacology*, 29, 1029–1039.

Gunderson, J. G., Zanarini, M. C., Choi-Kain, L. W., Mitchell, K. S., Jang, K. L., & Hudson, J. I. (2011). Family study of borderline personality disorder and its sectors of psychopathology. *Archives of General Psychiatry*, 68, 753–762.

Heath, A. C., & Eaves, L. J. (1985). Resolving the effects of phenotype and social background on mate selection. *Behavior Genetics*, 15, 15–30.

Hopwood, C. J., Morey, L. C., Edelen, M. O., Shea, M. T., Grilo, C. M., Sanislow, C. A.,... Skodol, A. E. (2008). A comparison of interview and self-report methods for the assessment of borderline personality disorder criteria. *Psychological Assessment*, 20, 81–85.

Jang, K. L., & Livesley, W. J. (1999). Why do measures of normal and disordered personality correlate? A study of genetic comorbidity. *Journal of Personality Disorders*, 13, 10–17.

Jang, K. L., Livesley, W. J., Vernon, P. A., & Jackson, D. N. (1996). Heritability of personality disorder traits: A twin study. *Acta Psychiatrica Scandinavica*, 94, 438–444.

Jorm, A. F., & Griffiths, K. M. (2008). The public's stigmatizing attitudes towards people with mental disorders: How important are biomedical conceptualizations? *Acta Psychiatrica Scandinavica*, 118, 315–321.

Joyce, P. R., Mchugh, P. C., McKenzie, J. M., Sullivan, P. F., Mulder, R. T., Luty, S. E.,... Kennedy, M. A. (2006). A dopamine transporter polymorphism is a risk factor for borderline personality disorder in depressed patients. *Psychological Medicine*, 36, 807–813.

Keller, M. C., Coventry, W. L., Heath, A. C., & Martin, N. G. (2005). Widespread evidence for nonadditive genetic variation in Cloninger's and Eysenck's personality dimensions using a twin plus sibling design. *Behavior Genetics*, 35, 707–721.

Keller, M. C., Medland, S. E., Duncan, L. E., Hatemi, P. K., Neale, M. C., Maes, H. H., & Eaves, L. J. (2009). Modeling extended twin family data I: Description of the Cascade model. *Twin Research and Human Genetics*, 12, 8–18.

Kendler, K. S., Aggen, S. H., Czajkowski, N., Roysamb, E., Tambs, K., Torgersen, S.,... Reichborn-Kjennerud, T. (2008). The structure of genetic and environmental risk factors for DSM-IV personality disorders a multivariate twin study. *Archives of General Psychiatry*, 65, 1438–1446.

Kendler, K. S., & Eaves, L. J. (1986). Models for the joint effect of genotype and environment on liability to psychiatric illness. *American Journal of Psychiatry*, 143, 279–289.

Lips, E. S., Cornelisse, L. N., Toonen, R. F., Min, J. L., Hultman, C. M.; the International Schizophrenia Consortium, ... Posthuma, D. (2012). Functional gene group analysis identifies synaptic gene groups as risk factor for schizophrenia. *Molecular Psychiatry*, 17, 996–1006.

Livesley, W. J. (2006). The dimensional assessment of personality pathology (DAPP) approach to personality disorder. In S. Strack (Ed.), *Differentiating normal and abnormal personality*. (2nd ed., pp. 401–425). New York: Springer.

Livesley, W. J., Jang, K. L., & Vernon, P. A. (1998). Phenotypic and genetic structure of traits delin-

eating personality disorder. *Archives of General Psychiatry*, 55, 941–948.

De Moor, M. H. M., Boomsma, D. I., Stubbe, J. H., Willemsen, G., & De Geus, E. J. C. (2008). Testing causality in the association between regular exercise and symptoms of anxiety and depression. *Archives of General Psychiatry*, 65, 897–905.

Lubke, G. H., Laurin, C., Amin, N., Hottenga, J. J., Willemsen, G., van Grootheest, G., ... Boomsma, D. I. (2014). Genome-wide analyses of borderline personality features. *Molecular Psychiatry*, 19, 923–929.

Ni, X. Q., Chan, K., Bulgin, N., Sicard, T., Bismil, R., McMain, S., & Kennedy, J. L. (2006). Association between serotonin transporter gene and borderline personality disorder. *Journal of Psychiatric Research*, 40, 448–453.

Ni, X. Q., Sicard, T., Bulgin, N., Bismil, R., Chan, K., McMain, S., & Kennedy, J. L. (2007). Monoamine oxidase A gene is associated with borderline personality disorder. *Psychiatric Genetics*, 17, 153–157.

Pascual, J. C., Soler, J., Barrachina, J., Campins, M. J., Alvarez, E., Perez, V., ... Baiget, M. (2008). Failure to detect an association between the serotonin transporter gene and borderline personality disorder. *Journal of Psychiatric Research*, 42, 87–88.

Plomin, R., Defries, J. C., & Loehlin, J. C. (1977). Genotype-environment interaction and correlation in analysis of human-behavior. *Psychological Bulletin*, 84, 309–322.

Reichborn-Kjennerud, T., Czajkowski, N., Røysamb, E., Ørstavik, R. E., Neale, M. C., Torgersen, S., ... Kendler, K. S. (2010). Major depression and dimensional representations of DSM-IV personality disorders: A population-based twin study. *Psychological Medicine*, 40, 1475–1484.

Samuel, D. B., & Widiger, T. A. (2008). A meta-analytic review of the relationships between the five factor model and DSM-IV-TR personality disorders: A facet level analysis. *Clinical Psychology Review*, 28, 1326–1342.

Shea, M. T., Stout, R. L., Yen, S., Pagano, M. E., Skodol, A. E., Morey, L. C., ... Zanarini, M. C. (2004). Associations in the course of personality disorders and Axis I disorders over time. *Journal of Abnormal Psychology*, 113, 499–508.

Takao, T., Tachikawa, H., Kawanishi, Y., Mizukami, K., & Asada, T. (2007). CLOCK gene T3111C polymorphism is associated with Japanese schizophrenics: A preliminary study. *European Neuropsychopharmacology*, 17, 273–276.

Torgersen, S., Czajkowski, N., Jacobson, K., Reichborn-Kjennerud, T., Roysamb, E., Neale, M. C., ... Kendler, K. S. (2008). Dimensional representations of DSM-IV cluster B personality disorders in a population based sample of Norwegian twins: A multivariate study. *Psychological Medicine*, 38, 1617–1625.

Trull, T. J., Widiger, T. A., Lynam, D. R., & Costa, P. T. (2003). Borderline personality disorder from the perspective of general personality functioning. *Journal of Abnormal Psychology*, 112, 193–202.

Wilson, S. T., Stanley, B., Brent, D. A., Oquendo, M. A., Huang, Y. Y., Haghighi, F., ... Mann, J. J. (2012). Interaction between tryptophan hydroxylase I (*TPH1*) polymorphisms and childhood abuse is associated with increased risk for borderline personality disorder in adulthood. *Psychiatric Genetics*, 22, 15–24.

Wilson, S. T., Stanley, B., Brent, D. A., Oquendo, M. A., Huang, Y. Y., & Mann, J. J. (2009). The tryptophan hydroxylase-1 A218C polymorphism is associated with diagnosis, but not suicidal behavior, in borderline personality disorder. *American Journal of Medical Genetics Part B: Neuropsychiatric Genetics*, 150b, 202–208.

# /// 8 /// 边缘型人格障碍的自杀和非自杀性自伤

MARGARET S. ANDOVER, HEATHER T. SCHATTEN, BLAIR W. MORRIS
王硕　于鲁璐　译

## 引言

大量研究表明，边缘型人格障碍（borderline personality disorder，BPD）的诊断与自伤行为，包括自杀、自杀企图和非自杀性自伤（nonsuicidal self-injury，NSSI）之间存在密切联系。自伤行为在 BPD 患者中很常见（Welch & Linehan, 2002）；高达 87% 的 BPD 患者报告有自杀企图史（如 Black, Blum, Pfohl & Hale, 2004; Soloff, Lis, Kely, Cornelius & Ulrich, 1994tz; Soloff, Lynch & Kelly, 2002），临床研究发现，多达 37% 的 NSSI 患者符合 BPD 诊断标准（Briere & Gil, 1998）。反复的自伤行为也是 BPD 的诊断标准之一［美国精神病学协会（American Psychiatric Association，APA），2013］，对于 BPD 患者来说，它可能是一个突出且令人担忧的症状。在本章中，我们首先讨论自杀企图、NSSI 与特定的 BPD 诊断标准之间的关系，并回顾 BPD 中自伤行为的患病率。其次，我们回顾了 BPD 患者自杀企图和 NSSI 的风险因素和特征。然后，我们简要概述专门针对 BPD 中自伤行为的治疗方法。最后，我们提供了一个案例来说明本章讨论的相关因素和风险因素。

## 非自杀性自伤和自杀行为的定义

NSSI 被定义为没有死亡意图的故意伤害身体

（Favazza, 1998），包括切割、烧伤、抓伤、自我击打、针刺和雕刻文字、图案或符号等行为（Walsh, 2008）。NSSI 在普通人群中的患病率高得惊人（Muehlenkamp & Gutierrez, 2004; Ross & Heath, 2002），它与许多适应不良后果有关，包括瘢痕和感染等躯体后遗症状，焦虑和抑郁等心理症状（Andover, Pepper, Ryabchenko, Orrico & Gibb, 2005; Ross & Heath, 2002），以及危险行为增加，如非法药物使用和酗酒（Serras, Saules, Cranford & Eisenberg, 2010）。NSSI 的治疗非常重要，目前的研究主要集中于识别 NSSI 的功能上。NSSI 的功能模型主要关注自伤的直接前因和后果，而不是关注影响行为的远期风险因素、脆弱性因素和社会心理相关因素（Nock, 2009）。既往研究提出 NSSI 有多种功能；然而，目前研究认为 NSSI 是一种减少或消除负性情绪的最常使用的方法。

NSSI 和自杀行为，包括自杀企图和自杀成功，都涉及对身体的故意伤害，但它们在自杀意图、对事件的感知、行为计划、长期性和方法上有所不同（Muehlenkamp, 2005; Suyemoto, 1998）。NSSI 仅在没有死亡意图的情况下实施，而自杀行为在一定程度上有死亡意图（自杀企图和自杀完成在致死率上有所不同）。NSSI 是一种慢性和重复性的行为，而自杀企图发生的频率较低，NSSI 的致死率低于自杀企图（Muehlenkamp, 2005）。此外，NSSI 比自杀企图更常见（Muehlenkamp & Gutierrez, 2004; Ross & Heath, 2002）。然而，这些行为往往同时发生；55%～85% 有 NSSI 史的人至少有过一次自杀企图

（Stanley，Gameroff，Michalsen & Mann，2001），最近的研究提示，NSSI 可能是自杀企图的一个重要风险因素（Andover，Morris，Wren & Bruzzese，2012）。

考虑到 NSSI 和自杀行为的不同，有必要单独考虑 NSSI 和自杀行为。但是，自伤的相关文献中缺乏一个标准术语而受到阻碍。例如，像"准自杀"和"故意自伤"这样的术语可以用来描述自伤行为，而不考虑自杀意图（NSSI 和自杀企图；如 Welch & Linehan，2002），或也可以用于描述非自杀性行为（如 Gratz & Gunderson，2006）。本章将使用"非自杀性自伤"一词来描述无自杀意图的伤害；当试图自杀和 NSSI 同时存在时，考虑使用"自伤行为"的术语。

## BPD 患者中自杀行为和非自杀性自伤的患病率

BPD 患者中自杀企图非常普遍，且有自杀企图的 BPD 患者比没有自杀企图的预后较差（Mehlum，Friis，Vaglum & Karterud，1994）。在自杀死亡的个体中，根据病理解剖的评估标准，有 7% ～ 38% 符合 BPD 诊断（Linehan & Dexter-Mazza，2007），有 4% ～ 10% 的 BPD 患者死于自杀（Paris，2002；Zanarini，Frankenburg，Hennen，Reich & Silk，2005）。研究表明，超过 80% 的 BPD 患者报告有自杀企图史（Black et al. 2004；Soloff et al.，2002），生命周期中平均有 3、4 次自杀企图（Paris & Zweig-Frank，2001）。一项研究发现，86.4% 的 BPD 患者在评估前 2 年有自杀企图（Soloff et al.，1994）。研究人员报告称，在 6 年的随访研究中，27.8% 的 BPD 患者报告有自杀企图，近 25% 的患者报告在前 2 年内有自杀企图（Soloff & Chiappetta，2012）。据报道，BPD 患者的自杀死亡率也很高；在 27 年的随访期间，Paris 和 Zweig-frank（2001）报告了 10.3% 的个体死于自杀。Zanarini 和同事（2005）报告在 6 年的随访期内 4% 的人死于自杀。虽然青少年 BPD 的诊断存在争议，但研究人员已经证明青少年 BPD 诊断的有效性和可靠性（Miller，Muehlenkamp & Jacobson，2008）。无论青少年还是成人，自杀企图和 BPD 诊断之间存在很强的联系；Jacobson 及其同事（Jacobson，Muehlenkamp，Miller & Turner，2008）

也发现，在青少年门诊中，38% 有自杀企图史的患者符合 BPD 的标准。例如，除了临床住院的青少年患者之外，社区青少年和大学生中 BPD 症状和自杀企图史有关（Klonsky，May & Glenn，2013）。

NSSI，即无自杀意图的自伤，通常与 BPD 相关（Nock，Joiner，Gordon，Lloyd-Richardson & Prinstein，2006）。临床样本中近 40% 的自伤患者符合 BPD 诊断标准（Briere & Gil，1998）。近 27% 的青少年门诊患者和 63% 的青少年住院患者符合 BPD 的诊断（Ferrara，Terrinoni & Williams，2012；Jacobson et al.，2008）。然而，并不是所有 NSSI 患者都符合 BPD 诊断。研究表明，在 NSSI 个体中，BPD 的发生率在 0% ～ 50%（Zlotnick，Mattia & Zimmerman，1999）。另外，也不是所有 BPD 患者都报告有 NSSI 的病史（Zlotnick，Mattia & Zimmerman，1999）。然而，即使不符合 BPD 诊断，研究发现有 NSSI 史的个体与无自伤史的相比，存在更多的 BPD 症状（Andover et al.，2005；Briere & Gil，1998；Klonsky & Olino，2008；Klonsky，Oltmanns & Turkheimer，2003；Stanley et al.，2001）。这表明即使没有诊断 BPD，对于临床医生和研究人员来说，目前存在自伤行为（尤其是 NSSI）时，要考虑是 BPD 的症状。

## BPD 的自伤标准

NSSI、自杀和 BPD 之间的关系很明确。事实上，DSM（DSM-5；APA，2013）中诊断 BPD 的 9 条标准之一是反复出现自杀行为、姿势、威胁或 NSSI；BPD 是 DSM-5 中唯一将自伤作为诊断标准的疾病（非自杀性自伤障碍被列入 DSM-5 中需进一步研究的疾病；APA，2013）。由于 BPD 诊断只需要 9 条症状中的 5 条，因此需要注意的是，自伤既不是诊断 BPD 的必要条件，也不足以诊断 BPD，这一点得到了上述研究的证实，并非所有有 NSSI 史或自杀企图史的个体都诊断 BPD。然而，一些临床医生可能会不恰当地将有 NSSI 或反复自杀行为的患者诊断为 BPD（Ghaziuddin，Tsai，Naylor & Ghaziuddin，1992）。自伤行为的标准在 BPD 和自伤的研究中可能被混淆，因为它代表了一种结构的重叠。为了更好地理解自伤行为与 BPD 之间的关系，研究人员应考虑对自伤行为与反复自伤标准应进行统计学控制。

# 自杀企图、NSSI 以及 BPD 的特征性症状

考虑到 BPD 的自伤行为发生率,研究人员已经开始探索特定的 BPD 标准与自杀和非自杀性自伤之间的关系。在一个大学生样本中发现,自杀企图与冲动性和反复自伤的标准相关(Klonsky, 2008)。同样,Brodsky 及其同事(Brodsky, Malone, Ellis, Dulit & Mann, 1997)在统计时控制了抑郁发作史、药物滥用和反复自伤的 BPD 标准,发现在诊断为 BPD 的精神病院住院的患者中,只有冲动性与既往的自杀企图相关。在一项人格障碍的研究中,只有情绪不稳定标准可以预测自杀企图史,但是在控制了复发性自伤这个变量时,则无统计学意义(Yen et al., 2004)。虽然这些研究表明在特定的 BPD 诊断标准中,冲动性和情绪不稳定与自杀企图有关,但研究结果并不一致,还需要进一步研究。

研究人员还调查了 BPD 标准与其他类型的自伤行为密切相关,如自杀成功、自杀意念、有或无自杀意图的自伤行为。这些研究得到了不一致结果,再次证实了进一步研究的必要性。例如,一项心理剖析结果表明,在 BPD 患者中,与无自杀死亡的人相比,那些自杀死亡的人不太可能达到 BPD 的情绪不稳定和偏执观念/分离的标准(McGirr, Paris, Lesage, Renaud & Turecki, 2009)。自杀意念与 BPD 的所有症状标准相关,其中空虚感与反复自伤的相关性最强(Klonsky, 2008)。最后,通过情绪不稳定、身份障碍和冲动性标准可显著预测有或无死亡意图的自伤行为,当控制了反复性自伤标准,只有情绪不稳定仍存在显著的关系(Yen et al., 2004)。

两项研究调查了 BPD 自伤相关的自杀企图和 NSSI 标准的差异。Andión 及其同事(2013)发现,在 BPD 的门诊患者中,发现 BPD 症状较多的患者更有可能报告自杀企图和 NSSI。此外,BPD 行为调节障碍症状明显的人群,如冲动性和自伤行为,自杀企图的可能性更大。行为调节障碍和情感调节障碍(包括情绪不稳定、不恰当的愤怒和避免被抛弃)明显的患者更有可能有自伤史。关系紊乱包括不稳定的关系、空虚感、身份识别障碍和偏执观念症状,相比于行为调节障碍症状,与自残行为的相关性较小(Andión et al., 2013)。在本研究中,行为调节症状包括冲动性和反复自伤,强调了症状之间的重叠性。仅了解冲动性标准将有助于评估本研究的结果。在青少年的临床样本中,有两种 BPD 症状区分了单纯 NSSI 患者和 NSSI 伴自杀企图的患者。具体而言,较少的自我困惑和较多的人际关系混乱与单纯 NSSI 的关系更显著,而与两种自伤行为关系较弱。然而,仅有 NSSI 史的患者与仅有自杀企图史的患者之间没有差异(Muehlenkamp, Ertlet, Miller & Claes, 2011),这表明,无论有无自杀意图,类似的 BPD 标准与一种类型的自伤相关。尽管与自伤行为相关的 BPD 特定症状研究不尽相同,但这些研究表明,自伤和 BPD 之间的联系不仅仅是一个共同的诊断标准。对 BPD 标准的进一步深入研究,特别是反复自伤所反映出来的症状重叠,将有助于我们理解其背后的机制。

# BPD 自杀未遂的风险因素

鉴于 BPD 患者的自杀高风险,了解可能导致自杀企图风险增加的因素很重要。BPD 自杀企图的风险因素主要包括:老年人、自杀企图史、反社会型人格障碍、冲动行为史(Soloff, Lis, Kelly, Cornelius & Ulrich, 1994)、社会经济地位低、心理社会适应不良、自杀家族史、既往有精神病住院史以及未经门诊治疗(Soloff & Chiappetta, 2012)。Soloff 及其同事(Soloff, Lynch, Kelly, Malone & Mann, 2000)发现冲动和绝望可以预测 BPD 患者自杀企图的次数(Soloff et al., 2000)。然而,与预期的相反,BPD 的严重程度与自杀企图的次数无关(Soloff, Fabio, Kelly, Malone & Mann, 2005)。一项为期 16 年的 BPD 患者纵向研究发现,在对其他相关变量进行统计控制后,NSSI,有一名自杀身亡的看护人,情绪不稳定,分离症状,MDD、物质使用障碍和创伤后应激障碍的诊断是唯一自杀企图的独立预测因素(Wedig et al., 2012)。目前发现,神经性贪食症的诊断与女性 BPD 自杀企图风险有关(Chen, Brown, Harned & Linehan, 2009)。在接受辩证行为疗法(dialectical behavior therapy, DBT)的女性 BPD 中,Brown 及其同事(Brown, Linehan, Comtois, Murray & Chapman, 2009)发现羞耻感可能增加自伤的风险,但这需要在更广泛的样本中进行研究。负性应激性生活事件可能是青少年和青年自杀未遂的预测因素(Horesh, Nachshoni, Wolmer & Toren, 2009)。有趣的是,Horesh 及其同事(2009)发现,童年期失去一个一级亲属可能是防止自杀行为的一

个保护因素。他们认为，如果父母一方是虐待或忽视儿童的人员，失去他/她可能比父母存在危害性要小。

虽然一些研究人员已注意到，共病心境障碍和物质使用障碍可能是BPD患者自杀企图的风险因素（Fyer, Frances, Sullivan, Hurt & Clarkin, 1988），但其他研究并不支持这一结果（Soloff et al., 1994）。也有研究发现，有自杀企图的BPD患者比没有自杀企图的患者的抑郁症状更严重（Soloff et al., 1994）。因此，临床医生应该意识到，即使没有抑郁症的诊断，抑郁症状的增加也可能是自杀企图的一个风险因素。

对BPD自杀企图的纵向研究表明，这种行为的风险因素可能会随着时间的推移而改变。Soloff及其同事（Soloff, Feske & Fabio, 2008; Soloff & Chiappetta, 2012）发现，在一项为期6年的纵向研究的前12个月中，重性抑郁障碍和社会适应不良可预测自杀企图。然而，自杀企图风险的预测包括：自杀企图前的精神科住院和18～24个月的社会适应不良；以及企图自杀前的精神病入院和药物治疗，第1年随访期间的企图和第2～5年基线时功能低下（Soloff & Fabio, 2008）。尽管随着时间的推移，风险因素似乎发生了变化，但不良的心理社会功能始终与自杀风险的增加相关，基线时较高的总体功能评估（GAF）评分表明功能更好，随着时间的推移，自杀企图的风险降低（Soloff & Chiappetta, 2012）。这一发现强调了BPD患者心理社会功能改善的重要性，因为这可以降低自杀企图的风险。

研究人员还调查了BPD和非BPD中自杀企图的一般风险因素。一般来说，BPD的自杀企图者比BPD的非自杀企图者报告自杀行为的风险高。Berk及其同事（Berk, Jeglic, Brown, Henriques & Beck, 2007）发现，在自杀企图者中，BPD患者更倾向于抑郁、无望和精神病症状问题。此外，BPD的自杀企图者有更多的自杀意念和自杀企图。心理社会功能也是BPD自杀企图的风险因素（Soloff & Chiappetta, 2012; Soloff & Fabio, 2008），BPD自杀企图者的社会问题解决能力较差（Berk et al., 2007）。这些结果表明，BPD患者与其他有自杀企图史的精神障碍患者相比，仍然有更高的自杀企图风险。

童年期性虐待史通常与自杀行为相关（例如，Kolla, Eisenberg & Links, 2008）；研究人员报告有自杀企图史的BPD患者一生中遭受的性虐待事件更多。此外，企图自杀的BPD患者比企图自杀

的MDD患者报告有更多的性虐待（Horesh et al., 2009）。然而，童年期性虐待和自杀企图之间的关系可能不是直接的因素；Soloff及其同事（2008）发现，精神病样和分裂样症状以及社会适应不良在一定程度上介导了这种关联，表明这些因素增加了有童年期性虐待史的BPD患者的自杀行为风险。

研究的一个重要焦点是BPD和MDD共病患者的自杀企图，因为这两种诊断都有增加自杀企图的风险（见第11章）。BPD和MDD共病的人比单纯MDD的人有更多的自杀企图，他们更有可能报告自杀企图受人际关系的诱导（Brodsky, Groves, Oquendo, Mann & Stanley, 2006）。BPD和MDD共病的患者首次企图自杀的年龄也比单独MDD患者小，他们有更大的敌意、攻击性和冲动性，提示共病BPD可能与自杀企图的风险增加有关。单独MDD个体报告最近的自杀企图比共病BPD的自杀意图更强，然而，最近一次自杀企图的致命性在单独MDD以及MDD和BPD共病的患者之间是相当的（Brodsky et al., 2006）。这些研究结果表明，与单纯抑郁症相比，BPD与MDD共病的患者可能有更广泛的自杀史，存在更多自杀企图的风险因素，以及自杀意图和企图的致死率之间的差异更大。

## BPD完成自杀的风险因素

与自杀企图的风险因素相比，对BPD患者完成自杀的风险因素的研究较少。Paris（1990）发现，与未自杀死亡的BPD患者相比，那些死于自杀的BPD患者受教育年限更长，自杀企图的次数更多，精神病性症状更少，童年早期的分离和丧失更少。然而，自杀死亡者和未死亡者比较，年龄、性别、婚姻状况、情感障碍或冲动行为方面没有差异。尽管BPD患者自杀企图与自杀死亡之间的风险因素存在差异，但值得注意的是，自杀企图史是自杀死亡的最强的预测因素之一（Joiner et al., 2005）。因此，重要的是要强调识别BPD患者自杀企图的风险因素。

## BPD患者自杀企图的特征

研究表明，BPD是多次自杀企图的风险因素（Boisseau et al., 2012）。共病BPD的MDD患者报告有更多的自杀企图（Brodsky et al., 2006），并且BPD患者比其他精神疾病存在更多的自杀企图

（Soloff et al.，2000）。研究人员试图找出与BPD患者自杀企图增加的相关因素。Soloff及其同事（2000）发现冲动性和绝望可以预测BPD患者自杀企图的频率（Soloff et al.，2000）。然而，与预期相反，BPD的严重程度与自杀企图的数量无关（Soloff et al.，2005）。

根据定义，所有的自杀企图至少包含一定的死亡意图，但躯体伤害的严重程度可能有很大差异。一些人认为，BPD患者反复出现自杀和非自杀自伤行为可能会使临床医生认为，BPD患者的自杀意图、致命性都比较低（Brodsky et al.，2006）。然而，研究人员发现，BPD患者和非BPD患者在自杀企图的致死率上没有区别（Berk et al.，2007；Brodsky et al.，2006；Soloff et al.，2000）。事实上，超过40%有自杀企图史的BPD患者认为他们最糟糕的企图是高致命性（Soloff et al.，1994b），纵向研究表明，多达10.3%的BPD患者死于自杀（Paris & zwig-frank，2001）。因此，自杀企图伤害和自杀意图的躯体致命性的预测因子一直是研究的热点。

虽然有些研究人员报道，既往自杀企图的频率不会增加高致命性企图的风险（Chesin，Jeglic & Stanley，2010），但其他研究者表明，与低致命性企图相比，高致命性自杀企图的BPD患者死亡意图和自杀企图的频率增加（Soloff et al.，2005）。Shearer及其同事们（Shearer，Peters，Quaytman & Wadman，1988）发现，BPD患者自杀意图的差异在很大程度上是由特定的人口统计学和临床因素造成的，包括年龄、既往自杀未遂的次数、存在进食障碍和精神病性症状史以及父母有情感障碍史。Soloff及其同事（2000）发现，绝望是BPD患者致命意图和自杀企图计划的重要预测因素。有趣的是，广泛性焦虑障碍对BPD患者的自杀意图有保护作用。

在BPD患者中，与低致死率的自杀企图相比，高致死率的自杀企图与特定的人口统计学特征相关。具体来说，较严重的自杀企图与高龄（Shearer et al.，1988；Soloff et al.，2005）、有子女、受教育程度以及社会经济地位较低（Soloff et al.，2005）以及药物滥用家族史有关。BPD患者中，高致死率的自杀企图可能与冲动性、共病进食障碍和MDD或者反社会型人格障碍、有多次住精神病院史、长期住院（Soloff et al.，2005）、对拒绝敏感性（Soloff et al.，1994b）以及更多的自杀企图（Shearer et al.，1988；Soloff et al.，1994b）有关。这些与自杀企图次数的研究结果相似，BPD的严重程度与躯体致死率无关（Soloff

et al.，2005）。然而，在理解BPD患者自杀意图和致命性企图时，痛苦的耐受度是一个重要的考量因素。Anestis及其同事（Anestis，Gratz，Bagge & Tull，2012）发现，在BPD患者中，与痛苦耐受性低的患者相比，痛苦耐受性较高的患者报告了更多的自杀企图和更多的死亡企图，以及更严重的躯体自杀企图。尽管这一发现似乎与直觉相悖，但作者认为，更强的忍受痛苦的能力会让个体反复进行自杀行为，而不顾相关的痛苦和负面后果。

BPD患者有较高的自杀企图和死亡风险。研究BPD患者的自杀风险因素不仅要关注增加自杀企图和死亡风险的变量，还关注自杀企图的特征，如自杀企图的次数、自杀意图和自杀企图的躯体致死率。这一研究和未来的研究可以加深我们对BPD和自杀之间关系的理解，以及更好地识别高风险患者。

## BPD患者非自杀性自伤的风险因素

诊断BPD和具有边缘型人格特征的人都可能存在非自杀性自伤行为（NSSI）（Andover et al.，2005；Briere & Gil，1998；Ferrara et al.，2012；Jacobson et al.，2008；Klonsky & Olino，2008；Klonsky et al.，2003）。此外，Glenn和Klonsky（2011）发现，边缘型人格特征预示了1年随访中会出现NSSI，而NSSI预示了BPD患者的自杀企图（Wedig et al.，2012）。由于自伤在BPD患者中普遍存在，其自伤行为会带来不良的后果，所以识别BPD患者中NSSI相关或增加其风险的因素非常重要。

据报道，在NSSI的BPD患者中，一些共病诊断率有所增加。具体而言，存在NSSI史与BPD患者当前的神经性厌食症（Chen et al.，2009）和强迫症增加有关（McKay，Kulchycky & Danyko，2000）。此外，有分离症状的BPD女性更有可能存在自伤行为（Brodsky et al.，1995）。即使在非临床样本研究中，BPD也可能与患者的精神病症状增加有关。Andover及其同事（2005）发现，当统计学上控制了边缘型人格特征时，焦虑、抑郁症状和NSSI之间的关联并不显著。因此，需要进一步的研究来更好地了解特定的共病疾病是否会影响BPD患者自伤行为的严重程度、强度和频率，从而为评估、预防和治疗工作提供信息。

与自杀企图一样，童年期虐待也是NSSI的风险因素。一些研究确实报告了自伤者中儿童期虐待的比例增加。Zlotnick 及其同事（1996）发现有 NSSI 史的比没有 NSSI 史的精神病患者报告有更多的童年期性虐待事件。Evren 及其同事（Evren, Cinar, Evren & Celik, 2012）发现，在男性物质滥用者中，童年期情感忽视和边缘型人格特征的严重程度与 NSSI 相关。此外，NSSI 事件的数量可以预测童年期躯体忽视和边缘型人格特征的严重程度。有研究表明，童年期虐待和 NSSI 之间可能不是直接的联系。Klonsky 和 Moyer（2008）对童年期性虐待和 NSSI 的关系进行荟萃分析，发现这种关联的强度相对较小，在控制了其他精神病风险因素的研究中，童年期性虐待不能解释 NSSI 的特殊差异。相反，作者认为童年期性虐待和自伤是相关的，因为它们具有相同的精神病的风险因素。童年期创伤与 BPD 的 NSSI 相关。在女性 BPD 患者中，报告有 NSSI 的人有更多的童年期性虐待和分离，但当将所有变量一起分析时，只有诊断 BPD 与 NSSI 显著相关（Zweig-Frank, Paris & Guzder, 1994）。然而，以男性作为研究对象时，未发现童年期虐待和 NSSI 有关（zwei-frank, Paris & Guzder, 1994），这表明 BPD 患者童年期虐待和 NSSI 之间有着复杂的关联。

针对 BPD 患者 NSSI 的风险因素研究是有限的。根据定义，NSSI 是没有自杀意图的，有人可能会认为 NSSI 不像自杀企图那么引人关注。由于 NSSI 与增加精神病症状有关，所以 BPD 患者的自杀企图是一个重要的风险因素（Wedig et al., 2012），因此，应该作为研究的重点。Zanarini 及其同事（Zanarini, Laudate, Frankenburg, Reich & Fitzmaurice, 2011）做了目前仅有的一项 BPD 患者自伤风险因素的前瞻性研究。在他们长达 10 年的纵向研究中，作者发现 NSSI 可以由几个人口统计学和临床变量来预测自伤风险，包括女性、童年期性虐待史、成年期被性侵犯、重性抑郁障碍、抑郁情绪和认知偏差、分离症状的严重程度，这些都是 NSSI 的风险因素。总的来说，为了更好地进行临床评估、预防和治疗工作，还需要更多的研究全面了解可能导致 BPD 患者 NSSI 的风险因素。此外，比较 NSSI 与自杀未遂的风险因素的研究，有助于我们理解 BPD 自伤行为与自伤行为的具体机制之间的关系。

## BPD 治疗过程中的自伤行为

在 BPD 治疗过程中发生 NSSI 最近成为研究兴趣的领域。Sansone 及其同事（Sansone, Gaither &

Songer, 2002）调查了 BPD 患者整个生命周期内有无死亡意图的自伤行为的患病率。BPD 患者的平均自伤行为次数在 18 ～ 24 岁急剧增加，并且这种趋势持续到 50 ～ 59 岁。在高致命性和低致命性行为中都是如此的模式。未诊断 BPD 的精神科住院患者，虽然自伤行为明显少，但是在整个生命周期中也表现出类似的行为模式。然而，Zanarini 及其同事（2005）注意到，经过 6 年的随访，BPD 患者的自伤发生率降低了 65%。因此需要进一步研究来了解 NSSI 和自杀企图的模式，以及减少自伤和自杀行为的可能影响因素。

## BPD 的情绪调节与自伤行为

边缘型人格障碍存在广泛性情绪调节障碍（Crowell, Beauchaine & Linehan, 2009）。Linehan（1993）的生物社会理论认为，情绪调节障碍模型可以解释 BPD 的自我伤害行为。这个模型认为 BPD 患者在情绪调节方面普遍存在困难。BPD 患者对负性的情绪刺激敏感性较高，情绪反应强烈，且恢复正常基线缓慢。Linehan 认为，BPD 患者的情感困难源于生物学的脆弱性，这些脆弱性会在特定环境中的经历加剧而使个人情感体验表达失效。自伤行为，包括 NSSI 和自杀企图，是对过度的、无法控制的、极度痛苦的负性情绪问题不恰当的解决方法；它们要么是情绪调节障碍的结果，要么作为试图调节强烈情感反应。

实证研究支持情绪调节与自伤行为之间的关系。与 Linehan（1993）的模型一致，NSSI 个体报告将自伤作为调节情绪的策略（Klonsky, 2009）。情绪调节障碍也与自杀意念、单次和多次自杀企图（Rajappa, Gallagher & Miranda, 2012）和 NSSI（Gratz & Chapman, 2007; Gratz & Roemer, 2008）相关。有必要对 BPD 中的情绪调节障碍和自我伤害行为进一步研究，因为这可能是 BPD 中自我伤害行为干预的一个重点。

## BPD 治疗中的自杀和非自杀性自伤

尽管我们已经针对自伤危险行为采取了干预措施，但在 BPD 的治疗中仍提出额外的挑战。虽然 BPD 的治疗在其他章节已经进行了详细的讨论，我们回顾提供了 BPD 自伤最有经验的支持干预措施。也许最著名和最有经验支持的例子是 DBT（Linehan,

1993；Stanley et al., 2007）。DBT 作为一种专门治疗 BPD 的疗法，DBT 结合了认知行为技术，注重辩证思维和东方哲学理念。DBT 直接涉及自伤行为；作为治疗第一阶段的一部分，治疗师和患者注重减少危及生命的行为，如自杀企图和 NSSI。

鉴于自伤行为与情绪调节障碍之间的理论和实践联系，包括 DBT 在内的几种治疗方法都侧重于发展情绪调节技能来解决自伤行为。例如，Gratz 及其同事（Gratz & Gunderson, 2006；Gratz & Tull, 2011）开发了一项为期 14 周的基于接受情绪调节小组干预。该干预措施侧重于减少情绪调节障碍和情绪回避为重点，已经证明 BPD 和亚临床 BPD 的女性 NSSI 发生率降低（Gratz & Gunderson, 2006；Gratz & Tull, 2011）。基于验证情绪调节小组干预作为一种经验支持疗法（empirically supported treatment, EST），治疗 BPD 的自伤行为，还有待进一步研究。

其他的干预措施侧重于提高解决问题的技能，以减少自伤行为。例如，人工辅助认知疗法（manual-assisted cognitive therapy, MACT）是一种认知-行为干预方法，专注于 NSSI 的问题解决。这 6 个阶段的干预包括 DBT、认知行为疗法和生物疗法。该干预措施有望治疗自伤行为。研究人员最近专门对 BPD 患者的干预进行了研究，发现在常规治疗中如果增加 MACT，6 个月后 NSSI 会显著减少，自伤严重程度也显著降低。但是不同治疗组之间的自杀意念没有差异（Weinberg, Gunderson, Hennen & Cutter, 2006）。

研究表明，专科医院项目可能适合于有自杀倾向的 BPD 患者。Berrino 及其同事（2011）发现，与接受常规治疗的患者相比，接受短期住院危机干预项目的患者在出院 3 个月后自杀企图的次数显著减少。虽然还需要进一步的研究，但这一发现表明，对于因自杀倾向入院的 BPD 患者的干预可能会降低未来自杀企图的发生率。

对于许多 BPD 患者来说，NSSI 和自杀程度的增加是反复和慢性的。虽然住院治疗有时可能是较恰当的方案，但很多专家建议除非必要时，一般不要住院治疗（Linehan, 1993；Paris, 2002）。BPD 患者的自杀倾向不会随着住院而显著改善，而住院本身可能对个体具有强化自杀的特性。与 BPD 既定的治疗方法（Linehan, 1993）一致，Paris（2002）建议关注自杀倾向背后的痛苦，而不是自杀本身。同样，与 NSSI 相关的可改变的深层次原因和技能缺陷应作为治疗的重点，而了解个体 NSSI 的功能

如情绪调节，可以为临床医生和患者提供一个解决 NSSI 本身的模型（Paris, 2005）。

## 案例研究：非自杀性自伤行为

Ashley 是一名 26 岁的单身白种人女性，大约 1 个月前和男友分手后接受了治疗。自从分手后，她说自己有强烈要求联系前男友的冲动，她一直在给他打电话、发短信，经常每天要打 10 多次电话。她说自己一直有抑郁症状，包括悲伤、空虚感、缺乏精力和睡眠困难。此外，她报告在过去的几周里，每天大约有一次自杀念头，曾经考虑过量服用家里的精神药物；但她否认有自杀意图。

Ashley 在 22 岁时曾有过一次精神病住院史。当时喝了一瓶泰诺（Tylenol）和一瓶葡萄酒企图自杀。Ashley 的室友发现后并报了警，她住院 2 周后出院。她说，在和一群亲密的女性朋友发生了一系列"争吵"并失去工作后，她感到越来越沮丧，对自己的情况好转感到绝望。除了这次自杀企图外，Ashley 说，她从 16 岁起就有过短暂的自杀意念，在压力增加和人际冲突期间，自杀意念的频率和强度明显增加。Ashley 在 14 岁时就有 NSSI，最常用的自残方式是剃刀切割前臂和大腿，还多次用香烟烧伤大腿，她经常严重割伤自己的皮肤直至流血。Ashley 说，17 岁之前，她每个月大约有 2～3 次 NSSI，直到 22 岁才停止。此后，她"偶尔"会进行 NSSI，但在过去 2 周内，她每天都要自伤，并且自伤的频率越来越多。Ashley 认为，自分手以来，她一直感到非常"孤独和痛苦"，她不知道还能做些什么会让自己感觉好一些。

除了冲动地联系她的前男友，Ashley 还有其他冲动行为史，包括酗酒和滥交。她说自己从高中就开始喝酒，通常每周 2～3 次，经常喝到"昏厥"的地步。Ashley 说在遇到前男友之前，自己曾在喝醉后与男人发生过性行为，其中包括很多不认识的人。当她喝醉回家时，她和前男友经常发生争吵，这也是导致他们分手的原因之一。

Ashley 描述了自己与朋友、家人和恋人之间动荡不安的关系。她说自己虽然很容易交到朋友，但是很难维持人际关系，因为总会发生一些

冲突，从而导致关系突然结束。Ashley 说自己很容易生气，她回想起自己十几岁到二十岁出头的时候，几乎每天都和父母大吵大叫。此外，还经常与前男友发生争执，有一次她把相框往墙上扔，还有几次怒气冲冲地离开房间，几天不回电话。然而，在结束恋爱关系后，Ashley 经历了极度的痛苦，这往往增加了 NSSI 和自杀念头，她也会冲动地打电话和发邮件给前男友，要求他们再给她第二次机会。她担心自己很敏感，感觉自己的情绪像过山车一样，一会儿感到快乐，一会儿感到悲伤，却找不到任何促发因素。

## 结论

自杀企图和 NSSI 在 BPD 患者中发生率很高，但需要注意的是，不符合 BPD 诊断标准的个体也会有自伤行为。考虑到自伤行为的普遍性，研究人员已经调查了可能导致 BPD 患者这些行为风险增加的因素，以及可能导致致命的自杀行为因素。特定的人口学因素（如年龄和社会经济地位）以及临床因素（如自杀企图史、自杀家族史、特定的共病诊断和不良的社会心理适应问题）都是 BPD 患者自杀企图的风险因素（Chen et al., 2009; Soloff & Chiappetta, 2012; Soloff et al., 1994b; Wedig et al., 2012）。有关 BPD 患者 NSSI 风险因素的研究很少，但人口统计学和临床因素，如性别、性虐待和性侵史以及共病精神病诊断和精神病性症状，可预测 10 年内的自伤情况（Zanarini et al., 2011）。通过了解 BPD 自杀企图和 NSSI 的风险因素，我们可以更好地识别自伤风险增加的患者，并将治疗重点放在可改变的风险因素上。

## 参考文献

American Psychiatric Association (APA). (2013). *Diagnostic and statistical manual of mental disorders* (5th ed.). Washington, DC: Author. doi: 10.1176/appi.books.9780890425596.dsm18

Andión, O., Ferrer, M., Calvo, N., Gancedo, B., Barral, C., Di Genova, A., Arbos, M. A., Torrubia, R., & Casas, M. (2013). Exploring the clinical validity of borderline personality disorder components. *Comprehensive Psychiatry, 54*(1), 34–40.

Andover, M. S., Morris, B. W., Wren, A., & Bruzzese, M. E. (2012). The co-occurrence of nonsuicidal self-injury and attempted suicide among adolescents: Distinguishing risk factors and psychosocial correlates. *Child and Adolescent Psychiatry and Mental Health, 6.* doi:10.1186/1753-2000-6-11

Andover, M. S., Pepper, C. M., Ryabchenko, K. A., Orrico, E. G., & Gibb, B. E. (2005). Self-mutilation and symptoms of depression, anxiety, and borderline personality disorder. *Suicide and Life Threatening Behaviors, 35*, 581–591. doi: 10.1521/suli.2005.35.5.581

Anestis, M. D., Gratz, K. L., Bagge, C. L., & Tull, M. T. (2012). The interactive role of distress tolerance and borderline personality disorder in suicide attempts among substance users in residential treatment. *Comprehensive Psychiatry, 53*, 1208–1216. doi: 10.1016/j.comppsych.2012.04.004

Berk, M. S., Jeglic, E., Brown, G. K., Henriques, G. R., & Beck, A. T. (2007). Characteristics of recent suicide attempters with and without borderline personality disorder. *Archives of Suicide Research, 11*, 91–104. doi: 10.1080/13811110600992951

Berrino, A., Ohlendorf, P., Duriaux, S., Burnand, Y., Lorillard, S., & Andreoli, A. (2011). Crisis intervention at the general hospital: An appropriate treatment choice for acutely suicidal borderline patients. *Psychiatry Research, 186*, 287–292. doi: 10.1016/j.psychres.2010.06.018

Black, D. W., Blum, N., Pfohl, B., & Hale, N. (2004). Suicidal behavior in borderline personality disorder: Prevalence, risk factors, prediction, and prevention. *Journal of Personality Disorders, 18*, 226–239. doi: 10.1521/pedi.18.3.226.35445

Boisseau, C. L., Yen, S., Markowitz, J. C., Grilo, C. M., Sanislow, C. A., Shea, M. T., ... McGlashan, T. H. (2012). Individuals with single versus multiple suicide attempts over 10 years of prospective follow-up. *Comprehensive Psychiatry.* doi: 10.1016/j.comppsych.2012.07.062

Briere, J., & Gil, E. (1998). Self-mutilation in clinical and general population samples: Prevalence, correlates, and functions. *American Journal of Orthopsychiatry, 68*, 609–620. doi: 10.1037/h0080369

Brodsky, B. S., Cloitre, M., & Dulit, R. A. (1995). Relationship of dissociation to self-mutilation and childhood abuse in borderline personality disorder. *American Journal of Psychiatry, 152*, 1788–1792.

Brodsky, B. S., Groves, S. A., Oquendo, M. A., Mann, J. J., & Stanley, B. (2006). Interpersonal precipitants and suicide attempts in borderline personality disorder. *Suicide and Life-Threatening Behavior, 36*, 313–322. doi: 10.1521/suli.2006.36.3.313

Brodsky, B. S., Malone, K. M., Ellis, S. P., Dulit, R. A., & Mann, J. J. (1997). Characteristics of borderline personality disorder associated with suicidal behavior. *American Journal of Psychiatry, 154*, 1715–1719.

Brown, M. Z., Linehan, M. M., Comtois, K. A., Murray, A., & Chapman, A. L. (2009). Shame as a prospective predictor of self-inflicted injury in borderline personality disorder: A multi-modal analysis. *Behavior Research and Therapy, 47*, 815–822. doi: 10.1016.j.brat.2009.06.008

Chen, E. Y., Brown, M. Z., Harned, M. S., & Linehan, M. M. (2009). A comparison of borderline personality disorder with and without eating disorders. *Psychiatry Research, 170*, 86–90. doi: 10.1016/j.psychres.2009.03.006

Chesin, M. S., Jeglic, E. L., & Stanley, B. (2010). Pathways to high-lethality suicide attempts in individuals with borderline personality disorder. *Archives of Suicide Research, 14*, 342–362. doi: 10.1080/13811118.2010.524054

Crowell, S. E., Beauchaine, T. P., & Linehan, M. M. (2009). A biosocial developmental model of borderline personality: Elaborating and extending Linehan's theory. *Psychological Bulletin, 135*, 495–510. doi: 10.1037/a0015616

Evren, C., Cinar, O., Evren, B., & Celik, S. (2012). Relationship of self-mutilative behaviours with severity of borderline personality, childhood trauma, and impulsivity in male substance-dependent inpatients. *Psychiatry Research, 200*, 20–25. doi: 10.1016/j.psychres.2012.03.017

Favazza, A. R. (1998). The coming of age of self-mutilation. *Journal of Nervous and Mental Disease, 186*, 259–268. doi: 10.1097/00005053-199805000-00001

Ferrara, M., Terrinoni, A., & Williams, R. (2012). Non-suicidal self-injury (NSSI) in adolescent inpatients: Assessing personality features and attitude toward death. *Child and Adolescent Psychiatry and Mental Health, 30*, 1–8. doi: 10.1186/1753-2000-6-12

Fyer, M. R., Frances, A. J., Sullivan, T., Hurt, S. W., & Clarkin, J. (1988). Suicide attempts in patients with borderline personality disorder. *American Journal of Psychiatry, 145*, 737–739.

Ghaziuddin, M., Tsai, L., Naylor, M., & Ghaziuddin, N. (1992). Mood disorder in a group of self-cutting adolescents. *Acta Paedopsychiatrica, 55*, 103–105.

Glenn, C. R., & Klonsky, E. D. (2011). Prospective prediction of nonsuicidal self-injury: a 1-year longitudinal study in young adults. *Behavior Therapy, 42*(4), 751–762.

Gratz, K. L., & Chapman, A. L. (2007). The role of emotional responding and childhood maltreatment in the development and maintenance of deliberate self-harm among male undergraduates. *Psychology of Men and Masculinity, 8*, 1–14. doi: 10.1037/1524-9220.8.1.1

Gratz, K. L., & Gunderson, J. G. (2006). Preliminary data on an acceptance-based emotion regulation group intervention for deliberate self-harm among women with borderline personality disorder. *Behavior Therapy, 37*, 25–35. doi: 10.1016/j.beth.2005.03.002

Gratz, K. L., & Roemer, L. (2008). The relationship between emotion dysregulation and deliberate self-harm among female undergraduate students at an urban commuter university. *Cognitive Behaviour Therapy, 37*, 14–25. doi: 10.1080/16506070701819524

Gratz, K. L., & Tull, M. T. (2011). Extending research on the utility of an adjunctive emotion regulation group therapy for deliberate self-harm among women with borderline personality pathology. *Personality Disorders: Theory, Research, and Treatment, 2*, 316–326. doi: 10.1037/a0022144

Horesh, N., Nachshoni, T., Wolmer, L., & Toren, P. (2009). A comparison of life events in suicidal and nonsuicidal adolescents and young adults with major depression and borderline personality disorder. *Comprehensive Psychiatry, 50*, 496–502. doi: 10.1016/j.comppsych.2009.01.006

Jacobson, C. M., Muehlenkamp, J. J., Miller, A. L., & Turner, J. B. (2008). Psychiatric impairment among adolescents engaging in different types of deliberate self-harm. *Journal of Clinical Child and Adolescent Psychology, 37*, 363–375. doi: 10.1080/15374410801955771

Joiner, T. E., Conwell, Y., Fitzpatrick, K. K., Witte, T. K., Schmidt, N. B., Berlim, M. T., ... Rudd, M. D. (2005). Four studies on how past and current suicidality relate even when "everything but the kitchen sink" is covaried. *Journal of Abnormal Psychology, 114*, 291–303. doi: 10.1037/0021-843X.114.2.291

Klonsky, E. D. (2008). What is emptiness? Clarifying the 7th criterion for borderline personality disorder. *Journal of Personality Disorders, 22*, 418–426. doi: 10.1521/pedi.2008.22.4.418

Klonsky, E. D. (2009). The functions of self-injury in young adults who cut themselves: Clarifying the evidence for affect-regulation. *Psychiatry Research, 166*, 260–268. doi: 10.1016/j.psychres.2008.02.008

Klonsky, E. D., May, A. M., & Glenn, C. R. (2013). The relationship between nonsuicidal self-injury and attempted suicide: Converging evidence from four samples. *Journal of Abnormal Psychology, 122*, 231–237. doi: 10.1037/a0030278

Klonsky, E. D., & Moyer, A. (2008). Childhood sexual abuse and non-suicidal self-injury: meta-analysis. *British Journal of Psychiatry, 192*, 166–170. doi: 10.1192/bjp.bp.106.030650

Klonsky, E. D., & Olino, T. M. (2008). Identifying clinically distinct subgroups of self-injurers among young adults: A latent class analysis. *Journal of Consulting and Clinical Psychology, 76*, 22–27. doi: 10.1037/0022-006X.76.1.22

Klonsky, E. D., Oltmanns, T. F., & Turkheimer, E. (2003). Deliberate self-harm in a nonclinical population: Prevalence and psychological correlates. *American Journal of Psychiatry, 160*, 1501–1508. doi: 10.1176/appi.ajp.160.8.1501

Kolla, N. J., Eisenberg, H., & Links, P. S. (2008). Epidemiology, risk factors, and psychopharmacological management of suicidal behavior in borderline personality disorder. *Archives of Suicide Research, 12*, 1–19. doi: 10.1080/13811110701542010

Linehan, M. M. (1993). Cognitive-behavioral treatment of borderline personality disorder.

New York: Guilford.

Linehan, M. M., & Dexter-Mazza, E. T. (2007). Dialectical behavior therapy for borderline personality disorder. In D. Barlow (Ed.), *Clinical handbook of psychological disorders: A step-by-step treatment manual* (4th ed., pp. 365–420). New York: Guilford.

McGirr, A., Paris, J., Lesage, A., Renaud, J., & Turecki, G. (2009). An examination of DSM-IV borderline personality disorder symptoms and risk for death by suicide: a psychological autopsy study. *Canadian Journal of Psychiatry, 54*(2), 87–92.

McKay, D., Kulchycky, S., & Danyko, S. (2000). Borderline personality and obsessive-compulsive symptoms. *Journal of Personality Disorders, 14*, 57–63. doi: 10.1521/pedi.2000.14.1.57

Mehlum, L., Friis, S., Vaglum, P., & Karterud, S. (1994). The longitudinal pattern of suicidal behaviour in borderline personality disorder: A prospective follow-up study. *Acta Psychiatrica Scandinavica, 90*, 124–130. doi: 10.111/j.1600-0447.1994.tb01567.x

Miller, A. L., Muehlenkamp, J. J., & Jacobson, C. M. (2008). Fact or fiction: Diagnosing borderline personality disorder in adolescents. *Clinical Psychology Review, 28*, 969–981. doi: 10.1016/j.cpr.2008.02.004

Muehlenkamp, J. J. (2005). Self-injurious behavior as a separate clinical syndrome. *American Journal of Orthopsychiatry, 75*, 324–333. doi: 10.1037/0002-9432.75.2.324

Muehlenkamp, J. J., Ertelt, T. W., Miller, A. L., & Claes, L. (2011). Borderline personality symptoms differentiate non-suicidal and suicidal self-injury in ethnically diverse adolescent outpatients. *Journal of Child Psychology and Psychiatry, 52*, 148–155. doi: 10.1111/j.1469-7610.2010.02305.x

Muehlenkamp, J. J., & Gutierrez, P. M. (2004). An investigation of differences between self-injurious behavior and suicide attempts in a sample of adolescents. *Suicide and Life-Threatening Behavior, 34*, 12–23. doi: 10.1521/suli.34.1.12.27769

Nock, M. K. (2009). Why do people hurt themselves? New insights into the nature and functions of self-injury. *Current Directions in Psychological Science, 18*(2), 78–83.

Nock, M. K., Joiner, T. E., Gordon, K. H., Lloyd-Richardson, E., & Prinstein, M. J. (2006). Non-suicidal self-injury among adolescents: Diagnostic correlates and relation to suicide attempts. *Psychiatry Research, 144*, 65–72. doi: 10.1016/j.psychres.2006.05.010

Paris, J. (1990). Completed suicide in borderline personality disorder. *Psychiatric Annals, 20*, 19–21.

Paris, J. (2002a). Chronic suicidality among patients with borderline personality disorder. *Psychiatric Services, 53*, 738–742. doi: 10.1176/appi.ps.53.6.738

Paris, J. (2002b). Implications of long-term outcome research on the management of patients with borderline personality disorder. *Harvard Review of Psychiatry, 10*, 315–323. doi: 10.1080/10673220216229

Paris, J. (2005). Understanding self-mutilation in borderline personality disorder. *Harvard Review of Psychology, 13*, 179–185. doi: 10.1080/10673220591003614

Paris, J., & Zweig-Frank, H. (2001). A 27-year follow-up of patients with borderline personality disorder. *Comprehensive Psychiatry, 42*, 482–487. doi: 10.1053/comp.2001.26271

Rajappa, K., Gallagher, M., & Miranda, R. (2012). Emotion dysregulation and vulnerability to suicidal ideation and attempts. *Cognitive Therapy and Research, 36*, 833–839. doi: 10.1007/s10608-011-9419-2

Ross, S., & Heath, N. (2002). A study of the frequency of self-mutilation in a community sample of adolescents. *Journal of Youth and Adolescence, 31*, 67–77. doi: 10.1097/01.chi.0000096627.64367.74

Sansone, R. A., Gaither, G. A., & Songer, D. A. (2002). Self-harm behaviors across the life cycle: A pilot study of inpatients with borderline personality disorder. *Comprehensive Psychiatry, 43*, 215–218. doi: 10.1053/comp.2002.32354

Serras, A., Saules, K. K., Cranford, J. A., & Eisenberg, D. (2010). Self-injury, substance use, and associated risk factors in a multi-campus probability sample of college students. *Psychology of Addictive Behaviors, 24*, 119–128. doi: 10.1037/a0017210

Shearer, S. L., Peters, C. P., Quaytman, M. S., & Wadman, B. E. (1988). Intent and lethality of suicide attempts among female borderline inpatients. *American Journal of Psychiatry, 145*, 1424–1427.

Soloff, P. H., & Chiappetta, L. (2012). Prospective predictors of suicidal behavior in borderline personality disorder at 6-year follow-up. *American Journal of Psychiatry, 169*, 484–490. doi: 10.1176/appi.ajp.2011.11091378

Soloff, P. H., & Fabio, A. (2008). Prospective predictors of suicide attempts in borderline personality disorder at one, two, and two-to-five year follow-up. *Journal of Personality Disorder, 22*, 123–

134. doi: 10.1521/pedi.2008.22.2.123

Soloff, P. H., Fabio, A., Kelly, T. M., Malone, K. M., & Mann, J. J. (2005). High-lethality status in patients with borderline personality disorder. *Journal of Personality Disorders, 19*, 386–399. doi: 10.1521/pedi.2005.19.4.386

Soloff, P. H., Feske, U., & Fabio, A. (2008). Mediators of the relationship between childhood sexual abuse and suicidal behavior in borderline personality disorder. *Journal of Personality Disorders, 22*, 221–232. doi: 10.1521/pedi.2008.22.3.221

Soloff, P. H., Lis, J. A., Kelly, T., Cornelius, J., & Ulrich, R. (1994a). Self-mutilation and suicidal behavior in borderline personality disorder. *Journal of Personality Disorders, 8*, 257–267. doi: 10.1521/pedi.1994.8.4.257

Soloff, P. H., Lis, J. A., Kelly, T., Cornelius, J., & Ulrich, R. (1994b). Risk factors for suicidal behavior in borderline personality disorder. *American Journal of Psychiatry, 151*, 1316–1323.

Soloff, P. H., Lynch, K. G., & Kelly, T. M. (2002). Childhood abuse as a risk factor for suicidal behavior in borderline personality disorder. *Journal of Personality Disorder, 16*, 201–214. doi: 10.1521/pedi.16.3.201.22542

Soloff, P. H., Lynch, K. G., Kelly, T. M., Malone, K. M., & Mann, J. J. (2000). Characteristics of suicide attempts of patients with major depressive episode and borderline personality disorder: A comparative study. *American Journal of Psychiatry, 157*, 601–608. doi: 10.1176/appi.ajp.157.4.601

Stanley, B., Brodsky, B., Nelson, J. D., & Dulit, R. (2007). Brief dialectical behavior therapy (DBT-B) for suicidal behavior and non-suicidal self-injury. *Archives of Suicide Research, 11*, 337–341. doi: 10.1080/13811110701542069

Stanley, B., Gameroff, M. J., Michalsen, V., & Mann, J. J. (2001). Are suicide attempters who self-mutilate a unique population? *American Journal of Psychiatry, 158*(3), 427–432.

Suyemoto, K. L. (1998). The functions of self-mutilation. *Clinical Psychology Review, 18*, 531–554. doi: 10.1016/S0272-7358(97)00105-0

Walsh, B. (2008). *Treating self-injury: A practical guide* (2nd ed.). New York: The Guilford.

Wedig, M. M., Silverman, M. H., Frankenburg, F. R., Reich, D. B., Fitzmaurice, G., & Zanarini, M. C. (2012). Predictors of suicide attempts in patients with borderline personality disorder over 16 years of prospective followup. *Psychological Medicine, 42*, 2395–2404. doi: 10.1017/S0033291712000517

Weinberg, I., Gunderson, J. G., Hennen, J., & Cutter, C. J. (2006). Manual assisted cognitive treatment for deliberate self-harm in borderline personality disorder patients. *Journal of Personality Disorders, 20*, 482–492. doi: 10.1521/pedi.2006.20.5.482

Welch, S. S., & Linehan, M. M. (2002). High-risk situations associated with parasuicide and drug use in borderline personality disorder. *Journal of Personality Disorders, 16*, 561–569. doi: 10.1521/pedi.16.6.561.22141

Yen, S., Shea, M. T., Sanislow, C. A., Grilo, C. M., Skodol, A. E., Gunderson, J. G., McGlashan, T. H., Zanarini, M. C., & Morey, L. C. (2004). Borderline personality disorder criteria associated with prospectively observed suicidal behavior. *American Journal of Psychiatry, 161*(7), 1296–1298.

Zanarini, M. C., Frankenburg, F. R., Hennen, J., Reich, B., & Silk, K. R. (2005). The McLean Study of Adult Development (MSAD): Overview and implications of the first six years of prospective follow-up. *Journal of Personality Disorders, 19*, 505–523. doi: 10.1521/pedi.2005.19.5.505

Zanarini, M. C., Laudate, C. S., Frankenburg, F. R., Reich, D. B., & Fitzmaurice, G. (2011). Predictors of self-mutilation in patients with borderline personality disorder: A 10-year follow-up study. *Psychiatry Research, 45*, 823–828. doi: 10.1016/j.jpsychires.2010.10.015

Zlotnick, C., Mattia, J., & Zimmerman, M. (1999). Clinical correlates of self-mutilation in a sample of general psychiatric patients. *Journal of Nervous and Mental Disease, 187*, 296–301. doi: 10.1097/00005053-199905000-00005

Zlotnick, C., Shea, T. M., Pearlstein, T., Simpson, E. Costello, E., & Begin, A. (1996). The relationship between dissociative symptoms, alexithymia, impulsivity, sexual abuse, and self-mutilation. *Comprehensive Psychiatry, 37*, 12–16. doi: 10.1016/S0010-440X(96)90044-9

Zweig-Frank, H., Paris, J., & Guzder, J. (1994a). Dissociation in female patients with borderline and non-borderline personality disorders. *Journal of Personality Disorders, 8*, 203–209. doi: 10.1521/pedi.1994.8.3.203

Zweig-Frank, H., Paris, J., & Guzder, J. (1994b). Dissociation in male patients with borderline and non-borderline personality disorders. *Journal of Personality Disorders, 8*, 210–218. doi: 10.1521/pedi.1994.8.3.210

# /// 9 /// 边缘型人格障碍的物质使用障碍

BETH S. BRODSKY, LINDA DIMEFF

王朝敏　郭世杰　译

## 引言

边缘型人格障碍（borderline personality disorder, BPD）患者大多数存在共病问题，这些共病通常由人格障碍的病理学所致（Eaton et al., 2011；Linehan et al., 1999）。特别是共病物质使用障碍（substance use disorder, SUD）很常见。BPD 的患者共病一种 SUD（原发性和终生性）的发生率在 21% ～ 23%（Koenigsberg, Kaplan, Gilmore & Cooper, 1985）。相反，SUD 患者中有 9% ～ 65%（社区样本 *vs.* 治疗样本；Trull, Sher, Minks-Brown, Durbin & Burr, 2000）共病诊断 BPD。这种共病的原因，部分（而不是唯一）是由于物质滥用可以造成 BPD 冲动性的标准所需要的两个冲动性行为领域之一（Sullivan & Frances, 1990）。

与其他共病精神障碍一样，在共病人群中，通常很难区分 SUD 是否源于 BPD 的病理学，SUD 是否加重 BPD 的症状，或两者兼而有之（Trull, 2001）。同样不清楚的是，BPD 患者的 SUD 与非 BPD 的 SUD 是否不同。尽管有相当多的证据表明共病患者有更复杂的临床表现，我们面临更大的治疗挑战（Lee, Bagge, Schumacher & Coffey, 2010；Links, Heslegrave, Mitton & Van Reekum, 1995）。例如，与非 BPD-SUD 共病人群相比，SUD 共病 BPD 患者自杀企图、冲动性、情绪调节障碍以及社会、医疗、法律问题更多，治疗依从性更差（Bornovalova & Daughters, 2007；Bornovalova, Hicks, Iacono & McGue, 2013；Gregory, DeLucia-Deranja & Mogle, 2010；Kienast, Stoffers, Bermpohl & Lieb, 2014；

Martinez-Raga, Marshall, Keaney, Ball & Strang, 2002；Stone, 1990；van den Bosch, Verheul, Schippers & van den Brink, 2002）。共病患者还有较高的治疗中断率（Bornovalova et al., 2013）和物质滥用复发率（Pennay et al., 2011）。此外，有一些推测认为，BPD 个体具有特定的生物脆弱性，如内源性阿片系统，驱使他们物质滥用。因此，物质滥用可以被概念化作为一种帮助，通过使用阿片类止痛药或街头毒品使自己觉得"正常"，而不是逃避或感受"兴奋"（Kalivas & Volkow, 2005；Lane, Carpenter, Sher & Trull, 2016；Trull et al., 2008；Verheul, van den Brink & Geerlings, 1999）。

显然，有必要更深入地了解 BPD 中 SUD 可能的独特病因和临床表现，以及对概念化和有效治疗方法的影响。按照这些思路，一些治疗方法修订了物质滥用的"常规治疗"，以解决 BPD 中 SUD 的问题。具体来说，**辩证行为疗法**（dialectical behavior therapy, DBT）是一种基于循证的心理社会干预，用于治疗 BPD 的自杀和非自杀性自伤（nonsuicidal self-injury, NSSI）行为。一些随机对照试验（Dimeff & Koerner, 2007；Dimeff & Linehan, 2008；Linehan et al., 2002；Linehan et al., 1999）表明，DBT 可以治疗 BPD 人群中的物质滥用和依赖行为。

本章将介绍目前已知的 SUD 和 BPD 的共病情况，概述在 BPD 背景下物质使用和 SUD 的独特临床表现，探索 BPD 中 SUD 的独特性是如何影响概念化和治疗方案的。我们还将总结华盛顿大学的经验教训，努力调整 DBT 以适应这一特殊具有挑战性的共病人群。

# BPD 患者的物质使用障碍

## 流行病学

如第 2 章所述，一般人群中 BPD 患病率大概在 1.6% ~ 5.9%［美国精神病学协会（American Psychiatric Association, APA），2013；Grant et al., 2008］，BPD 患者的精神卫生保健的利用率较高，初级保健机构为 6%，精神卫生门诊为 10%，精神病住院为 20%（APA, 2013）。关于物质滥用问题，2014 年，在 12 岁及以上年龄的一般人群中，大约 2150 万（8.1%）报告过去 30 天有非法药物的使用，其中 42.7% 符合 SUD 诊断标准（SAMHSA, 2017）。BPD 和 SUD 均与其他轴 I 和轴 II 诊断有很高的共病率（Shansone & Shansone, 2011），BPD 是 SUD 群体中第二大类轴 II 疾病（仅次于反社会型人格障碍）（Cacciola, Alterman, McKay & RuthFrand, 2001）。

在临床和社区样本中，BPD 人群中 SUD 的诊断率都很高，14% 的 BPD 人群符合目前的共病，72% 的 BPD 人群符合终生 SUD 诊断（Sansone & Sansone, 2011）。在临床 BPD 样本中，男性比女性更可能符合 SUD 标准，除了处方药物滥用以外（未知药物类型，性别比例相等）（Sansone, Lam & Wiederman, 2010a）。对 BPD 的 3 个亚型进行比较发现，行为失调型的物质滥用（主要是酒精、可卡因和焦虑）比情感调节障碍型、人际关系紊乱型（Calvo, Valeo, Felr, Barral & Casas, 2016）更为普遍。因此，BPD 中的 SUD（BPD-SUD 共病）可能与行为冲最相关。

## 物质类型

关于 BPD 患者中滥用哪种物质最严重，目前所知甚少。连续住院的 96 例 BPD 患者，符合 DSM III-R 中 SUD 诊断的患者中，药物选择因性别而异。男性更喜欢兴奋剂，而女性则选择酒精和镇静剂/催眠剂（Miller, Abrams, Dulit & Fyer, 1993）。最近的一项流行病学研究，使用具有全国代表性的样本，在多变量回归模型中，控制 SUD 以及人口统计学和其他心理病理学变量后，发现酒精、可卡因和阿片类物质使用障碍是 BPD 预测 SUD 诊断的最佳因素，表明 BPD 与这 3 种 SUD 之间存在着独特的联系（Carpenter, Wood & Trull, 2016）。有证据表明，这 3 种物质——酒精（14.3% 的 BPD 患者伴滥用酒精）、可卡因（16.8% 的 BPD 患者伴可卡

因使用障碍）和阿片类（18.5% 的 BPD 患者滥用阿片类）是 BPD 患者中滥用最广泛的物质（Carpenter et al., 2016）。不过，大麻和处方药（大多为镇静/催眠类处方药）也被广泛滥用（Sansone, Lam & Wiederman, 2010b）。

## BPD 对 SUD 易感性

自我药物治疗假说是一种精神分析的成瘾理论，这可以解释 BPD 个体物质滥用的高发生率。该理论在创伤后应激障碍（post-traumatic stress disorder, PTSD）人群中的研究较为广泛（Khantzian, 1997；McCauley, Killeen, Gros, Brady & Back, 2012），认为药物滥用是个体应对和"治疗"强烈情绪体验的最佳尝试，特别是对于强烈愤怒、焦虑和空虚感。阿片类药物尤其能改善这些情绪症状，因此海洛因和其他阿片类的处方药成为 BPD 患者首选药物（Verheul et al., 1999）。可卡因被认为可以填补空虚感和（或）解除抑郁情绪（Khantzian, 1997）。大麻可能是治疗焦虑的首选药物（Eaton et al., 2011）。

最近的神经生物学研究揭示了 BPD 可能存在生物学的易感性，这可能会导致药物滥用行为。特别是 Bandelow 等人（Bandelow, Schmahl, Falkai & Wedekind, 2010）提出，BPD 个体的许多冲动性破坏行为可刺激内源性阿片和多巴胺能奖赏系统，因此，个体常使用的物质是针对阿片相关的脑受体系统（Bandelow et al., 2010；Prossin, Love, Koeppe Zubieta & Silk, 2010）。此外，有证据表明非自杀性自伤（NSSI）行为、物质滥用和内源性阿片系统之间存在联系（Niaura et al., 1988 年）。在某些个体中，NSSI 可导致内源性阿片类物质的释放，这不仅能缓解身体和情绪上的痛苦，还能产生欣快感，促进行为的正性强化（Akil et al., 1984）。BPD 使用某些类型的物质可能是由无意识和不可控制的动机驱动的，以调节内源性阿片系统的缺陷（Stanley et al., 2010；Zubieta et al., 2001）。BPD 中的药物滥用可能意味着一种自我治疗，改善情绪疼痛和（或）神经系统脆弱性，这种脆弱性与寻求依恋以及强烈情感体验的生理唤醒有关（Stanley et al., 2010）（New & Stanley, 2010；Stanley & Siever, 2009）。

## 临床表现和治疗的挑战

### 临床表现

BPD 共病 SUD 的临床表现较复杂而且治疗效果

不佳（Lee et al.，2010；Links et al.，1995；Skodol，Oldham & Gallaher，1999）。BPD-SUD 共病与非 BPD 单纯 SUD、非 SUD 单纯 BPD 人群比较，在症状学和病程上存在显著差异。BPD-SUD 共病会增加自杀的风险，并有自杀和自伤行为的倾向。Links 等（1995）纵向研究发现，与单纯 BPD 人群相比，BPD-SUD 共病患者表现出较高的 BPD 精神病理学、更具自我毁灭性和自杀想法以及行为，在随访中被诊断为 BPD 的可能性是后者的 2 倍（Links et al.，1995）。虽然一项研究发现，在控制 BPD 存在的情况下，蓄意自伤行为与 SUD 之间存在独立的关系（Gratz & Tull，2010），但该研究也记录了 3 种 SUD 高水平的情绪调节障碍，这 3 种在 BPD 个体中也普遍存在：①缺乏有效的情绪调节策略；②情绪低落时难以进行目标导向行为；③不接受自己的情绪（Gratz & Tull，2010），表明自伤、情绪调节障碍和 SUD 之间存在着密切关系。此外，与单纯 SUD 人群相比，BPD-SUD 共病人群在童年期经历情感和身体虐待、忽视或家庭暴力的风险更高（Wapp et al.，2015），他们在某些冲动性领域得分较高（行为反应抑制更低）（Coffey，Schumacher，Baschnagel，Hawk & Holloman，2011）。

### 治疗挑战

虽然 BPD 患者对心理治疗的使用率较高，但这些患者很难在治疗中坚持下来（Linehan et al.，2002；Martínez-Raga et al.，2002），这主要是因为人际关系敏感，无法忍受出现的困难情绪。同样，在 SUD 的个体中，依赖回避和逃避行为会影响维持治疗的动机。有研究发现，有 BPD 的物质滥用者比没有 BPD 的物质滥用者采取更多的回避 / 逃避应对策略（Kruedelbach，McCormick，Schulz & Grueneich，1993）。在另一项明确关注痛苦耐受性的研究中，BPD-SUD 共病的患者与那些只有 SUD 的患者相比，表现出更高的痛苦不耐受水平（Bornovalova，Gratz，Delany-Bramsey，Paulson & Lejuez，2006）。因此，BPD-SUD 共病人群避免和逃避痛苦的倾向增强，削弱了他们坚持目标导向行为和继续接受治疗的能力，这种能力需要情感体验的忍耐力（Bornovalova & Differings，2007）。

### 治疗意义

BPD 的物质使用和 SUD 患者构成了一个复杂、独特的群体，是具有挑战性的临床问题，需要对物

质滥用"常规治疗"进行修定。首先，这种共病人群出现自杀和自伤行为的风险更大。自杀和 NSSI 通常在使用某种物质之前发生，物质使用是第二种方法，可以增强对自杀冲动采取行为的能力（LeGris & van Reekum，2006；Wilson，Fertuck，Kwitel，Stanley & Stanley，2006）。药物经常被滥用作为试图以非致命的"微过量"的形式调节情绪困扰。因此，针对 BPD 的物质使用需要同时关注其自杀和自伤冲动，同时减少物质使用并增加存活的理由。

其次，冲动性是 BPD-SUD 共病的一个显著特征，除了自杀和物质使用外，许多破坏性行为导致社会和职业功能受损。因此，需要保持对减少破坏性冲动行为的同等重视，在减少物质使用方面取得持续进展变得复杂化，任何针对物质使用的治疗都应以冲动性为目标，例如除了精神药物治疗外，还需要痛苦耐受性行为技能训练。

另一个需要考虑的因素是，物质滥用的人严重依赖于回避和逃避策略来处理痛苦。BPD 患者同样倾向于回避和逃避，他们在痛苦耐受和情绪调节障碍方面有困难。他们对人际关系非常敏感，并很快体验到责备、情绪低落和拒绝。这些倾向使这种共病人群难以耐受和保持治疗动机，导致治疗依从性差和维持治疗率低。BPD 的 SUD 治疗目标是明确强调治疗的参与、动机增强和依恋策略。这些可以通过以下措施来促进：增加临床医生和患者之间的接触；解决治疗依从性差的障碍，包括治疗关系中的问题；教给患者痛苦耐受和情绪调节的技能，包括情绪体验的分级暴露。

BPD 患者的物质滥用复发率高于非 BPD 的 SUD 人群。考虑到 BPD 患者关于非黑即白的思维认知扭曲，有必要对 12 步完全戒酒"全或无"模式进行修正，以有效减少这些患者的药物滥用。

最后，需要进一步的研究，确定可能驱使 BPD 患者物质使用的神经生物学基础和缺陷，以便更有效地使用替代药物或有针对性的精神药理学干预，增强减少物质使用行为的心理社会治疗方法。

### 华盛顿大学研究中心的观察和临床建议

DBT 最初设计用于治疗 BPD 患者的自杀和 NSSI 行为，是一种非常适合的心理治疗方法，用于解决 BPD 患者的物质依赖（BPD-SUD 共病）。为了应对 BPD（BPD-SUD 共病）多种物质依赖患者的有效治疗需求，Linehan、Dimeff 和同事评估并调整了 DBT 方法，以适应这一特别具有挑战性和高风险

的人群（Linehan & Dimeff，2000）。这些调整基于华盛顿大学国家药物滥用研究所（National Institute on Drug Abuse，NIDA）所的资助，是对 BPD 的多物质依赖患者的临床研究。在早期的试验阶段，最常见的物质滥用包括酒精、鸦片、大麻和可卡因。后续的试验要求 BPD-SUD 共病患者符合阿片类物质依赖性的标准，尽管许多患者也符合其他物质使用障碍的诊断标准，最常见的是可卡因和大麻，只有一项研究涉及阿片依赖和男性和女性的 BPD。在所有的研究中，DBT 治疗开发者 Marsha M. Linehan 和 DBT-SUD 共病的联合治疗开发者 Dimeff 博士，分别担任个体治疗师和 DBT 技能培训师，以直接观察和了解 BPD-SUD 共病患者的特殊需求，并直接制订临床适应方案。

DBT-SUD 共病直接针对物质使用方法，其与标准 DBT 针对自杀和 NSSI 行为的治疗方法相同。通过对治疗的改良，以解决与负性情绪相关线索的高度回避，缺乏对治疗接触的强化，治疗参与和依从性的挑战，建立支持性结构以抵消持续性的冲动，尽可能让家庭和社会支持参与。

### 高度回避与负面情绪相关的线索

随着时间的推移，对 BPD-SUD 共病的研究参与者的观察有助于开发和改良 DBT 方法。研究发现，与 BPD-SUD 共病比较，无 SUD 的 BPD 患者更容易回避可能引起负性情绪的线索，特别是在一直使用药物治疗的早期。常见的线索包括参与治疗，在治疗过程中的眼神交流，感受到对治疗师的失望，以及经历戒毒相关的身体不适。为了减少与治疗相关的厌恶刺激，治疗初期可以在非传统的环境中进行，治疗师会更加关注自己的情绪反应，以防止引发患者的负性情绪。

这里描述了解决负性情绪回避的示例，在治疗的最初数个月内尤为重要：

- 可以在散步或开车时进行治疗，不一定要在办公室进行治疗。对许多人来说，这种运动是一种有益的分散注意力的方式，有助于调节他们的情绪，这些活动也可以减少一些人感到厌恶的眼神接触。
- 在治疗过程中通过策略性地插入幽默、轻松和无所顾忌的语言来调节情绪，包括在治疗开始时进行简短、中性的、非刺激性的"闲聊"。
- 缩短治疗时间，开始可以 30 min，逐渐调整到通常的 50 min。

- 将疗程持续时间从 50 min 延长到 120 min，以允许更多的热身和"冷静"时间，以确保患者在结束治疗前情绪得到充分的调节。

### 提高强化治疗接触的特色

研究发现，BPD-SUD 共病患者在遇到情绪困扰时更喜欢使用速效药物，而不是像非 SUD 的 BPD 患者更依赖或寻求他人的帮助。

因此，对于 BPD-SUD 共病患者来说，治疗的本质更令人厌恶而不是强化，因为它阻碍了通过使用速效作用的药物来解决危机的癖性。因此，这种改良的方法尽可能让治疗师（与治疗方法）合适和突显。在华盛顿大学的治疗师们以非传统的方式为患者提供服务：帮助他们写简历，提供他们去法院的交通工具，为他们提供协助和指导，以便与行政官员（儿童保护服务机构、法院法官）进行互动、陪同患者去急诊室，并提供膳食。治疗师接触患者的社交网络，以了解伴侣为重点，将自己与积极的刺激线索联系起来，包括替代药物。例如，对于阿片类成瘾患者，治疗师提供阿片类替代药物（代表患者在药房"拿"药物，然后亲自交给他们使用），并在药房与患者见面；在治疗期间和小组中提供健康的茶点。

### 治疗依从性差

BPD（无 SUD）患者通常很难依从治疗，像蝴蝶一样飞进飞出治疗师的手（Linehan，1993）。对于他们来说，主要的干预治疗行为包括：取消治疗，不回电话或短信，保证治疗后不再出现；反复参加一个治疗，然后错过一系列的治疗，一次治疗后又错过几周的治疗，如此反复。另一种极端是患者很容易就产生依恋（Linehan，1993）。"依恋"患者主要的干预治疗行为通常包括难以遵守电话、短信、疗程次数和时间等方面的限制，这些患者难以忍受与治疗师的分离。华盛顿大学的大多数 BPD-SUD 共病患者都是"蝴蝶型"患者，不容易与治疗或治疗师建立联系。然而，与 BPD 患者建立牢固、积极的关系，往往是使这些患者接受治疗的唯一因素，并在某些情况下，是得以存活的唯一因素。在 DBT 中，这种关系被用作达到目的的一种手段，一种实现"更大"目标的方式，使来访者改变和成长（Linehan，1993，p.514）。因此，治疗早期的依恋是我们工作的一个重要目标。

在 BPD-SUD 共病患者中，实现这种积极治疗关系面临很大挑战。因此，让不愿意接受治疗的患者参与进来是我们的治疗目标。在治疗开始阶段，可以根据治疗史对患者属于"依恋型 / 蝴蝶型"进行评估。任何既往治疗的参与和无法坚持的历史都是对当前治疗的挑战。为了提高治疗的参与度，治疗师可以通过预定和自发的信息或电话联系，以增加与患者的接触，而不一定是在诊所中，根据需要灵活安排会话时间。当患者不去的时候，用一个非要求的信息来打破回避的模式。

对于 BPD-SUD 共病患者来说，具有挑战性的是使用药物时容易联系不上。与非 SUD 的 BPD 患者相比，那些伴有 SUD 的患者似乎更容易"掉线"，电话无人接听，甚至室友和紧急联系人也不知道他们的下落。这种完全"逃避生活"的行为，往往预示着除了药物使用之外，还存在更多问题。有一位患者就很好地说明了这一点，在周五下午的约会中一切都很好。到了晚上，患者又复发了，2 周都没有再露面。到那时，她已经失去了住房、工作和 3 岁儿子的抚养权。

患者失去联系时发生的其他常见问题包括偷窃、被捕、与陌生人或毒贩发生无保护的性行为以换取毒品、被强奸和过量用药。因此，有必要采取治疗措施来解决与"迷失"相关的问题。针对 BPD-SUD 共病，DBT 的初始评估阶段进行了修改，将患者在脱离治疗后可能去的地方纳入常规调查。这项调查包括记录地址、联系人、街角和酒吧名称，并在一开始就获得许可来寻找他们（即使他们远离毒品的动机很高）。寻找"失踪"患者的指南甚至超出安全原则。在临床上，这种干预通常需要轻松、实事求是，有时还需要开玩笑的接触，以避免引起患者强烈的负面情绪。这种方法可能包括劝诱，产生希望，并提醒他们远离毒品的最重要原因。其他的活动还包括送带有便条的诙谐礼物：一包"救生衣"（"我们在这里等你，抓紧吧"），一根胶水棒（你已经取得了巨大的进步），氦气球（"你不会飞走吧？"），比萨（"很想念你"）。当患者参与治疗时，治疗包括一个协作性的讨论，哪些方法有效，哪些方法对改善未来没有帮助。

## 从 DBT-SUD 中吸取教训

以下是 DBT-SUD 开发研究过程中获得的一些经验教训。

### 面临挑战

像大多数人一样，BPD-SUD 共病患者如果想

要成功，一次只能改变这么多的问题。在研究人群中，BPD-SUD 共病患者通常符合至少 4 种其他精神疾病的标准，不包括 BPD 和 SUD。许多人持有尚未执行的逮捕令、住房简陋、失业、吸毒成瘾。

DBT-SUD 是基于戒断的治疗方案，原因很简单，重性精神病患者在戒断方面做得更好。此外，持续使用药物，特别是非法药物，只会使他们处于高风险状态并参与违法行为。

尽管戒除所有滥用药物是 DBT-SUD 的目标，但不一定总是患者的目标。寻求完全戒除所有药物可能会使患者疏远治疗，并导致其他问题，如对药物使用情况撒谎。治疗小组发现，许多患者愿意放弃"烈性毒品"（如可卡因、海洛因、甲基苯丙胺等），但不愿意停止使用大麻和酒精。这意味着可以不完全戒断，只解决（目前）造成最大危害的药物。这种"选择战斗"的同时，如果其他药物在某个时候被确定有助于实现更高层次的治疗目标（例如自杀行为，使用他们同意放弃的药物），则应努力加强放弃其他药物的承诺。

举例来说，一个患者完全满足于放弃海洛因、可卡因和自杀行为，但不包括酒精。几个月后，一个清晰的模式出现了，饮酒（不总是，但经常）并使用苯二氮䓬类药物，然后导致可能致命的风险。虽然她的目的不是自杀，但饮酒和用药的方式可能是致命的。治疗师和患者重新审视了最初对戒酒缺乏承诺的情况，并决定，如果她以一种可能危及生命的方式饮酒和（或）使用她决定戒掉的药物，她将停止饮酒。从那一刻起，患者做出了戒酒的承诺，酒精的使用也被添加到需要治疗问题行为的列表中。

在不承诺放弃使用某一特定物质的情况下，治疗仍然需要跟踪该物质的使用以及使用的数量、频率、背景和后果。然后，治疗师可以利用这些信息来注意使用模式，并强调与患者使用该物质任何临床的相关性（例如，使用的模式是上升或下降；药物使用干扰了运用新技能管理情绪等）。这提供了一个很好的治疗机会，可以强调继续使用该物质会妨碍实现重要的目标。举个例子，一个鸦片和大麻依赖以及酒精依赖（缓解期）的 BPD-SUD 共病患者对戒大麻没有兴趣。不过，她确实同意，如果它干扰了其他问题，就放弃它。在接受治疗的早期，她希望能和一个忠诚、爱她的人建立稳定、有意义的浪漫关系。我们强调她持续使用大麻可能会妨碍找到这样的人：她想找的大多数人都不愿和每天抽大麻的人作伴。随着时间的推移，她的大麻使用量

明显下降，最终放弃了。

### 建立结构

与自杀行为和 NSSI 行为不同，药物的使用是全天候的，需要"工作"来支付药物费用［例如，偷窃和（或）出售物品、性交易等］、使用药物以及从药物使用中恢复。BPD-SUD 共病的日常活动流程包括与谁互动以及他们去哪里，都与物质使用相关。决定戒断，需要用替代性活动和社会接触来取代物质使用所建立的体系。

这个问题肯定不是 BPD-SUD 共病个体独有的。事实上，这是瘾君子和酗酒者从使用过渡到康复普遍存在的问题，12 步计划鼓励 90 天内召开 90 次互戒会议。通过每天至少参加一个互戒会议，特别是在戒毒初期，让那些与成瘾行为做斗争的人有一个地方可去，一个能与有共同目标的人互动的社区，一个可以安排时间的活动。为了进一步加强与新社区的接触，新成员通常被指派担任会议接待员、制作咖啡等，所有这些角色的作用都是帮助新的"干净"成员形成一套新的支持康复的"人员、地点和事物"。

并非所有的 BPD-SUD 共病患者都愿意参加 12 步计划。他们对"适应"正常的非吸毒文化特别敏感。患有 BPD 的慢性自杀者所面临的人际问题也影响了 BPD-SUD 共病患者结交朋友和维持友谊，这进一步强化了这种观念：只有其他瘾君子和酗酒者才是他们的朋友。

建立体系没有正确的答案或方法。正如治疗师可能会帮助抑郁症患者安排 1 周的强化活动一样，治疗 BPD-SUD 共病的患者也应该这样做。创造性的头脑风暴和解决问题是必不可少的，同样，患者也非常愿意用一种可能安全的活动（获取药物的风险较低）替换理想的甚至是首选的活动。一些建议如找一份工作（兼职，全职），做有意义事业的志愿者，加入俱乐部和教会团体，并通过互联网找到与团体会面的机会。

### 帮他们获得并保持一份工作

可能没有比带薪工作更好的方式了，可以安排时间、有地方可去、结识新朋友和（重新）融入非瘾君子的文化。除了少数人以及非主流的非工作场所，就业为实践新获得的、有效的行为反应提供了丰富的环境，并为增加稳定性提供了财务资源。

人们越来越认识到职业功能作为心理治疗目标的重要性。从 DBT-SUD 的角度来看，获得和维持就业的目标是一项基本的治疗任务，因为①获得／保持一份工作有助于防止复发；②患者通常会回避寻求工作，以免产生自我厌恶和强烈的负面情绪；③准备工作面试，包括解释法律问题和（或）面对就业方面的重大差距，是相当令人厌恶和沮丧的，需要排练和支持；④这些需要指导，以了解在哪里以及如何采取措施重新就业。初级治疗师通常最会确定患者的能力（塑造）——目标不要太高或太低。虽然最终目标是有晋升机会的全职工作，但对某些人来说，第一步可能只做日工或其他临时职位。

### 教患者在需要时做好失败的准备

构建"失败，失足，跌倒、滑倒或犯罪"后重新振作起来的能力，从错误中吸取教训的能力，对所有努力做有困难或伟大事业的人来说，都是一项重要的生活技能。当谈到药物成瘾的治疗时，失败后的表现是至关重要的。G. Alan Marlatt 首先描述了当人们努力戒断失败时会发生什么。他的"戒断违反效应"（abstinence violation effect，AVE；Marlatt & Gordon，1985）描述了压倒性的负性情绪、自我反省，并认为该事件只是证明该人存在根本性缺陷的更多证据（而不是认为这只是习惯改变的过程中常见的预期结果）。戒断对一个人越重要，跌倒就越重。虽然我们还没有关于 BPD-SUD 共病患者与 BPD 患者"戒断违反效应"的比较研究，但我们有理由认为 BPD 患者对"戒断违反效应"更为敏感。

DBT-SUD 患者复发前和复发后采用"接受失败"学习。DBT-SUD 扩展了 Marlatt 的"脱出"概念，强调①只要一个人从事件中学习并继续努力，复发可以帮助患者进入持久的变化；②习惯的改变对每个人来说都是困难的，变好之前通常伴随着各种各样的错误；③从积极的角度重新审视失败，一些技术公司（如亚马逊、谷歌和微软）经常询问申请者失败的经历，因为所有伟大的创新者和发明家在取得巨大成功之前都会先失败。成功需要韧性和持续解决问题的能力，尽管达到目标会存在挫败感。

### 慢慢地体会无毒品的生活

考虑到完全戒断，永远不再吸毒，可能让人无法接受，并导致一系列的负面情绪和想法。因此，为了提高自我效能，DBT-SUD 专注于仅在一个人 100% 确定能够实现在一段时间内保持戒断，这段时间不管是 1 天、3 周还是 5 分钟。这种认知策略的关键是，一旦你到了下一个可行的时间段，就要重新承诺下一阶段的戒断。

一位长期滥用冰毒的患者说，当她的欲望特别强烈时，她坚持了 5 分钟——仅仅 5 分钟："我知道我能坚持 5 分钟。然后，在这段时间结束后，再次承诺再坚持 5 分钟，然后再坚持下一个 5 分钟。"她后来分享道："在我的脑海里，每个 5 分钟都像一颗小珍珠，一颗珍珠一颗珍珠地串成一条美丽的珍珠项链。"

### 指出谎言

标准 DBT 的假设是，患者正在尽其所能，但他们需要做得更好（Linehan，1993）。这导致了对 BPD 患者非常信任的治疗态度，在这种情况下，治疗师经常不会考虑患者的不诚实。对于 BPD-SUD 共病患者，进行标准 DBT 的治疗师可能太容易上当，而且很快就认为自己是无辜的。华盛顿大学研究参与者的反馈，治疗需要更直接地解决说谎行为。事实上，如果不养成说谎和其他欺骗行为的习惯，很难会发展成毒瘾。帮助他们解决说谎的问题和行为是很困难的，正如保持物质依赖需要撒谎一样，诚实与吸毒是不相容的。

DBT-SUD 解决说谎问题的策略包括让患者记录每天说谎的次数；询问患者是否说谎（不用明确他们在说谎）；每周进行药物筛选；公开和不带偏见地谈论说谎是一种根深蒂固的旧习惯。采取实事求是的方法，要求患者提供"治疗计划的证据，无论是直接观察患者服用阿片类替代药物，还是让他们每天发送服用抗滥用药物的视频（带有日期／时间标志）"。任何发现的谎言都要经过行为分析，以努力理解谎言产生的条件并解决问题。

### 家庭和社会支持

国家精神卫生合作中心（2009 年）实践调查结果指出，家庭参与 BPD 治疗的重要性。对于 BPD-SUD 共病患者的家庭和亲人来说，这一点可能尤为重要，因为他们在许多情况下承受了无尽的失望和心碎，他们提供食物和住所所需的钱财，在自己家中被偷去买毒品。家人忍受数月的沉默，不知道他们所爱的人是否因吸毒过量而死亡。尽管这类经历往往会破坏家庭关系，但许多家庭希望获得帮助和需要指导，如何更有效地提供支持。

DBT-SUD 评估包括是否仍有一座通向家人的桥梁，以及考虑家庭如何帮助所爱的人实现目标。家庭成员可以在许多重要的方面提供帮助：他们可以协助往返治疗的交通；在早期康复期间，帮助、分发和观察他们的亲人服用替代药物或抗滥用药物；提供药物筛选并将结果告知初级治疗师；指导他们掌握技能；并给予鼓励。在强烈欲望异常的困难时期，家庭可以提供额外的支持，一起做活动、聚会，并提供额外的儿童照料，使患者获得短暂的休息。在一个极端的例子中，一位家长把她的儿子锁在她的公寓里 30 天，而她的儿子则在这 30 天里戒掉了海洛因，过渡到替代药物。后来，当被问及他对母亲严密监视下的"软禁"有何看法时，他表示，母亲非常关心他，并说"如果我想出去，我可以从窗户出去。我只是不想这么做。"在 30 天的疗程中，随着吸毒的阴霾逐渐消散，他又开始写作和录制音乐。

## 总结

在被诊断为 BPD 的患者中，SUD 的共病增加了临床表现的复杂性、症状的严重程度，并阻碍了治疗的参与性和有效性。在开发 DBT 的过程中，Linehan 最初为 BPD 患者引入了"照常治疗"的概念，对这些患者来说，传统的治疗方法在减少症状、参与治疗和维持治疗方面是无效的。在本章中，我们回顾了 SUD-BPD 共病带来的风险、挑战和治疗障碍，这就需要 DBT 不断修改，增加治疗参与、行为目标设定等新的干预措施，并扩展心理治疗的标准框架，能更直接有针对性的治疗 SUD-BPD 患者。

## 参考文献

Akil, H., Watson, S. J., Young, E., Lewis, M. E., Khachaturian, H., & Walker, J. M. (1984). Endogenous opioids: Biology and function. *Annual Review of Neuroscience, 7*(1), 223–255.

American Psychiatric Association (APA). (2013). *Diagnostice and statistical manual of mental disorders* (5th ed.). Washington, DC: Author.

Bandelow, B., Schmahl, C., Falkai, P., & Wedekind, D. (2010). Borderline personality disorder: A dysregulation of the endogenous opioid system? *Psychological Review, 117*(2), 623.

Bornovalova, M. A., & Daughters, S. B. (2007). How does dialectical behavior therapy facilitate treatment retention among individuals with comorbid borderline personality disorder and substance use disorders? *Clinical Psychology Review, 27*(8), 923–943.

Bornovalova, M. A., Gratz, K. L., Delany-Brumsey, A., Paulson, A., & Lejuez, C. (2006). Temperamental and environmental risk factors for borderline personality disorder among inner-city substance users in residential treatment. *Journal of Personality Disorders, 20*(3), 218–231.

Bornovalova, M. A., Hicks, B. M., Iacono, W. G., & McGue, M. (2013). Longitudinal-twin study of borderline personality disorder traits and substance use in adolescence: Developmental change, reciprocal effects, and genetic and environmental influences. *Personality Disorders, 4*(1), 23–32. doi:10.1037/a0027178

Cacciola, J. S., Alterman, A. I., McKay, J. R., & Rutherford, M. J. (2001). Psychiatric comorbidity in patients with substance use disorders: Do not forget Axis II disorders. *Psychiatric Annals, 31*(5), 321–331.

Calvo, N., Valero, S., Ferrer, M., Barral, C., & Casas, M. (2016). Impulsive clinical profile of borderline personality disorder with comorbid substance use disorder. *Actas españolas de psiquiatría, 44*(4), 145.

Carpenter, R. W., Wood, P. K., & Trull, T. J. (2016). Comorbidity of borderline personality disorder and lifetime substance use disorders in a nationally representative sample. *Journal of Personality Disorders, 30*(3), 336–350.

Coffey, S. F., Schumacher, J. A., Baschnagel, J. S., Hawk, L. W., & Holloman, G. (2011). Impulsivity and risk-taking in borderline personality disorder with and without substance use disorders. *Personality Disorders: Theory, Research, and Treatment, 2*(2), 128.

Dimeff, L. A., & Koerner, K. E. (2007). *Dialectical behavior therapy in clinical practice: Applications across disorders and settings.* New York: Guilford.

Dimeff, L. A., & Linehan, M. M. (2008). Dialectical behavior therapy for substance abusers. *Addiction Science and Clinical Practice, 4*(2), 39–47.

Eaton, N. R., Krueger, R. F., Keyes, K. M., Skodol, A. E., Markon, K. E., Grant, B. F., & Hasin, D. S. (2011). Borderline personality disorder co-morbidity: Relationship to the internalizing–externalizing structure of common mental disorders. *Psychological medicine, 41*(05), 1041–1050.

Grant, B. F., Chou, S. P., Goldstein, R. B., Huang, B., Stinson, F. S., Saha, T. D., . . . Pickering, R. P. (2008). Prevalence, correlates, disability, and comorbidity of DSM-IV borderline personality disorder: Results from the Wave 2 National Epidemiologic Survey on Alcohol and Related Conditions. *Journal of Clinical Psychiatry, 69*(4), 533.

Gratz, K. L., & Tull, M. T. (2010). The relationship between emotion dysregulation and deliberate self-harm among inpatients with substance use disorders. *Cognitive Therapy and Research, 34*(6), 544–553.

Gregory, R. J., DeLucia-Deranja, E., & Mogle, J. A. (2010). Dynamic deconstructive psychotherapy versus optimized community care for borderline personality disorder co-occurring with alcohol use disorders: A 30-month follow-up. *Journal of Nervous and Mental Disease, 198*(4), 292–298.

Kalivas, P. W., & Volkow, N. D. (2005). The neural basis of addiction: A pathology of motivation and choice. *American Journal of Psychiatry, 162*(8), 1403–1413.

Khantzian, E. J. (1997). The self-medication hypothesis of substance use disorders: A reconsideration and recent applications. *Harvard Review of Psychiatry, 4*(5), 231–244.

Kienast, T., Stoffers, J., Bermpohl, F., & Lieb, K. (2014). Borderline personality disorder and comorbid addiction: Epidemiology and treatment. *Deutsches Ärzteblatt International, 111*(16), 280–286. doi:10.3238/arztebl.2014.0280

Koenigsberg, H. W., Kaplan, R. D., Gilmore, M. M., & Cooper, A. M. (1985). The relationship between syndrome and personality disorder in DSM-III: Experience with 2,462 patients. *American Journal of Psychiatry, 142*(2), 207–212.

Kruedelbach, N., McCormick, R. A., Schulz, S. C., & Grueneich, R. (1993). Impulsivity, coping styles, and triggers for craving in substance abusers with borderline personality disorder. *Journal of Personality Disorders, 7*(3), 214–222. doi:10.1521/pedi.1993.7.3.214

Lane, S. P., Carpenter, R. W., Sher, K. J., & Trull, T. J. (2016). Alcohol craving and consumption in borderline personality disorder: When, where, and with whom. *Clinical Psychological Science.* doi:10.1177/2167702615616132

Lee, H. -J., Bagge, C. L., Schumacher, J. A., & Coffey, S. F. (2010). Does comorbid substance use disorder exacerbate borderline personality features? A comparison of borderline personality disorder individuals with vs. without current substance dependence. *Personality Disorders: Theory, Research, and Treatment, 1*(4), 239.

LeGris, J., & van Reekum, R. (2006). The neuropsychological correlates of borderline personality disorder and suicidal behaviour. *Canadian Journal of Psychiatry, 51*(3), 131–142.

Linehan, M. M. (1993). *Cognitive behavioral treatment for borderline personality disorder.* New York: Guilford.

Linehan, M. M., & Dimeff, L. A. (2000). *DBT for substance abusers: An extension of standard DBT.* Unpublished manuscript.

Linehan, M. M., Dimeff, L. A., Reynolds, S. K., Comtois, K. A., Welch, S. S., Heagerty, P., & Kivlahan, D. R. (2002). Dialectical behavior therapy versus comprehensive validation therapy plus 12-step for the treatment of opioid dependent women meeting criteria for borderline personality disorder. *Drug and Alcohol Dependence, 67*(1), 13–26.

Linehan, M. M., Schmidt, H., Dimeff, L. A., Craft, J. C., Kanter, J., & Comtois, K. A. (1999). Dialectical behavior therapy for patients with borderline personality disorder and drug-dependence. *American Journal on Addictions, 8*(4), 279–292.

Links, P. S., Heslegrave, R. J., Mitton, J. E., & Van Reekum, R. (1995). Borderline personality disorder and substance abuse: Consequences of comorbidity. *Canadian Journal of Psychiatry.*

Marlatt, G. A., & Gordon, J. R. (1985). *Relapse prevention: Maintenance strategies in the treatment of addictive behaviors.* New York: Guilford.

Martínez-Raga, J., Marshall, E. J., Keaney, F., Ball, D., & Strang, J. (2002). Unplanned versus planned discharges from in-patient alcohol detoxification: Retrospective analysis of 470 first-episode admissions. *Alcohol and Alcoholism, 37*(3), 277–281.

McCauley, J. L., Killeen, T., Gros, D. F., Brady, K. T., & Back, S. E. (2012). Posttraumatic stress disorder and co-occurring substance use disorders: Advances in assessment and treatment. *Clinical Psychology: Science and Practice, 19*(3), 283–304.

Miller, F. T., Abrams, T., Dulit, R., & Fyer, M. (1993). Substance abuse in borderline personality disorder. *American Journal of Drug and Alcohol Abuse, 19*(4), 491–497.

National Collaborating Centre for Mental Health. (2009). *Borderline personality disorder: Recognition and management.* London: National Institute for Health and Care Excellence.

New, A. S., & Stanley, B. (2010). An opioid deficit in borderline personality disorder: Self-cutting, substance abuse, and social dysfunction. *American Journal of Psychiatry, 167*(8), 882–885.

Niaura, R. S., Rohsenow, D. J., Binkoff, J. A., Monti, P. M., Pedraza, M., & Abrams, D. B. (1988). Relevance of cue reactivity to understanding alcohol and smoking relapse. *Journal of Abnormal Psychology, 97*(2), 133.

Pennay, A., Cameron, J., Reichert, T., Strickland, H., Lee, N. K., Hall, K., & Lubman, D. I. (2011). A systematic review of interventions for co-occurring substance use disorder and borderline personality disorder. *Journal of Substance Abuse Treatment, 41*(4), 363–373.

Prossin, A. R., Love, T. M., Koeppe, R. A., Zubieta, J. -K., & Silk, K. R. (2010). Dysregulation of regional endogenous opioid function in borderline personality disorder. *American Journal of Psychiatry, 167*(8), 925–933.

Sansone, R., Lam, C., & Wiederman, M. (2010*b*). The abuse of prescription medications: A relationship with borderline personality? *Journal of Opioid Management, 6*(3), 159.

Sansone, R. A., Lam, C., & Wiederman, M. W. (2010*a*). The abuse of prescription medications in borderline personality disorder: A gender comparison. *Primary Care Companion to the Journal of Clinical Psychiatry, 12*(6).

Sansone, R. A., & Sansone, L. A. (2011). Substance use disorders and borderline personality: Common bedfellows. *Innovations in Clinical Neuroscience, 8*(9).

Skodol, A. E., Oldham, J. M., & Gallaher, P. E. (1999). Axis II comorbidity of substance use disorders among patients referred for treatment of personality disorders. *American Journal of Psychiatry.*

Stanley, B., Sher, L., Wilson, S., Ekman, R., Huang, Y. -Y., & Mann, J. J. (2010). Non-suicidal self-injurious behavior, endogenous opioids and monoamine neurotransmitters. *Journal of Affective Disorders, 124*(1), 134–140.

Stanley, B., & Siever, L. J. (2009). The interpersonal dimension of borderline personality disorder: Toward a neuropeptide model. *American Journal of Psychiatry, 167*(1), 24–39.

Stone, M. H. (1990). *The fate of borderline patients: Successful outcome and psychiatric practice.* New York: Guilford.

Substance Abuse and Mental Health Services Administration (2017). Mental and substance use disorders. https://www.samhsa.gov/disorders.

Sullivan, T., & Frances, J. (1990). Substance use in borderline personality disorder. *American Journal of Psychiatry, 147*, 1002–1007.

Trull, T. J. (2001). Structural relations between borderline personality disorder features and putative etiological correlates. *Journal of Abnormal Psychology, 110*(3), 471.

Trull, T. J., Sher, K. J., Minks-Brown, C., Durbin, J., & Burr, R. (2000). Borderline personality disorder and substance use disorders: A review and integration. *Clinical Psychology Review, 20*(2), 235–253.

Trull, T. J., Solhan, M. B., Tragesser, S. L., Jahng, S., Wood, P. K., Piasecki, T. M., & Watson, D. (2008). Affective instability: Measuring a core feature of borderline personality disorder with ecological momentary assessment. *Journal of Abnormal Psychology, 117*(3), 647.

van den Bosch, L. M., Verheul, R., Schippers, G. M., & van den Brink, W. (2002). Dialectical behavior therapy of borderline patients with and without substance use problems: Implementation and long-term effects. *Addictive Behaviors, 27*(6), 911–923.

Verheul, R., van den Brink, W., & Geerlings, P. (1999). A three-pathway psychobiological model of craving for alcohol. *Alcohol and Alcoholism, 34*(2), 197–222.

Wapp, M., van de Glind, G., van Emmerik-van Oortmerssen, K., Dom, G., Verspreet, S., Carpentier, P. J., . . . Franck, J. (2015). Risk factors for borderline personality disorder in treatment seeking patients with a substance use disorder: An international multicenter study. *European Addiction Research, 21*(4), 188–194.

Wilson, S. T., Fertuck, E. A., Kwitel, A., Stanley, M. C., & Stanley, B. (2006). Impulsivity, suicidality and alcohol use disorders in adolescents and young adults with borderline personality disorder. *International Journal of Adolescent Medicine and Health, 18*(1), 189–196.

Zubieta, J. -K., Smith, Y. R., Bueller, J. A., Xu, Y., Kilbourn, M. R., Jewett, D. M., . . . Stohler, C. S. (2001). Regional mu opioid receptor regulation of sensory and affective dimensions of pain. *Science, 293*(5528), 311–315.

# ///10/// 边缘型人格障碍的进食障碍

EUNICE CHEN

王朝敏　郭世杰　译

## 引言

进食障碍（eating disorder，ED）通常是由生物、心理和社会因素的复杂相互作用的结果，在进食障碍患者中，食物过量和对消瘦的痴迷之间存在着辩证的张力关系。《精神障碍诊断与统计手册》[Diagnostic and Statistical Manual of Mental Disorders，DSM-5；美国精神病学协会（American Psychiatric Association，APA），2013]发现BPD中常见的三种特定类型的ED：神经性厌食症（anorexia nervosa，AN）、神经性贪食症（bulimia nervosa，BN）和暴食症（binge eating disorder，BED）。AN的基本特征包括持续的能量摄入限制；对体重增加或变胖的强烈恐惧，或控制体重增加的持续行为；以及自我感知体重或体形的困扰（APA，2013）。此外，AN患者可分为拒绝进食和过度运动（限制型）或倾向于暴饮暴食和清除行为（暴食/清除型）。BN的特点是反复暴饮暴食，不适当的补偿方法防止体重增加，并高估体重和体形状态（APA，2013）。暴饮暴食和补偿行为同时出现，平均每周至少发生一次，持续3个月，才符合诊断标准。暴饮暴食的定义是，客观上无节制地吃大量的食物（例如，在一段时间内超过大多数人在类似情况下的进食量），并伴有失控的感觉。补偿行为统称为**净化行为**或**清除行为**，通常包括自我诱吐、滥用泻药或利尿剂。BN患者也可以禁食一天或更长时间，或者过度运动以防止体重增加。这种疾病也会影响患有或未患AN的年轻女性，因为BN女性也会表现出对体重增加的恐惧，虽然体重通常在正常范围内，但它可能比正常范围内的体重要高。在某些情况下，一个人可能暴饮暴食，伴有清除行为，但也不愿意保持正常的体重。在这种情况下，患者可能被诊断为AN，暴食/清除型。

暴食症的特点是在一段非连续的时间内，进食量比大多数人在类似时间内和类似情况下进食量多，并且在发作期对进食缺乏控制感（APA，2013）。暴食症与以下3种或3种以上的情况有关：①吃得比正常情况快得多；②吃到不舒服为止；③在没有饥饿的情况下大量进食；④因为吃得多而感到尴尬常独自吃饭；⑤进食后自己感到厌恶、沮丧或非常内疚。此外，暴饮暴食事件平均每周至少发生一次，持续3个月，并对暴食感到明显的痛苦。暴饮暴食发作不只发生在AN或BN的病程中。

## 流行病学

AN是一种罕见的ED，症状通常出现在青春期或成年前期。这种疾病通常与生活中的压力事件有关，如离家上大学。年轻女性中12个月的AN患病率约为0.4%（Stice，Marti & Rohde，2013），而在男性则少见，临床人群中女性与男性的比例大致为10：1（APA，2013）。虽然每10个AN患者中估计有3个是男性，但许多男性患者并没有接受治疗。因此，约90%的确诊患者是女性（Smink，Hoeken，Oldehinkel & Hoek，2014）。Hudson、Hiripi、Pope和Kessler（2007）采用全国代表性样本报告了较高的患病率（女性为0.9%，男性为0.3%）。结果表明，因为有很大比例的真实病例未被发现，在既往的研究中，AN的发生率被严重低估。AN的终生患病率女性高于男性，白种人女性高于黑种人女性。就趋势而言，自20世纪50年代以来，AN发生率（即登记病例）在不断增加，在15～24岁女性中最为常见（Allen，Byrne，Oddy & Crosby，2013；van Hoeken、Seidell & Hoek，2005）。该障碍在整个历史和跨文化中都被认识（Keel & McCormick，2010）。随着时间的推移，发生率的差异可能并不是真正的病例增加，而是与诊断的改进和公众认识的提高，从而更早地发现和更广泛地获得治疗服务有关。AN 存在相当多的生理和心理共病。AN 的死亡率估计在 5% ~ 20%（Neumarker，1997），主要是心脏问题和自杀所致。在一项医疗死亡率的荟萃分析中，AN 在所有精神疾病中死亡率是最高的（Harris & Barraclough，1998）。

年轻女性中 BN 的患病率估计在 1% ~ 1.5%（Stice et al.，2013）。青春期晚期或成年早期的女性出现 BN 的风险最高，女性与男性的比例约为 10∶1（APA，2013）。BN 的终生患病率女性为 1.5%，男性为 0.5%（Smink et al.，2014）。据报道，由于躯体并发症和自杀风险的增加，BN 的死亡率高达 3.9%（Arcelus，Mitchell，Wales & Nelson，2011；Crow et al.，2009）。从最初的 BN 到 AN 的诊断是很常见的，但 BN 和 AN 之间交叉诊断只发生在少数病例中（10% ~ 15%）（Allen et al.，2013）。一部分 BN 患者持续暴饮暴食，不再会有补偿行为，因此，他们的症状已符合暴食症或其他特定进食障碍的标准（APA，2013）。

BED 发生在正常体重或超重和肥胖个体中（APA，2013）是最常见的 ED，估计女性的终生患病率为 3.5%，男性为 2.0%（Hudson et al.，2007）。肥胖者的患病率估计更高，在社区样本中为 4% ~ 8%。临床上大多数接受治疗的暴食症患者是女性；然而，在社区样本中，男性和女性的发生率相似（Grucza，Przybeck & Cloninger，2007）。其他种族或少数民族的女性 BED 患病率与白种人女性相似。寻求减肥治疗的人群中比普通人群中更为常见（APA，2013）。BED 带来一系列功能受损后果，包括：社会角色适应问题、健康相关的生活质量和生活满意度受损、躯体发病率和致死率以及相关的卫生保健利用增加（APA，2013）。

## 相关特征与共病

当体重严重下降时，许多 AN 患者经常表现出情绪障碍，包括抑郁和焦虑情绪，这可能用 AN 饥饿的影响加以解释或恶化。Keys、Brozek、Henschel、

Mickelsen 和 Taylor（1950）对饥饿的研究表明，营养不良会导致抑郁情绪、快感缺乏和焦虑。

鉴于此，当症状如果不能被饥饿所解释，似乎与 AN 的初步诊断也无关时，应考虑抑郁症或焦虑障碍的诊断。在部分或完全恢复体重后，可以重新评估情绪障碍的症状。与食物相关或者无关的强迫性特征在 AN 中通常也很突出。

患者的仪式性行为，包括把食物切成小块，食用不寻常的食物组合，拒绝在公共场合进食，或者需要反复计算热量摄入和消耗。饥饿可能引起或加剧与食物有关的强迫观念和行为。只有当强迫症患者表现与食物、体形或体重无关时，才需要增加额外的强迫症（obsessive-compulsive disorder，OCD）诊断。

BN 和 BED 都与其他精神疾病有症状重叠，包括抑郁、焦虑和药物使用（O'Brien & Vincent，2003）。心境障碍，尤其是重性抑郁障碍和心境恶劣比较常见，据估计患病率在 36% ~ 50%（O'Brien 和 Vincent，2003）。

在 BN 患者中，焦虑障碍的终身患病率在 41% ~ 75%（Godart，Flament，Perdereau & Jeammet，2002）。BN 中的创伤后应激障碍（Post-traumatic stress disorder，PTSD）显著高于 AN 3 倍的焦虑障碍（Kaye et al.，2005）。物质滥用和暴饮暴食或清除行为之间也有 30% 的症状重叠，无论这些行为发生在 AN 或 BN（O'Brien & Vincent，2003），还是 BED 的背景下（Eldredge & Agras，1996）。

## 文化影响

事实上，ED 在各种文化群体中得到普遍认可，包括美国以及其他国家的少数民族中。许多研究表明，与白种人相比，非洲裔美国人对体重、体形和吸引力的态度不同，他们对身材苗条的渴望更少，更能接受较大的体型（Taylor，Caldwell，Baser，Faison & Jackson，2007）。

虽然最初人们认为高收入家庭的白种人女性中 ED 更为普遍，但最近的研究发现，暴食和清除现象在白种人女性中与在少数民族的女性中同样普遍。据报道，节食行为在白种人中更为常见（Crago & Shisslak，2003）。越来越多的文献表明，近年来，非白种人和族裔中，以及所有社会阶层和所有宗教的年轻女性中，进食障碍和可能诊断为 ED 都有所

增加（Walcott, Pratt & Patel, 2003）。有证据表明，生活在（或变迁）西方的文化中，会增加发展为 BN 的风险（Keel & Klump, 2003）。

# 病程与结局

AN 是一种与慢性病程和高致死率相关的严重疾病（Centers for Disease Control, 1995）。长期随访研究（> 20 年）显示，虽然 50% 以上的 AN 患者可以康复，但是 20% 的患者会复发，10% ~ 15% 的患者仍是慢性疾病（Zipfel, Lowe, Reas Deter & Herzog, 2000）。康复、改善和慢性疾病的发生率似乎更适合较年轻时被诊断的患者，她们从发病到初始治疗之间耽误时间较短（Steinhausen, 2002）。

除了首次住院前的病程较长影响患者预后外，其他因素预测结局包括体重指数（body mass index, BMI）很低和首次住院期间体重增加不多、躯体症状和严重的心理或社会问题，这些因素与预后较差有关（Deter, Schellberg, Kopp, Friederich & Herzog, 2005）。与暴饮暴食 / 清除类型的患者相比，AN 限制型的长期预后似乎较好（Deter et al., 2005）。

BN 的主要发病年龄为青少年晚期或成年早期（APA, 2013）。除了对体重的恐惧外，由于暴食 / 清除症状伴随着强烈的痛苦，女性 BN 比 AN 患者更有可能主动寻求治疗（Klein & Walsh, 2004）。BN 和 BED 都倾向于慢性病程（APA, 2013）。

# 医学评估

建议进行全面的医学评估，了解由于减肥、呕吐和泻药滥用可能导致的身体问题。除了医学指南（Yager et al., 2006 年）建议测量身高和体重外，基本评估还应包括躯体和精神状态评估、全血细胞计数、生化检测、尿液分析、育龄女性的妊娠测试和心电图（electrocardiogram, EKG）检查。其他测试包括淀粉酶水平、尿素氮 / 肌酐、肝肾功能以及甲状腺功能。由于利尿剂和泻药的使用以及长期禁食和饥饿，还要对低钾血症（血清中的低钾水平）进行分析（Kreipe & Birndorf, 2000）。

AN 引起的脱水和饥饿会降低体液和矿物质水平，导致电解质失衡（Winston, 2012）。最常见的是严重的低血钾水平，可导致多种症状，表现为肌无力、便秘、思维清晰度下降、信息处理困难，严重的心律失常致猝死。尽管钾水平很低到危险程度，但进食障碍的患者误认为自己的健康状况良好并不少见。有些人在测体重之前会喝大量的水，导致低钠血症（低钠水平），增加癫痫发作的可能性。为了检测液体的负荷，可以对每个人的尿液比重测试。另一个危险是再喂养综合征，这是饥饿或严重营养不良患者恢复营养过程中发生的代谢紊乱，通常对心脏、肺、肾和其他器官有潜在的不利影响（Higa, Okura, Imai & Yoshida, 2013）。半饥饿状态会阻碍骨髓生成新血细胞的能力，导致贫血和（或）白细胞减少和（或）血小板减少（Caregaro et al., 2012）。患者也可能出现骨质减少的现象，这是骨密度降低的早期迹象，后期可能会转变为骨质疏松症。

AN 的并发症几乎可以影响到所有的器官系统。然而，许多患者的实验室检查结果可能是完全正常的，尤其是在疾病早期。重要的是要向患者及其家人解释，正常的体检结果并不排除 ED 的可能性。在生命体征不稳定、心电图异常或其他躯体不稳定的情况下，宜考虑住院治疗。对于消瘦和有医疗危险的患者，住院治疗是必要的，有助于体重恢复或控制体重下降（Kreipe & Bimdorf, 2000）。

BN 最常见的临床表现是嗜睡、月经不规律、腹痛、电解质紊乱和便秘（Westmoreland, Krantz & Mehler, 2016）。其他常见的症状包括心动过速、低血压、皮肤干燥、腮腺肿胀、牙釉质侵蚀和 Russell 征（因诱吐在手指关节上留下的瘢痕）。使用吐根植物催吐会导致极度肌无力，包括心肌无力。全面体检时，关键的组成部分包括体重和身高、生命体征、口咽损伤评估，以及包括电解质筛查在内的全面的血清代谢情况（Academy for Eating Disorders, 2012）。

BED 患者经常主诉躯体症状和对健康状况的不满。尽管有些医学问题与 BED 患者的肥胖有关，但是很少有证据表明暴饮暴食会直接导致医学并发症。例如，BED 患者常发生高胆固醇血症，因此，诊断 BED 后要常规检测胆固醇（Bulik, Sullivan & Kendler, 2002）。然而，几乎没有证据表明躯体并发症可以直接归因于暴食症状（Wilson, Nonas & Rosenblum, 1993）。

# 治疗方法

不同形式的心理治疗都可以用于 AN，包括个体治疗和团体治疗、家庭心理治疗。目前，针对 AN 的唯一有循证证据的治疗方式是基于 "Maudsley 模式" 的特定形式的家庭治疗，该模式已证明对儿童和青少年治疗有效（Campbell & Peebles，2014）。一项最大的成人 AN 随机对照试验（$N = 122$）显示 60% 的退出率，表明成人 AN 治疗困难，这可能是由于该疾病的自我和谐特征，这也很难对老年组治疗效果得出结论（Halmi，2005）。成人 AN 缺乏临床试验并且样本量小（Hay，Claudino，Touyz & Abd Elbaky，2015）。考虑到 AN 的严重性，成人缺乏治疗是一个严重的问题。

已有大量关于 BN 的临床试验报道（Wilson，Grilo & Vitousek，2007）。这些研究明确了认知行为疗法（cognitive-behavioral therapy，CBT）（Fairbum，1995）可以作为 BN 成人的一线治疗。此外，英国国家健康与临床优化研究所（National Institute for Health and Clinical Excellence，NICE）的一项荟萃分析表明，CBT 应是成人 BN 的一线治疗。CBT 治疗 BN 有三个阶段：第一阶段是通过心理教育和行为策略来规范饮食行为，如自我监控饮食、计划和定期进食，并使用有效控制方法和替代策略来防止暴饮暴食；第二阶段是教患者识别、监控和挑战维持该障碍的认知；第三阶段是教授预防复发的方法。BN 进行 CBT 过程通常包括 4 ~ 5 个月的 16 ~ 20 个疗程。CBT 已被证明可以有效地降低暴食行为和补偿反应的频率，并使 BN 患者的认知正常化（Agras，Walsh，Fairbum，Wilson & Kraemer，2000）。这一版本的 CBT 治疗使大约一半的患者戒除了 ED 行为（Mitchell et al.，2011）。

鉴于 CBT 只针对 BN 患者，但不能使某些 BN 患者康复，因此开发了一种更全面的 CBT 治疗形式。

"增强" CBT（"Enhanced" CBT，CBT-E）基于 ED 的诊断框架外的观点，旨在治疗 ED 行为和常见的维持因素，而不是特定的 ED 诊断。之所以称为 CBT-E，是因为它使用了各种新的策略和程序来改善结果，包括使用一些模块来解决某些需要改变的维持因素，这些因素是 ED 核心的 "外部" 维持因素，即完美主义、低自尊和人际困难。CBT-E 有两种形式，第一种是专门针对 ED 精神病理学的 "聚焦" 形式。第二种是 "更广泛" 的形式，除了针对核心的 ED 精神病理学外，还解决了核心外的障碍。CBT-E 也有两种强度。对于体重不太低（BMI 高于 17.5）的患者，在 20 周内包括 20 个疗程。本版本适用于大多数成人门诊的患者。对于 BMI 低于 17.5

的患者，疗程包括 40 周内 40 次治疗。临床试验几乎都是针对年轻的成年女性，众所周知，对于男性或老年妇女，CBT 有良好治疗效果。有证据表明 CBT 可以成功地适用于青少年（Lock & LeGrange，2005）。

人际心理疗法（interpersonal psychotherapy，IPT）被认为是 BN 的二线治疗方案。研究结果表明，虽然 IPT 的初始效果不如 CBT，但在随访过程中，IPT 可持续改善，在 1 年随访时，这些患者与接受 CBT 治疗的患者无显著性差异（Wilfley，Wilson & Agras，2003）。IPT 是帮助患者识别和解决人际困难，而不是关注 ED 的症状治疗。鉴于 IPT 对目前人际关系的关注，这似乎对年轻人很有帮助，因为对他们来说，社交网络更为重要（Wilfley，Kolko & Kass，2011）。

虽然 IPT 在某些群体中已被证明是有效的，如果达到 CBT 治疗 BN 的类似效果，可能需要 1 年以上的时间（Murphy，Straebler，Cooper & Fairburn，2010）。

抗抑郁药物（如每日计量为 60 mg 的氟西汀）也对 BN 的暴饮暴食有益，但似乎不如 CBT-BN 有效（Mitchell，Agras & Wonderlich，2007）。在治疗结束时能节制饮食的患者的比例甚至更少（20%），停药后复发也是一个主要问题（Mitchell et al.，2007）。CBT-BN 联合抗抑郁药物治疗并不比单独 CBT-BN 治疗更有优势（Murphy et al.，2010）。

用于治疗 BN 的大多数方法也被应用于 BED（Brownley，Berkman，Sedway，Lohr & Bulik，2007）。CBT 也是最成熟的 BED 心理治疗方法（Wilson et al.，2007）。迄今为止，最大的随机对照试验（Wilson，Wilfley，Agras & Bryson，2010）表明，与行为减肥相比，在 IPT 和 CBT 指导下的自助治疗对 BED 是最有效的方法，2 年后缓解率超过 60%。可以说，领先的一线治疗是一种引导认知行为自助的形式，通常包括心理教育和讲授标准化 CBT 计划的行为策略，在 12 周内进行 6 ~ 8 次 25 min 的课程。BED 的 CBT 治疗主要强调减少暴饮暴食，其次强调减轻体重。研究发现，以小组形式进行 CBT 对暴饮暴食有持续且显著的效果，但临床上体重减轻不显著（Wilfley et al.，2011）。

辩证行为疗法（dialectical behavior therapy，DBT）是一种潜在而对 BN 和 BED 有治疗前景的方法。这种治疗方法最初是为边缘型人格障碍（borderline personality disorder，BPD）患者开发的，其中情绪调节障碍被认为是 ED 和行为适应不良应对技能的影响因素。许多随机对照试验提示，DBT 有可能减少 BN 和 BED 的暴饮暴食和清除症状（Safer & Joyce，2011）。

与 BN 一样，抗抑郁药治疗 BED 也有效。最近一项关于托吡酯的研究表明，托吡酯通过缓解冲动倾向来减少暴饮暴食。关于共病肥胖的 BED 患者的初步研究表明，托吡酯除了显著减少暴饮暴食（约节制 58%）外，还可适度减轻体重，但停药率为 30%（McElroy et al.，2007）。

# ED 与 BPD 共病

现有的研究普遍报告 ED 与人格障碍（personality disorder，PD）共病率很高。研究表明，25% ～ 54% 的 ED 患者也符合 BPD 的诊断标准（Sansone & Sansone，2011）。这种共病可能反映了潜在的人格病理学表现。实证研究指出，ED 和 PD 有共同的遗传或环境因素（Sansone & Sansone，2011）。近 20 年的研究中，发现了某些障碍的关联趋势，如 BPD 与 BN，BPD 与暴食 / 清除型 AN，以及 C 型人格障碍（如强迫型人格障碍）与限制型 AN。在较多冲动行为（如暴饮暴食和清除行为）的人群中，BPD 和 ED 的共病率较高。最近，有研究报告了 C 型人格障碍与 BED 显著相关。大约 25% 的暴食 / 清除型 AN 患者患有 BPD，28% 的 BN 患者有 BPD（Sansone & Sansone，2011）。大约 11% 的限制性 AN 患有 BPD（Sansone & Sansone，2011）。

在 BED 患者中，经验数据显示 BPD 患病率约为 12%（Sansone & Sansone，2011）。BPD 患者中，其 ED 的患病率甚至更高，其他未定型 ED 患病率高于 BN 和 AN（Zanarini，Frankenburg，Hennen，Reich & Silk，2004）。

Bornstein（2001）对 13 项 BN 研究进行了荟萃分析，发现 BN 与 BPD 有显著相关性（31%）。Cassin 和 von Ranson（2005）对 1992 年以来的 10 项研究（但不包括临床试验样本）进行了回顾性分析，发现大约 21% 的 BN 符合 BPD 标准，该标准基于评估 BPD 的诊断性访谈。在 Marino 和 Zanarini（2001）和 Zanarini 等（Zanarini，Reichman，Frhankunburg，Reich & Fizmaurice，2010）最大的 BPD 样本（$n = 279$，$n = 379$）研究中，发现大约 1/3 的 BPD 符合 BN 的诊断标准。

病理型人格可能对 ED 结局和治疗反应有负面影响（Keel & Mitchell，1997）。例如，B 型人格可以预测 CBT 和 IPT（$n = 162$）治疗 1 年后的暴饮暴食明显增加（Wilfley，Schwartz，Spurrell & Fairburn，2000）。患有 BPD 的 BN 在治疗 1 年后比单纯 BN 缓解率低（62% *vs.* 21%）（Johnson，Tobin & Dennis，1990），并且 B 型人格或冲动性行为预后更差（Agras et al.，2000；Steiger et al.，2004；Thompson-Brenner & Westen，2005）。

# BPD 与 ED 的关系

了解 PD 和 ED 之间的关系具有重要的治疗意义，因为 ED 和 PD 共病患者的治疗效果可能比单纯 PD 患者差。Zanarini 及其同事（2004）对 BPD 患者进行了一项纵向研究，发现没有 ED 可以提高 BPD 的缓解概率。Hamed 等（2009）的一项纵向研究也发现，虽然 BPD 可以有较好的治疗效果，但同时发生 ED 时可能效果不佳。然而，具有冲动行为特征的患者，如 BN 或 BED，更容易发生人格障碍如 BPD（Zanarini et al.，2010）。因此，在寻求治疗的 BPD 女性中，发现共病 BN 与反复自杀企图史有关，而共病 AN 与反复非自杀性自伤行为的增加有关（Chen，Brown，Hamed & Linehan，2009）。然而，BPD 与 ED 之间的关系尚不清楚，尽管有一些证据表明，可能与生物学因素、应激源、个性特征以及情绪调节缺陷有关。

涉及 ED 和 BPD 常见的生物系统包括 5- 羟色胺系统，在 BPD 中得到了充分的研究（New，Goodman，Triebwasser & Siever，2008）。在人类中，自杀、暴力和 BPD 都与大脑中 5- 羟色胺（5-hydroxytryptamine，5-HT）水平减少有关。同样，在 ED 患者中，冲动性自杀意念、自杀行为和攻击与血小板 5-HT 含量低和 5-HT 激动剂反应降低有关（Claes，Vandereycken & Vertommen，2005）。BN 患者中（Carrasco JL，Díaz Marsá M，Hollander E，César J，Saiz-Ruiz J，2000）具有冲动或"边缘性"特征患者的 5-HT 活性降低。这些结果表明，BN 中 5-HT 系统的低活性可能与 BPD 的自我攻击冲动性特征有关。除此之外，5-HT 功能的改变还与 ED 的暴饮暴食、完美主义和情绪调节问题有关（Steiger，2004）。

ED 和 BPD 患者中，5-HT 异常被认为与营养状况、遗传基因以及可能的长期神经生物学发育应激源（如童年虐待）的次级影响有关。关于 BPD 和 ED（尤其是 BN）共病的原因可能是两者有共同的风险因素：例如，两者都与童年期创伤史有关，如躯体虐待、性虐待和情感虐待。ED 和 BPD 中也可能存在由虐待导致的共同常见行为（如不安全的依恋），或者存在共同遗传决定的特征（如寻求感觉），上述这两种行为在贪食综合征 *5 HTTLPR S* 等位基因携带者中更强烈，这类患者曾被报告有过躯体或性虐待（Steiger et al., 2000）。这些结果为 ED 和 BPD 的素质–应激模型提供了支持，这表明应激和 *5HTTLPR* 多态性的共同作用可能导致 ED 的冲动行为和 BPD 行为。此外，当节食的影响加剧时，这种易感性可能会导致某些人变得特别冲动，或容易受到进一步的限制（Steiger, 2004）。

文献还探讨了 ED 和 BPD 在情绪调节困难方面的共性问题。情绪调节即个体有意识或无意识地改变其情绪的过程（Gross & Thompson, 2007），已在 BPD（Linehan, 1993; Linehan, Bohus & Lynch, 2007）和 ED（Overton, Selway, Strongman & Houston, 2005）中进行了研究。越来越多的证据表明，ED 症状如暴饮暴食、清除和（或）限制，是调节或抑制负性情绪机能失调补偿（Fairbum, Cooper & Shafran, 2003）。负性情绪预示 BN 中的暴饮暴食和清除行为（Smyth et al., 2007）以及 BED 的暴饮暴食发作（Hilbert & Tuschen-Caffier, 2007）。在没有其他适应性策略时，ED 行为在短期内起到调节情绪的作用。同样，在 BPD 背景下的自伤行为和分离行为，可能类似于 ED 行为的情绪调节。

## 案例研究：贪食症与 BPD

P 女士有很长期的自我伤害行为，始于青少年时期，包括吸毒、酗酒、企图自杀、割伤、情绪爆发，尤其是和男朋友。由于这些问题，P 女士 13 岁就开始看精神科医生。据她说，她对父母的离婚决定感到心烦意乱，故而寻求咨询，以解决抑郁症和"自杀倾向"。P 女士经常喜怒无常，经历过几次抑郁发作，更突出的是她的情绪波动，从被抛弃感迅速转变为愤怒情绪。她暴躁的脾气使人际关系更紧张并影响了她的学习效率。

P 女士报告有生以来第一次试图伤害自己是在 11 岁，当时她得知要和母亲一起住后，感到很难过，试图从一辆正在行驶的汽车上跳下来。23 岁时，她开始用剃须刀割伤自己。

3 年后，P 女士报告说，在与同居男友发生争执时撞墙，导致手臂受伤需要就医治疗。在一段感情结束后，她通常会感到绝望，然后滥用镇静剂和酒精。在某些情况下，由于自我憎恨，她用刀片割伤自己的身体，直到有一种解脱的感觉。这不是第一次因为此类行为导致入院。P 女士分别在 25 岁和 28 岁两次住院治疗，一次是由于自杀意念，另一次是服药过量而住院。

25 岁时，P 女士报告说，在一次抑郁发作后，最初出现了进食障碍。

当得知交往了 2 年的男友要结束他们的关系时，P 女士感到绝望和沮丧，出现情绪低落，食欲下降，体重明显减轻，这也可能部分与她从初级保健医生那里获得减肥药有一定关系。当时，P 女士体重 140 磅（63.5 kg），对于她的年龄和身高来说是正常的，饮食也正常。后来她开始增加锻炼以保持体形。此后不久，她开始自己做饭，避免与父母一起食用高热量食物。几周内，P 女士开始一项严格的运动和节食计划，有时会完全不吃饭。除了每天在社区快走 2 小时外，每周 5 天都要参加有氧运动课。6 个月内 P 女士体重减轻了 30 磅（13.6 kg），导致停经。尽管通过限制饮食，P 女士的体重减轻了很多，但她对体重增加仍极度恐惧。由于这些活动耗费时间，P 女士与其朋友越来越疏远，工作也受到影响。P 女士的父母越来越担心她突然减肥，坚持让她去看医生，而医生又建议她去看心理医生，开始门诊治疗。在这段时间里，P 女士的饮食习惯开始改变。尽管 P 女士试图维持几个月前开始的节食计划，但她发现自己很难控制食欲，有几次，她在深夜睡觉前吃了一品脱（约 450 g）的冰淇淋和蛋糕。那年夏天，P 女士断断续续暴饮暴食，最终形成了白天节食、深夜暴饮暴食的模式。P 女士还报告说，暴饮暴食后立即使其负性情绪减少。但她很快对消耗的卡路里感到苦恼，呕吐似乎起到了缓解焦虑的作用。尽管她晚上继续在外面散步，但她无法维持那年冬天开始严格的锻炼计划。她的体重逐渐增加到 138 磅（62.6 kg），闭经 6 个月后月经恢复。她的体重继续增加，最高达到 160 磅（72.6 kg）。很快，她发现自己无法停止进食房间里的饼干和蛋糕。由于担心深夜的暴饮暴食会增加体重，她决定在进食后催吐。她很快就开始了每周数次暴饮暴食和诱吐；这种模式持续了 1 年多。

P 女士一直在与 BN 和偶尔的自杀念头做斗争。她目前是一名 45 岁的失业店员，找到工作之前一直和父母同住。当 P 女士对自己的处境感到沮丧时，她通常会在运动后去朋友家的路上买一品脱冰淇淋和一盒饼干。到了父母家后，她在房间里一边看电视，一边吃 1 小时的甜点。

然后她开始诱吐，这是一个她认为"尴尬和恶心"的习惯。当她没有暴饮暴食时，她会尝试定期节食。她试图通过限制食物摄入，以及自我诱吐和禁食的补偿方法来控制自己的体形和体重。她的体重稳定在 145 磅（65.8 kg）。P 女士认为对自己的饮食、体形和体重的担忧影响了她的社交生活。本案例强调了不同 ED 诊断之间的变化，以及 BPD 和 ED 是如何共存的。

# 结论

ED 是一种多因素的心理障碍，可能受病理性人格的影响。BPD 在 ED 患者中共存的频率较高，最常见的是暴饮暴食和清除行为的患者。神经科学的最新进展使我们对控制 ED 和 BPD 相关行为的大脑机制和过程有深刻的理解。两种疾病的同时发生可能是无法忍受和熟练地管理负性或不愉快的情绪所致。ED 和 BPD 之间有其他可能共同涉及的风险因素，如童年创伤史。

BPD 患者的冲动和自毁倾向也使他们特别容易发展成 ED。我们只有进一步的研究，才能澄清和理解这些挑战性疾病之间的各种关系和治疗方法。

# 参考文献

Academy for Eating Disorders. (2012). A Comprehensive assessment. In *Eating Disorders* (2nd ed., pp 8–11). Deerfield, IL: Author. https://www.aedweb.org/downloads/Guide-English.pdf

Agras, W. S., Walsh, B. T., Fairburn, C. G., Wilson, G. T., & Kraemer, H. C. (2000). A multicenter comparison of cognitive-behavioural therapy and interpersonal psychotherapy for bulimia nervosa. *Archives of General Psychiatry, 57*, 459–466. doi:10.1002/eat.20333

Allen, K. L., Byrne, S. M., Oddy, W. H., & Crosby, R. D. (2013). DSM–IV–TR and DSM-5 eating disorders in adolescents: Prevalence, stability, and psychosocial correlates in a population-based sample of male and female adolescents. *Journal of Abnormal Psychology, 122*(3), 720.

American Psychiatric Association (APA). (2013). *Diagnostic and statistical manual of mental disorders* (5th ed.). Washington, DC: Author.

Arcelus, J., Mitchell, A. J., Wales, J., & Nielsen, S. (2011). Mortality rates in patients with anorexia nervosa and other eating disorders: A meta-analysis of 36 studies. *Archives of General Psychiatry, 68*(7), 724–731.

Bornstein, R. F. (2001). A meta-analysis of the dependency–eating-disorders relationship: Strength, specificity, and temporal stability. *Journal of Psychopathology and Behavioral Assessment, 23*(3), 151–162. doi:10.1016/j.cpr.2005.04.012

Brownley, K. A., Berkman, N. D., Sedway, J. A., Lohr, K. N., & Bulik, C. M. (2007). Binge eating disorder treatment: A systematic review of randomized controlled trials. *International Journal of Eating Disorders, 40*, 337–348. doi:10.1002/eat.20370

Bulik, C. M., Sullivan, P. F., & Kendler, K. S. (2002). Medical and psychiatric morbidity in obese women with and without binge eating. *International Journal of Eating Disorders, 32*(1), 72–78. doi:10.1002/eat.10072

Campbell, K., & Peebles, R. (2014). Eating disorders in children and adolescents: State of the art review. *Pediatrics, 134*(3): 582–592. doi:510.1542/peds.2014-0194

Caregaro, L., Di Pascoli, L., Nardi, M., Santonastaso, P., Boffo, Camozzi, V., & Favaro, A. (2006). Osteopenia and osteoporosis in adult patients with anorexia nervosa. Role of nutritional factors. *Nutritional Therapy & Metabolism, 24*(4), 194–202.

Carrasco, J. L., Díaz-Marsá, M., Hollander, E., César, J., & Saiz-Ruiz, J. (2000). Decreased platelet monoamine oxidase activity in female bulimia nervosa. *European Neuropsychopharmacology, 10*(2), 113–117.

Cassin, S. E., & von Ranson, K. M. (2005). Personality and eating disorders: A decade in review. *Clinical Psychology Review, 25*(7), 895–916. doi:10.1016/j.cpr.2005.04.012

Centers for Disease Control. (1995). Case-control study of HIV seroconversion in health care workers after percutaneous exposure to HIV-infected blood: France, United Kingdom and United States, 1988–August 1994. *MMWR Morbidity and Mortality Weekly Report, 44*, 929–933. doi:10.1001/jama.274.274

Chen, E. Y., Brown, M. Z., Harned, M., & Linehan, M. (2009). A comparison of borderline personality disorder with and without eating disorders. *Psychiatry Research, 170*(1), 86–90. doi:10.1016/j.psychres.2009.03.006

Claes, L., Vandereycken, W., & Vertommen, H. (2005). Impulsivity-related traits in eating disorder patients. *Personality and Individual Differences, 39*(4), 739–749. doi:10.1016/j.pid.2005.02.022

Crago, M., & Shisslak, C. M. (2003). Ethnic differences in dieting, binge eating, and purging behaviors among American females: A review. *Eating Disorders, 11*(4), 289–304. doi:10.1080/10640260390242515

Crow, S. J., Mitchell, J. E., Crosby, R. D., Swanson, S. A., Wonderlich, S., & Lancanster, K. (2009). The cost effectiveness of cognitive behavioral therapy for bulimia nervosa delivered via telemedicine versus face-to-face. *Behaviour Research and Therapy, 47*(6), 451–453. doi:10.1016/j.brat.2009.02.006

Deter, H. C., Schellberg, D., Kopp, W., Friederich, H. C., & Herzog, W. (2005). Predictability of a favorable outcome in anorexia nervosa. *European Psychiatry, 20*(2), 165–172. doi:10.1016/j.eurpsy.2004.09.006

Eldredge, K. L., & Agras, W. S. (1996). Weight and shape overconcern and emotional eating in binge eating disorder. *International Journal of Eating Disorders, 19*(1), 73–82. doi:10.1002/(SICI)1098-108X(199601)19:1<73::AID-EAT9>3.0.CO;2-T

Fairburn, C. G. (1995). *Overcoming binge eating*. New York: Guilford.

Fairburn, C. G., Cooper, Z., & Shafran, R. (2003). Cognitive behaviour therapy for eating disorders: a "transdiagnostic" theory and treatment. *Behavioral Researcher Therapy, 41*(5), 509–528.

Godart, N. T., Flament, M. F., Perdereau, F., & Jeammet, P. (2002). Comorbidity between eating disorders and anxiety disorders: A review. *International Journal of Eating Disorders, 32*(3), 253–270. doi:10.1002/eat.10096

Gross, J. J., & Thompson, R. A. (2007). Emotion regulation: Conceptual foundations. In J. Gross (Ed.), *Handbook of emotion regulation* (pp. 3–24). New York: Guilford.

Grucza, R. A., Przybeck, T. R., & Cloninger, C. R. (2007). Prevalence and correlates of binge eating disorder in a community sample. *Comprehensive Psychiatry, 48*(2), 124–131.

Halmi, K. (2005). Psychopathology of anorexia nervosa. *International Journal of Eating Disorders, 37*(S1), S20–S21. doi:10.1002/eat.20110

Harned, M. S., Chapman, A. L., Dexter-Mazza, E. T., Murray, A., Comtois, K. A., & Linehan, M. M. (2009). Treating co-occurring Axis I disorders in recurrently suicidal women with borderline personality disorder. *Personality Disorders: Theory, Research, and Treatment, 1*, 35–45. doi:10.1037/1949-2715.S.1.35

Harris, E. C., & Barraclough, B. (1998). Excess mortality of mental disorder. *British Journal of Psychiatry, 173*, 11–53. doi:10.1192/bjp.173.1.11

Hay, P. J., Claudino, A. M., Touyz, S., & Abd Elbaky, G. (2015). Individual psychological therapy in the outpatient treatment of adults with anorexia nervosa. *Cochrane Database of Systematic Reviews, 7*, CD003909. doi:10.1002/14651858.CD003909.pub2

Higa, T., Okura, H., Imai, K., & Yoshida, K. (2013). Refeeding syndrome in a patient with anorexia nervosa. *Journal of the American College of Cardiology, 62*(19), 1810.

Hilbert, A., & Tuschen-Caffier, B. (2007). Maintenance of binge eating through negative mood: A naturalistic comparison of binge eating disorder and bulimia nervosa. *International Journal of Eating Disorders, 40*, 521–530. doi:10.1002/eat.20401

Hudson, J. I., Hiripi, E., Pope, H. G., & Kessler, R. C. (2007). The prevalence and correlates of Eating disorders in the National Comorbidity Survey Replication. *Biological Psychiatry, 61*(3), 348–358. doi:10.1016/j.biopsych.2006.03.040

Johnson, C., Tobin, D. L., & Dennis, A. (1990). Differences in treatment outcome between borderline and nonborderline bulimics at one year follow up. *International Journal of Eating Disorders, 9*(6), 617–627. doi:10.1002/1098-108X(199011)9:6<617

Kaye, W. H., Frank, G. K., Bailer, U. F., Henry, S. E., Meltzer, C. C., Price, J. C., . . . Wagner, A. (2005). Serotonin alterations in anorexia and bulimia nervosa: New insights from imaging studies. *Physiology & Behavior, 85*(1), 73–81. doi:10.1016/j.physbeh.2005.04.013

Keel, P. K., & Klump, K. L. (2003). Are eating disorders culture-bound syndromes? Implications for conceptualizing their etiology. *Psychological Bulletin, 129*, 747–769. doi:10.1037/0033-2909.129.5.747

Keel, P. K., & McCormick, L. (2010). Diagnosis, assessment, and treatment planning for anorexia nervosa. In C. M. Grilo & J. E. Mitchell (Eds.), *The treatment of eating disorders: A clinical handbook* (pp. 3–27). New York: Guilford.

Keel, P. K., & Mitchell, J. E. (1997). Outcome in bulimia nervosa. *American Journal of Psychiatry*. doi:10.1001/archpsyc.56.1.63

Keys, A., Brozek, J., Henschel, A., Mickelson, O., & Taylor, H. L. (1950). *The biology of human starvation*. Minneapolis: University of Minneapolis Press.

Klein, D. A., & Walsh, B. T. (2004). Eating disorders: Clinical features and pathophysiology. *Physiology & behavior, 81*(2), 359–374. doi:10.1016/j.physbeh.2004.02.009

Kreipe, R. E., & Birndorf, S. A. (2000). Eating disorders in adolescents and young adults. *Medical Clinics of North America, 84*(4), 1027–1049, viii-ix. doi:10.1016/S0025-7125(05)70272-8

Linehan M. (1993). *Cognitive-behavioral treatment of borderline personality disorder*. New York: Guilford.

Linehan, M. M., Bohus, M., & Lynch, T. R. (2007). Dialectical behavior therapy for pervasive emotion dysregulation: Theoretical and practical underpinnings. In J. J. Gross (Ed.), *Handbook of emotion regulation* (pp. 581–606). New York: Guilford.

Lock, J., & le Grange, D. (2005). Family-based treatment of eating disorders. *International Journal of Eating Disorders, 37*(S1), S64–S67.

Marino, M. F., & Zanarini, M. C. (2001). Relationship between EDNOS and its subtypes and borderline personality disorder. *International Journal of Eating Disorders, 29*(3), 349–353. doi:10.1002/eat.1029

McElroy, S. L., Frye, M. A., Altshuler, L. L., Suppes, T., Hellemann, G., Black, D., . . . Keck, P. E. (2007). A 24-week, randomized, controlled trial of adjunctive sibutramine versus topiramate in the treatment of weight gain in overweight or obese patients with bipolar disorders. *Bipolar Disorders, 9*(4), 426–434. doi:10.1111/j.1399-5618.2007.00488.x

Mitchell, J. E., Agras, S., Crow, S., Halmi, K., Fairburn, C. G., Bryson, S., & Kraemer, H. (2011). Stepped care and cognitive–behavioural therapy for bulimia nervosa: Randomised trial. *British Journal of Psychiatry, 198*(5), 391–397. doi:10.1192/bjp.bp.110.082172

Mitchell, J. E., Agras, S., & Wonderlich, S. (2007). Treatment of bulimia nervosa: Where are we and where are we going? *International Journal of Eating Disorders, 40*(2), 95–101. doi:10.1002/eat.20343

Murphy, R., Straebler, S., Cooper, Z., & Fairburn, C. G. (2010). Cognitive behavioral therapy for eating disorders. *Psychiatric Clinics of North America, 33*(3), 611.

Neumarker, K. J. (1997). Mortality and sudden death in anorexia nervosa. *International Journal of Eating Disorders, 2*(1)205–212. doi:10.1002/(SICI)1098-108X(199704)21:3<205::AID-EAT1>3.0.CO;2-O

New, A. S., Goodman, M., Triebwasser, J., & Siever, L. J. (2008). Recent advances in the biological study of personality disorders. *Psychiatric Clinics of North America, 31*(3), 441–461. doi:10.1016/j.bbr.2011.03.031

O'Brien, K. M., & Vincent, N. K. (2003). Psychiatric comorbidity in anorexia and bulimia nervosa: Nature, prevalence, and causal relationships. *Clinical Psychology Review, 23*(1), 57–74. doi:10.1016/S0272-7358(02)00201-5

Overton, A., Selway, S., Strongman, K., & Houston, M. (2005). Eating disorders—The regulation of positive as well as negative emotion experience. *Journal of Clinical Psychology in Medical Settings, 12*(1), 39–56.

Safer, D. L., & Joyce, E. E. (2011). Does rapid response to two group psychotherapies for binge eating disorder predict abstinence? *Behaviour research and therapy, 49*(5), 339–345. doi:10.1016/j.brat.2011.03.001

Sansone, R. A., & Sansone, L. A. (2011). Personality pathology and its influence on eating disorders. *Innovations in Clinical Neuroscience, 8*(3), 14. doi: PMC3074200

Smink, F. R., Hoeken, D., Oldehinkel, A. J., & Hoek, H. W. (2014). Prevalence and severity of DSM-5 eating disorders in a community cohort of adolescents. *International Journal of Eating Disorders, 47*(6), 610–619.

Smyth, J. M., Wonderlich, S. A., Heron, K. E., Sliwinski, M. J., Crosby, R. D., Mitchell, J. E., & Engel, S. G. (2007). Daily and momentary mood and stress are associated with binge eating and vomiting in bulimia nervosa patients in the natural environment. *Journal of Consulting and Clinical Psychology, 75*(4), 629–638.

Steiger, H. (2004). Eating disorders and the serotonin connection: State, trait and developmental effects. *Journal of Psychiatry and Neuroscience, 29*(1), 20.

Steiger, H., Leonard, S., Ng Ying Kin, N. M, Ladouceur, C., Ramdoyal, D., & Young, S. N. (2000). Childhood abuse and platelet tritiated paroxetine binding in bulimia nervosa: Implications of borderline personality disorder. *Journal of Clinical Psychiatry, 61*,428–435.

Steinhausen, H. C. (2002). The outcome of anorexia nervosa in the 20th century. *American Journal of Psychiatry, 159*, 1284–1293. doi:10.1176/appi.ajp.159.8.1284

Stice, E., Marti, C. N., & Rohde, P. (2013). Prevalence, incidence, impairment, and course of the proposed DSM-5 eating disorder diagnoses in an 8-year prospective community study of young women. *Journal of Abnormal Psychology, 122*(2), 445.

Taylor, J. Y., Caldwell, C. H., Baser, R. E., Faison, N., & Jackson, J. S. (2007). Prevalence of eating disorders among Blacks in the National Survey of American Life. *International Journal of Eating Disorders, 40*, Suppl, S10–4. doi:10.1002/eat.20451

Thompson-Brenner, H., & Westen, D. (2005). Personality subtypes in eating disorders: Validation of a classification in a naturalistic sample. *British Journal of Psychiatry, 186*(6), 516–524. doi:10.1192/bjp.186.6.516

van Hoeken, D., Seidell, J., & Hoek, H. W. (2005). Epidemiology. In J. Treasure, U. Schmidt, & E. van Furth (Eds.), *The Essential handbook of eating disorders* (pp. 11–34). Hoboken, NJ: John Wiley & Son.

Walcott, D. D., Pratt, H. D., & Patel, D. R. (2003). Adolescents and eating disorders: Gender, racial, ethnic, sociocultural, and socioeconomic issues. *Journal of Adolescent Research, 18*(3), 223–243. doi:10.1177/0743558403018003003

Westmoreland, P., Krantz, M. J., & Mehler, P. S. (2016). Medical complications of anorexia nervosa and bulimia. *American Journal of Medicine, 129*(1), 30–37.

Wilfley, D. E., Kolko, R. P., & Kass, A. E. (2011). Cognitive behavioral therapy for weight management and eating disorders in children and adolescents. *Child and Adolescent Psychiatric Clinics of North America, 20*(2), 271–285.

Wilfley, D. E., Schwartz, M. B., Spurrell, E. B., & Fairburn, C. G. (2000). Using the eating disorder examination to identify the specific psychopathology of binge eating disorder. *International Journal of Eating Disorders, 27*(3), 259–269. doi:10.1002/(SICI)1098-108X(200004)27:3<259::AID-EAT2>3.0.CO;2-G

Wilfley, D. E., Wilson, G. T., & Agras, W. S. (2003). The clinical significance of binge eating disorder. *International Journal of Eating Disorders, 34*(S1), S96–S106.doi:10.1002/eat.10209

Wilson, G. T., Grilo, C. M., & Vitousek, K. M. (2007). Psychological treatment of eating disorders. *American Psychologist, 62*(3), 199.

Wilson, G. T., Nonas, C. A., & Rosenblum, G. D. (1993). Assessment of binge eating in obese patients. *International Journal of Eating Disorders, 13*(1), 25–33. doi:10.1002/1098-108X(199301)13:1

Wilson, G. T., Wilfley, D. E., Agras, W. S., & Bryson, S. W. (2010). Psychological treatments of binge eating disorder. *Archives of General Psychiatry, 67*(1), 94. doi.org/10.1001/archgenpsychiatry.2009.170

Winston, A. P. (2012). The clinical biochemistry of anorexia nervosa. *Annals of Clinical Biochemistry, 49*(2), 132–143.

Yager, J., Devlin, M. J., Halmi, K. A., Herzog, D. B., Mitchell, J. E. III, Powers, P., & Zerbe, K. J. (2006). *Practice guideline for the treatment of patients with eating disorders* (3rd ed.). Washington, DC: American Psychiatric Association.

Zanarini, M. C., Frankenburg, F. R., Hennen, J., Reich, D. B., & Silk, K. R. (2004). Axis I comorbidity in patients with borderline personality disorder: 6-year follow-up and prediction of time to remission. *American Journal of Psychiatry, 161*(11), 2108–2114. doi.org/10.1176/appi.ajp.161.11.2108

Zanarini, M. C., Reichman, C. A., Frankenburg, F. R., Reich, D. B., & Fitzmaurice, G. (2010). The course of eating disorders in patients with borderline personality disorder: A 10-year follow-up study. *International Journal of Eating Disorders, 43*(3), 226–232. doi:10.1002/eat.20689

Zipfel, S., Lowe, B., Reas, D. L., Deter, H. C., & Herzog, W. (2000). Longterm prognosis in anorexia nervosa: Lessons from a 21-year follow-up study. *Lancet, 355*(9205), 721–722. doi:10.1016/S0140-6736(99)05363-5

# ///11/// 边缘型人格障碍与心境障碍

ERIC A. FERTUCK，MEGAN S. CHESIN，BRIAN JOHNSTON

刘不凡　王朝敏　译

## 引言

在边缘型人格障碍（borderline personality disorder，BPD）的背景下，评估和治疗心境障碍（mood disorder，MD），如重性抑郁障碍、心境恶劣或双相障碍（bipolar disorder，BD）可能是一项艰巨的任务。然而，心境障碍和 BPD 的鉴别诊断，对于制定有效的治疗建议和自杀风险管理至关重要。在临床评估过程中，心境症状可以理解为类似于医学诊断中的发热症状。发热是疾病存在的重要诊断标志，但发热本身并不能提供足够的信息来对各种疾病进行鉴别诊断。如果没有全面的鉴别诊断，医生就不能对发热的根本原因提供最有效的治疗。和发热一样，心境症状也需要进一步评估，以便进行准确诊断和制订最有效的治疗计划。

当 BPD 与 MD 同时存在时，BPD 通常被忽视或误诊。相反，被诊断为 BPD 伴有 MD 的患者通常只治疗 BPD，而不治疗 MD（Kernberg & Yeomans，2013；Silk，2010）。BPD 和 MD 之间未完成或延迟鉴别诊断可能带来一些令人不安，但是可以预防其后果。这些包括无效或抗拒药物治疗试验和多重用药（Paris，2011；Silk，2011）、不充分或非治疗的疗程（Bongar，Peterson，Golann & Hardiman，1990；Chiesa & Fonagy，2000）、可预防的自杀企图和行为（Fertuck，Makhija & Stanley，2007；Oldham，2006）以及不良的公共卫生结果（John & Sharma，2009）。在解决这些临床上重要的共病诊断时，本章强调了在患有 BPD 的背景下，需要评估和治疗 MD 最突出的方面，包括重性抑郁障碍（major depressive disorder，MDD）、恶劣心境、双相 I 和 II 型情感障碍（BD）。

## BPD 共病抑郁障碍

BPD 最常合并的精神障碍是抑郁障碍，主要为 MDD 和恶劣心境。70% ～ 90% 的 BPD 患者一生中至少经历一次重性抑郁障碍发作或另一种抑郁障碍（Gunderson et al.，2004；Skodol et al.，2011；Zanarini，Frankenburg，Hennen & Silk，2003；Zimmerman & Mattia，1999）。同时，25% 的 MDD 患者伴有 BPD（Pfohl，Stangl & Zimmerman，1984）或心境恶劣（Pepper et al.，1995）。

BPD 和 MD 之间的这种高度重叠引起了大量的研究和争论，认为 BPD 实际上是一种心境障碍而不是人格障碍。20 世纪 80 年代以来，一些人提出 BPD 的一些症状，如对人际关系丧失的敏感性和强烈的自我反省，是抑郁障碍的表现（Davis & Akiskal，1986）。事实上，一些临床研究人员提出，对 BPD 患者的抑郁情绪进行有效的精神药理学治疗，也可以完全缓解 BPD 症状。这一争论导致当患者处于重性抑郁发作时，禁止诊断 BPD，因为 BPD 症状可能反映了未经治疗的 MDD，随着情绪症状的改善而消失。

最近的研究达成共识，解决了 MDD 和 BPD 的假说，但是不支持 BPD 是抑郁障碍的表达。早期文献回顾表明（Gunderson & Phillips，1991），MDD 和 BPD 有不同的现象学、病程、家族聚集性、治疗反应和生物学标志物。文献更新进一步证实了这一早期综述（New，Triebwasser & Charney，2008），该文献还认为 BPD 是一种独立的疾病，尽管它在家族聚集和症状特征方面与心境障碍有一些共同特征。从纵向来看，MDD 和 BPD 同时出现，对 BPD 症状和特征的稳定性影响不大。BPD 患者以及其他人格障碍患者在抑郁发作缓解后，BPD 症状数量与无 MDD 的 BPD 患者相同（Morey et al.，2010）。同时，BPD 患者 MDD 症状的改善是通过 BPD 的诊断标准改善，而不是 MDD 症状的改善来预测的（Gunderson et al.，2004）。这些发现推翻了 BPD 症状可以完全解释为重性抑郁发作的表现。

## 预后的影响

当 MDD 和 BPD 都是临床表现的一部分时，存在明显的临床风险。因此，澄清这种共病情况有助于识别影响两种疾病的治疗计划、病程和预后因素。BPD 与 MDD 共病患者比单纯的 MDD 患者更有可能发生自杀企图（Corbitt，Malone，Haas & Mann，1996）。当 BPD 患者处于抑郁发作时，自杀的风险最明显。此外，BPD 和 MDD 同时存在时，BPD 的诊断与长时间的重性抑郁发作相关（Skodol et al.，2011）。此外，与单纯抑郁障碍患者相比，有 BPD 缓解期的 MDD 出现下一次 MDD 发作的时间更短（Grilo et al.，2010）。BPD 对 MDD 病程有负面影响，在 3 年内未缓解的重性抑郁症患者中，超过半数共病 BPD（Skodol et al.，2011）。总之，BPD 和 MDD 相互之间都有负面影响，两者都有很高的自杀行为的风险和较差的预后。

## 抑郁症的体验

BPD 的症状特征在鉴别诊断上可能特别困惑，以下特征可能被误认为 MDD，导致 BPD 的烦躁不安体验：①强烈的情绪不稳定和快速波动的消极情绪，②极端消极的自我评价和自我批判，③令人厌恶的情绪紧张或"精神痛苦"，④自杀倾向和有无抑

郁发作的非自杀性自伤（nonsuicidal self-injury，NSSI），⑤长期的空虚感，不仅表现在重性抑郁发作中，而且也是 BPD 患者长期内心体验的一部分（表 11.1）。

在评估 BPD 患者的抑郁情绪和情感时，很重要的一点是确定消极情绪是否相对短暂，是否情绪不稳定，或抑郁情绪发作在每天的大部分时间里几乎都持续存在，这种表现更符合 MDD 和情绪障碍。即使 BPD 患者有持续的抑郁情绪，也要问她在 1 天中有没有不抑郁的时刻，因为她有可能只回忆 1 天或 1 周中最烦躁的时刻。在这种情况下，每天多次跟踪情绪的日记是一种非常有用的诊断工具。另一个复杂的因素源于临床医生使用标准化的评定量表（如汉密尔顿抑郁评定量表）来比较 BPD 和 MDD 的抑郁程度（Hamilton，1960）。然而，与单独 MDD 相比，伴有 BPD 患者的抑郁心理体验具有主观性（Beck & Steer，1993；Stanley & Wilson，2006）。此外，在贝克抑郁量表中，BPD 患者自我报告的抑郁症状中认知领域（如自罪、自责、无价值感）症状评分往往高于 MDD 患者（Beck & Steer，1993）。BPD 患者的抑郁体验和认知主观强度增加可能反映了这一群体的情绪敏感性和不稳定性。BPD 患者调节紧张情绪的能力受损，大多是负性情绪（Linehan，1993；Stiglmayr et al.，2005；Westen，Muderrisoglu，Fowler，Shedler & Koren，1997）。在 BPD 患者中，这些强烈和极端的情绪很容易被唤起，而且一旦被激活，就会延迟返回到稳定基线（Coifman，Berenson，Rafaeli & Downey，2012；Koenigsberg et al.，2002）。

BPD 和 MDD 共病患者比单独 MDD 患者表现出更多的思维反刍、绝望、抑郁倾向和更差的自尊心（Abela，Payne & Moussaly，2003）。值得注意是，与单独患有 MDD 的青少年相比，患有 BPD 的抑郁青少年更倾向于自我批判思维和消极的自我观念

| 表 11.1　重性抑郁障碍（MDD）与边缘型人格障碍（BPD）抑郁、焦虑特征的鉴别 | | |
|---|---|---|
| | **MDD** | **BPD** |
| 抑郁情绪：持续时间 | 持续数周的抑郁情绪 | 不稳定、快速波动的负性情绪（悲伤、愤怒、焦虑、精神痛苦）是情感不稳定的一部分，而不是抑郁 |
| 抑郁情绪：程度 | 发作性悲伤和情绪低落，伴有明显的自主神经症状；不处于重性抑郁发作（MDE）时的正常情绪；MDE 期间内疚感和无价值感的加剧 | 感觉空虚或精神痛苦的特质；在 MDE 发作和无发作时，强烈的自我批评（"恶劣状态"）和（或）羞耻感 |
| 自杀和非自杀性自伤行为（NSSI） | 持续一段时间 MDE 后计划自杀；平均年龄较大；企图与完成 NSSI 的比例较低；由长期的挫败感、内疚感和（或）无价值感引起 | 易冲动；平均年龄小；NSSI 企图与完成的比例高；NSSI 表现突出，并由人际压力、冲突、失望引发；可发生在 MDE 的发作期和缓解期 |

（Rogers, Widiger & Krupp, 1995）。最后，尽管 BPD 可能与非典型抑郁症有一些共同的症状，比如对拒绝高敏感性，严重的社交焦虑和非典型的自主神经系统症状（如食欲、体重、睡眠或性欲增加），这些抑郁症状也出现在 BPD 的重性抑郁发作期之外（Bassett, 2012; Morey et al., 2010）。因此，BPD 具有独特的、普遍的、多方面的抑郁情绪和体验。

## 边缘型人格障碍的精神痛苦

最近有人提出"精神痛苦"是 BPD 的一个核心特征，是一种特质性的、消极的情绪体验，与重性抑郁发作的症状截然不同（Pazzagli & Monti, 2000; Zanarini & Frankenburg, 2007; Zanarini et al., 1998; Zittel Conklin, Bradley & Westen, 2006; Zittel Conklin & Westen, 2005）。精神痛苦的特点是一种极端的、多层面的内在痛苦，包括情感和认知两个维度。虽然从表面上看，精神痛苦听起来像是抑郁情绪，但它与抑郁情绪不同。在一项比较精神痛苦与自我报告抑郁和焦虑量表的研究中，精神痛苦仅与抑郁和焦虑症状存在中度相关性（Orbach, Mikulincer, Sirota & Gilboa-Schechtman, 2003）。也有证据表明，精神痛苦在精神疾病和自杀的风险增高（Orbach, Mikulincer, Gilboa-Schechtman & Sirota, 2003）。

一系列相关研究发现，与 MD 不同，BPD 患者体验的烦躁情绪更显著。这些患者的精神痛苦与波动的情绪、消极的核心信念（即一个人是"坏的"和"毫没有价值的"）、内心体验的不一致以及长期的怨恨感有关（Zanarini & Frankenburg, 2007; Zittel Conklin et al., 2006; Zittel Conklin & Westen, 2005）。该类患者的烦躁不安以普遍的厌恶心理、孤独感和空虚感为特征（Westen et al., 1992）。这种明显的烦躁不安可能影响 BPD 的人际关系和高危行为（Pazzagli & Monti, 2000; Stanley & Siever, 2010）。《精神障碍诊断与统计手册》[DSM-Ⅳ-TR; 美国精神病学协会（American Psychiatric Association, APA），2000]的诊断标准中，情绪不稳定、长期空虚感、强烈的愤怒和反复出现的自杀行为可能是精神痛苦的症状表现。这些标准强调行为和情感的后果，而不是同等重要的长期的内心痛苦的主观体验（Zittel Conklin et al., 2006; Zittel Conklin & Westen, 2005）。人际功能障碍和自我毁灭行为可能是 BPD 患者避免或试图抑制精神痛苦的不良适应策略。

## 自杀和非自杀性自伤行为

抑郁和烦躁情绪的影响与心境的不同是相一致的，BPD 和 MDD 的自杀行为也表现出独特的行为特征。与单纯 BPD 患者相比，BPD 和 MDD 共病患者的自杀企图的次数更多、年龄更早，在自杀企图之前有更多的人际关系突发事件，在生活中表现出更强烈的攻击性、敌意和冲动性（Brodsky, Groves, Oquendo, Mann & Stanley, 2006）。BPD 患者的烦躁情绪是由社交失败和其他人际压力引起的，通常比 MDD 短暂。相比之下，MDD 的抑郁情绪和自杀的严重程度是逐渐增加的，并持续数周，甚至数月。因此，患有 BPD 的 MDD 患者的自杀企图可能更有计划性，而且通常是在长时间的持续抑郁后实施的（Soloff, Lynch, Kelly, Malone & Mann, 2000）。另一个区别是，MDD 患者比 BPD 患者更容易产生自杀企图，他们认为自己唯一的选择就是结束自己的生命，而 BPD 患者的自杀意念较短暂且是情境性的（Oldham, 2006）。

与 MDD 相比，BPD 患者的抑郁严重程度对自杀行为的预测可能比较模糊（Kernberg, 2001）。一项前瞻性研究发现，情绪不稳定性是 BPD 患者自杀倾向最可靠的预测因子，而并非是抑郁严重程度的影响（Yen, Zlotnick & Costello, 2002）。同时，抑郁的严重程度是一个预后指标，意味着 BPD 患者自杀企图次数（Kelly, Soloff, Lynch, Haas & Mann, 2000）和自杀企图的医学严重性可能会增加（Runeson & Beskow, 1991; Soloff et al., 2000）。此外，BPD 患者不需要经历严重的抑郁症状，即使中度抑郁症状就足以增加自杀企图的风险，而非抑郁发作期也可以出现自杀企图和 NSSI。因此，即使抑郁情绪轻微至中度，对 BPD 抑郁症状严重程度的评估也是很关键的，因为这些会增加 BPD 患者自杀企图的风险。

最后，BPD 患者对人际关系的失败和冲突的超敏反应相一致，与单独 MDD 相比，这些特征在 BPD 和 MDD 的患者中会触发高致命性的自杀企图（Brodsky et al., 2006）。同时，BPD 患者的自杀企图的医学严重性与单纯 MDD 相似，表明疾病类型不能预测自杀行为的医学严重性。因此，临床医生在评估 BPD 患者的自杀倾向时，有必要评估环境因素，而不要假设 BPD 患者的自杀企图风险低于 MD。

## 边缘型人格障碍与抑郁症共病的治疗

有令人信服的证据表明，BPD 患者的抑郁症对抑郁症的标准化治疗反应较差（Binks et al., 2006; Feske et al., 2004; Feurino Iii & Silk, 2011; Joyce et al., 2003; New et al., 2008; Silk, 2011; Soloff, 2000）。然而，目前还没有强有力的证据来指导临床医生治疗 MDD 和 BPD 共病。虽然一些针对 BPD 患者的心理治疗有一定的经验支持（Stoffers et al., 2012），但总体而言，这些心理治疗并未关注抑郁情绪发作和抑郁严重程度对这些治疗过程和结果的影响。为数不多的研究关注抑郁严重程度，其中一项研究比较了 1 年的辩证行为疗法（dialectical behavior therapy, DBT）和专家对 BPD 自杀患者中并发轴 I 障碍的社区治疗，发现在改善抑郁情绪方面，两组间无显著性差异（Harned et al., 2008）。人际心理疗法（interpersonal psychotherapy, IPT）最初用于治疗重性抑郁障碍，初步研究表明，它可能有希望治疗共病抑郁症的 BPD（Kierman, Weissman, Rounsaville & Chevron, 1984）。该疗法旨在改善抑郁患者的人际关系功能，而 BPD 核心功能失调之一就是人际关系紊乱。一项研究比较了 6 个月的 IPT 联合选择性 5- 羟色胺再摄取抑制剂（selective serotonin reuptake inhibitor, SSRI）氟西汀，与单独使用氟西汀对 BPD 共病 MDD 患者的疗效（Bellino, Zizza, Camilla & Filippo, 2006），发现联合治疗对 BPD 中的 MDD 更有效，并且人际功能改善更显著。另一项研究将 IPT ＋氟西汀与认知疗法＋氟西汀进行比较，发现两种疗法对 BPD 的抑郁情绪改善没有显著差异（Bellino et al., 2006）。最近，对 IPT 进行了修订以治疗 BPD 患者。一项随机对照试验（randomized control trial, RCT）比较了氟西汀＋改良 IPT 心理治疗与氟西汀标准化临床治疗。结果发现 IPT- 氟西汀组对心理和社会功能改善更显著（Bellino, Zizza, Rinaldi & Bogetto, 2007）。但是，这项研究排除了 BPD 共病 MDD 的患者，因此，目前还不清楚改良 IPT 是否对共病患者有效。

药物治疗在 BPD 的治疗中起着重要的辅助作用（Binks et al., 2006; Paris, 2011; Silk, 2011）。具体而言，氟西汀可减少 BPD 的抑郁情绪；然而，其他 SSRI 类药物并未显示明显的益处（Biskin & Paris, 2012）。此外，SSRI 对 BPD 的疗效在持续时间和症状缓解方面都是有限的，因为它似乎只对外部表达的愤怒有效（Biskin & Paris, 2012）。由于药物对 BPD 疗效不佳，以及 BPD 易误诊为 MDD，导致 BPD 患者频繁使用许多药物治疗，医生不断增加药物试图改善持续性抑郁情绪或其他心境障碍症状。但是这些心境症状实际上可能是 BPD 的情绪不稳定，而不是 MDD 的心境症状。由于漏诊和未经治疗 MDD 中的 BPD，BPD 患者被给予"鸡尾酒"疗法，服用多种基本上无效的药物（Zanarini, Frankenburg, Hennen, Reich & Silk, 2004）。目前还没有 BPD 多种药物组合治疗的研究，这通常会给医生面临只靠药物治疗压力，而不是临床上对 BPD 患者进行更合理、更谨慎、更简单的精神药理学和综合与专业化的心理治疗（Paris, 2011）。

### 案例研究：BPD 与 MDD

M 女士，白种人 25 岁的单身，大学毕业，成绩优异，但无法在经济上养活自己。M 可以找到工作，但是她经常上班迟到，与同事和主管发生争吵，多次辞职或被解雇。在最近一次失业后，M 女士对自己越来越沮丧和自责，因为工作不稳定，也无法从他人那里获得社会的认可。在极度烦躁和自我批判的一瞬间，她未加思索服用了过量的对乙酰氨基酚。但是她很快就吓坏了，打电话给父亲，告诉他自己服药过量。父亲立即把她送到最近的急诊科。在急诊科的临床评估中，她提供过量服药动机是："要继续生活下去太难了。"评估过程中，M 女士泪流满面，情绪激动，她描述了过去 2 个月来抑郁情绪加剧，包括失眠、敌意和争论性增加。M 女士还提到过去曾多次过量服用低致死性药物，并反复出现自杀念头，她没有告诉过任何人过量服用药物情况。最近这次自杀尝试中，她服用了比以前更多的药片，而且只有在过量服用之后，她才开始担心自己的生命安全。童年时期，她被认为是一个难以相处的"高度紧张"的孩子，很难维持友谊，经常感到烦躁不安和孤独。她目前符合 MDD 的标准，但也符合 BPD 的诊断，因为即使她没有抑郁发作，BPD 症状也很明显。

正如本案例所示，BPD 和 MDD 患者表现出频繁的、低致命性自杀企图，特别是在人际关系不稳定和高度自我攻击情况下，抑郁症状程度出现恶化。

# BD 和 BPD 共病

双相障碍（BD）和边缘型人格障碍（BPD）的共病率在 5%～30%（Azorin et al., 2013；Gunderson et al., 2006；Paris, Gunderson & Weinberg, 2007, for a review），它明显低于 MDD 与 BPD 的共病率。当双相障碍的症状扩展到目前的 DSM 标准之外，包括情绪快速循环时，多达 50% 的 BPD 患者被归类到"双相谱系障碍"（Deltito et al., 2001；Perugi, Angst, Azorin, Bowden, Vieta, Young et al., 2013）。BPD 与 BD 常常共病，加上两种疾病的核心特征具有相似性（如冲动性、情绪不稳定），一些人提出 BPD 是一种双相谱系障碍（Akiskal, 2004；Perugi, Angst, Azorin, Bowden, Vieta & Young, 2013）。然而，双相谱系障碍是一个有争议的诊断，可能与 BPD 的情绪不稳定相混淆。

早期纵向研究表明，BPD 患者的双相障碍更常见，发生率高于其他人格障碍（Akiskal et al., 1985；Gunderson et al., 2006）。此外，这些早期研究表明 BD 和 BPD 之间存在显著的家族聚集性（Akiskal et al., 1985）。最近更严谨的研究表明，BPD 中的情绪不稳定与双相障碍中的躁狂和轻躁狂发作只有在表面上有相似性，BD 患者的家庭成员中并不比非精神病先证者更常见（Bassett, 2012；Magill, 2004；New et al., 2008；Paris et al., 2007；Paris, Silk, Gunderson, Links & Zanarini, 2009；Riso, Klein, Anderson & Ouimette, 2000）。前瞻性研究强调，与其他精神疾病相比，BPD 患者在疾病过程中发生 BD 的可能性不大（Links, Mitton & Patrick, 1995；Zanarini, Frankenburg et al., 2004）。双相障碍和 BPD 似乎也表现出独特的神经相关性，这表明两者存在不同的病理生理学特征（Rossi et al., 2012）。

虽然目前文献已经明确了 BD 与 BPD 之间的区别，但在临床实践中，两者在症状表现和病理生理上存在明显重叠，使评估困难，并可能导致误诊。BPD 常被误诊为 BD，尤其是双相 II 型（Coulston, Tanious, Mulder, Porter & Malhi, 2012）。一项研究表明，40% 确诊 BPD 的患者曾被误诊为 BD（Ruggero, Zimmerman, Chelminski & Young, 2010）。将 BPD 误诊为 BD，让 BPD 患者对大部分无效的心境稳定剂的单一精神药物治疗有不切实际的期望，也让 BPD 患者的循证治疗出现不必要的延迟（Gunderson et al., 2006；Ruggero et al., 2010）。

## 预后的影响

BPD 和 BD 的共病与病程中几个重要的临床表现有关，其中相关最高级别的危险行为是自杀。与单独 BD 个体相比，共病更有可能企图自杀，存在更多的终生自杀企图，以及更多的暴力自杀企图（Gonda et al., 2012；Perugi, Angst, Azorin, Bowden, Vieta, Young et al., 2013）。一项 BD 共病 B 类人格障碍（其中大多数患有 BPD）的研究发现，共病的个体有更多的终生自杀企图（Gamo, 2005）。与单独的 BD 相比，共病 BPD 的患者出现物质滥用和焦虑障碍的发生率更高，有更多的精神病性特征、情绪发作，以及精神疾病发病年龄较早（Pemgi, Angst, Azorin, Bowden, Vieta, Young et al., 2013）。与单纯 BD 相比，BD 共病其他 B 型人格障碍的患者，具有更大的冲动性、更差的合作性和自控能力（Sayın, Kuruoğlu, Yazıcı Güleç & Aslan, 2007；Swann, Lijffijt, Lane, Steinberg & Moeller, 2012）。BPD 和 BD 共病也与长期失业有关，在 2 年或 2 年以上 5 年以内被解雇（Zimmerman et al., 2010）。同时，BD 对 BPD 病程的影响尚不明确。只有一项研究（Gunderson et al., 2006）比较了有或无 BD 的 BPD 患者的功能。与无 BD 的 BPD 相比，共病患者的功能受损并不显著。综上所述，这些发现表明，共病 BPD 的 BD 患者比单一 BPD 的病程更为严重，但 BD 对 BPD 的病程是否有影响尚不清楚。

# BD 与 BPD 冲动性和情感不稳定性比较

## 情感不稳定性

如前所述，BPD 的情感不稳定性常被误认为双相障碍发作（Zanarini & Frankenburg, 2007）。然而，情感不稳定在这两种精神障碍中是不同的。BPD 患者更多常见的是从愤怒到焦虑的情绪不稳定，而抑郁、正性情绪及高涨情绪的转相在 BD 中更常见（Coulston et al., 2012；Henry et al., 2001；Reich, Zanarini & Fitzmaurice, 2012）。与 BD 患者比较，BPD 患者对消极和中性刺激以及人际事件表现出更强烈的情绪反应（Renaud, Corbalan & Beaulieu, 2012）。BD 的情绪发作通常是由其他生活压力事件（如家庭成员死亡）和社会或生物节律紊乱（如睡眠紊乱）而诱发（Grandin，Alloy & Abramson，2006）。两种障碍的情感转换的持续时间也不同。如前所述，BPD 患者的情绪在几分钟到数小时内迅速转变，而 BD 的情绪表现必须是持续数天的升高或降低。具体而言，在 BD 患者中，情绪是以持续高涨、悲伤、易怒或心境愉悦为特征，几乎每天都存在且持续数周（Henry et al.，2001；Koenigsberg et al.，2002）。

## 冲动性

冲动也是 BD 和 BPD 临床表现的一部分（Benazzi，2008）。然而，两者的冲动性有着本质的差异（表11.2）。抑郁状态时，BD 患者常表现为认知冲动（如注意力不集中），而 BPD 患者表现较多的非计划性冲动（是短期而不是长期的定位问题）（Wilson et al.，2007）。与此同时，运动冲动（计划外的行动）与躁狂状态和 BPD 都有关（APA，2000；Swann，Steinberg，Lijffijt & Moeller，2008）。在 BD 患者中，冲动性在情绪发作间歇期时有所减弱，而 BPD 的冲动性通常是一个稳定的特征（Dougherty et al.，1999）。BPD 患者的自杀行为通常比无 BPD 患者更冲动（Brodsky et al.，2006），这可能是由于 BPD 患者的冲动特征。然而，BPD 患者可以，而且确实有许多自杀企图。最近的研究表明，在冲动性自杀企图和计划性自杀企图的 BPD 比例相同（Brodsky et al.，2006；Chesin，Jeglic & Stanley，2010；Spokas，Wenzel，Brown & Beck，2012）。BD 和 BPD 自杀行为的诱导因素可能有所不同。伴有焦虑和激越的自杀意念更容易引发 BD 患者的自杀行为（Begley，2001；Harris & Barraclough，1997）。人际关系的因素，比如一段重要关系的分手或破裂，或者认为伴侣做了不值得信任的事情，则在 BPD 患

者中很常见（Brodsky et al.，2006）。然而，还需要更多的研究来确定 BPD 和 BD 患者中自杀行为的不同诱因（Chesin & Stanley，in press.）。

## BD 和 BPD 的治疗

结合有关病程的文献，在 BPD 和 BD 共病治疗时有几点考虑因素。共病患者比单纯双相障碍患者接受心理治疗和精神药物治疗的效果不会太稳定（Rosenbluth，MacQueen，McIntyre，Beaulieu & Schaffer，2012）。此外，共病患者需要更多的心境稳定药物和更长的治疗疗程（Garno，2005；Swartz，Pilkonis，Frank，Proietti & Scott，2005）。同样，共病患者锂盐治疗效果较差（Bowden & Maier，2003），而且共病患者抗抑郁治疗对情绪不稳定和激惹性效果不佳，对心境稳定剂和心理治疗的反应更差（Gamo，2005；Perugi，Angst，Azorin，Bowden，Vieta，Young et al.，2013；Swartz et al.，2005）。相反的研究结果提示，共病 BPD 对 BD 患者的治疗反应是有影响的，共病 BD 不能预测 BPD 患者的治疗反应或治疗的效用（Gunderson et al.，2006）。

很少有研究 BD 和人格障碍患者共病的治疗。有一项研究评估了心理教育对共病患者的治疗效果，两组患者同时都有药物治疗，与非结构性心理干预进行比较，发现心理教育治疗可以减少伴有人格障碍 BD 患者的情绪复发、住院天数和住院频率，在干预后的 2 年内延长了复发时间（Colom et al.，2004）。虽然有一些前景治疗共病的方法，但这方面的证据还处于初级阶段（Bowden & Maier，2003）。以上这些研究结果表明，共病治疗是一种特别具有挑战性的任务。

下面的临床案例说明了诊断 BPD 和 BD 共病的

**表 11.2　双相障碍（BD）与边缘型人格障碍（BPD）冲动性和不稳定情绪特征的比较**

| | **BD 不伴 BPD** | **BPD** |
|---|---|---|
| 情绪高涨和情绪不稳定的持续时间 | 持续数周或数天 | 不稳定的情绪在数小时或数天内波动 |
| 情绪高涨和不稳定的性质 | 情绪高涨或消极的情绪，或混合发作 | 常转为负性情绪，尤其愤怒和焦虑 |
| 情感不稳定的诱因 | 应激生活事件和（或）生物节律紊乱 | 人际冲突与人际关系破裂 |
| 冲动类型 | 躁狂发作时的注意力分散和冲动行为 | 当前的定位和特质（不依赖情绪） |
| 冲动的表现 | 情绪发作时冲动性增强 | 冲动经常伴随情绪波动 |
| 自杀企图的原因 | 伴有焦虑或激越的自杀意念 | 人际关系方面的困难，如与重要的人发生争执，或感到被抛弃或被拒绝 |

困难，两者共病复杂的临床表现，以及误诊对治疗结果的影响。

---

## 案例研究：BD 与 BPD

　　E 女士，25 岁，黑种人，大学生，西班牙裔。她之前很少接触精神卫生科。青少年时期，在父亲入狱后，她曾看过几次心理治疗师，后来被送往寄养家庭。在诊所接受评估数月前，因有自杀念头和抑郁症而住院治疗。经过评估，E 女士被诊断为 BPD，诊断是基于她非自杀性自伤史、与应激相关的偏执观念、难以控制的强烈愤怒情绪，以及对人际关系的极度敏感，她主动去处理这些困扰。她还叙述了曾经有过抑郁发作、睡眠障碍和大量使用大麻，主要是为了控制焦虑。E 女士有许多优点：她是一个非常有弹性、足智多谋的年轻女性，维持着一份工作；还是一名获得奖学金的全日制学生；在青春期后期和成年早期大部分时间里，都维持着忠诚、亲密的关系。经过 3 周的评估之后，E 女士打电话说 3 天没睡觉了，做事盲目。她承认有目标导向和愉悦心情，但存在问题的行为（如增加支出、与伴侣以外的人发生危险性行为）以及睡眠需求减少（她只睡 3 小时就觉得休息好了），并且注意力不集中，说话滔滔不绝。E 女士承认这种睡眠和行为模式在之前曾经发生过，而且给她的工作和人际关系方面带来困扰。随后，许多精神科医生和心理医生对 E 女士重新进行了评估，因为她目前符合轻躁狂的标准，既往有抑郁发作史，所以又被诊断为 BD。E 女士很难接受这个诊断，并且拒绝继续接受心理治疗，也不愿意使用心境稳定剂。她错过了几次治疗预约，也没有按处方服药。数周后，她的心理治疗师关注到她对 BD 诊断的悲伤和愤怒，E 女士认为这个诊断不可接受，因为这是一种严重的精神疾病。在讨论了这些情绪之后，E 女士最终再次承诺继续治疗，并遵循治疗小组的新建议。她开始服用心境稳定剂，参加个体和团体心理治疗，以及与预约精神科医生使用药物治疗。经过 6 个月的 DBT 联合药物治疗，E 女士的自杀意念、NSSI 和自伤冲动减少，情绪逐渐稳定。成年后第一次感到自己没有痛苦了。

　　这个案例说明了确定 BPD 和 BD 共病诊断的重要性，但在轻躁狂发作之前很难诊断。我们建议 BD 需要治疗，但是可能需要数周的特殊疗法，这有助于 BPD 患者接受 BD 的诊断和治疗，例证表明对这些患者需要进行综合性、合作性和多模式的治疗。

---

# 结论

　　在 MD 和 BPD 的评估中，有两个基本的最常见的问题。一个是诊断 MD 时忽略了同时共病 BPD 的诊断。一项研究发现，大约 40% 的 BPD 曾被诊断为 BD，忽视这个诊断可能导致 BD 大量使用药物，而这些药物治疗 BPD 的疗效不确定，使 BPD 得不到合理治疗。在这种情况下，可预防性自杀和住院很常见，BPD 患者反复就诊于急诊科就证明了这一点（Bender et al., 2001; Bongar et al., 1990）。此外，当这两种疾病共病时，治疗 BPD 症状首先会改善情绪障碍（Gunderson et al., 2004）。第二个问题则是诊断 BPD 时忽略了共病 MD。这可能导致 MD 有效辅助治疗的延迟以及情绪症状的恶化。严重的抑郁发作会使 BPD 的心理治疗效果降低，并增加自杀和住院的风险。因此，对 BPD 中 MD 的持续评估和治疗是 BPD 治疗成功的关键。总之，尽管在近 30 年里，BPD 的评估和治疗取得了很大的进展，但 MD 对 BPD 的影响会造成一些难题，我们如果仔细评估与治疗，可以为 BPD 和 MD 患者带来更好的结局。

---

# 参考文献

Abela, J. R., Payne, A. V., & Moussaly, N. (2003). Cognitive vulnerability to depression in individuals with borderline personality disorder. *Journal of Personality Disorders, 17*(4), 319–329.

Akiskal, H. (2004). Demystifying borderline personality: Critique of the concept and unorthodox reflections on its natural kinship with the bipolar spectrum. *Acta Psychiatrica Scandinavica, 110*(6), 401–407. doi: 10.1111/j.1600-0447.2004.00461.x

Akiskal, Chen, S. E., Davis, G. C., Puzantian, V. R., Kashgarian, M., & Bolinger, J. M. (1985). Borderline: An adjective in search of a noun. *Journal of Clinical Psychiatry, 46*, 7.

American Psychiatric Association (APA). (2000). *(DSM-IV-TR) Diagnostic and statistical manual of mental disorders* (4th ed.). Washington DC: Author.

Azorin, J. M., Kaladjian, A., Adida, M., Fakra, E., Belzeaux, R., Hantouche, E., & Lancrenon, S. (2013). Factors associated with borderline personality disorder in major depressive patients and their relationship to bipolarity. *European Psychiatry*(0). Retrieved from: http://dx.doi.org/10.1016/j.eurpsy.2012.11.007

Bassett, D. (2012). Borderline personality disorder and bipolar affective disorder. Spectra or spectre? A review. *Australian and New Zealand Journal of Psychiatry, 46*(4), 327–339. doi: 10.1177/0004867411435289

Beck, A. T., & Steer, R. A. (1993). *Beck depression inventory manual*. San Antonio, TX: Psychological Corporation.

Begley, C. E. (2001). The lifetime cost of bipolar disorder in the US: An estimate for new cases in 1998. *PharmacoEconomics, 19*(parts 1 and 2), 483–495. doi: 10.2165/00019053-200119050-00004

Bellino, S., Zizza, M., Camilla, R., & Filippo, B. (2006). Combined treatment of major depression in patients with borderline personality disorder: A comparison with pharmacotherapy. *Canadian Journal of Psychiatry, 51*(7), 453–460.

Bellino, S., Zizza, M., Rinaldi, C., & Bogetto, F. (2007). Combined therapy of major depression with concomitant borderline personality disorder: Comparison of interpersonal and cognitive psychotherapy. *Canadian Journal of Psychiatry, 52*(11), 718–725.

Benazzi, F. (2008). A relationship between bipolar II disorder and borderline personality disorder? *Progress in Neuro-Psychopharmacology and Biological Psychiatry, 32*(4), 1022–1029. doi: 10.1016/j.pnpbp.2008.01.015

Bender, D. S., Dolan, R. T., Skodol, A. E., Sanislow, C. A., Dyck, I. R., McGlashan, T. H., . . . Gunderson, J. G. (2001). Treatment utilization by patients with personality disorders. *American Journal of Psychiatry, 158*(2), 295–302.

Binks, C. A., Fenton, M., McCarthy, L., Lee, T., Adams, C. E., & Duggan, C. (2006). Pharmacological interventions for people with borderline personality disorder. *Cochrane Database of Systematic Reviews, 25*(1).

Biskin, R. S., & Paris, J. (2012). Management of borderline personality disorder. *Canadian Medical Association Journal, 184*(17), 1897–1902. doi: 10.1503/cmaj.112055

Bongar, B., Peterson, L. G., Golann, S., & Hardiman, J. J. (1990). Self-mutilation and the chronically suicidal patient: An examination of the frequent visitor to the psychiatric emergency room. *Annals of Clinical Psychiatry, 2*, 217–222.

Bowden, C., & Maier, W. (2003). Bipolar disorder and personality disorder. *European Psychiatry, 18*, 3.

Brodsky, B. S., Groves, S. A., Oquendo, M. A., Mann, J. J., & Stanley, B. (2006). Interpersonal precipitants and suicide attempts in borderline personality disorder. *Suicide and Life-Threatening Behavior, 36*, 313–322.

Chesin, M., Jeglic, E. L., & Stanley, B. (2010). Pathways to high-lethality suicide attempts in individuals with borderline personality disorder. *Archives of Suicide Research, 14*(4), 342–362. doi: 10.1080/13811118.2010.524054

Chesin, M., & Stanley, B. (2013). Risk assessment and psychosocial interventions for suicidal patients. *Bipolar Disorders, 15*(5), 584–593.

Chiesa, M., & Fonagy, P. (2000). Cassel personality disorder study. Methodology and treatment effects. *British Journal of Psychiatry, 176*(MAY), 485–491.

Coifman, K. G., Berenson, K. R., Rafaeli, E., & Downey, G. (2012). From negative to positive and back again: Polarized affective and relational experience in borderline personality disorder. *Journal of Abnormal Psychology, 121*(3), 668–679. doi: 10.1037/a0028502

Colom, F., Vieta, E., Sanchez-Moreno, J., Martinez-Aran, A., Torrent, C., Reinares, M., . . . Comes, M. (2004). Psychoeducation in bipolar patients with comorbid personality disorders. *Bipolar Disorders, 6*, 4.

Corbitt, E. M., Malone, K. M., Haas, G. L., & Mann, J. J. (1996). Suicidal behavior in patients with major depression and comorbid personality disorders. *Journal of Affective Disorders, 39*(1), 61–72. doi: 0165032796000237 [pii]

Coulston, C. M., Tanious, M., Mulder, R. T., Porter, R. J., & Malhi, G. S. (2012). Bordering on bipolar: The overlap between borderline personality and bipolarity. *Australian and New Zealand Journal of Psychiatry, 46*(6), 506–521. doi: 10.1177/0004867412445528

Davis, G. C., & Akiskal, H. S. (1986). Descriptive, biological, and theoretical aspects of borderline personality disorder. *Hospital and Community Psychiatry, 37*(7), 685–692.

Deltito, J., Martin, L., Riefkohl, J., Austria, B., Kissilenko, A., & Corless, C. M. P. (2001). Do patients with borderline personality disorder belong to the bipolar spectrum? *Journal of Affective Disorders, 67*(1-3), 221–228.

Dougherty, D. M., Bjork, J. M., Huckabee, H. C., Moeller, F. G., & Swann, A. C. (1999). Laboratory measures of aggression and impulsivity in women with borderline personality disorder. *Psychiatry Research, 85*(3), 315–326.

Fertuck, E. A., Makhija, N., & Stanley, B. (2007). The nature of suicidality in borderline personality disorder. *Primary Psychiatry, 14*(12), 40–47.

Feske, U., Mulsant, B. H., Pilkonis, P. A., Soloff, P., Dolata, D., Sackeim, H. A., & Haskett, R. F. (2004). Clinical outcome of ECT in patients with major depression and comorbid borderline personality disorder. *American Journal of Psychiatry, 161*(11), 2073–2080.

Feurino I., L., & Silk, K. R. (2011). State of the art in the pharmacologic treatment of borderline personality disorder. *Current Psychiatry Reports, 13*(1), 69–75.

Garno, J. L. (2005). Bipolar disorder with comorbid cluster B personality disorder features: Impact on suicidality. *Journal of Clinical Psychiatry, 66*(3), 339.

Gonda, X., Pompili, M., Serafini, G., Montebovi, F., Campi, S., Dome, P., . . . Rihmer, Z. (2012). Suicidal behavior in bipolar disorder: Epidemiology, characteristics and major risk factors. *Journal of Affective Disorders, 143*(1–3), 16–26. Retrieved from: http://dx.doi.org/10.1016/j.jad.2012.04.041

Grandin, L. D., Alloy, L. B., & Abramson, L. Y. (2006). The social zeitgeber theory, circadian rhythms, and mood disorders: Review and evaluation. *Clinical Psychology Review, 26*(6), 679–694. Retrieved from: http://dx.doi.org/10.1016/j.cpr.2006.07.001

Grilo, C. M., Stout, R. L., Markowitz, J. C., Sanislow, C. A., Ansell, E. B., Skodol, A. E., . . . McGlashan, T. H. (2010). Personality disorders predict relapse after remission from an episode of major depressive disorder: A 6-year prospective study. *Journal of Clinical Psychiatry, 71*(12), 1629–1635.

Gunderson, J. G., Morey, L. C., Stout, R. L., Skodol, A. E., Shea, M. T., McGlashan, T. H., . . . Bender, D. S. (2004). Major depressive disorder and borderline personality disorder revisited: Longitudinal interactions. *Journal of Clinical Psychiatry, 65*(8), 1049–1056.

Gunderson, J. G., & Phillips, K. A. (1991). A current view of the interface between borderline personality disorder and depression. *American Journal of Psychiatry, 148*(8), 967–975.

Gunderson, J. G., Weinberg, I., Daversa, M. T., Kueppenbender, K. D., Zanarini, M. C., Shea, M. T., . . . Dyck, I. (2006). Descriptive and longitudinal observations on the relationship of borderline personality disorder and bipolar disorder. *American Journal of Psychiatry, 163*(7), 1173–1178.

Hamilton, M. (1960). A rating scale for depression. *Journal of Neurology, Neurosurgery, and Psychiatry, 23*, 56–62.

Harned, M. S., Chapman, A. L., Dexter-Mazza, E. T., Murray, A., Comtois, K. A., & Linehan, M. M. (2008). Treating co-occurring Axis I disorders in recurrently suicidal women with borderline personality disorder. *Journal of Consult Clinical Psychology, 76*(6), 1068–1075.

Harris, E. C., & Barraclough, B. (1997). Suicide as an outcome for mental disorders. A meta-analysis. *British Journal of Psychiatry, 170*(3), 205–228. doi: 10.1192/bjp.170.3.205

Henry, C., Mitropoulou, V., New, A., Koenigsberg, H. W., Silverman, J., & Seiver, L. J. (2001). Affective instability and impulsivity in borderline personality and bipolar II disorders: Similarities and differences. *Journal of Psychiatric Research, 35*, 5.

John, H., & Sharma, V. (2009). Misdiagnosis of bipolar disorder as borderline personality disorder: Clinical and economic consequences. *World Journal of Biological Psychiatry, 10*(4 Pt 2), 612–615. doi:10.1080/15622970701816522

Joyce, P. R., Mulder, R. T., Luty, S. E., McKenzie, J. M., Sullivan, P. F., & Cloninger, R. C. (2003). Borderline personality disorder in major depression: Symptomatology, temperament, character, differential drug response, and 6-month outcome. *Comprehensive Psychiatry, 44*(1), 35–43.

Kelly, T. M., Soloff, P., Lynch, K. G., Haas, G. L., & Mann, J. J. (2000). Recent life events, social adjustment, and suicide attempts in patients with major depression and borderline personality disorder. *Journal of Personality Disorders, 14*(4), 316–326.

Kernberg, O. F. (2001). The suicidal risk in severe personality disorders: Differential diagnosis and treatment. *Journal of Personality Disorders, 15*(3), 195–208; discussion 209–115.

Kernberg, O. F., & Yeomans, F. E. (2013). Borderline personality disorder, bipolar disorder, depression, attention deficit/hyperactivity disorder, and narcissistic personality disorder: Practical differential diagnosis. *Bulletin of the Menninger Clinic, 77*(1), 1–22. doi: 10.1521/bumc.2013.77.1.1

Klerman, G. L., Weissman, M. M., Rounsaville, B. J., & Chevron, E. S. (1984). *Interpersonal psychotherapy of depression*. New York: Basic Books.

Koenigsberg, H. W., Harvey, P. D., Mitropoulou, V., Schmeidler, J., New, A. S., Goodman, M., . . . Siever, L. J. (2002). Characterizing affective instability in borderline personality disorder. *American Journal of Psychiatry, 159*(5), 784–788.

Linehan, M. M. (1993). *Cognitive-behavioral treatment of borderline personality disorder*. New York: Guilford.

Links, P. S., Mitton, J. E., & Patrick, J. (1995). Borderline personality disorder and the family environment. *Canadian Journal of Psychiatry, 40*(4), 218–219.

Magill, C. A. (2004). The boundary between borderline personality disorder and bipolar disorder: Current concepts and challenges. *Canadian Journal of Psychiatry, 49*(8), 551.

Morey, L. C., Shea, M. T., Markowitz, J. C., Stout, R. L., Hopwood, C. J., Gunderson, J. G., . . . Skodol, A. E. (2010). State effects of major depression on the assessment of personality and personality disorder. *American Journal of Psychiatry, 167*(5), 528–535.

New, A. S., Triebwasser, J., & Charney, D. S. (2008). The case for shifting borderline personality disorder to Axis I. *Biological Psychiatry, 64*(8), 653–659.

Oldham, J. M. (2006). Borderline personality disorder and suicidality. *American Journal of Psychiatry, 163*(1), 20–25.

Orbach, I., Mikulincer, M., Gilboa-Schechtman, E., & Sirota, P. (2003). Mental pain and its relationship to suicidality and life meaning. *Suicide and Life-Threatening Behavior, 33*(3), 231–241.

Orbach, I., Mikulincer, M., Sirota, P., & Gilboa-Schechtman, E. (2003). Mental pain: A multidimensional operationalization and definition. *Suicide and Life-Threatening Behavior, 33*(3), 219–230.

Paris, J. (2011). Pharmacological treatments for personality disorders. *International Review of Psychiatry, 23*, 303–309.

Paris, J., Gunderson, J., & Weinberg, I. (2007). The interface between borderline personality disorder and bipolar spectrum disorders. *Comprehensive Psychiatry, 48*(2), 145–154. doi: S0010-440X(06)00107-6 [pii]10.1016/j.comppsych.2006.10.001

Paris, J., Silk, K. R., Gunderson, J., Links, P. S., & Zanarini, M. C. (2009). The case for retaining borderline personality disorder as a psychiatric diagnosis. *Personality and Mental Health, 3*(2), 96–100. doi: 10.1002/pmh.73

Pazzagli, A., & Monti, M. R. (2000). Dysphoria and aloneness in borderline personality disorder. *Psychopathology, 33*(4), 220–226.

Pepper, C. M., Klein, D. N., Anderson, R. L., Riso, L. P., Ouimette, P. C., & Lizardi, H. (1995). DSM-III-R axis II comorbidity in dysthymia and major depression. *American Journal of Psychiatry, 152*(2), 239–247.

Perugi, G., Angst, J., Azorin, J., Bowden, C., Vieta, E., & Young, A. H. (2013). Is comorbid borderline personality disorder in patients with major depressive episode and bipolarity a developmental subtype? Findings from the international BRIDGE study. *Journal of Affective Disorders, 144*(1–2), 72–78. Retrieved from: http://dx.doi.org/10.1016/j.jad.2012.06.008

Perugi, G., Angst, J., Azorin, J. M., Bowden, C., Vieta, E., Young, A. H.; Bridge Study Group. (2013). The bipolar–borderline personality disorders connection in major depressive patients. *Acta Psychiatrica Scandinavica, 128*, 376–383. doi: 10.1111/acps.12083

Pfohl, B., Stangl, D., & Zimmerman, M. (1984). The implications of DSM-III personality disorders for patients with major depression. *Journal of Affective Disorders, 7*(3-4), 309–318.

Reich, D. B., Zanarini, M., & Fitzmaurice, G. (2012). Affective lability in bipolar disorder and borderline personality disorder. *Comprehensive Psychiatry, 53*(3), 230–237. Retrieved from: http://dx.doi.org/10.1016/j.comppsych.2011.04.003

Renaud, S., Corbalan, F., & Beaulieu, S. (2012). Differential diagnosis of bipolar affective disorder type II and borderline personality disorder: Analysis of the affective dimension. *Comprehensive Psychiatry, 53*(7), 952–961. Retrieved from: http://dx.doi.org/10.1016/j.comppsych.2012.03.004

Riso, L. P., Klein, D. N., Anderson, R. L., & Ouimette, P. C. (2000). A family study of outpatients with borderline personality disorder and no history of mood disorder. *Journal of Personality Disorders, 14*(3), 208–217.

Rogers, J. H., Widiger, T. A., & Krupp, A. (1995). Aspects of depression associated with borderline personality disorder. *American Journal of Psychiatry, 152*(2), 268–270.

Rosenbluth, M., MacQueen, G., McIntyre, R. S., Beaulieu, S., & Schaffer, A. (2012). The Canadian Network for Mood and Anxiety Treatments (CANMAT) task force recommendations for the management of patients with mood disorders and comorbid personality disorders. *Annals of Clinical Psychiatry, 24*(1), 56–68.

Rossi, R., Lanfredi, M., Pievani, M., Boccardi, M., Beneduce, R., Rillosi, L., . . . Frisoni, G. B. (2012). Volumetric and topographic differences in hippocampal subdivisions in borderline personality and bipolar disorders. *Psychiatry Research: Neuroimaging, 203*(2–3), 132–138. Retrieved from: http://dx.doi.org/10.1016/j.pscychresns.2011.12.004

Ruggero, C. J., Zimmerman, Chelminski, I., & Young, D. (2010). Borderline personality disorder and the misdiagnosis of bipolar disorder. *Journal of Psychiatric Research, 44*(6), 405–408. Retrieved from: http://dx.doi.org/10.1016/j.jpsychires.2009.09.011

Runeson, B., & Beskow, J. (1991). Borderline personality disorder in young Swedish suicides. *Journal of Nervous and Mental Disease, 179*(3), 153–156.

Sayın, A., Kuruoğlu, A., Yazıcı Güleç, M., & Aslan, S. (2007). Relation of temperament and character properties with clinical presentation of bipolar disorder. *Comprehensive Psychiatry, 48*(5), 446–451. Retrieved from: http://dx.doi.org/10.1016/j.comppsych.2007.04.004

Silk, K. R. (2010). The quality of depression in borderline personality disorder and the diagnostic process. *Journal of Personality Disorders, 24*(1), 25–37. doi: 10.1521/pedi.2010.24.1.25

Silk, K. R. (2011). The process of managing medications in patients with borderline personality disorder. *Journal of Psychiatric Practice, 17*(5), 311–319.

Skodol, A. E., Grilo, C. M., Keyes, K. M., Geier, T., Grant, B. F., & Hasin, D. S. (2011). Relationship of personality disorders to the course of major depressive disorder in a nationally representative sample. *American Journal of Psychiatry, 168*(3), 257–264.

Soloff, P. (2000). Psychopharmacology of borderline personality disorder *Psychiatric Clinics of North America, 23*, 169–192.

Soloff, P., Lynch, K. G., Kelly, T. M., Malone, K. M., & Mann, J. J. (2000). Characteristics of suicide attempts of patients with major depressive episode and borderline personality disorder: A comparative study. *American Journal of Psychiatry, 157*(4), 601–608.

Spokas, M., Wenzel, A., Brown, G. K., & Beck, A. T. (2012). Characteristics of individuals who make impulsive suicide attempts. *Journal of Affective Disorders, 136*(3), 1121–1125. Retrieved from: http://dx.doi.org/10.1016/j.jad.2011.10.034

Stanley, B., & Siever, L. J. (2010). The interpersonal dimension of borderline personality disorder: Toward a neuropeptide model. *American Journal of Psychiatry, 167*(1), 24–39. doi: 10.1176/

appi.ajp.2009.09050744

Stanley, B., & Wilson, S. T. (2006). Heightened subjective experience of depression in borderline personality disorder. *Journal of Personal Disorders*, 20(4), 307–318.

Stiglmayr, C. E., Grathwol, T., Linehan, M. M., Ihorst, G., Fahrenberg, J., & Bohus, M. (2005). Aversive tension in patients with borderline personality disorder: A computer-based controlled field study. *Acta Psychiatrica Scandinavia*, 111, 372–379.

Stoffers, J. M., Völlm, B. A., Rücker, G., Timmer, A., Huband, N., & Lieb, K. (2012). Psychological therapies for people with borderline personality disorder. *Cochrane Database of Systematic Reviews*, 15(8), CD005652.

Swann, A. C., Lijffijt, M., Lane, S. D., Steinberg, J. L., & Moeller, F. G. (2012). Antisocial personality disorder and borderline symptoms are differentially related to impulsivity and course of illness in bipolar disorder. *Journal of Affective Disorders*(0). Retrieved from: http://dx.doi.org/10.1016/j.jad.2012.06.027

Swann, A. C., Steinberg, J. L., Lijffijt, M., & Moeller, F. G. (2008). Impulsivity: Differential relationship to depression and mania in bipolar disorder. *Journal of Affective Disorders*, 106(3), 241–248. Retrieved from: http://dx.doi.org/10.1016/j.jad.2007.07.011

Swartz, H. A., Pilkonis, P. A., Frank, E., Proietti, J. M., & Scott, J. (2005). Acute treatment outcomes in patients with bipolar I disorder and co-morbid borderline personality disorder receiving medication and psychotherapy. *Bipolar Disorders*, 7(2), 192–197.

Westen, D., Moses, M. J., Silk, K. R., Lohr, N. E., Cohen, R., & Segal, H. (1992). Quality of depressive experience in borderline personality disorder and major depression: When depression is not just depression. *Journal of Personality Disorders*, 6(4), 382–393.

Westen, D., Muderrisoglu, S., Fowler, C., Shedler, J., & Koren, D. (1997). Affect regulation and affective experience: Individual differences, group differences, and measurement using a Q-sort procedure. *Journal of Consulting and Clinical Psychology*, 65(3), 429–439.

Wilson, S. T., Stanley, B., Oquendo, M. A., Goldberg, P., Zalsman, G., & Mann, J. J. (2007). Comparing impulsiveness, hostility, and depression in borderline personality disorder and bipolar II disorder. *Journal of Clinical Psychiatry*, 68(10), 1533.

Yen, S., Zlotnick, C., & Costello, E. (2002). Affect regulation in women with borderline personality disorder traits. *Journal of Nervous and Mental Disease*, 190(10), 693–696.

Zanarini, M., & Frankenburg, F. R. (2007). The essential nature of borderline psychopathology. *Journal of Personality Disorders*, 21(5), 518–535.

Zanarini, M., Frankenburg, F. R., DeLuca, C. J., Hennen, J., Khera, G. S., & Gunderson, J. G. (1998). The pain of being borderline: Dysphoric states specific to borderline personality disorder. *Harvard Review of Psychiatry*, 6(4), 201–207.

Zanarini, M., Frankenburg, F. R., Hennen, J., Reich, D. B., & Silk, K. R. (2004). Axis I comorbidity in patients with borderline personality disorder: 6-year follow-up and prediction of time to remission. *American Journal of Psychiatry*, 161(11), 2108–2114.

Zanarini, M., Frankenburg, F. R., Hennen, J., & Silk, K. R. (2003). The longitudinal course of borderline psychopathology: 6-year prospective follow-up of the phenomenology of borderline personality disorder. *American Journal of Psychiatry*, 160(2), 274–283.

Zimmerman, M., Galione, J. N., Chelminski, I., Young, D., Dalrymple, K., & Ruggero, C. J. (2010). Sustained unemployment in psychiatric outpatients with bipolar disorder: Frequency and association with demographic variables and comorbid disorders. [10.1111/j.1399-5618.2010.00869.x]. *Bipolar Disorders*, 12(7), 720–726.

Zimmerman, M., & Mattia, J. I. (1999). Axis I diagnostic comorbidity and borderline personality disorder. *Comprehensive Psychiatry*, 40(4), 245–252.

Zittel Conklin, C., Bradley, R., & Westen, D. (2006). Affect regulation in borderline personality disorder. *Journal of Nervous and Mental Disease*, 194(2), 69–77.

Zittel Conklin, C., & Westen, D. (2005). Borderline personality disorder in clinical practice. *American Journal of Psychiatry*, 162(5), 867–875.

# ///12/// 边缘型人格障碍的攻击行为与人际困难

LORI N. SCOTT, PAUL A. PILKONIS

刘不凡　王朝敏　译

## 人际关系困难与攻击行为

人际功能障碍包括攻击性，是 BPD 中最具损害性、慢性和最难处理的症状之一。在 BPD 的 9 个诊断标准中，有 3 个直接涉及人际关系困难，包括标准 1（疯狂地努力以避免现实或想象中的被抛弃）；标准 2（一种不稳定而紧张的人际关系模式，其特征是在极端的理想化和贬低之间交替出现），标准 8（不恰当的、强烈的愤怒或难以控制的愤怒）[美国精神病协会（American Psychiatric Association, APA），2013]。而且，其他 6 个诊断标准通常起到促进或导致人际功能障碍的作用。例如，临床印象和经验证据表明，情绪调节障碍、冲动行为、反复自杀或自伤行为以及短暂的与应激相关的偏执观念或分离症状，往往是由厌恶的人际事件或认知引发的（for review, see Gunderson & Lyons-Ruth, 2008）。反之亦然：情感、认知和行为失控对患者的人际关系和行为有很大的影响。此外，在有关 BPD 诊断标准的因素分析研究中，身份识别障碍和长期的空虚感是影响人际功能的主要因素（Sanislow et al., 2002），这与自我与他人的关系破坏作为 BPD 功能障碍的核心领域概念是一致的。

在长期的随访中，人际关系困难尤其是与依赖性和不耐受孤独有关的，也是 BPD 最顽固的症状之一，即使其他症状缓解后仍然持续存在（Choi-Kain, Zanarini, Frankenburg, Fitzmaurice & Reich, 2010）。纵向研究表明，BPD 患者的一般功能改善和症状减轻通常与积极、稳定的人际关系形成有关（Links & Heslegrave, 2000），而症状恶化通常是由于重要关系的解除或丧失（Pagano et al., 2004）。这些观察结果证实了我们的临床印象，即长期的人际功能障碍是 BPD 的一个重要临床特征，是 BPD 最明显的整体功能障碍标志之一（Gunderson & Lyons-Ruth, 2008）。

这类患者在心理治疗过程中，可能有强烈的情绪反应，这与他们治疗以外的典型紧张、混乱的人际关系相一致。这种动态的表现和强度通常是诊断性的，但也可能迅速导致治疗中的各种困难，包括感知到的共情失败、治疗联盟破裂、治疗者倦怠和过早终止治疗（Gunderson et al., 1989）。因此，人际关系困难，既对这些个体人际和职业生活造成困扰，也给继续治疗和成功治疗造成障碍。仔细评估通常会发现既往失败的治疗史，以及与之前治疗师之间的关系存在问题。这些迹象可能会让临床医生望而生畏，这在形成和维持有效治疗关系方面充满了困难。正如许多经验丰富的临床医生所证明的那样，通常与治疗师建立积极的工作关系与联系是治疗这些患者的首要目标，这个目标可能需要 1 年或更长时间才能实现（Gabbard et al., 1988）。与治疗师保持强烈的依恋关系是减少问题行为，建立更健康的关系模式，帮助患者有效地用于治疗干预措施，在"事情变得艰难时"是保持他们动力最有力的工具之一。

考虑到 BPD 人际功能障碍的核心作用，以及这些困难甚至可能破坏最专业的治疗，临床医生必须了解、评估、容忍和应对这些行为的方法。此外，尽管目前已有 BPD 的有效治疗方法，但治疗效果仍存在相当大的差异，而且过早退出治疗的比例很高（Levy, 2008）。这就提示有必要探索患者人际行为特征，以预测不同的治疗结局，并致力于在治疗计

93

划阶段更有效地为患者量身定制干预措施。因此，本章的主要目的是从理论和经验证据两个方面，回顾 BPD 患者人际关系困难的潜在决定因素，以及攻击行为的各种表现形式。此外，我们将讨论评估人际关系问题和攻击行为风险的临床实用性，并提供一个临床案例来说明人际关系模式在 BPD 患者的治疗过程中是如何表现的。

## BPD 的人际关系主题

很难用连贯性的人际风格来描述 BPD 的特征，在很大程度上是因为 BPD 患者的人际行为问题，在诊断标准中被定义为"不稳定"和"摇摆不定"的关系。此外，尽管研究表明 BPD 的诊断标准趋向于形成一个病理学单元，但证据也表明，BPD 样本内部和样本之间存在着相当大的人际异质性（Wright et al.，2013）。大多数关于 BPD 人际风格研究都是围绕着人际环状模型来描述人际功能，围绕从屈从到支配地位、交流到冷漠关系。与大多数其他疾病不同，BPD 并不是始终如一地与任何特定的人际关系联系起来。相反，BPD 与各种人际关系主题有关，这些主题经常是相互矛盾的。

BPD 的人际关系不一致可能归因于个体内部的变异性（如有这种疾病的人倾向于在对立的人际风格之间波动）。著名的 BPD 临床理论强调人际行为和精神状态的波动是该疾病的核心（Kernberg，1984；Linehan，1993）。这些摇摆不定可能表现在明显矛盾的语言表达，对自我和他人的看法，道德和价值观，以及行为模式，这些往往发生在患者意识之外，并伴随着情感体验而快速转变。一项研究发现，与健康对照组比较，BPD 患者在日常社会交往中比较顺从、较少支配、更喜欢争吵，但他们在支配性、争吵性、亲和性方面也表现出更多的个体间差异，反映了敌对和友好、行为控制在高低之间摇摆不定（Russell, Moskowitz, Zuroff, Sookman & Paris, 2007）。BPD 患者也表现出不同的人际交往行为，这表明他们使用了各种人际策略，并且随着时间的推移，他们更倾向于在各种人际风格之间变换。最近的一项研究发现，与其他人格障碍患者或无人格障碍患者相比，BPD 患者的社交互动表现出更多的矛盾性以及更多的分歧、愤怒、悲伤和空虚感（Stepp, Pilkonis, Yaggi, Morse & Feske, 2009）。因此，BPD 的人际关系可以定义为一系列不同的模式，这些模式可能根据情绪和关系事件的变化，在不同的时间而被不同地激活或失活。

然而，除了这种个体内的差异之外，在人际关系方面，BPD 患者个体之间在人际偏好方面存在显著差异。临床理论家曾经提出两种亚型，一种表现出更多依赖和顺从的人际关系模式，而另一种亚型则倾向于更多的自主性和充满敌意。例如，Linehan（1993）讨论了两种类型：一种是"蝴蝶型"患者，他们在治疗中反复无常，摇摆不定，难以依恋；另一种是"依恋型"患者，他们很快就形成紧张、依赖和暴风雨的关系。同样，Kernberg（1984）也讨论了 BPD 患者攻击性的异质性，一些患者表现出较低的攻击性和较高的内化症状，而另一些患者表现出较严重的攻击性和更多的外化（如反社会）特征。

最近的一项研究使用隐匿性类别分析，在 255 名有显著 BPD 症状的患者中，发现了 6 个具有不同人际关系主题的同质亚组（Wright et al.，2013），这些类别被标记为侵入型、报复型、回避型、谦逊温和型、中度可利用型和严重可利用型。与先前发现的 BPD 患者的高顺从性一致（Russell et al.，2007），大多数患者表现出一种不自信／顺从的人际风格倾向，而且这些患者表现出更多的与身份相关的症状（如身份识别障碍和空虚感）和自伤行为。报复型相对较少（代表敌意和支配性的混合，占样本的 22%），其特点是反社会特征、愤怒和针对他人的攻击性。因此，作为一个群体，BPD 患者表现出具有临床意义的人际模式的异质性，这可能预测不同的症状特征和对治疗的效应。

尽管捕捉典型的 BPD 相关的人际风格非常复杂，但是临床和经验观察表明，在这一人群中，至少有两个重要的关系主题：①人际过敏，与不安全的依恋感、拒绝敏感性与社会认知扭曲或缺陷有关；②愤怒、敌对和（或）攻击性行为。重要的是，这些人际行为的表现并不是相互排斥，在许多患者中，它们是整体相关的表现，如 BPD 患者倾向于在极端依赖和愤怒退缩之间摇摆不定（Levy，2005），并以强烈的愤怒来回应感知到的人际拒绝（Berenson, Downey, Rafiaeli, Coifman & Paquin, 2011）。

## 人际超敏反应

大多数与 BPD 患者合作过的临床医生都亲身经历过他们对微妙的人际关系线索细腻的敏感性。例如，一位患者在候诊室和她的心理医生打招呼，说"你看起来情绪不好"，这样的感知是否代表患者对他人情感表达的敏感度增强，社会信息处理能力受损，还是防御过程（如投射），仍然是一个未能解决的问题，而且每种可能的相关性都取决于当时的背景。然而，有大量证据表明，BPD 与高水平的人际压力、对社会事件的情感反应增强以及社交相关刺激致杏仁核激活增强有关（for reviews, see Dinsdale & Crespi, 2013; Gunderson & Lyons-Ruth, 2008）。这些观察结果，结合 BPD 社交障碍的家族性和遗传性证据，Gunderson 及其同事提出 BPD 典型的关系困难是由遗传对人际交往的超敏反应与不良的早期环境之间的交互作用演变而来的（Gunderson & Lyons-Ruth, 2008）。尽管 BPD 的其他病因学理论也强调患者的情绪调节障碍或攻击性与环境压力之间的关系（例如，无效环境或对照料者不利的早期试验；Kernberg, 1984; Linehan, 1993），Gunderson 和 Lyons-Ruth（2008）提出了一种气质的脆弱性，**特别是在关系环境中**，表现为高度的痛苦倾向（特别是与照护者分离的情况下），难以得到缓解，以及对母亲情感交流的反应增强。虽然这种气质倾向本身并不会导致 BPD 或任何形式的精神病理学症状，但这种先天对人际压力的过敏反应被视为增加 BPD 脆弱性的一般风险因素，尤其是在不一致、忽视和（或）虐待照护的情况下。人际超敏性和不适当的照顾环境之间的相互作用，可能演变为与 BPD 相关的人际内表型：即依恋关系混乱、排斥敏感性和社会认知异常。

## 依恋系统

根据 Bowlby（1969）的研究，婴儿先天寻求接近照料者是进化的一部分（即**依恋系统**），其目的是保持与照料者接近，以确保安全、舒适和生存。当依恋对象被认为是有效和有回应时，依恋系统处于静止状态（失活状态）。在这些时候，婴儿快乐地玩耍和探索。因此，失活的依恋系统导致探索性行为，并伴有较低水平的焦虑。然而，依恋系统在遇到危险的时候会被激活，特别是当一个依恋对象的可用性不确定或感知到威胁时。依恋系统的激活会导致一些行为，包括哭泣、依附和跟随，目的是保持或重建与照料者的亲密关系。

Bowlby（1969）进一步假设，儿童与照料者之间的情感纽带会影响儿童正在逐渐形成的自我概念

和世界观，为后来的人格发展和适应奠定基础。儿童通过与照料者之间的反复互动，形成了自我和他人的心理表征（或内心的活动模式），这是一种社会认知方式，包含了对自我的信念和对他人的期望。对有回应和有爱意的照料者的反复体验有助于发展自我和他人的积极表征，以及一种安全的依恋感。这些人开始把世界看作一个安全的地方，期待别人在自己需要的时候会出现，并认为自己值得被爱和关注。研究表明，这些与依恋相关的表征一直持续到成年，作为亲密关系的一般表征，在社会情境中充当原型并发挥着重要的自我调节功能（Shaver & Mikulincer, 2007）。有安全感的成年人通常能够更好地通过重新评估、解决问题和其他自我安慰策略来维持有效的情绪调节。他们也能够有效地从他人那里寻求并获得支持，不可能需要防御性地压抑、否认或扭曲他们的情感体验。

## BPD 的依恋障碍和拒绝敏感性

大量临床文献讨论了依恋障碍在 BPD 发展和维持中的重要作用（Levy, 2005）。毫不奇怪，BPD 患者很少（＜10%）表现出安全的依恋模式（Agrawal, Gunderson, Holmes & Lyons-Ruth, 2004）。虽然 BPD 患者并没有特定的依恋类型，其研究结果也因评估依恋的方法而不同，但文献综述表明，BPD 患者最常见的依恋模式是先占观念、恐惧和"不会解决问题"（Agrawal et al., 2004; Levy, 2005）。这些依恋模式的共同点是对亲密和依赖的强烈需求，同样对被拒绝或被抛弃存在强烈的恐惧。这些人重视亲密关系，但他们对人际关系之间的轻视、贬低、拒绝或被抛弃的威胁非常敏感。因此，他们对人际关系常常充满了消极情绪、矛盾心理和不稳定情绪。这种对拒绝、排斥或遗弃的极度敏感也被称为"拒绝敏感性"，与先占观念和恐惧的依恋类型非常相似（Berenson et al., 2011）。

这些依恋类型的特点也表现在面对情绪困扰或被遗弃的威胁时，依恋系统过度激活。因为他们倾向于认为自己无法独自处理痛苦，所以她们在需要的时候可能对无法获得依恋关系非常敏感（Shaver & Mikulincer, 2007）。因此，在令人不安的事件或感知到被拒绝或被抛弃的威胁时，负性情绪被强化和夸大，以确保被依恋者的接近和可用性。过度激活干扰了获得适应情绪调节策略的能力，并加剧了痛苦的估量（即认为威胁比实际情况更严重，并认为

自己无法应对），以情绪为中心的应对策略、过度反刍，以及其他加剧痛苦的不适应行为，如冲动性的自毁行为和疯狂地试图保持接近被依恋者。这些困难与 BPD 患者在自我安抚和调节负性情绪的能力，以及过度依赖他人以减轻痛苦和避免被抛弃的疯狂努力的问题相似。

## BPD 的社会认知过程受损

一些理论假设，人际功能障碍和其他许多 BPD 症状是由社会认知和表征过程受损造成的。Kernberg（1984）将边缘型病理学定义为一种广义的人格结构（BPD 是许多严重的人格障碍的问题之一），其特征是对自我和他人具有强烈的消极和表达不良的心理表征。同样，根据依恋理论，BPD 患者的人际关系困难源于自我和他人消极的内心活动模式（Levy, 2005）。BPD 的认知理论，还强调了僵化和适应性差的认知模式或核心功能障碍的作用，这些认知模式在很大程度上是自动的，用来组织和处理传入的信息（Beck, Freeman & Davis, 2006）。临床中经常观察到对自己或他人造成归因偏差和非理性思维（例如，**非黑即白，或全或无理性**）的认知模式。研究表明，与这些理论观点相一致的是，BPD 患者往往认为他人不值得信任、拒绝、抛弃和忽视，认为自己不可爱、天生邪恶或坏、依赖和无助（Butler, Brown, Beck & Grisham, 2002）。社会认知研究表明，那些对自我和他人的负性情绪占主导地位的人可能会选择性地关注与这些信念一致的情感和社会信息，曲解或误解社会线索，并参与一些适应不良的社会行为，唤起他人的反应，从而确认并延续了他们的世界观（Dodge, Bates & Pettit, 1990）。

BPD 理论解释为，这些患者很难准确处理和评价情感信息，特别是在社会环境中（Fonagy & Bateman, 2008; Kernberg, 1984; Levy, 2005）。Fonagy 和 Bateman（2008）假设 BPD 的特征是缺乏心智化能力，或缺乏潜在的情绪状态来反思自己的和他人的心理体验的能力。Linehan（1993）讨论了正念的缺陷，它涉及非评判性的观察、反思和描述心理、情感和知觉经验。同样，Kernberg（1984）认为，对自我和他人消极和极端化的表现可能会干扰社会领域的现实检验，表现为对他人的情感状态、意图和动机的扭曲和误解。

尽管不同的理论都强调 BPD 患者存在社会认知障碍，但临床医生经常将 BPD 患者描述为对他人的

情绪极其敏感。事实上，Krohn（1974）最早将此描述为"BPD 移情悖论"。越来越多的研究试图通过研究 BPD 患者的社会认知过程来调和这种差异，最常用的是面部情绪感知范式。这项研究对 BPD 患者将情绪归因于他人的整体准确性和敏感性产生了不同的结果（Daros, Zakzanis & Ruocco, 2013）。一些研究发现，患有 BPD 或 BPD 症状明显的患者倾向于将消极情绪或意图归因于良性、中性，甚至积极的社会刺激。最近的证据表明，青少年 BPD 患者不一定表现出心智化或情绪识别能力方面的失败或缺陷，而是倾向于进入过度心智化的过程（即过度解释或过度归因于复杂的意图或心理状态），从而导致认知的偏差（Sharp et al., 2011）。综上所述，这些发现证实了临床观察，即 BPD 患者有时表现出一种不可思议的能力，能够感知他人的负面心理状态，在某些社会背景下，他们可能倾向于"解读状况"，并将负性情绪或意图错误地归因于他人所致（Dinsdale & Crespi, 2013）。

# 攻击行为

攻击性广义定义为敌对、有害、伤害性或破坏性行为，可以说这是 BPD 患者中功能最差和最危及生命中的人际关系问题，几乎影响患者生活的每个领域。虽然自我导向的攻击行为（如自杀企图和自伤行为）是 BPD 的主要特征，但有证据表明 BPD 也会增加对他人的攻击风险（Sansone & Sansone, 2012）。外化攻击不仅对患者、他们的亲人和整个社会构成危险，还对亲密关系（包括治疗师）提出强烈要求，这与焦虑和抑郁等内化问题的需求截然不同。敌意和攻击性也导致了与 BPD 相关的耻辱感，许多医生不愿意治疗这些患者。然而，与情感不稳定和自伤行为相比，对 BPD 患者的外化性攻击行为的研究相对较少，几乎不能指导临床医生理解和管理这些行为。

攻击性具有异质性，有不同的形式（即间接/隐蔽形式，如关系攻击或直接/公开形式，如心理、言语或身体攻击）和功能（即反应性/冲动性或主动性/工具性/有预谋的攻击）。这些区别在临床上是有用的，因为它们可能意味着不同的预防、治疗的因果机制和方法。关系型攻击通常被定义为破坏他人关系或社会地位的行为，如散布恶意谣言、说长道短或故意将他人排除在群体之外。心理攻击包

括言语侮辱或其他旨在伤害他人情感的行为（例如，故意毁坏他人财产，对他人"沉默对待"等）。身体攻击是最常见的表现，直接攻击和从推搡至使用武器攻击他人的严重程度。

无论男性和女性，显示 BPD 与实施直接和间接攻击形式，包括亲密伙伴暴力、非亲密身体攻击、心理和关系性攻击、虐待儿童和财产损失的风险升高（Sansone & Sansone，2012）。此外，在暴力犯罪人群中 BPD 的发生率较高，提示 BPD 与严重的身体攻击行为存在关联。尽管如此，一些更微妙的攻击形式，如关系性和心理攻击性也会损害人际关系，并导致直接的人身攻击和受害的风险增加。

攻击性的功能比它的形式更具临床意义。BPD 通常与反应性攻击最为相关，反应性攻击是冲动性的而非计划性的，通常由感知到的侮辱或伤害引起，伴有强烈的负性情绪，尤其是愤怒（Siever，2008）。BPD 与对他人的反应性攻击有关，可以通过各种方法进行评估，包括自我报告（Fossati et al.，2004；Ostrov & Houston，2008）、他人或官方报告（Newhill，Eack & Mulvey，2009，2012；Walsh et al.，2010），以及实验室中可测量的行为反应（McCloskey et al.，2009；New et al.，2009）。另一方面，BPD 与主动性或工具性攻击关系不大，这种攻击性是有预谋的和以目标为导向的，可能与消极情绪有关，也可能与消极情绪无关。一些研究表明，与 BPD 相比，主动性/工具性攻击与反社会或心理变态特征的关联性更强（Gilbert & Daffem，2011；Ostrov & Houston，2008）。这种区别很重要，一种行为功能意味着它可能是由不同的过程介导的。对于 BPD 患者来说，反应性攻击可能是由情绪调节障碍和对拒绝或被抛弃的敏感性所介导的。

有人认为，BPD 患者的攻击性行为继发于共病反社会型人格障碍（antisocial personality disorder，ASPD）（Allen & Links，2012），但支持这一观点的经验证据并不明确。Newhill 及其同事（2009 年）从住院部招募 801 例患者（其中 28% 被诊断为 BPD，22% 诊断为 ASPD），发现 BPD 患者在无 ASPD 诊断的情况下，有相当一部分（66%）在 1 年的时间里没有暴力行为。虽然控制了精神病症状和共病 ASPD 诊断后，BPD 诊断与暴力行为之间的相关性有所减弱，但进一步的路径分析表明，这些结构之间的共享变异最有可能对暴力行为有预测作用。因此，BPD、ASPD 和精神病的共同特征（如冲动性、不稳定性和失控的愤怒）是预测暴力行为最有效的

方法，而非 ASPD 或精神病的特征，这表明预测 BPD 的暴力行为方面并非无关紧要。此外，在一项针对中年晚期成年人（55～64 岁）的研究中，对伴侣的攻击，只与 BPD 症状有关，而与 ASPD 症状无关（Weinstein，Gleason & Oltmanns，2012）。BPD 可能与亲密的人际关系中情感介导的冲突和攻击性有关（比如与恋人），而与陌生人的严重暴力犯罪关系不大，但是后者可能会随着冲动、敌意或者共存 ASPD 症状而增加。

因此，虽然共病 ASPD 有可能进一步增加 BPD 患者严重暴力行为的风险，但由于 BPD 所特有的因素，可能与各种形式的外化攻击行为独立相关。除了 BPD 和 ASPD 共有的气质方面之外，情绪调节障碍可能是 BPD 的一个独立特征，它促进了外化的攻击性，以及伴随人际关系（如拒绝敏感性）和伴随人际互动的特定情绪（如羞耻和愤怒）。这些特征与 BPD 患者的攻击性之间的关系尚未被广泛研究；然而，我们将回顾这些与攻击性和 BPD 有关特征的初步证据。

## 情绪调节障碍的影响

有关 BPD 的文献，将情绪调节障碍被广泛定义，通常指难以管理且灵活应对情绪困难（Carpenter & Trull，2013）。根据 Linehan（1993）的生物社会理论，情绪调节障碍是指高度的情绪反应和强烈程度，以及情感唤醒的延长。情绪调节障碍被视为 BPD 的一个核心特征，而在 ASPD 患者中并不常见（Paris，Chenard-Poirier & Biskin，2012）。有研究表明，情绪调节困难是 BPD 与攻击性之间联系的关键机制（Newhill et al.，2009）。迄今为止，对这些过程的前瞻性研究很少，一项纵向研究表明，在 1 年随访中，即使考虑了有共病 ASPD，基线诊断 BPD 和未来暴力之间的联系仍完全由情绪调节障碍介导（Newhill et al.，2012）。精神科门诊患者和社区参与者的混合样本的研究表明，情绪调节障碍可能是 BPD 患者攻击行为的潜在机制（即在亲密的人际关系中，无论是心理的还是躯体的攻击）。利用 1 年的前瞻性数据，我们发现即使控制了 ASPD 症状和特质冲动，BPD 症状和攻击行为的关联也完全由情绪调节障碍介导（Scott，Stepp & Pilkonis，2014）。因此，一系列新的证据表明，门诊 BPD 患者的攻击行为，广义上定义为心理攻击和躯体攻击，最好是在情绪调节障碍的背景下加以理解，而不仅

作为一般冲动或伴随 ASPD 的症状。

## 人际关系和拒绝敏感性的影响

情绪调节障碍在 BPD 攻击行为中占中心地位，这与 Linehan（1993）的生物社会理论一致，该理论将情绪调节障碍视为 BPD 其他所有症状的驱动力。然而，需要注意的是，情绪调节障碍是有背景的，BPD 患者的情绪调节障碍有人际关系影响的背景，而这也是我们理解攻击性和人际功能障碍的关键。认知、行为和现代心理动力学理论都讨论了人际关系的背景（无效的环境，不一致的照料者等）对 BPD 的发展和延续情绪调节障碍加剧的重要性（Beck et al.，2006；Fonagy & Bateman，2008；Kernberg，1984；Linehan，1993）。

BPD 患者是在人际关系背景下，发生情绪调节障碍与攻击行为的理论观点一致，经验研究提示，BPD 患者的情绪反应及其伴随的行为往往先于或伴随着感知到拒绝、遗弃或批评所致（Chapman，Dixon-Gordon，Butler & Walters，2015；Sadikaj，Moskowitz，Russell，Zuroff & Paris，2013）。最近的一项研究发现，在日常生活中，尽管 BPD 患者与社区对照组报告类似的争吵行为有负面影响，但是 BPD 患者的争吵行为更多，负性情绪反应更明显，特别是对他人冷漠和争吵的看法（Sadikaj et al.，2013）。这些发现强调了关系背景以及感知拒绝的社会认知对理解 BPD 患者的情绪唤醒和攻击行为的重要性。

## 特定情绪的影响

对于这些人来说，羞耻和愤怒似乎是特别有影响的情绪，尤其是在面对负面评价或拒绝的反应时（Berenson et al.，2011；Gratz，Rosenthal，Tull，Lejuez & Gunderson，2010；Rivzi et al.，2011）。Berenson 及其同事（2011）发现，BPD 患者对人际关系排斥非常敏感，并且在日常生活中对感知到的排斥反应表现出更强烈的愤怒。此外，一项研究发现，与没有人格障碍组相比，BPD 患者对负面评价的反应羞愧感更明显（Gratz et al.，2010）。许多理论家和研究人员讨论将羞耻感作为 BPD 的核心情绪（Crowe，2004；Linehan，1993；Rizvi，Brown，Bohus & Linehan，2011）。根据治疗师和临床医生治疗 BPD 患者咨询团队成员的经验，强烈的羞耻感是 BPD 患者常见的体验，它通常是自伤、愤怒或攻

击性行为的触发点和后果。

羞耻感是一种自我意识的情绪特征，感觉自己天生的或有缺陷的，推测这可能是 BPD 患者在感知到拒绝或批评的背景下触发的情绪反应，而愤怒和攻击性是次要的防御策略，旨在转移对羞辱自我的注意力，并报复那些引起这些情绪的人们（Schoenleber & Berenbaum，2012）。这一推测不仅基于我们自己的临床经验，还基于以下证据：BPD 患者的羞耻感与愤怒、敌意和自伤相关（Brodsky，Groves，Oquendo，Mann & Stanley，2006；Brown，Linehan，Comtois，Murray & Chapman，2009；Rusch et al.，2007）。除了 BPD 文献外，社会心理学家们还写了大量的文章，探讨拒绝引发强烈羞耻感和羞耻感导致的愤怒、攻击和暴力行为的可能性（Gilligan，1997；Lutwak，Panish，Ferrari & Razzino，2001）。此外，BPD 患者的羞耻感和敌意与不良预后以及将来自伤和自杀企图增加都有关联（Brodsky et al.，2006；Brown et al.，2009；Rusch et al.，2008；Welch & Linehan，2002）。从传统意义上讲，这种基于羞耻感和情感反应的过程与具有反社会或心理病态特征（如情感唤醒迟钝和缺乏自责）的攻击性是相矛盾的，这可能需要不同的干预方法。

# 治疗的影响

## 人际问题评估

鉴于人际环境与 BPD 患者情绪和行为调节障碍的相关性，以及特定的人际特征对治疗结果的不利影响（Ruiz et al.，2004），我们在临床上设置几种评估人际功能障碍的方法（Hopwood，2010）。虽然可以从临床访谈和病史采集中获得一些关于人际关系问题的信息，但我们建议使用专门设计来评估人际关系问题和攻击性的工具，以增加这些信息的标准化。鉴于某些人际行为可能会从治疗师在内的其他人哪里获得互补的人际行为，从而使有问题的行为互动循环持续下去，因此对患者的完整人际模式进行描述就显得尤为重要。为了使患者摆脱习惯性的适应不良模式，临床医生可能会有意采取一种反互补的态度来应对患者的人际行为问题（Pincus，2005）。

最常用和临床相关的工具之一是人际问题清单（Interpersonal Problems，IIP；Horowitz，Rosenberg，Baer，Ureno & Villasenor，1988），这是一项 127 项

自我报告的测量，来源于门诊治疗患者在入院访谈中反复谈论的人际主题。简版的 IIP 可能更容易在开始和整个治疗过程中定期监测特定人际问题领域的进展，包括 64 项 IIP 环状量表（IIP-Circumplex scales, IIP-C; Alden, Wiggins & Pincus, 1990）和 32 项版本（IIP-32; Barkham, Hardy & Startup, 1996）。IIP 对一系列人际问题进行评分，这些问题包括人际关系中的支配地位（即专横到不自信 / 顺从）和从属关系（即冷淡 / 敌视自我牺牲 / 友好）两个维度。这些领域可以预测心理治疗的结果，并对患者治疗后的功能变化很敏感（for a review, see Ruiz et al., 2004）。其他可以从 IIP 中推算出临床有用的量表，如人格障碍量表，该量表根据经验得出，用来评估与人格障碍相关的 5 种不同类型的人际关系问题：人际敏感性（在关系情境中的强烈情感和反应），人际矛盾（与他人斗争，合作和协作困难），攻击性（敌意和言语攻击行为），需要社会认可（慢性焦虑的评估），缺乏社交能力（社交焦虑和回避；Pilkonis, Kim, Proietti & Barkham, 1996）。研究表明，重要的是人际敏感性量表可以预测更多的自杀企图和自伤风险，以及对他人的攻击风险，而人际攻击量表预测更少的自杀企图以及心理和躯体攻击的风险（Stepp et al., 2008; Stepp, Smith, Morse, Hallquist & Pilkonis, 2012）。

依恋相关模式构成了另一个临床相关的人际关系领域，其中有多种可用于治疗的简短措施。简短的自我报告测量，如 36 项修订的亲密关系体验量表（Revised Experiences in Close Relationships Scale, ECR-R; Fraley, Waller & Brennan, 2000），可以用于描述亲密关系（如浪漫关系）中成年患者的依恋倾向，并将其分为两个矩形维度：依恋焦虑（指对分离和被抛弃的恐惧）和依恋回避（指对亲密关系和依赖关系的不安）。虽然该量表的关注重点是亲密关系中的依恋模式，但这些维度可以预测治疗依从性和结果。最近对 14 项研究的荟萃分析得出结论，依恋焦虑与心理治疗的不良结局有关，其效应值（$d$）为 0.46，这与治疗依从性和心理治疗结果之间的关联程度相似（Levy, Ellison, Scott & Bernecker, 2011）。其他资源提供了广泛的如何评估依恋在治疗上可用的信息（Levy et al., 2011; Meyer & Pilkonis, 2002）。

## 攻击性风险的评估

尽管 BPD 患者的攻击性通常具有冲动性，有些

难以预测，但有几个风险因素可能预示暴力的可能性更大。在治疗开始时必须评估风险因素，并对高危患者采取必要的预防措施，以确保临床医生、工作人员和其他患者的安全。基于实证研究，与暴力风险增加的相关一些因素包括：年龄更小（特别是青少年和年轻人）、社会经济地位较低、过去在家庭或社区中遭受过暴力、童年期虐待的经历、智力低下或神经功能障碍、药物滥用、反社会或精神病性特征、暴力的想法或幻想、期望攻击性行为会得到回报，也许最重要的是，具有攻击性和冲动性行为史（Otto, 2000）。躁狂状态和某些急性精神病性症状可能会进一步增加暴力行为的风险，特别是偏执或被害妄想和（或）命令性幻觉支配实施暴力行为［特别是命令性幻听是一个熟悉的声音和（或）同时与存在被害妄想一致］。在普通人群中的研究表明，男性比女性更有可能遭受身体暴力，但有证据表明，这种性别差异在临床人群中可能并不存在。临床医生认为，假设女性 BPD 患者比男性患者不可能发生暴力行为是错误的。同样，虽然暴力犯罪率和监禁率存在种族差异，但研究表明，在控制了较低的社会经济地位后，种族不再具有预测攻击性行为的作用。

既往有暴力行为是预测未来暴力的最佳因素之一（Otto, 2000）；因此，初始评估应包括难以控制的愤怒、与他人的冲突、暴力行为和被捕记录的全面病史。证据还表明，暴力行为开始较早（即 12 岁之前）的人在成年后继续发生暴力的风险更大。对过去攻击性行为的评估应尽可能具体且具有描述性，不仅包括做了什么和对谁做的，还包括前因、恶化因素（如当时酒精中毒）、伴随的生理感觉或变化（如心跳加速、握紧拳头）、假设或预期与行为的相关后果。在评估过程中，医生应采取关心好奇的态度，因为这些敏感的问题可能会引起羞愧和防御性。临床访谈可参考来自其他来源的间接信息（如犯罪和医院记录、与父母或亲密伴侣的访谈等）以及过去和现在攻击性想法和行为的自我报告评估。一些患者有可能在表格上报告愤怒和攻击性的问题，而不是在面对面的访谈中发现问题。我们建议读者参考一些优秀的资源，以获得有关严重暴力高危患者的评估、管理和治疗的进一步建议（Alpert & Spillmann, 1997; Berg, Bell & Tiipin, 2000; Otto, 2000）。

## 案例研究：人际关系困难

A女士在十几岁的时候就开始出现进食障碍、自伤和自杀相关的行为。作为一个年轻的成人，她在高中以后想继续深造，但是由于自杀企图或危险的低体重导致频繁住院而中断。25岁左右的时候，她和父母住在一起，做着一份自己不喜欢的兼职。A女士和母亲的关系仍然特别亲密，在情感和物质上高度依赖母亲。当情绪控制时，她是亲切、善良、顽皮。但在其他时候，她的母亲是A女士愤怒爆发的目标，这种情况1周内会发生数次，通常由令人不安的人际事件（如感觉被拒绝或被批评）引发，并通过尖叫、投掷物体，甚至拳打脚踢来表达烦躁不安。她与其他人的私人关系也同样混乱，与一些年纪较大的男人有过几次短暂的婚外情，她除了性以外对他们一点都不感兴趣，但她仍然对他们产生了强烈的依恋。这些关系充满矛盾，包括要求对方关注她并作出保证，阵阵发怒，并怀疑对方不贞的行为或不忠诚。

最近一次住院治疗后，A女士开始去看新的治疗师。她说，这些年来她有很多治疗师，但没有一个能帮助她，并且都"抛弃"了她。虽然她已经好几个月没有自杀或自残行为，但她的低体重（理想体重的85%）和间歇性进食障碍以及其他冲动行为仍然令人担忧。A女士对停止这些行为态度矛盾，她非常专注于试图与一位前男友重新建立关系，但是对方向她表示不想再联系。每次联系失败，她都会变得更加羞愧和愤怒，这常常导致愤怒的爆发和（或）冲动，而从事其他情绪依赖的行为，比如清除或酗酒。

在治疗过程中，A女士时而敌意，时而控制自己的行为，时而退缩到胎儿姿势，时而拒绝说话或眼神交流。当她能够用语言表达自己的情感时，她觉得自己毫无价值，不可爱，令人厌恶。她经常在两次治疗之间打电话给她的治疗师，以帮助她控制情绪和自我毁灭的冲动。虽然她有时认为这些接触是有帮助的，并能够有效利用治疗师，但当她感到特别羞愧和绝望时，她不太容易接受干预。在这些时候，认为治疗师没有提供帮助，也不"理解"她，她把怒火发泄在治疗师身上。当她的治疗师设定限制时（如在疗程之间接触或要求增加治疗时间），A女士斥责她"不在乎"，并猜测治疗师会像其他人一样"抛弃"她。治疗师开始感到筋疲力尽，陷入困境，会有一种冲动想法把A女士转给另一位医生，而这就更证实并延续了患者对被拒绝和被抛弃的恐惧。

治疗师认识到与患者合作的动力越来越小，需要同事的支持和咨询，这对于A女士进行继续治疗至关重要，治疗师干扰治疗人际关系应作为工作的重点，而不是将其转给一个新的治疗师开始同样的周期治疗，但除外治疗未再发生威胁生命的行为。几个月来，他们的工作主要集中在帮助A女士尊重治疗师的限制，在疗程和治疗期间的接触中进行有效的互动，同时也培养A女士忍受和调节痛苦的能力，努力实现最大的自主性。随着时间的推移，这位治疗师坚定而温暖的态度帮助A女士控制了强烈的情绪，减少了对他人的愤怒攻击，并没有像自己预测的那样被抛弃，所以更有安全感。虽然进步是渐进的，但最初干扰治疗的人际行为开始稳定下来，治疗重点转向增加A女士的自我价值感、人际关系和工作能力。

# 结论

本章的案例说明了人际关系/依恋相关情境对理解BPD患者强烈的情感和情感依赖行为的重要性。患者展示了在本章中回顾的两个普遍的人际关系主题：人际超敏反应和攻击性，这些模式在治疗关系中的表现方式，以及这些模式与调节情绪和行为困难之间的密切联系。这个案例也说明了这些有问题的人际关系动态如何在患者和治疗师之间引起强烈的情绪反应，如果不加注意，这些情绪反应可能会破坏治疗过程，并使功能失调的人际关系持续循环发展下去。因此，以人际问题为中心的治疗方法可能对BPD患者特别有帮助。仔细评估BPD患者的攻击性行为和其他人际关系问题有助于风险评估、案例方案、治疗计划以及监测治疗进展和结果。

# 参考文献

Agrawal, H. R., Gunderson, J., Holmes, B. M., & Lyons-Ruth, K. (2004). Attachment studies with borderline patients: A review. *Harvard Review of Psychiatry*, *12*(2), 94–104. doi: 10.1080/10673220490447218

Alden, L. E., Wiggins, J. S., & Pincus, A. L. (1990). Construction of circumplex scales for the Inventory of Interpersonal Problems. *Journal of Personality Assessment*, *55*(3-4), 521–536. doi: 10.1080/00223891.1990.9674088

Allen, A., & Links, P. S. (2012). Aggression in borderline personality disorder: Evidence for increased risk and clinical predictors. *Current Psychiatry Reports*, *14*(1), 62–69. doi: 10.1007/s11920-011-0244-9

Alpert, J. E., & Spillmann, M. K. (1997). Psychotherapeutic approaches to aggressive and violent patients. *Psychiatric Clinics of North America*, *20*(2), 453–472. Retrieved from: http://dx.doi.org/10.1016/S0193-953X(05)70322-1

American Psychiatric Association (APA). (2013). *Diagnostic and statistical manual of mental disorders DSM-5* (5th ed.). Washington, DC: Author.

Barkham, M., Hardy, G. E., & Startup, M. (1996). The IIP-32: A short version of the Inventory of Interpersonal Problems. *British Journal of Clinical Psychology*, *35*(1), 21–35.

Beck, A. T., Freeman, A., & Davis, D. D. (2006). *Cognitive therapy of personality disorders*. New York: Guilford.

Berenson, K. R., Downey, G., Rafiaeli, E., Coifman, K. G., & Paquin, N. L. (2011). The rejection-rage contingency in borderline personality disorder. *Journal of Abnormal Psychology*, *120*(3), 681–690.

Berg, A. Z., Bell, C. C., & Tupin, J. (2000). Clinician safety: Assessing and managing the violent patient. *New Directions for Mental Health Services*, *2000*(86), 9–29. doi: 10.1002/yd.23320008604

Bowlby, J. (1969). *Attachment and loss*. New York: Basic Books.

Brodsky, B. S., Groves, S. A., Oquendo, M. A., Mann, J. J., & Stanley, B. (2006). Interpersonal precipitants and suicide attempts in borderline personality disorder. *Suicide and Life-Threatening Behavior*, *36*(3), 313–322. doi: 10.1521/suli.2006.36.3.313 16805659

Brown, M. Z., Linehan, M. M., Comtois, K. A., Murray, A., & Chapman, A. L. (2009). Shame as a prospective predictor of self-inflicted injury in borderline personality disorder: A multi-modal analysis. *Behaviour Research and Therapy*, *47*(10), 815–822. doi: 10.1016/j.brat.2009.06.008 19596223

Butler, A. C., Brown, G. K., Beck, A. T., & Grisham, J. R. (2002). Assessment of dysfunctional beliefs in borderline personality disorder. *Behaviour Research and Therapy*, *40*(10), 1231–1240.

Carpenter, R. W., & Trull, T. J. (2013). Components of emotion dysregulation in borderline personality disorder: A review. *Current Psychiatry Reports*, *15*(1), 335. doi: 10.1007/s11920-012-0335-2

Chapman, A. L., Dixon-Gordon, K. L., Butler, S. M., & Walters, K. N. (2015). Emotional reactivity to social rejection versus a frustration induction among persons with borderline personality features. *Personality Disorders*, *6*(1), 88–96. doi: 10.1037/per0000101

Choi-Kain, L. W., Zanarini, M. C., Frankenburg, F. R., Fitzmaurice, G. M., & Reich, D. B. (2010). A longitudinal study of the 10-year course of interpersonal features in borderline personality disorder. *Journal of Personality Disorders*, *24*(3), 365–376. doi: 10.1521/pedi.2010.24.3.365

Crowe, M. (2004). Never good enough—part 1: Shame or borderline personality disorder? *Journal of Psychiatric and Mental Health Nursing*, *11*(3), 327–334. doi: 10.1111/j.1365-2850.2004.00732.x

Daros, A. R., Zakzanis, K. K., & Ruocco, A. C. (2013). Facial emotion recognition in borderline personality disorder. *Psychological Medicine*, *43*(9), 1953–1963. doi: 10.1017/S0033291712002607

Dinsdale, N., & Crespi, B. J. (2013). The borderline empathy paradox: Evidence and conceptual models for empathic enhancements in borderline personality disorder. *Journal of Personality Disorders*, *27*(2), 172–195. doi: 10.1521/pedi.2013.27.2.172

Dodge, K. A., Bates, J. E., & Pettit, G. S. (1990). Mechanisms in the cycle of violence. *Science*, *250*(4988), 1678–1683. doi: 10.1126/science.2270481

Fonagy, P., & Bateman, A. (2008). The development of borderline personality disorder: A mentalizing model. *Journal of Personality Disorders*, *22*(1), 4–21. doi: 10.1521/pedi.2008.22.1.4

Fossati, A., Barratt, E. S., Carretta, I., Leonardi, B., Grazioli, F., & Maffei, C. (2004). Predicting borderline and antisocial personality disorder features in nonclinical subjects using measures of impulsivity and aggressiveness. *Psychiatry Research*, *125*(2), 161–170. doi: 10.1016/j.psychres.2003.12.001

Fraley, R. C., Waller, N. G., & Brennan, K. A. (2000). An item response theory analysis of self-report measures of adult attachment. *Journal of Personality & Social Psychology*, *78*(2), 350–365.

Gabbard, G. O., Horwitz, L., Frieswyk, S., Allen, J. G., Colson, D. B., Newsom, G., & Coyne, L. (1988). The effect of therapist interventions on the therapeutic alliance with borderline patients. *Journal of the American Psychoanalytic Association*, *36*(3), 697–727.

Gilbert, F., & Daffern, M. (2011). Illuminating the relationship between personality disorder and violence: Contributions of the General Aggression Model. *Psychology of Violence*, *1*(3), 230–244. doi: 10.1037/a0024089

Gilligan, J. (1997). *Violence: Reflections on a national epidemic* (1st Vintage Books ed.). New York: Vintage Books.

Gratz, K L., Rosenthal, M. Z., Tull, M. T., Lejuez, C. W., & Gunderson, J. G. (2010). An experimental investigation of emotional reactivity and delayed emotional recovery in borderline personality disorder: The role of shame. *Comprehensive Psychiatry*, *51*(3), 272–285. doi: 10.1016/j.comppsych.2009.08.005 20399337

Gunderson, J. G., Frank, A. F., Ronningstam, E. F., Wachter, S., Lynch, V. J., & Wolf, P. J. (1989). Early discontinuance of borderline patients from psychotherapy. *Journal of Nervous and Mental Disease*, *177*(1), 38–42.

Gunderson, J. G., & Lyons-Ruth, K. (2008). BPD's interpersonal hypersensitivity phenotype: A gene-environment-developmental model. *Journal of Personality Disorders*, *22*(1), 22–41. doi: 10.1521/pedi.2008.22.1.22

Hopwood, C. J. (2010). An interpersonal perspective on the personality assessment process. *Journal of Personality Assessment*, *92*(6), 471–479. doi: 10.1080/00223891.2010.513284

Horowitz, L. M., Rosenberg, S. E., Baer, B. A., Ureno, G., & Villasenor, V. S. (1988). Inventory of interpersonal problems: Psychometric properties and clinical applications. *Journal of Consulting and Clinical Psychology*, *56*(6), 885–892.

Kernberg, O. F. (1984). *Severe personality disorders: Psychotherapeutic strategies*. New Haven, CT: Yale University Press.

Krohn A. (1974). Borderline "empathy" and differentiation of object representations: a contribution to the psychology of object relations. *International Journal of Psychoanalytic Psychotheraphy*, *3*(2), 14265.

Levy, K. N. (2005). The implications of attachment theory and research for understanding borderline personality disorder. *Development and Psychopathology*, *17*(4), 959–986.

Levy, K. N. (2008). Psychotherapies and lasting change. *American Journal of Psychiatry*, *165*(5), 556–559. doi: 10.1176/appi.ajp.2008.08020299

Levy, K. N., Ellison, W. D., Scott, L. N., & Bernecker, S. L. (2011). Attachment style. In J. C. Norcross (Ed.), *Psychotherapy relationships that work: Evidence-based responsiveness* (2nd ed., pp. 377–401). New York: Oxford University Press.

Linehan, M. M. (1993). *Cognitive-behavioral treatment of borderline personality disorder*. New York: Guilford.

Links, P. S., & Heslegrave, R. J. (2000). Prospective studies of outcome: Understanding mechanisms of change in patients with borderline personality disorder. *Psychiatric Clinics of North America*, *23*(1), 137–150. Retrieved from: http://dx.doi.org/10.1016/S0193-953X(05)70148-9

Lutwak, N., Panish, J. B., Ferrari, J. R., & Razzino, B. E. (2001). Shame and guilt and their relationship to positive expectations and anger expressiveness. *Adolescence*, *36*(144), 641–653.

McCloskey, M. S., New, A. S., Siever, L. J., Goodman, M., Koenigsberg, H. W., Flory, J. D., & Coccaro, E. F. (2009). Evaluation of behavioral impulsivity and aggression tasks as endophenotypes for borderline personality disorder. *Journal of Psychiatric Research*, *43*(12), 1036–1048. doi: 10.1016/j.jpsychires.2009.01.002 19232640

Meyer, B., & Pilkonis, P. A. (2002). Attachment style. In J. C. Norcross (Ed.), *Psychotherapy relationships that work: Therapist contributions and responsiveness to patients* (pp. 367–382). London: Oxford University Press.

New, A. S., Hazlett, E. A., Newmark, R. E., Zhang, J., Triebwasser, J., Meyerson, D., . . . Buchsbaum, M. S. (2009). Laboratory induced aggression: A positron emission tomography study of aggressive individuals with borderline personality disorder. *Biological Psychiatry*, *66*(12), 1107–1114. doi: 10.1016/j.biopsych.2009.07.015

Newhill, C. E., Eack, S. M., & Mulvey, E. P. (2009). Violent behavior in borderline personality. *Journal of Personality Disorders*, *23*(6), 541–554.

Newhill, C. E., Eack, S. M., & Mulvey, E. P. (2012). A growth curve analysis of emotion dysregulation as a mediator for violence in individuals with and without borderline personality disorder. *Journal of Personality Disorders*, *26*(3), 452–467. doi: 10.1521/pedi.2012.26.3.452 22686232

Ostrov, J., & Houston, R. (2008). The utility of forms and functions of aggression in emerging adulthood: Association with personality disorder symptomatology. *Journal of Youth and Adolescence*, *37*(9), 1147–1158. doi: 10.1007/s10964-008-9289-4

Otto, R. K. (2000). Assessing and managing violence risk in outpatient settings. *Journal of Clinical Psychology*, *56*(10), 1239–1262. doi: 10.1002/1097-4679(200010)56:10<1239::aid-jclp2>3.0.co;2-j

Pagano, M. E., Skodol, A. E., Stout, R. L., Shea, M. T., Yen, S., Grilo, C. M., . . . Gunderson, J. G. (2004). Stressful life events as predictors of functioning: Findings from the collaborative longitudinal personality disorders study. *Acta Psychiatrica Scandinavica*, *110*(6), 421–429. doi: 10.1111/j.1600-0447.2004.00398.

Paris, J., Chenard-Poirier, M. P., & Biskin, R. (2013). Antisocial and borderline personality disorders revisited. *Comprehensive Psychiatry*, *54*(4), 321–325.

Pilkonis, P. A., Kim, Y., Proietti, J. M., & Barkham, M. (1996). Scales for personality disorders developed from the inventory of interpersonal problems. *Journal of Personality Disorders*, *10*(4), 355–369.

Pincus, A. L. (2005). A contemporary integrative interpersonal theory of personality disorders. In M. F. Lenzenweger & J. F. Clarkin (Eds.), *Major theories of personality disorder* (Vol. 2, pp. 282–331). New York: Guilford.

Rizvi, S. L., Brown, M. Z., Bohus, M., & Linehan, M. M. (2011). The role of shame in the development and treatment of borderline personality disorder. In R. L. Dearing & J. P. Tangney (Eds.), *Shame in the therapy hour* (pp. 237–260). Washington, DC: American Psychological Association.

Ruiz, M. A., Pincus, A. L., Borkovec, T. D., Echemendia, R. J., Castonguay, L. G., & Ragusea, S. A. (2004). Validity of the Inventory of Interpersonal Problems for predicting treatment outcome: An investigation with the Pennsylvania Practice Research Network. *Journal of Personality Assessment*, *83*(3), 213–222.

Rusch, N., Lieb, K., Gottler, I., Hermann, C., Schramm, E., Richter, H., . . . Bohus, M. (2007). Shame and implicit self-concept in women with borderline personality disorder. *American Journal of Psychiatry*, *164*(3), 500–508. doi: 10.1176/appi.ajp.164.3.500 17329476

Rusch, N., Schiel, S., Corrigan, P. W., Leihener, F., Jacob, G. A., Olschewski, M., . . . Bohus, M. (2008). Predictors of dropout from inpatient dialectical behavior therapy among women with borderline personality disorder. *Journal of Behavior Therapy and Experimental Psychiatry*, *39*(4), 497–503. doi: 10.1016/j.jbtep.2007.11.006 18299116

Russell, J. J., Moskowitz, D. S., Zuroff, D. C., Sookman, D., & Paris, J. (2007). Stability and variability of affective experience and interpersonal behavior in borderline personality disorder. *Journal of Abnormal Psychology*, *116*(3), 578–588.

Sadikaj, G., Moskowitz, D. S., Russell, J. J., Zuroff, D. C., & Paris, J. (2013). Quarrelsome behavior in borderline personality disorder: Influence of behavioral and affective reactivity to perceptions of others. *Journal of Abnormal Psychology*, *122*(1), 195–207.

Sanislow, C. A., Grilo, C. M., Morey, L. C., Bender, D. S., Skodol, A. E., Gunderson, J. G., . . . McGlashan, T. H. (2002). Confirmatory factor analysis of DSM-IV criteria for borderline personality disorder: Findings from the collaborative longitudinal personality disorders study. *American Journal of Psychiatry*, *159*(2), 284–290.

Sansone, R. A., & Sansone, L. A. (2012). Borderline personality and externalized aggression. *Innovations in Clinical Neuroscience*, *9*(3), 23.

Schoenleber, M., & Berenbaum, H. (2012). Shame regulation in personality pathology. *Journal of Abnormal Psychology*, *121*(2), 433–446. doi: 10.1037/a0025281

Scott, L. N., Stepp, S. D., & Pilkonis, P. A. (2014). Prospective associations between features of borderline personality disorder, emotion dysregulation, and aggression. *Personality Disorders: Theory, Research, and Treatment*, *5*(3), 278–288.

Sharp, C., Pane, H., Ha, C., Venta, A., Patel, A. B., Sturek, J., & Fonagy, P. (2011). Theory of mind and emotion regulation difficulties in adolescents with borderline traits. *Journal of the American Academy of Child and Adolescent Psychiatry*, *50*(6), 563–573.

Shaver, P. R., & Mikulincer, M. (2007). Adult attachment strategies and the regulation of emotion. In J. J. Gross (Ed.), *Handbook of emotion regulation* (pp. 446–465). New York: Guilford.

Siever, L. J. (2008). Neurobiology of aggression and violence. *American Journal of Psychiatry*, *165*(4), 429–442. doi: 10.1176/appi.ajp.2008.07111774 18346997

Stepp, S. D., Morse, J. Q., Yaggi, K. E., Reynolds, S. K., Reed, L. I., & Pilkonis, P. A. (2008). The role of attachment styles and interpersonal problems in self-injurious behaviors. *Suicide and Life-Threatening Behavior*, *38*, 592–607.

Stepp, S. D., Pilkonis, P. A., Yaggi, K. E., Morse, J. Q., & Feske, U. (2009). Interpersonal and emotional experiences of social interactions in borderline personality disorder. *Journal of Nervous and Mental Disease*, *197*, 484–491.

Stepp, S. D., Smith, T. D., Morse, J. Q., Hallquist, M. N., & Pilkonis, P. A. (2012). Prospective associations among borderline personality disorder symptoms, interpersonal problems, and aggressive behaviors. *Journal of Interpersonal Violence*, *27*(1), 103–124. doi: 10.1177/0886260511416468

Walsh, Z., Swogger, M. T., O'Connor, B. P., Chatav Schonbrun, Y., Shea, M. T., & Stuart, G. L. (2010). Subtypes of partner violence perpetrators among male and female psychiatric patients. *Journal of Abnormal Psychology*, *119*(3), 563.

Weinstein, Y., Gleason, M. E., & Oltmanns, T. F. (2012). Borderline but not antisocial personality disorder symptoms are related to self-reported partner aggression in late middle-age. *Journal of Abnormal Psychology*, *121*(3), 692–698. doi: 10.1037/a0028994

Welch, S. S., & Linehan, M. M. (2002). High-risk situations associated with parasuicide and drug use in borderline personality disorder. *Journal of Personality Disorders*, *16*(6), 561–569.

Wright, A. G. C., Hallquist, M. N., Morse, J. Q., Scott, L. N., Stepp, S. D., Nolf, K. A., & Pilkonis, P. A. (2013). Clarifying interpersonal heterogeneity in borderline personality disorder using latent mixture modeling. *Journal of Personality Disorders*, *27*(2), 125–143. doi: 10.1521/pedi.2013.27.2.125

KENNETH R. SILK

黄凡凡　杨佳佳　译

## 引言

在门诊中，边缘型人格障碍（BPD）患者占有相当大的比例，尤其在精神疾病疑难问题或者"治疗抵抗"患者治疗的诊所里（Zimmerman, Rothschild & Chelminski 2005）。在这些患者中，只有少数人仅有BPD的诊断。最常见的是共病轴I障碍（Zanarini et al., 1998），尽管在《精神障碍诊断与统计手册（第5版）》（DSM-5）中表明，不再设置独立的轴诊断［美国精神病学协会（American Psychiatric Association, APA），2013］。如果某一患者以前被诊断为轴II，那么在大多数学术机构，除非有正式的辩证行为疗法（dialectical behavior therapy, DBT）、心智化疗法（mentalization-based therapy, MBT）或者有其他专门治疗BPD项目，一般患者通常被分配到诊所经过培训的临床医生那里治疗。有时难治性患者由经验丰富的医生来处理这些患者似乎更合理，因为他们可以鉴别患者的各种临床表现，以确定如何最好地进行临床干预。正是因为这些患者被认为治疗困难和耗时，所以他们经常被分配给规培过的临床医生（住院医师、实习生、研究员和初级教员）。

这并不意味着这些患者是不可能治疗的，无论做了什么，他们（和临床医生）都永远陷入这种临床的困境。两项精细的后续研究中，越来越多的证据支持这些患者中的大多数有所改善，而且虽然真正的持续恢复仍然比我们期望的要少，但持续多年的缓解并不少见（Zanarini, Frankenburg, Reich & Fitzmaurice, 2012）。这些后续研究数据的有趣之处并不是治疗性研究，而是在"自然"环境中进行追踪患者的研究。虽然其中很大一部分人在整个治疗过程中或在随后的大部分时间内一直接受某种治疗

（心理治疗或药物治疗或两者兼有），但是他们接受的治疗并未得到控制或标准化。两项研究的随访数据收集时均没有遵循或评估治疗方案。所以似乎形成了一个结论：这些患者永远不会变得更好，也永远不会离开他们的主治医生，因为我们有选择性地记住那些确实没有改善和没有离开的患者。而那些没有离开或改善的人似乎给治疗师带来持续性焦虑和反移情的感觉，被扭曲了的治疗师回忆说，大多数BPD患者在某种意义上变得更好，然后继续治疗或离开治疗。BPD的主要干预措施包括心理治疗和药物治疗。最著名的BPD治疗指南，包括美国精神病学协会指南（APA, 2001）和（英国国家健康与临床优化中心（National Institute for Health and Care Excellence, NICE）指南（NICE, 2009）以及最近发布的澳大利亚指南都提示，BPD的心理治疗比药物治疗更有效。在近20年中，有许多经过充分考验的心理治疗方法获得了"循证证据"认可（Zanarini, 2009）。而不存在强有力的证据或支持药物治疗（Silk & Feurino III, 2012）。尽管如此，BPD患者仍需接受精神药物治疗（Bender et al., 2001），Zanarini及其同事进行的大型随访队列研究中确定，至少75%的BPD患者在6年的随访中，至少有75%的时间接受了精神药物治疗。（Zanarini, Frankenburg, Hennen & Silk, 2004）。

## 药物治疗的理论（基本原理）

虽然没有使用精神药物治疗BPD患者明确的理论，但是有很多理由认为精神药物治疗可以作为治疗这些患者的方式之一。虽然一些专家（Paris, 2009）和一些指南认为没有足够的证据支持药物干

预（NICE，2009），但是许多方面支持至少应该对这些患者进行药物治疗试验。集中这些问题包括历史性问题、诊断性问题、生物性问题和实用性问题。下面对上述每一个问题都要进行简要的回顾。

# 历史展望

1938 年第一次在诊断意义上提到并使用了形容词"边缘型"（Stem，1938）。从 1938 年到至少 20 世纪 60 年代中后期，人们认为 BPD 是一种接近精神病边界的疾病（Knight，1953）。因此，临床上认为处于边缘"领域"的患者，最早的药物干预主要是用典型的抗精神病药物治疗。后来对那些处在精神病边缘的观点转变成处于情感障碍的边缘，认为主要是由情感失调的影响。Schmideberg（1947），Kernberg 在 20 世纪 60 年代中期（1967）的著作《稳定的不稳定性》和 Roy Grinker( Grinker，Werble & Dry，1968）边缘类型的研究支持了这一观点，直到 1975 年开始，随着 Gunderson 和 Singefs 撰写的论文《定义边缘患者》的发表（Gunderson & Singer，1975），随后开发了关于边缘诊断性访谈研究（Gunderson，Kolb & Austin，1981），最终将 BPD 纳入 DSM-Ⅲ（APA，1980），表明 BPD 成为官方诊断类别的地位。而后，"精神病的边缘"概念与分裂型人格障碍（schizotypal personality disorder，STPD）的诊断有着更紧密的联系（Spitzer，Endicott & Gibbon，1979），而不是与 BPD。

# 诊断视角

尽管 BPD 或至少与 BPD 相关的临床特征的患者，在 DSM-Ⅲ 之前就已经存在了，但直到 DSM-Ⅲ 才把 BPD 正式命名为实质性诊断。1980 年，在 BPD 纳入新的 DSM（DSM-Ⅲ）的同时，精神病学领域也发生了重大变化。精神病学的主要学术部门，以前由坚定地植根于精神分析/精神动力学的一些人领导，现在由对所有精神障碍包括 BPD 的生物学基础感兴趣的一些人来领导（Shorter，1997）。选择性 5-羟色胺再摄取抑制剂（selective serotonin reuptake inhibitor，SSRI）的研发以及广泛范围的心境稳定剂和"非典型"抗精神病药物的引进，使更多精神病患者接受了精神药物治疗（Healy，1997）。

以前没有考虑过药物治疗 BPD 患者有效，因为过去一直认为 BPD 患者属于精神动力学医生的诊疗范围，现在似乎更有道理了。

此外，还有两种诊断相混淆，也使人们更愿意服用药物治疗。首先，人们逐渐认识到，BPD 患者中有许多轴 Ⅰ 的共病（Zanarini et al.，1998）。所以，即使没有特定的药物治疗 BPD 的特征症状也可能有效，但是边缘型患者抱怨的也可能是轴 Ⅰ 疾病的症状，或者由于共病轴 Ⅰ 疾病而症状加剧。因此，即使同时治疗同样患有 BPD 的患者，对轴 Ⅰ 疾病有效的药物处理这些特征症状也是合乎逻辑的。

许多临床医生和研究人员认为 BPD 并不是一个"真正的"障碍，而是一种情感障碍的异常表现，无论是抑郁症还是是双相障碍（Akiskal，1981；Perugi，Fornaro & Akiskal，2011），或者是早期创伤的表现。在这些病例中，由于 BPD 患者与其他疾病有类似的临床表现，所以我们认为药物治疗这些患者可能是有益的。

# 生物学观点

随着 BPD 最终实现了"诊断的合法性"，人们坚信所有精神病症状——实际上是所有心理体验——都是通过生物学机制来调节的，随着时间的推移，这种观念只会变得越来越强烈（Kandel，1998）。1991 年，《美国精神病学杂志》（Siever & Davis，1991）发表了一篇论文，Siever 和 Davis 认为，如果我们想要更好地了解生物学如何在人格障碍中发挥作用，我们不应该只关注一种人格障碍的生物学异常，而应该贯穿于所有人格障碍（例如，生物学维度适应于某些或所有人格障碍）。通过这种方式，我们也许能够更清楚地识别那些跨越多种人格障碍的生物学系统和不规则系统，并与特定临床表现（表型）有关。仅仅对人格障碍的病理学进行纯粹的环境解释不够了；相反，我们需要更好地了解精神病理学的哪些维度是由哪个生物系统驱动的，这自然会让人们试图理解如何通过精神药理学来改变这些生物学的异常。

# 实用问题

简单地说，BPD 患者不仅经历很多的心理痛苦，而且似乎有一种诀窍，能够最深刻地向我们表达这种痛苦的程度和深度。我们总是会感到（患者经常提醒我们），对他们来说，生活太艰难了、太痛苦了、太失望、太绝望，以至于我们不得不尝试一切可能的方法来减轻他们的不堪重负。因此，即使药物干预的证据不如心理治疗的证据那么强大，如果我们明智谨慎地使用药物，仔细关注药物副作用、药物致死率、多重用药和精神药理学过热等问题，有可能会给患者带来一些益处，使他或她的生活更有价值。

# BPD 的药物治疗：选择什么和如何处理

为 BPD 患者开药处方的过程，可能比在特定的临床情况下，最终决定选择特定药物或药物种类显得更重要。虽然似乎有些夸大其词，但在许多情况下，这种说法是很中肯的，包括是否处方药物的总体决定（Silk，2011）。

## 决定是否药物干预：成本效益平衡

目前没有任何药物可以治疗 BPD，这不仅适用于 BPD 的核心症状，也适用于 BPD 患者和其他无 BPD 患者共有的症状（例如焦虑，反应性情绪变化以及短暂的精神病或类似精神病样体验）。虽然许多研究已经更好地了解一种特定药物是如何缓解或减轻焦虑、抑郁等"常见"的精神症状，但是当这些症状出现在 BPD 患者时，有时研究结果是相互矛盾的。出现这种情况可能由许多不同的原因引起的，缺乏一致性，其中包括研究数量不足和跨学科研究验证同一药物或类别的研究受试者数量不足（Zanarini et al., 2010）。在 2009 年的一篇综述发现，在活性药物与安慰剂进行比较的 20 项研究中，只有 3 项研究超过了 100 名受试者。此外，尽管一项研究可能探索了氟西汀的有效性（用于抑郁症、焦虑症、情绪不稳定或冲动性），一项类似的研究针对相同（或不同）临床症状，使用了其他 SSRI 药物替代，如氟伏沙明或舍曲林。当不同的研究中使用了不同的测量工具评估相同的结局以及评估症状的严重程度时，就会出现另一个问题。例如，一项研究使用汉密尔顿抑郁量表（Hamilton Rating Scale for Depression，HAMD），另一项研究可能使用贝克抑郁量表（Beck Depression Inventory，BDI），还有研究使用蒙哥马利-阿斯伯格抑郁量表（Montgomery-Asberg Depression Scale，MADRS）。当评估手段不同时，我们如何从一项研究的结论到为另一项研究结论中解释是否改善呢？此外，也有使用相同的测量工具，如 90 项症状自评量表（Symptom Checklist 90，SCL-90）来测量出多种结果（Saunders & Silk，2009），但这些研究大多数是短期的，只有一项研究超过了 12 周，该研究是我们目前很少用于治疗 BPD 的药物，如氟哌啶醇和苯乙嗪（Soloff，Cornelius，George，Nathan，Perel & Ulrich，1993）。

决定 BPD 患者是否进行药物治疗，需要确定患者有无轴 I 共病，并且要完全符合共病障碍的全部标准。例如，患者经常被用于"抑郁症"这个术语，当进一步了解时，会发现该患者并不符合重性抑郁发作的标准。相反，患者的悲伤通常是无助、孤独、短暂和反应性的，这些症状可能会让她在家待 2～3 天，而不想做任何事情；但是仔细评估发现，这不是典型的抑郁发作，没有持续 2 周或更长时间的睡眠、食欲和快感能力的显著变化，也没有内疚、自责以及最终出现自杀意念，当患者不是这种情景时，就不存在典型的抑郁发作（Silk，2010）。同样，类似的难题也要区分反复经历的"焦虑发作"（通常被描述为不知所措）和典型的惊恐发作（Eaton et al., 2011；Stiglmayr et al., 2008）。此外，患者在无眠之夜后增加了躯体焦虑，导致患者起来打扫房间以缓解由失眠或睡眠减少引起的紧张不安。睡眠问题还需要和躁狂或轻躁狂发作患者的一些症状鉴别，活动增加、夸大等，此时睡眠对于躁狂来说是一种症状。以上我们都需要在临床上区分，是情绪调节障碍还是临床反应性增强的行为表现作为 BPD 标准的一部分，还是真正共病了轴 I 障碍。如果除了人格障碍外，确实符合轴 I 障碍发作或完全符合共病轴 I 障碍的标准，那么，最初的药物治疗决定应当遵循推荐的轴 I 障碍或精神障碍的药物治疗。

鉴于刚刚描述的不确定因素，临床医生应在决定开始精神药物治疗之前，有必要进行一系列的讨论。当然，首先是与患者一起讨论症状史、先前的药物试验和药物的成功或失败，还要了解患者对药物的期望。这种讨论是非常必要的，如果患者对药物的有效性有不切实际的期望值（或转诊治疗师 / 医生），这些期望有望被修正，使其更符合现实。因此，如果患者正在接受某种心理治疗，那么与患者的治疗师讨论同样的问题也是很重要的

（Schlesinger & Silk, 2005）。此外，与治疗师讨论为什么患者被推荐考虑开始使用精神药物治疗，或者考虑在这个特定时间改变患者正在接受的治疗方案也是有益的。讨论关注药物的患者益处（如果有的话）至关重要。重要的是要记住，特定的期望常常超出药物的能力，特别是患者经历过严重痛苦，通常很少有应对策略和治疗师适当的同情和关心，同时也经历了患者的绝望需求，这些患者经常有自杀想法或自我毁灭行为。

当然，这种讨论主要是在处方权医生和患者之间进行。如果告知患者她或他诊断为 BPD（LeQuesne & Hersh, 2004），这对患者是有益的。如果患者没有意识到这一点，如果处方医生确定诊断 BPD，那么在进入处方和处方过程细节之前进行诊断讨论是有必要的。通常来说，如果患者有孤独、空虚和抑郁反应被诊断为重性抑郁发作，那么患者可能会认为自己是难治性抑郁症，如果确实已经单独或联合开了一些药物，没有疗效导致失败，就会给患者贴上"难治"的标签，可能会被她视为"失败"的另一种方式。

此时与患者讨论涉及以下许多问题：①实际诊断是什么，为什么会被视为重性抑郁障碍、双相障碍Ⅱ型或创伤后应激障碍（post-traumatic stress disorder, PTSD）。实际上，BPD 可能被最准确地描述了复杂的临床表现。②可能药物治疗效果不佳的轴Ⅱ诊断患者，却被给予轴Ⅰ诊断，原因是什么。③比较现实预期的药物对 BPD 患者正在抗争的问题/症状有适度的作用。④由于药物疗效的局限性，必须继续进行一些精神/心理治疗。⑤希望患者能遵守处方服药（虽然不能确定药物是否有效，但可以肯定的是，如果不服药，则没有机会有效）。⑥可能需要几周的时间（也许 12～16 周）才能确定药物是否有效以及有效性的程度。⑦处方药可能是一个反复试错的过程（Silk, 2011）。在这一点上，它可能是有用的，特别是当患者正在使用药物的情况下，与其讨论同时使用酒精或其他违禁药物只会混淆并可能降低处方药物治疗效果的判断能力。

重要强调的是，药物似乎对 BPD 患者不如对无 BPD 患者相似临床特征的效果。此外，BPD 患者似乎对这些药物的副作用非常敏感。因此，我们面临的问题是无效而副作用很大，最终将重点转移到适用于无 BPD 的轴Ⅰ障碍药物治疗成本-效益的平衡［即转向更多的副作用（成本）和更小的治疗效果（效益）］，这种转变需要重新考虑是否认为对无 BPD

的轴Ⅰ障碍使用药物有效，同时也对 BPD 有效。

这种试错的概念应该扩展一下，应该告知患者，该过程是在一段时间内尝试使用某种药物，观察是否有临床效果，如果无效，则将停止使用该药物并尝试使用一种新药物，而不是增加另一种药物与该药合用，尽管这不是硬性规定，但是这通常是最明智的做法，因为我们没有单一的药物或药物联合治疗对 BPD 中的任何临床症状或症状组合有明显的效果（NICE, 2009）。两种药物合并使用，通常会增加副作用，特别是体重增加，这对于年轻和女性患者人群来说，并不可能接受（Zanarini et al., 2012）。服用精神药物增加的体重在停药后不会神奇地消失。在服药过程中，通过电子邮件或患者的微信（如果有的话）敦促患者保持联系，特别是患者对药物有疑问或是否由药物引起的躯体症状是有益的。

让患者说出他们希望改变症状或行为一件事的具体方法，通常是有益的。这个问题是很重要的，因为患者主诉可能是抑郁症或抑郁症状需要转诊，但患者可能说最想控制的是她如何应对某些事件（抑郁可能只是这些反应之一），她为何很快变得生气以及如何减少她自伤行为的倾向。这些问题可以帮助你果断地选择一种药物而不是另一种药物，还可以讨论药物治疗特定症状或复杂症状时的可能性和局限性。也允许讨论这样一个事实，不可能有任何药物或必定没有证据药物对特定行为治疗有效或患者所描述如此令人烦恼的作用。

## 药物的选择

另一个问题是哪个药物或哪一类药物可以治疗 BPD 患者的哪些症状、综合征或行为。表 13.1 总结了对特定症状维度（例如，情绪调节障碍、认知问题、冲动性和攻击性以及焦虑）中最有效证据的精神药物类别。该表并非来自药物治疗 BPD 的随机对照的个体试验研究，而是来自药物治疗 BPD 的安慰剂双盲随机对照试验（randomized controlled trial, RCT）的荟萃分析或系统综述的结果，共纳入了 23 项 RCT 研究的一些子集，这些研究是药物治疗 BPD 中最常采用的是安慰剂 RCT。这些研究将单一活性药物与安慰剂进行比较，而不是与其他药物进行比较。表 13.2 列出了 23 项研究和精神药物的类别，并在表 13.1 中列出的 8 项系统回顾或荟萃分析中分别考虑了这 23 项研究中的哪一项。有趣的是，这 8 篇综述和荟萃分析在 BPD 一组或亚组症状的药物名称或药物类别方面并没有得出相同的结论，尽管大多数使用的是相同的数据或这 23 项研究的一个子集。

当为 BPD 患者选择药物时，表 13.1 的最后一行概述了可以考虑的药物类别。在选择药物时，首先要确定患者的多种症状或行为中哪一种问题对患者的破坏性最大，当症状被确定时，重要的是要确定四种精神症状的维度，哪个症状或行为是最合适的。（见表 13.1 和 Saunders & Silk，2009）在表 13.1 中，自杀倾向和愤怒都标有下划线，因为它们很容易放在不同的维度。人们意识到，冲动性和情绪不稳定的状况下可能出现自杀，而愤怒在这两种情况下也可以发生。因此就可以通过药物干预对四个维度中的哪一个症状做出合理的判断。

重要的是，只针对某一个症状维度，只使用一种药物作为治疗的靶点。由于这些患者总是倾向于多种药物治疗，因此最好只选择一个维度。从表 13.1 中可以看出，某些类别的药物可能适合于多个症状维度，但我们应该尝试关注一个症状维度和一种药物。如果经过足够时间和足够剂量治疗后仍无反应，则建议换用其他不同的药物（也许是不同的药物类别），而不是增加另一种药物，需再次限制多药治疗的趋势。这些患者有许多症状和主诉，因此很容易被处方 4 种或 5 种药物，没有证据表明多种药物治疗在这组人群中有效，即任何药物的有效性都非常有限。

接下来，我们查看每个症状维度并总结药物的选择和剂量的建议。

## 情感不稳定

关于情感不稳定症状维度，在临床上经常看到心境和情绪强度快速而短暂的变化，特别是对环境触发因素的反应，目前数据似乎支持心境稳定剂的使用。没有实质性的证据表明抗抑郁药对情感不稳定有任何影响，特别是 20 世纪 90 年代研究最多的 SSRI 类药物，当 BPD 的抑郁情绪是重性抑郁发作（major depressive episode，MDE）的一部分时，确实有一些效果（Herpertz et al.，2007；Silk & Feurino Ⅲ，2012）。几乎没有证据表明抗抑郁药可以改善 BPD 患者经常抱怨的抑郁症类型：长期空虚、孤独和烦躁不安，这些在 BPD 患者的生活和病史中十分普遍（Silk，2010）。这些抱怨会让心理专业人员疲惫不堪，因为他们的情绪和情绪变化似乎对药物治疗很抗拒。为了增加抗抑郁药的效果，开处方者需要通过处方不寻常的（或可能是通常的）药物组合处方，不幸的是，在很多情况下，我们试图用抗抑郁药来治疗"抑郁症"，一般对抗抑郁药的反应并不是很好。

虽然可供选择的心境稳定剂治疗很多，但最好的数据似乎支持使用托吡酯治疗（Loew et al.，2006；Nickel et al.，2004，2005），虽然数据只来自一组研究

**表 13.1** 精神药物治疗边缘型人格障碍随机对照研究的 8 项荟萃分析 / 系统评价有效性证据汇总

| 精神病理学的维度 | | 情感不稳定 | 攻击 / 冲动 | 认知 |
|---|---|---|---|---|
| 感知障碍 | 焦虑 | | | |
| Binks et al.，2006 | NA | （AD） | （AD） | AP |
| Lieb et al.，2010 | NA | MS（AP） | MS（AP） | AP |
| Nosè et al.，2006 | NA | AD/MS | AP | NA |
| WFSBP（Herpertz et al.，2007） | AD | ADa | AP/MS | AP |
| Duggan et al.，2008 | NA | NA | MS | AP |
| Mercer et al.，2009 | — | AP/MS | MS | — |
| Ingenhoven et al.，2010 | MS | MS | MS/AP | AP |
| Vita et al.，2011 | | MS（AD） | MS（AP） | AP |
| 总结 | （AD/MS） | MS（ADa） | MS/AP | AP |

a 与抑郁症共存。

AD，抗抑郁药；MS，情感稳定剂；AP，抗精神病药。

括号（ ）意味着这类药物有效证据比没有（ ）的这类药物的疗效弱或是失败的。

Adapted from Silk，K. R.，& Feurino Ⅲ，L.（2012）. Psychopharmacology of personality disorders. In T. Widiger（Ed.），The Oxford handbook of personality disorders（p. 721）. Oxford：Oxford University Press.

段=

**表 13.2  边缘型人格障碍精神药理学的双盲安慰剂对照研究至少 3 项系统综述或 Meta 分析清单**

| | Class of Medication | | | | | | | | | |
|---|---|---|---|---|---|---|---|---|---|---|
| Bogenschutz & Nurnberg, 2004 | ATY | Dug | WF | ING | NOSE | | COCHL | TOR | NICE | VITA |
| Coccaro & Kavoussi, 1997 | SSRI | Dug | WF | ING | NOSE | | | TOR | | VITA |
| Cowdry et al., 1998 | MIX | | WF | ING | | | | TOR | NICE | VITA |
| De la Fuente et al., 1994 | MS | Dug | WF | ING | NOSE | COCH | COCHL | | NICE | |
| Frankenburg & Zanarini, 2002 | MS | Dug | WF | ING | | | COCHL | TOR | NICE | VITA |
| Goldberg et al., 1986 | TYP | Dug | WF | ING | NOSE | COCH | COCHL | | NICE | |
| Hollander et al., 2001 | MS | Dug | WF | ING | NOSE | COCH | COCHL | TOR | NICE | VITA |
| Hollander et al., 2005 | MS | Dug | WF | ING | NOSE | | | TOR | NICE | VITA |
| Leone, 1982 | TYP | Dug | | | | COCH | COCHL | | | |
| Loew et al., 2006 | MS | Dug | WF | ING | | | | TOR | NICE | |
| Montgomery & Montgomery, 1982 | ADEP | Dug | WF | ING | | COCH | COCHL | | | |
| Nickel et al., 2004 | MS | Dug | WF | ING | NOSE | | COCHL | TOR | NICE | VITA |
| Nickel et al., 2005 | MS | Dug | WF | ING | NOSE | | COCHL | TOR | NICE | VITA |
| Nickel et al., 2006 | ATY | Dug | WF | ING | NOSE | | COCHL | TOR | NICE | VITA |
| Pascual et al., 2008 | ATY | | | | | | COCHL | TOR | NICE | VITA |
| Rinne et al., 2002 | SSRI | Dug WF | ING | NOSE | | | COCHL | TOR | NICE | VITA |
| Salzman et al., 1995 | SSRI | Dug | WF | ING | NOSE | COCH | COCHL | TOR | NICE | VITA |
| Simpson et al., 2004 | ATY | Dug | WF | ING | NOSE | | COCHL | | | VITA |
| Soler et al., 2005 | ATY | Dug | WF | ING | NOSE | | COCHL | TOR | | VITA |
| Soloff et al., 1993 | MAOI, TCA | Dug | WF | ING | NOSE | COCH | COCHL | TOR | NICE | VITA |
| Soloff et al., 1989 | MAOI, TCA | Dug | WF | ING | NOSE | COCH | COCHL | TOR | NICE | |
| Tritt et al., 2005 | MS | Dug | WF | ING | NOSE | | COCHL | TOR | NICE | VITA |
| Zanarini & Frankenburg, 2001 | ATY | Dug | WF | ING | NOSE | COCH | COCHL | TOR | NICE | |

Adapted from Silk, K. R., & Feurino III, L. (2012). Psychopharmacology of personality disorders. In T. Widiger (Ed.), The Oxford handbook of personality disorders (p. 718). Oxford: Oxford University Press.

AD, 抗抑郁剂；MAOI, 单胺氧化物抑制剂；TCA, 三环类抗抑郁药；SSRI, 选择性 5 羟色胺再摄取抑制剂；ADEP, 其他抗抑郁药；ATY, 典型和非典型抗精神病药物；MS, 心境稳定剂。

这里的数字代表了 23 项研究中有多少项被纳入综述 / 荟萃分析：

Dug, Duggan et al., 22；WF, Herpertz et al., 21；ING, Ingenhoven et al., 21；Nose et al., 22；COCH, Binks et al., 10；COCHL, Lieb et al., 25 (2 Omega-3s)；TOR, Mercer et al., 18；NICE, National Institute of Health and Clinical Excellence, 18；and Vita, Vita et al., 17.

人员。也有研究支持使用拉莫三嗪（Reich, Zanarini & Bieri, 2009；Tritt et al., 2005），并且也得到了两个双盲研究结果的支持。丙戊酸盐至少得到了 2 组研究人员支持（Frankenburg & Zanarini, 2002；Hollander et al., 2001, 2005），可能在关键时刻首选的药物。使用托吡酯的目标人群往往是有自我形象

和自尊问题的年轻女性患者。托吡酯通常不会增加体重，肯定也不会出现与其他精神药物相关的体重增加（Gupta, Masand, Frank, Lockwood & Keller, 2000）。托吡酯对精神病患者的目标剂量每天 200 mg，不过服用此剂量的患者会出现找词困难和（或）感觉异常（Loring, Williamson, Meador, Wiegand &

**框 13.1　SIEVER 和 DAVIS 结局测量**

20 项双盲安慰剂对照研究的结局测量，按照 Siever 和 Davis（1991 年）的维度分类

- 情感不稳定：被抛弃感、情感不稳定、愉悦能力、抑郁情绪、空虚感、欣快 / 躁狂、认同障碍、人际敏感性、易激惹、拒绝敏感性、自杀[a]
- 焦虑抑制：广泛焦虑、焦虑-自责、强迫得分、恐惧性焦虑、躯体化
- 认知知觉：偏执观念、知觉扭曲、精神病性分裂型人格
- 冲动性 / 攻击性：攻击性、愤怒[b]、敌意、冲动性

---

[a] 自杀可归类为情绪不稳定或冲动性 / 攻击性维度中的一种。

[b] 愤怒可归类为冲动性 / 攻击性或情绪不稳定维度中的一种。

Adapted from Saunders, E. F. H., & Silk, K. R.（2009）. Personality trait dimensions and the pharmacologic treatment of borderline personality disorder. Journal of Clinical Psychopharmacology 29, 267-461.

Hulihan，2011）。关于锂盐的有效性数据不能令人信服（Links，Steiner，Boiago & Irwin，1990）。

## 攻击性 / 冲动性

在临床上，患者的攻击性 / 冲动性症状自身的冲动控制能力较差，随后的冲动性行为通常具有攻击性。患者似乎无法控制自己的行为，即使该行为不符合其个人的最大利益，包括冲动的性行为、冲动的自我毁灭行为和冲动的物质使用。对于这些症状，心境稳定剂似乎有最多的证据支持，其次是非典型抗精神病药物。托吡酯或拉莫三嗪的目标剂量大约 200 mg（虽然尚无确切数据支持这种特定的剂量）。丙戊酸盐和锂盐的有效血药浓度与治疗双相障碍的药物浓度没有什么区别。在使用抗精神病药物治疗时，经验法则认为 BPD 患者应该使用治疗剂量范围的低限。但该"经验法则"没有确切的数据，如果对 BPD 药物治疗的建议是一致的，那么抗精神病药也应该使用较低的剂量。[见 Black 及其同事（2014）的最近研究表明，与 300 mg 喹硫平相比，150 mg 喹硫平可能更有效且副作用更少。]

根据患者的不同情况，可以从心境稳定剂或抗精神病药物治疗开始。如果治疗在一段合理的时间后，没有明显的效果，那么可以换用同类别的另一种药物或者更换药物种类，在治疗的早期阶段不要同时使用两种药物。虽然有一些证据表明（如前所述），大多数心境稳定剂都有效[包括一些关于卡马西平的老数据（Cowdry & Gardner，1988）]，但非典型抗精神病药的情况却有所不同。有一些数据支持使用阿立哌唑（Nickel et al.，2006）或喹硫平[在开放标签研究和最近的一项双盲研究中（Black

et al.，2014）]、奥氮平[在非典型药物中数据最多（Schulz et al.，2008；Zanarini & Frankenburg，2001）]，或某些典型药物如氟哌啶醇（Soloff et al.，1986）或三氟拉嗪（Cowdry & Gardner，1988）。证据表明一些非典型的抗精神病药物治疗对 BPD 无效。虽然利培酮已被证明对分裂型人格障碍有效（Koenigsberg et al.，2003），但尚未证实对 BPD 有效。目前没有伊潘利酮或鲁拉西酮相关的数据。尽管数据不足，但是在确定无反应之前，让患者使用这类药物 1～2 个月（假设副作用很小或可耐受的副作用）是有益的。

虽然还没有关于这种特殊现象或临床结果的系统研究，但服用心境稳定剂的患者在治疗时会出现"反射性延迟"。反射性延迟被描述为能够体验或意识到从最初的挑衅到行为的一系列步骤。在服用心境稳定剂之前，患者可能会主诉她和别人有过争吵，然后，她意识到下一件事就是已经割伤了自己的手臂。患者没有体验到时间流逝，也没有意识到在侮辱和行动之间的时间流逝。服用心境稳定剂之后，一些（但不是全部）患者可能会描述一下争吵，然后记得去厨房拿了一把刀，然后割伤了自己。这些心境稳定剂虽然不能阻止冲动行为的发生，但是它们可以在某些患者中引起对时间流逝的意识，从而为患者提供了一些"时间"，该时间允许其他学习的策略，如使心智化或 DBT 技能发挥作用，使患者远离（在这种情况下自我伤害）不明智的行为或行动。

## 认知 - 知觉症状

认知-知觉症状是一些古怪行为、奇怪言语或思维方式、社交的冷漠以及完全公然的认知扭曲，严重的达到精神病性思维。目前几乎一致认为，当

这方面的症状最具破坏性时，抗精神病药物被证明是有效的（Silk & Feurino Ⅲ，2012）。（请参阅有关如何在这些患者中使用这类药物的讨论。）然而，在使用这些药物时至少有 2 个重要的考量因素。首先是副作用问题，众所周知，许多非典型抗精神病药物会导致患者的体重显著增加，并可导致代谢综合征（McEvoy et al.，2005）。BPD 患者的体重增加与其他患者没有什么不同，但我们也需要考虑到，目标人群通常包括年轻女性，她们已经为自己的身份和自尊的问题作斗争，体重增加只会让这些问题更严重。因此，我们为每位患者处方药物（不仅是BPD 患者）需要考虑药物可能带来的益处与可能的成本和效益的分析。第二个需要考虑的因素与第一个考虑有关，在大多数情况下，BPD 患者没有长期的认知扭曲，仅在患者处在巨大压力时才会发生。因此，几乎没有证据表明，认知扭曲问题不需要长期用药治疗，药物可以短期内使用（甚至可能是预防性短期使用），一旦压力或应激源减少时，应立即停止使用。

如果一个人正在使用抗精神病药治疗情感不稳定和（或）冲动性，那么这些药物可能要使用很长一段时间。我们的治疗目标无论要解决什么问题，最终都是要用技能和策略取代药物，增加自我和认知觉察的能力，包括正念或心智化治疗，有助于改善患者的整体应对能力（Zanarini，2009）。

### 焦虑 / 抑制

这些患者似乎对焦虑的耐受性较低，当面对潜在的（在患者的脑海中）恐惧时，就会伴随较高的兴奋性。似乎许多情况都会引起恐惧。他们似乎准备好了以恐慌来回应，这种恐慌似乎持续了数小时，或者生活在一种长期的中度恐惧和唤醒状态。对于这个维度的症状，药物治疗的证据非常低。从表 13.1 可以看出，在 8 项系统评价或荟萃分析中，6 项结论认为，没有任何有效的药物。一篇综述（Ingenhoven，Lafay，Rinne，Passchier & Duivenvoorden，2010）认为心境稳定剂和一项研究表明 SSRI 类抗抑郁药（Herpertz et al.，2007）可能有一定的疗效。虽然这两种药物有效性的证据都很少，如果选择处方 SSRI类药物，可能希望与治疗焦虑症的推荐剂量以及治疗时间一样（例如，在确定它们无效之前，应以高剂量且长达 12 ~ 16 周的治疗）。

在试图治疗 BPD 和明显的焦虑患者时，有一个潜在的陷阱，其缺陷在于这些患者会寻求并经常使用苯二氮䓬类药物以得到立即缓解。然而，这些人也容易滥用药物。研究也表明，当苯二氮䓬类药物的即时效应开始消退时，可能会发生更多的冲动和失调行为（Gardner & Cowdry，1985）。因此，不建议在这些患者中使用苯二氮䓬类药物，但可能需要短时间应用（如不到 1 周），在停药之前，希望被其他精神药物所替代，或更优先采用 CBT 或 DBT治疗以学习应对技能。

## 结论

BPD 的症状或行为进行药物治疗仍然缺乏足够的证据。尽管如此，它们还是经常被使用，希望本章使用药物可提供一些指导。但是英国和澳大利亚的最新指南都认为，药物只是心理治疗的辅助措施或次要手段。2001 年的 APA 指南中也是如此（该指南可能需要更新，特别是使用哪类药物的建议，只涉及 23 项研究中的 7 项，评估这些患者对药物的有效性）。在这 7 项研究中，有 6 项涉及抗抑郁药物，2 项涉及心境稳定剂（这里的总合超过 7 个，因为一些研究关注的不止一类精神药物）。这可能反映了美国精神病学协会指南为什么强调，在情感不稳定和冲动性 / 攻击性症状方面要使用抗抑郁药物。美国精神病学协会指南中没有考虑到 7 项抗精神病药物的研究，在 7 项心境稳定剂的案例中，只有一项关于抗抑郁药物的附加研究。

因此，即使在表 13.1 提出的结论，也必须谨慎行事。这些结论是否代表了哪类药物，在哪个症状维度上是最有效的真实推论，还是仅仅反映了不同类别的药物研究频率的偏见结论。进一步的系统性研究，包括大样本和研究小组的同意在每种药物类别中选择一种原型药物，可能会建立一个较大的数据库，从而为 BPD 患者做出更合理的药物治疗决策（Saunders & Silk，2009；Zanarini et al.，2010）。

我确信，将来对 BPD 患者会有更好的药物治疗策略。当我们了解了引起这类患者的行为和症状反应有遗传易感性时，我们可以缩小在药物遗传学基础上的患者与群体患者的差异，我们能够更好地通过神经成像来了解大脑中参与这些行为和症状的相关通路，我们可能开发出更精确的药物干预措施，来帮助这些患者缓解至少一些慢性痛苦和痛苦的行为。

## 案例研究：药物干预

A 是一名 21 岁的本科生，由于经常切割行为和自杀威胁和观念被转诊于当地急诊室，在近 8 个月里，她一直进行每周 1 次或 2 次门诊心理治疗，尽管在某种程度上治疗有所帮助，但 A 有时仍会感到不知所措，并且抱怨有长期的抑郁症，当不知所措时会割伤自己。其实她在青春期早期就开始频繁自伤，在大学一年级期间再次出现自伤行为。她的治疗师和当地的急诊室都建议她考虑接受精神药物治疗。

经过一段详细的病史回顾，我们发现 A 在中学时曾短暂使过氟西汀治疗。她说，这是因为父母不喜欢她，似乎很容易生气的样子，尽管 A 觉得她对父母的愤怒是有正当理由的。她说，她变得越来越容易生气，但是大多数时候她一直与抑郁症抗争。她对平时的沮丧情绪不知如何处理，这不仅影响了人际关系，也影响了学业。精神科医生问了她一些问题，这些问题涉及物质使用问题（她每隔一个周末，一到两个晚上饮 7～8 杯酒，但否认喝醉），与朋友们的关系（她与朋友们会有争吵，但是他们真的很支持她，支持她进行心理治疗和服用药物以帮助她感觉更好），与父母的关系（当她与父母没有太多接触时，她会做得更好），学业表现（还可以，但是有些学期她做得比她想要的更差），她思考自己诊断什么。她说，治疗师考虑她患有 BPD，她向治疗师探讨这意味着什么，并通过浏览互联网了解，她同意这可能是正确的诊断。

她说她愿意服用药物，尽管治疗有所帮助，但药物有时仍无法控制一些时期的情绪混乱和抑郁。她提醒精神科医生，她对药物非常敏感，通常很容易产生副作用。精神科医生提示她对许多事情似乎也是很敏感的反应，如对生活和药物。精神科医生想知道：如果只有一种药物可以使用，她会选择一种治疗抑郁症的药物？还是选择一种可以帮助她更好控制情绪的药物？这样她对这么多事情就不会反应过度了？她选择了后者。

该精神科医生说，A 需要知道药物对 BPD 患者充其量只能产生适度的效果。尽管如此，精神科医生认为值得试试药物治疗，并讨论了心境稳定剂和非典型抗精神病物。最终决定尝试使用拉莫三嗪。使用前向患者解释了药物的副作用，包括

潜在的皮肤损害问题，仔细和她说明服药计划，还告知患者可以通过电话或电子邮件或者通过门户网站电子健康记录与医生联系，并强调很乐意与患者保持联系，尤其是当患者认为有一些药物不良反应时。医生还谈到了她的饮酒行为，希望她能适度饮酒，因为她的饮酒程度会混淆她在某些情况下的真实感受，以及她是否从药物治疗中获益。如果她想控制自己的情绪反应，喝酒无法控制这些反应，可能会导致她的情感和生活更加混乱。

精神科医生解释说，他通常喜欢一次只开一种药，而且开足够长的时间，以评估某一特定药物是否有作用。重要的是，他们对药物治疗的目标症状达成一致，而且双方都同意，让她的情绪不那么频繁发作和剧烈地反弹（他们将其定义为情绪不稳定）。精神科医生说，他确信她会有一段时间专注于问题，而不是关注自己的情绪变化，重要的是，不要开始为其他问题添加其他药物，直到他们清楚地意识到心境稳定剂是否有好处。如果没有任何好处，他们将会讨论是否继续把情绪不稳定作为治疗的目标。如果是这样，精神可医生通常喜欢停用目前的药物，然后尝试换另一种不同的药物，而不是添加一种药物。他还说，如果发生这种情况，他们可能会讨论是继续使用同一类药物（心境稳定剂）还是换用非典型抗精神病药物。如果使用非典型抗精神病药物，并不是因为她是精神病患者，而是这些药物有时被称为主要的镇静剂（相对于阿普唑仑或氯硝西泮等），有时，他认为患者需要变得更平静。于是患者同意使用拉莫三嗪。

# 参考文献

Akiskal, H. S. (1981). Subaffective disorders: Dysthymic, cyclothymic and bipolar II disorders in the "borderline" realm. *Psychiatric Clinics of North America*, 4(1), 25–46.

American Psychiatric Association (APA). (1980). *Diagnostic and statistical manual of mental disorders* (3rd ed.). Washington, DC: Author.

American Psychiatric Association (APA). (2001). Practice guidelines for the treatment of patients with borderline personality disorder. *American Journal of Psychiatry*, 158(10, Suppl), 1–52.

American Psychiatric Association (APA). (2013). *Diagnostic and statistical manual of mental disorders* (5th ed.). Arlington, VA: Author.

Bender, D. S., Dolan, R. T., Skodol, A. E., Sanislow, C. A., Dyck, I. R., McGlashan, T. H., ... Gunderson, J. G. (2001). Treatment utilization by patients with personality disorders. *American Journal of Psychiatry*, 158, 295–302.

Binks, C. A., Fenton, M., McCarthy, L., Lee, T., Adams, C. E., & Duggan, C. (2006). Pharmacological interventions for people with borderline personality disorder. *Cochrane Database of Systematic Reviews*, 1, CD005653.

Black, D. W., Zanarini, M. C., Romine, A., Shaw, M., Allen, J., & Schulz, S. C. (2014). Comparison of low and moderate dosages of extended-release quetiapine in borderline personality disorder: A randomized, double-blind, placebo-controlled trial. *American Journal of Psychiatry* 171, 1174–1182.

Bogenschutz, M. P., & Nurnberg, H. G. (2004). Olanzapine versus placebo in the treatment of borderline personality disorder. *Journal of Clinical Psychiatry*, 65, 104–109.

Coccaro, E. F., & Kavoussi, R. J. (1997). Fluoxetine and impulsive aggressive behavior in personality-disordered subjects. *Archives of General Psychiatry, 54*, 1081–1088.

Cowdry, R. W., & Gardner, D. L. (1988). Pharmacotherapy of borderline personality disorder. Alprazolam, carbamazepine, trifluoperazine, and tranylcypromine. *Archives of General Psychiatry, 45*, 111–119.

Duggan, C., Huband, N., Smailagic, N., Ferriter, M., & Adams, C. (2008). The use of pharmacological treatments for people with personality disorder: A systematic review of randomized controlled trials. *Personality and Mental Health, 2*, 119–170.

Eaton, N. R., Krueger, R. F., Keyes, K. M., Skodol, A. E., Markon, K. E., Grant, B. F., & Hasin, D. S. (2011). Borderline personality disorder co-morbidity: Relationship to the internalizing-externalizing structure of common mental disorders. *Psychological Medicine, 41*(5), 1041–1050.

Frankenburg, F. R., & Zanarini, M. C. (2002). Divalproex sodium treatment of women with borderline personality disorder and bipolar II disorder: A double-blind, placebo-controlled pilot study. *Journal of Clinical Psychiatry, 63*, 443–446.

Gardner, D. L., & Cowdry, R. W. (1985). Alprazolam-induced dyscontrol in borderline personality disorder. *American Journal of Psychiatry, 142*, 98–100.

Goldberg, S. C., Schulz, S. C., Schulz, P. M., Resnick, R. J., Hamer, R. M., & Friedel, R. O. (1986). Borderline and schizotypal personality disorders treated with low-dose thiothixene vs placebo. *Archives of General Psychiatry, 43*, 680–686.

Grinker, R. R., Werble, G., & Drye, R. C. (1968). *The borderline syndrome. A behavioral study of ego functions*. New York: Basic Books.

Gunderson, J. G., Kolb, J. E., & Austin V. (1981). The diagnostic interview for borderline patients. *American Journal of Psychiatry, 138*, 896–903.

Gunderson, J. G., & Singer, M. T. (1975). Defining borderline patients: An overview. *American Journal of Psychiatry, 132*, 1–10.

Gupta, S., Masand, P. S., Frank, B. L., Lockwood, K. L., & Keller, P. L. (2000). Topiramate in bipolar and schizoaffective disorders: Weight loss and efficacy. *Primary Care Companion, Journal of Clinical Psychiatry, 2*(3), 96–100.

Healy, D. (1997). *The antidepressant era*. Cambridge, MA. Harvard University Press.

Herpertz, S. C., Zanarini, M., Schulz, C. S., Siever, L., Lieb, K., Möller, H. J., & WFSBP Task Force on Personality Disorders. (2007). World Federation of Societies of Biological Psychiatry (WFSBP) guidelines for biological treatment of personality disorders. *World Journal of Biological Psychiatry, 8*, 212–244.

Hollander, E., Allen, A. Lopez, R. P., Bienstock, C. A., Grossman, R., Siever, L. J., ... Stein, D. J. (2001). A preliminary double-blind, placebo-controlled trial of divalproex sodium in borderline personality disorder. *Journal of Clinical Psychiatry, 62*, 199–203.

Hollander, E., Swann, A. C., Coccaro, E. F., Jiang, P., & Smith, T. B. (2005). Impact of trait impulsivity and state aggression on divalproex versus placebo response in borderline personality disorder. *American Journal of Psychiatry, 162*, 621–624.

Ingenhoven, T., Lafay, P., Rinne, T., Passchier, J., & Duivenvoorden, H. (2010). Effectiveness of pharmacotherapy for severe personality disorders: Meta-analyses of randomized controlled trials. *Journal of Clinical Psychiatry, 71*, 14–25.

Kandel, E. R. (1998). A new intellectual framework for psychiatry. *American Journal of Psychiatry, 155*, 457–469.

Kernberg, O. F. (1967). Borderline personality organization. *Journal of the American Psychoanalytic Association, 15*, 641–685.

Knight, R. P. (1953). Borderline states. *Bulletin of the Menninger Clinic, 17*, 1–12.

Koenigsberg, H. W., Reynolds. D., Goodman, M., New, A. S., Mitropoulou, V., Trestman, R., ... Siever, L. J. (2003). Risperidone in the treatment of schizotypal personality disorder. *Journal of Clinical Psychiatry, 64*, 628–634.

Leone, N. F. (1982). Response of borderline patients to loxapine and chlorpromazine. *Journal of Clinical Psychiatry, 43*, 148–150.

LeQuesne, E. R., & Hersh, R. G. (2004). Disclosure of a diagnosis of borderline personality disorder. *Journal of Psychiatric Practice, 10*, 170–176.

Lieb, K., Völlm, B., Rücker, G., Timmer, A., & Stoffers J. M. (2010). Pharmacotherapy for borderline personality disorder: Cochrane systematic review of randomised trials. *British Journal of Psychiatry, 196*, 4–12.

Links, P. S., Steiner, M., Boiago, I., & Irwin D. (1990). Lithium therapy for borderline patients: Preliminary findings. *Journal of Personality Disorders, 4*, 173–181.

Loew, T. H., Nickel, M. K., Muehlbacher, M., Kaplan, P., Nickel, C., Kettler, C., ... Egger, C. (2006). Topiramate treatment for women with borderline personality disorder: A double-blind, placebo-controlled study. *Journal of Clinical Psychopharmacology, 26*, 61–66.

Loring, D. W., Williamson, D. J., Meador, K. J., Wiegand, F., & Hulihan, J. (2011). Topiramate dose effects on cognition: A randomized double-blind study. *Neurology, 76*, 131–137.

McEvoy, J. P., Meyer, J. M., Goff, D. C., Nasrallah, H. A., Davis, S. M., Sullivan, L., ... Leiberman, J. A. (2005). Prevalence of the metabolic syndrome in patients with schizophrenia: Baseline results from the Clinical Antipsychotic Trials of Intervention Effectiveness (CATIE) schizophrenia trial and comparison with national estimates from NHANES III. *Schizophrenia Research, 80*, 19–32.

Mercer, D., Douglass, A. B., & Links, P. S. (2009). Meta-analyses of mood stabilizers, antidepressants and antipsychotics in the treatment of borderline personality disorder: Effectiveness for depression and anger symptoms. *Journal of Personality Disorders, 23*, 156–174.

Montgomery, S. A., & Montgomery, D. (1982). Pharmacological prevention of suicidal behavior. *Journal of Affective Disorders, 4*, 291–298.

National Institute for Health and Clinical Excellence (NICE). (2009). *Borderline personality disorder, treatment and management*. London: The British Psychological Society and The Royal College of Psychiatrists. Retrieved from NICE website: http://www.nice.org.uk/CG78

Nickel, M. K., Muehlbacher, M., Nickel, C., Kettler, C., Pedrosa Gil, F., Bachler, E., ... Kaplan, P. (2006). Aripiprazole in the treatment of patients with borderline personality disorder: A double-blind, placebo-controlled study. *American Journal of Psychiatry, 163*, 833–838.

Nickel, M. K., Nickel, C., Kaplan, P., Lahmann, C., Muehlbacher, M., Tritt, K., ... Loew, T. H. (2005). Treatment of aggression with topiramate in male borderline patients: A double-blind, placebo-controlled study. *Biological Psychiatry, 57*, 495–499.

Nickel, M. K., Nickel, C., Mitterlehner, F. O., Tritt, K. Lahmann, C., Leiberich. P. K., ... Loew, T. H. (2004). Topiramate treatment of aggression in female borderline personality disorder patients: A double-blind, placebo-controlled study. *Journal of Clinical Psychiatry, 65*, 1515–1519.

Nosè, M., Cipriani, A., Biancosino, B., Grassi, L., & Barbui C. (2006). Efficacy of pharmacotherapy against core traits of borderline personality disorder: Metaanalysis of randomized controlled trials. *International Clinical Psychopharmacology, 21*, 345–353.

Paris, J. (2009). The treatment of borderline personality disorder: Implications of research on diagnosis, etiology, and outcome. *Annual Review of Clinical Psychology, 5*, 277–290.

Pascual, J. C., Soler, J., Puigdemont, D., Pérez-Egea, R., Tiana, T., Alvarez, E., & Pérez, V. (2008). Ziprasidone in the treatment of borderline personality disorder: A double-blind, placebo-controlled, randomized study. *Journal of Clinical Psychiatry, 69*, 603–608.

Perugi, G., Fornaro, M., & Akiskal, H. S. (2011). Are atypical depression, borderline personality disorder and bipolar II disorder overlapping manifestations of a common cyclothymic diathesis? *World Psychiatry, 10*(1), 45–51.

Reich, D. B., Zanarini, M. C., & Bieri, K. A. (2009). A preliminary study of lamotrigine in the treatment of affective instability in borderline personality disorder. *International Clinical Psychopharmacology, 24*(5), 270–275.

Rinne, T., van den Brink, W., Wouters, L., & van Dyck, R. (2002). SSRI treatment of borderline personality disorder: A randomized, placebo-controlled clinical trial for female patients with borderline personality disorder. *American Journal of Psychiatry, 159*, 2048–2054.

Salzman, C., Wolfson, A. N., Schatzberg, A., Looper, J., Henke, R., Albanese, M., ... Mayawaki, E. (1995). Effect of fluoxetine on anger in symptomatic volunteers with borderline personality disorder. *Journal of Clinical Psychopharmacology, 15*, 23–29.

Saunders, E. F. H., & Silk, K. R. (2009). Personality trait dimensions and the pharmacologic treatment of borderline personality disorder. *Journal of Clinical Psychopharmacology, 29*, 461–467.

Schlesinger, A. B., & Silk, K. R. (2005). Collaborative treatment. In J. M. Oldham, A. S. Skodol, & D. S. Bender (Eds.), *The American psychiatric textbook of personality disorders* (pp. 431–446). Washington, DC: American Psychiatric Publishing.

Schmideberg, M. (1947). The treatment of psychopaths and borderline patients. *American Journal of Psychotherapy, 1*, 145–155.

Schulz, S. C., Zanarini, M. C., Bateman, A., Bohus, M., Detke, H. C., Trzaskoma, Q., ... Corya, S. (2008). Olanzapine for the treatment of borderline personality disorder: A variable-dose, 12-week, randomized, double-blind, placebo-controlled study. *British Journal of Psychiatry, 193*, 485–492.

Shorter, E. (1997). *A history of psychiatry*. New York: Wiley and Sons.

Siever, L. J., & Davis, K. L. (1991). A psychobiological perspective on the personality disorders. *American Journal of Psychiatry, 148*, 1647–1658.

Silk, K. R. (2010). The quality of depression in borderline personality disorder and the diagnostic process. *Journal of Personality Disorders, 24*, 25–37.

Silk, K. R. (2011). The process of managing medications in patients with borderline personality disorder. *Journal of Psychiatric Practice, 17*, 311–319.

Silk, K. R., & Feurino III, L. (2012). Psychopharmacology of personality disorders. In T. Widiger (Ed.), *The Oxford handbook of personality disorders* (pp. 713–724). Oxford, UK: Oxford University Press.

Simpson, E. B., Yen, S., Costello, E., Rosen, K. Begin, A., Pistorello, J., & Pearlstein, T. (2004). Combined dialectical behavioral therapy and fluoxetine in the treatment of borderline personality disorder. *Journal of Clinical Psychiatry, 65*, 379–385.

Soler, J., Pascual, J. C., Campins, J., Barrachina, J., Puigdemont, D., Alvarez, E., & Pérez, V. (2005). Double-blind, placebo-controlled study of dialectical behavior therapy plus olanzapine for borderline personality disorder. *American Journal of Psychiatry, 162*, 1221–1224.

Soloff, P. H., Cornelius, J., George, A., Nathan, S., Perel, J. M., & Ulrich, R. F. (1993). Efficacy of phenelzine and haloperidol in borderline personality disorder. *Archives of General Psychiatry, 50*, 377–385.

Soloff, P. H., George, A., Nathan, R. S., Schulz, P. M., Cornelius, J. R., Herring, J., & Perel, J. M. (1989). Amitriptyline versus haloperidol in borderlines: Final outcomes and predictors of response. *Journal of Clinical Psychopharmacology, 9*, 238–246.

Soloff, P. H., George, A., Nathan, R. S., Schulz, P. M., Ulrich, R. F., & Perel, J. M. (1986). Progress in pharmacotherapy of borderline disorders. A double-blind study of amitriptyline, haloperidol, and placebo. *Archives of General Psychiatry, 43*, 691–697.

Spitzer, R. L., Endicott, J., & Gibbon, M. (1979). Crossing the border into borderline personality and borderline schizophrenia. *Archives of General Psychiatry, 36*, 17–24.

Stern, A. (1938). Psychoanalytic investigation of and therapy in the borderline group of neuroses. *Psychoanalytic Quarterly, 7*, 467–489.

Stiglmayr, C. E., Ebner-Priemer, U. W., Bretz, J., Behm, R., Mohse, M., Lammers, C. -H., ... Bohus, M. (2008). Dissociative symptoms are positively related to stress in borderline personality disorder. *Acta Psychiatrica Scandinavica, 117*(2), 139–147.

Tritt, K., Nickel, C., Lahmann, C., Leiberich, P. K., Rother, W. K., Loew, T. H., & Nickel, M. K. (2005). Lamotrigine treatment of aggression in female borderline-patients: A randomized, double-blind, placebo-controlled study. *Journal of Psychopharmacology, 19*, 287–291.

Vita, A., De Peri, L., & Sacchetti, E. (2011). Antipsychotics, antidepressants, anticonvulsants, and placebo on the symptom dimensions of borderline personality disorder: A meta-analysis of randomized controlled and open-label trials. *Journal of Clinical Psychopharmacology, 31*(5), 613–624.

Zanarini, M. C. (2009). Psychotherapy of borderline personality disorder. *Acta Psychiatrica Scandinavia, 120*(5), 373–737.

Zanarini, M. C., & Frankenburg, F. R. (2001). Olanzapine treatment of female borderline personality disorder patients: A double-blind, placebo-controlled pilot study. *Journal of Clinical Psychiatry, 62*, 849–854.

Zanarini, M. C., Frankenburg, F. R., Dubo, E. D., Sickel, A. E., Trikha, A., Levin, A., & Reynolds, V. (1998). Axis I comorbidity of borderline personality disorder. *American Journal of Psychiatry, 155*, 1733–1739.

Zanarini, M. C., Frankenburg, F. R., Hennen, J., & Silk, K. R. (2004). Mental health service utilization by borderline personality disorder patients and Axis II comparison subjects followed prospectively for 6 years. *Journal of Clinical Psychiatry, 65*, 28–36.

Zanarini, M. C., Frankenburg, F. R., Reich, D. B., & Fitzmaurice, G. (2012). Attainment and stability of sustained symptomatic remission and recovery among patients with borderline personality disorder and axis II comparison subjects: A 16-year prospective follow-up study. *American Journal of Psychiatry, 169*, 476–483.

Zanarini, M. C., Schulz, S. C., Detke, H., Zhao, F., Lin, D., Pritchard, M., ... Corya, S. (2012). Open-label treatment with olanzapine for patients with borderline personality disorder. *Journal of Clinical Psychopharmacology, 32*(3), 398–402.

Zanarini, M. C., Stanley, B., Black, D. W., Markowitz, J. C., Goodman, M., Pilkonis, P., ... Sanislow, C. A. (2010). Methodological considerations for treatment trials for persons with borderline personality disorder. *Annals of Clinical Psychiatry, 22*, 75–83.

Zimmerman, M., Rothschild, L., & Chelminski, I. (2005). The prevalence of DSM-IV personality disorders in psychiatric outpatients. *American Journal of Psychiatry, 162*, 1911–1918.

# ///14/// 心智化治疗

LOIS W. CHOI-KAIN

黄凡凡 杨佳佳 译

## 引言

心智化描述了人们用来理解自己和他人内部的心理状态（即情绪、信念、欲望、意图）的共同心理过程，包含广泛的心理活动领域，人们通过这些活动了解自己和自己的身份，有意义和有效地调节自己的情绪和思维，对自己的经验和他人的行为作出反应，并保持安全和富有成效的关系。这些都是每个人日常生活中都会遇到的基本的社会情感任务。人们心智化的稳定性、灵活性、仁爱和诚实，决定了他们的心理如何运作或他们的人格如何发挥作用。相反，当心智化失调时，人格就会变得紊乱。

心智化作为一个概念，整合了传统精神分析理论和现代神经科学的理念。它涉及大脑和内分泌系统各个方面的一组复杂网络。它的普遍性使心智化与广泛的心理问题和心理治疗方法相关。同时，它的复杂性为新兴的科学思想和证据提供了一个动态的、不断发展的层面。精神分析传统的理论与当前的神经科学发现的桥梁，使心智化治疗（mentalization-based treatment，MBT）成为一个广泛吸引人的知识框架，将临床理论、经验证据和心理治疗技术在 BPD 的治疗中联系起来。

Anthony Bateman 和 Peter Fonagy 关于 BPD 日间医院计划的 RCT 研究结果发表后（Bateman & Fonagy，1999），MBT 成为第二个规范化循证治疗 BPD 的方法（Stoffers et al.，2012），并促成了治疗 BPD 的主要范式转变。Bateman 和 Fonagys MBT 研究表明，以精神分析为导向的结构化治疗 BPD 是有效的，其开放式的非结构化的高强度治疗形式不仅无效，而且有时对 BPD 患者是有害的（Gunderson，1996；Waldinger & Gunderson，1984）。MBT 的简单、常识性方法在公共卫生环境中，对于只接受过有限治疗培训的临床团队是有效的（Bateman & Fonagy，2003），其简单性和对医生和患者要求的有限方面具有实际优势（Choi Kain、Albert & Gunderson，2016）。

本章回顾了 BPD 作为心智化障碍的形成，MBT 技术和治疗框架以及为 MBT 理论和疗效提供了证据基础的实证文献。在其结论部分，本章还讨论了对其应用和主张的一些限制。

## 在 MBT 中阐述 BPD：发展理论和神经生物学证据

1991 年，Linehan 首次发表了辩证行为疗法（dialectical behavior therapy，DBT）的随机对照试验，同年，Fonagy 发表了第一篇阐述 BPD 心智化失败的主要临床论文，和第一项前瞻性研究报告，发现成人依恋访谈（Adult Attachment Interview，AAI）中孕妇的依恋分类，预测了婴儿在 12 个月时的依恋分类。后来，Fonagy（Fonagy et al.，1996）和其他人（Barone，2003；Patrick et al.，2004）报告，混乱和专注的风格是 BPD 患者 AAI 上的依恋特征。这些证据证实了现有的临床理论，即人际功能障碍，特别是不安全的依恋是 BPD 的主要机制（Benjamin，1993；Gunderson，1996）。虽然 DBT 将 BPD 定义为情绪调节障碍和缺乏管理痛苦以及人际关系的技能问题，但 MBT 将依恋的不稳定性及其发展作为 BPD 综合征的核心功能障碍（Fonagy，Target & Gergely，2000）。

依恋理论认为，婴儿在情绪痛苦时，通过寻求照护者来激活依恋，照护者以重新调节婴儿的方式做出最佳反应，首先安抚婴儿，然后使其恢复对环境探索的信心（即通过一种安全的基础）。最终，安全的依恋有助于情绪、注意力控制和行为方面的自我调节。早期依恋还提供了一个模板，称为内部工作模型（internal working model，IWM），用于表达对自己和他人在关系中的期望。在最佳情况下，婴儿的照护者设法合理地想象和解释孩子的心理状态，这有助于儿童理解和管理自己痛苦的方式做出反应。Fonagy 等（Fonagy, Gergeley, Jurist & Target, 2002）认为这是安全依恋促进心智化发展的过程，如图 14.1 所示。处于困境中的孩子向照护人发出一种非语言信号，然后照护人必须能够理解孩子的心理状态，并以一种既有偶然（即共振）又有标记（即分化为代谢）的方式作出反应。在 BPD 的依恋中互动，重新呈现一个照护者想象孩子的体验（请注意，如果镜像只是偶然的和字面上的，如照护者在孩子哭泣既不会抚慰，也不会促进心智化）。如果当孩子情绪痛苦时，照护者能够提供这种标记和偶然的镜像，那么孩子就会对自己的经历产生连贯的感觉。这就激发了孩子对自己内心体验的心智化能力，并最终引导到他人的心灵中，使他开始理解人际互动中行为与心理状态之间的关系。一些科学报告已证明依恋与社会认知发展之间的关系（参见 Bateman & Fonagy, 2012, 综述），从而支持这种心智化是如何通过依恋互动产生的这个模型。

考虑到该障碍的压力敏感性、情绪和行为调节障碍、人际关系不稳定特征，依恋问题作为 BPD 多个维度症状的基础观点是有意义的。大量的调查已经证实不安全依恋与 BPD 之间有关联（参见 Agrawal, Gunderson, Holmes & Lyons-Ruth, 2004; Levy, 2005, 全面回顾）。BPD 中最常见的依恋类型包括专注型、恐惧型和混乱型。专注型依恋特征为与照护者的纠缠、不稳定和依赖关系。恐惧型依恋的特点是不信任和社交回避。混乱型依恋是以困惑、冲突和分离的精神状态为特征，既有需求依恋，也伴随着恐惧，导致与照护者关系的精神错乱。随着时间的推移，专注型依恋的患者通过发展控制行为策略来适应依恋的不稳定性或无序性（Gunderson & Lyons Ruth, 2008; Lyons Ruth & Jacobvitz, 1999）。依赖、不信任和混乱的结合导致患者卷入一种人际关系的抗争趋势，在这种抗争中患者需要照护者，但照护者却以苛刻、怀疑和令人困惑的方式对待。患有 BPD 的患者趋向于以无序、依赖和控制策略来吸引照护者（或对其依恋）；引起照护者出现混乱、困惑、控制的倾向；反之亦然（图 14.2）。这种依恋交易不仅无法调节和重建安全感，而且还会带来额外的痛苦，增加儿童的脆弱性和需求，以及导致照护者倦怠或失调的风险。这种痛苦和无效的依恋功能的恶性循环导致依恋的"过度激活"，在这种依恋中，儿童和照护者的心智化很可能被支持沟通和解决问题的行为手段所埋没。与正常人相比，BPD 患者更可能存在被虐待和忽视史（Johnson, Cohen, Brown, Smailes & Bernstein, 1999; Zanarini et al., 2000）（见第 5 章）。创伤会导致依恋的过度激活，并破坏心智能力的发展。但是，创伤并不是造成 BPD 的必要或充分的致病因素（Bandelow et al., 2005; Gunderson & Sabo, 1993）。

神经认知功能和神经内分泌功能等生物学因素可以促进依恋问题和 BPD 的发展，即独立于创伤事件，也与创伤事件相互作用。神经影像学研究发现，前额叶和额叶-边缘回路的功能失调，导致自上而下的调节受损，这是 BPD 失调症状的潜在机制（Minzenberg, Fan, New, Tang & Siever, 2007; Ruocco, Medaglia, Ayaz & Chuce, 2010; Silbersweig et al., 2007）。位于额叶和边缘系统交界处的前扣带回和岛叶的功能差异与情绪、疼痛和社会信息的处理有关，并且在从事社会认知任务时，BPD 患者表现出不同的激活模式（King-Casas et al., 2008; Ruocco et al., 2013）。这些研究结果表明，因为在 BPD 患者中观察到神经回路投射受损，所以在处理和组织对情绪和社会信息的有效反应方面出现缺陷。

Arnsten 的**双重唤醒系统**模型（Arnsten, 2000）解释了大脑前额叶和后部之间的功能在不同的唤醒水平下，如何在控制模式和自动模式之间切换，从而导致在不同程度的压力下心智化质量的变化。在

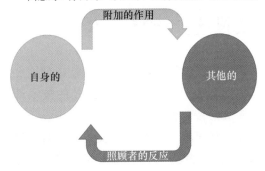

黏人的，生气的，被动的，摇摆的（心事重重的）
困惑的、分离的、矛盾的、控制欲强的（无组织的）

陷于其中的，过度保护的，不一致的（心事重重的）
有敌意的，无助的，害怕的，可怕的（无组织的）

**图 14.1** 边缘型人格障碍中的依恋关系

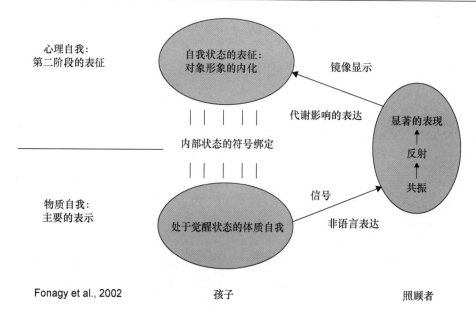

心理自我：
第二阶段的表征

自我状态的表征：
对象形象的内化

镜像显示

代谢影响的表达

内部状态的符号绑定

显著的表现

反射

共振

物质自我：
主要的表示

处于觉醒状态的体质自我

信号

非语言表达

Fonagy et al., 2002　　　　孩子　　　　　　　照顾者

**图 14.2** 镜像互动中心智化的发展

轻度到中度的唤醒状态下，与应激反应相关的神经激素（即儿茶酚胺类）增强前额叶功能，如竭力控制、计划和工作记忆，以灵活反应的方式协调心智化过程。相反，在高水平的唤醒下，过量儿茶酚胺的状态下，前额叶功能受到抑制，而皮质下功能占主导地位，导致更刻板和应激"战斗或逃跑"的反应来自于本能和记忆（而非对当前和相对背景的评估）。Arnsten 的模型解释了为什么在某些条件下，BPD 患者的心智化能力非常强大，可能与自己和他人的内在体验非常适应，而在压力状态下，他们可能会主诉过度反应、非理性和未经调节的反应，因为大脑前额叶和皮质下活动的平衡脱离了心智化（Bateman & Fonagy，2012）。

大脑对情绪和社会刺激的反应方式也与神经肽系统相互作用，从而影响依恋和心智化。临床上 BPD 的症状表现为应激反应性，与下丘脑-垂体-肾上腺（hypothalamic pituitary adrenal，HPA）轴功能障碍相关（Zimmerman & Choi-Kain，2009）。阿片类和催产素也倾向于影响压力反应和亲和力（Stanley & Siever，2010）。正常受试者使用催产素后，提高"读心能力"与社交线索和社会交流任务中的协作有关（Bartz et al.，2011；Domes，Heinrichs，Michel，Berger & Herpertz，2007）。然而，BPD 受试者服用催产素后增加了不信任感，并减少了社交合作性（Bartz et al.，2011）。这表明 BPD 的催产素系统可能会产生一种自相矛盾的不信任倾向，从而削弱而不是促进依恋关系。这些科学发现指出，一些生物

学因素使患者的应激反应系统失调，使他或她更加脆弱，可能更容易被激活并最终过度激活她 / 他的依恋系统。对于 BPD 患者来说，高水平的唤醒和转向自动心智化的趋势，再结合矛盾而不信任的催产素反应，可能会破坏依恋和心智化的稳定。

从现象学上讲，依恋的混乱与精神状态的混乱有关，即内部经验与外部现实、自我与其他现实、情绪和行为之间的联系要么变得没有区别，要么被完全分离，这就导致先前精神状态的出现（表 14.1），这意味着心智化的失败。当心智化失败时，BPD 患者就会出现极端不稳定的情绪和行为。因此，MBT 方法旨在恢复心智化作为减少症状的一种机制。最终，增强的心智化可以稳定依恋关系，可以减少对压力的脆弱性，从而更好的控制心智化过程以保持在线。

## 治疗的描述：MBT 技术

虽然 MBT 治疗 BPD 所整合的临床理论和神经科学证据十分复杂，但是 MBT 涉及的技术却很简单，其朴实的方法使得年轻的临床医生、一线工作人员、患者和家庭成员都可以使用，但有时也对接受其他形式心理治疗方法训练的有经验的临床医生具有挑战性，以鼓励权威和确定性（或信心）。心智化立场的基础是好奇心，他确实不知道但有兴趣探索患者经历的不同方面，包括治疗以外的人际关

**表 14.1　前心智化模式**

| 前心智化模式 | 描述 | 举例 | BPD 相关特征 | 典型的反移情或临床医生的反应 |
|---|---|---|---|---|
| 心理等同模式 | 具体、僵化的思维过程与毫无根据的确定性相结合，尽管不准确，但使一个人难以接受外界新信息且固执不移 | 患者没有接到精神科医生的回电，认为精神科医生在生她的气。她在下一次预约看病时，生气地说："我知道你恨我"，这让精神科医生完全不知所措<br>行动（不回电话）等同于精神状态（愤怒），她将对精神科医生生气的担心等同于现实，并以她对事件绝对肯定的解释引发愤怒的对抗 | 偏执<br>黑白思维<br>敏感，竭力避免被抛弃 / 拒绝<br>夸大<br>理想化和贬值 | 混乱<br>挫折感<br>缺乏好奇心，增加治疗师的确定性和权威感 |
| 假装模式 | 是不连贯的，有时是复杂的和伪心理的思维过程，没有实际经验或外部现实的基础<br>与心理等同相反，内部与外部的现实完全脱离，思想和感觉与传达出的东西完全脱离。称为假表象化 | 患者配合治疗，问话回答，在治疗过程中看起来是一个"好患者"，同时自我毁灭和功能障碍不断增加，陷入了一种隐秘的双重状态<br>患者心理和行为障碍的真实状态与她在治疗中对医师说的话和做的事相脱离。这就可能导致数年看似有意义的强化治疗，病情却没有什么改变 | 解离<br>自伤和自杀<br>分裂<br>隐秘或"不诚实"的行为<br>空虚<br>身份模糊 | 无聊<br>被孤立或排斥的感觉<br>感觉自己正处于自动驾驶状态<br>治疗师倾向于更努力地尝试或做更多的工作来理解患者带来混乱的、断断续续的信息 |
| 目的论模式 | 精神状态只有在与患者的目标或目的相关联的行动中表现出来的才是真实的。与心理等同模式不同但又有重叠，当行为等同于符合患者意愿的精神状态时，会使患者有一种控制他人行为的感觉 | 患者通过要求双重治疗和乘车回家等特殊治疗来证明治疗师的敬业精神。当治疗师拒绝时，患者会以自我伤害的方式表达痛苦并寻求治疗师的救助<br>跨越界限成为关怀的指标，自残成为疼痛的指标，它的功能是控制或引发治疗师可预测的反应 | 自残<br>自杀倾向<br>"操纵"声誉<br>滥交<br>竭力避免被抛弃 | 感觉被迫采取行动或以行为方式对患者做出反应（跨越界限、住院治疗和危机时的药物治疗）<br>提供方向 |

系和与治疗师之间的关系。治疗师的工作是鼓励患者通过提供解释或指导他们如何来管理行为或痛苦来帮助患者的心智化，而不是为他们做什么。这个过程中不涉及达成任何特定观点或行为改变，只是维持心智化过程，使患者达到任何洞察力或行为改变的能力保持优化。

如前一节所讨论的，Bateman 和 Fonagy 认为 BPD 的问题是不稳定，而不是缺乏心智化能力问题。与自闭症相比，自闭症的社会认知缺陷较为固定。心智化倾向于在压力唤醒（如强烈的情绪）和过度激活依恋的情况下失调。当心智化受到损害时，MBT 治疗师会进行干预。因此，心智化的评估——换句

话说，对心智化前状态或不平衡心智化的检测——促使临床医生认识到患者不太可能现实地、仁慈地或灵活地理解自己或他人的精神状态，使用 MBT 技术来扩大并稳定她的能力。根据这个模型，在 BPD 患者的心理治疗实践中，一个常见的错误是，假设患者在情绪激动时可以进行心智化调节，并在患者的心理和人际交往能力过于脆弱而无法信任时提供复杂的解释、行为计划以及干预措施。

评估心智化的一种方法是检测前心智状态，并注意心智化好坏的心智化特征。强大的心智化特征是好奇感，不确定性，对自我和他人的考虑、认知和情感心理状态、内化心理状态和外显行为之间获

取平衡。心智化受损则相反：对经验的某些选择方面呈现绝对化和不平衡性，排除其他相关的观点。当患者过于专注于自我时，MBT 治疗师可能会鼓励患者与相关的其他人产生好奇心。同样，当患者过于关注他们或其他人正在做的事情时，MBT 治疗师会试图根据行为背后的精神状态来扩大对内部可能发生事情的认识。然而，当患者过于理智时，MBT 治疗师会鼓励患者关注某些事物的感受或体验，反之亦然；当患者情绪过于激动时，治疗师试图通过关注患者的想法来平衡这种情绪。此时，治疗师首先要确定患者视角上的不失衡或缺乏整合；然后，他鼓励患者考虑其他观点来加强心智化。这些被称为 MBT 中的相反的行动。相反的行动促进了视角的拓宽，允许整合患者和他人的经验的不同方面。简言之，当 BPD 患者出现行为崩溃或分离倾向时，这些举措可以扩大患者对上述心态的反思。

治疗师还负责监控依恋关系。鉴于 BPD 患者存在的脆弱性，他们倾向于过度依恋并习惯自动而不是受控的心智化方式，他的 MBT 治疗师被要求激活依恋来促进心智化的发展，同时又不过度激活使患者进入一种高度唤醒模式。具体而言，MBT 治疗师让患者参与标记和偶然的镜像为特征的交流，治疗师对他们表现出热情、同情和兴趣，通过做出努力来真正理解、联系和反映他们的观点，在反映他们观点的同时，也反映了另一种替代或有标记的观点。例如，如果一个患者来办公室说他扇了老板耳光被解雇了，那么 MBT 治疗师提出这是心智化出了问题的一种表现，首先要好奇地询问发生了什么，然后解释患者的想法和感受，以及可能会引发的反应。一旦患者描述了自己的心理状态，回顾并识别了失去心智化的诱因，治疗师就可以指出他在反应中注意了什么，但也可以指出他仍然无法理解的情况，这样患者和治疗师就可以一起进一步探索在这种情况下什么是有意义的，什么是没有意义的。最终，治疗师可能会透露他在相同情况下的想法或感受，以提供另一种观点，而无须谴责患者的立场或表明治疗师的观点是正确的或优越的（这将是没有偶然性的标记）。这是用试探性和谦逊的方法完成的，而不是权威性和判断。治疗师应该把自己的观点标记为属于他，而不是绝对的或抽象的（例如，"我很惊讶你感觉 X，因为当我想象它时，我可能会感觉 Y。我想知道你是如何得到这个结论的？"）。如果患者能够考虑治疗师的替代观点，那么她已经开始灵活地构建心智化，也许出于心理上的对等性

或另一种确定性状态，这可能会减少压力并改善对现状的即时评估，从而恢复可控的心智化。这种向灵活的心智化转变也促进了对彼此观点和立场的依恋。

当出现心智化不良或缺失的迹象时，治疗师参与和探索患者的想法所做的努力可能会被认为体验的侵入和令人困惑；如果治疗师不明白这一点，试图更深入地参与和过度关心可能会使依恋过度激活。我们考虑到 BPD 和不稳定的依恋之间的联系，原因是由需求和恐惧共同驱使了紊乱的依恋关系，治疗师在情感和人际关系上的努力干预可能会进一步加剧患者的痛苦，从而削弱他们的心智化。此时 MBT 治疗师应退后一步，承认他可能使事情变得更糟，并降低互动的强度以减少唤醒，从而增加了患者心智化的状况。

MBT 治疗师除了监管和调节心智化和依恋外，还要遵循以下过程：①支持和移情予以澄清，②挑战，③情感焦点，④移情的心智化。第一步已在提供有标记的偶然镜像的讨论中描述过，治疗师在进一步鼓励患者解释当前情况之前，首先要承认患者提出的问题和困难。这为治疗师和患者提供了一个共同参与和考虑当前问题的机会，并允许患者在产生其他观点之前看到治疗师是如何理解她的观点。有时，如果重建心智化的努力失败时，治疗师可能会尝试一种让患者惊讶的方式去挑战患者，而不是用强大的方式使患者依从。这是通过在交互中引入一些意想不到的事情来实现的。例如，假设一个患者执着地认为没有人会喜欢她的一种观点。治疗师询问患者为什么会这样认为，患者认为这是真实的。在一次无果的反复询问中，治疗师可能会改变治疗方法，通过问她们"如果有人确实爱你，那会是什么样子？你将如何知道？"这样的问题，用反面事实的方法来质疑患者，在激烈、僵化和不断升级的非心智化时刻，可能需要更严峻的挑战；然后，治疗师可能会对患者所说或所做的事情采取坦诚的陈述，以插入自己的心理过程并干扰患者的心理过程。这些可能是高风险的做法，但是它可以通过对患者问题的重新定位或探索治疗师与患者之间的当下困难而达到平衡。无论哪种方式，当患者被僵化在一个过于自我导向的观点上时，治疗师坦率地或令人惊讶地插入心理状态，可能会使患者突然将心智化平衡从自我转移到治疗师身上（会谈疗程中的另一种心理）；那么治疗师可以通过自己所遇到困难做出对策，来解决这些挑战所带来的问题。这将使会谈更具人际互动性和自发性，而不会停留在患者对过

去事件的心理表现之中。

　　MBT 方法的最后几个步骤仍然集中在患者和治疗师之间的人际互动过程。一旦患者能够在某种程度上有了心智化，MBT 治疗师就将注意力集中在情感焦点上，这不仅指患者的情感体验和表达，而且还指患者和治疗师在两者之间的情感交互中产生的感情。这部分尝试关注和澄清在互动过程中可能不那么明显，未完全表达或避免的情绪，这会使依恋容易受到旧模式的影响，而这些模式是患者最严重的人际功能问题的根源。这自然可以归结为心智化移情，这里的移情是指治疗师和患者之间当下或此时此地之间的关系，而与患者的早期病史无关。具体而言，MBT 治疗师必须首先验证患者对治疗师的体验，无论对患者来说感到惊讶还是困惑，他自己也需要接受治疗过程中的任何规则。在患者和治疗师合作对正在发生的事情形成共同的看法后，就会产生替代性的观点，并对"观点是如何转变"产生好奇心。在这一点上，元认知参与了自我和他人的交互关系，从而使患者能够练习并增强良好的心智化能力。

　　心智化过程中的这些步骤并不是线性且整齐地发生。MBT 方法并非试图将治疗性的相互作用固定在一个僵化的模式中，或也不是什么样的先入为主的观念，而是提供了一种技术指导，以构建一种简单而灵活的方式，来探索边缘型人格障碍患者心智化的未知领域。

## 支持部分住院和门诊设置的 MBT 经验证据

　　MBT 提出者 Bateman 和 Fonagy 的研究（1999，2001，2003，2008a，2008b，2009），以及对部分住院（Bales et al.，2012）和门诊治疗的重复研究，支持了 MBT 的有效性证据（Jorgensen et al.，2013）。此外，有一项关于 MBT-A 的研究报道，这是针对青少年的 MBT 改编版（Rossouw & Fonagy，2012）。所有这些研究都表明，MBT 在提高功能的同时，可以有效减少自伤、自杀行为和意念、抑郁、BPD 症状和药物依赖，并强化了医院精神卫生服务的使用（Bales et al.，2012；Bateman & Fonagy，1999，2001，2003，2008a，2009；Jorgensen et al.，2013；Roussouw & Fonagy，2012）。这些研究的结果总结在表 14.2。

　　Bateman 和 Fonagy 最初的部分住院研究结果发表在 4 份报告中（Bateman & Fonagy，1999，2001，2003，2008a）。这项研究是在美国国立卫生服务局（National Health Service，NHS）的一个人格障碍专业服务机构中进行的，涉及 44 名具有常见共病特征和低功能水平的 BPD 患者。值得注意的是，在所有的研究中，Bateman 和 Fonagy 的研究中男性患者比例最高，表明 MBT 对男性和女性都有效。

　　接受 MBT 的部分住院形式，包括约 6～7 小时的个体和团体心理治疗，并由一名接受过培训的精神科医生进行个案管理和药物治疗。对照组为常规治疗（treatment as usual，TAU），由高年资精神科医生每月进行 2 次精神科检查，可获得 2 次急性精神病的治疗，但没有心理治疗干预。重要的是，在两种治疗条件下的患者在治疗期间和 8 年的随访期间病情均得到改善。Bateman 和 Fonagy 最初的研究表明，在部分住院计划中实施 MBT 可有效地减轻症状，尽管 MBT 属于较昂贵的精神卫生资源，但它比大多数经济困难患者能够获得公共卫生服务的费用更有效。虽然 MBT 组涉及长期的、结构化的部分日间病房和基于团队的心理治疗项目，但对于一些可以暂缓不需要急性治疗的 BPD 患者，可能节约了急诊服务成本。此外，MBT 聘用的是训练有素的护士和住院医生，而不是 TAU 组聘用的高年资精神科工作人员。考虑到这些方面以及公共卫生设施表明，MBT 是一种成本效益高、易于操作、经济效益高的公共卫生措施，可以教授给非专业一线工作人员的团队。

　　BPD 的纵向研究表明，在没有专门治疗的情况下，该疾病就能显著的缓解，复发很少（Gunderson et al.，2011；Zanarini，Frankenburg，Hennen，Reich & Silk，2006）。本研究中的 TAU 组反映了这一趋势，因为两组的大多数结果都得到了改善。但是，在 8 年的随访结束时，MBT 组的症状和功能改善更加显著（Bateman & Fonagy，2008a），只有 13%MBT 组符合 BPD 诊断标准，而 TAU 组仍有 87% 符合 BPD 的诊断标准。这些症状改善的差别与功能改善相匹配。虽然这两组都有所改善，但 MBT 组的大部分患者病情缓解，而且许多人还能保持工作（Bateman & Fonagy，1999）。

　　Bateman 和 Fonagy 对 MBT 部分住院进行了一项门诊随访试验，为了检验 MBT 在精简门诊治疗，包括每周的 MBT 个体和团体治疗的有效性（Bateman & Fonagy，2009）。该门诊试验将 MBT 与结构化临床管理（structured clinical management，SCM）进

**表 14.2 心智化治疗的结果研究**

| 出版年份和治疗时长和设置 | 患者 | MBT 治疗 | 对照治疗 | 结果 | 方法优势和局限性 |
|---|---|---|---|---|---|
| **原始 MBT RCTS：BETAMAN 和 FONAGY** | | | | | |
| **1999 年**<br>18 个月<br>部分住院治疗<br>伦敦国家公共卫生服务中心 | 44 例成年男性和女性 BPD 患者<br>纳入 38 例随机分组进行统计分析<br>MBT 组 19 例，一般 TAU 组 19 例<br>两组患者在年龄、DIB-R 评分、创伤暴露、药物滥用方面均相匹配 | 精神分析导向日间医院<br>个体化治疗 1 次／周<br>团体治疗 3 次／周<br>表达治疗／心理剧 1 次／周<br>社区会谈 1 次／周<br>案件管理员会谈 1 次／月<br>住院精神科医生进行药物审查、劝阻多药联合治疗 1 次／月 | 一般的精神治疗／TAU<br>资深精神科医生进行精神科检查 2 次／月<br>住院（90% 入院，LOS = 11.6 天）<br>以解决问题为重点的日间住院治疗（72% 入院，LOS = 6 个月）<br>精神科护士去社区门诊 2 次／月<br>本组患者并未接受任何正规心理治疗 | MBT > TAU 在以下方面：<br>1）自残<br>2）自杀企图<br>3）需要药物治疗<br>4）住院治疗<br>5）焦虑<br>6）抑郁<br>并且提高社会功能 | 优势：<br>1）严格的 BPD 诊断筛查<br>2）治疗师是接受过精神病学培训的护士，没有接受过正式的心理治疗培训<br>3）脱落率低（n = 3 或 12%）<br>局限性：<br>1）无依从性监测<br>2）未将心理状态的变化作为变化差异的操作因素进行评估 |
| **2001 年** | 对 1999 年 RCT 报告的患者进行 18 个月的随访研究<br>对照组 3 例转入 MBT 组 | 随访计划提供给所有的MBT 患者，除了 3 名过早终止治疗的患者。该方案包括：<br>团体治疗 2 次／周<br>Anthony Bateman 根据需要进行精神科检查<br>1～3 次／月 | 继续应用和接受一般精神科服务<br>本组患者未接受任何正规心理治疗 | MBT 治疗的获益不仅在随访期间得以维持，而且患者也有所改善。TAU 中的受试者在领域中程度较低但在较少的评估领域中程度较低 | 与 1999 年研究相同 |
| **2003 年** | 1999 年和 2001 年报告<br>基于同一随机对照试验的卫生服务利用研究 | | | 6 个月前 RCT：平均年度医疗保健利用成本：<br>MBT = 44.967 美元，<br>TAU = 52.563 美元。<br>试验期间：<br>MBT = 27.303 美元，<br>TAU = 30.960 美元。<br>18 个月随访：<br>MBT = 3.183 美元，<br>TAU = 15.490 美元 | 优势：<br>1）公共卫生服务中按地点组织的精神卫生服务易于通过医疗记录进行跟踪<br>2）分析时间跨度为 3 年，跟踪所有患者从治疗前到治疗后的费用变化<br>局限性：<br>样本量小 |

表 14.2 心智化治疗的结果研究（续表）

| 出版年份治疗的时长和设置 | 患者 | MBT 治疗 | 对照治疗 | 结果 | 方法优势和局限性 |
|---|---|---|---|---|---|
| **2008 年** | 1999 年、2001 年、2003 年对 RCT 实验患者进行了 8 年随访 | | | MBT < TAU 在以下方面：<br>1）自杀企图<br>2）住院治疗<br>3）使用急诊室<br>4）BPD 症状<br>MBT > TAU 在以下方面：<br>1）GAF 评分<br>2）工作年限 | 优势：<br>1）随访时间长于任何其他 BPD 治疗<br>2）可靠的医疗记录作为 NHS 的一部分<br>3）8 年以上的高试验保留率<br>局限性：<br>不明确的心理状态是影响差异的主要因素 |

门诊 MBT 试验：BATEMAN & FONAGY

| 出版年份治疗的时长和设置 | 患者 | MBT 治疗 | 对照治疗 | 结果 | 方法优势和局限性 |
|---|---|---|---|---|---|
| **2009 年**<br>门诊<br>伦敦国家公共卫生服务中心 | 134 例成年男性和女性 BPD 患者 随机分配 MBT 组 71 例 SCM 组 63 例 | 门诊 MBT<br>个体化治疗 1 次 / 周<br>团体治疗 1 次 / 周<br>危机的焦点恢复心智化<br>精神药理学 / 一般精神病学检查 1～3 次 / 月 | 结构化临床管理（SCM）支持和解决问题的重点：<br>个体化<br>心理治疗<br>团体治疗<br>危机的焦点，<br>解决问题和支持<br>精神药理学 / 一般精神病学检查<br>1～3 次 / 月 | 6 个月时企图自杀的患者中，MBT < SCM，12 个月时无差异<br>6 个月时自残人数 SCM < MBT<br>12 个月时自残人数 MBT > SCM<br>自残下降率 MBT > SCM<br>在整个研究期间的住院天数 MBT < SCM<br>抑郁症状，社会功能和药物使用的下降率 MBT > SCM | 优势：<br>1）较大的代表性样本，而且排除较少<br>2）两种治疗都基于结构化方法，具有更好的匹配治疗法，临床医生的经验水平也在组间进行了匹配<br>3）治疗师基于经验的结果进行了匹配<br>4）监测患者依从性<br>局限性：<br>1）两组都有显著的改善，这就导致了额外的专业化是否具有成本效益的问题<br>2）治疗后无随访<br>3）不清楚心理上的变化是否带来了结果差异<br>4）需要重复外部的治疗发起者 |

复制研究

| 出版年份治疗的时长和设置 | 患者 | MBT 治疗 | 对照治疗 | 结果 | 方法优势和局限性 |
|---|---|---|---|---|---|
| **Bales et al., 2012**<br>18 个月<br>在荷兰人格障碍专业中心 PHP | 45 例成年 MBT 伴 BPD，多数为女性（71%）无对照组 | 个体化治疗 1 次 / 周<br>团体治疗 > 1 次 / 周<br>社区会面 1 次 / 周<br>见精神科医生 1 次 / 周 | | MBT 的保留率为 84.5%<br>以下方面↓：<br>自杀企图和自残<br>抑郁<br>人际问题<br>BPD 症状 | 优势：<br>1）严重多重共病的 BPD 患者给予"自然"治疗方式<br>2）MBT 发起人独立临床小组<br>3）Betaman 监测依从性 |

表 14.2 心智化治疗的结果研究（续表）

| 出版年份治疗的时间和设置 | 患者 | MBT 治疗 | 对照治疗 | 结果 | 方法优势和局限性 |
|---|---|---|---|---|---|
| | | | | 使用额外的急性精神病服务 以下方面↑： 生活品质 自我控制 身份整合 责任 关系功能 | 局限性： 1）无对照组 2）部分住院治疗方案包括每周 20 小时以上的治疗 3）没有衡量与变化相关的心理化因素的变化 |
| Jorgensen et al., 2013 年 在丹麦公共卫生系统 BPD 专科门诊治疗 24 个月 | 85 例成年 BPD 患者，多数为女性（95%），排除有反社会、偏执型人格障碍或严重物质滥用的患者 74 例行 MBT 37 例行支持治疗 | 个体化治疗 1 次/周 团体治疗 1 次/周 心理教育组 1 次/月，进行 6 个月 按照 APA 指南行药物治疗 | 团体治疗 2 次/月 心理教育组 1 次/月，进行 6 个月 按照 APA 指南行药物治疗 | 脱落率 43%；58 例 完成 24 个月治疗（治疗组之间无差异） 在两组中： 以下方面↓：抑郁症状和类和严重程度，焦虑和 BPD；药物的使用 以下方面↑：社会/人际关系功能；社会适应能力；GAF 评分：MBT >仅支持治疗 | 优势： 1）两种相干处理的大型比较研究 2）MBT 发起人独立临床小组 3）两个治疗群均为有经验的临床医生测评 局限性： 1）结果计量均为自评报告 2）在 GAF 评分中，评估人员未采取盲法 3）高流失率 |
| 青少年门诊 MBT-A: ROSSOUW & FONAGY | | | | | |
| 2012 年 伦敦国家卫生服务中心为期 12 个月的社区青少年心理健康门诊服务 | 80 名青少年，主要是女性（85%），年龄在 12～17 岁，有自伤行为 40 名受试者被随机分为 MBT-A 和 TAU | 个体化治疗 1 次/周 MBT-F 家庭治疗 1 次/月 临床医生监督 1 次/周 | 基于英国国家健康与临床证据研究所指南 可变和非程式化，包括精神审查以及来自认知行为、心理动力学和一般支持治疗的个人和家庭治疗的一系列服务 | MBT-A 和 TAU 组：↓自伤和抑郁 在治疗结束时报告自伤的概率 MBT-A < TAU MBT-A↑ 心理化测量得分和↓依恋避免。两种测量方法都没有变化 | 优势： 1）第一项治疗研究表明，与 TAU 相比，程式化治疗显著减少了青少年的自伤和抑郁 2）与结果差异相关的精神病学推理机制（心理化和依恋）的变化 局限： 1）通过监督进行的依从性监测是非正式的。没有关于遵守情况的统计报告 2）大部分样本没有完成任何一种治疗，样本量很小 3）TAU 是非程式化的，没有向临床医生提供监督 |

MBT, 心智化治疗; RCT, 随机对照试验; BPD, 边缘型人格障碍; LOS, 住院时间; DIB-R, 边缘型诊断访谈; PHP, 部分住院计划; SCM, 结构的临床管理; GAF, 总体功能评估量表; TAU, 常规治疗。

行了比较，后者组成了一个同等的治疗方案。两种治疗方法均由美国国立卫生临床优化研究中心（National Institute for Healthcare Excellence，NICE）稳定的团队组成指导，并提供紧急呼叫服务、危机计划、药物管理以及定期的个体和团体治疗。SCM疗法是以支持性和解决问题为导向，为部分住院实验中既往 TAU 条件下脱落的患者提供了一种支持关系。这两个治疗师团队均由护士、执业咨询师或精神科住院医生组成，或接受过最低限度和同等数量培训以及接触过人格障碍患者的住院精神科医生。这种干预方案的进展更加全面地控制了治疗的差异，这样做到了结构、支持、一致性接触、纵向关系、一般心理治疗暴露、临床医生人格障碍的治疗经验更加清晰，以及治疗的一致性和标准化，可能不会涉及结果差异的主要因素。

两组受试者均有明显改善，这表明依照 BPD 治疗共识指南是有效的。MBT 组在自杀企图、严重自伤事件、住院治疗和自我报告的症状评分方面明显改善。尽管如此，研究者们还是承认，他们无法凭经验来证明这些改善与心智化治疗之间的联系。但是，这项研究表明，采用相对适度的门诊治疗计划，BPD 采用 MBT 专门治疗和指导管理以及支持疗法方面取得显著改善。

欧洲的另外两个临床团队也完成了检验 MBT 的试验。第一个试验由 Bales 和她的合作者在荷兰的一个治疗人格障碍的专业中心，报告了 18 个月的 MBT 日间住院治疗项目得到改善。虽然这项研究没有对照组，但它确实表明，MBT 除了主要作用之外，还可以减少自杀、自伤和用于急性精神科服务。与 Bateman 和 Fonagy 最初的日间住院研究一样，MBT 项目包括每周超过 20 小时有意义的临床接触。第二项试验由 Jorgensen 及其合作者（2013 年）在丹麦的一个人格障碍中心发表，该研究将门诊随机对照试验的 MBT 治疗与经验丰富的资深的临床医生进行的辅助治疗比较。MBT 组每周接受个体治疗和团体治疗，而对照组仅每隔一周接受团体治疗。两组均接受药物治疗和心理教育。两组患者均获得显著改善，仅在治疗师大体功能评估（Global Assessment of Functioning，GAF）的变化方面有所不同。在迄今为止唯一的一次随机对照试验中，MBT 试验的重复结果表明，在专业化的人格障碍诊所，由经验丰富的临床医生进行治疗，MBT 和支持性心理治疗的疗效具有相当的可比性。这些重复试验表明，除了 Bateman 的部分住院和门诊 MBT 治疗外，其他临

床团队在日间住院和门诊环境也可使用 MBT 治疗，对自杀倾向、自伤、精神病症状和功能方面都有显著改善。

一项 MBT-A 改良版的青少年门诊试验研究显示，自伤的减少与依恋和心智化之间的变化有关。MBT-A 治疗包括每周的 MBT 个体治疗和每月的 MBT-家庭（MBT-Family，MBT-F）治疗。对照组是伦敦公共卫生系统的 TAU 组，并依照 NICE 指南进行的。

Rossouw 和 Fonagy（2012）报告说，他们是第一个发表的研究，显示在人工治疗下，青少年的自伤和抑郁症状显著减少。此外，这些研究人员使用一种被称为亲密关系的体验（Experiences in Close Relationships，ECR；Brennan，Clark & Shaver，1998）来测量依恋的变化，并采用一种称为"我的感受"（How I Feel，HIF；未发表，2008）心智化量表来测量心智化、情绪智力，但该量表未经验证。Rossouw 和 Fonagy 报告了仅在 MBT-A 组中观察到依恋回避、心智化和自伤减少之间的关系，表明 MBT 的核心机制是让MBT-A 发挥有效的作用靶点。

# 局限性

这里回顾的研究在招募中未采用严格的排除标准，患者组反映了在社区中实际的 BPD 患者情况。MBT 可能非常适合这些情景，Bateman 和 Fonagy 鼓励将 MBT 的理念和技术与其他治疗方法相结合，没有必要限制以纯粹的人工形式进行实践。

这提示在患者类型方面有相当应用的广泛性。迄今为止，科学研究能够确定特定类型的患者可能从 MBT 中受益，但有一些患者和临床医生可能缺乏足够的兴趣或能力进行 MBT。边缘型和自恋型混合人格患者，其依恋方式和自我毁灭的行为模式更多地集中于自恋核心，通常他们的依恋方式往往是轻视而不是依赖，导致在压力情况下无法激活依恋。在这些情况下，可能很难在治疗中充分利用依恋来刺激心智化。当 MBT 治疗师要求患者做他/她不擅长的事情时，可能会加剧由自尊调节失调引发的自恋症状。患者可能会通过伪心智化来调节其能力感和治疗师的位置，这种伪心智化似乎模仿了治疗的框架，而与患者的实际经历或生活没有任何联系（Ronningstam，2005）。

就治疗师而言，实证文献表明，MBT 可以由未经过正规心理治疗培训的临床医生进行有效实施。

门诊重复性试验（Jorgensen et al.，2013）表明，即使经验丰富，经过正规培训的治疗师，MBT 比支持性治疗和简化的方法显示出有限的优势。当"不知道"的态度以一种更技术化、不真实的方式传达时，MBT 可能难以有效地管理。喜欢采取指令、解释性或更权威性的治疗师可能也难以坚持 MBT 的基本立场。具体来说，在面对严重的自我毁灭性行为或其他 BPD 固有的严重功能障碍时，如果难以保持不确定性和好奇心的治疗师，可能不适合 MBT 治疗。总之，MBT 要求治疗师要谦虚，承认自己不知道或犯了错误，并平等地参与维持他们自己心智化过程的任务中来。如果这个治疗师的态度在任何方面都有困难，就很难以自然和有效的方式进行 MBT。

# 参考文献

Agrawal, H. R., Gunderson, J., Holmes, B. M., & Lyons-Ruth, K. (2004). Attachment studies with borderline patients: A review. *Harvard Review of Psychiatry*, 12(2), 94–104.

Arnsten, A. F. (2000). Stress impairs prefrontal cortical function in rats and monkeys: Role of dopamine D1 and norepinephrine alpha-1 receptor mechanisms. *Progress in Brain Research*, 126, 183–192.

Bales, D., van Beek, N., Smits, M., Willemsen, S., Busschbach, J. J., Verheul, R., & Andrea, H. (2012). Treatment outcome of 18-month, day hospital mentalization-based treatment (MBT) in patients with severe borderline personality disorder in the Netherlands. *Journal of Personality Disorders*, 26(4), 568–582.

Bandelow, B., Krause, J., Wedekind, D., Broocks, A., Hajak, G., & Rüther, E. (2005). Early traumatic life events, parental attitudes, family history, and birth risk factors in patients with borderline personality disorder and healthy controls. *Psychiatry Research*, 134(2),169–179.

Barone, L. (2003). Developmental protective and risk factors in borderline personality disorder: A study using the Adult Attachment Interview. *Attachment and Human Development*, 5(1), 64–77.

Bartz, J., Simeon, D., Hamilton, H., Kim, S., Crystal, S., Braun, A., . . . Hollander, E. (2011). Oxytocin can hinder trust and cooperation in borderline personality disorder. *Social Cognitive and Affective Neuroscience*, 6(5), 556–563.

Bateman, A., & Fonagy, P. (1999). Effectiveness of partial hospitalization in the treatment of borderline personality disorder: A randomized controlled trial. *American Journal of Psychiatry*, 156(10), 1563–1569.

Bateman, A., & Fonagy, P. (2001). Treatment of borderline personality disorder with psychoanalytically oriented partial hospitalization: An 18-month follow-up. *American Journal of Psychiatry*, 158(1), 36–42.

Bateman, A., & Fonagy, P. (2003). Health service utilization costs for borderline personality disorder patients treated with psychoanalytically oriented partial hospitalization versus general psychiatric care. *American Journal of Psychiatry*, 160(1), 169–171.

Bateman, A., & Fonagy, P. (2008a). 8-year follow-up of patients treated for borderline personality disorder: Mentalization-based treatment versus treatment as usual. *American Journal of Psychiatry*, 165(5), 631–638.

Bateman, A., & Fonagy, P. (2008b). Comorbid antisocial and borderline personality disorders: Mentalization-based treatment. *Journal of Clinical Psychology*, 64(2), 181–194.

Bateman, A., & Fonagy, P. (2009). Randomized controlled trial of outpatient mentalization-based treatment versus structured clinical management for borderline personality disorder. *American Journal of Psychiatry*, 166(12), 1355–1364.

Bateman, A., & Fonagy, P. (2012). *Handbook of mentalizing in mental health practice*. Washington, DC: APPI.

Benjamin, L. S. (1993). *Interpersonal diagnosis and treatment of personality disorders*. New York: Guilford.

Brennan, K. A., Clark, C. L., & Shaver, P. R. (1998). Self-report measurement of adult romantic attachment: An integrative overview. In J. A. Simpson & W. S. Rholes (Eds.), *Attachment theory and close relationships* (pp. 46–76). New York; Guilford.

Choi-Kain, L. W., Albert, E. A., & Gunderson, J. G. (2016). Evidence-based treatments for borderline personality disorder: Implementation, integration, and stepped care. *Harvard Review of Psychiatry*, 24(5), 342–356.

Domes, G., Heinrichs, M., Michel, A., Berger, C., & Herpertz, S. C. (2007). Oxytocin improves "mind-reading" in humans. *Biological Psychiatry*, 61(6), 731–733.

Fonagy, P. (1991). Thinking about thinking: Some clinical and theoretical considerations in the treatment of a borderline patient. *International Journal of Psychoanalysis*, 72, 639–656.

Fonagy, P., Gergeley, G., Jurist, E., & Target, M. (2002). *Affect regulation, mentalization, and the development of the self*. New York: Other Press.

Fonagy, P., Leigh, T., Steele, M., Steele, H., Kennedy, R., Mattoon, G., . . . Gerber, A. (1996). The relation of attachment status, psychiatric classification, and response to psychotherapy. *Journal of Consulting and Clinical Psychology*, 64(1), 22–31.

Fonagy, P., Target, M., & Gergely, G. (2000). Attachment and borderline personality disorder. A theory and some evidence. *Psychiatric Clinics of North America*, 23(1), 103–122, vii-viii.

Gunderson, J. G. (1996). The borderline patient's intolerance of aloneness: Insecure attachments and therapist availability. *American Journal of Psychiatry*, 153(6), 752–758.

Gunderson, J. G., & Lyons-Ruth, K. (2008). BPD's interpersonal hypersensitivity phenotype: A gene-environment-developmental model. *Journal of Personality Disorders*, 22(1), 22–41.

Gunderson, J. G., & Sabo, A. N. (1993). The phenomenological and conceptual interface between borderline personality disorder and PTSD. *American Journal of Psychiatry*, 150(1), 19–27.

Gunderson, J. G., Stout, R. L., McGlashan, T. H., Shea, M. T., Morey, L. C., Grilo, C. M., . . . Skodol, A. E. (2011). Ten-year course of borderline personality disorder: Psychopathology and function from the Collaborative Longitudinal Personality Disorders study. *Archives of General Psychiatry*, 68(8), 827–837.

Johnson, J. G., Cohen, P., Brown, J., Smailes, E. M., & Bernstein, D. P. (1999). Childhood maltreatment increases risk for personality disorders during early adulthood. *Archives of General Psychiatry*, 56(7), 600–606.

Jorgensen, C. R., Freund, C., Boye, R., Jordet, H., Andersen, D., & Kjolbye, M. (2013). Outcome of mentalization-based and supportive psychotherapy in patients with borderline personality disorder: A randomized trial. *Acta Psychiatrica Scandinavica*, 127(4), 305–317.

King-Casas, B., Sharp, C., Lomax-Bream, L., Lohrenz, T., Fonagy, P., & Montague, P. R. (2008). The rupture and repair of cooperation in borderline personality disorder. *Science*, 321(5890), 806–810.

Levy, K. N. (2005). The implications of attachment theory and research for understanding personality disorder. *Development and Psychopathology*, 17(4), 959–986.

Minzenberg, M. J., Fan, J., New, A. S., Tang, C. Y., & Siever, L. J. (2007). Fronto-limbic dysfunction in response to facial emotion in borderline personality disorder: An event-related fMRI study. *Psychiatry Research*, 155(3), 231–243.

Patrick, M., Hobson, R. P., Castle, D., Howard, R., & Maughan, B. (1994). Personality disorder and the mental representation of early social experience. *Development and Psychopathology*, 6, 375–388.

Ronningstam, E. F. (2005). *Identifying and understanding narcissistic personality*. Oxford, UK: Oxford University Press.

Rossouw, T. I. (2013). Mentalization-based treatment: Can it be translated into practice in clinical settings and teams? *Journal of the American Academy of Child and Adolescent Psychiatry*, 52(3), 220–222.

Rossouw, T. I., & Fonagy, P. (2012). Mentalization-based treatment for self-harm in adolescents: A randomized controlled trial. *Journal of the American Academy of Child and Adolescent Psychiatry*, 51(12), 1304–1313; e1303.

Ruocco, A. C., Amirthavasagam, S., Choi-Kain, L. W., & McMain, S. F. (2013). Neural correlates of negative emotionality in borderline personality disorder: An activation-likelihood-estimation meta-analysis. *Biological Psychiatry*, 73(2), 153–160.

Ruocco, A. C., Medaglia, J. D., Ayaz, H., & Chute, D. L. (2010). Abnormal prefrontal cortical response during affective processing in borderline personality disorder. *Psychiatry Research*, 182(2), 117–122.

Silbersweig, D., Clarkin, J. F., Goldstein, M., Kernberg, O. F., Tuescher, O., Levy, K. N., . . . Stern, E. (2007). Failure of frontolimbic inhibitory function in the context of negative emotion in borderline personality disorder. *American Journal of Psychiatry*, 164(12), 1832–1841.

Stanley, B., & Siever, L. J. (2010). The interpersonal dimension of borderline personality disorder: Toward a neuropeptide model. *American Journal of Psychiatry*, 167(1), 24–39.

Stoffers, J. M., Völlm, B. A., Rücker, G., Timmer, A., Huband, N., & Lieb, K. (2012). Psychological therapies for people with borderline personality disorder. *Cochrane Database of Systematic Reviews*, 2.

Waldinger, R. J., & Gunderson, J. G. (1984). Completed psychotherapies with borderline patients. *American Journal of Psychotheraphy*, 38(2), 190–202.

Zanarini, M. C., Frankenburg, F. R., Hennen, J., Reich, D. B., & Silk, K. R. (2006). Prediction of the 10-year course of borderline personality disorder. *American Journal of Psychiatry*, 163(5), 827–832.

Zanarini, M. C., Frankenburg, F. R., Reich, D. B., Marino, M. F., Lewis, R. E., Williams, A. A., & Khera, G. S. (2000). Biparental failure in the childhood experiences of borderline patients. *Journal of Personality Disorders*, 14(3), 264–273.

Zimmerman, D. J., & Choi-Kain, L. W. (2009). The hypothalamic-pituitary-adrenal axis in borderline personality disorder: A review. *Harvard Review of Psychiatry*, 17(3), 167–183.

# ///15/// 聚焦移情的心理治疗：人格障碍的心理动力学治疗

FRANK E. YEOMANS, JILL C. DELANEY

杨佳佳　赵天宇　译

## 引言

聚焦移情的心理治疗（transference-focused psychotherapy，TFP）采用了精神分析的原理和技术，并对其进行了改良，以解决人格障碍患者的需求。它集中于精神分析的一个分支即**客体关系理论**，该理论将边缘型人格障碍（borderline personality disorder，BPD）的具体症状概念化，这源于患者在与"他人"（客体）的互动/关系中"自我"的内在体验。在Jacobson（1964）、Fairbairn（1944，1952）和其他早期在客体关系理论家的工作基础上，Kernberg扩展了这一理论，强调情感在正常和病态人格发展中的作用（Kernberg，1975，1984，2004）。

客体关系理论关注婴儿主体体验与周围环境和照料者互动时的衰减重要性。这一理论是将心理衰减的进展建立在**客体稳定型**来实现的，客体稳定型是一种现实而稳定的感觉；放弃**婴儿的本能**，是一种可以控制环境的感觉；容忍**矛盾情绪**，是积极和消极情感共存。从本质上说，成长中的孩子开始融入一种"我"的感觉，这种感觉是随着时间的推移在与环境的互动中建立起来的。客体关系是指一个人与另一个人关系的表现形式（内部模型）。我们把一个特定的自我状态与另一个人的特定形象的表征组成的单元称为"二元体"，以表示在与他人的内在形象互动时的一种自我体验。此外，自我-他人表征最初是与他们所经历的原始情感期望值相联系的。举例来说，一个正在吃奶的婴儿看着母亲充满爱意的目光，这就是一个快乐的、被爱的婴儿（良好的自我）与一个善良的、慈爱的母亲/照料者（良好的他人）之间的关系。这种二元体植根于快乐的情感体验之中。然而，婴儿的痛苦经历，例如，饥饿的自我（不快乐、被遗弃、受惊吓）与母亲/照料者没有立即满足其需求联系在一起，就可能将母亲/照料者印记为漠不关心，甚至迫害和糟糕的。然后我们就有了一个被忽视的自我与冷漠他人之间的内在客体表征。这些事件，无论是愉快的还是不愉快的，在孩子的发展和成熟过程中重复了无数次。假设照顾和环境"足够好"，孩子就会发展健康、自我意识稳定。尽管对方有缺点，也允许对他人有爱、信任和灵活的理解。自我与他人的好与坏方面的结合是身份整合的标志，是一种同意而连贯的自我意识，是健康的人际功能基础。身份巩固的过程中有许多影响人格的因素；其中气质、遗传负荷和环境是其中最主要的因素。

在Kernberg的BPD范式中，干扰的核心因素在于发展中的儿童无法实现内部的稳定性和自我的一致性，我们称之为身份混乱。身份混乱发生在生物易感素质的条件下对负性情感/攻击、儿童早期创伤和（或）忽视或照护不当的情况下。我们假设在童年早期生活中负性体验占主导地位，会导致对自我和他人的理想化（一切都是好的）和迫害性（一切都是坏的）表现为防御隔离（也被称为分裂）。分裂是BPD症状的心理构成，是对厌恶条件的一种原始反应，它有助于保护好自我和他人免受痛苦和迫害形象的威胁。人们认为这是婴儿早期的正常发展策略，通常随着婴儿的成熟而得到解决。这是由于气质倾向于攻击性情绪和（或）厌恶性条件，使分裂不能解决，从而超出了正常的发展轨迹，于是BPD和其他人格障碍的问题就会发生。

每个发展中的个体都有多组内在的二元体，每个都是自我和他人的代表，它们通过嵌入人格中的情感期望值联系在一起。情感（情绪）通过早期的身体体验愉悦或痛苦，塑造了这些主要的内在表征形成。如前所述，情绪与婴儿大脑中的自我和客体表征联系在一起，要么表现为高度愉快体验，要么是极度不愉快的体验。这些积极和消极的情感体验在早期发展过程中积累起来，并成为力比多（爱）和攻击性（敌意、愤怒）的驱动基石（Kernberg，2004；Sandler & Sandler，1987）。因此，早期的情感构成了一个主要的动机系统（寻求愉快的体验，避免痛苦的体验），在认知框架中理解自我和他人的短暂体验。这些内在化的自我和其他表征与依恋理论所假设的人际关系"内部工作模式"重叠（Main，Kaplan & Cassidy，1985）。

即使是很小的事件（触发因素）BPD 患者也能激发强烈的反应，患者产生强烈的想法和情绪，这些想法和情绪被放大超出了客观现实的情况。简言之，对日常事件的感知，特别是那些不可忽视的压力或情绪，受一个人内部表征的影响（Kernberg，1975，1984），这些表征充当他或她感知周围世界的镜头。客体关系理论认为，边缘型人格的人有一种支配性的负性体验，这会影响发展中的人格水平，以至于自我和他人的好和坏的表征仍然保持独立（任何坏的与好的接触都会威胁到他们），并成为固定的模式填充个人的内部世界。这是一种被称为"分裂"的原始应对机制。自我和他人好和坏的两个方面在精神和情感上彼此隔离，没有整合为一个更为复杂的整体，即在自我和他人的个人体验中提供了一个连贯性、连续性、丰富性和环境感（Clarkin，Yeomans & Kernberg，2006）。例如，在良好的条件下正常成熟的人，会对自我和他人的复杂性、对他人的精神状态和意图具有细致入微的现实理解。在这种情况下，挫败婴儿需求母亲也是在其他时候满足这些需求的母亲；平衡的气质和足够的力比多（爱）促进了这些对立经验的融合。相比之下，当孩子的气质和早期照料者的体验过于消极时，沮丧的体验（"坏对象"）必须与好的体验分开，这样"好的/理想的对象"就不会被与坏的对象有关的情绪的力量所压倒和摧毁。这种单一维度的刻板印象干扰了对社会环境的准确感知和恰当的反应，并导致心理和人际领域的误解和破坏性的恶性循环。这种长期的防御性分裂导致并延续身份认同的混乱。内部表征的极端两极分化持续于整个生命历程中，导致情感不稳定、人际关系困难、焦虑、抑郁以及工作和爱情的失败，这是我们在 BPD 患者身上所看到的。简言之，没有持续的、稳定的、综合的自我意识来帮助性情强烈的人应对生活中的挑战。

以移情为中心的心理治疗旨在解决我们所认为的**身份混乱**的核心问题，这一问题的特点是对自我和他人的意识界定不清。最近的研究支持这一观点。依恋研究已经将 BPD 与不安全依恋（焦虑型和回避型）的分类联系起来——焦虑/专注和（或）无序/未解决，在这种情况下，假定对自我和依恋形象的不适应的内化感（Diamond，Stovall-McClough，Clarkin & Levy，2003；Main，1999；Fonagy et al.，1996）。对心智化的研究表明，这种能力的缺陷使个体无法准确地评估自己或他人内在的思想内容（Bateman & Fonagy，2004；Fonagy et al.，1996）。对 BPD 患者的神经认知研究发现，在负性情感的压力下，信息处理和社会认知能力会受到损害（Fertuck，Lenzenweger，Clarkin，Hoermann & Stanley，2006；Silbersweig et al.，2007）。Kernberg（1975，1984）和 Gabbard 等（Gabbard，Miller & Martinez，2006）发现，BPD 患者在治疗中可能形成瞬间的、消极的甚至是高度警惕的偏执反应，这一普遍的观察得到了支持。在社会认知领域，有一些证据证明了一个"悖论"（Krohn，1974），即 BPD 患者对他人当时的情绪和精神状态表现出高度的敏感，但倾向于将陌生人的中性面孔归因于不信任感（Donegan et al.，2003；Fertuck，Grinband，Hirsch，Mann & Stanley，2009）。

脑成像研究已经确定了这些社会和认知过程与神经的关联性，这些社会和认知过程是导致负面情感和无法调节攻击性的基础（Silbersweig et al.，2007），长期以来，一直被假设这是 BPD 的一个关键因素（Kernberg，1975，2004）。具体来说，Silbersweig 等（2007）发现，杏仁核（特别是左半球）的高反应性，在治疗过程中可能使 BPD 患者将中性的面部表情误解为是恶意的。此外，这项研究还揭示了前额叶区域的功能减弱和体积减小，这损害了调节或调整情感的能力，从而不能心智化；HPA 轴的高反应性导致过度警觉和情感唤醒慢性状态（Rinne et al.，2002）；海马体积的减小导致自动复述的"自我-客体-情感图式"，被编码为内隐（无意识）程序性记忆，基于内隐和外显记忆生成自传体叙事的能力受损（Gabbard et al.，2006）；与伏隔核相关的奖赏回路，在多巴胺分泌的驱动下，增强了对适应不良关系模式的满足感并不断强化它们的追求（Gabbard et al., 2006, 2009）。尽管这些因素中的大多数在遭受童年虐待的患者中表现得尤为明显，其中包括许多但并非所有的边缘型患者。Gabbard（2006）做了一项有趣观察，即自我和客体的内部世界的扭曲可能会催化杏仁核的过度激活。因此，干预集中在哪些元素决定情感负责感知，特别是在社会人际关系领域，对于减少症状、提高患者自我意识和提高人际关系的质量以及改善工作、爱情、创造性的努力至关重要。

我们对 TFP 进行描述之前，应该注意到，在该领域内以及心理治疗研究者之间，关于什么是这种疾病的核心问题，以及如何最好地靶向治疗，存在很多争论。例如，辩证行为疗法（dialectical behavior therapy, DBT）将素质性情绪调节障碍和正念缺陷视为该疾病的核心问题（Linehan, 1993; Wupperman, Neumann & Axelrod, 2008）。心智化治疗（Mentalization-based therapy, MBT）将心智化他人情绪状态和意图的能力的发展缺陷视为核心问题（Bateman & Fonagy, 2004）。Gunderson 和 Lyons-Ruth（2008）认为首要问题是人际关系敏感和不安全的依恋模式。这些立场都阐明了针对其各自核心问题的治疗模式。当然，每个模型都蕴含着智慧。根据我们运用 TFP 治疗 BPD 患者的经验发现，当生物学倾向影响强烈且控制力减弱的情况下，关注自我和他人的个体体验可以取得最大的治疗效果。

## TFP 疗效研究结果综述

许多研究已经证明 TFP 治疗 BPD 的有效性。两个随机对照研究的试验方法和结果的完整描述也可在其他地方找到（Clarkin, Levy, Lenzenweger & Kernberg, 2007; Doering et al., 2010; Fisher-Kern et al., 2008; Levy, Clarkin, Yeomans, Scott, Wasserman & Kernberg, 2006; Levy, Meehan, Kelly, Reynoso, Weber, Clarkin & Kernberg, 2006）。在一项研究中，90 例确诊为 BPD 的患者被随机分为 3 组人工门诊治疗 1 年：每周 2 次的 TFP、DBT（Linehan, 1993）和支持性心理动力疗法（SPT; Appelbaum, 2005）。3 组在整体和社会功能方面均有显著改善，抑郁和焦虑显著减轻。接受 TFP 和 DBT 治疗而非接受 SPT 治疗的患者在自杀倾向、抑郁、愤怒和整体功能方面有显著改善。只有接受 TFP 治疗组在言语攻击、直接攻击和易怒显著改善；依恋

方式（更安全的依恋）、叙述连贯性和反思能力方面也有显著改善（Clarkin et al., 2007; Levy et al., 2006），这一发现在另一项研究中得到重复，这一研究是将 TFP 与社区经验丰富的治疗师提供的治疗进行了比较（Buchheim, Horz, Rentrop, Doering & Fischer Kern, 2012; Doering et al., 2010）。在该研究中，TFP 在减少自杀倾向、自杀企图、BPD 症状、DSM 障碍定式临床访谈（SCID-Ⅱ）数据、患者住院和辍学、提高整体和人格功能（Clarkin, Caligor, Stern & Kernberg, 2004）和依恋（Buchheim et al., 2012）方面具有优势。

## 聚焦移情的心理治疗：治疗模式

TFP 是一种心理动力学的心理疗法，它在很大程度上借鉴了标准的精神分析技术，但也进行了一定修改，以适应边缘型人格的心理病理学。这是每周 2 次的个体治疗，可以根据需要进行辅助治疗（如 12 步会面）。正如这个名称所提示的，我们试图把重点放在移情上。"移情"是一个术语，用来描述一种非常普遍的体验，在这种体验中，个人通过既往的经历来感知当前的情况，通常与早期的照料者有关，这种经历已经内化为先前描述的自我和他人的二元表征中。值得注意的是，个体内心的表征并不是过去经验的确切表征，而是被心智力量修改并经常夸大的表征：恐惧、愿望、焦虑等。当这些内部表征被当前的体验激活时，我们会无意识地将某些先入为主的观念及其随之而来的情绪归因于（转移）当前的互动，而这种互动更适合于内部现实。移情不是一件好事或坏事，它只是一件事，我们都会在日常生活中体验它。在治疗情境中，移情被理解为患者过去经历的内在表征非常有益。这种现象有助于理解患者的动力和患者的反映，它会导致对自我和他人的内在表征的意识，而这些内在表征可能以前并不存在。将健康的患者转给治疗师的过程通常是非常微妙的，它有助于理解患者的动力，并可提供患者一些反思。然而，由于边缘型人格障碍患者的分裂性防御在占主导地位，向治疗师的移情通常更为突出和引人注目。患者更有可能以极端的方式看待治疗师，如特别好或特别坏，事实上，他们以同样的方式看待自己和他人。与整合较好的患者不同，边缘型患者在很大程度上依赖于对自己不想要的或无关的方面投射（作为一种防御）。

因此，边缘型患者很可能将自己内部世界的一部分属性给治疗师，而自己都没有意识到这一点。出于防御性的目的——为了避免意识到自我的思想元素，他们可能有一种无意识的需要，需要将治疗师视为一个来自他们过去的理想化的或被迫害的人物。这些移情可能在会谈期间迅速变化，令人眼花缭乱和混乱的陈述，对于治疗师来说很难理清。

治疗边缘型人格患者的另一个并发症是，他们可能依赖"行动"来释放和避免对困难情绪的意识。这种表达情感的方式是行为而不是语言表达，称为所谓的"行动"。例如，自残行为、错过治疗、冲动等都是表达自己感受的方式。因此，治疗首先必须以这样一种方式来预期和限制行动，并提供一个框架，让患者能够体验、观察和反思她/他的感受。只有当一个稳定的治疗设置框架称为框架，构成患者内部世界的自我-他人二元体才能转给治疗师，从而反映出帮助患者并实现改变的方式。随着治疗的进展，重点关注患者向治疗师移情（患者在任何特定时刻如何体验治疗师），逐渐让患者意识到，他或她与他人互动的方式存在各种各样的扭曲。患者可能倾向于把他或她自己视为冷酷和剥削他人的长期受害者。在另一点上，患者因为需要一个完美的照料者来保护其免受伤害，而需要理想化的治疗师。在另一个时刻，患者可能会主动地尝试击败治疗师，以抵御自卑感和需求感。这些都可能是治疗过程中发生的移情例子。

从另一种方式思考这个过程的依恋理论，认为TFP治疗激活了依恋的主要内在工作模式，在较严重的患者中，这种依恋在本质上可能是不安全的、多重的、矛盾的和冲突性的（Diamond et al., 2003; Fonagy & Bateman, 2005; Main, 1999）。治疗目标之一是通过促进身份整合，使患者获得更高的依恋安全感。

# 治疗合同

为了提供必要的条件，以促进一个安全和稳定的空间进行治疗，我们必须保护患者和治疗师，以避免可能出现的强烈情绪和行为。"治疗前"阶段包括评估患者、讨论诊断并建立安全稳定的空间。治疗师完成评估后，讨论诊断印象和治疗方案。如果TFP是推荐的治疗方法，治疗师就会转向合同问题，合同是确定双方的规范和责任。合同是通过与患者

讨论其心理问题的性质而建立的，也就是说，作为一种核心的身份障碍，导致迅速转移强烈的情绪激活，主要通过行为来表达。合同中涉及的指导原则包括对患者和治疗师责任的描述，如何管理行为的建议，这些行为允许患者绕过有意识的想法和感觉，从而减少对患者的心灵探索构成威胁。典型的规范包括日程安排、费用支付、会面之间的联系程度以及诚实和开放的交流。此外，还必须就如何管理在评估期间发现的任何自残、自杀倾向、药物或酒精和进食障碍达成协议。至关重要的是，患者愿意承担一定的责任来管理这些问题，必要时使用辅助资源，这样治疗师就不会被置于危机管理的位置。治疗师不可能同时管理危机并探索患者的内心世界，这是两个不同的角色。该合同的目标是提供一个稳定的环境，以探索患者的意识和无意识的感受。而不受外部危机的影响

# 治疗过程

因为TFP关注的是，主要通过人际互动来表达患者的冲动和防御能力，每周2次的治疗，使这些动力在与治疗师的互动中显现出来。当这种情况发生时，治疗师专注于与患者澄清他们的感知和感受之间的关系。在处理患者的问题时，治疗师取决于3种沟通渠道：①患者口头所说的内容，②患者如何沟通问题（即语气、面部表情、肢体语言），③治疗师密切关注自己对患者问题的内部反应。最后一项是所谓的"反移情反应"。客体关系的内部世界的不同分离将通过每一个渠道交替传递。总之，言语的、非言语的以及个体的反移情有助于治疗师反思患者体内什么被激活了。

探索患者的内心世界，不可避免地揭示了内在的心理冲突，即矛盾的愿望（爱和恨的感觉），以及愿望与内在或外部愿望禁令之间的冲突。治疗师对患者冲突中涉及心理与人际关系的力量采取中立的态度。技术上的中立性不应与弗洛伊德分析沉默的刻板印象相混淆。我们不再认为治疗师是患者投射到的一张白纸。在任何时候都要表达对患者的热情关心，但是治疗师不会支持患者的冲动行为或冲动抑制的行为（记住，BPD的病理表现为过度的行为和过度的抑制），除非在某种情况下存在不当的伤害风险。相反，治疗师的态度是观察患者的冲突，并让患者也参与观察它，这样患者将能更好地解决

心理冲突，从而获得更多的自主权。重点是将冲突描述为患者的内部冲突，而不是患者和治疗师之间的冲突，这点至关重要，因为患者往往会因冲突而感到强烈的焦虑，但由于他们倾向于将自己的某些方面问题投射到他人身上，因此对内部冲突本身没有明确的认识。治疗师避免偏袒冲突的另一方或另一边，这有助于患者认识和反思冲突，从而提高成功处理情绪的能力，而不是任由情绪摆布。综上所述，治疗师的中立性既有助于重新激活患者特有的客体关系，也有助于患者看到、接受并最终整合之前没有意识容忍的自我部分，如被行为实施或投射的。通过识别客观二元体及其关联影响来促进反思和控制，随着患者越来越有能力重建其情绪状态，这些二元体的重复再现会发生短路，僵化和混乱的反应变得更加灵活和微妙。

虽然每种治疗都有自己的发展轨迹，但 TFP 通常遵循以下几点：在治疗的初始阶段，主要任务是容忍患者情感的混乱和困惑。治疗的早期阶段可以通过测试治疗师的极限和各种行为表现来标记。我们发现，随着时间的推移，治疗过程逐渐平静下来，因为患者更能够控制情绪和冲动进行讨论，而不是对困难的情绪采取行动。每周 2 次设置的框架为患者提供了一个认为有用的结构。下一个阶段涉及理解混乱，并制定一个自我-他人表征的假设，这些表征体现在患者此时此刻的情感状态中。同样的情况也适用于表现出情感性死亡的 BPD 患者：这也代表了一个了解患者内部世界-客体关系的窗口。

随后的阶段包括探索移情过程中的角色反转，即患者在会话中所诱发的二元体自我和客体之间交替出现。同样，由于自我和客体表现在嵌入和阐述在发展中的人格的高度情感状态，二元体很可能表达典型的依恋/爱或攻击性、反抗和禁令。由于长期影响原始的防御性分裂机制，导致极端地、高度讽刺地表示自我和他人（所有好的/所有坏的，受害者/被害者）以及人际关系的扭曲。

当患者的客体关系二元体出现在移情过程中时，重要的是要警惕角色振荡：患者交替识别二元体的每个极点。例如，一个患者可能会抱怨治疗师没有尽力帮助他们减轻足够的痛苦。这表明，此时此刻，患者有被忽视和无人照顾的自我体验。从逻辑上讲，这归因于治疗师/他人的冷酷无情、漠不关心、自我为中心、克制的特征。如果当治疗师指出在患者的评论中似乎暗示的动态，以便他们能够进行反思时，患者的反应则是敌意的退缩或愤怒的爆发。在

前一刻拒绝、排斥和贬低的权力归于治疗师，现在却属于患者，角色发生反转了。患者当下在治疗的治疗师，就像他 1 分钟前被治疗的感觉一样，当患者试图投射或分离自己不想要的方面（愤怒、无助、自怜、需要等）时，这种振荡通常发生在患者（有时也是治疗师）的意识之外。这种在移情中两极体验的振荡（即谁在对谁做什么）是原始分裂机制和身份混乱的典型特征。经过移情中无数次的反复发展，患者逐渐能够认识到他或她处理困难情绪状态的特有方式，以及这种方式是如何导致他或她的困难。

在治疗的后期阶段，一旦达到较大的耐受性和反思能力，就像开始与患者一起探讨不同的对立二元体可能相互防御的方式。对于防御性分裂的二元体的系统性解释，因为他们生活在移情当中，可以逐渐理解潜在的动机，这种潜在动机的无意识使这些内在体验的对立面彼此彻底分离。虽然这种积极和消极情感的分离可能无法应对世界的复杂性，但他感觉是最安全的选择，以保护自己免受内部攻击性情感对理想照料和养育的心理表征构成的危险。这些治疗阶段只能作为一个指导，因为没有任何治疗是以纯粹的线性方式展开。在压力状态下，患者可能会暂时从先前获得的整合状态退到一段回归期。

## 解释过程

TFP 各阶段的行动主要是通过一个大致符合治疗序列逐步解释过程实现的。在与治疗师和外部图解的体验中，对患者主导的客体关系世界进行澄清、对抗和解释，有助于患者扩展其反思能力，并在依赖于投射机制来处理情感的需求消失后以巩固身份。治疗师呼吁患者提高反思内心状态的能力，其目的是提高认知和一致性情境化情绪以及人际互动中感知他人意图的能力。通过让患者去识别和观察她们在移情过程中所经历的各种情景，患者开始将他/她的经历理解为结构，而不是自我和他人的真实形象。然后，治疗师帮助患者理解那些使其难以整合原始的积极/依恋/力比多/消极/攻击性影响的焦虑。

最初，BPD 患者"坚持"自我和他人之间清晰区分的能力是有缺陷的，因为分裂和投射机制占主导地位，阻碍了自我和他人意识整合的感知。将他人的意图性（动机）与自己的动机（也可能不被理

解）区分的感知能力严重受损。因此，我们的解释过程要努力阐明患者在此时此刻如何开始对自我和他人的表征中体验到一种情感或行为的表达。这些表征的特征往往是"不可接受"的情感和冲动，无论它们的攻击性还是原始的力比多。将这些潜在的表征转化为有意识的意识，可以让患者对这些不想要的感知背后的动机产生意识和同理心；反过来，它进一步促进了人们对感知和反应的准确性。当成功实施后，这种在与治疗师的短暂体验中增强了对自我和他人的理解，有助于患者忍受困难的想法和感受，而不必通过行动或躯体化来投射、分离或释放它们。最重要的是，增加对体验的宽容和情境化会对一个人感受自我的谴责减少，并且对他人的复杂性和意图产生更善意的理解。

因此，解释过程从澄清开始，澄清要求患者讲述更多的自我感受，确保双方都理解患者的体验。在这个意义上，澄清类似于心智化的概念，目的是帮助患者准确地感知他自己的内心状态，以及与之发生互动的人的内心状态。这与患者的任何沟通有关，尤其是患者对治疗师的反应有关，因为这提供了一个共同探索、共同体验的机会，在共享体验中，可以立即观察和反思情感状态。

解释过程的第二步是对抗，通过对抗，邀请患者来反思那些似乎代表患者内心世界分裂元素的矛盾。口头交流和行为交流之间可能会产生矛盾。例如，患者一边敲着手指或咬着嘴唇，一边与老板谈论对话进行得很顺利。这似乎是无意识的，与患者在其他场合交流的内容或内容与情感不一致时，可能会产生矛盾。对抗的技巧在于巧妙地向患者展现这些他们往往没有意识到的矛盾。随着患者开始（非防御性地）反思这些差异时，他们对自己的复杂性产生了一种认知和欣赏。

解释过程的第三个层次有助于患者意识到，对一个客体的特定情感的理解是如何与自身内心的其他冲突情感相关联。例如，治疗师可能会说："你每次在我们经历过积极的治疗后都会谈论退出治疗，原因可能是你确信这种积极的感觉是不真实的，你认为这不可能持续，甚至可能是一个我伤害你的伎俩。如果这样的话，你会想要保护自己，远离我，并解释说你在敌对关系中似乎更舒服是有道理的。"后期的解释可能侧重于患者的分裂和对自己攻击性部分和投射认同，使它不可能摆脱带有消极基调的关系，一旦被理解，这种关系就可以整合，因此，对攻击性部分的意识，既消除了它作为一个障碍成

功地实现力比多，又允许适应性地使用攻击性，如努力追求更高的成就。

TFP 的解释在很大程度上基于此时此地观察患者生活中心理结构的理解。传统的精神分析对发展史中的前因关注是有帮助的，因为这些前因有助于了解患者的当前生活状况。在解决患者对另一个人的期望方面，在很大程度上取决于她自己心理构成的发展过程，尤其是童年早期经历的过程是可以理解的："你害怕，如果允许自己的感觉靠近我是可以理解的，鉴于你早年的生活经历中遭受过羞辱，你试图接近我时怕受到羞辱是对过去经历的一种解释。也可能是你害怕和我亲近，因为你认为我像你经常对别人那样，对你做出反应。一个错误的举动，它们将永远离开你的生活（对当前心理结构的解释）。"

解释过程和 TFP 的各个阶段是重叠的，但并不同义，几乎在任何一个过程中，都是根据患者的进步情况而定。一个人可能在一个会话中完成每个步骤的解释，也可能在许多会话中停留在一个解释阶段。

## 临床例证

我们意识到 TFP 策略是帮助患者解决难以忍受的自我状态外化表现的一个很大挑战，可能会通过质疑患者的防御系统，而暂时增加患者的焦虑。TFP 建议治疗师和患者积极参与移情过程（通常移情与患者如何体验与治疗师有关），以识别患者不能被容忍的方面，因此倾向于投射到其他人身上，尤其是治疗师。此外，将他人作为迫害对象的表征（通常是无意识的）（Gabbard，2009；Gabbard et al.，2006；Kernberg，2004），也就是 Fonagy 所说的"异类自我"（Fonagy, Gergely, Jurist & Target, 2002），也会干扰人们与重要他人之间微妙而现实的互动。治疗师对患者的持续关注和真实的兴趣，加上治疗师在互动中（坐在一起）控制强烈情感的能力，帮助患者意识到容忍以前无法接受的内部状态的过程。这一过程最终会促进与调整不可接受的内部表征相关的负面情绪，内部世界被一个更全面、更微妙的情感色彩范围所丰富。所有这些，反过来都有助于减少负面情绪的强度，特别是攻击性，它会干扰爱的情感表达的健康体验，导致改善人际功能和症状的改变。下面的临床小案例说明了我们的方法和 TFP 的许多关键要素。这些临床案例是合成的，所有的识别原元素都被隐去了。

## 案例研究：聚焦移情的心理治疗

Jennifer 在 39 岁时被转诊接受 TFP 治疗。她最近刚住院 3 周，目前正在参加日间住院项目，每周 5 天的小组治疗。她因长达 3 年的恋爱关系破裂后，因严重抑郁症和持续的自杀意念被治疗师收入院治疗。虽然她从大学时代就开始接受治疗，但这是她第一次住院治疗。除了咬指甲比较严重外，她从未尝试过自杀，也没有自伤史。

Jennifer 曾有过许多短期和长期的恋爱关系，但她从未结婚，也没有孩子。她是家里 4 个孩子中最大的一个，生长在南部一个相当偏远的地区。她形容自己的童年是不快乐而且是孤独的。她在 7 岁时发现母亲与一位家里的朋友有婚外情，她一直保守这个秘密，但对她产生了极大的影响，与他人交往时激起了强烈的好奇心和不信任。她本人也表现出明显的隐秘和谨慎。同样值得注意的是，她的父亲是他们小镇的殡仪员。这似乎也激发了她强烈而神秘的好奇心。她非常聪明，有非凡的艺术天赋，这可能作为她抵御自我毁灭的保护因素。

Jennifer 形容她母亲说话大声响亮，咄咄逼人，要求苛刻，令人尴尬。多年来，她一直生活在担心母亲会和另一个男人私奔的环境中，把她留给父亲一起生活。她形容父亲沉默寡言，不可捉摸，但却有无法预测的愤怒。她的家族里没有明显的精神病史。

Jennifer 在治疗前评估确诊为 BPD，以自恋和受虐为特征。她曾有过抑郁、害怕被抛弃的恐惧史，在人际交往中有长期的焦虑和偏执、身份混乱、冲动和酒精滥用。在患者的主诉中，她有突出的自恋特征，有很多关于成功如名声和独特性的浮夸和无所不能的幻想，这体现了显著的自恋特征。

与 Jennifer 签订了合同，包括日程安排、费用、错过课程、迟到以及她的想法和感受的自由联想，特别是她的自杀意念等通常的细节。在接受 TFR 治疗之前，她已经戒酒了，强调继续戒酒被认为她是治疗中的责任之一。

虽然她之前接受过两次多年的治疗，在 2 次治疗中，她有强烈的依赖性和情欲传递，但这些治疗的支持性对她潜在的人格结构并没有影响，实际上，似乎促进了其慢性回归 / 依赖的行为。

在最初的治疗过程中，患者对治疗师非常反感，表现为一种傲慢的、贬低的态度，交替着敌对的沉默和避免眼神接触。在试图澄清患者的经历之后，患者觉得治疗师无论在共同兴趣、着装风格（治疗师太"学院风"了）还是生活经历方面都不能和自己匹配。简言之，她认为治疗师不够"时髦"，无法理解她。然而，患者却从未错过一次治疗或迟到现象。在治疗过程中，她尽量避免眼神交流，一边敲着手指，摇晃着腿，椅子在椅子上尽可能远离治疗师，就像面对一个致命的骗子一样。她经常似乎以演戏的方式清嗓子，说话时还经常把手指放在嘴边。治疗师面对患者这些行为举止（引起患者的注意），似乎与患者所说的对医生的蔑视态度不一致，要求患者反思她表面上的恐惧和蔑视态度，这可能是她保护自己对治疗师如何看待她的焦虑。考虑其矛盾的表现，治疗师对移情的表述认为是一个有缺陷的自我，与另一个专横跋扈和被抛弃的自我比较，他被拒绝了。此外，这些角色似乎是摇摆不定的，以至于在某些时刻，患者似乎认同自己是一个随时可能被抛弃的流浪儿，而在其他时候，她是一个傲慢轻蔑的人，她有能力驱逐她的下级，治疗师在扮演着补充的角色。这显然与 Jennifer 产生了共鸣，尽管患者能够容忍她的仇恨阻止对治疗师 / 母亲心中特殊位置的强烈渴望之前，这种想法会重复很多次。患者最终透露，她母亲总是叫她出去，这样母亲就可以和她的情人单独在家里。患者讲述了她如何透过窗户窥视母亲身上发生了什么事。这个像流浪儿一样的孩子，总是站在外面往里看着，象征着患者对分离性欲的渴望。

然而，这只是整个情况的一半。通过反复解释移情的作用，患者逐渐能够看到被拒绝孩子的自我表征、自我和谐，知道糟糕的是虐待她的另一个人，可以保护她免受自己的侵害以及批判甚至虐待自己的意识，这不可否认地存在于移情过程中。在这里，我们有解释第一个和第二个阶段的例子。澄清患者的想法，面对患者所说的话之间明显的矛盾（"是低人一等的，不值得我花时间"），以及非语言的暗示，"我是一个无助的人，手无寸铁的孩子，任由一个心怀恶意的人摆布"。治疗师的反移情特别有用，因为患者经常沉默和无反应，拒绝眼神交流，同时显得无聊或极度焦虑（手指敲击）。当患者说话的时候，是一种停顿脱节的方式，语无伦次，诱导治疗师试图使患者了解沟通的意义，但这些努力阻碍了患者表面上似乎拒绝或无法将她的想法联系在一起，从而使治疗师和患者本人都不能理解究竟在说什么。这些"对链接的攻击"（Bion，1967），给双方带来了混乱和沮丧。尽管治疗师经常被这些明显的僵局所困扰和折磨，但它们仍然是在移情过程中被激活的重要线索。渐渐在几个月的治疗过程中，治疗师能够解释患者从全方位的抑制和控制中获得快乐，同时有意识地认同一个毫无防备的受害者的自我状态。由于患者能够认识并反思自己的攻击性和虐待行为时，就为下一阶段的解释做好了准备。值得注意的是，这个患者在治疗过程中很少能够进行反思，很显然，一旦离开办公室，她就会进行反思。尽管人们对治疗师的提议遭到了冷嘲热讽和傲慢的拒绝，但她还是对治疗师的个人生活非常好奇，在互联网上进行了反复而广泛的研究，试图了解任何细节。她找到了治疗师的家庭地址，驱车相当远的距离去看治疗师住在哪里，就像透过窗户窥视母亲的情景一样。如果让她详细阐述自己的幻想，通常会暴露出一种对社会差异的治疗师投射，这将排除共性和亲密关系（大多数都是错误的）。治疗师利用这些信息来假设，表面受害者-迫害者的二元体是为了抵御对爱和保护的深切渴望，但这种渴望是因为害怕被羞辱和被抛弃而冒险。患者的回应是："被选中了。我期待她选择的是我，而不是他。"这是治疗中的一个转折点，因为患者能够看到，这种被选择的渴望是如何摧毁她过去的许多关系，很重要的是，在治疗过程中，她积极地努力摧毁治疗师，其实是她非常希望治疗师只选择她。随着患者能够忍受她的攻击性、嫉妒和傲慢，她的许多自我挫败行为有所减少。她能够建立起对治疗师的一种"真正的"依赖性，因为随着时间的推移，她不再需要否认或释放她更多的充满爱的感觉和渴望。

## 结论

  TFP 已被证明对一系列人格障碍患者有效。我们相信，除了与患者建立必要的治疗合同来强化治疗所需的条件以外，密切关注移情和对移情发展

的解释有助于促进不同且往往相互矛盾的经验方面整合。解释只是治疗师提供的一个假设，让患者考虑为什么某件事情可能会发生，或者为什么患者可能会有某种感觉方式。随着患者通过讨论如何与治疗师进行互动来了解他们如何看待自己和他人，他们开始认识到人际互动中根深蒂固的模式，这些模式对他们的生活造成了相当大的困难和不快乐。我们之前讨论过这些患者是如何倾向于黑或白，全或无认识倾向。以更微妙、更复杂的方式理解和接受自己，也允许他们把他人视为一个整体（和独立）的人，他们有自己的冲动、防御、冲突、愿望和意图。在所有好的和所有坏的体验之间保持分裂的需求减少了，感到极端的无法忍受事情和行动为导向的防御也减少了。借助于对内部冲突的解释下，患者能够进行反思，思考自己他和她的想法，并能正确看待他人的行为和动机。这就产生一种跨越时间和情境下更稳定的自我和他人意识，或者我们称之为身份整合。患者变得更能忍受沮丧、焦虑和失望，也许更重要的是，能够让积极的、充满爱的感觉出现。随着内部混乱的减少，对工作、爱情、友谊和创造力的投资就成为可能。

## 参考文献

Appelbaum, A. H. (2005). Supportive psychotherapy. In J. M. Oldham, A. E. Skodol, & D. S. Bender (Eds.), *The American Psychiatric Publishing textbook of personality disorders* (pp. 335–346). Washington, DC: American Psychiatric Publishing.

Bateman, A., & Fonagy, P. (2004). *Psychotherapy for borderline personality disorder: Mentalization-based treatment*. New York: Oxford University Press.

Bion, W. R. (1967). *Second thoughts*. Northvale, NJ: Aronson.

Buchheim, A., Horz, S., Rentrop, M., Doering, S., & Fischer-Kern, M. (2012). *Attachment status before and after one year of transference-focused psychotherapy (TFP) versus therapy as usual (TAU) in patients with borderline personality disorder*. Paper presented at the 2nd International Congress on Borderline Personality Disorder and Allied Disorders, The Netherlands.

Clarkin, J. F., Caligor, E., Stern, B. L., & Kernberg, O. F. (2004). *The structured interview of personality organization*. Unpublished manuscript, Personality Disorders Institute, Weill Medical College of Cornell Univ., White Plains, NY.

Clarkin, J. F., Levy, K. N., Lenzenweger, M. F., & Kernberg, O. F. (2007). Evaluating three treatments for borderline personality disorder: A multiwave study. *American Journal of Psychiatry*, *164*, 922–928.

Clarkin, J. F., Yeomans, F. E., & Kernberg, O. F. (2006). *Psychotherapy for borderline personality: Focusing on object relations*. Washington, DC: American Psychiatric Publishing.

Diamond, D., Stovall-McClough, C., Clarkin, J. F., & Levy, K. N. (2003). Patient–therapist attachment in the treatment of borderline personality disorder. *Bulletin of the Menninger Clinic, 67*(3), 224–257.

Doering, S., Hörz, S., Rentrop, M., . . . Buchheim, P. (2010). Transference-focused psychotherapy v. treatment by community psychotherapists for borderline personality disorder: A randomized controlled trial. *British Journal of Psychiatry, 196*, 389–395.

Donegan, N. H., Sanislow, C. A., Blumberg, H. P., Fulbright, R. K., Lacadie, C., Skudlarski, P., . . . Wexler, B. E. (2003). Amygdala hyperreactivity in borderline personality disorder: Implications for emotional dysregulation. *Biological Psychiatry, 54*,1284–1293.

Fairbairn, W. R. D. (1944). *Endopsychic structure considered in terms of object-relationships. An object-relations theory of the personality*. New York: Basic Books.

Fairbairn, W. R. D. (1952). *A synopsis of the development of the author's views regarding the structure of the personality. An object-relations theory of the personality*. New York: Basic Books.

Fertuck, E. A., Grinband, J., Hirsch, J., Mann, J. J., & Stanley, B. (2009, January). *Convergence of psychoanalytic and social neuroscience approaches to borderline personality disorder*. Presented at the meeting of the American Psychoanalytic Association, New York.

Fertuck, E. A., Lenzenweger, M. F., Clarkin, J. F., Hoermann, S., & Stanley, B. (2006). Executive neurocognition, memory systems, and borderline personality disorder. *Clinical Psychology Review, 26*, 346–375.

Fonagy, P., & Bateman, A. (2005). Attachment theory and mentalization-oriented model of borderline personality disorder. In J. M. Oldham, A. E. Skodol, & D. S. Bender (Eds.), *The American Psychiatric Publishing textbook of personality disorders* (pp. 187–207). Arlington, VA: American

Psychiatric Publishing.

Fonagy, P., Gergely, G., Jurist, E. L., & Target, M. (2002). *Affect regulation, mentalization, and the development of the self*. New York: Other Press.

Fonagy, P., Leigh, T., Steele, M., Steele, H., Kennedy, R., Mattoon, G., ... Gerber, A. (1996). The relation of attachment status, psychiatric classification and response to psychotherapy. *Journal of Consulting and Clinical Psychology, 64*, 22–31.

Gabbard, G. O. (2009, January). *The interface of neurobiology and psychoanalytic thinking in borderline personality disorders*. Presented at the meeting of the American Psychoanalytic Association, New York.

Gabbard, G. O., Miller, L., & Martinez, M. (2006). A neurobiological perspective on mentalizing and internal object relations in traumatized patients with borderline personality disorder. In J. G. Allen & P. Fonagy (Eds.), *Handbook of mentalization-based treatment* (pp. 123–140). Chichester, UK: John Wiley & Sons.

Gunderson, J. G., & Lyons-Ruth, K. (2008). BPD's interpersonal hypersensitivity phenotype: A gene-environment-developmental model. *Journal Personal Disorders, 22*(1), 22–41.

Jacobson, E. (1964). *The self and the object world*. New York: International Universities Press.

Kernberg, O. F. (1975). *Borderline conditions and pathological narcissism*. New York: Jason Aronson.

Kernberg, O. F. (1984). *Severe personality disorders: Psychotherapeutic strategies*. New Haven, CT: Yale University Press.

Kernberg, O. F. (2004). *Aggressivity, narcissism, and self-destructiveness in the psychotherapeutic relationship: New developments in the psychopathology and psychotherapy of severe personality disorders*. New Haven, CT: Yale University Press.

Krohn, A. J. (1974). Borderline "empathy" and differentiation of object representations: A contribution to the psychology of object relations. *International Journal of Psychiatry, 3*,142–165.

Levy, K. N., Clarkin, J. F., Yeomans, F. E., Scott, L. N., Wasserman, R. H., & Kernberg, O. F. (2006). The mechanisms of change in the treatment of borderline personality disorder with transference-focused psychotherapy. *Journal of Clinical Psychology, 62*(4), 481–502.

Levy, K. N., Meehan, K. N., Kelly, K. M., Reynoso, J. S., Weber, M., Clarkin, J. F., & Kerberg, O. F. (2006). Change in attachment patterns and reflective function in a randomized control trial of Transference Focused Psychotherapy for borderline personality disorder. *Journal of Consulting and Clinical Psychology, 74*, 6,1027–1040.

Linehan, M. M. (1993). *Cognitive-behavioral treatment of borderline personality disorder*. New York: Guilford.

Main, M. (1999). Attachment theory: Eighteen points with suggestions for future studies. In J. Cassidy & P. Shaver (Eds.), *Handbook of attachment: Theory, research, and clinical applications* (pp. 845–887). New York: Guilford.

Main, M., & Goldwyn, R. (1998). *Adult attachment scoring and classification system*. Unpublished scoring manual, Department of Psychology, University of California, Berkeley.

Main, M., Kaplan, N., & Cassidy, J. (1985). Security in infancy, childhood, and adulthood: A move to the level of representation. *Monographs of the Society for Research in Child Development, 50*(1–2, Serial No. 209), 66–104.

Rinne, T., de Kloet, E. R., Wouters, L., ... van den Brink, W. (2002). Hyperresponsiveness of hypothalamic-pituitary-adrenal axis to combined dexamethasone/corticotrophin-releasing hormone challenge in female borderline personality disorder subjects with a history of sustained childhood abuse. *Biological Psychiatry, 52*, 1102–1112.

Sandler, J., & Sandler, A. M. (1987). The past unconscious, the present unconscious, and the vicissitudes of guilt. *International Journal of Psycho-Analysis, 8*, 331–341.

Silbersweig, D., Clarkin, J., Goldstein, M., Kernberg, O. F., Tuescher, O., ... Stern, E. (2007). Failure of frontolimbic inhibitory function in the context of negative emotion in borderline personality disorder. *American Journal of Psychiatry, 164*(12), 1832–1841.

Wupperman, P., Neumann, C. S., & Axelrod, S. R. (2008). Do deficits in mindfulness underlie borderline personality features and core difficulties ? *Journal of Personality Disorders, 22*, 466–482.

# ///16/// 辩证行为疗法

SHIREEN L. RIZVI, KRISTEN M. ROMAN

赵天宇　杨佳佳　译

## 引言

辩证行为疗法（dialectical behavior therapy，DBT）最初是 Marsha Linehan 为自杀和非自杀性自伤行为的边缘型人格障碍（borderline personality disorder，BPD）患者开发的，现已成为 BPD 最著名和应用最广泛的心理社会治疗方法。DBT 是一种认知行为疗法（cognitive-behavioral therapy，CBT），在 Linehan（1993—1993）的治疗手册中有详细描述，并在本章中进行了总结。尽管它起源于 BPD 自杀患者的门诊治疗，但后来被应用于多种场所、疾病和群体中（Rizvi，Steffel & Carson Wong，2013）。

DBT 由 3 种重要的理论和策略组成：辩证法、改变法和接受法。在 DBT 中，辩证法既有一套治疗策略，也是鼓励治疗师和患者采用的特定世界观。对于后者，辩证理论认为，现实是相互关联、相互联系的，由对立的力量构成，并且不断变化或不断发展。根据哲学来说，对立的观点可以同时存在于一个人身上（例如"我想死""我想活"或"我想独处""我想和其他人在一起"），导致紧张和心理冲突，然而这种冲突可能是改变的必要条件。在治疗中，这些对立的观点往往通过接受与改变之间的基本辩证法来表达。具体来说，治疗团队负责接受患者目前的状况，同时帮助他们改变，以减少问题行为，实现他们的目标并发展一个有价值的生活。

通过使用认知-行为技术，DBT 中的改变是最好的例证。DBT 的核心是一种行为治疗，在任何特定的治疗过程中所采用的许多治疗策略都来自行为理论和研究。行为理论认为，所有的行为，无论是适应性的还是非适应性的，都可以根据经典的和操作性的条件反射和观察学习（建模）的原理概念

化。要改变行为，人们就必须关注有助于行为发展和（或）维持行为的因素。这些因素包括技能缺陷、有问题的偶发事件、情感处理缺陷和（或）认知因素。因此，DBT 侧重于技能培训、应急管理、暴露和认知重建，以便有效地改变行为。

DBT 的第三个重要组成部分包括对患者的积极接受和现实的本质。对患者的接受最好是通过使用特定的治疗策略来验证患者（即准确地传达对患者的理解以及他们固有的改变能力；Linehan，1993a，1997）。Linehan（1997）概述了 6 个验证级别，包括：在治疗中保持清醒和专注；准确反映患者的想法和感受；用更准确地解释反映想法和感受；基于学习历史、生物学和（或）规范行为来验证患者的行为；并将其视为一个平等地位的个体，而不是患有障碍的个体。这些验证策略通常能帮助患者更好地调节情绪，从而提高有效解决问题的能力。

尽管还有其他治疗 BPD 心理社会治疗方法，但 DBT 是第一个经过严格研究试验来确定其疗效的治疗方法。也许是由于它的行为基础，Linehan 开发 DBT 以鼓励行为特异性和经验主义。因此，临床决策是以现有的研究数据为指导，或者在没有这些数据的情况下，是以一种促进客观衡量成功或失败的能力的方式进行的。

## DBT 对 BPD 的概念化

BPD 是一种常与极端病耻感相关性疾病。关于 BPD 的临床著作，特别是在 DBT 出现之前发表的著作，常常充满了关于 BPD 患者本质的判断性陈述。相比之下，Linehan 以一种非贬义的方式明确地将 BPD 概念化。这一假设是，消除判断将能更准确地评估

问题（从而导致更有效和高效的解决方案），并使治疗师更富有同情心和帮助，而不是轻视或批评。这种非贬义的、共情的概念化体现在 Linehan 关于 BPD 的生物社会理论、患者和治疗师的假设，以及治疗关系的预期性质。

## 生物社会理论

关于 BPD 的生物社会理论（Linehan，1993）表明，常见的情绪调节障碍是 BPD 的核心特征，而这种失调是由两种因素随着时间的推移而发生的：即"情绪调节系统"的生物功能障碍和无效环境。生物功能障碍被认为是以高度情绪敏感、情绪反应强烈、恢复情绪基线较慢为特征。自 Linehan 最初构想进行的实证研究以来，生物社会理论不断更新，发现儿童时期表现为冲动性是早期生物脆弱性的表达，也是 BPD 发展的重要因素（Crowell，Beauchane & Linehan，2009）。

第二个因素是无效环境，被定义为一种长期且普遍地使个人内部体验沟通无效的环境。包括情绪，或者个体表达的情感可能会间断地被关注，如情感的交流（如"我感到悲伤"）可能会被忽略或无效，直到情绪达到足够高的水平（例如，无法控制的哭泣，有想死的陈述）。当这种情况发生时，个体往往是在没有意识的情况下习得的，为了获得他人的适当关注，强烈的情感表达是必要的。无效环境的另一个特点是，它没有建模或以其他方式教授有效的情绪调节策略，从而使个体无法学习如何理解或调节情绪体验。需要注意的是，无效环境可以是患者早年的家庭生活，也可以指其他有影响的环境，如学校环境、早期创伤经历或同龄关系网。DBT 认为在没有评估的情况下，患者的早年照料者并不是无效环境的一部分。

生物社会理论的一个关键方面是生物脆弱性和无效环境之间的关系被认为是交互影响的。也就是说，每个因素都会对另一个因素产生影响，例如，个体越"情绪化"，产生无效环境的可能性越大，从而导致更大的情绪化，以此类推。生物社会理论的这种交互作用强调了一种疾病如何随着时间的推移变得更加严重。此外，为了改变，无论情绪调节障碍还是无效环境（自我或他人）都需要解决。

### 患者和治疗师的假设

Linehan 进一步概述了关于患者和治疗师的基本假设，这些假设有助于采用非轻蔑的和接受性的方法来治疗 BPD（Linehan，1993a）。关于患者的假设包括：患者正在尽最大努力并希望得到改善，有自杀倾向的 BPD 患者对当前生活是无法忍受的，因为在当前的生活中，患者需要更加努力，更有动力的去改变。也许关于患者最重要的假设，是患者不能在 DBT 治疗中失败。然而，治疗本身、治疗师和咨询团队都有可能失败（见 Rizvi，2011）。这种假设使治疗团队有责任确定患者最有可能获得 DBT 治疗成功的因素。它也提醒治疗师，DBT 作为一种治疗方法是容易出错的，可能一直以来并不是对所有患者的最佳治疗方法。

同样地，在 DBT 中也有一系列关于治疗师和治疗方法的假设。这些假设包括，治疗师做的最关心的事情是帮助患者改变，使他们更接近自己的长期目标；治疗关系是平等之间的真正关系；行为原则是普遍存在的，这意味着它们也会影响治疗师，而不仅仅是患者；治疗师对有多种严重问题的患者需要支持治疗。最后一个假设强调了咨询团队是治疗的重要组成部分。这些假设指导治疗师尽可能有效地实施 DBT 方案，并试图防止与 BPD 患者合作的治疗师可能遇到的一些常见困境，如筋疲力尽或害怕以一种可能对他们有益的方式推动患者。

## 治疗关系

虽然治疗关系在任何治疗中都被认为很重要，但在 DBT 中尤为显著。许多 BPD 患者几乎没有密切的社会关系，治疗师可能很快成为他们生活中的重要人物。DBT 治疗师专注于与患者建立一种相互信任、相互认同并加强与患者的关系，以便治疗师利用它或自己作为一种主要的应急措施。例如，治疗师可以使用（或不使用）温暖、专注和自然的反应来帮助患者朝着他们的长期目标改变。如果患者感觉不到与治疗师的稳固联系，也不关心治疗师对他们的看法，有时让患者接受治疗并以治疗方式推动他们就更具有挑战性。

## 功能和治疗方式

标准 DBT 的定义是关注于解决综合治疗的 5 项功能。这些功能旨在提升患者的能力，改善患者动机，推广自然环境，增强治疗师的能力，并构建环境，积极的改变比适应不良的行为更有可能得到加强和强化。解决这5个功能DBT的4种模式分别是技能培训、个体化治疗、电话咨询和咨询团队。

## 技能培训

通过技能培训提升患者的能力功能是最明确的问题。技能培训通常以小组形式进行，由两名治疗师共同领导。技能训练涵盖四种技能：正念技能、忍受痛苦技能、人际沟通技巧和情绪调节技能（Linehan，1993）。

正念技能是受禅宗佛教影响的正念技巧，旨在教导患者如何提高他们关注当下的能力，而不是反省过去或未来。患者学习如何找到并激活他们的"智慧头脑"，这是情感和理性的整合，从一个中心的位置做出决定。正念练习鼓励患者关注他们的呼吸，在直觉的水平上观察他们周围与身体以及心里想的是什么，不添加判断或假设的任何事情，并把自己投入没有自我意识的活动中。正念技能被认为是"核心"问题，在其他模块中经常被提及。

忍受痛苦模块分为危机生存技能和现实接受技能。危机生存技能是为了帮助患者度过危机或困境，而不是采取无效的行为，诸如自伤、药物滥用或身体对抗，这些行为可能会暂时缓解一些情绪痛苦，但通常会给患者带来更多问题。现实接受技能提供了一种可以开始完全接受他们无法改变的情景、人和自我特征的方法。彻底的接受包括积极努力停止与现实的斗争，并接受对每一个事件和情景都是有原因的。通过从根本上接受无法改变的痛苦处境，患者可能会体验到一种负担被解除的感觉，或继续他们的自由生活，这样的做法可能使他们更容易忍受这种处境。

人际沟通技巧包括如何向他人需求东西，如何有效地拒绝他人的要求。人际效能模块讨论的内容包括有效沟通障碍，如何在对话中的优先次序进行排序，如何确定要求或拒绝的恰当程度。缩写字母"DEAR MAN（客观目标有效力）GIVE（人际关系有效力）FAST（自我尊重有效力）"为患者提供了具体的步骤，使他们能够有效地进行沟通。当自尊和维护关系成为重要的优先事项时，需要牢记这些因素。在人际效能模块中，主要关注角色扮演的练习。

情绪调节模块为患者提供有关情绪方面的基础知识，如何减少他们对情绪依赖行为的脆弱性，当他们想要改变情绪时如何能够改变情绪的技能。患者学习如何"检查事实"的情况，以确定他们对一

种情况的想法与假设是否合理和有效。患者可能会对人们的行为做出其他的解释，以减少思维的僵化。如果发现情绪不合理和（或）无法满足患者的目标，患者就要学会行动与情绪相关冲动的相反行为，以改变或减少情绪的强度。当用事实解决问题时，他们教授如何提高患者调节情绪的能力。除了改变负性情绪，患者还要学习如何在短期和长期内增加积极情绪，以缓冲自己生活中不可避免的痛苦时刻。

## 个体化治疗

DBT的第二种模式即个体化治疗，具有增加患者动机的功能。当患者在技能培训中学习DBT技能的时候，个体治疗通常是让患者获得更多个性化关注的地方，以了解这些技能如何应用于患者，以及如何在他们的生活中使用。个体治疗师负责与患者一起仔细评估是什么干扰了他们的积极方式的改变。当患者想退出治疗或放弃接受和改变时，个体治疗师的角色是使用承诺策略帮助患者重新投身于DBT治疗。

## 电话咨询

电话咨询是DBT的一部分，目的是将技能训练推广到患者和自然环境中去。电话咨询包括治疗之外的电话、电子邮件或患者以文字形式与个体治疗师联系，其具体目的是患者通过每天的体验应用技能获得帮助。例如，一位患者使用忍受痛苦技能来消除酗酒冲动，可能会在周六的社交聚会上打电话给治疗师，因为当时朋友们正在给他提供酒水，使他忍受痛苦的计划遇到困难。治疗师可能会帮助患者突来灵感，在当下使用一些有效的人际技能，并指导他解决纷争的潜在问题。电话咨询是简短的，而不是通过电话进行个体治疗。治疗师要特别注意讨论他们在电话咨询方面的个人限制，以保持咨询的功能，并保持治疗师帮助患者的愿望。

## 咨询团队

对于DBT来说非常重要的是，尽管在已发表的文献中并没有给予太多的重视，但BDT治疗师咨询团队模式有助于提高治疗师的能力和减少治疗师的倦怠。在DBT中，咨询团队被认为是治疗每位患者治疗师的社区，而不是单独的治疗师作为每位患者的唯一负责人。咨询团队的主要焦点是治疗师，而

不是正在接受治疗的患者。研究小组在每次会议上都会问这个问题或类似的问题："如何提高治疗师的技能和动机，以最有效的方法来帮助患者？"团队咨询过程体现了治疗本身的所有原则，包括辩证法和正念练习。该团队的工作是指出治疗师在患者的概念化过程中可能遗漏了什么，强调治疗师可能会偏离 DBT 的地方，并关注治疗师即将崩溃的时候。该团队可以帮助治疗师找到哪些行为会降低治疗师的动机以及对患者的同情心。团队成员平衡验证和改变以支持治疗师，同时鼓励他们进行改进。

# DBT 的各个阶段和目标

DBT 的总体目标是建立一个有意义的生活。从第一个阶段治疗开始，治疗师和患者就开始了解什么能使患者的生活变得有意义。为了组织一些步骤来实现这一目标，DBT 概述了每个治疗阶段和治疗目标。这些目标有助于治疗师在面对许多共病问题的患者时，保持专注和结构化。以下是与个体化治疗相关的阶段和治疗靶点的简要总结。

## 预处理阶段

预处理阶段的目标是让患者获得对治疗的承诺和对治疗目标的工作（例如，承诺不自杀或自伤）。这一阶段可以从一个疗程持续到几个月，这取决于患者是否愿意实现这些目标以及患者接受治疗的危机程度。治疗师充分利用 Linehan（1993a）所规定的承诺策略来激发和强化承诺。在这一阶段，治疗师和患者也同意在指定的时间段内相互合作，然后重新评估是否需要额外的治疗和（或）有效果。

## 第一阶段

大多数 BPD 患者第一阶段进入 DBT 治疗，其特征是行为控制障碍。

第一阶段的第一个首要目标是加强行为控制。在个体治疗过程中，最重要的是减少危及生命的行为，包括自杀企图、想法和计划；非自杀性自伤；潜在致命性药物使用；以及杀人的想法和行为。

第二个首要目标：在优先减少危及生命的行为之后，是减少对治疗有干扰的行为，包括患者或治疗师的阻碍有效治疗的行为。治疗干扰行为以一种

非判断性的、实事求是的方式进行讨论。对于患者迟到或治疗师毫无准备地不断出现，没有"好"或"坏"的理由；不管原因如何，重要是这些行为干扰了有效的治疗，应该被视为需要解决的问题。

一旦危及生命和干扰治疗的行为被解决，下一个目标（第三个首要目标）就是减少干扰生活质量的行为。这是一类广泛的行为，包括中度至重度的轴 I 障碍，如进食障碍、社交焦虑和物质滥用。它还包括影响生活质量的一般问题，如失业、人际关系混乱、不能工作或上学。在努力减少第一阶段治疗的 3 个首要目标的同时，治疗师也在努力提升患者技能的获得和概括能力。DBT 技能经常被作为问题解决的方法。治疗师应积极地将 DBT 技能和语言技能纳入治疗计划，以解决目标行为。

## 超越第一阶段

到目前为止，对第一阶段之后的各阶段目标还没有得到正式的研究和界定。第二阶段侧重于减少共病创伤后应激障碍（post-traumatic stress disorder，PTSD）患者的创伤后应激反应，但也针对较普遍的抑制性悲伤（Wagner & Linehan，2006）。第三阶段的重点是提高自尊和解决日常生活问题，而第四阶段侧重于发展获得快乐和自由的能力。需要注意的是，患者可以进出不同的阶段。例如，患者可能会经历过高水平的行为控制障碍，例如频繁的自杀威胁和药物滥用（第一阶段）；经过几个月的治疗后达到相对较高的行为控制水平（可能是第二阶段）；然后在新的创伤事件后回到先前的行为失控行为（第一阶段）。虽然越来越多的人关注 DBT 第一和第二阶段的 PTSD 治疗（Hamed，Korslund，Foa & Linehan，2012；Wagner，Rizvi & Harned，2007），但现有的 DBT 研究大多是针对第一阶段的问题。

# 个体化治疗阶段的安排

由于 DBT 是一种基于原则而不是基于方案的治疗，根据患者正在治疗的特定目标，个体化治疗疗程可能会有很大的不同。与 CBT 治疗一样，DBT 治疗师经常制定日程，和患者共同商定一系列治疗目标，并布置家庭作业。然而，DBT 具有独特格式化的策略和几个关键的结构组成部分，这些组成部分包括使用 DBT 日记卡、整合分析链、互惠的和不

敬的沟通策略。

## 日记卡

日记卡是由患者每天填写的表格，用于记录第一阶段的情绪、药物与酒精冲动欲望和使用、冲动性自伤和行为、自杀意念水平以及使用 DBT 技能的信息。日记卡的格式可能因患者和程序而不同，但必须保留每天跟踪相关情绪、冲动和行为的功能。每周使用日记卡用于个体化治疗中，以监测治疗目标的进展情况，并确定在该周的治疗中应解决的问题。未完成日记卡或不经常填写日记卡被视为一种治疗干预行为，在治疗过程中也需要处理。

## 链式分析

在治疗师浏览了日记卡并选择了在与患者会面需要关注的目标后，通常会对最高优先的目标进行链式分析（Rizvi & Ritschel，2013）。链式分析包括评估导致问题行为、期间和之后的问题行为的所有想法、感觉、情绪和行为。这些想法、感觉、情绪和行为被称为链条中的"链接"。治疗师使用一个具体的行为实例（例如，患者在周四晚上用剃须刀割伤自己 3 次）提出一系列问题，会询问引发一系列事件的链接和提示事件。在这种情况下，治疗师还重点关注了患者对问题行为的致命性以及自伤行为的短期和长期后果。

一旦患者和治疗师都完全了解了所发生的事情，就会进行解决方案分析。这条链中的每一个环节都被认为是一个潜在的干预场所，因此也是未来预防功能失调行为的潜在解决方案。以用刀片割伤自己的患者为例，干预点可能是防止他在晚餐时喝酒，但这会使他更容易孤独，反过来使他更易被割伤；为他提供管理强烈的孤独感的技能，而不必进行割伤；或者为了消除他姐姐对他额外关注的积极后果，这通常是发生在切割事件之后。一旦选择了一个或多个环节进行干预，治疗师就会帮助患者练习所需的行为技能，并为下一次他想要减少切割冲动行为制订计划。

## 治疗师的风格策略

乍一看，使用日记卡和链式分析似乎将 DBT 描绘成一种僵化、不灵活的治疗方法，但实际上这并非事实。高级 DBT 治疗师了解必要的组成部分，并能

够创建一个以行动、速度和流畅为特征的会谈。大多数初学 DBT 的治疗师总想参加一个固定议程的会谈，但是为了流畅地回应患者陈述地风格或内容，往往会放弃这个固定地的议程。在治疗过程中创建所谓行动、速度和流畅部分是治疗师平衡了两种风格的策略：相互沟通和不敬的交流。互惠策略类似于典型的治疗师技能，如反思式倾听和温和的、确认的风格。

当治疗师感觉到他们与患者存在两极分化，想要让患者转向行动，或者只是想在治疗过程中改变想法来创造一些行动时，就会使用不敬的风格策略。不敬的评论可能是不恰当的、生硬的或与预期相反的策略。不敬可能表现面无表情或高度强烈的语言，这与患者当前风格正相反，"直言不讳"或以一种为非正统的方式重新定义某个事件。例如，当一个患者喋喋不休地说出一堆他不喜欢治疗师的风格时，治疗师可能会毫不客气地回答："你知道我喜欢你什么吗？你总是告诉我，你到底想什么。"

# 技能培训团队的结构

这个小组的活动很像一堂课，上半场是行为技能家庭作业复习，下半场是教授新的 DBT 技能。小组的目的进行对话，经常有机会与患者接触对话，并让他们参与有关技能的讨论。主要治疗者负责教授技能，而共同负责人则管理其他与团队相关的职责，例如监督患者的出席情况，有时，当主要负责人所说的事情需要澄清时，可充当小组的"声音"。就像在个体治疗中一样，DBT 概述了技能训练的目标层次；这些目标都按照重要性的顺序排列：减少破坏治疗的行为，增加技能的获得和减少治疗干扰的行为（Linehan，1993）。

## 危机管理

在 DBT 治疗中，人们倾向于有自杀的患者留在他们自己的环境中，而不是常规地住院治疗。这种偏好的理由是双重的：一是 DBT 治疗师认为减少自杀行为的最好方法，是让患者在正常情况下熟练地处理冲动；二是几乎没有数据表明住院治疗能有效地减少自杀行为（Paris，2004）。也有人认为，一些自杀倾向的患者可能在医院体验到正性强化，如额外的关注、社会活动和安全感。这种正性的强化会阻碍患者在院外变得更灵活和高效。

这并不是说 DBT 治疗师不从事危机管理。所有 DBT 计划都应该制订危机和风险评估方案。日记卡和定期以一种直接的方式评估自杀观念和行为，让 DBT 治疗师持续关注患者的风险水平。当患者自杀行为的严重程度增加时，DBT 治疗师谨慎地、不用更多的热情或电话咨询予以回应，而是要指导他们变得更有技巧并加强技能的成功实施。热情和额外的时间通电话和会谈作为熟练、有效行为预定的是意外事件，而不是功能失调的行为。

## 案例研究：辩证行为疗法

### 背景资料

安娜是一位 28 岁未婚、失业的白种人女性，与父亲住在一起。她在三个兄弟姐妹中排行老二。在她十几岁时，母亲因车祸去世。安娜说她有几个朋友，但只有个关系密切的朋友，都是通过麻醉药匿名会认识的，她每周都要参加会议数次。她正在当地一所社区学院攻读本科学位。在过去的 2 年里，她因 BPD 和曾因自杀未遂而住院治疗。她的自杀企图发生在 16 岁和 26 岁，两次自杀都和饮酒和服用处方药有关，她的家人找到她并将她送到医院。安娜 16 岁时开始用香烟烫手腕和手臂。治疗开始时，她大约每周烧伤自己一次。安娜戒酒戒毒 1 年，但仍有酗酒的冲动。安娜的治疗目标是停止自残，减少抑郁情绪和无价值感，并继续得到帮助来保持清醒。自从她的母亲去世后，除了住院治疗外，她既往还有多种治疗史。在完成了一次定式诊断性访谈后，确认安娜目前符合《精神障碍诊断和统计手册》（DSM-Ⅳ）中关于 BPD 的标准，9 项标准中有 8 项符合标准（除了与压力相关偏执观念和分离之外的所有标准）。她还符合目前重性抑郁障碍的诊断标准，以及既往的酗酒和药物滥用史。

### 生物社会理论

从童年时代起，安娜就感觉自己比其他人更敏感，容易情绪波动，她形容自己的坏心情一旦开始就永远不会结束。在成长过程中，安娜是兄弟姐妹中唯一高度情感脆弱的孩子。她的家人情绪比较稳定，他们不喜欢谈论情绪体验。她的父母并没有教给她调节强烈紧张情绪所需的技能。当安娜小时候面对负性事件做出强烈反应时，她的父母会说这样说"别哭了，你会没事的""你为

什么不能更像你的姐姐和哥哥呢？"之类的话来回应她。安娜感到很孤独，对如何处理自己的情绪感到困惑。她开始不相信对自我感受的评价。

在她母亲去世的时候，安娜悲痛欲绝，一心只想和她的家人谈论这件事。她的父亲和兄弟姐妹经常会置之不理或离开家。这导致安娜的不良情绪表达升级，以至于自残或喝醉、兴奋。出于她的想法，这些行为会引起家人的注意。她的家人忽视她低强度的情绪表现，比如过度睡眠和公开哭泣，但当她告诉家人烧伤自己时，家人会立即停止正在做的事情并安慰她。每次安娜自杀未遂后从医院回来，她的父亲都会休息几天用所有时间坚持陪伴着安娜。

### 阶段和目标层次结构

安娜在第一阶段接受治疗，其表现为行为控制障碍。安娜目前的自伤、自杀意念和继续滥用药物和酒精的持续冲动证明她存在控制障碍。这些行为被定义为试图调节抑郁和强烈情绪的功能失调。

根据目标等级，安娜的首要治疗目标是减少危及生命的行为。具体来说，治疗的首要任务是减少自杀意念和行为，以及滥用药物或酒精的危险方式。下一个目标是减少安娜或她的治疗师在治疗过程中出现的任何干扰治疗的行为。在干扰生活质量行为方面，对安娜的目标是减少抑郁情绪，增加亲密的社会关系（包括恋爱关系），减少对残疾补助金和父亲的经济依赖，以及减少玩电子游戏的时间。提高行为技能的主要目标是提高与家庭成员之间的沟通效率，并增加对痛苦的耐受性，以应对她自伤和酗酒的冲动行为。

### 治疗小结

安娜接受了为期 6 个月 DBT 的综合治疗，包括每周的个体心理治疗、团体技能培训和电话咨询。在治疗开始时，安娜的个体治疗师使用承诺策略来增加她治疗的参与度，并希望停止所有自杀、自伤行为以及危险药物和酒精使用的承诺。安娜欣然答应，尽管她对自己如何做到表示怀疑。但安娜定期参加技能小组，一开始表现很安静，除非有人电话招呼她。大约 1 个月小组技能培训后，她开始更积极地参与了。

安娜治疗的大部分时间都用于控制自杀意念和自伤行为。当安娜在第 10 周的治疗中自伤时，她哭着进来，由于强烈的羞耻感，她不想和她的

治疗师进行眼神交流。根据 DBT 方案，安娜的治疗师对行为功能失调进行了深入的链式分析（Linehan，1993a；Rizvi & Ritschel，2013），并对安娜感到羞耻感进行了确认。在治疗过程中对自伤事件进行了几次链式调查后，很显然，当安娜消极地将自己与他人进行比较，或当其他人评论、暗示她的情绪和心理问题的体验无效时，她特别容易自伤。这些经历通常会导致强烈的羞耻感和悲伤情绪，并伴随着对自己的严厉评判。比如，有一次，当她来到朋友的生日派对，发现那里是一家酒吧，她立刻感到很尴尬，因为她怕打破戒酒的风险，所以不能参加派对。她的想法是"我怎么了？为什么我不能像其他人一样正常呢？"她的羞耻感使她躲开了，立即回到车里，这样就没人会看到她。一进车里，她就开始无法控制地哭起来，感觉心跳怦怦直跳。她开始抽烟，试图让自己平静下来，但她想："我无法承受这种痛苦"，于是她立刻把烟放在手腕内侧。她感到自己从压倒性的情绪中解脱出来，松了一口气，并准备开车回家。1 小时后，她对自己的行为又感到羞愧，因为她违背了对治疗师的承诺。她打电话给自己的父亲，告诉他发生了什么事，她父亲立即回家安慰她。

这个链式分析的例子表明，治疗师为了更好地理解问题行为，从而实施有效的解决方案。基于链式分析，治疗的重点是减少安娜对自己不如他人的自卑判断，采用忍受痛苦技能，如音乐放松来自我安慰，当有自伤冲动时，挤压压力球，并帮助她有效地与其父亲沟通，在她自伤后，父亲给予她额外的关注，无意中强化了她的自伤行为，使她更难停止这种自伤行为。安娜的治疗师也与她合作发展了关注自己当前情绪的技能，这就要求她在愿意忍受焦虑情绪的情况下，不实施自伤或幻想自杀的解脱行为。在整个治疗过程中，安娜在治疗的第 3 个月内有一次饮酒事件，治疗师对其进行了类似于自伤案例的治疗，通过进行深入的链分析，制订了潜在的解决方案，以预防今后的这种不良行为。

在安娜完全停止了自伤，只有轻微的饮酒欲望后，她的治疗师开始了一项行为激活方案来治疗安娜的抑郁症。治疗师与安娜一起建立了一套日常活动，给安娜提供了快乐和掌控自我的方法，这逐渐有助于改善她的情绪。到 6 个月结束

时，安娜的自杀倾向以及自伤冲动消失，在社区里开始了每周一天的志愿者工作，并开始申请兼职工作。她加入了一个交友网站，并参加了几次约会。在治疗结束时她还是单身，但她为自己朝着恋爱目标迈出了一步而感到自豪，并在约会时表现得更加自信。虽然在治疗期间没有直接针对玩电子游戏问题，但安娜玩电子游戏的时间减少了，因为她努力变得更加积极，以改善她的情绪和她的掌控感。

# DBT 的试验支持

到目前为止，已经有许多发表的应用 DBT 的不同患者的随机对照试验，尽管已经发表的大多数研究人群主要是女性患者。Cochrane Review 正式承认 DBT 是治疗 BPD 的首选方法，包括冲动性、人际困难、情绪调节障碍、自伤和自杀行为（Stoffers et al.，2012）。在 BPD 的实践指南中，美国精神病学协会将 DBT 列为推荐的治疗方法（美国精神病协会，2001）。英国国家健康和临床优化研究所（National Institute for Health and Clinical Excellence，简称 NICE 指南）认可 DBT 是 BPD 的一种循证治疗方法（国家健康和临床优化研究所，2009 年）。

1991 年发表了第一个关于 DBT 的随机对照试验，研究结果表明，与常规治疗相比，接受 12 个月门诊 DBT 治疗的慢性自杀女性的自杀和非自杀性自伤行为明显减少，住院天数也减少，并且更有可能开始并完成治疗（Linehan，Armstrong，Suarez，Allmon & Heard，1991）。另一项早期的研究，将 DBT 与基于社区药物依赖 BPD 妇女的治疗进行了比较。这项研究发现，与常规治疗相比，DBT 组的药物使用量明显减少、辍学率降低、随访时社会和总体适应得分更高（Linehan et al.，1999）。这些研究验证了 12 个月 DBT 的治疗效果，而其他研究是 6 个月 DBT 的作用。一项来自退伍军人管理局的 BPD 女性（不一定是自杀性的）进行了为期 6 个月的 DBT 治疗，与常规治疗比较，DBT 患者的自杀意念、愤怒、抑郁、无望等方面改善明显（Koons et al.，2001）。这项研究为少于 1 年的 DBT 临床应用提供了证据。

除了比较 DBT 与常规治疗的研究外，还有一些试验将 DBT 与更积极的治疗进行了比较。一项针对伴有阿片成瘾女性的 BPD 研究，将标准化门诊 DBT 治疗与综合验证疗法（comprehensive validation therapy，CVT）加上 12 步方案进行比较（Linehan et al.，2002）。CVT 是专门为本研究开发的一种基于方案的治疗方法，它侧重于以温和的、互惠的方式验证患者，治疗师很少进行指导。事实上，CVT 包含了 DBT 的验证策略，并且禁止使用 DBT 的基于改变的导向策略。这项研究发现，两组患者使用阿片类药物和精神病理学症状的同样显著减少。另一个重要的发现是，CVT 具有的治疗维持率为 100%，而 DBT 仅为 64%。这项研究进一步证明了 DBT 的哪些组成部分是必要的，然而，还需要对这一课题进行更多的成分进行分析研究，才能做出确定的结论。

另一项研究使用了一个更积极的对照组，对 BPD 的自杀女性进行了 DBT 与专家非行为的社区治疗（community treatment by experts，CTBE）比较（Linehan et al.，2006）。本研究的结果发现，对于大多数目标变量，DBT 优于 CTBE。DBT 组的患者有自杀企图的可能性较低，有自杀意念住院的可能性较小，住院的自伤和自杀企图的医疗风险较低，脱落治疗的可能性较小。这项研究至关重要的原因，除了专业心理治疗师的治疗外，证明 DBT 是有效的。与专家们提出的另一种治疗方法比较，DBT 的不同效果仍然存在。

研究表明，使用 DBT 技能介导了治疗时间与减少自杀企图、抑郁症状和愤怒控制之间的关系（Neacsiu，Rizvi & Linehan，2010），一些研究只关注技能训练的效用（Soler et al.，2009）。总体来说，这些研究表明，DBT 技能本身可能就对某些人群有效，这取决于他们临床问题的严重程度和性质。个体治疗主要包括 DBT 的一部分，以增加患者参与治疗和管理自杀行为。对于不需要危机管理的较轻患者，仅靠技能小组就可能足够了。有证据表明，技能培训只对减少暴饮暴食症状有效（Telch，Agras & Linehan，2001）；可减少管教所未成年女犯的行为问题（Trupin，Stewart，Beach & Boesky，2002）；减少有家庭暴力受害史女性的抑郁、绝望以及整体精神病理学症状（Iverson，Shenk & Fruzzetti，2009）。目前的研究正在调查技能培训是否单独对 BPD 患者有效。

## DBT 的局限性

尽管 DBT 治疗广受欢迎，但需要注意的是，该疗法并不是万能的，还有许多潜在的局限性，还需要进一步的开发工作。尽管与对照组相比，DBT 疗

效是肯定的，但有相当一部分患者在治疗中没有取得进展（Rizvi，2011）。因此，仍然需要确定改进 DBT 的方法，通过研究确定治疗的基本组成部分，并确定哪些人最有可能从 DBT 治疗中获益。

首先，尽管有大量的研究表明综合性 DBT 的"全套"是有效的，但该领域最近才开始研究 DBT 的个体模式（如单独的技能培训）是否也可能有效。此外，还没有任何研究表明 DBT 的特定治疗策略是有效的必要条件。尽管技能使用已被确定为 DBT 内部的一种改变机制（Neacsiu et al.，2010），显然还需要更多的工作来确定其他重要的机制。

第二，关于如何最有效地培训 DBT 临床医生，以及哪些治疗师的特征可能与治疗结果有关，目前尚未有大量研究发表。DBT 培训的金标准是"强化培训"，通常是 2 周的教学工作坊，间隔 6 个月的基于团队的学习和任务。这种高强度的培训对某些治疗师来说可行性不大，问题是依从层面上如何顺利的传播 DBT。最近的研究表明，在线培训可能是现场培训的有效替代方案（Dimeff et al.，2009）。为了尽可能使临床医生和患者更广泛的受益，有必要在这一领域进行更多的研究。

第三，DBT 可能是一种相对昂贵的治疗方法。由于综合治疗包括每周的个体治疗，2 名治疗师每周 2 小时的小组技能培训，团队的所有治疗师每周（通常为 1 ~ 2 小时 / 周）根据需要电话咨询会谈外，每个患者每周所需临床时数很长。这种成本使一些机构不太可能实施 DBT 项目。尽管 DBT 的成本很高，但值得注意的是，DBT 实际上是具有成本效益的，因为多项研究表明，DBT 患者的住院和急诊就诊率远远低于对照组患者。考虑到这些危机服务的费用，其实 DBT 是节省费用的（Linehan & Heard，1999）。

因此，尽管我们现在有大量的研究支持 DBT 的功效，但仍有很多需要了解的问题：①如何使 DBT 对更多的患者有效？②治疗的哪些方面对积极的患者改变最有效（使治疗更节约费用）？③如何提供 DBT 方面基于循证的培训，哪些培训内容是必要 / 有效的？④如何使 DBT 的实施对个体机构和更广泛的护理系统更具成本效益？

## 结论

DBT 治疗手册（Linehan，1993）出版 20 年以

来，DBT 的传播和研究迅速增长。关于 DBT 的有效性研究在很大程度上是令人信服的，并且是第一个实证证明患有 BPD 和严重情绪调节障碍和（或）自杀行为的患者，可以通过一种心理社会治疗是有效的。在本章中，我们描述了 DBT 的基础和理论基础，详细介绍了 DBT 所有的组成部分，通过一个详细的案例演示了该治疗方法，并总结了现有的一些研究。随着关于 DBT 研究文献的不断增加，重要的是要超越比较 DBT 与对照治疗的随机临床试验，而不是专注于确认重要预测因子和改变的中介因素。这样的研究才有助于治疗的发展，努力帮助 DBT 对更多 BPD 患者和相关问题的患者更为有效。

# 参考文献

American Psychiatric Association. (2001). Practice guideline for the treatment of patients with borderline personality disorder. *American Journal of Psychiatry, 158*, 1–52.

Crowell, S. E., Beauchaine, T. P., & Linehan, M. M. (2009). A biosocial developmental model of borderline personality: Elaborating and extending Linehan's theory. *Psychological Bulletin, 135*(3), 495.

Dimeff, L. A., Koerner, K., Woodcock, E. A., Beadnell, B., Brown, M. Z., Skutch, J. M., . . . Harned, M. S. (2009). Which training method works best? A randomized controlled trial comparing three methods of training clinicians in dialectical behavior therapy skills. *Behaviour Research and Therapy, 47*(11), 921–930.

Koons, C. R., Robins, C. J., Tweed, J. L., Lynch, T. R., Gonzalez, A. M., Morse, J. Q., . . . Bastian, L. A. (2001). Efficacy of dialectical behavior therapy in women veterans with borderline personality disorder. *Behavior Therapy, 32*(2), 371–390.

Harned, M. S., Korslund, K. E., Foa, E. B., & Linehan, M. M. (2012). Treating PTSD in suicidal and self-injuring women with borderline personality disorder: Development and preliminary evaluation of a dialectical behavior therapy prolonged exposure protocol. *Behaviour Research and Therapy, 50*, 381–386.

Iverson, K. M., Shenk, C., & Fruzzetti, A. E. (2009). Dialectical behavior therapy for women victims of domestic abuse: A pilot study. *Professional Psychology: Research and Practice, 40*(3), 242.

Linehan, M. M. (1993a). *Cognitive-behavioral treatment of borderline personality disorder.* New York: Guilford.

Linehan, M. M. (1993b). *Skills training manual for treating borderline personality disorder.* New York: Guilford.

Linehan, M. M. (1997). Validation and psychotherapy. In A. Bohart & L. Greenberg (Eds.), *Empathy reconsidered: New directions in psychotherapy* (p. 353–392). Washington DC: American Psychological Association.

Linehan, M. M., Armstrong, H. E., Suarez, A., Allmon, D., & Heard, H. L. (1991). Cognitive-behavioral treatment of chronically parasuicidal borderline patients. *Archives of General Psychiatry, 48*, 1060–1064.

Linehan, M. M., Comtois, K. A., Murray, A. M., Brown, M. Z., Gallop, R. J., Heard, H. L., . . . Lindenboim, N. (2006). Two-year randomized controlled trial and follow-up of dialectical behavior therapy vs therapy by experts for suicidal behaviors and borderline personality disorder. *Archives of General Psychiatry, 63*(7), 757.

Linehan, M. M., Dimeff, L. A., Reynolds, S. K., Comtois, K. A., Welch, S. S., Heagerty, P., & Kivlahan, D. R. (2002). Dialectical behavior therapy versus comprehensive validation therapy plus 12-step for the treatment of opioid dependent women meeting criteria for borderline personality disorder. *Drug and Alcohol Dependence, 67*(1), 13–26.

Linehan, M. M., & Heard, H. L. (1999). Borderline personality disorder: Costs, course, and treatment outcomes. In N. Miller & K. M. Magruder (Eds.), *Cost-effectiveness of psychotherapy: A guide for practitioners, researchers, and policy makers* (pp. 291–305). New York: Oxford University Press.

Linehan, M. M., Schmidt, H., Dimeff, L. A., Craft, J. C., Kanter, J., & Comtois, K. A. (1999). Dialectical behavior therapy for patients with borderline personality disorder and drug-dependence. *American Journal on Addictions, 8*(4), 279–292.

National Institute for Health and Clinical Excellence. (2009, January). *Borderline personality disorder: Treatment and management.* Retrieved from http://www.nice.org.uk/nicemedia/pdf/CG78NICEGuideline.pdf

Neacsiu, A. D., Rizvi, S. L., & Linehan, M. M. (2010). Dialectical behavior therapy skills use as a mediator and outcome of treatment for borderline personality disorder. *Behaviour Research and Therapy, 48*(9), 832.

Paris, J. (2004). Is hospitalization useful for suicidal patients with borderline personality disorder? *Journal of Personality Disorders, 18*, 240–247.

Rizvi, S. L. (2011). Treatment failure in dialectical behavior therapy. *Cognitive and Behavioral Practice, 18*(3), 403–412.

Rizvi, S. L., & Ritschel, L. (2013). *Mastering the art of chain analysis in dialectical behavior therapy.* Manuscript submitted for publication.

Rizvi, S. L., Steffel, L. M., & Carson Wong, A. (2013). An overview of dialectical behavior therapy for professional psychologists. *Professional Psychology: Research and Practice, 44*, 73–80.

Soler, J., Pascual, J. C., Tiana, T., Cebrià, A., Barrachina, J., Campins, M. J., . . . Pérez, V. (2009). Dialectical behaviour therapy skills training compared to standard group therapy in borderline personality disorder: A 3-month randomised controlled clinical trial. *Behaviour Research and Therapy, 47*(5), 353–358.

Stoffers, J. M., Vollm, B. A., Rucker, G., Timmer, A., Huband, N., & Lieb, K. (2012). Psychological therapies for people with borderline personality disorder. *Cochrane Database of Systematic Reviews, 8*, CD005652. doi: 10.1002/14651858.CD005652.pub2

Telch, C. F., Agras, W. S., & Linehan, M. M. (2001). Dialectical behavior therapy for binge eating disorder. *Journal of Consulting and Clinical Psychology, 69*(6), 1061–1064.

Trupin, E. W., Stewart, D. G., Beach, B., & Boesky, L. (2002). Effectiveness of a dialectical behaviour therapy program for incarcerated female juvenile offenders. *Child and Adolescent Mental Health, 7*(3), 121–127.

Wagner, A. W., & Linehan, M. M. (2006). Applications of dialectical behavior therapy to posttraumatic stress disorder and related problems. In V. C. Follette & J. I. Ruzek (Eds.), *Cognitive behavioral therapies for trauma* (p. 117–145). New York: Guilford.

Wagner, A. W., Rizvi, S. L., & Harned, M. S. (2007). Applications of dialectical behavior therapy to the treatment of complex trauma-related problems: When one case formulation does not fit all. *Journal of Traumatic Stress, 20*(4), 391–400.

# ///17/// 人格障碍的认知疗法

KATE M. DAVIDSON

王凡　葛怡然　译

## 引言

在 20 世纪 60 年代，A.T. Beck 开始将认知疗法作为一种心理疗法，通过改变思维、行为和情感反应来帮助患者克服困难。在广泛的健康人群和精神疾病患者的随机对照试验（randomized controlled trial，RCT）中，认知疗法（cognitive therapy，CT）或认知行为疗法（cognitive-behavioral therapy，CBT）被认为是最有效的疗法。严重的精神障碍如双相障碍和精神分裂症除药物治疗外，CBT 也是有效的。CBT 采用团体和个体治疗方法可应用于治疗所有年龄段人群的心理健康问题。心理治疗是人格障碍的首选，有证据表明 CBT 能有效地治疗边缘型人格障碍 BPD（Davidson，Norrie，Tyrer，Gumley，Tata，Murray & Palmer，2006；Davidson et al.，2010）、回避型人格障碍（Emmelkamp et al.，2006）和反社会型人格障碍（Davidson et al.，2009）。多年来，CBT 基于疾病的特征并开展了特定疾病的认知模型取得了成功。CBT 治疗人格障碍（CBT for personality disorders，CBTpd）就是很好的一个例子，该模型已经改良适用于特定障碍的治疗，如边缘型和反社会型人格障碍（Davidson，2007）。

人格问题的起源是多因素的，包括遗传因素、儿童的内在气质、童年期的发展和经历，以及照料者与其他人依恋性质之间的相互作用。任何一种人格障碍的发展模式都应考虑这些因素，尽管不同的心理模式会强调比其他某些因素更多。儿童的发展是通过生物、生理、认知、行为、社会和情感结构方面的一系列变化而发展的，所有这些变化的发生都源于更广泛文化背景中的家庭和社会系统中。因此，人格障碍模型需要是多方面才能解释这些因素（Davidson，2007）。

## 认知模型的理论假设

在 CBT 治疗人格障碍中，重点放在核心信念、情感和由于信念而形成过度发展的行为模式上。核心信念涉及自我认同和对他人的信念，是深层图式结构的产物，而不是对日常情况反应的自动思维。

众所周知，孩子与照料者的第一段关系对其发展有根本性的影响。每个人在看待自己和他人的方式、他们发展的关系类型以及对经历行为和情感的反应，都会受到童年期发生的两个主要过程的影响：如对照料者的早期依恋和在童年时期形成关系的内部工作模式。许多反社会和 BPD 的人在童年时期被虐待、忽视或不平等对待。这些经历反过来形成了儿童发展的内部工作模式，并将其用于他或她在儿童期和成年期遇到的其他人际关系。如果童年时期缺乏照料或不和谐，或以某种方式虐待，那么孩子的内部工作模式将发展为对他人期望的消极模式之一，即孩子认为他们不值得爱，不能相信别人会为他们提供一种安全感和情感支持。相比之下，照料者的安全依恋可以满足孩子安全和保障的需求，而且有助于缓解痛苦情绪而得到满足。照料者的这种有效和关心的反应有助于儿童发展自我管理负性情绪（如恐惧和愤怒）的能力。这种情绪调节以及自我其他方面（如行为和思维）的能力在人格障碍患者中会变得有问题。例如，照料者不一致或不可预测的经历会导致儿童对自己产生负面看法，认为自己不值得爱，这被认为是一种焦虑的依恋方式（Ainsworth，Blehar，Waters & Wall，1978）。如果孩子对照料者不值得信任、有忽视或拒绝的经历，他们可能会发展为回避型依恋方式，也可能发展为消极的应对方式（Rutter & Rutter，1993）。但并不是每个在童年时有过负性经历的人都会出现人格障碍或问题。这可能是边缘型和反社会型人格障碍的个体比其他人的负面经历更频繁、更持久或极端，使得他们更容易被负面的生活经历压垮。

这些核心信念是关于自我认同和如何看待他人的。它们是组织经验的方式，试图避免、补偿或应对儿童时期的负面经历。核心信念是长期存在的、僵化的并会被许多情景所激活，它们通常以无条件的方式表达。例如，许多BPD的人会持有"我很糟糕""其他人不喜欢我""其他人会让我悲伤"等信念（Beck，Freeman & Davis，2004；Padesky，1994）。在106名BPD患者中典型的问题是不信任他人、不受欢迎或糟糕、被他人利用，以及失败和情感被剥夺（Davidson，Tyrer et al.，2006）。关于自我和他人的这些核心信念塑造了个体的认同感、情绪良好、人际关系模式和行为。个体制定行为策略来补偿、避免或应对他们核心功能失调的信念。例如，一个BPD患者认为自己没有吸引力且是坏人，所以他倾向于避免亲密关系，担心别人会发现他的不好之处和没用。如果有人邀请他出去，他会提早离开这个活动。他发现很难谈论自己，因为她认为别人会觉得他很奇怪，会对他的观点挑剔，或者不会喜欢他。他试图同意别人说的话，而不是发表自己的意见。他不会回复电话或电子邮件，因为他害怕自嘲或说出某些冒犯别人的话。对他人的回避有时会让人们以一种他解释为拒绝的方式行事，所以他们经常放弃邀请他出去或联系他，而这些只

会证实他对自己的负面信念。在这个案例中，避免亲密的关系是一种过度发展的行为策略，这符合他认为自己是坏的、毫无价值的主要核心信念。图17.1说明了人格障碍的认知模型。

## CBT治疗人格障碍的独特性

CBT治疗人格障碍（CBTpd）是结构化的，有时间限制的，并专注于核心信念和未发展的行为模式。患者遇到的困难归因于调节情绪、行为和思维方面存在问题。学习新的、更具适应性的思考自我和他人的方式是治疗的目标，同时也要加强与适应性信念相关的情绪和行为的调节。表17.1介绍了CBTpd的结构和主要特征。与治疗其他偶发性的而信念、情感和行为模式不那么根深蒂固的疾病相比，CBT要改变长期存在的行为模式和相关的核心信念，需要进行更多的培训。治疗师采用认知构想来制订一个治疗计划，特别关注患者对自身和他人功能失调核心信念，以及作为应对、避免或补偿这些信念的方式而被过分发展的行为策略。治疗的目的是帮助患者发展那些未发展的行为策略，以及发展更具有适应性的信念来支持这些新的行为策略。在前面的示例中，BPD患者发展了一种通过忽视或不回应对他友好的人，来避免亲密关系的模式。在治疗中，鼓励他在不回避的情况下，提高他社交能力

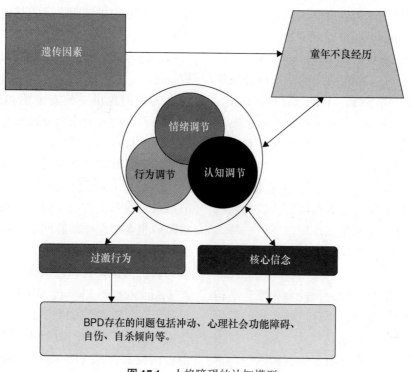

**图17.1** 人格障碍的认知模型

**表 17.1** 人格障碍认知行为治疗的结构和主要策略（CBTpd）

| | | |
|---|---|---|
| **1 年 30 个疗程的治疗体系** | 1～5 个疗程（大约） | 初始阶段：通过纵向评估生长发育史制订研究方案 |
| | 6～26 个疗程 | 通过探究研究对象过往记忆、童年经历、白日梦等可以帮助研究人员识别可能在童年和青春期形成的核心信念和模式<br>建立核心信念和制定过度发展的行为策略，以及探讨它们与当前问题的关系。并培养对自己和对他人不同的信念<br>在现场识别、演习、并重复练习欠发达的行为（新技能） |
| | 最终疗程 | 最终阶段：加强和推广获得新的信念和技能<br>根据最新研究信息对治疗进行回顾并更正叙述性表述<br>总结在治疗中所学到的和取得的成果 |
| **治疗方式** | 治疗师 | 要保持开放与协作的治疗模式；要站在对事物好奇的态度，而不是"无所不知"<br>要保持热情、有同理心、真诚的态度，并传达一贯的中立态度，同时不否认任何有问题的行为的严重性<br>能够在早期发现治疗性冲突并及时矫正 |
| | 患者 | 假定患者在任何给定的时间内都在尽他们最大的努力，假定患者想要通过参加治疗并与治疗师一起合作来改善他们的生活质量 |
| **主要治疗策略和技术** | 情绪认知调节 | 承认和确认痛苦<br>了解导致痛苦的背景或事件<br>将痛苦与生长发育史和个人史联系起来<br>在必要的时候学习和应用自我安慰的技巧 |
| | 行为调节 | 使用认知和行为疗法来减少痛苦（例如，了解真实情况 / 学习如何处理人际关系的技巧等）<br>确定具体的行为问题，明确要达成的目的和目标<br>和患者共同了解决定他们行为反应的因素，以及了解这为什么这不是最佳反应<br>识别和理解相关的情绪和认知反应<br>确定需要学习哪些新技能或新的行为习惯来达到目标<br>在角色扮演中和现场练习新的行为习惯<br>如有必要的话，可以采取反馈进度、改变计划和学习新技能的方法以达到目标<br>了解导致出现关系问题的原因 |
| | 人际交往问题 | 从人际关系模式的角度重点理解在生长发育史中关系的破裂<br>通过用苏格拉底式的提问，帮助受试者检验他们对自我和对他人的潜在假设或信念的真实性<br>使用认知策略来评估人际关系的破裂<br>使用行为策略来抵消其他需要加强或学习的人际交往技能（例如，学习自信的技巧，如何发展和维持人际关系） |

的行为，并培养出支持他人可能喜欢他的信念。

# 初始治疗阶段：开发一种治疗方案

CBT 治疗人格障碍从评估阶段开始，该阶段是通过使用认知模型开发叙事性 CBT 公式，从终生的角度出发，对患者的问题有一个连贯性的心理了解。由于患者的问题可能是由于童年经历和创伤引起的，因此在治疗开始时需要进行更多的治疗，以更全面了解过去以及与患者当前的困难有何关系。还需要对患者的生活状况和既往病史进行综合评估。尽管

大多数信息可能直接来自患者，但在患者同意的情况下，伴侣、亲戚或朋友也可以提供信息。通常情况下，开始帮助患者改变其信念和行为策略之前，大约需要 5 或 6 个疗程来制订 CBTpd 方案，并与患者达成共识。

由于患者病史的复杂性，以及他或她既往病史与当前问题之间的联系，因此该方案通常以叙述或信件的形式写给患者。制订这个方案可能会花费一些时间，因为它是高度个性化的，并且必须内在连贯与心理上是一致的。治疗师必须意识到，患者有可能会向其他重要的人展示她或他有关问题的书面解释，因此在书写内容时应牢记这一点。CBT 具有

高度的合作性。正是通过这个方案，人格障碍患者才开始接受治疗。

在治疗的第一阶段，患者会对自己为什么会出现这些问题而感到好奇，并会得到积极的鼓励。他们被要求反思自己的过去是如何影响他们当前的问题。因为治疗师对患者经历过的早期生活困难，以及这些问题对他们成年生活的影响做出富有同情心的回应。患者接受治疗很可能就取决于这一阶段的治疗。在这一阶段结束时，与患者讨论书面的叙述方案，并可进行修改，直到它提供充分和共情的理解，患者为什么发展了使他们接受治疗的信念和行为。

治疗师们讨论了在童年时期的由于不良事件形成的核心信念，是如何导致消极的、往往是自我毁灭的情感和行为模式的。这些模式可能作为对个体在童年和青春期所经历的不良事件的反应是有意义的。然而，这些事件现在不再有帮助或提高生活质量。重要的是，这些模式可以通过治疗来改变。发展新的自我思维方式和新的行为方式，以符合对自我和他人的新观点，这是治疗的目的。

# 助力于行为和情绪调节

BPD 患者存在情绪调节障碍，也有思维和行为调节障碍。BPD 患者对自己和他人的负面核心信念来自于他们童年时代的经历，并通过他们在成年后遇到的困难得到持续，尤其是在发展和维持关系方面，自己经常感到痛苦，无法将情绪控制在舒适的范围内，对事件过于敏感或高度反应，可能会导致广泛的心理和人际关系问题。这些因素包括情绪和情感的极端波动，如焦虑、惊恐发作和冲动；当思维变得越来越消极出现自杀和自伤行为，所有这些问题都可能高度的破坏人际关系。

在 CBT 治疗人格障碍中，患者学会识别并处理其负性认知，特别是核心信念和相关行为，作为帮助他们控制情绪调节障碍的一种手段。治疗方法的改变是通过联系、强化和支持尚不成熟的行为方式，并鼓励患者找到新的、更适应的方式来看待自己和他人，从而实现治疗上的改变。承认患者的痛苦并理解他们为什么痛苦是对患者来说是有效的。Marsha Linehan 是第一个强调情绪验证的重要性的人，因为 BPD 患者的痛苦常常被他人忽略或忽视（Linehan，1993）。

改变核心信念的工作通常在会谈内完成，并在会谈之间的练习进行相关的行为改变。认知技术用于检验持有核心信念的有效性和有用性。通过制订方案所做的工作，患者通常很容易认识到，这些信念是他们童年经历的结果，现在并不适应他们现在的成年生活。Young 的"图式史的测试"（Young，Klosko & Weishaar，2003）可以用来举例说明一种信念可能在哪里产生，以及该信念在哪里与患者的童年经历相吻合。患者和治疗师会产生一种更有帮助和适应性更强的相同信念形式。有证据表明，在童年时期有一种更具适应性的思维方式被忽视和扭曲，而这种更具适应性的信念本来可以被应用。例如，患者可能持有诸如"我很坏"和"我不配被爱"之类的核心信念。由于这些信念占主导地位且非常显著，因此对于患者来说，应用这些信念的示例可能非常明显。他会从童年期开始描述每一个"坏"的例子，因凌乱而受到父母的惩罚；或者担忧在学校一个令人不安的事件，导致被同学们排斥的感觉，但家长认为这并不是一个重要的问题，所以觉得自己"不值得爱或被爱"。这就突出了核心消极信念的主导地位，并向患者说明核心信念如何影响了他对自己的看法。鼓励患者记录下一些实例，以证明此时此刻的经验会增强或强调关于自己新的、更具适应性的信念。治疗的目的是通过对自我和他人的消极信念改变，使其对自我和他人有更现实和适应性的信念，以提高人际交往的技能，从而增加亲社交的行为。通过让患者尝试不同的行为方式来测试与他人相处的适应性方式，在可能的情况下，可以与重要的其他人如合作伙伴得到支持。行为实验被用于发展这些与其他更适应性的行为。

因为对于人格障碍患者而言，建立和维持关系往往是有问题的，所以与治疗师的关系也会变得很麻烦。因此应该注意治疗的关系，因为患者对治疗师和治疗的信念可能会干扰治疗的进展。患者问题的表述让治疗师能够深入了解患者的自我和他人的信念，以及这些信念是如何影响治疗关系的。在治疗过程中，检验关于自我和他人的这些信念时，它们也可以应用到治疗关系中。患者可以利用治疗关系的经验来检验这些信念是否具有适应性。基于病例的临床监督有助于治疗师与患者保持健康的关系，并保持面谈关注的重点。治疗师会假设患者愿意在治疗上与他合作，并且患者可能在任何时候都尽其所能做的最好。这一假设对改变终生动机模式波动的患者可能有帮助。

# CBTpd 与 CBT 有何不同

精神障碍的 CBT 和人格障碍的 CBT（CBTpd）之间主要在治疗结构和内容上存在差异（Davidson，2007）。例如 1 年内做 30 次 CBT 治疗可产生显著而持久的变化，我们发现治疗时间越长效果可能越好（Davidson et al.，2010）。通过历史叙事方式和患者互动的过程需要更长的时间，因为治疗师需要了解有关患者更多的信息，这与患有精神疾病（如抑郁症）不同。对于抑郁症这样的疾病，患者在没有抑郁的时候，他们有能力理解正常和异常的情绪和行为状态之间的差异。但是人格障碍是一种起源于童年期的疾病，这些人几乎没有对这个问题的体验，甚至他们很难想象没有问题和困难的时候会是什么样子。

因此，在 CBTpd 中，治疗的初始阶段是通过深入了解个人、社会和精神病史让患者参与进来。这可能需要与 BPD 患者进行 5 ～ 6 次的谈话。我们发现，那些较少接触临床心理健康服务的人（如反社会型人格障碍患者）需要花费更多的时间。这些患者不习惯"讲述自己的故事"、不习惯用逻辑顺序描述他们的问题或被系统地询问，也不愿意思考他们童年和青少年期的关系和状况是如何对他们成年后的影响。我们需要询问患者与父母、兄弟姐妹、其他家庭成员和同龄人的关系，以了解这些关系是如何影响患者对自己和他人看法的。了解了患者的成长背景就可以理解诸如"我不讨人喜欢""我不好""其他人会伤害我"以及"我不能相信其他人"等核心信念，然后就可以勾画出患者为了应对这些信念而过度发展的行为策略。

治疗师可以从发展的角度结合其他历史信息为患者做一个陈述，包括他们的问题以及从童年到成年的发展状况。这种陈述的形成和呈现给患者的方式也不同于标准的 CBT。在 CBTpd 中，我们以叙事的形式陈述，并以连贯的故事来描述患者的生活。这种陈述是我们心理学的了解，利用 CBT 和我们的发展心理学知识，了解患者是如何开始持有他对自己和他人的信念，以及过度发展和有问题的行为。这种叙事性陈述要么以一封信的形式写给患者，或者简单一点儿，写成 2 ～ 3 页关于患者生活的简述。

# CBTpd 的潜在局限性

根据临床经验以及 CBTpd 对边缘型和反社会型人格障碍的疗效研究，我们发现在 1 年的时间内进行 30 次治疗，可使 BPD 患者发生重大变化（Davidson，Norrie et al.，2006；Davidson et al.，2009）。此外，我们知道治疗师的能力也会影响治疗：一个称职的治疗师比能力差的治疗师可以减少 BPD 患者自杀事件至少 3 倍的数量（Norrie，Davidson，Tata & Gumley，2013）。这表明，为了有效提供 CBTpd 的治疗，治疗师需要接受适当的培训以足够了解 CBTpd 模型并能够熟练运用治疗方法。我们发现定期监督对于保持治疗师提供高质量 CBTpd 的能力很重要。它有助于治疗师反思患者面临的问题和治疗内容以及在治疗上的关系（Davidson et al.，2010）。

# 支持 CBT 治疗的实证研究

2011 年有 28 项 BPD 的心理治疗研究（Stoffers et al.，2012），迄今为止 BPD 是所有人格障碍中研究最多的。但是大多数研究纳入的患者人数较少，未来需要进行更大规模、更严格的研究，例如对患者治疗组的盲法评估，以减少研究者的偏见。

表 17.2 总结了采用 CBT 治疗 BPD 患者的 RCT 研究。值得注意的是，这些研究总共接受治疗的不到 300 名 BPD 患者。由于研究的人数相对较少，意味着在一定程度上 CBT 的总体有效性并不确定。研究中所纳入的患者和治疗的背景可能完全不一样，此外各研究之间的 CBT 干预类型的试验也有所不同。

Davidson 的 CBT 模型（CBTpd）是对 Beck 人格障碍 CBT 的改编，专门用于治疗反社会和边缘型人格障碍（Davidson，2007；Davidson et al.，2009）。Cottraux 等（2009 年）根据 Beck 和其他 CBT 同事（如 Layden，Newman，Freeman & Morse，1993）对人格障碍患者进行了 CBT 治疗。另一方面，Bellino 等（Bellino，Zizza，Rinaldi & Bogetto，2007）已将标准化的 CBT 用于治疗抑郁症等轴 I 障碍，而不仅仅是人格障碍（Beck & Freeman，1990）。有一个 35 例患者的小型研究，关注的是 BPD 患者的抑郁症治疗，而不是 BPD 本身的改善。所有患者均诊断为 BPD 和重性抑郁障碍的门诊患者，他们随机分配到两组联合治疗，即氟西汀＋人际疗法或氟西汀＋

表 17.2 认知行为疗法治疗边缘型人格障碍的随机对照试验

| | 试验比较 | 人群 | 人数 270 | 治疗特点 | 结果 | 预后 |
|---|---|---|---|---|---|---|
| Davidson et al., 2006; Davidson et al., 2010 | TAU + CBTpd vs. TAU | 所有患者均被诊断为 BPD + ①自杀或②近期精神病院住院治疗 | 106 | 52 周内 30 次 | TAU + CBTpd > TAU | 平均人数为 16 随访 6 年，病情持续好转 |
| Cottraux et al., 2009 | CBT vs. RST | 门诊 BPD 患者 | 65 | 52 周 + 1 年随访 | 组间差异：CGI：CBT > RST HS：CBT > RST | 仅 38 例患者在第 1 年进行评估，21 例患者在第 2 年进行评估 |
| Bellino, 2007 | 联合治疗：氟西汀 + IPT vs. 氟西汀 + CT | 除 BPD 患者外，所有患者均有重度抑郁发作 | 35 | 6 个月；无随访 | 治疗抑郁症 ADM + IPT = ADM + CBT | 小型研究：未评估 BPD 的预后 |
| Evans et al., 1999 | MACT vs. TAU | 过去 12 个月存在 B 类自杀企图的患者 | 34 | 每周 6 次 | MACT > TAU 自杀企图、抑郁；MACT 医疗费用较低 | 小型初步研究 |
| Weinberg et al., 2006 | TAU + MACT vs. TAU | 存在非自杀性自伤行为的女性患者 | 30 | 每周 6 次 | TAU + MACT > TAU | 小型初步研究 |

BPD，边缘型人格障碍；CBT，认知行为疗法；IPT，人际关系疗法；MACT，人工辅助认知疗法；RST，Rogerian 支持性心理治疗；TAU，常规治疗；ADM，抗抑郁药；HS，绝望量表；CGI，临床总体印象量表。

认知疗法，并进行了 24 周的治疗观察。这些评估不足为奇的反映了评估情感障碍的研究目的。

CBT 规模最大的研究是我们自己称为 BOSCOT 研究，在英国 3 个地区实施（Davidson, Norrie et al., 2006；Davidson, Tyrer et al., 2006；Palmer et al., 2006）。经过 CBTpd 培训的治疗师，在近 1 年中为 106 例 BPD 患者中的 54 例提供了 30 个 1 小时的治疗，这些患者在过去 12 个月中有过自杀企图，或者在进入研究之前曾接受过意外和紧急服务，或者接受过精神科住院治疗。两组均接受了常规治疗［常规治疗（treatment as usual，TAU）］。TAU 由多种资源组成，例如包括急诊服务、社区服务在内的住院和门诊服务、慈善活动中心，以及初级和社区护理服务。两组在研究过程中和随访 1 年时均有所改善。这些接受过 CBTpd 治疗的患者自杀行为明显减少，功能失调的信念减少，焦虑和痛苦也减轻。在这项研究的患者中很可能具有共病的诊断，因为我们没有排除 BPD 中常见的抑郁症或酒药滥用等常见问题。

这项 RCT 的优势之一是随访几乎没有脱落现象，对 102 名（96%）患者在基线后 2 年进行了随访。我们还对 BOSCOT 项目中 82% 的患者进行了 6 年的随访（Davidson et al., 2010）。1 年随访结束时，

CBTpd 较常规治疗明显降低自杀行为并能长期保持。至 6 年时，54% 的患者不再符合 BPD 的诊断标准：CBTpd 组为 56%（n = 24/43），TAU 组为 52%（n = 17/33）（Davidson et al., 2010）。和其他后续研究一样，自伤和自杀行为也有所改善，但随着时间的推移，BPD 所特有的情感障碍改善程度较小（Plakun, Burkhardt & Muller, 1995；Zweig-Frank & Paris, 2001）。与接受常规治疗的患者相比，接受 CBTpd 治疗的患者，其住院时间和服务成本较低。这项研究也评估了治疗的成本效益（Davidson et al., 2010；Palmer et al., 2006），接受常规治疗的患者在随访期间的费用比 CBTpd 组高 3 倍：16 658 英镑 vs. 5015 英镑（平均差额 11 643 英镑，95% 置信区间 441 ~ 29 401 英镑），这表明相对简短的 CBTpd 具有较高的成本效益（表 17.2）。

Cottraux 及其同事（2009 年）在法国进行的适量的样本研究，33 例随机接受 CBT 和 32 例接受罗氏支持性心理治疗（Rogerian supportive psychotherapy，RST）。在这项 RCT 研究中，令人最感兴趣的是指导性心理疗法（CBT）和非指导性疗法（RST）之间的比较。两组的治疗由相同的治疗师进行，每次 1 小时，疗程 1 年。治疗分为两个阶段，每个阶段半年：最初每周强化治疗（前 6 个月 24 次），然后

是维持阶段，6 个月的过程中每 2 周一次治疗（12
次）。在治疗结束时只有 38 例患者进行了评估，在
其后 1 年的随访中只有 21 例患者，这意味着大量信
息丢失和退出研究。总之，尽管有迹象表明 CBT 的
患者依从性较好，但是两组之间没有差异。在某些
评估点上有迹象表明，接受 CBT 治疗的患者其绝望
程度较低（在第 24 周时），并且在 2 年的随访中，
临床总体印象（Clinical Global Impression，CGI）评
分得到改善。

　　Bellino 及其同事在意大利进行的一项研究
（2007 年）中，发现抗抑郁剂联合两种心理疗法的
其中一种，对 BPD 患者的重度抑郁有效。这项针
对 35 例患者的小型研究，关注的是 BPD 的抑郁症
治疗，而不是 BPD 本身的改善。所有患者均诊断
为 BPD 和重性抑郁障碍的门诊患者。参与者随机
分配到药物联合两种心理治疗方法中的一种，治疗
24 周。分别为氟西汀联合人际疗法（interpersonal
therapy，IPT）或氟西汀联合认知疗法（cognitive
therapy，CT）。结果发现联合干预措施之间存在一
些差异。IPT 在以下几个症状维度更为有效：在社
交能力以及人际问题清单中的支配、调控、打扰或
需要关注维度占优势（Horowitz，Alden & Wiggins，
2000）。CT 联合治疗对焦虑和心理功能有更大的影
响。然而，这只是一项小型研究，研究结果主要集
中在抑郁症状和功能方面，而不是 BPD 本身。

　　表 17.2 列出了两项关于人工辅助认知疗法
（manual-assisted cognitive therapy，MACT）对 BPD
患者的疗效。MACT（Schmidt & Davidson，2004）
是一种简短的 CBT 方法，主要提供给有自杀倾向的
患者，这其中许多有人格障碍。在 MACT 中，患者
会收到一份长达 70 页的工作手册，其中概述了治疗
方法并提供了自助服务。治疗师用这本书指导 6～8
个疗程的治疗。这本书包含了辩证行为疗法中的一
些自我安慰的练习方法（Linehan，1993）。Evans 等
（1999 年）将 34 例患者随机分组，这些患者有自
残、各类人格障碍并且在过去的 12 个月中有过自杀
相关事件。16 例患者接受 TAU，18 例接受 MACT
治疗。在 6 个月后随访到 32 例患者，每组 10 例
（56%MACT 和 71%TAU）仍有自杀行为。MACT
组自杀行为发生率较低，自评的抑郁症状改善高于
常规治疗组，同时 MACT 的患者护理费用也减少
46%。

　　根据 Evans 等人的工作（1999），Tyrer 等人
（2003）对 480 例患者进行了 MACT 大规模的随机

研究。样本包括 BPD 以外的更多患者，因此不包
括在表 17.2 中。在这项较大的研究中，发现 MACT
有限的功效减少了反复自伤行为，但当与经济评
估或成本效益评估结合时（Byford et al.，2003），
MACT 在成本和效益组合方面均优于 TAU。然而，
对这项研究的数据进行二次分析发现，患有更多的
人格障碍问题和 BPD 患者疗效不如较少的人格障碍
患者，显现他们有更高的反复自杀率，而且第一次
自杀行为后重复发生自杀的时间较短（Tyrer et al.，
2004）。有一些证据表明，在这组重复性自杀行为
患者中，对 MACT 治疗的理解力可能较差。

　　Weinberg 等人（Weinberg，Gunderson，Hennen，
Christopher & Cutter，2006）对 MACT 进行了改良，以
关注 30 例 BPD 患者的故意自伤（deliberate self-harm，
DSH）而非自杀行为，所有这些患者同时也接受了
常规治疗。与常规治疗相比，接受 MACT 治疗的患
者（n = 15）在治疗结束和 6 个月随访时，DSH 的
发生频率和严重程度明显降低。MACT 并没有影响
自杀意念程度或 DSH 重复发作的时间。综上所述，
对于伴有自伤的人格障碍患者来说，即使是简短的
CBT 治疗也可能是具有成本效益的治疗方法。

## 谁最适合 CBT 治疗人格障碍？

　　目前关于 BPD 患者的任何治疗方法研究的都很
少，无法明确哪些患者最有可能受益和哪些患者不
会获益。Davidson 等人（2010 年）在对 BOSCOT
试验所治疗患者的 6 年随访中，调查了一些预后良
好和不良结果的指标。

　　我们将不良预后定义为随访期内出现任何自杀
企图。在 6 年的随访期间发现在学校有特殊需求的
人与自杀企图具有显著相关。对这一观察结果应当
谨慎对待，因为只有 19 个（17.9%）最初的样本描
述了在学校中出现的被归类为特殊需求的问题。这
组患者可能特别脆弱，并且对所有治疗都有不同的
反应。也有可能只有 CBTpd 的样本更能代表一般人
群，而其他疗法可能将这些患者排除在他们的研究
范围之外。

　　在研究中的治疗脱落可能存在问题，表明患者
没有接受治疗。在表 17.2 列出的其中一项研究中，
BPD 患者坚持 CT 治疗的时间超过了 RST（Cottraux
et al.，2009）。如何确定退出治疗也是个问题，因
为这取决于脱落的定义。我们发现在临床实践中有

少数患者没有定期接受治疗，他们取消了一些预约，也没有参加其他预约治疗，但仍显示继续接受治疗。在 BOSCOT 试验中有些人会不定期地接受治疗，但并未退出治疗（Davidson, Norrie et al., 2006）。在工作联盟清单上（Andrusyna, Tan, DeRubeis & Luborsky, 2001）患者的评分表明，患者和治疗师都认为治疗体验是积极的。

# 结论

BPD 是一种以情绪不稳定、人际关系问题以及冲动和自残行为为特征的致残性疾病。CBT 治疗人格障碍也是治疗 BPD 患者的几种循证疗法之一。使用发展性的框架使个体参与治疗并提高他们对问题的心理理解是一个关键特征。与治疗 BPD 的其他疗法相比，这种疗法的治疗强度较低，即 1 年内进行 30 次治疗。与 MBT 和 DBT 等其他循证心理疗法相比，CBT 治疗人格障碍的自杀行为和重性抑郁障碍等更严重的问题也是有效的（Davidson & Tran, 2013）。由于治疗师的能力水平对治疗结果起决定作用，所以对这一群体进行系统的练习和治疗需求的监督具有很大的挑战。

# 参考文献

Ainsworth, M. D. S., Blehar, M. C., Waters, E., & Wall, S. (1978). *Patterns of attachment: A psychological study of the Strange situation.* Hillside, NJ: Erlbaum.

Andrusyna, P., Tang, T., DeRubeis, R., & Luborsky, L. (2001). The factor structure of the Working Alliance Inventory in cognitive-behavioral therapy. *Journal of Psychotherapy Practice & Research*, 10, 173–178.

Beck, A. T., & Freeman, A. (1990). *Cognitive therapy of personality disorders.* New York: Guilford.

Beck, A. T., Freeman, A., & Davis, D. D. (2004). *Cognitive therapy of personality disorders* (2nd ed.). New York: Guilford.

Bellino, S., Zizza, M., Rinaldi, C., & Bogetto, F. (2007). Combined therapy of major depression with concomitant borderline personality disorder: Comparison of interpersonal and cognitive psychotherapy. *Canadian Journal of Psychiatry*, 52, 718–725.

Byford, S., Knapp, M., Greenshields, J., Ukoumunne, O. C., Jones, V., Thompson, S., ... Davidson, K. (2003). Cost-effectiveness of brief cognitive behavior therapy versus treatment as usual in recurrent deliberate self-harm: A rational decision making approach. *Psychological Medicine*, 33, 977–986.

Cottraux, J., Note, I. D., Boutitie, F., Milliery, M., Genouihlac, V., Yao, S., ... Gueyffieret, F. (2009). Cognitive therapy versus rogerian supportive therapy in borderline personality disorder. *Psychotherapy and Psychosomatics*, 78, 307–316.

Davidson, K., Halford, J., Kirkwood, L., Newton-Howes, G., Sharp, M., & Tata, P. (2010). CBT for violent men with antisocial personality disorder. Reflections on the experience of carrying out therapy in MASCOT, a pilot randomized controlled trial. *Personality and Mental Health*, 4, 86–95.

Davidson K., Norrie J., Tyrer P., Gumley A., Tata P., Murray H., & Palmer S. (2006b). The effectiveness of cognitive behaviour therapy for borderline personality disorder: Results from the Borderline Personality Disorder Study of Cognitive Therapy (BOSCOT) trial. *Journal of Personality Disorders*, 20, 450–465.

Davidson, K. M. (2007). *Cognitive therapy for personality disorders. A guide for clinicians* (2nd ed.). Hove, UK: Routledge.

Davidson, K. M., & Tran, C. F. (2013). Impact of treatment intensity on suicidal behaviour and depression in borderline personality disorder: A critical review. *Journal of Personality Disorders*, 27, 113–130.

Davidson, K. M., Tyrer, P., Gumley, A., Tata, P., Norrie, J., Palmer, S., ... Macaulay F. (2006a). Rationale, description, and sample characteristics of a randomized controlled trial of cognitive therapy for borderline personality disorder: The BOSCOT study. *Journal of Personality Disorders*, 20, 431–449.

Davidson, K. M, Tyrer, P., Tata, P., Cooke, D., Gumley, A., Ford, I., ... Crawford, M. J. (2009). Cognitive behaviour therapy for violent men with antisocial personality disorder in the community: An exploratory randomized controlled trial. *Psychological Medicine*, 39, 569–578.

Emmelkamp, P. M. G., Benner, A., Kuipers, A., Feiertag, G. A., Koster, H. C., & van Apeldoorn, F. J. (2006). Comparison of brief dynamic and cognitive-behavioural therapies in avoidant personality disorder. *British Journal of Psychiatry*, 189, 60–64.

Evans, K., Tyrer, P., Catalan, J., Schmidt, U., Davidson, K., Dent, J., ... Thompson, S. (1999). Manual-assisted cognitive-behaviour therapy (MACT): A randomized controlled trial of a brief intervention with bibliotherapy in the treatment of recurrent deliberate self-harm. *Psychological Medicine*, 29, 19–25.

Horowitz, L. M., Alden, L. E., & Wiggins, J. S. (2000). *Inventory of interpersonal problems.* San Antonio, TX: The Psychological Corporation.

Layden, M. A., Newman, C. F., Freeman, A., & Morse, S. B. (1993). *Cognitive therapy for borderline personality disorder.* Boston: Allyn and Bacon.

Linehan, M. M. (1993). *Cognitive-behavioral treatment of borderline personality disorder.* New York: Guilford.

Norrie, J., Davidson, K., Tata, P., & Gumley, A. (2013). Influence of therapist competence and quantity of CBT on suicidal behaviour and inpatient hospitalisation in a randomized controlled trial in borderline personality disorder. Further analyses of treatment effects in the BOSCOT study. *Psychology and Psychotherapy.*

Padesky, C. A. (1994). Schema change processes in cognitive therapy. *Clinical Psychology and Psychotherapy*, 1, 267–278.

Palmer, S., Davidson, K., Tyrer, P., Gumley, A., Tata, P., Norrie, J., ... Seivewright, H. (2006). The cost-effectiveness of cognitive behaviour therapy for borderline personality disorder: Results from the BOSCOT trial. *Journal of Personality Disorders*, 20, 466–481.

Plakun, E. M., Burkhardt, P. E., & Muller, J. P. (1995). 14 year follow-up of borderline and schizotypal personality disorders. *Comprehensive Psychiatry*, 27, 443–455.

Rutter, M., & Rutter, M. (1993). *Developing minds: Challenge and continuity across the life span.* New York: Basic Books.

Schmidt, U., & Davidson, K. (2004). *Life after self harm.* Hove, UK: Brunner-Routledge.

Stoffers, J. M., Völlm, B. A., Rücker, G., Timmer, A., Huband, N., & Lieb, K. (2012). Psychological therapies for people with borderline personality disorder. *Cochrane Database of Systematic Reviews*, 8, CD005652. doi:10.1002/14651858.CD005652.pub2

Tyrer, P., Thompson, S., Schmidt, U., Jones, V., Knapp, M., Davidson, K., ... Wessely, S. (2003). Randomized controlled trial of brief cognitive behavior therapy versus treatment as usual in recurrent deliberate self-harm: The POPMACT study. *Psychological Medicine*, 33, 969–976.

Tyrer P., Tom, B., Byford S., Schmidt U., Jones V., Davidson K., ... Catalan J. (on behalf of the POPMACT Group). (2004). Differential effects of manual assisted cognitive behaviour therapy in the treatment of recurrent deliberate self-harm and personality disturbance: The POPMACT study. *Journal of Personality Disorder*, 18, 102–116.

Weinberg, I., Gunderson, J. G., Hennen, J., Christopher, J., & Cutter, C. J. (2006). Manual assisted cognitive treatment for deliberate self-harm in borderline personality disorder patients. *Journal of Personality Disorders*, 20, 482–492.

Young, J. E., Klosko, J. S., & Weishaar, M. E. (2003). *Schema therapy: A practitioner's guide.* New York: Guilford.

Zweig-Frank, H., & Paris, J. (2001). Predictors of outcome in a 27-year follow-up of patients with borderline personality disorder. *Comprehensive Psychiatry*, 43, 103–107.

# ///18/// 支持性心理治疗和个案管理

DAVID J. HELLERSTEIN，RON B. AVIRAM

王凡　葛怡然　译

## 为什么边缘型人格障碍需要支持性心理治疗？

　　支持性心理治疗（supportive psychotherapy，SPT）是治疗过程的一个重要组成部分，自从临床医生认识到治疗关系以来，一直认为是一种心理治疗方法。SPT 在结构化的心理治疗理论发展之前就已经建立。无论其具体理论如何，它都是大多数临床医生认可的伞氏方法，是临床医生广泛使用的一种实用的心理治疗模式。与认知行为疗法（cognitive-behavioral therapy，CBT）或辩证行为疗法（dialectical behavior therapy，DBT）不同，这里没有 SPT 学派。在当代环境中，SPT 并不是诸如精神分析或 CBT 之类的心理学理论流派的一部分。它可能与广泛的折中方法联系最紧密，并具有自己独特的逻辑性和结构化。在描述 SPT 的基础时，Novalis、Rojcewicz 和 Peele（1993）以及 Pinsker（1997）指出，如果我们关注 SPT 的基本理论，不如关注 SPT 的功能要素，这将会更加准确。

　　近来，"支持性心理疗法"术语已被用于描述广泛的心理治疗实践。然而，当临床医生使用 SPT 术语时，有必要澄清其特定应用的细节。其中一个主要的概念（Brenner，2012）是一个通用的框架，该框架将 SPT 定义为包含了所有心理疗法的非特异性因素。另一个概念认为 SPT 是在心理动力学心理治疗的一般框架内进行的，但主要作为一个背景，以最小的干预避免诱发焦虑（Brenner，2012）。SPT 的第三个概念是在近几十年在心理治疗研究的背景下出现的，这种特定的心理治疗被称为支持性心理治疗（Clarkin, Levy, Lenzenweger & Kernberg，2007；Kocsis et al.，2009；Markowitz, Kocsis,

Christos，Bleiberg & Carlin，2008）。这种 SPT 方法实际上在临床治疗中可能会禁止常用的某些干预措施，如重建或透视。这种替代的 SPT 被用于提供一个"中立"的心理治疗管控，为一个假定的更积极的心理治疗方法提供相当数量的关注。心理治疗有效性的讨论通常意味着减弱 SPT，基本上被用于注意力控制心理治疗研究，与熟练的临床医生所实施的支持性心理治疗相当，但它显然缺乏许多真正的支持性心理治疗的基本元素（Budge, Baardseth, Wampold & Fliickiger，2010）。

　　如 Brenner（Brenner，2012）所说第四个观点认为 SPT 是一种独特的有益的治疗方法，不包括积极干预方式。当临床医生建议对特定患者实施 SPT 时，通常意味着该患者无法忍受临床医生提供的更积极的治疗方法。相比之下，作为第四个观点的支持者，我们（Hellerstein，1994）主张支持性心理治疗应作为大多数寻求心理治疗患者选择的治疗模式。

　　Pinsker 及其同事（Hellerstein, Pinsker, Rosenthal & Klee，1994；Pinsker，1997）将 SPT 描述为一种积极的对话式疗法，采用直接措施来增强自尊、适应能力和心理功能。他们指出，对话式是一种不断努力识别和提高适应能力，并改善心理功能的方法，包括获得全面的情感体验。在有效的 SPT 过程中，心理防御被认为是适应或不适应。除非防御具有明显的适应不良，并且只有当治疗结果无效或干扰治疗进行时，才支持对治疗师的反应（转移）（Hellerstein et al.，1994）。Pinsker 等人的定义是理论性的，他认为这是一种来自广泛理论背景的治疗师可以轻松实践的方法。

　　因此，SPT 不是一种具有统一理论基础的疗法，而是一种以严格的人际交往方式为技术驱动的治疗方法。与患者互动的对话风格看似简单，但却无缝地促进了患者与他人关系的自我体验的潜在转变。对于 SPT 使用的各种干预措施，人们往往会达成共识。表 18.1 改编自 Aviram 等（Aviram, Hellerstein, Gerson & Stanley, 2004）显示了这些技术的各种干预措施和潜在用途，以解决患有多种心理健康问题的患者，包括边缘型人格障碍的需求。

患者和治疗师之间的心理治疗关系对于促进改善至关重要。需要澄清的是，在 SPT 的治疗中，患者与朋友或家人之间的支持关系和心理治疗关系之间是有区别的。显而易见，在 SPT 中的这种关系是有意地走向变化的。相反，支持性关系并不意味着改变是有意进行的。SPT 的风格是对话式的，与正常地谈话不同，谈话的目的是为了改变从而更好地生活。SPT 并没有给予无条件的支持或"牵手"，而治疗师采用对话的方式和支持技巧来实现特定的治疗目标（Hellerstein, 2004）。

在 SPT 中，治疗师与患者之间的互动是灵活的，因为它对患者变化的需求不断变化。这与 DBT 提供的描述没有太大的差别，即变化与接受是平衡的（Lineham, 1987）。在 SPT 中，治疗师是合作者，而不是 DBT 中的"专家"。这种合作的治疗姿态允许检查患者的生活，而不会使临床医生无意识地或直接传达含蓄批判性声音。在努力发展和维持治疗联盟的同时，限制心理依赖或退化。SPT 的谈话语气在每次会话中都营造出一种重要的氛围，例如避免长时间的沉默可能有助于减轻患者的焦虑并避免退化。因此，有一种倾向性就是谈话既不过于情绪化也不要过分理智化，而是在思维和感觉过程之间保持平衡。这可以增强患者识别平和强烈情绪的能力。或者随着强迫性思维的加剧，我们认识到可能存在被认可的特定情绪。SPT 的气氛有助于促进心理安全感，这是许多接受心理治疗的 BPD 患者一生中少有的感觉。

# 支持性心理治疗对 BPD 的描述

由于 SPT 的风格相对易于教授和应用，它可有不同经验水平的临床医生在各种环境中广泛实施。它已经针对 BPD 群体被改编（Aviram et al., 2004; Clarkin, Levy, Lenzenweger & Kernberg, 2007; Jorgensen et al., 2012），我们相信它可以作为该人群的一种积极有效的治疗方法。

SPT 技术指导我们将情感困难的话题引入讨论

中，通常临床医生和患者都能直观地认识到，并且对患者改变的需求通常也是可以接受的。SPT 强调治疗目标是在非定向治疗的框架内，SPT 使我们注意到患者身上通常被重复的危机和失望所掩盖的优势。在使用改编的 SPT 治疗 BPD 患者时，治疗师比与其他患者合作时更注重调节治疗关系，注意减少患者的焦虑，同时避免过度退化、情感依赖或冲动行为。由于 BPD 患者通常对排斥反应很敏感，因此 SPT 治疗师要使用技巧来增强患者的自尊心，避免采取批判性的态度。

BPD 患者的心理治疗需要关注他们的情绪和行为反应。BPD 患者经常与严重的愤怒和冲动行为作斗争，例如自我切割或冲动性行为。他们可能有令人痛苦的低自尊感，有时会被夸张的事实所补偿，以及固执和无情的自我批评。重要的是要认识到 BPD 是一种基于生物学基础和人际关系学习的异质性障碍。BPD 的表现是连续的功能，它代表一个人自我调节和自我抚慰的努力，特别是在处理被遗弃的强烈恐惧时。不幸的是，他们的应对方式通常是有限的，而且也存在人际关系问题。

例如，当 A 女士的配偶下班回家晚了，她会担心丈夫抛弃了她转而其他女人在一起，为此焦虑不安。当丈夫回家后，她无法安抚自己并与丈夫讨论此事，导致她极度的情绪反应。支持性心理治疗解决了这种对压力源的情绪反应，并努力将不适应的冲动转变为具有适应能力的策略。SPT 治疗师通常在处理这些情况时强调使用"和"这个词，例如一个反复割伤自己以减轻精神痛苦的患者，在被告知他应该停止割伤自己时，他会做出防御性的反应，治疗师可以提供其他选择："过去当您感到难过时，首选的方法是割伤自己来减轻情绪痛苦，今后您也可以选择新的方式来处理不安，比如打电话给朋友或去散步，并知道你可以更好地忍受你的情绪。让我们看看有没有其他可选择的方式。"SPT 治疗师通过以无威胁性或具有挑战性的方式扩展替代方案，努力提供并帮助患者增加他或她的行为选择。在这些行为改善的基础上，SPT 流程旨在促进自我体验的内部转变，最终增强行为上的平静，从而成为一种新的常态。

## SPT 的治疗关系

SPT 与 CBT 和 DBT 的不同之处在于它是非定向的。与以移情为中心的心理治疗（transference-

| 表 18.1 | 支持性心理治疗的两种理论 | |
| --- | --- | --- |
| | **Novalis, Rojcewicz & Peele（1993）** | **Pinsker & Rosenthal（1988）** |
| 概念性基础和目标 | 1. 减少行为功能障碍和主观精神困扰<br>2. 支持和增强患者优势 / 应对技巧以及使用环境支持的能力<br>3. 最大化治疗因病的自主性与独立性 | 1. 改善症状和维护、恢复或改善自尊、适应能力和心理功能<br>2. 检查和患者的关系，情绪反应和（或）行为<br>3. 尊重适应性防御<br>4. 强调真实的关系 |
| 治疗性关系 | 1. 治疗师演示参与、同理心、非判断性接受理解、尊重、增加兴趣爱好<br>2. 回应负面 / 扭曲的移情治疗师无须调整解释<br>3. 治疗师调节距离<br>4. 治疗师运用智慧自我表露 | 1. 治疗师健谈反应灵敏<br>2. 与治疗师合作设定目标<br>3. 议程可由患者或治疗师设定<br>4. 治疗师框架终止类似于学术课程<br>5. 治疗师演示尊重和承诺支持患者而不是拒绝，因为他（她）身体不佳 |
| 干预措施 | 1. 建议<br>2. 建议和指导<br>3. 明确的方向<br>4. 极限设定<br>5. 控制情感和冲动<br>6. 教育<br>7 认知重组<br>8. 建模 | 1. 澄清<br>2. 对峙<br>3. 合理化<br>4. 重建构架<br>5. 鼓励<br>6. 忠告<br>7. 造型（建模）<br>8. 排练和期待<br>9. 倾听 |
| 边缘型人格障碍的应用 | 1. 与 ST 明确讨论期望值和目标<br>2. 尽早努力减轻焦虑和抑郁<br>3. 重视平抑情绪像过山车<br>4. 持续强调限制自我毁灭行为：治疗师最初可在会话之间通过电话使用；在后期阶段，支持自信<br>5. 通过提供现实检验来支持患者、自我意识，减少黑白思维，认可积极的品质<br>6. 治疗应从早期专注于自伤行为，绝望和情绪不＝0 欧莱克，展为察觉身份、生活目标和人际关系的满意度<br>7. 随着时间的流逝，患者会表达自己能够维持积极生活方面的感觉 | |

Adapted from Aviram et al., 2004.［9］.

focused psychotherapy，TFP）相比，在 SPT 治疗过程中，患者和治疗师之间的人际关系的抵抗性较小。SPT 的患者和心理治疗师共同合作以促进新的人际关系体验。在确定有用的应对策略和预测问题区域的过程中，SPT 也在促进自我体验的转变。Holmes（1995）认为，在 SPT 背景下营造的氛围本身正在愈合，可能是因为它提供了一个安全可靠的空间，以建立一种亲密和关怀的关系。这可能有助于患者将治疗师内化为一个真实的人，并可以安全地与之接触（Pinsker，1997；Werman，1988）。此外，还要积极努力减少患者的焦虑，通过在人际关系环境中共同容忍患者的焦虑，并提供关于自己和情境条件下的替代意义和新的视角。

在 SPT 过程的早期，治疗师积极建立一个语言协作的环境。这种为患者与心理治疗师之间的对话，努力创造环境有助于建立希望并减轻焦虑、抑

郁和反复的破坏性反应。随着患者情感体验的稳定，重点可以转移到澄清和限制患者的各种自毁行为。SPT 的治疗师可以成为一种辅助的自我，提供她 / 他对事件和感受的看法，作为提供现实检验的一种方式。这个过程可以帮助患者识别常见的防御性思维过程，例如分裂思维或非黑即白思维。这些简化的思维过程以前可能对于 BPD 患者在处理世界复杂性是有益的。但是，当其他人对其做出消极反应时，这些适应不良的防御常常让他们一再失望。

在 BPD 中，SPT 的潜在目标是支持发展一种更安全的自我意识。这需要确定在不断发生生活危机的背景下，很容易被忽视的积极优势。例如，SPT 治疗师可能会在处理愤怒、过度情绪化的反应时使用重构技术。SPT 治疗师可能不会说"你是一个愤怒的人"，而是说"理解你的感受，也意识到你是一个充满激情的人"，并补充"你对事物的感受非

常强烈，有时这些强烈的情绪会有帮助，但有时这些反应会导致问题。"此外，临床医生会要求患者识别引发不良反应的情况。在理想的状态下，治疗应从早期关注自伤行为、频繁的情绪变化和绝望，发展到帮助患者发现并重视自己的身份和生活目标，并体验人际关系的满足感。随着这些治疗努力的进展，BPD 患者会整合潜在的自我安慰能力，这种能力会促进治疗师的稳定性和关注度。

SPT 的进展与患者耐受和克服情绪不适的能力有关，同时发现强烈的自我批评不再是他或她的主导精神状态，而过去在情感上难以承受的经历也会以新的方式与他人一起解决。SPT 不仅试图改变行为和思维，还会促进 BPD 患者对所经历的痛苦体验发生转变。

## 变化的机制

研究表明，BPD 患者可以从多种治疗选择中受益。Bateman（2012 年）认为，检验治疗方法有效性的研究结果具有一些共同点。其中包括结构化的治疗手册和鼓励积极地努力进行改变，包括持续努力处理情绪、如何影响行动。在所有方法中，心理治疗师与患者之间的关系也都是一种改变的机制。这种治疗联盟为做出任何改变的努力提供了价值。治疗干预在具有关系意义的背景下变得有意义。一旦建立了治疗联盟，人们就可以询问每种疗法提供了什么独特的帮助，每种方法的风格都与其他方法有什么不同。例如，治疗师在 DBT 会话中的态度与 TFP 有很大不同（Clarkin et al., 2007），同时这两者又与 SPT 的会话气氛不同。每一种方法都提供一种特殊的语言，并随着时间的推移传达给患者。在 DBT 中，在会话中学习的语言包括对自我状态的概念性使用，如明智的思维或情感思维框架。同样，TFP 关注患者和治疗师之间常存在的潜在激怒情绪。

SPT 方法也提供了自己独特的语言交流方式。BPD 患者往往会有一种严厉自我批评的语言表达。随着时间的推移，患者和治疗师可以协作确定哪些环境条件触发了这些想法，并有助于提醒患者对待自我更友善是有益的。这一观点可能会使患者感到惊讶，但它是 SPT 目标的明确整合，包括换位思考、情绪的容忍和同理心。这种实例可以提供患者领悟并发扬语言交流方式。

SPT 的另一种语言组成部分提供了一种分解分裂过程的方法，分裂过程是 BPD 患者常用的认知防御过程。患者可能会反复使用"全或无"的方式来描述自己和他人。我们提供一种替代性语言非常重要，SPT 治疗师在治疗期间会使用"和"这个词，这是一种努力取代非此即彼的经验，并使患者认识到不必选择一个特定的答案，然后患者就开始注意到他们的人际关系世界可以有各种选择。这种观点认为同时想要两个不同的选择也是可能的。例如，患者可能对男朋友非常生气"和"爱他，仍然想与他在一起。患者可能在特定的人际环境中非常焦虑，但"仍然希望参加活动"。这种语言使一个人从吐槽防御的极限中解放出来，这既简化了世界（有时是有所帮助的），但也削弱了它的活力。

BPD 患者与 SPT 治疗师之间的人际关系体验可能是自尊提高的重要因素（Pinsker，1997）。如上所述，SPT 中的人际体验超越了个人与朋友和支持性家庭成员之间的关系。正如 Werman（1988）多年以前所讨论的那样，与 SPT 临床医生的认同是富有成效的，因为它促进了一个心理安全的环境。支持性心理治疗从根本上说是一种灵活的方法，可以根据患者对自己的耐受能力来调整工作进度。当患者意识到工作的意图不是针对改变行为，而是针对行为苦难的人，患者开始信任治疗师的角色，这有助于他或她的安全感。实际上，对于大多数 BPD 患者来说，他们一生中一直都缺少对心理安全的关注。与直觉相反的是，患者也可能担心病情会有所改善。重大的变化将要求患者以新的方式与心理治疗师以及他们生活中的个体联系起来。从关系的角度来看，这些人知道，他们至少有某种方式与他人相处，就像他们一生中即使有困难的那样生活。SPT 心理治疗师必须关注对这些变化的忧虑，并且可以直接承认，心理治疗关系不必随着患者的积极变化发展而结束。

强调控制焦虑是 SPT 的一种重要条件，可在会谈期间创造了一个安全的气氛。通过考虑患者管理自我焦虑的程度，并承认对患者通过各种方式（包括适应不良的方式）缓解焦虑的积极影响，SPT 临床医生将提醒患者把注意力转移到在生活中实际管理的能力，无论其适应能力好坏，这有利于患者现实行为的正常化。在 SPT 中，关注自己的优势至关重要，因此，我们不能将患者的行为视为糟糕的，只是需要改变，我们应该认识到，行为开始是为了管理焦虑，然后将同样的行为朝着积极的方向重新定位。即使像自我切割之类的行为也可以被认为是一种自我安抚身体的行为能力。患者需要利用自己的身体来缓解焦虑，最终可能会转向为运动或一些类似的体育活动。

## 应对防御与移情

通常，积极移情可以增强治疗效果，但在 SPT 中，公开承认这一点并不是必需的。相比之下，消极的移情将会阻碍进展，确实需要加以解决。对 BPD 患者的心理治疗可能会引起情绪激动，患者可能会认为治疗师是一个令人失望的人，与他们所认识的许多人相似。为了保持亲密关系、依赖性与疏远、退缩之间的平衡，SPT 临床医生在每次会谈期间都要对情绪氛围保持警惕。通过使用如澄清、重构、有限对峙、提供替代方案、教授或确认等技术，可以增强会谈中的人际体验。如果建立了适当的融洽关系，患者更有可能认识到治疗师的观点是其经验合理而公正的替代选择。如果在治疗的早期，治疗联盟正在形成时候，可能更有必要接受患者的看法，并建议在继续治疗的过程中看看患者是否还有更多的话要说。治疗师和患者之间的互动话题较为广泛，包括自伤和自杀意念，治疗师的能力，在容忍讨论这些话题时出现的焦虑，而不是被讨论的话题而冲动。只要治疗师感到安全没有受到伤害，就有机会强调在应对困难情绪时，患者的优势和适应性的防御，与对消极属性和失败而持续的自我意识

相比，一个人的积极品质在多大程度上得到验证是很重要的。同样这与根深蒂固的分裂过程相反，分裂过程支配着 BPD 患者对现实的认知，使他们的焦虑和绝望持续下去。

## 处理 BPD 的核心症状

在表 18.2 专门讨论了针对 BPD 的 DSM 核心症状的 SPT 干预措施。

根据 Pinsker 等人（Herllerstein et al., 1994; Pinsker, 1997; Winston, Rosenthal & Pinsker, 2004）的定义，SPT 解决了治疗中的 3 个维度：自尊、适应技能和心理功能。这些自我功能的维度是相互关联的，是指导治疗重点的方法。图 18.1 显示了这些组成部分，重要的是包括与治疗师的关系感受。

关注患者对情绪痛苦的描述至关重要。最初，研究的重点是学会忍受这些情绪而不采取行动。这种"放慢脚步"对这些人是非常有帮助的。同时，有必要揭示人际关系是如何以适应不良的方式交织在一起的。随着在这些领域所作出的努力，该治疗很可能被注入与持续性的自我厌恶和消极的自我价值感相关的自我描述。这一领域是长期关注的焦点，重要的是治疗师和患者开始挑战这些经验性的顽固不化的信念。

**表 18.2　针对《精神障碍诊断与统计手册》（DSM-4）制定的边缘型人格障碍（BPD）患者核心症状相关的干预示例**

| BPD 症状 / 标准 | 干预类型 | ST 干预的实例 |
| --- | --- | --- |
| 反复自杀威胁或自伤行为 | 警告评论 | "我想要提出一些建议，您可能会感到沮丧，或者这可能是您很难谈论的话题" |
| 长期的空虚和无聊感 | 命名感觉 | 当患者无法标注自己的感受时，可根据非言语性行为或语音、语调帮助他们识别感觉 |
| 疯狂努力避免实际或想象中的被抛弃 | 归一化 | "你试图抓住一个你关心的人。这是很正常的，但是听起来适得其反。让我们试着理解为什么" |
| 不稳定的、紧张的人际关系模式 | 预期的评论 | 预测基于情感<br>生活状况或会谈期间谈论的话题 |
| 情绪不稳定 | 减轻焦虑 | "告诉我，在过去的 1 周，您有各种各样的情绪，而不仅仅是坏情绪。当你对事物感觉良好时，这是怎么回事？" |
| 不恰当的强烈愤怒或无法控制的愤怒 | 提供控制 | "如果太难了，那就说你不想再说了，我们会停下来的" |
| 冲动性 | 冷静下来时敲打 | 在稍后的会谈中讨论引起焦虑的经历或行为，或者回到某处，说："知道，让我们再回去一点。你提到你对女友离家很生气。你做了什么？可以帮助你保持控制力？" |
| 显著和持续的身份困扰 | 治疗师对患者的真诚 | 治疗师使用一致的会谈方式，并表现出反应速度和兴趣，这有助于患者发展自我形象并建立生活目标 |

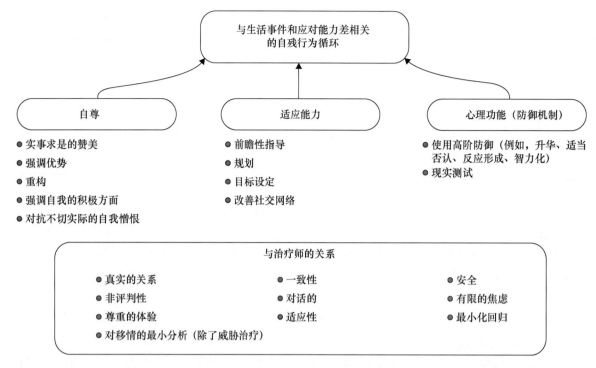

**图 18.1** 适用于边缘型人格障碍（BPD）和自杀行为患者的支持治疗组成部分（Adapted from Aviram et al., 2004.）

## SPT 如何处理自杀行为

当 BPD 患者出现自杀意念或自杀企图时，可能会挑战临床医生保持参与的能力。在治疗过程中出现的行为会强化 BPD 患者"难相处"的污名化。文献指出 75% 的 BPD 患者都有自杀企图（Zanarini, Gunderson, Frankenburg & Chauncey, 1990）；高达 9% 的人最终死于自杀（Pompili, Girardi, Ruberto & Tatarelli, 2005）。这些统计数据可能导致临床医生对 BPD 患者的负面看法（Aviram, Brodsky & Stanley, 2006）。当治疗过程中患者出现自伤行为时，临床医生可能会巧妙地撤回对患者的情感投入，而 BPD 患者对这些细微的人际关系变化非常敏感，进而引发被抛弃恐惧相关的严重焦虑，加剧了患者的恶性循环，出现更严重的情绪反应，而这可能导致临床医生进一步退出治疗等。举个例子，一位患者经过数月明显有效的 SPT 后，这次来接受治疗时报告 3 天前她割伤了手臂。她向治疗师展示了伤口，割伤很深，但已经结痂。当治疗师评估了医疗风险后，告诉患者伤口需要医生检查，医生注意到她对患者感到愤怒，并认为患者在切割前没有像以前那样打电话给他而感到失望。治疗师必须克服这些情绪，以保持身临其境，找到一种使患者富有成效的方法。患者感觉到了治疗师的失望而道歉，治疗师称他知道她对此事感到很难过，就像她一样的感受，

但是他们将共同努力了解发生了什么。在这个环节中，治疗师如何处理自己的情绪反应会对治疗有所不同。患者发现即使情况进展不顺利，她仍然会被接受和关心。作为一种对峙治疗方法，治疗师可能诱发危机加剧和对患者的安全造成风险，SPT 治疗师需要保持关注他或她的负性情绪反应和情感退缩。通过这种方式，治疗师可以解决彼此对安全的需求，以及对亲密和距离的敏感性是如何影响安全的。

SPT 治疗师必须注意确保危机期间的安全，做好临床管理工作，需要时适当使用急诊室、危机管理服务和住院治疗。与所有的治疗方法一样，SPT 的目的也是为了尽量减少这些危机状态的持续性，并发现更多的适应可能性。Rockland（1992）认为，这可能是这一患者群体的重要工作。如果临床医生能够评估并感觉到在危机期间有足够的融洽关系可以继续在门诊治疗，这对 BPD 患者而言将是一个极大的愈合过程。

在这些阶段，心理治疗的重点除了要解决严重的安全问题，还要扩大应对能力的范围，这可以提高对更多适应性选择的认识。治疗师必须保持个人内在的积极品质和力量，以对峙自责本能和冲动以及计划性的自残行为。切实可行的解决方案往往是减少强烈情绪的必要条件，这些措施包括规划活动、预测各种困难、使情绪和反应正常化，也许还会在危机阶段安排额外的会谈。自伤的风险在治疗中需要持续

评估，并努力减缓对他人的反应和来自他人反应的紧急情况。这在情绪危机和反应之间建立了缓冲区。

通过将自伤的意图重新定义为一种适应不良行为，即竭力获得缓解精神痛苦的需要，患者开始可能认识到，自己可有更有效、更健康的方式来解决困难。SPT 方法认识到患者可以选择伤害自己，同时还有其他一些危险性较小和自毁性较低的替代方法。在长期的治疗过程中，这种验证可以带来显著好处。例如，一个患者可能会报告说，最近与女友发生争执后，他越想越生气，越发担心她会离开他，从而引发自杀念头。住院干预措施可能包括称赞他有容忍不适的能力，不猛烈抨击他自己或她的女友，将这段经历重新定义为学习的机会。适应性技能可能会强调规划策略，以在将来更有效地管理这类经历，识别到他的情绪信号，并预测这种事件可能发生的情况。最后，涉及较高级的防御机制的心理功能，例如理智化或合理化，如果能够减少负面情绪就会得到支持。

## 处理愤怒和攻击

支持性心理治疗致力于将治疗师和患者之间（通常是秘密）的破坏性的人际关系困难降到最低。患者与治疗师之间潜在的敌意背景会导致不良结果（Henry，Schacht & Strupp，1986）。在人际关系中，有一种类型的 BPD 患者会经历持续的愤怒和冲动攻击，这些患者可能表现出对治疗师的敌对或贬低，或公开对治疗师愤怒。重要的是，治疗师通过保持对话风格和关注治疗关系的从属维度，并关注与自尊相关的敌对行为（Rosenthal，Muran，Pinsker，Hellerstein & Winston，1999）。在不攻击患者的情况下，治疗师可以承认患者愤怒的正当部分。这通常有助于缓解一些情绪。这时治疗师和患者可以一起努力来识别情绪反应的几个特征。

举例说明，治疗师可能会提醒患者，愤怒通常是一些熟悉人际关系的背景下，他或她感受到被虐待的信号，从而确定患者感受的合理性。患者和治疗师可以合作，寻找与治疗师或他人的关系中哪些因素映射出敌意。尽管通常很困难，但治疗师谈论敌意的努力是很重要的。如果回避或者忽视很可能会干扰治疗，就像它在患者和其他人际关系的一样影响。如果治疗师和患者能够通过合作识别敌意的来源，那么这不仅说明这种感觉不一定会破坏关系，而且也表明通过人际关系可以互相解决。不幸的是，

如果治疗双方不能超越帮助拒绝、敌对、对峙为主导地位，那么每周的 SPT 治疗不太可能成功。在这些情况下，患者可能需要更密集的干预措施，包括每周多次治疗、日间治疗、不同的心理治疗方法和（或）药物治疗。

## 支持在 BPD 中使用 SPT 的实证研究

在 20 世纪 90 年代初，Conte（Conte & Plutchik，1986）指出 SPT 虽然在各种临床环境中广泛应用，但 SPT 的研究还是有限的。20 年后这一观察结果基本上是正确的。正如 Budge 所说（2010 年），SPT 的疗效研究受许多因素的干扰，比如非生态支持性心理治疗的定义、不平衡的研究设计（更多的是治疗时间 / 培训 / 监督）以及研究人员公认的更有效的心理治疗形式，例如 CBT、DBT 和人际心理疗法（interpersonal psychotherapy，IPT）。1953 年，Sullivan 将支持性心理治疗描述为一种"灰姑娘"疗法，当她的"更迷人的心理治疗的姐妹们都在舞会"时，她却待在家里（Budge et al.，2010；Holmes，1995，第 167 页）。Budge 等认为尽管有大量关于 SPT 疗效的定量结果，但在过去的 20 年中进行的实证研究已将支持疗法用于稻草人与之进行比较，而不是作为治疗的益处（Budge et al.，2010；Hellerstein，2011）。尽管有这些警告，但许多研究表明 SPT 具有显著的疗效。

在 20 世纪 70 和 80 年代，最初的经验数据表明 SPT 对恐惧症和精神分裂症患者有效（Stanton et al.，1984；Zitrin，Klein & Woerner，1978）。在 90 年代，Hellerstein 等（1998 年）报告在患有 B 类和 C 类轴 II 疾病的患者人群中，SPT 可以缓解症状并改善人际问题。他们的结果表明，在接受 SPT 的患者中，治疗联盟关系保持稳定，这提示 SPT 促进联盟关系可能为治疗提供重要的基础。这些结果进一步得到了初步数据的支持，参加 SPT 的患者在入组、第 40 次治疗和 6 个月随访时完成了人际行为的测量，这个小样本的结果表明，参加 SPT 的受试者获得了显著而持久的改善（另请参见 Rosenthal 等，1999）。

最近，Meyer、Hautzinger 等（2012 年）比较了 CBT 与 SPT 治疗双相障碍的疗效，对 76 个受试者在 9 个月中提供了 20 次心理治疗。患者被随机分配到 CBT 或 SPT 组（每组 38 人），每周治疗 1 次共 12 周，然后每 2 周一次，然后每月一次。每组

都提供了有关疾病的信息以及日常情绪的监测。在 SPT 中，治疗师"采用以患者为中心的焦点，这意味着无论患者提出什么问题，都可以通过提供情感支持和一般建议来解决。"与更积极的 SPT 形式比较，在 Meyer 和 Hautzinger 的 SPT 治疗中，"没有特别努力将这些信息与个体的传记或经历联系起来"的 SPT 方法进展缓慢，但 CBT 和 SPT 治疗均改善了抑郁症以及心理社会功能，并且治疗抑郁或躁狂复发没有差异。作者的结论是，CBT 和 SPT 都可改善了抑郁症状、社交功能和受试者的内心控制感。

Kocsis 等（2009 年）比较了心理治疗者认知行为分析系统（cognitive behavioral analysis system of psychotherapy，CBASP）与支持疗法对抗抑郁药无效的慢性抑郁症的增效反应。根据该研究的定义，简短的支持性心理治疗（brief supportive psychotherapy，BSP）"强调非特异性或'共同'因素被认为是心理治疗的重要部分"（Frank，1971；Rogers，1951），包括反思性倾听、共情、唤起情感、积极乐观和对患者价值的认可。值得注意的是，这项研究中 SPT 干预严格禁止特定的人际、认知、行为和心理动力学干预，而这些干预可能被支持性心理治疗师在临床实践中使用的干预类型。

最近，两项荟萃分析比较了 SPT 与其他治疗形式的疗效，包括心理治疗和药物治疗。在 2010 年的一项荟萃分析中，Tolin（2010 年）比较了 CBT 与其他形式的心理治疗的疗效，认为没有证据表明 CBT 优于人际关系或支持性心理治疗。在 2012 年对成人抑郁症间接支持性心理治疗（nondirective supportive psychotherapy for adult depression，NDST）疗效的荟萃分析中，Cuijpers 等人（2012 年）回顾了 31 项将 NDST 与其他心理或药物治疗进行比较，发现 NDST 对成人抑郁症的治疗有效的。此外，尽管不如其他心理治疗有效，但"在控制了研究人员的偏好之后，这些差异不再存在"。因此，Cuijpers 等人得出结论，认为"NDST 对抑郁症状有相当大的作用"。

## SPD 治疗 BPD 的经验支持

关于 SPT 治疗 BPD 有效性（或缺乏功效）的数据有限，无论是研究数量还是 Budge 等人（2010 年）指出的其他方面的因素。BPD 研究中有两个特别相关的问题：①是否正在测试一种稳健的 SPT 形式；②观察者和临床医生研究之间偏好效应的重要性，无论是 DBT、TFP 或其他治疗方法。

有两项大型研究将 SPT 与其他疗法进行了比较。Clarkin 等人（2007 年）比较了 BPD 的 3 种治疗方法：DBT、TFP 和动态支持性心理治疗。该研究采用的是多波研究设计，纳入了 90 例患者，随机分配各治疗组，研究的主要结局是自杀行为、攻击性、冲动性、焦虑、抑郁和社会适应能力。参加者主要是女性（92%）和白种人（68%），57% 的患者之前有自杀行为，62% 的患者有准自杀行为。

研究结果表明，在治疗 1 年后，所有 3 种治疗的患者在抑郁、焦虑、总体社会功能和社会适应能力方面都有显著改善。总体来说，接受 TFP 治疗的患者，在 12 个症状维度中有 10 个症状得到改善，而接受 SPT 和 DBT 治疗的患者，在 12 个症状维度中有 6 个和 5 个症状得到改善。虽然在各别维度的治疗效果之间有一些差异（TFP 和 DBT 与自杀倾向的改善相关；TFP 和 SPT 与愤怒的改善等相关），作者指出，"3 种治疗的结局大致相同"（Clarkin et al.，2007，第 927 页）。

Jorgensen 等人最近研究招募了 111 名 BPD 患者，接受每周一次心智化的个体心理治疗（mentalization-based individual psychotherapy，MBT）（加上每周小组治疗）或双月支持治疗（SPT）。SPT 以小组形式进行，鼓励参与者表达和理解人际行为，并反思彼此的问题。治疗师专注于解决问题和小组之外的关系问题，并鼓励小组成员发展更具适应性的行为策略。治疗师避免对移情和防御做出解释。结果表明，两个治疗组的维持和改善水平相似。MBT 和 SPT 组的症状评估改善相当，包括自我评估的贝克抑郁量表（Beck Depression Inventory，BDI）和总体症状（BSI）项目，以及《精神障碍诊断与统计手册》（DSM-IV）中列出的 BPD 诊断标准数量。作者认为，由训练有素且经验丰富的工作人员，在有组织的临床环境中进行治疗，两种治疗方法对 BPD 都是有效的。

除了 SPT 治疗 BPD 的研究外，最近有一些所谓"综合精神病管理（general psychiatric management，GPM）"或"结构化临床管理（structured clinical management，SCM）"的研究（见下一节），这些方法似乎包含了通常与 SPT 的相关元素。

## SPT 的局限性

SPT 的局限性至少体现在 3 个方面：

**1. 急性和慢性严重程度问题：** 虽然大多数 BPD 患者适合使用 SPT 治疗，但一些患者处于极端的危机状态，无论是急性、亚急性还是慢性。它们可能需要在受控的环境中进行临床管理，如需要住院病房，戒毒设施或急性内科病房。这些患者通常共病各种精神障碍（如双相障碍）、内科疾病或物质依赖，或者他们有可能使用致命手段的急性高自杀风险。一旦这些急性危机得到处理，这些患者可能会接受 SPT 干预。

**2. 需要（或做得最好）不属于核心 SPT 干预的特定心理治疗方法的患者：** 一些 BPD 患者具有根深蒂固的行为模式（无论是冲动行为还是行为抑制或极端回避），这可能需要在 DBT 或 CBT 中使用强化行为方法。其他患者可能有强烈的反复移情反应，从而干扰 SPT 治疗，这可能需要强化 TFP 来解决。还有一些患者可能有社交、人际关系或认知技能缺陷，需要通过技能培训或认知矫正可能更恰当。

**3. 功能障碍：** 也许对 SPT（和其他心理治疗方法）来说，最困难的是长期病程与 BPD 相关的功能损害。许多研究人员（如 Stone，Hurt & Stone，1987）已经证明，BPD 患者在生活功能的多个层面存在问题，包括亲密关系和工作功能。即使在最近的研究，已经证实 BPD 的纵向预后比较乐观，但是这些领域的损害仍然存在（Zanarini，Frankenburg，Hennen & Silk，2003）。目前尚不清楚这些长期损害在多大程度上可以接受心理治疗，包括 SPT 和其他治疗方法。临床上，BPD 患者在 SPT 的一个疗程后通常会得到改善，抑郁和自杀倾向较少，但可能还存在明显的损害程度。显然，有必要进一步开发治疗干预措施，以解决这些常见的持续性缺陷。

## 谁最适合 SPT 治疗？

鉴于高质量的 SPT 心理治疗研究结果相对匮乏，因此，认为 SPT 比其他心理治疗更适合 BPD 患者的结论为时过早。在之前的一篇文献（Hellerstein et al.，1994）主张支持性心理治疗应该是所有寻求心理治疗个体的默认治疗选择。尽管这篇论文没有特别提到 BPD，但人们也可以考虑 SPT 可能是这个群体默认的心理治疗方法。没有对 SPT 作为第一治疗选择的患者可能会被推荐更具体和更强化的治疗方法，如 DBT 或 TFP。SPT 的优点是可以被心理治疗

师广泛的采用，也可为患者普遍接受，并且适用于 BPD 的治疗（尤其是解决冲动、自我毁灭和自杀行为）。此外，SPT 可以在各种环境中实施，包括住院、门诊和社区以及危机管理项目。此外，在 Stone 等人提供的 BPD 长期纵向研究的结果，SPT 显示出良好的长期结局，在自杀风险最大的时期，其中积极预后与临床医生"舒适的工作关系"和持续的治疗有关，而不是"探索预先存在的动力因素"（Stone et al，1987）。支持性心理治疗专注于是纪律严明而灵活的治疗框架，随时间的推移可以使许多 BPD 患者建立并维持这种关系。

认为 SPT 将成为 BPD 的默认治疗这个想法可能有些不切实际，而且过于乐观，特别是考虑到临床医生、研究人员、资助机构以及更具体、更积极的治疗方法对保险公司的吸引力。尽管 SPT 和结构化临床管理在研究环境中显示出积极的结果，但更具体的治疗方法有望为患者提供更好的治疗效果，从而具有更大的"吸引力"。操作良好的 SPT 可能会达到与 DBT、CBT、TFP 或其他方法相同的结果，对那些似乎缺乏保持行为日志、正念练习和遵循练习手册的动机患者来说，SPT 可能仍然被视为一种治疗选择。具有高度动机的 BPD 患者使用 SPT 治疗是否和其他方法一样有效，目前尚不清楚。

正如 Jorgensen 等人（2012 年）的观点，不论 BPD 临床表现如何，鉴于它的异质性，似乎"任何一种治疗不太可能用于所有的患者都有益，未来的研究应该检查患者、治疗、治疗师特征和治疗强度之间的可能相互作用。"并非所有的 BPD 患者都需要长期密集的心理治疗，有些患者可能最好采用 TFP 或正念疗法，也有许多患者可能会从非密集的长期的（或可能是间歇的）支持性心理治疗中获益。

## 个案管理，结构化的临床管理，BPD 的综合精神病管理

最近的研究检验了经过实证验证的 BPD 治疗方法的有效性，使用了**综合精神病管理**（general psychiatric management，GPM；McMain et al.，2009）和结构化临床管理（structured clinical management，SCM；Bateman & Fonagy，2009）的对照组，两种方法均包含了 BPD 良好的护理原则。这两种干预措施似乎相似，并且可能与 SPT 重叠。

# 关于 BPD 中 CM、SCM 和 GPM 的理论

个案管理（CM）在多种内科和精神疾病中都很有效（Elkin et al.，1989）。BPD 患者可能会特别受益于个案管理人员提供的持续照护，他们可以帮助协调在不同环境下的护理和治疗者（精神科医生、心理学家和社会工作者），并可以促进社会支持，如住房和食品券。个案管理员可以使用 SPT 技术来增强与患者的融洽关系，并为患者的生活提供新视角。

# 关于 BPD 中对 CM、SCM 和 GPM 的描述

Schiavone 和 Links（2012）确定了关键的非特异性变量，这些变量可以整合到 BPD 的临床管理方法中，包括治疗师与患者情感互动的积极态度，这可以在解决问题的同时有望制定管理策略。

Bateman 和 Fonagy（2009）将 SCM 作为 MBT 靶点治疗的对照组。SCM 方法纳入了英国的精神科服务中非专业人士提供 BPD 的一般最佳实践方案，包括个体和团体心理治疗和定期的精神科检查。该心理治疗被确定位类似于 SPT，并增加了个案管理，倡导支持并以问题为重点的干预措施。

McMain 等人研究中的治疗结构（McMain et al.，2009；McMain，Guimond，Streiner，Cardish & Links，2012）包括每周 1 小时的个体会谈，以及基于结构化药物计算法的药物管理。与 DBT 相比，McMain 等人的方法将重点自伤和自杀行为扩展到其他方面。主要的治疗策略包括有关 BPD 的心理教育、支持关系、此时此刻的焦点、验证和移情作用，以及"积极注意负性情绪的移情状态"。

# 关于 BPD 支持 CM、SCM 和 GPM 的实证研究

2001 年，美国精神病学协会（American Psychiatric Association，APA）发布了 BPD 的治疗指南，其中描述了这类患者的照护原则和具体的最佳实践（APA，2001）。最近，Bateman 和 Fonagy（2009）比较了 MBT 和 SCM 治疗 134 例 BPD 患者的疗效。治疗

师都受过同等水平培训且经验丰富的临床医生。两组治疗都出现了积极的结果，并得到了有显著的改善，尽管 MBT 组的患者显示"自我报告与临床中的突出问题都急剧下降，包括自杀企图和住院（Bateman & Fonagy，2009）"。虽然 MBT 在大多数主要和次要结果方面均显示出较大的改善，但接受 SCM 组的受试者也显著改善。在 2 个治疗组中，6 个月内无自杀行为、无严重的自伤、无住院情况。两组的改善率均高于 BPD 的自发缓解（Skodol et al.，2005；Zanarini，Frankenburg，Hennen & Silk，2003）。

McMain 等人（2009 年）将 DBT 与 GPM 进行比较，GPM 是一种精神动力学和针对症状靶向药物处理组合的明智疗法，源自 APA 的 BPD 指南的具体建议（APA，2001 年）。他们的研究招募了 180 例被诊断为 BPD 患者，这些患者在过去 5 年中至少有 2 次自杀或非自杀性自伤事件。

治疗 1 年后，两组患者均有显著改善，自杀行为和非自杀性自伤的频率和严重程度降低，急诊就诊次数减少，BPD 症状减轻。两组之间无明显差异。在 2 年的随访中仍持续改善（McMain et al.，2012）。GPM 的作用似乎是持久而显著。但是，患者仍然存在高水平的功能障碍，只有不到 50% 的人参加工作或上学，39% 的人在 3 年后获得了残疾补助。

Schiavone 和 Links（2012）也得出类似结论，在 BPD 治疗的背景下，对 SIB 有效心理治疗"包含了他们成功的共同要素"，他们确定了 7 个共同要素：可理解的 SIB 一致性模型、积极的治疗态度、验证与面向变化技术的相平衡、鼓励自我能动性、建立行动和情绪之间联系、评估致命性的方法、得到监督。

同样，Bateman 认为 McMain 等人的研究结论，"增加了有说服力的证据，表明结构合理的综合精神病治疗针对边缘型人格障碍的急性症状，与通常早期非结构化治疗几乎没有相似之处，与该疾病的品牌专业疗法（如 DBT）一样有效（Bateman，2012）"。

Bateman 确认了 BPD 有效治疗的共同因素："所有这些因素都有某些特征，这些因素并不是特定的治疗技术，可能是其有效性的原因。这些疗法①提供一个结构化手册，支持治疗师并为常见的临床问题提供建议；②结构化，鼓励患者提高积极性、主动性和自我能动性；③关注情绪的处理，尤其是在行为和情绪之间建立牢固的联系；④通过在早期治

疗阶段，包括向患者仔细解释的病理模型，增加与主观体验认知的一致性；⑤鼓励治疗师采取积极的态度，包括明确的意图来验证和证明移情，并产生一个强烈的依恋关系，为建立联盟关系奠定基础。"

## 关于 BPD 中 CM、SCM 和 GPM 治疗的局限性

CM 很可能对 BPD 患者群体有局限性。临床上转介给个案管理员的患者在发病时功能明显受限。个案管理员面临的挑战是与患者保持融洽的工作关系，这些患者可能会自动限制自己对任何人的依赖。当个案管理员被纳入一个治疗团队时，患者可能会表现出冲动行为，包括自杀倾向和严重的合并症。

## 谁最适合 BPD 中的 CM、SCM 或 GPM？

许多研究尚未明确最有可能接受 CM、SCM 或 GPM 受益患者的临床特征。社会支持最少的人最有可能从传统 CM 中获益。他们可能会受益于有一位了解他们需求的协调员（如住房、财务和社会支持）。通常在任何一个领域解决问题的治疗医生或心理学家很少与其他生活领域的提供者保持联系。考虑谁适合 CM 的一种方法是评估患者是否可以管理自我护理协调和自我倡导。当这些技能缺乏或受到严重限制时，CM 可能会带来很多好处。

## 结论

新的证据表明，SPT 和各种形式的临床管理（SCM、GPM）可能会对许多 BPD 患者（如果不是大多数的话）有帮助。这些方法应该整合起来测试一下，与 DBT、TFP、MBT 等进行比较，验证是否更具有效的干预措施，这比通常在心理治疗研究中使用的"注意控制"要高得多，正如 Schiavone 和 Links（2012）以及 Bateman（2012）所提示的，即使没有高强度的专业干预，对这种类患者进行结构化良好和监督性的循证照护也可能带来良好的结果。

Livesley（2012）最近倡导综合治疗 BPD 的重要性，超越了特殊的治疗方法，"有证据表明针对边缘型人格障碍的特殊治疗与每种治疗没有显著差异，而且它们并不是更有效的结构化护理设计来满足患者的需求问题。可见在这种整合治疗方法中，SPT 和 SCM/GPM 发挥着非常重要的作用，因为他们每中方法都可提供结构化的护理"，来满足 BPD 患者的需求，并且可以适应异质性人群的不同需求。

## 参考文献

American Psychiatric Association. (2001). *Practice guideline for the treatment of patients with borderline personality disorder* (Vol. 158). Arlington, VA: Author.

Aviram, R. B., Brodsky, B. S., & Stanley, B. (2006). Borderline personality disorder, stigma, and treatment implications. *Harvard Review of Psychiatry, 14*(5), 249–256.

Aviram, R. B., Hellerstein, D. J., Gerson, J., & Stanley, B. (2004). Adapting supportive psychotherapy for individuals with borderline personality disorder who self-injure or attempt suicide. *Journal of Psychiatric Practice, 10*(3), 145–155.

Bateman, A., & Fonagy, P. (2009). Randomized controlled trial of outpatient mentalization-based treatment versus structured clinical management for borderline personality disorder. *American Journal of Psychiatry, 166*(12), 1355–1364.

Bateman, A. W. (2012). Treating borderline personality disorder in clinical practice. *American Journal of Psychiatry, 169*(6), 560–563.

Brenner, A. M. (2012). Teaching supportive psychotherapy in the twenty-first century. *Harvard Review of Psychiatry, 20*(5), 259–267.

Bryan, C. M. (1990). The uses of therapy in case management. *New Directions for Mental Health, 46*(Summer), 19–27.

Budge, S., Baardseth, T. P., Wampold, B. E., & Flückiger, C. (2010). Researcher allegiance and supportive therapy: Pernicious affects on results of randomized clinical trials. *European Journal of Psychotherapy and Counselling, 12*(1), 23–39.

Clarkin, J., Levy, K., Lenzenweger, M., & Kernberg, O. (2007). Evaluating three treatments for borderline personality disorder: A multiwave study. *American Journal of Psychiatry, 164*(6), 922–928.

Clarkin, J. F., Levy, K. N., Lenzenweger, M. F., & Kernberg, O. F. (2007). Evaluating three treatments for borderline personality disorder: A multiwave study. *Am J Psychiatry, 164,* 922–928.

Conte, H. R., & Plutchik, R. (1986). Controlled research in supportive psychotherapy. *Psychiatric Annals.*

Cuijpers, P., Driessen, E., Hollon, S. D., van Oppen, P., Barth, J., & Andersson, G. (2012). The efficacy of non-directive supportive therapy for adult depression: A meta-analysis. *Clinical Psychology Review, 32*(4), 280.

Elkin, I., SMWJT, et al. National institute of mental health treatment of depression collaborative research program: General effectiveness of treatments. *Archives of General Psychiatry, 46*(11), 971–982.

Frank, J. (1971). Therapeutic factors in psychotherapy. *American Journal of Psychotherapy, 25,* 350–361.

Hellerstein, D. (2011). From Cinderella to straw man? Supportive psychotherapy in the 21st century. *Psychiatric Times,* 1–2.

Hellerstein D. J., Pinsker H, Rosenthal R. N., & Klee, S. (1994). Supportive therapy as the treatment model of choice. *Journal of Psychotherapy Practice and Research, 3*(4), 300.

Hellerstein, D. J. (2004). Beyond "handholding": Supportive therapy for patients with borderline personality disorder and self-injurious behavior. *Psychiatric Times, 21*(8), 58–61.

Hellerstein, D. J., Rosenthal, R. N., Pinsker, H., Samstag, L. W., Muran, J. C., & Winston, A. (1998). A randomized prospective study comparing supportive and dynamic therapies. Outcome and alliance. *Journal of Psychotherapy Practice and Research, 7*(4), 261–271.

Henry, W. P., Schacht, T. E., & Strupp, H. H. (1986). Structural analysis of social behavior: Application to a study of interpersonal process in differential psychotherapeutic outcome. *Journal of Consulting and Clinical Psychology, 54*(1), 27–31.

Holmes, J. (1995). Supportive psychotherapy. The search for positive meanings. *British Journal of Psychiatry, 167*(4), 439–445.

Jørgensen, C., Freund, C., Bøye, R., Jordet, H., Andersen, D., & Kjølbye, M. (2012). Outcome of mentalization-based and supportive psychotherapy in patients with borderline personality disorder: A randomized trial. *Acta Psychiatrica Scandinavica.*

Kocsis J. H., Gelenberg A. J., Rothbaum B. O., REVAMP Investigators (2009). Cognitive behavioral analysis system of psychotherapy and brief supportive psychotherapy for augmentation of antidepressant nonresponse in chronic depression: The REVAMP trial. *Archives of General Psychiatry, 66*(11), 1178.

Linehan, M. (1987). Dialectical behavioral therapy for borderline personality disorder: Theory and method. *Bulletin of the Menninger Clinic. 51*(3), 261–276.

Livesley, W. J. (2012). Moving beyond specialized therapies for borderline personality disorder: The importance of integrated domain-focused treatment. *Psychodynamic Psychiatry, 40*(1), 47–74.

Markowitz, J. C., Kocsis, J. H., Christos, P., Bleiberg, K., & Carlin, A. (2008). Pilot study of interpersonal psychotherapy versus supportive psychotherapy for dysthymic patients with secondary alcohol abuse or dependence. *Journal of Nervous and Mental Disease, 196*(6), 468–474.

McMain, S., Links, P., Gnam, W., ... Streiner, D. L. (2009). A randomized trial of dialectical behavior therapy versus general psychiatric management for borderline personality disorder. *American Journal of Psychiatry, 166*(12), 1365–1374.

McMain, S. F., Guimond, T., Streiner, D. L., Cardish, R. J., & Links, P. S. (2012). Dialectical behavior therapy compared with general psychiatric management for borderline personality disorder: Clinical outcomes and functioning over a 2-year follow-up. *American Journal of Psychiatry, 169*(6), 650–661.

Meyer, T., Hautzinger, M., Alloy, L., et al. Cognitive behaviour therapy and supportive therapy for bipolar disorders: Relapse rates for treatment period and 2-year follow-up. *Psychological Medicine, 42*(7), 1429.

Novalis, P. N., Rojcewicz, S. J., & Peele, R. (1993). *Clinical manual of supportive psychotherapy.* Arlington, VA: American Psychiatric Publishing.

Pinsker, H. (1997). *A primer of supportive psychotherapy.* Hillsdale, NJ: Analytic Press.

Pompili, M., Girardi, P., Ruberto, A., & Tatarelli, R. (2005). Suicide in borderline personality disorder: A meta-analysis. *Nordic Journal of Psychiatry, 59*(5), 319–324.

Rockland, L. (1992). *Supportive therapy for borderline patients: A psychodynamic approach.* New York: Guilford.

Rogers, C. R. (1951). *Client-centered therapy: Its current practice, implications and theory.* Boston: Houghton Mifflin.

Rosenthal, R. N., Muran, J. C., Pinsker, H., Hellerstein, D., & Winston, A. (1999). Interpersonal change in brief supportive psychotherapy. *Journal of Psychotherapy Practice and Research, 8*(1), 55–63.

Schiavone, F. L., & Links, P. S. (2012). Common elements for the psychotherapeutic management of patients with self injurious behavior. *Child Abuse & Neglect*

Skodol, A. E., Pagano, M. E., Bender, D. S., Shea, T. (2005). Stability of functional impairment in patients with schizotypal, borderline, avoidant, or obsessive compulsive personality disorder over two years. *Psychological Medicine, 35*(3), 443–451.

Stanton, A. H., Gunderson, J. C., Knapp, P. H., . . . Rosenthal, R. (1984). Effects of psychotherapy in schizophrenia: I. Design and implementation of a controlled study. *Schizophrenia Bulletin, 10*, 520–563.

Stone, M. H., Hurt, S. W., & Stone, D. K. (1987). The PI 500: Long-term follow-up of borderline inpatients meeting DSM-III criteria I. Global outcome. *Journal of Personality Disorders, 1*(4), 291–298.

Tolin, D. F. (2010). Is cognitive–behavioral therapy more effective than other therapies? A meta-analytic review. *Clinical Psychology Review, 30*(6), 710–720.

Werman, D. (1988). On the mode of therapeutic action of psychoanalytic supportive psychotherapy. In A. Rothstein (Ed.), *How does treatment help? On the modes of therapeutic action of psychoanalytic psychotherapy* (pp. 157–167). Madison, CT: International Universities Press.

Winston, A., Rosenthal, R. N., & Pinsker, H. (2004). *Introduction to supportive psychotherapy [Core Competencies in Psychotherapy Series]*: Washington, DC: American Psychiatric Publishing.

Zanarini, M. C., Frankenburg, F. R., Hennen, J., & Silk, K. R. (2003). The longitudinal course of borderline psychopathology: 6-year prospective follow-up of the phenomenology of borderline personality disorder. *American Journal of Psychiatry, 160*(2), 274–283.

Zanarini, M. C., Frankenburg, F. R., Hennen, J., & Silk, K. R. (2003). The longitudinal course of borderline psychopathology: 6-year prospective follow-up of the phenomenology of borderline personality disorder. *American Journal of Psychiatry, 160*(2), 274–283.

Zanarini M. C., Gunderson J. G., Frankenburg F. R., & Chauncey, D. L. (1990). Discriminating borderline personality disorder from other axis II disorders. *American Journal of Psychiatry, 147*(2), 161–167.

Zitrin, C. M., Klein, D. F., & Woerner, M. G. (1978). Behavior therapy, supportive psychotherapy, imipramine, and phobias. *Archives of General Psychiatry, 35*(3), 307.

# ///19/// 边缘型人格障碍的家庭心理教育研究

VALERIE PORR

陈欢　葛怡然　译

## 引言

本章为边缘型人格障碍（borderline personality disorder，BPD）患者的家庭成员培训提供了理论基础，以帮助他们成为治疗盟友和治疗助手。本章还描述了家庭成员为他们患BPD的亲人寻求帮助以及目前可用于BPD和其他障碍的家庭心理教育（family psychoeducation，FPE）项目的经历。通常情况下，家庭是处理危机情景的唯一选择，因为一些BPD患者可能拒绝参与治疗，已经退出治疗，或在他们的社区没有适当的BPD服务（Hoffman et al.，2005）。

## 家庭心理教育的重要性

通过了解BPD的社会支持和适当的培训后，家庭可以发展为有助于改善治疗结果的辅助手段。当深入了解这种疾病并接受有效的技术培训之后，家庭成员可以成为重要资源，帮助他们的BPD家庭成员管理相关问题和进展，从而改善总体社会功能分数（Skodol，Johnson，Cohen，Sneed & Crawford，2007）。有相当比例的BPD患者拒绝接受治疗或过早退出治疗（Hoffman，Fruzzetti & Swenson 1999；Rusch et al.，2008）。在这种情况下，家庭成员可以成为重要的资源，激励BPD患者进入或继续接受治疗，劝阻他们不要过早退出，将治疗技术推广到日常环境中，并帮助患者维持治疗效果。家庭成员通常比任何治疗师或治疗项目花更多的时间与BPD患者相处，在患者终止治疗时常可以给予帮助或支持。通过心理教育，他们也可以学会强化熟练的适应行为、治疗目标和方法，避免引发危机升级。他们可以提醒BPD患者过去的成就，比如他们在过去所克服过的障碍。

适当的培训使家庭成为治疗性的盟友，有效缓解冲突，减少发作的频率和强度，并强化适应性应对技巧。家庭心理教育还可以教家庭成员如何避免触发BPD。英国国家健康与临床优化中心（National Institute for Health and Care Excellence Guidelines，NICE）建议家庭积极参与，以改善临床结果并减轻家庭负担（NICE，2003）。

BPD不仅对符合该疾病标准的患者影响较大，对于家庭成员来说，BPD症状对整个家庭的人际关系也有显著的影响。临床社区往往忽视BPD影响家庭成员的生活或所爱的人。相反它只关注家庭如何促发BPD的因素。每个BPD患者都有家庭成员，通常是BPD患者的父母、伴侣/配偶、兄弟姐妹或子女，他们会受到BPD患者情绪调节障碍的影响。他们努力应对BPD的症状，并寻找一种有助于防止破坏性升级的方法。他们经常需要处理BPD患者不良应对行为的副作用，如自伤、药物滥用、入店行窃、暴力、言语虐待、感知被操控和各种病态的退化性防御，可能会破坏家庭和谐与关系破裂（Porr，2010）。家庭寻求一种方法来帮助家中的兄弟姐妹或孩子，保护自己避免过度疲惫和遭受愤怒的指责，或者仅处理BPD危机引发的情绪、经济和法律后果。BPD患者有时通过依赖家人来获得经济支持。可以理解的是，吸收家庭大量的情感能量和经济资源可能成为家庭讨论的焦点。家庭可能会将BPD患者视为需要救助的受害者，并会无意中扼杀他们能力的成长和发展，这可能会对其他家庭关系产生深远的影响。许多夫妇无法承受照顾患有 BPD 的青少年或成年子女，而且就像孩子的其他疾病一样影响，可能使家庭分裂或夫妻离婚。处理 BPD 患者，特别是当涉及孩子的时候，可能会很困难，并导致离婚，当孩子们卷入其中时，这种选择会更困难。家庭需要支付治疗费用，将患者安置在一个居住设施、荒野计划、住院治疗或一个接一个的康复机构，可能会耗尽家庭财产。年长的父母担心他们过世后不能提供帮助时，他们的孩子会变成什么样子（Porr, 2010）。

# 精神分裂症和双相障碍患者的家庭心理教育

家庭心理教育（FPE）项目向患有严重精神疾病（如精神分裂症和双相障碍）的家庭成员提供信息和教育，以便家庭成员能够帮助患者管理疾病（Dixon & Lehman, 1995）。这些专业提供的 FPE 项目表明，知情和训练有素的家庭成员可以作为治疗辅助手段，防止复发和住院，加强康复和改善预后。当家庭参与这些 FPE 项目时，患者的功能会得到改善。药物滥用和精神卫生服务管理局（Substance Abuse and Mental Health Services Administration, SAMHSA）已宣布 FPE 是一种基于循证医学的治疗，符合医疗补助报销的条件（SAMHSA, 2010）。

精神分裂症患者结局研究小组（Patient Outcomes Research Team, PORT）调查了处理精神分裂症的家庭方案（Dixon et al., 2011）。PORT 是一个为期 6～9 个月的 FPE 项目，包括多个家庭小组、危机干预教育、应对技能培训、药物管理和情感支持，它被认为是 FPE 项目的金标准，因为它已经成为针对其他疾病 FPE 发展的一个模式。这是一个由 SAMHSA 认可的基于证据的有效实践（Lucksted, Mcfarlane, Downing & Dixon, 2011）。一项针对双相障碍患者家庭成员的家庭治疗（family focused therapy, FFT）计划（Miklowitz & Goldstein, 1997），发展家庭成员作为治疗的辅助手段，在减少复发和改善治疗结局方面取得了巨大成功。美国国家精神疾病联盟（National Alliance for Mental Illness, NAMI）开发了一个名为"家庭对家庭"的 FPE 项目。这是一门针对精神疾病患者（主要是精神分裂症和抑郁症患者）的家庭、照料者和朋友的教育课程，该课程一

共 12 节课，由训练有素的家庭成员授课。它提供了关键的信息和护理策略，并被 SAMHSA 指定为一种循证治疗方法（SAMHSA, 2010）。

这些 FPE 项目教授家庭成员管理和应对他们亲人疾病的技能，并提供解决问题的策略、危机管理计划和优化自然支持方法，以便他们能够更有效地应对生活，为这些特殊精神疾病所带来的现实挑战。他们也为参与者提供急需的社会支持。这些项目的主要目标是帮助患者改善治疗结局、功能修复和个体康复。这些 FPE 项目的参与者通常是在应对长期接受治疗的患者。这些 FPE 项目的一个重点是帮助精神分裂症、双相障碍、抑郁症和焦虑症患者维持有效的药物治疗方案。

家庭的优势、激励和整体支持作为有效的辅助手段，有可能为精神卫生系统和家庭节省成本。这些项目的目标不是达到临床稳定，因为这是不可能的。尽管这些心理教育项目可能很有效，但它们并不能替代实际的治疗和精神科护理。这些 FPE 项目的目的并不是为了减轻家庭负担。

目前正在努力为强迫症、进食障碍和双重诊断（精神疾病和物质滥用障碍）等其他疾病的人制定 FPE 项目。FPE 在治疗糖尿病、哮喘和很多过敏性疾病等方面取得了成功。糖尿病管理是家庭教育项目的一个很好的例子，它可以在不"治愈"潜在疾病的情况下改善患者的预后。针对 BPD 开展 FPE 的多种变化很难比较这些项目的结果。此外，BPD 开展 FPE 还有另一个复杂之处，迄今为止，美国食品和药物管理局（Food and Drug Administration, FDA）没有批准用于 BPD（Lieb, Vollm, Rucker, Timmer & Stoffers, 2010）。

# BPD 家庭心理教育项目

BPD 与其他精神障碍有着明显的不同，对 BPD 患者及其家庭需要一种独特的治疗方法。与处理精神分裂症、双相障碍或抑郁症的家庭相比，BPD 患者的家庭有特殊的经历和面临不同的问题。BPD 患者似乎是"显然有能力"（Linehan, 1993），通常只与非常亲近的人［如他们的父母和（或）伴侣］表现出令人烦恼的行为。有些 BPD 患者不愿意接受治疗，否认患有 BPD 或有任何问题，或将自己的问题归咎于其他人。他们也可能与家人疏远或完全依赖他们。临床医生与 BPD 患者的家属互动时需要意识

到，根据他们过去的治疗、诊断和病耻感的体验，他们可能会迫切地寻求帮助，但不会太信任医生的治疗（Porr，2010）。

目前大多数可用于 BPD 的家庭干预措施都是由临床医生开发的，通常作为家庭治疗的形式，一般是采用多系统家庭治疗方式或多家庭辩证行为疗法（dialectical behavior therapy，DBT）组，尤其对青少年（Miller，Rathus & Linehan，2007）。这些项目主要基于 DBT 开展的，并且 BPD 患者目前正在接受 DBT 治疗。每种用于家庭干预措施的目标、基本原理、方法、疗程和次数、设置、结构和效果各不相同。修复破裂的家庭关系目的似乎并不是大多数 BPD 的 FPE 项目。目前关于 FPE 项目很少或没有对 BPD 患者家庭有效性的实证研究，也没有对 BPD 的不同家庭治疗 / 心理教育模式进行比较，来确定某种方法优于另一种方法的有效性。

为 BPD 患者的家庭成员提供其疾病的准确信息应该是 BPD-FPE 的主要目标。这一点在目前尤为重要，虽然网站、聊天工具和自助书籍提供了大量的信息，但公众无法对这些信息的准确性或有效性进行评估。公开的信息常常使 BPD 患者感到污名化。这类信息通常证明敌意、愤怒的反应是合理的，轻视 BPD 患者所经历的痛苦，并假设他们是操控他人、撒谎或者只是想引起他人的注意。家庭成员在"帮助"他们所爱的人感到挫败感时，往往会导致愤怒，使他们不愿意做出富有同情心的回应。

## 家庭成员需要什么?

制定一个有效的程序来帮助 BPD 患者的家庭成员需要考虑很多因素。例如，与 BPD 患者长期一起生活对家庭动态的影响，对 BPD 症状的严重程度和适应不良行为以及先前的诊断和治疗经验的影响。一般来说，父母、伴侣、兄弟姐妹或其他亲属的首要任务往往是学习如何帮助 BPD 患者，而不是让自己感觉更好。

在临床上，似乎有必要帮助家庭应对 BPD。其中最主要的是通过了解 BPD 的神经生物学基础以及患者所处的环境中如何抗争，以培养对 BPD 患者所经历痛苦的同情心。如果家庭成员了解如何有效地处理自杀意念和行为，他们也就能够处理他们所经历的恐惧和无助，并减少去急诊和住院的次数，还有可能防止自杀企图 / 自杀成功。家庭也可以激励

患者接受循证治疗，我们需要采取一些策略来增加家庭的信任和沟通，识别哪些因素会真正引发了失调障碍，并如何减少这些诱因。此外，家庭也可以帮助解决问题，参与危机管理，支持人际关系修复，学习如何指导 BPD 患者在日常生活中使用有效的治疗技术。

总之，一个有效的 BPD-FPE 项目需要帮助家庭了解关于 BPD 的潜在神经生物学研究结果，以及这些发现是如何导致各种 BPD 行为的。这可以帮助亲属重新审视他们对亲人 BPD 的反应，减少家庭经历中的挫败感和困惑，并有望促进同情心的发展（Sheehan et al.，2016）。让家庭成员意识到 BPD 患者对感知的威胁、批评、判断或指责反应，特别是对最亲近的人的反应强烈，可以激励家庭成员密切关注他们使用的语言和语气、面部表情及肢体语言（Denny et al.，2015）；不是他们说些什么，而是他们是怎么说的。了解 BPD 患者在认知上有什么负面偏见、自我参照行为的倾向和极端的拒绝敏感性，这也有助于减少家庭成员的负面反应，增加对患者的同情心，以减少个性化反应。

为了阻止情绪爆发、情绪变化或升级，家庭成员需要意识到是什么原因触发了行为冲动。根据 Korzekwa、Dell、Links、Thabane 和 Webb（2008）的研究，人际互动是 BPD 情绪和行为调节障碍的主要触发因素。训练有素和有意识的家庭成员可以提供应急管理技能，以便能够提前应对 BPD 患者问题。例如，一次假日晚餐或与伴侣分离将是一种困难的经历，这对于 BPD 患者来说是完全可以预测的。家庭需要预测可能会使 BPD 患者有压力的状况，学习重新制定框架并减少这些触发因素的方法。他们需要了解问题解决和危机管理的技能，以及如何指导和加强有效的行为。他们需要了解，试图控制或对待家人过于脆弱的想法是如何被误解的，并会引发情绪反应可能导致危机局面。对于 BPD 患者的家庭来说，心理健康教育项目是很重要的一点，是要承认和提高家庭的能力和动机，重要的是找到一个有效的方法来帮助他们所爱的人。家庭需要验证他们的努力程度，看到他们所爱的人遭受如此多的痛苦，却不知道如何减轻这种痛苦，当他们的努力没有奏效时，反而造成了更多的痛苦，他们感到是那么无助、绝望和无能。所有这些因素都会导致父母和其他亲人产生一种巨大的失败感。在这些时候，自命不凡、居高临下或评头论足的态度可能会对他们和家庭动力造成毁灭性的打击。

# BPD 患儿的父母咨询和家庭治疗

面对孩子日益增加的 BPD 行为，家庭有时会寻求家庭治疗师的帮助。许多家庭治疗师通常接受过家庭系统治疗的培训，也会对整个家庭进行病理学检查（LaFavor & Randall，2013），这可能并不是一种有效治疗 BPD 的方法，因为这些临床医生没有经过专门培训来了解 BPD 的表现和这些症状如何影响家庭互动，以及如何真正地帮助家庭成员。有益的做法是将家庭成员视为应对影响整个家庭的严重疾病或残疾的人，而不是对急性压力有病理反应的家庭。在有精神分裂症患者的家庭中，功能失调的家庭模式通常与家庭成员的疾病一起发展，而不是在疾病之前或引起疾病之前（Hooley，Rosen & Richters，1995；Laporta & Falloon，1992）。据报告，在家庭中观察到的消极家庭动力在很大程度上是由于应对疾病的压力和负面后果造成的（Mcfarlane & Cook，2007）。

个体化治疗是家庭成员寻求帮助的另一种选择，希望找到方法来应对困难的家庭环境，并找到更好的方法来应对和帮助 BPD 患者和他们的家人。在这一点上，家庭可能会收到善意但无益的建议，比如建议使用"严厉爱"的技巧，这些往往会导致他们与 BPD 患者进一步疏远，后者可能会曲解他们的意图，或者不理解家庭成员对他们经常发生情绪、冲动行为的合乎常理的反应（Porr，2010）。BPD 患者通常无法接受因果关系之间的联系，因此不理解为什么他们的父母（他们认为父母一开始就不理解他们）会对他们的行为做出反应或试图控制他们（Denny et al.，2014；Koenigsberg et al.，2014）。家人经常被告知，当他们所爱的人沮丧时，要保持冷静和中立的态度，不要做出反应。而 BPD 患者可能将这种中性反应解释为他们没有听到或不被理解，认为他们"不重要或无关紧要"。他们通常意识不到自己做了什么来证明他人的愤怒或担忧。BPD 患者可能会体验到一种令人厌恶的羞耻感，会导致强烈的情绪可能会投射到对方身上，并表达为指责或愤怒（Donegan et al.，2003；Rusch et al.，2008）。另外，羞耻感可以诱发自残、回避或退缩行为（Nathanson，1992）。Hooley 和 Hoffman（1999）发现，家庭成员的高度情感参与会使 BPD 个体获得更好的结果。与精神分裂症患者的对峙反应截然不同（Mcfarlane & Cook，2007），这可能是由于 BPD 患

者无法处理歧义。对于某些 BPD 患者，表达情感更容易解释。

可能有人建议家庭成员将孩子送到寄宿治疗中心、寄宿治疗学校或荒野项目，在这些项目中，"问题"行为可以在一个结构化的且家庭成员认为孩子是"安全"的环境中得以解决。通常 BPD 患者在项目中可能会做得很好，特别是当项目是高度结构化和限制性的。然而，如果在家中没有使用适当的应对行为的技能和实践进行学习和强化，患者可能回家后不久又回到原来的状态。例如，在一个与世隔绝的环境中，患者不会受到任何诱惑，可能很容易控制毒品和酒精的使用。当非法药物和酒精垂手可得时，他们将很难克制自己。家庭最终可能会出于正确的理由而做一些错误的事情，尽管他们未能帮助他们的亲人，或有最好的意图却未能改善患者状况而感到困惑和沮丧。

# BPD 家庭心理教育项目

## 辩证行为疗法技能训练

DBT 项目支持以多户家庭小组或并行小组的形式向青少年及其家长传授 DBT 的技能。到目前为止，还没有对多户家庭 DBT 小组与单独或并行 DBT 小组做比较研究，也没有证明哪种方法最优越。家庭成员与 BPD 患者学习同样的 DBT 技能，这些项目的目的并不是让家庭成员能够以治疗的方式使用 DBT 技能，或将 DBT 作为一种危机预防策略。Miller 和 Rathus（Rathus，Campbell，Miller & Smith，2015）开发的每周多户家庭 DBT 小组是为符合 BPD 的标准，为接受 DBT 治疗的家庭成员和青少年设计的。多户弱势群体一般包括在同一群体中学习技能的几个青少年及其父母，这对 BPD 患者的父母或未接受治疗的 BPD 患者几乎没有帮助。

尽管目前有许多随机对照试验证明了 DBT 的有效性（Koons et al.，2001；Linehan，Tutek，Heard & Armstrong，1994；Swenson，Toney & Koerner，2002），但目前还没有数据证明在多户家庭或同时使用 DBT 技能组的家庭教授 DBT 技能的合理性。在向家庭成员传授 DBT 技能时，就像教给他们如何识别 BPD 患者一样，可能会无意中提示该家庭成员符合 BPD 的标准，正在处理与 BPD 患者相同的问题，并在相同的领域也有相同的缺陷。或者这意

味着他们不能控制自己的情绪、忍受痛苦、保持专注或建立有效的人际关系，与 BPD 患者学习相同的 DBT 技能是有益的（Miller et al.，2007）。这种误解的解决可以通过在治疗前告知家庭成员教授所有成员相同的 DBT 技能为由。重要的是，家庭成员"加入"这一过程中，能够认识到学习这些技能和实施技能的必要性，以便有效地帮助他们的亲人。

家庭成员与其他家庭成员有可能一起被安排在公共团体环境中，可能想要证明他们是合作的，或许他们可能会在不太熟悉的其他家庭面前感到尴尬。因此他们可能会抑制真实的情绪和反应，或他们在参与小组和在家里实施新技能的方式不那么真诚。如果不了解他们为什么要学习这些技能，或者不知道为什么实施这些技能会有效，那么家庭可能只是在口头上表示参与（即在公共场合口头表达同意，而不是在家里联系或实施这些技能）。这种方法并不能培养父母的同情心发展，也无法验证他们亲人与 BPD 患者生活的痛苦体验，在短期内呈现为"创可贴"或临时解决方案，从长远来看，当家庭面临新问题和情景发生变化时是无效的。

虽然青少年的 DBT 治疗有一定的证据基础，但与其他方法相比，多户家庭技能培训本身尚未得到实证研究。多户家庭 DBT 技能培训可能比个体家庭治疗更有效，因为家庭成员和青少年可以看到彼此在与同样的问题抗争，因此可以体验到有效行为的建模和强化（Miller et al.，2007）。多户家庭群体的一个容易被忽视的好处是，家庭通常是第一次有机会与其他面临同样问题的家庭建立联系，从而获得社会支持，有助于他们不那么感到孤立、沮丧和责任压力（Miller et al.，2007）。

提供家庭 DBT 技能培训的另一种方法是平行分组，一组是青少年或成人 BPD，另一组是他们家庭成员。父母和青少年在不同的小组中共同学习 DBT 技能。除了向家庭成员传授 DBT 技能外，其基本原理向父母教授 DBT 技能，使他们熟悉青少年正在学习的 DBT 语言和技能，而且他们可以在家里更好地实施这些技能。

## STEPPS 中的家庭心理教育

情绪预测和问题解决的系统培训（systems training for emotional predictability and problem solving，STEPPS）是由 Blum 及其同事研发的（Blum, Pfohl, John, Monahan & Black，2002）一种循证的、认知

行为、系统的群体治疗，将认知行为技术和技能培训与系统元素结合起来。它涉及 BPD 患者及其家人。每周举行一次 2 小时的小组培训，疗程为期 20 周。主持人使用一本手册来领导这些小组。STEPPS 是对 BPD 患者正在接受初级治疗的补充治疗。它侧重于提升人际关系技能，并将患者的家人和朋友视为一个"强化团队"来帮助强化 STEPPS 的技能。STEPPS 课程包括对疾病的认识（BPD 的心理教育，"认知过滤和不适应模式的识别"），情绪管理技能（预测情绪状态过程，预测压力状态，发展功能应对策略）和行为管理技能（目标设定，日常事务建立和人际关系管理）。关于 STEPPS 项目发布的数据支持它在帮助患者方面的有效性。将家庭纳入支持治疗角色是有益的；但是，将家庭纳入 STEPPS 项目并不是其主要关注点（Blum et al.，2002）。

## 家庭关系

"家庭关系"是一项以研究为基础的工具化教育课程，面向 BPD 患者或有 BPD 症状的家庭成员，为期 12 周、6 个模块、2 小时互动式工具化教育 / 技能培训课程。家庭关系课程是 Fruzzetti 和 Hoffman 开发的（Hoffman et al.，2005），由受过 2 天培训的家庭成员共同领导。该课程分为 6 个模块：引言、家庭教育、关系正念技能、家庭环境技能、验证技能和问题管理技能。每个模块都建立在前一个模块的基础上。本课程目的是提供 BPD 的最新信息和研究，教授基于 DBT 的应对技巧并开发一个支持网络。该项目并不要求参与者被诊断为 BPD 或正在接受治疗。家庭关系的目的是找到一种方法，使人际关系保持健康并减轻家庭负担。利用 Linehan（1993）提出的生物社会理论，该理论认为 BPD 是由先天的情感脆弱性和环境中可能诱发疾病的因素（如无效环境）共同起作用。第三个模块教授关系的正念技能，比较厌恶控制、确认判断的有效性。第四个模块介绍家庭和人际关系技能。强调了激进的接受、善意的解释和放弃假设。第五个模块包括验证技能和对自己极限的观察。第六个模块也是最后一个模块，涵盖了定义问题和学会非判断性描述情况。当小组成员遇到其他有着相同经历并理解自己家庭的处境时，他们之间通常会建立牢固的联系。这有助于增强该项目的有效性（Penney，2008）。

家庭关系的数据表明，家庭成员经历了减少抑郁、

负担和悲伤，并增加了授权参与该项目（Hoffman et al.，2005）。这个项目有助于积极帮助自我应对压力与 BPD 亲人的负担。许多 DBT 项目都采用了家庭联合项目，因为它是手工化的，DBT 在周末授课且易于实施，而其他替代方案则不容易启动。家庭关系符合 DBT 的理念，在美国、澳大利亚和欧洲的多个场所被广泛使用（Hoffmann 参考）。

# TARA 的家庭心理教育法

美国人格障碍治疗和研究促进协会（Treatment and Research Advancements National Association for Personality Disorder，TARA）为家庭成员开发了 TARA 家庭心理教育方法。TARA 方法的目标是教会家庭如何创造有利于 BPD 的家庭环境，以减轻 BPD 患者的压力，主要是治愈和修复破裂的家庭关系，改善沟通，增加信任度以及使 BPD 患者的情感环境更安全来帮助 BPD 患者。重点是接受患者的痛苦和孤独感，意识到他们是多么努力，他们正在尽其所能。TARA 是一项基于原则的综合项目，旨在帮助家庭成员在面对 BPD 患者反复无常和问题行为时，它提供了解决问题的策略、危机管理计划以及创造性的方法来优化自然的机会和能力。虽然它为参与者提供了急需的社会支持，但它并不是专门的一个支持小组。虽然减少家庭负担并不是 TARA 方法的主要目标，实际上当家庭成员可以有效地帮助自己的亲人时，家庭负担自然会减少。TARA 方法承认家庭可作为重要的治疗伙伴发挥着关键作用，因为他们通常是 BPD 患者生活中的主要依恋关系。增加他们的应对策略的能力至关重要，因为通常情况下，家庭是处理危机的唯一选择，特别是当患者拒绝接受治疗或在社区中没有合适的治疗时。

TARA 方法课程是一个为期 8 周的密集课程，也提供为期 3 天的周末密集强化课程（Porr，2010）。参与者并不需要所有的亲人接受过 BPD 诊断或参与治疗。该项目由家庭成员开发，随后接受了 DBT、MBT 和 CFT 的临床培训，这些课程由受过培训的家庭成员共同主持，他们在为期 4 个月的活动期间接受家庭领导和参加小组的培训。该项目包括 8 节课程。第一节课是"确认 BPD 的家庭经历，BPD 的神经生物学"，涵盖了大脑系统和连接的前沿神经生物学发现。第二节课是"认知行为原则"，探讨"严厉爱"的影响和边界。第三节课是"什么是 DBT 和练习正念"。第四和第五节课通过承认情绪、积极地倾听和讲述情绪语言处理加以验证。第六节课是"彻底的接受和悲伤"，探讨重建期望值；此外，悲伤的仪式为家庭提供了一个损失他们以及 BPD 亲人经历的悲伤机会。第七节课是"DBT 的技能：履行亲爱的人"作为一个家庭沟通的工具。第八节课是"把一切放在一起：有选择的自由，没有选择的余地"。

总体而言，TARA 方法的研究数据显示，在参与该项目后，BPD 患者的发作频率和强度有所降低，家庭关系得到改善（Porr，Mandelbaum & Freiigh，2014）。（Poster Biological Psychiatry & NASSPD）了解 BPD 背后的神经生物学基础，以及 BPD 患者与正常对照组之间大脑回路的差异是改变家庭态度的关键策略，这可能有助于减少对 BPD 患者的评价、污名化和指责。它也可能促进同情心的发展（Sheehan et al.，2016）。TARA 方法利用了家庭对 BPD 亲人的爱，帮助他们寻求一种方法来转变他们的动机和承诺。

# 未来方向

家庭是一种被忽视和被低估的资源，它可以帮助 BPD 患者管理其疾病并改善其生活。知情的家庭成员具有潜在的力量，来帮助和协助治疗过程，塑造和加强技巧的行为，并通过重构经验来提供不同的观点。家庭是对过去积极体验和成就的记忆库，因此可以提醒患者，并帮助他们根据以前的经历制定一个评估量表。这些家庭通常不会放弃患 BPD 的亲人，当所有其他选择的替代方案都失败时，他们通常会坚持下去（Porr，2010）。如果家庭没有准确的信息、理解和应对技能，那么 BPD 患者的康复会更加困难。在可能的情况下，包括家庭参与治疗和修复家庭关系可能是一个有益的治疗目标。准确的早期诊断和循证治疗 BPD 可以减少适应不良的应对方法，以及非自杀性自伤和自杀的发展。BPD 会有许多影响社会的行为，包括成瘾行为（如吸毒和酗酒）、性生活混乱、赌博、强迫性购物、进食障碍、暴力行为导致监禁和住院、自杀和非自杀性自伤以及医院和精神健康服务（无论是在门诊还是住院治疗）的高使用率。目前 BPD 的循证治疗还不足以满足需求，同时费用也非常昂贵，通常不在保险覆盖范围内。利用家庭的关注给予熟练的心理教育培训，我们可以填补这一空白，并开始帮助 BPD 患者。

# 参考文献

Blum, N., Pfohl, B., John, D. S., Monahan, P., & Black, D. W. (2002). STEPPS: A cognitive-behavioral systems-based group treatment for outpatients with borderline personality disorder—a preliminary report. *Comprehensive Psychiatry, 43*(4), 301–310.

Denny B. T., Inhoff, M. C., Zerubavel, N., Davachi, L., & Ochsner, K. N. (2015). Getting over it: long-lasting effects of emotion regulation on amygdala response. *Psychological Science, 26*(9), 1377–1388.

Dixon, L., Dickerson, F., Bellack, A., Bennett, M., Goldberg, R., Lehman, A., & Tenhula, W. (2011). The schizophrenia patient outcomes research team psychosocial treatment recommendations USA 2009. *International Clinical Psychopharmacology, 26*, 61–62.

Dixon, L. B., & Lehman, A. F. (1995). Family interventions for schizophrenia. *Schizophrenia Bulletin, 21*(4), 631–643.

Donegan, N. H., Sanislow, C. A., Blumberg, H. P., Fulbright, R. K., Lacadie, C., Skudlarski, P., Gore, J. C., Olson, I. R., McGlashan, T. H., & Wexler, B. E. (2003). Amygdala hyperreactivity in borderline personality disorder: implications for emotional dysregulation. *Biological Psychiatry, 54*(11), 1284–1293.

Hoffman, P. D., Fruzzetti, A., & Swenson, C. (1999). Dialectical behavior therapy—family skills training. *Family Process, 38*(4), 399–414.

Hoffman, P. D., Fruzzetti, A. E., Buteau, E., Neiditch, E. R., Penney, D., Bruce, M. L., Hellman, F., & Struening, E. (2005). Family connections: A program for relatives of persons with borderline personality disorder. *Family Process, 44*(2), 217–225.

Hooley, J. M., & Hoffman, P. D. (1999). Expressed emotion and clinical outcome in borderline personality disorder. *American Journal of Psychiatry, 156*(10), 1557–1562.

Hooley, J. M., Rosen, L. R., & Richters, J. E. (1995). Expressed emotion: Toward clarification of a critical construct. In G. R. Miller (Ed.), *The behavioral high-risk paradigm in psychopathology series in psychopathology* (pp. 88–120). New York: Springer.

Koenigsberg, H. W., Denny, B. T., Fan, J., Liu, X., Guerreri, S., Mayson, S. J., Rimsky, L., New, A. S., Goodman, M., & Siever, L. J. (2014). The neural correlates of anomalous habituation to negative emotional pictures in borderline and avoidant personality disorder patients. *American Journal of Psychiatry, 171*(1), 82–90.

Koons, C. R., Robins, C. J., Tweed, J. L., Lynch, T. R., Gonzalez, A. M., Morse, J. Q., . . . Bastian, L. A. (2001). Efficacy of dialectical behavior therapy in women veterans with borderline personality disorder. *Behavior Therapy, 32*(2), 371–390.

Korzekwa, M. I., Dell, P. F., Links, P. S., Thabane, L., & Webb, S. P. (2008). Estimating the prevalence of borderline personality disorder in psychiatric outpatients using a two-phase procedure. *Comprehensive Psychiatry, 49*(4), 380–386.

LaFavor, T., & Randall, J. (2013). Multisystemic family therapy. In A. Hearon Rambo, C. West, & A. Schooley (Eds.), *Family therapy review: contrasting contemporary models*. Routledge.

Laporta, M., & Falloon, I. R. H. (1992). Preventive interventions in the community. In D. J. Kavanagh (Ed.), *Schizophrenia* (pp. 439–458). New York: Springer.

Lieb, K., Völlm, B., Rücker G., Timmer A., & Stoffers J. M. (2010). Pharmacotherapy for borderline personality disorder: Cochrane systematic review of randomised trials. *16*(6), CD005653.

Linehan, M. (1993). *Cognitive-behavioral treatment of borderline personality disorder*. Guilford.

Lucksted, A., Mcfarlane, W., Downing, D., & Dixon, L. (2011). Recent developments in family psychoeducation as an evidence-based practice. *Journal of Marital and Family Therapy, 38*(1), 101–121.

Mcfarlane, W. R., & Cook, W. L. (2007). Family expressed emotion prior to onset of psychosis. *Family Process, 46*(2), 185–197.

Miklowitz, D. J., & Goldstein, M. J. (1997). *Bipolar disorder: A family-focused treatment approach*. New York: Guilford.

Miller, A. L., Rathus, J. H., & Linehan, M. (2007). *Dialectical behavior therapy with suicidal adolescents*. New York: Guilford.

Nathanson, D. L. (1992). *Shame and pride: Affect, sex, and the birth of the self*. New York: Norton.

National Institute for Health and Care Excellence (NICE). (2003). *National Institute for Health and Care Excellence: Clinical guidelines*. London: Author.

Penney, D. (2008). Family connections an education and skills training program for family member well being: A leader's perspective. *Social Work in Mental Health, 6*(1-2), 229–241.

Porr, V. (2010). *Overcoming borderline personality disorder: A family guide for healing and change*. Oxford: Oxford University Press.

Porr, V., Mandelbaum, O., & Freiigh, C. (2014). *TARA method of family psychoeducation including neurobiological underpinnings of borderline personality disorder: A promising approach to improving family dynamics*. Poster presented at North American Society for the Study of Personality Disorders (NASSPD), Boston, MA.

Rathus, J., Campbell, B., Miller, A., & Smith, H. (2015). Treatment acceptability study of walking the middle path, a new dbt skills module for adolescents and their families. *American Journal of Psychotheraphy, 69*(2), 163–178.

Rüsch, N., Schiel, S., Corrigan, P. W., Leihener, F., Jacob, G. A., Olschewski, M., Lieb, K., & Bohus, M. (2008). Predictors of dropout from inpatient dialectical behavior therapy among women with borderline personality disorder. *Journal of Behavior Therapy and Experimental Psychiatry, 39*(4), 497–503.

Sheehan, L., Niewęglowski, K., & Corrigan, P. (2016). The stigma of personality disorders. *Current Psychiatry Reports, 18*(1), 11.

Skodol, A. W., Johnson, J. G., Cohen, P., Sneed, J. R., & Crawford, T. N. (2007). Personality disorder and impaired functioning from adolescence to adulthood. *British Journal of Psychiatry, 190*, 415–420.

Substance Abuse and Mental Health Services Administration. (2010). Family Psychoeducation Evidence-Based Practices (EBP) KIT. http://store.samhsa.gov/product/Family-Psychoeducation-Evidence-Based-Practices-EBP-KIT/SMA09-4423

Swenson, C. R., Torrey, W. C., & Koerner, K. (2002). Implementing dialectical behavior therapy. *Psychiatric Services, 53*(2), 171–178.

# ///20/// 处理边缘型人格障碍面临的临床挑战

BETH S. BRODSKY

陈欢　葛怡然　译

## 引言

　　大多数精神卫生服务的医生可以轻松地回忆起最难治疗的患者。对这些患者记忆深刻，是因为他们在很多方面都具有挑战性。患者可能会定期来参加会谈，表达了对帮助的极度渴望，但随后会拒绝所提供的每一种干预措施。也有相反的情况，患者可能会间断地错过治疗而没有任何解释，这使临床医生对患者的健康状况感到疑惑和担忧，并难以与患者保持情感的联系。临床医生的善意干预可能会遭到极端的敌意，被患者认为是伤害性的、无效的或拒绝接受。患者的情绪可能极度不稳定，行为冲动且难以预测，表现为慢性或间歇性的自杀意念或自残行为。患者可能会通过威胁性自伤而焦虑，或通过充满敌意和挑剔的态度而引起临床医生的愤怒和内疚，使临床医生感到不称职、无助，最坏的情况还可能受到伤害。该患者可能表现出较高的学术或职业能力，但无法维持稳定的功能水平，导致朝着生活目标的治疗进展缓慢或几乎无明显进展。

　　该类患者很可能被诊断为边缘型人格障碍（borderline personality disorder，BPD），或具有显著的 BPD 特质，或常共病轴 I 诊断中的任何一种疾病，如重性抑郁障碍、双相障碍、进食障碍和（或）物质使用障碍或其他症状（Eaton et al., 2011）。

　　由于存在这些的问题，BPD 患者因很难参与治疗和连续接受治疗而名声不好（Mehlum, 2009）。他们是精神卫生服务的高利用者，同时也具有较高的门诊治疗退出率和反复住院率（Bender et al., 2001）。虽然临床医生可能选择不与这些患者打交道，但

这几乎是不可行的，因为 BPD 大约占住院患者的 15% ～ 20% 和门诊心理健康人群的 10% ～ 15%（Gunderson，2001）。

　　这些可怕的临床挑战也经常导致医生的职业倦怠（Perseius, Kaver, Ekdahl, Asberg & Samuelsson, 2007）。部分问题在于传统的培训并不能帮助临床医生应对 BPD 患者所带来的具体挑战。标准化的临床培训并没有提供医生指导如何区分或者如何治疗非自杀性自伤（nonsuicidal self-injury, NSSI）和自杀行为。此外，临床医生并不总是准备好要随时处理情绪爆发、人际敏感性和极端的依赖需求，也不总是准备好处理这些患者对最善意的临床干预所表达的敌意和焦虑。

　　BPD 通常被认为是无法治愈的，已成为最受污名化的精神障碍之一。尽管社会普遍对精神障碍抱有成见（Link, Phelan, Bresnahan, Stueve & Pescosolido, 1999），但 BPD 诊断的独特之处在于，它在精神卫生专业人员中也被污名化（Gallop, Lancee & Garfinkel, 1989；Nehls, 1998；Aviram, Brodsky & Stanley, 2006）。它是一种归咎于诊断（和患者）导致治疗失败，而不是治疗方法本身的问题。

　　这种情况有许多可能的解释，其中至少一种是这些患者面临的非常实际的临床挑战。如前所述，BPD 患者可能很敌意 / 依赖性、需要帮助、情绪不稳定、行为冲动、不可预测和有自我毁灭行为，而且他们通常在治疗方面无明显进展。他们会引发焦虑和敌意感，诱发绝望感，并能挑战最专注和经验丰富的临床医生的耐心和善意。

　　BPD 的治疗失败也可以归因于对这些患者采用"一刀切"的治疗方法，通过是采用标准的临床方

法，可能无法充分解决 BPD 症状。BPD 的特殊性质可能与传统心理治疗框架的某些方面有关，从而导致这一人群的医源性治疗失败。

为了更有效地管理 BPD 患者在临床环境中所面临的挑战，必须对传统的心理治疗方法进行一些改良。在过去的 20 年里，有关 BPD 特异性心理治疗的最新进展表明（并提供了一些经验证据来证明），对常规治疗的某些修订可以提高对 BPD 临床管理的有效性（Bateman，2012；Bateman & Fonagy 2006，2009；Brown et al.，2004；Clarkin，Levy，Lenzenweger & Kernberg，2007；Clarkin Yeomans & Kernberg，2006；Giesen-Bloo et al.，2006；Kernberg，Yeomans，Clarkin & Levy，2008；Linehan et al.，1991；Wenzel，Brown & Beck，2008；Young，Klosko & Weishaar，2003）。有效性的提高是通过减少自杀和 NSSI 行为、减少住院和增加治疗保持率（即患者治疗的参与度）进行实证衡量。其他需要考虑的临床措施包括：增强临床医生对 BPD 患者保持参与和保持治疗态度的意愿和能力，减少情绪和行为调节障碍，并提高这些患者的生活质量。

本章回顾了 BPD 患者特定的心理治疗概念和干预措施，这些概念和干预措施可以促进 BPD 在门诊心理治疗环境下的有效管理，也可以推送到各种临床环境中，如住院部和急诊科。下面将提供一个综合案例，以说明这些方法的挑战和应用。良好的 BPD 临床管理需要审查的某些方面包括：①减少对 BPD 患者的污名化，增加同情心；②增加 BPD 患者的治疗参与度；③接受并提供足够的支持，同时保持适当的界限；④做出最明智的决定是何时住院治疗以及如何在门诊维护患者的安全；⑤处理治疗性分离；⑥设定现实的目标，学习如何衡量缓慢增长的进展；⑦决定如何以及何时结束治疗。

---

### 案例研究：BPD 的临床挑战

Sheryl 是一名 25 岁的医学院学生，她被学校管理部门推荐去接受心理治疗，因为她跟上这些课程的要求很吃力，要么迟到，要么缺课，或者不参加临床查房，最近向她的导师透露，她感到抑郁、焦虑和失眠。她半夜从室友那里偷食物，暴饮暴食，还对同学发泄了几次愤怒情绪。最近开始切割自己的上臂，以缓解强烈的情绪痛苦。

Sheryl 报告说，她从 15 岁起就有抑郁情绪、脾气暴躁、暴饮暴食、清除行为、切割皮肤等。17 岁时，她服用了过量的约 10 粒苯海拉明胶囊，但自杀意图原因不明，随后曾有一次短暂的住院治疗。Sheryl 一直是一个非常优秀的学生，她说自己一直经历着在学校表现很出色的压力和父母给她的压力。她在高中和大学期间断断续续进行心理治疗，但接受治疗的时间都没超过 5 个月。她说在和临床医生交谈后，有时会感觉较好，但她没有发现治疗有帮助，也没有真正感觉与她的任何临床医生有关系。她还曾尝试过许多药物，似乎没有一种药物对她有帮助，尽管她并没有坚持按照处方服药。过去她被诊断过双相障碍 II 型和神经性贪食症。一位大学的临床医生考虑她可能有 BPD 的某些特征。

在近几个月里，Sheryl 开始定期参加心理治疗，尽管她经常定期错过治疗，也不会打电话告诉医生发生了什么事。当她参加治疗时，她表现出焦虑和惊恐。当治疗师解释她的"抵抗"并提示她可能体验到治疗师对她的期望与她的母亲的期望一样时，她很容易激怒，并感到被误解和批评。Sheryl 经常在半夜给治疗师疯狂地电话留言，表达了恐慌、绝望和自杀的想法。治疗师开始逐渐对 Sheryl 是如此需要帮助但又无法接受帮助，并通过让治疗师担心她的安全来寻求关注而感到不满。治疗师也不知道如何确定 Sheryl 的实际自杀风险，以及她是否需要住院治疗。

---

## 耻感

正如这个案例所描述的，临床医生面临的最大挑战之一是能够对 BPD 患者保持治疗的态度，并与 BPD 患者保持联系。为此，减少耻感是第一个步骤。围绕 BPD 的耻感常常导致医生将患者的行为解释为操纵性、要求性或挑衅性（Gallop et al.，1989；Nehls，1998）。正如 Aviram 等人（2006）注意到，BPD 病态的一些人际交往表现导致临床医生将"故意"的意图归因于敌意、需要和要求，这实际上是疾病的表现，不一定是患者能够控制的。

错误归因于控制的另一个原因可能与 BPD 患者在功能水平上表现出很大的可变性有关。他们的情绪和行为波动很大，这是对环境中不可预测的事件做出的反应。当情绪激动时，他们就会变得失调，不能保持其最高水平的功能。正如 Sheryl 案例所说的那样，BPD 患者在有结构的情景下可以发挥极高的功能，期望非常明确，并且在他们的能力范围内。在某些情况下，这种情绪和行为的控制能力以及高水平的功能会导致其他人错误地认为，他们在更多的压力（通常是人际关系）的情况下失代偿时，是故意选择不这样做。

# 对 BPD 患者的同理心

培养对 BPD 患者的同理心可以促进保持治疗立场。为此，了解生物和遗传因素对 BPD 攻击性和冲动性特征的作用和家族遗传的证据（Foti et al.，2011；Goodman，New & Siever，2004）以及童年期创伤的作用（Brodsky，Cloitre & Dulit，1995；Herman，Perry & van der Koll，1989；Ogata et al.，1990）可能有帮助。深入了解 BPD 的现象学也可以增加对患者困境的同理心，与其他人格障碍患者相比，BPD 患者更容易被自己的情绪所压倒和失控，并感到毫无价值、绝望、无助和对自我充满憎恨。他们花费大量时间思考自己有什么问题并受到伤害（Zanarini et al.，1998）。

大多数针对 BPD 的干预措施强调明确的验证，并鼓励临床医生竭力强调患者体验的有效方面，尤其是他们的情感痛苦（Bateman & Fonagy，2006；Beck，Freeman & Davis，2003；Linehan，1997）。因此，Sheryl 的治疗师可能看不到她的情绪、行为和人际关系的失调行为，这是因为生物的脆弱性以及历史环境的经历，最终导致以不熟练的应对方式而告终。虽然 Sheryl 给治疗师带来了痛苦，但是治疗师应该意识到，Sheryl 每天都在经历着更高水平的痛苦。如果 Sheryl 觉得她的治疗师以这种方式理解她，她可能就会变得不那么防御，不那么敌意和回避，可能对干预更愿意和更积极。

Sheryl 的案例也说明了一个标准化的临床方法可能会无意中加剧了 BPD 患者在治疗中面临的一些挑战。Sheryl 很难利用她的临床医生善意的干预措施，比如对她的"治疗抵抗"的解释。她也有退出治疗史。如果临床表现保持不变，Sheryl 可能会再次终止治疗，或者临床医生可能会精疲力尽，确定 Sheryl"治疗失败"而放弃她。良好 BPD 的临床管理不是归咎于患者治疗的失败，而是需要重新思考通常的治疗，并考虑我们所知的治疗中可能不适合

BPD 患者。为了更充分地解决 BPD 患者提出的临床挑战，有必要对病例概念化和干预进行某些修改（Bateman，2012）。

# 治疗失败的 BPD 患者：修改常规治疗

75 年前，精神分析学家 Adolf Stern（1938 年）首次确定了一部分患者对经典的精神分析方法无反应。他把这些治疗抵抗的患者称为"边缘型群体"，并着手对精神分析进行某些修改，以使这些患者能够最终耐受和使用精神分析治疗。

Stern 观察"边缘型"患者需要一种更"现实决定"的治疗关系，治疗师需要提供更多的支持和安慰，以帮助他们体验痛苦的情绪。因此，Stern 建议患者坐着面对治疗师，而不是躺在沙发上。他劝告治疗师不要长时间保持沉默，这给患者带来太多的不确定性，可能会导致患者对治疗师的想法越来越焦虑。一种由"现实决定"的关系也意味着治疗师不应该把患者对治疗师的感觉归因于移情，Stern 开始更加相信患者对治疗师可能有的想法和感受的态度。

在近 20 年里，至少发展了 5 种针对 BPD 的特定心理治疗方法（见第 14～19 章），这些方法都包含了 1938 年 Stern 建议修改的某些方面，包括以移情为中心的心理治疗（transference-focused psychotherapy，TFP；Kernberg et al.，2008）、基于心智化的治疗（mentalization-based therapy，MBT；Bateman & Fonagy，2006）、BPD 的图式治疗（schema therapy，ST；Young et al.，2003）、BPD 的认知疗法（cognitive therapy，CT；Beck，2003）和辩证行为疗法（dialectical behavior therapy，DBT；Linehan，1993a，1993b）。每一种治疗都要求治疗师采取一种更直接、支持、安慰的态度，并鼓励建立一种更"现实决定"的治疗关系。

作为一种精神分析心理治疗，BPD 的 TFP 确实强调移情关系，但它与传统的精神分析不同，因为它提供了一个高度结构化的框架来处理自杀行为。TFP 治疗师更健谈、具有互动性，为了保持患者的参与度，修改了"技术中立"的态度（Levy et al.，2007）。MBT 也基于精神分析和依恋理论，但它不鼓励使用移情方法解释，而是以与患者合作的方式进行移情解释。在 MBT 中，非常强调对患者的验证，MBT 临床医生保持谦逊和"不知道"的立场（Bateman & Fonagy，2006）。在 ST 治疗 BPD 时，

治疗师通过在治疗期间提供一个安全、稳定以及治疗时的自我披露，努力创造一个安全、稳定和支持性的治疗环境（Young et al., 2003）。同样，最初由Beck（2011 年）开发的用于治疗抑郁症的CT 也进行了修改，强调了临床医生在为 BPD 患者提供同理心和支持方面具有更积极的作用。在挑战功能失调的信念时，CT 治疗师被建议"抵制他们通常养成的立即寻找偏见的解释习惯"（Beck，2011）。DBT 将重点强调验证（Linehan，1997），并鼓励治疗师在临床适当时保持透明度和自我表露。在 DBT 中，患者的观点是第一位的，只有在患者的体验得到认可之后，才会解决扭曲的问题。

# 如何提供支持和维护边界

每一次修改都需要重新思考传统的治疗"框架"（Cabanis, Cherry, Douglas & Schwartz, 2011，第72 ～ 83 页），临床医生依靠这个框架来维持边界。为了避免倦怠和更好地容忍任何消极的反移情，这可能是由 BPD 患者不熟练的沟通和行为引起的，推荐使用某些临床方案包括接受支持（监督），提供更多的支持（可在会谈之间联系），学习如何构建以一种感觉可控的方式提供支持。

许多 BPD 特定的心理治疗（TFP 和 DBT）鼓励治疗师参与某种类型的同伴督导小组。临床医生督导和支持的咨询团队是 DBT 的必要组成部分，也是临床医生如何找到支持以保持治疗正常进行的一个很好的例子。DBT 治疗师团队每周定期开会。每个治疗师都会介绍他的心理治疗患者，并接受支持和反馈，旨在帮助治疗师对患者保持积极的治疗态度，除了确保鼓励患者做出积极改变，并朝着实现治疗目标迈进（Koerner，2012，第 184 ～ 185 页）。这样可以防止治疗陷入困境，有助于促进治疗参与度和有效性。由于团队成员对彼此的患者非常熟悉，因此，该团队在治疗师计划休假或离职时可提供巨大的支持。

许多 BPD 在特定的心理治疗的过程之间鼓励接触以获得额外的支持（ST、CT 和 DBT）。DBT 为处理会谈过程之间的电话呼叫提供了一个明确的协议。在治疗开始时，患者要了解与治疗师在治疗之间的接触方式。鼓励患者－实际上期望患者－在一定范围内电话寻求技能指导、关系修复或报告好消息（Linehan，1993a，第 497 ～ 503 页）。

当患者要求技能指导时，治疗师会称赞她主动寻求帮助，并与患者交谈 5 ～ 10 分钟，以制订一个熟练的计划来管理当前的情况。在每周的技能培训小组中传授患者技能，包括危机生存策略、情绪调节技巧、人际关系有效的技能，或帮助控制灾难性、强迫性或其他思维失调导致的情绪失控的正念技能（Linehan，1993b）。

临床医生经过培训，可以对这些会谈之间通话时间进行限制和集中。如果患者打电话发泄情绪，不愿意解决问题，临床医生会迅速结束通话，并鼓励患者在准备使用技能时再回电话。当患者能够适当地和治疗性地使用电话时，临床医生就会体验到一种疗效感，并通过互动得到积极的强化，而不会感到倦怠。

Sheryl 的临床医生可以利用这样一个协议，在晚上与 Sheryl 进行有时间限制的集中电话联系，Sheryl 在晚上回复可以用于忍受她在晚上痛苦的技能。这将为 Sheryl 提供更多的支持，她将会留下语音邮件，这也能有助于临床医生减轻负担（减少她的安全性焦虑），同时更有效地保持治疗边界和避免倦怠。

# 关于住院的决策

在慢性自杀意念和看似不可预测的低致死性自伤行为的冲动发作背景下，如何对患者捉摸不定的死亡意图进行自杀风险的评估和管理，这是治疗 BPD 过程中最有压力的方面之一。关于何时住院和不住院的决定由于违背良知的事实而变得更加复杂：①住院虽然是阻止自杀风险的有效干预措施，但住院仍然是 BPD 患者未来自杀的一个风险因素（Soloff & Fabio，2008）；② BPD 患者在低致死性自杀企图或 NSSI 后往往感觉更好，因此直接自杀的风险更低（Klonsky，2009；Leibenluft，Gardner & Cowdry，1987；Nock，2009）。多次住院治疗中断了患者在门诊保持稳定和安全的努力，随着时间的推移，导致士气消沉、绝望感增加。自杀意念和 NSSI 行为在 BPD 患者中往往具有情绪调节作用，并不一定来自死亡的欲望。因此，在治疗 BPD 自伤患者时，应尽量避免不必要的住院治疗偏见，NSSI 行为本身不应作为住院的指征。

虽然门诊处理 BPD 患者自杀行为的综合指南超出了本章的范围（Brodsky & Stanley，2013），但 BPD 特定的心理治疗已经确定了一些有益的工具，用于有效的自杀风险管理并做出临床合理的住院决策。

首先，每一种针对BPD的特异性心理治疗都优先减少自伤行为作为治疗的目标。这意味着在每一次会谈治疗中，临床医生都会对自杀意念或自杀或自伤行为进行询问、监测和处理。每次询问自杀意念或行为通常不会让患者感到不安。相反，患者往往将临床医生没有询问或不监督这些行为理解为默许或不关心的标志。仔细和持续监测以确保临床医生和患者都熟悉的"底线"的长期意念，让医生和患者更容易识别意念、冲动或行动的潜在升级。

干预措施如引导链式分析（Koerner，2012，第42～49页；Linehan，1993a，第254～265页；Wexler，2001）或对过去和最近自杀和自伤行为的详细记载，可以增加临床医生与患者对特定的脆弱性、环境因素以及与个体自伤行为相关的思维和行为模式的认识。因此，当出现类似于以前患者主动自杀的情况时，这可以提醒临床医生更认真地承担自杀冲动行为的风险。在Sheryl的案例中，每周都密切监测她的自杀意念、冲动和NSSI行为；详细记录Sheryl以前的自杀行为；逐渐熟悉她的冲动、扭曲的思维过程和行为恶化的诱因和境况，就可以产生一个Sheryl的"风险轮廓"，这将有助于更有效地识别她的自杀风险。

在通常情况下，由于BPD的冲动特点（Brodsky，Malone，Ellis，Dulit & Mann，1997），他们体验的自杀危机往往很快消退，根据这些冲动采取行为的风险期很短。因此，患者在多大程度上愿意并能够利用临床医生的支持，并在治疗间期与医生联系以安全地度过冲动行为，这可能是在特定情况下决定是否住院的一个因素。Sheryl最近在半夜发电话信息，也许她的治疗师可以与她一起合作，更有效地利用治疗间期的联系来维护安全。

如果风险评估、密切监测、治疗间期提供支持以及确保门诊治疗的安全性等所有其他努力未能充分降低即将发生的自杀风险时，就需要住院治疗。在这些情况下，住院时间应尽可能短，以阻止自杀和自伤行为，并为患者度过安全危机提供支持，同时迅速恢复他们在医院外的日常功能并减少中断。

## 处理分离

除了拒绝帮助和敌意之外，BPD患者对拒绝非常敏感，很快就会感到被抛弃了，并依赖于重要的他人来自我界定和获得安全感（Stanley & Siever，2010）。因此，由于临床医生患病、假期或其他原因而中断治疗关系可能将引发自杀危机。只要有可能，治疗师应提前通知BPD患者治疗计划中的变更。分离前的时间应该验证患者的感受，也应该计划如何巧妙地管理这些感受，而不是变得怨恨。治疗师可以允许患者对分离有负性情绪，并强调这些情绪的有效方面（"你持续稳定地依赖我，但我将要离开"），而不验证一个扭曲的解释（"我知道你感觉被抛弃了，但我不是因为去度假而拒绝你"）。治疗师和患者可以合作，接受治疗师离开的权利，以及患者对治疗师留下的需要。一旦得到确认，患者更有可能与治疗师合作制订安全计划（Stanley & Brown，2011），患者可以使用详细的技能列表，他们也可以寻求个体和专业支持的帮助。

如前所述，与熟悉患者（和患者风险状况）的咨询或督导团队合作，可以为临床医生和患者提供额外支持，并减少治疗师缺席时不必要的住院机会。或者可以招募熟悉患者临床状况的辅助治疗提供者，如精神药理学家、营养学家、物质使用指导师或倡议者或者技能小组培训师，都可以提供有意义的支持。

## 衡量治疗进展

就像在Sheryl的案例中一样，一个治疗师可能会变得沮丧和（或）对治疗进展甚微的患者失去合作的兴趣。大多数心理治疗的进展，即使是高功能的"神经质"患者，也进展缓慢，只能随着时间的推移来衡量。然而，在BPD患者常处于极度痛苦情况下，并有危险和引发焦虑的挑衅行为，这就增加了快速改变的紧迫感。尽管紧急，将大目标分解成小的日常步骤，认识到并强调虽然缓慢，但稳定的进展更为现实，这对患者和治疗师都是一种鼓励。

普遍存在的危机感也让人们很难注意到微小的改善迹象。例如，Sheryl说她从来没有感觉到"与任何一个临床医生有联系"。然而，在她目前的治疗中，她正在联系她的治疗师（虽然不熟练）寻求帮助，这是她以前从来没有做过的事情。可以将其看作向前迈出的一步，治疗师可以重新界定行为来认识到她成长的可能性，并鼓励Sheryl学习如何更有效地寻求帮助。

由于BPD患者经常表现出有力量、能力和成就的领域，他们及其家人和治疗师往往对他们有（可以理解的，有时不切实际的）很高的期望。患者的问题通常是人际关系问题，而不是由于抑郁情绪和缺乏动力，因此很难识别或得到认可。Sheryl 的治疗师可能会认为她是故意不想进步，因为她是如此聪明和有才华的人。Sheryl 也可能相信她是"懒惰"，如果能"克服自我"，她就能够更稳定地工作。Sheryl 可能会把她在某些情况下发挥作用和取得成就的能力解释为她在"选择"不想做的事情。

将对治疗进展的高期望需求与患者局限性的实际评估之间相平衡，以便设定可实现的治疗目标。有时，这可能需要反复实验的过程才能确定可以取得进展的情况。例如，一个大学生因为自杀企图而想在病假后重返学校，最好在恢复整个课程之前看看他是如何上完一节课的。

即使治疗师能够认识并强调向前迈出一小步时，患者也常常通过与他人进行比较，或通过反复思考这样的小步骤应该很简单，不觉得这是一种成就，从而否定这一进步。治疗师可以验证缓慢节奏可能会难以容忍，但也可以鼓励和教导患者认识和欣赏这种缓慢而稳定的进展。

## 结束治疗

正如已经指出的那样，对 BPD 患者的心理治疗通常会以失败而告终，要么患者不顾医生建议过早放弃治疗（De Panfilis et al., 2012），要么治疗师由于感觉负担过重或倦怠而单方面终止治疗。

BPD 患者由于其精神病学症状和共病症状，往往需要长期的心理治疗支持。对于坚持治疗并取得进展的患者，目前尚不清楚他们能否在没有持续支持的情况下维持其进展。然而，当明确治疗目标并持续监测实现这些目标的进展时，临床医生和患者可以确定目标何时实现。他们可以决定是否转向新的目标，进入"维持"期，在此期间巩固效果或许治疗可以中断一下。

临床医生应该警惕这样一个事实：当 BPD 患者在治疗中取得进展时，他们可能会害怕失去治疗师或失去治疗师一定的情感支持（如治疗师将结束担心他们）。这可能导致患者回到一种以前的、无技能的行为，以试图让治疗继续进行。因此，任何关于治疗结束的决定都应该和患者讨论，确定并解决患者的恐惧或可能被拒绝感。

如果双方同意终止治疗，应确定一个明确的终止日期，以便有足够的时间审查治疗过程。终止治疗的准备工作应包括预测结束治疗后的感受，提前为症状复发的可能性做好计划，并保留在未来恢复共同合作的可能性。BPD 患者可能难以忍受长时间的告别，并可能提前离开并终止协议。

尽管自杀这种行为表明需要治疗，但许多治疗师在 BPD 患者一次严重的自杀企图后终止了对他们的治疗。因此，自杀企图本身不应成为终止治疗的理由。严重的自杀企图可能会因住院而导致门诊心理治疗中断，之后一旦不再需要更高级别的护理，就应该恢复门诊治疗。

## 结论

与 BPD 患者保持治疗关系，同时管理与自杀风险相关的焦虑、忍受强烈的情感风暴、破坏性行为、依赖需求和敌意的互动，这对最有经验和富有同情心的医生来说是一个重大挑战。虽然 BPD 诊断客观上难以治疗，但本章回顾了对常规心理治疗的一些修改，这些改进可以通过消除诊断的污名化，培养对这些患者更多的同情心，并为临床医生和患者提供更多的支持和更有效的干预，从而增加治疗的参与度和有效性。这些改进应在所有精神卫生专业的临床培训项目中尽早进行教授，以使这些干预措施和 BPD 概念化的诊断方式更加完善，不再被认为是"偏离"常规治疗。

## 参考文献

Aviram, R. B., Brodsky, B. S., & Stanley, B. (2006). Borderline personality disorder, stigma, and treatment implications. *Harvard Review of Psychiatry, 14*(5), 249–256.

Bateman, A. (2012). Treating borderline personality disorder in clinical practice. *American Journal of Psychiatry, 169*, 560–563.

Bateman, A., & Fonagy, P. (2006). *Mentalization-based treatment for borderline personality disorder: A practical guide.* London: Oxford University Press.

Bateman, A., & Fonagy, P. (2009). Randomized controlled trial of outpatient mentalization-based treatment versus structured clinical management for borderline personality disorder. *American Journal of Psychiatry, 166*, 1355–1364.

Beck, A. T., Freeman, A., & Davis, D. D. (2003). *Cognitive therapy of personality disorders* (2nd ed., pp. 187–215). New York: Guilford.

Beck, J. (2011). *Cognitive behavior therapy: Basics and beyond.* New York: Guilford.

Bender, D. S, Dolan, R. T., Skodol, A. E., Sanislow, C. A., Dyck, I. R., McGlashan, T. H., … Gunderson, J. G. (2001). Treatment utilization by patients with personality disorders. *American Journal of Psychiatry, 158*(2), 295–302.

Brodsky, B. S., Cloitre, M., & Dulit, R. A. (1995). Relationship of dissociation and childhood abuse in borderline personality disorder. *American Journal of Psychiatry, 152*(12), 1788–1792.

Brodsky, B. S., Malone, K. M., Ellis, S. P., Dulit, R. A., & Mann, J. J. (1997). Characteristics of borderline personality disorder associated with suicidal behavior. *American Journal of Psychiatry, 154*, 1715–1719.

Brodsky B. S., & Stanley B. (2013). *The dialectical behavior therapy primer: How DBT can inform clinical practice.* Oxford: Wiley-Blackwell.

Brown G. K., Newman C. F., Charlesworth S. E., Crits-Christoph, P., & Beck, A. T. (2004). An open clinical trial of cognitive therapy for borderline personality disorder. *Journal of Personality Disorders, 18*(3), 257–271.

Cabaniss, D. L, Cherry, S., Douglas C. J., & Schwartz, A. R. (2011). *Psychodynamic psychotherapy: A clinical manual.* Oxford: Wiley-Blackwell.

Clarkin, J. F., Levy, K. N., Lenzenweger, M. F., & Kernberg, O. F. (2007). Evaluating three treatments for borderline personality disorder: A multiwave study. *American Journal of Psychiatry, 164*(6), 922–928.

Clarkin, J. F., Yeomans, F. E., & Kernberg, O. F. (2006). *Psychotherapy for borderline personality disorder. Focusing on object relations* (pp. 33–70). Washington, DC: American Psychiatric Publishing.

De Panfilis, C., Marchesi, C., Cabrino, C., . . . (2012). Patient factors predicting early dropout from psychiatric outpatient care for borderline personality disorder. *Psychiatry Research, 200*(2–3), 422–429.

Eaton, N. R., Krueger, R. F., Keyes, K. M., Skodol, A. E., Markon, K. E., Grant, B. F., & Hasin, D. S. (2011). Borderline personality disorder co-morbidity: Relationship to the internalizing-externalizing structure of common mental disorders. *Psychological Medicine, 41*(5), 1041–1050.

Foti, M. E., Geller, J., Guy, L. S., Gunderson, J. G., Palmer, B. A., & Smith, L. M. (2011). Borderline personality disorder: Considerations for inclusion in the Massachusetts parity list of "biologically-based" disorders. *Psychiatric Quarterly, 82*(2), 95–112.

Gallop R., Lancee, W. J., & Garfinkel, P. (1989). How nursing staff respond to the label "borderline personality disorder." *Hospital and Community Psychiatry,40*(8), 815–819.

Giesen-Bloo, J., van Dyck, R., Spinhoven, P., van Tilburg, W., Dirksen, C., van Asselt, T., . . . Arntz A. (2006). Outpatient psychotherapy for borderline personality disorder: Randomized trial of schema-focused therapy vs transference-focused psychotherapy. *Archives of General Psychiatry, 63*(6), 649–658.

Goodman, M., New, A., & Siever, L. (2004). Trauma, genes, and the neurobiology of personality disorders. *Annals of the New York Academy of Science, 1032,*104–116.

Gunderson, J. G. (2001). *Borderline personality disorder: A clinical guide.* Washington, DC: American Psychiatric Publishing.

Herman, J. L., Perry, J. C., & van der Kolk, B. A. (1989). Childhood trauma in borderline personality disorder. *American Journal of Psychiatry, 146*, 490–495.

Kernberg, O. F., Yeomans, F. E., Clarkin, J. F., & Levy, K. N. (2008). Transference focused psychotherapy: Overview and update. *International Journal of Psychoanalysis, 89*(3), 601–620.

Klonsky, E. D. (2009). The functions of self-injury in young adults who cut themselves: Clarifying the evidence for affect-regulation. *Psychiatry Research, 166*(2–3), 260–268.

Koerner, K. (2012). *Doing dialectical behavior therapy. A practical guide.* New York: Guilford.

Leibenluft, E., Gardner, D. L., & Cowdry, R. W. (1987). The inner experience of the borderline self-mutilator. *Journal of Personality Disorders, 1*(4), 217–324.

Levy, K. N., Yeomans, F. E., & Diamond, D. (2007). Psychodynamic treatments of self-injury. *Journal of Clinical Psychology, 63*(11), 1105–1120.

Linehan, M. M. (1993*a*). *Cognitive behavior therapy for borderline personality disorder.* New York: Guilford.

Linehan, M. M. (1993*b*). *Skills training manual for treating borderline personality disorder.* New York: Guilford.

Linehan, M. M. (1997). Validation and psychotherapy. In A. Bohart & L. Greenberg (Eds.), *Empathy reconsidered: New directions in psychotherapy* (pp. 353–392). Washington, DC: American Psychological Association.

Linehan, M. M., Armstrong, H. E., Suarez, A., . . . (1991). Cognitive-behavioral treatment of chronically parasuicidal borderline patients. *Archives of General Psychiatry, 48*, 1060–1064.

Link, B. G., Phelan, J. C., Bresnahan, M., Stueve, A., & Pescosolido, B. A. (1999). Public conceptions of mental illness: Labels, causes, dangerousness, and social distance. *American Journal of Public Health, 89*, 1328–1333.

Mehlum, L. (2009). Clinical challenges in the assessment and management of suicidal behaviour in patients with borderline personality disorder. *Epidemiological Psychiatric Sociology, 18*(3), 184–189.

Nehls, N. (1998). Borderline personality disorder: Gender stereotypes, stigma, and limited system of care. *Issues in Mental Health Nursing, 19*, 97–112

Nock, M. K. (2009). Why do people hurt themselves? New insights into the nature and functions of self-injury. *Current Directions in Psychological Science, 18*(2), 78–83.

Ogata, S. N., Silk, K. R., Goodrich, S., . . . (1990). Childhood sexual and physical abuse in adult patients with borderline personality disorder. *American Journal of Psychiatry, 147*, 1008–1013.

Perseius, K. I., Kaver, A., Ekdahl, S., Asberg, M., & Samuelsson, M. (2007). Stress and burnout in psychiatric professionals when starting to do dialectical behavioural therapy in the work with young self-harming women showing borderline personality symptoms. *Journal of Psychiatric and Mental Health Nursing, 14*, 635–643.

Soloff, P. H., & Fabio, A. (2008). Prospective predictors of suicide attempts in borderline personality disorder at one, two, and two-to-five year follow-up. *Journal of Personality Disorders, 22*(2), 123–134.

Stanley, B., & Brown, G. K. (2011). Safety planning intervention: A brief intervention to mitigate suicide risk. *Cognitive and Behavioral Practice, 19*, 256–264.

Stanley, B., & Siever, L. J. (2010). The interpersonal dimension of borderline personality disorder: Toward a neuropeptide model. *American Journal of Psychiatry, 167*, 24–39.

Stern, A. (1938*a*). Psychoanalytic therapy in the borderline neuroses. *Psychoanalytic Quarterly, 14*, 190–198.

Stern, A. (1938*b*). Psychoanalytic investigation and therapy in borderline group of neuroses. *Psychoanalytic Quarterly, 7*, 467–489.

Wenzel, A., Brown, G. K., & Beck, A. T. (2008). *Cognitive therapy for suicidal patients: Scientific and clinical applications.* Washington, DC: American Psychiatric Publishing.

Wexler, D. (2001). *The PRISM workbook.* New York: W. W. Norton & Co.

Young, J. F., Klosko, J. S., & Weishaar, M. E. (2003). *Schema therapy: A practitioner's guide.* New York: Guilford.

Zanarini, M. C., Frankenburg, F. R., DeLuca, C. J., . . . (1998). The pain of being borderline: Dysphoric states specific to borderline personality disorder. *Harvard Review of Psychiatry, 44*, 224–225.

# ///21/// 边缘型人格障碍的评估、管理和自杀风险的干预

ADAM CARMEL，JEFFREY SUNG，KATHERINE ANNE COMTOIS

宇淑涵　王硕　译

## 引言

边缘型人格障碍（borderline personality disorder，BPD）是唯一的精神病学诊断，除重性抑郁障碍外，其中自杀企图和（或）非自杀性自伤（nonsuicidal self-injury，NSSI）是一个标准。因此，自伤被认为是BPD的一个标志。BPD患者中NSSI的比例为69%～80%（Clarkin，Widiger，Frances，Hurt & Gilmore，1983；Cowry，Pickar & Davies，1985；Grove & Tellegen，1991；Gunderson，1984）。自杀率为5%～10%，如果把既往有自杀企图和（或）自伤史的人包括在内，自杀率会翻倍（Frances，Fyer & Clarkin，1986；Linehan，Rizvi，Welch & Page，2000；Stone，1993）。关于BPD患者自杀企图和NSSI的讨论，参见第8章。

自杀风险的评估、管理和治疗显然对所有自杀倾向的人都有明确的指导，但典型的临床方法，如转诊替代治疗（包括终止治疗）、非自愿住院或书面自杀协议，都没有证据表明可以降低自杀风险，甚至可能对BPD患者产生医源性影响（Fowler，2012；Linehan，Comtois & Ward-Ciesielski，2010；Paris，2002）。目前还缺乏评估和管理BPD患者自杀风险的研究方案，这就限制了治疗这一脆弱群体的临床决策质量。然而，BPD的循证治疗都将自杀概念化为BPD及其治疗的一部分。这些治疗方法包括评估和管理自杀风险，以及在治疗过程中解决自杀问题的具体方法。虽然这些针对自杀的策略还没有独立于循证治疗进行评估，但考虑这些方法可以帮助临床医生为有自杀倾向的BPD患者提供有效的照护。

我们应该注意的是，这些方法只适用于那些同意并承诺根据治疗协议参与心理治疗的患者。那些不同意和不愿承诺的人不能接受这些治疗，通常被纳入到标准或危机照护方案中（个案管理、支持性护理、药物治疗、住院治疗），这些方案涉及自杀风险管理策略，随着时间的推移，不一定能够解决自杀风险。最近的一项研究表明，治疗小组使用结构化方案对自杀风险评估和管理，可以改善自杀结果，高自杀风险BPD患者，无论是参与特定类型的心理治疗或其他治疗来处理自杀观念和行为都有效（Linehan et al.，2015）。本章重点介绍正规心理治疗中的问题。有关其他治疗和管理自杀想法和行为的许多策略超出了本章的范围，但可以在以下报告中找到：《美国精神病学协会关于自杀行为的评估和治疗指南》（APA，2003），《国防部和退伍军人事务部关于自杀风险患者评估和管理临床实践指南》（Department of Defense and Veterans Affairs，2013），以及Cochrane（Stoffers et al.，2012）和国家临床优化研究所［（National Institute for Clinical Excellence，NICE），2004］的综述。

本章的目的是通过提供BPD中自杀行为的概念化、评估、管理和治疗的不同理论方法，有助于管理和治疗BPD的自杀问题。在简要介绍了这些治疗的循证证据后，我们研究了针对BPD的5种循证心理疗法来检验自杀风险的管理和治疗策略。然后，还考虑了一般自杀患者的心理治疗（不是针对BPD）。最后，通过比较这些心理疗法，将聚焦于关键的主题，以改善临床医生在最困难时期治疗BPD患者的方法。

# 简要总结 BPD 治疗的证据

许多循证心理疗法已经被用于治疗 BPD。其中，辩证行为疗法（dialectical behavior therapy，DBT）是唯一被广泛传播治疗 BPD 的方法。DBT 是所有治疗 BPD 的方法中研究最广泛的，一些随机对照试验已经证明 DBT 在减少自杀行为方面的功效（Linehan, Armstrong, Suarez, Allmon & Heard, 1991; Linehan et al., 2006; Verheul et al., 2003; 关于 DBT 结果的全面综述，见 Lieb, Zanarini, Linehan & Bohus, 2004; 以及 Robins & Chapman, 2004）。其他 4 种心理疗法至少有一些实证支持。心智化治疗（mentalization-based treatment，MBT）显示，与两种不同的常规护理对照，部分住院或门诊维持心智化治疗 18 个月后，减少了自杀和 NSSI 行为、住院天数和抑郁症状，增加了社交和人际功能（Bateman & Fonagy, 1999, 2001, 2009）。聚焦图式治疗（schema-focused therapy，SFT）与聚焦移情的心理治疗（transference-focused psychotherapy，TFP）比较，SFT 比 TFP 治疗患者临床改善更明显（Giesen-Bloo et al., 2006）。TFP、DBT 和动态支持性心理治疗（supportive psychotherapy，SPT）的随机对照研究发现，所有组均有改善。TFP 和 DBT 对自杀企图更有效，TFP 和 SPT 对易怒和攻击性更有效，但 TFP 对易怒和攻击效果更好（Clarkin, Levy, Lenzenweger & Kernberg, 2007）。最后，良好的精神病管理（good psychiatric management，GPM）是为期 1 年的心理治疗加药物治疗，其中心理治疗基于 Gunderson 的心理动力学模型（Gunderson & Links, 2008），药物治疗基于 APA 的 BPD 治疗实践指南（APA, 2001）。GPM 的初步证据支持是基于一项随机对照试验（randomized controlled trial，RCT），该试验将 180 例参与者随机分为 DBT 或 GPM 组，发现两种治疗方法的结果大致相似，两种质量都显著改善了治疗期间的结局，但两种治疗之间没有差异（McMain et al., 2009）。

# 辩证行为疗法评估、管理和解决自杀风险

DBT（在第 16 章中详细描述）是一种行为心理疗法，接受和辩证策略贯穿于整个治疗的始终。

DBT 假设自杀是一种适应不良解决问题的行为。DBT 面向有两个同时达到的目标：帮助患者建立一个有生命价值的生活，并采用适应性的、熟练的解决问题的行为来取代适应不良解决问题的行为，以成功实现有意义的生活。在 DBT 治疗前的一个关键步骤是获得一个保持生存的承诺，把放弃自杀作为一种选择。从 DBT 的角度来看，这是至关重要的，因为如果患者自杀了，就没法获得承诺了。治疗师的目标是确保患者能够合理做出最有信誉的承诺，而不会撒谎或不知所措。DBT 中的自杀承诺是关于患者想要做什么和打算做什么，而不是他们能做什么（因为许多患者非常害怕做出他们无法遵守的承诺）。对患者来说，关键是承诺的关闭自杀大门作为一种选择，患者和他们的治疗师（以及家人或朋友）可以提出其他策略来实现一种有意义的生活。在 DBT 分级组织的治疗结构中，优先考虑停止自杀和自伤行为（Linehan, 1993）。治疗的主要目标是减少和停止自杀危机行为，然后是自杀行为，包括自杀企图和 NSSI，然后是自杀威胁和其他自杀意图的沟通，最后是解决其他促使自杀的情绪和想法。在任何时候，DBT 减少这些主要靶症状都可以通过关注实现一个有生命价值的生活来平衡。因此，一个有生命价值的生活是 DBT 治疗的主要目标（而不是预防自杀本身）。

## DBT：自杀风险的管理

### Linehan 的风险评估和管理方案

Linehan（2009）制订了风险评估和管理方案（Linehan Risk Assessment and Management Protocol，L-RAMP），用于实施 DBT 手册中关于自杀风险的评估和干预原则（Linehan, 1993, ch.15）。与 DBT 的其他方面一样，L-RAMP 是当下原则的指导方针，而不是有序的步骤方案。L-RAMP 为临床医生提供了风险因素的结构化评估，以及在治疗期间针对这些因素进行短期的干预措施。L-RAMP 是为具体的情况而设计的，包括：①治疗开始时，以及任何时候的患者，②企图自杀，③发生 NSSI，④自杀威胁，⑤临床报告自杀冲动显著增加。因此，并不是在每次治疗过程中都使用 L-RAMP（除非这些情况继续存在；Linehan et al., 2010）。L-RAMP 评估是从全面的风险评估开始，然后指导临床医生考虑合理的选择，作为风险管理决策过程的一部分（Linehan et al., 2010）。L-RAMP 提示临床医生尝

试具体的干预措施（例如，激发希望、提供建议、动员支持等），并提供一个不再干预的理由（例如，风险是微不足道的，自杀问题在治疗结束时得到解决，或者计划已经到位，自杀很可能会通过进一步加强对自杀风险评估的关注，而不是解决问题和朝着有生命价值的生活采取行动）。因此，L-RAMP的完成不仅是管理风险所采取的步骤，还解决了为什么临床医生没有采取可能被认为是护理标准措施的原因（Joiner，Walker，Rudd & Jobes，1999）。在适当的时候，L-RAMP还会提供与其他临床医生进行咨询和社会支持。在患者不幸自杀死亡的情况下，临床决策的记录在情感和法律上都具有保护作用（Linehan et al.，2010）。在一项高自杀风险的女性BPD患者研究中，对自杀相关结果进行了调查（Linehan et al.，2015），L-RAMP用于3个研究组，包括个案管理和DBT技能组，个体DBT和活动组，标准DBT和个体心理治疗以及技能组。所有三组在自杀相关结果方面都有相似的改善，这表明无论采用何种心理治疗类型，临床医生使用结构化的自杀风险评估和管理方案都可能改善结果。

Linehan和Comtois还制订了华盛顿大学风险评估方案（University of Washington Risk Assessment Protocol，UWRAP），用于评估和管理研究评估中的风险（Linehan & Comtois，2009）。UWRAP的设计前提是，研究评估人员不能承担临床责任或实施管理策略，重点是收集足够的数据来确定风险水平，然后将个体的风险与适当干预的提供者联系起来。UWRAP在评估之前和之后，以1～7分的量表评估总体痛苦和自杀意念、自我伤害或使用药物或酒精的冲动。基于这些评级，评估者可以确定是否需要对自杀风险进行更广泛的评估，以及适当的干预水平。UWRAP提供了自杀风险进行广泛的评估以及什么水平的干预是适当的，自杀风险的评估和一系列干预方案可以标准化这一过程（Linehan et al.，2010）。因此，UWRAP也可能对同伴或家庭支持提供者、社会工作人员或其他遇到有自杀倾向但不希望承担临床责任的人有益。

## DBT：自杀问题的处理

DBT通过监测自杀行为或冲动来解决自杀企图，对这些行为进行链式分析，并使用解决方案分析生成自杀行为的替代方案。每当出现自杀或自伤的冲动或行为时，治疗师负责在治疗中优先处理这些问题，直到它们得到解决。忽视自杀行为或进行不完整的链式分析，或暗示接受自杀是一种可行的选择，上述都被认为是DBT的治疗错误。DBT治疗师将关注具体的自杀行为实例，并对这些事件发生前后的几秒钟到几分钟到几小时进行分析。这种进行所谓的链式分析方法是基于难以忍受的情绪痛苦和维持自杀倾向的一种针对DBT的重要功能分析。情绪的时间范围是几秒到几分钟到几个小时，因此，评估必须检查一个可比的时间范围。这与评估患者的系统背景、历史因素或认知模式相反。在治疗开始时，链式分析是对治疗开始时最近和严重自杀行为和治疗期间发生的任何自杀冲动或行为进行分析。

解决方案分析是一种积极的尝试，认为控制变量的链接以产生适应性替代方案（即是什么原因导致患者选择自杀行为），并特定一系列事件的情绪调节和容忍的设计。面对未来自杀行为或自伤的高风险，近端变量（即自杀行为之前或之后发生的事件）优先于远端变量，以确保自杀冲动或行为尽快停止。当自杀行为立即控制后，其他控制变量，如缺乏睡眠、人际冲突、丧失能力、绝望的想法、缺乏技能、反刍和评判性思维等，就应成为关注的焦点。

DBT治疗自杀的另一个重点是保持接受和改变之间的辩证平衡。治疗师持有基于接受的立场，假设有自杀倾向的BPD患者目前的生活是无法忍受的，因此想自杀逃离现实。与此同时，治疗师应帮助患者理解自杀和自杀行为等有负面的后果，比如解释采用自杀行为作为解决方案会阻碍情绪调节和问题解决的技能发展，而这两者会使他们获得有生命价值的生活。在DBT中，将患者视为"操纵性"或者"宣泄"是没有帮助的，因为这种观点否定了患者的主观感知，可能会重复他们的致病体验，并妨碍合作和创造性地解决导致患者的自杀问题。只要有可能，自杀危机应该通过使用技能培训小组教授DBT技能来提高患者解决问题的能力。一般只有在情况明显超出患者的能力，且似乎立即危及生命的情况下，DBT治疗师才会积极干预，如住院治疗。DBT策略允许大多数有自杀倾向的BPD患者在门诊通过课外辅导来解决他们的自杀问题。此外，还有一些DBT模型可用于住院、急诊和长期住院环境。

DBT的治疗策略和技能与患者有价值的生活目标有关，这一点怎么强调都不为过。以技能替代自杀行为与目标相关联，是为了促进患者的承诺，并努力坚持使用下去。一旦自杀行为和冲动停止，治疗的重点是那些降低患者生活质量的其他行为，以确保他们实现一个有价值的生活，使他们没有理由应对自杀倾向或希望死亡。

# 心智化治疗评估、管理和解决自杀风险

MBT（在第 14 章中已被详细描述）假定，BPD 表现（包括自杀行为）的根本问题是其心智化的能力存在缺陷。心智化被定义为"一个人在有意心理状态的基础上（一个人的欲望、需求、感知、信念和理性），将自己和他人的行为含蓄而明确地解释为有意义的心理过程"（Bateman & Fonagy, 2004）。心智化能力促进了自我作为代理人（self-as-agent）的一致性感觉，即一种稳定的感觉，这种感觉来自心理状态，而不是躯体现象，是一种从知识中获得的稳定感，激励自我和他人的行为。在 MBT 理论中，自杀企图代表着绝望或威胁失去一个与自我外部格格不入的外部他人后，为恢复自我的一致性而不顾一切努力。当一个外部他人以这种方式运作时（即作为无法承受情绪的人际调节者），这种失去就会经历灾难性的被抛弃，有可能摧毁自我。失去外部他人会导致自我陌生部分的回归，并被体验到无法承受的情绪。如果没有外部的其他功能作为自我这些外来部分的储存库，MBT 建议身体本身成为储存库。例如，在一场愤怒的冲突中，一个 BPD 患者可能会向他的伴侣施加压力，要求他按照自己的要求行事。通过这种方式，BPD 患者试图通过控制他的伴侣来调节自己的愤怒。这就好像他自己的一部分（外部自我）位于他的伴侣身上，如果他能诱导他自己的这部分发生改变，他就会从情感的痛苦中得到解脱。如果他的伴侣离开了，他就会独自面临着无法承受的情感痛苦（外部自我的回归）。由于无法选择让他的伴侣发生改变来调节他的情绪，他就会进行自我伤害，以恢复一种代理的感觉并控制无法忍受的情感痛苦。

NSSI 被理解为体现了一种心理等效模式，即无意识地体验身体部位，作为自我的外来部分的表现，必须采取破坏性行动，以恢复自我的一致性，以应对不可忍受的情绪痛苦。MBT 理解自杀行为是一种心理化缺陷，并指出只有很少自杀威胁或行为代表攻击的企图、操纵或控制他人。

## MBT：自杀风险的管理

MBT 中的自杀风险评估包括患者自杀行为史的回顾，并召开案例讨论，就总体风险水平及区分急性和慢性风险达成一致。MBT 的初步评估包括使用自杀和自残清单对自杀企图和自伤事件实例进行详细审查（Bateman & Fonagy, 2004）。这些清单评估自杀企图和自我伤害，并详细说明了频率、方法、计划、人际背景、情感和认知背景、酒精或药物的存在、医疗后果和人际后果。在 MBT 中，个体治疗师引出并比较至少 3 种自杀行为和 3 次成功应对相似的人际和情感背景以及自伤冲动的案例。这样比较有助于确定现有的能力，可能有助于判断总体风险并指导治疗的干预。在最初的评估和最初的几次个体和团体会谈之后，所有从事患者护理的工作人员将与患者举行一次病例讨论会面，提出患者自杀行为的治疗方案，并就慢性自杀风险的总体水平达成共识。慢性自杀风险被定义为 2 年内的风险，依据患者应对挫折、拒绝或愿望和欲望障碍进行自杀的频率，将其分为高、中、低风险。最初的评估过程还确定个体的急性风险因素，提示自杀行为可能迫在眉睫。MBT 区分了慢性风险和急性风险，以避免对管理急性自杀风险更有效的干预措施（住院、增加与治疗师的接触、更换药物）来应对慢性自杀风险。MBT 认识到，在 BPD 中，这些急性风险干预可能通过维持或加剧长期自杀的风险而导致医源性伤害。MBT 指出，慢性风险必须被接受并使用心理治疗，只有高急性风险水平才需要承担对患者的安全责任。

MBT 的自杀风险管理是通过救援的危机方案，当初级治疗师不在场时，如果判断为自杀高风险，危机反应促使与患者会面。危机方案详细说明了治疗师和患者在管理危机中的作用。MBT 强调，对患者的行为负有最终责任的是患者，而不是治疗师。治疗师有责任帮助患者建立一个反省的态度，这样患者就可以做出关于危机管理的决定。如果认为有必要，治疗师还将负责帮助患者获得住院治疗。在周末和治疗期间，患者负责管理自杀冲动或寻求紧急护理。当患者报告危机时，治疗团队会审查情况，并可能安排与非患者个体治疗师的团队成员会面（以便增加与个体治疗师会面的时间以降低加剧的自杀风险）。团队成员从情感体验、人际环境、治疗环境和自杀行为的历史实例等方面来评估现状。治疗小组讨论就如何降低自杀风险的方式做出应对达成共识。任何结构性干预措施（即住院治疗）必须有至少 2 名团队成员达成一致意见，同样是为了减少使用加剧慢性风险的急性干预措施的风险。精神科住院治疗仅适用于无法通过其他方式控制的急性自杀风险、杀人风险、共病精神障碍、无法控制的冲动，或者在非约束治疗中，对患者有让治疗团队无法控制焦虑的情况。精神科住院应该是短暂和自愿的，有明确的目标和明确的出院日期，不考虑临床病情恶化情况。

## MBT：自杀问题的处理

MBT 试图恢复在引发自杀行为的情感唤醒条件下，通过心智能力来处理自杀问题。心智化恢复了主体的自我一致性心理体验，并减少了冲动、自我毁灭的身体行为以恢复一致性的需要。MBT 根据一个层次结构来处理治疗中的问题，该层次结构从参与治疗开始，然后是自我伤害、威胁或自杀行为。所有自杀行为的实例都被确定为个体和小组会议中讨论的问题。在最初的治疗中，个体治疗师与患者一起对自杀行为史的案例进行详细的协作评估，以确定自杀行为的前因、人际背景、并发的精神状况和行为结果。随后的自杀行为也会得到类似的处理。治疗师试图确定情感经历和诱因，首先看看促使患者产生自杀念头的人际关系和治疗相关的经历。为了恢复心智化的能力，治疗师采取好奇的态度，要求患者识别与自杀行为相关的精神状态（思维、情感、欲望），如果患者不能识别这些精神状态，则会产生关于这些精神状态的假设。治疗师试图帮助患者取代预先反省前的心理等同状态（"我一文不值，应该死"）、假装（"我不知道发生了什么"）以及心理情感痛苦的体验模式："当我的关系结束时，我感到恐惧和愤怒，以为我的生命结束了"。在小组会议中讨论自杀行为允许患者观察他们的冲动和行为是如何被他人感知的，并了解自杀行为是如何避免思考或感受的，或者诱导他人的想法和感受。通过个体和小组的活动，MBT 认为，在心智化模式中，用一个一致性的、有意义的情感体验取代心理等同和假装模式中不一致的异己的自我情感体验，将减少冲动和自杀行为。也就是说，识别思维、情感和欲望的精神状态作为自我和他人的行为基础，以及将这些与先前的事件和历史经历联系起来的能力，将会防止通过自杀行为紧急调节被压倒的情绪。

## 聚焦移情心理疗法评估、管理和解决自杀风险

TFP 是基于精神分析治疗 BPD 和其他严重人格障碍的一种方法（Clarkin, Yeomans & Kernberg, 2006）。TFP 认为，边缘型人格结构的特征是身份认同扩散综合征，被描述为自我和他人概念的混乱和不稳定的体验，具有积极和消极的双极化的极端特征。每一个自我的概念都通过一种积极（理想化）或消极（攻击性）效价的影响与他人的概念联系在一起，形成一种充满情感的二元体，称为**内部对象关系**。

根据 TFP 的说法，BPD 患者自杀行为的基础是在行为层面上，而不是在一致性的情感体验的层面上，来表达充满攻击性的内在客体关系，特别是那些涉及仇恨的内在客体关系。无法用有意义的思维和语言模式来表达不可忍受的情感，将会以行动来表达，象征性地代表与这种情感相关的客体关系。例如，一名患者可能会因为她的男朋友选择与朋友共度夜晚，而不是与她在家分享一顿愉快的晚餐，而做出自杀行为。男朋友离开后，她给他发了一系列愤怒的信息。最后，由于羞愧和愤怒，患者割伤了自己。在客体关系理论中，这种自杀行为是基于羞耻的方面可以理解为代表谴责他人而惩罚可恨的自我的象征性行为，而这种自杀行为是基于愤怒的情绪，可以被理解为愤怒的自我对遗弃者的报复。身份扩散指的是这些内部自我和客体表征的碎片化状态，在不同的时间，这些内部自我和客体表征具有交替的、一维的体验（即"这顿饭很完美，我完全地爱你，而你一点都不关心我"），而不是在一刻内的同时、多维体验的综合状态（"我很失望你没有选择和我一起待在家里"）。这种同时认同一个憎恨的、被蔑视的自我（羞耻感）和憎恨的、虐待的对象（切割行为）的角色仍然在意识之外，并以自我伤害的行为表现出来。更根本的是，意识的分离是对自我和他人的理想化概念的认同，当他们的消极情绪占主导地位时，如果他们没有失去意识，这些概念可以调节消极情绪的强度。例如，在回忆愤怒和羞耻感的同时，回忆自己和他人的积极方面，可以调节情绪的强度，减少自杀行为的冲动。TFP 试图通过移情解释来解决身份扩散综合征，这种解释澄清了被激活的无意识的客体关系，然后将它们与存在于意识之外的情感不同的客体关系联系起来。

解决身份扩散将消极情绪的混乱强度调节为更可能忍受痛苦的情绪，可以一致性地体验这些情绪，而不需要以自杀行为的方式立即释放。

## TFP：自杀风险的管理

最初的治疗前诊断评估侧重于区分急性和慢性自杀倾向，并确定是否存在抑郁症（Kernberg，1993）。TFP 认为，严重的抑郁症，特别是伴有精神病性症状或在精神病性障碍的背景下，与急性自杀行为的高风险相关。风险评估之后，我们回顾了特定于自杀的风险因素，如持续的自杀意愿、自杀计划和自杀企图史、人口统计学风险因素和其他与自杀风险相关的临床因素。如果在这个治疗前阶段，判断为急性自杀风险时，则需转诊进行紧急评估和可能的住院治疗。患者用这种选择来区分急性和慢性自杀倾向的过程脱离了边缘型人格结构的诊断组。如果可以建立治疗协议，具有同一性混乱综合征表现的"特征性"（慢性）自杀倾向的个体，将成为 TFP 所阐述的以精神分析为导向的心理治疗的候选对象。在区分严重抑郁相关的自杀和特征性自杀倾向时，TFP 本质上将自杀行为概念化为抑郁症的应答（由严重的抑郁引起的）和 BPD 的操纵性（维持内部和环境的反应）。

TFP 通过建立一份明确的治疗合同来管理自杀风险，该合同描述了在持续治疗期间和自杀危机期间治疗师和患者的角色。为建立治疗框架，签订合同涉及个体化的合作过程（而不是单一的书面文件），该过程确立了患者和治疗师的角色和责任以及治疗的基本行为（就诊、支付、参与）。在 TFP 中，合同被理解为建立治疗自杀的主要驱动因素（即治疗关系中同一性混乱表现）必要条件的关键因素。该合同明确规定了患者在治疗期间管理自杀冲动和自杀行为责任的协议。在 TFP 中，BPD 的正确诊断表明，"患者应该努力控制他或她在大部分时间采取行动的冲动，并在他或她不能采取行动时适当地寻求帮助"（Clarkin et al.，2006）。因此，治疗合同可能规定，如果自杀冲动无法忍受，或者自杀冲动可以忍受，则患者有责任在两个疗程之间拨打急救电话或提交紧急评估，或者在随后的疗程中讨论该事件。合同可能进一步规定，在一个疗程中，患者同意将自杀作为治疗的最高优先等级，如果在疗程结束时冲动不能得到控制，患者必须遵循治疗师的指示寻求紧急评估（Kernberg，Yeomans，

Clarkin & Levy，2008）。如果符合 TFP 自杀概念化的问题行为与"继发获益"和"试图支配、控制或操纵他人"（Clarkin et al.，2006）的一致性，治疗合同将治疗师从有关自杀行为的紧急决策过程中移除，以便重点放在理解潜在的冲突和情绪上，而不是参与可能保持自杀行为模式的危机反应。治疗手册中强调，治疗的重点是在治疗过程中，了解自杀背后的心理动力学，而常规自杀行为超出了 TFP 的范围（Clarkin et al.，2006，重点补充）。TFP 认为，治疗师在行动层面（危机管理）的参与阻碍了促进理解和反省（心理治疗）的能力，从而冒着医源性维持自杀行为模式的风险。在治疗合同中，治疗师负责与患者一起解决导致患者接受治疗的问题，自杀是最优先考虑的。家庭和其他重要的人参与了签约合同过程，以澄清是患者而不是其他人有责任管理自杀行为，且治疗存在患者自杀死亡的风险。无法达成治疗合同的患者可能需要接受支持性治疗，以管理自杀行为发生的条件（自杀的次要驱动因素）。这种治疗可能包括支持性心理治疗、社会康复、药物管理和建立社会支持系统（Kernberg et al.，2008）。

TFP 中持续性的自杀风险管理没有遵循结构化评估的标准方案。相反，治疗师始终遵循着关注自杀可能性的原则来指导决策（Clarkin et al.，2006）。这些原则反映了最初诊断评估中对急性和慢性自杀的区分。在评估自杀风险时，TFP 建议治疗师首先关注是否存在重性抑郁障碍。如果自杀伴随着严重的抑郁、绝望、情感压抑和自主神经系统症状，TFP 建议治疗师采取更多行动来管理自杀的风险，通过转诊进行药物评估或住院治疗。如果没有严重抑郁症状，BPD 的自杀倾向被理解为潜在的特征性病理学表现。TFP 建议由治疗师在处理移情关系和治疗联盟状态下评估自杀意图。如果评估后，判断存在高自杀风险，则会提醒患者注意治疗合同，并建议直接管理自杀冲动或寻求紧急评估。如果患者不遵守治疗合约所制订的治疗计划，治疗师应该采取负责任的行动，以确保患者安全（即呼吁立即提供紧急援助），并在稍后讨论治疗能否继续偏离合同。TFP 明确建议，治疗师在危机中必须采取紧急行动，在设定限制或动员紧急服务以拯救患者的生命时，应偏离技术中立。一个实例是坚持要求患者从家里移除致命剂量的药物。随后，在治疗中分析偏离中立的移情后果以及迫使它的潜在原因。

## TFP：自杀问题的处理

TFP 建立了一个治疗合同，为激活充满情感性的内在客体关系创造了条件后，TFP 立即关注澄清自杀行为的无意识含义，以及这些含义如何在移情中表现出来。TFP 试图了解自杀行为在攻击自我和他人时的象征意义，然后针对治疗师和治疗心理痛苦和攻击的容忍度来取代对患者身体的攻击。因此，TFP 对待自杀的方法是，首先寻求用移情关系中表达自杀相关的情感和冲突代替自杀行为。例如，自杀行为作为一种对自我嫉妒攻击的表达（"当我开始好转时，我通过试图自杀来自我破坏"）可能被解释为针对治疗的积极方面的攻击性的转移含义。治疗师会寻求用治疗过程中的愤怒和对治疗师的攻击来取代自我导向的攻击，以此作为希望和改变的象征："嗯，如果你是一名优秀的治疗师，这种治疗真的帮助了我，我就不会继续这样做。"

在 TFP 中，"策略"指的是总体治疗目标，主要目标是通过整合积极和消极的内部客体关系的过程来解决身份扩散问题（Caligor, Diamond, Yeomans & Kernberg, 2009）。其他方法包括遵循治疗优先顺序，首先从自杀和杀人行为开始，然后是威胁继续治疗的问题，严重威胁患者的生命或治疗的行为、不诚实的行为、会话内容琐碎化，以及"普遍存在的自恋抵抗"（Kernberg et al., 2008）。"技术"是指精神分析的技术干预（经过一些修改）的应用：自由联想、解释、移情分析、技术中立性、反移情分析和分离的临床材料的解释性链式分析。

在 TFP 中，患者被要求按照策略中建立的等级制度来解决他或她接受治疗的问题，如果与自杀行为相关，则从讨论自杀行为开始。随着患者的联想，为确定主导地位的影响，治疗师应观察患者的语言和非语言行为，以及他或她自己对患者的反应。然后，这种影响用来澄清在移情中所表达占主导地位的内部客体关系。因为主导情感和移情假说起源于与自杀行为之间的关联，TFP 可以理解为首先通过观察和描述与自杀相关的情感体验，以及与自我和他人相关的信念和角色分配来治疗自杀。通过保持关于这些自我和其他配置的技术中立的、求实的解释态度，然后，治疗师促进非强化暴露于先前无法忍受的情绪，目的是减少情绪唤醒，并整合先前不相容的积极和消极的情感和认知状态。

TFP 建议，如果患者没有自发介绍最近的自杀行为或已知与自杀有关的问题，那么治疗师应在讨论中引入这些问题。这个建议遵循这样一个理论框架，即在患者的联想中缺乏这样的素材作为分裂机制活动的体现，必须在治疗中加以解决。这种从中立到指令性行动功能的偏离，以保持对自杀行为的持续关注，这将作为最高的治疗优先事项，无论它是否代表了情感上主导地位的话题。最后，TFP 包括参与定期监督，以确保对治疗的真诚和对治疗师的支持。

# 良好的精神病学管理方法评估、管理和解决自杀风险

GPM（在第 18 章做了详细讨论）是 Links 等人（Links, Bergmann, Novick & Legris, 2009）根据美国精神病学协会的"BPD 患者临床治疗实践指南"（APA, 2001）中公布的一系列基于循证"最佳实践"建议开发的一种疗法。GPM 包括两个治疗组成部分：基于 APA 指南针对症状的药物治疗和心理治疗。该心理疗法是由 Gunderson（2014）提出来的原则。

GPM 整合了 Gunderson（2001）的 BPD 模型与有关情绪处理的研究，以了解自杀行为。Gunderson 认为，BPD 的核心特征是不能容忍不安全的依恋关系而产生的孤独感。依恋被认为是通过恢复安全感来调节情绪的一种手段，而不安全的依恋会导致情绪处理困难（Schore, 2000）。情绪调节失调反过来又与自杀行为有关（Linehan, 1993; Schneidman, 1996）。随着这种从不安全依恋到情绪处理失调再到自杀行为的发展，GPM 将情绪处理失调视为 BPD 自杀的主要驱动因素。与情感的心理动力学理论相一致，GPM 认为，无意识体验是在行为层面上表现出来的，不能以一致性的思维和语言模式的象征表现出来。因此，自杀行为被解释为对压倒性和不一致的情感过程的反应或象征性的行为，这些过程可以通过治疗可以使其变得可容忍和有意义。

## GPM：自杀风险的管理

GPM 使用了一种"急性-慢性"的自杀风险评估模型，以区分急性和慢性自杀行为的风险。慢性自杀行为风险是指 BPD 患者长期存在基线高自杀风险，与人口统计学因素和情绪处理困难有关。急性自杀风险是指具有自杀意图和自伤风险的增加和更高的致死率，基于研究已确定 BPD 患者的自杀与相

关风险因素增加有关（Links et al., 2009）。这些因素包括重性抑郁症状或物质使用障碍的恶化、最近从精神科出院后的时间、最近的负性生活事件以及显著的情绪不稳定（Gunderson & Links, 2008; Links & Kolla, 2005）。急性-慢性风险评估模型识别慢性自杀风险基线升高，然后监测在慢性风险的基础上叠加急性风险，这表明可能存在高自杀意图和高致命手段的自伤风险危机。在 GPM 中，治疗师和患者合作，根据患者的病史来确定相关自杀行为的急性风险因素。GPM 遵循评估自杀风险因素的原则，而没有描述评估急性或慢性自杀风险因素的标准方案。

在 GPM 中，治疗师和患者定期进行安全监测，并根据患者的急性风险因素合作制订个性化的风险管理计划。我们鼓励患者提高对其急性风险因素的认识，以便在治疗中及时解决这些问题。GPM 的初始治疗协议包括危机管理的讨论以及商定的计划，如果患者评估自伤风险是急性的，患者可以联系治疗师。在具有严重自杀行为风险的危机情况下，GPM 建议确定与危机相关的可改变的风险因素，并在治疗中解决这些因素（例如，治疗抑郁症状，积极处理物质使用问题，解决负性生活事件）。如果危机不能通过解决其他风险因素得到解决，可建议精神科住院治疗。对于慢性风险，GPM 建议治疗师要承受基线自杀风险的焦虑，并坚持使用以症状为重点的药物治疗和以情绪处理为重点的心理治疗来降低风险。GPM 认识到并可能向患者解释，对急性风险（精神科住院）的干预措施不太可能有效地管理慢性风险。

## GPM：自杀问题的处理

GPM 以症状为中心的药物治疗可以解决情绪不稳定、冲动和攻击性来治疗自杀的风险，因为这些症状与预防自杀行为密切相关。GPM 的心理治疗包括三个要素：个案管理，情感处理和关系要素。每一种心理治疗元素之间都以互补的方式来处理自杀风险。个案管理包括自杀风险的监测，并对自杀行为保持不贬损的态度。通过监测自杀风险以区分急性和慢性风险，使治疗师能够确定是采取更积极的态度来改变与急性危险险相关的风险因素，还是参与情绪处理工作，随着时间的推移降低风险。为了促进对治疗的坚持和依从性，GPM 指出治疗师"必须消除对患者自杀行为的贬义推断"（Links et al., 2009）。

GPM 的情绪处理元素解决了 BPD 自杀行为的主要基础是情绪调节障碍的体验。情绪处理的心理治疗包括识别情绪、将行为与想法和情绪联系起来，培养对情绪的好奇心，以及澄清对情绪的不适反应。在治疗的初始阶段，优先识别与非致命性和潜在致命性自我伤害行为相关的情感状态和意义。例如，帮助患者澄清自我的意义，会给患者一张每一类自我伤害潜在意义的清单：在非致命性自我伤害中缓解极度痛苦或者寻求帮助，或者结束生活的痛苦，或者潜在的致命性自我伤害中结束极端的自我仇恨。随着患者和治疗师合作的理解与非致命性和致命性自伤风险相关的情感状态和意义时，这一过程将有助于随着时间的推移监测自杀的风险并指导治疗，以解决与致命性自伤风险相关的可改变因素。为了解决自我判断的慢性风险，治疗师和患者制定了一系列早期预警信号（early warning sign, EWS），帮助患者认识到情绪的强度正在发生改变，以便在进行自杀行为之前采取措施解决这一问题。随着时间的推移，通过情绪处理工作，患者发展了更大的能力，以可容忍和有意义的方式观察和描述情感体验，并随后做出选择，以减少不安全行为，促进恢复安全感的行为。GPM 并没有明确地指导患者在心理治疗中优先考虑任何特定的主题（如自杀行为），但GPM 特别建议治疗师扩大心理治疗的重点，而不是对慢性自杀风险的讨论，主要解决患者生活中其他方面的功能问题。然而，GPM 确实注意到，如果自杀风险被判定为高风险，这将成为治疗的重点，情绪处理工作的第一步是识别与自杀行为高风险相关的情绪和意义。

GPM 的相关要素通过促进积极移情、展示同理心和认同感，以及关注消极移情和反移情来解决自杀风险。这些关系因素决定了治疗师在处理自杀行为时的情绪基调。遵循自我心理学（Kohut, 1971）和交互主观性（Stolorow, Brandchaft & Atwood, 1987）之后，与客体关系理论中 TFP 的冲突视角相反，自杀行为是从缺陷视角来看待的。也就是说，自杀行为被认为是由发展共情失败和创伤事件引起的心理内部结构和能力不足的结果，而不是阻止其他痛苦情绪状态的一种手段（即愤怒作为对悲伤或内疚的防御）。患者行为的意义被贬损地理解，首先从患者的角度来看，是对同理心失败的适应性反应，其次，是当前具有破坏性和适应不良的后果。例如，从患者的角度来看，由愤怒引发的自杀行为可以从患者的角度理解为绝望的表达，以及对他人能够理解并对情感需求做出反应的新生希望。有了这样的理解，治疗师将试图寻求介绍这种行为的适应不良方面，尝试更有效的与他人沟通方式来取代这种行为。GPM 不使用攻击性对客体关系的直接移情来解释（如 TFP），因为在短期（12 个月）治疗中，这些解释被认为带有传达责任感的风险。由消极移情引起的消极反移情是由监督小组管理的，重点是为治疗师提供理解和支持，并保持对患者的共情和确认的态度。

# 聚焦图式疗法评估、管理和解决自杀风险

SFT（在第 18 章中已详细描述）认为 BPD 患者的内心世界有五个不同方面的自我，它们以破坏性的方式交互作用，称为"模式"，BPD 患者通常会突然从一种模式转换到另一种模式（Kellogg & Young，2006；Young，Klosko & Weishaar，2003）。该模式受到遗传的影响，但在早年的家庭中经历了不稳定、不安全、被剥夺、惩罚或征服的环境中发展起来的。构成 BPD 的主要模式被标记为：①被遗弃和虐待的儿童，②愤怒和冲动的儿童，③冷漠的保护者，④惩罚性的父母，⑤健康的成年人（Kellogg & Young，2006）。

SFT 认为冲动、自我毁灭的行为，如自伤或自杀企图视为一种难以忍受的情绪所淹没的释放形式，这些情绪在特定模式下往往会被激活。应对技能的引入是为了提高对痛苦的耐受性；然而，通常情况下，患者会变得不知所措，无法使用这些技能。一旦患者能够与治疗师结成联盟，并对治疗师和其他人表达愤怒，那么冲动和自我自毁行为就会显著减少（Kellogg & Young，2006；Young et al.，2003）。

## SFT：自杀风险的管理

患者被要求同意他或她将在采取自杀行为之前与治疗师联系，这一协议是治疗的一个条件。尽管 BPD 患者可以表达自杀的愿望，但 SFT 的前提是他们不能按照这个愿望行事，必须在自杀行为发生之前直接联系治疗师，以便治疗师有机会进行干预（Young et al.，2003）。为了这个目的，可以通过寻呼机或电话联系治疗师，如果违反了有关沟通的规则，治疗师会设置限制。

接受 SFT 治疗帮助的患者必须同意遵循管理自杀行为规则的等级制度。治疗师决定管理自杀风险的具体步骤，患者必须同意遵循步骤的顺序，并提前发出警告，如果不这样做，将导致治疗终止。如果患者不遵守计划，治疗师会通过自杀事件看到患者，然后终止治疗（Young et al.，2003）。管理自杀风险的第一步包括增加与患者的接触频率，这往往会导致自杀倾向的降低。在接触中，下一步是按"高""中""低"的等级评估风险，如果为"高"风险，将会进入下一步。下一步是获得与重要他人联系的许可，并努力安排患者与他人相处的时间，直到自杀冲动减少。其他步骤包括安排联合治疗师会诊；安排精神药物处方医师咨询；考虑辅助治疗，如日间医院、危机热线或支持小组；最后，必要时安排自愿住院治疗（Young et al.，2003）。

## SFT：自杀问题的处理

图式治疗的最终目标是图式复原，这个过程涉及行为的改变，因为当事人努力用适应性行为模式取代适应不良的应对方式。激活自杀反应的模式可以通过认知、情感和行为干预来解决（Kellogg & Young，2006）。治疗师与患者一起创建行为家庭作业，以便用新的、更具适应的行为模式取代适应不良的应对反应（Young et al.，2003）。治疗师通过使用想象和角色扮演排练新的行为来帮助患者完成家庭作业，这些都在治疗过程中进行练习，并使用闪光卡和想象等技术强调并解决行为障碍的改变。完成任务后，患者会与治疗师讨论结果，评估他们学到了什么，并确定这个图式延续了生命。二元论的重点是做出更健康的选择，打破旧的自我挫败的生活模式，包括自杀行为。随着图式的治愈，它变得越来越难以激活。如果图式确实被激活，体验就没有那么强烈，患者恢复得更快（Young et al.，2003）。

# BPD 心理治疗中自杀的共同主题

虽然这些治疗方法在理论、概念化和管理与治疗自杀行为的方法上有很大的不同，但也存在一些共同的主题（Bliss & McCardle，2014）。Weinberg 等人（2010）对自杀治疗的综述中——其中 4 种（DBT、TFP、MBT、SFT）是专针对 BPD 治疗的——强调了明确治疗框架的共同要素、达成一致性管理

自杀危机的策略、关注情感因素、积极的治疗师、探索性干预和面对改变的干预。这些主题也可以在本综述中看到。

所有治疗似乎都将难以忍受的情绪视为自杀行为的近端驱动因素，但在直接处理情绪（DBT，GPM）或间接通过探索情绪的潜在原因（TFR MBT，SFT）方面存在差异。DBT 强调基于技能的方法来管理失调的情绪。同样，在 SFT 中，强调当事人学习应对策略。在 GPM 中，首先观察和描述情感状态，然后用于识别危险或安全状态，以便可以做出选择来减少不安全行为，并促进安全行为。在 MBT、TFI 和 GPM 中，以心理动力学为导向的自杀方法，强调了必须在行动中表达无法忍受和不一致的情感状态，转化为可用思想和语言表达可容忍和有意义的情感体验。因不同的理论，情感的意义是不同的。在 TFP 中，情感用于生成关于内部客体关系配置的假设。在 MBT 中，情感被用来识别自我和他人的精神状态。在 SFT 中，通过关注难于忍受的情绪状态下与自杀相关的模式来管理情感状态。

关于评估和管理自杀风险，所有的治疗方法都强调了对治疗、风险评估和危机管理的一个明确框架的重要性。这些治疗在风险评估的结构水平和治疗师参与危机管理的水平上有所不同，DBT 使用最高度结构化的风险评估方案和最高水平的治疗师参与危机管理。DBT、TFP、MBT 和 GPM 都对急性和慢性自杀风险进行了区分，考虑到对急性风险的危机管理或住院干预以及对慢性风险做门诊心理治疗的可能性。

关于治疗的优先顺序，所有的治疗都认为自杀风险是最高优先等级，最初的步骤集中在降低风险。这类似于非针对 BPD 以自杀为中心的心理治疗（Jobes，2012），与许多不是专门为自杀患者设计的标准药物治疗和心理治疗形成对比。标准化治疗是以诊断和症状为重点，并含蓄或明确地假设自杀会随着精神病症状消失而解决。DBT、TFP 和 MBT 手册都遵循目标的等级，自杀是最高目标并参与治疗。GPM 没有明确说明目标的等级结构，如果存在急性自杀风险，则必须首先处理这一风险。所有治疗方法的共同之处还在于一个临床医生团队——这也是大多数非 BPD 特异性自杀预防治疗的共同特征。

不同治疗方法之间的一些差异值得注意。GPM 是唯一基于证据治疗 BPD 的方法，特别包括使用药物的方法治疗自杀问题。与 TFP 相比，GPM 和 DBT 都明确使用支持性干预、技能训练（情绪调节）和非贬义地看待自杀行为。GPM 并没有明确教授 DBT 中的额外技能，如正念、人际关系效能或痛苦的耐受性。DBT 和 MBT 都明确地关注自杀行为的功能，包括对过去关键的自伤的详细评估–以制定案例的治疗配方。

与其他治疗相比，GPM 没有参与一个独特的治疗签约合同过程，以详细说明治疗师和患者在治疗中的角色，并超出所有心理治疗的共同框架（出诊、支付、参与、治疗期间接触）。一些治疗方法如 TFP 和 SFP 由于违反合同的可能后果而终止了治疗，而 DBT 不会因有自杀行为而让患者出院。TFP 和 GPM 对 BPD 和自杀行为有相同的精神分析理解，而 GPM 使用了解决问题和心理教育的支持性干预，并明确排除了 TFP 对移情解释的探索/揭示干预的使用。从缺陷的角度来看，GPM 中自杀行为的意义被视为一种可以理解的，是对发展和当前的共情失败的不适应反应。这与 TFP 关于自杀行为的观点相反，即自杀行为代表了基于仇恨无意识的内部客体关系。

# 其他心理治疗的评估、管理和解决自杀风险的方法

其他一些干预措施在自杀风险管理方面也显示出了希望，但还没有用于 BPD 的精神病理学，然而，我们有理由相信它们也能够有效地降低 BPD 患者的自杀倾向。

## 自杀患者的认知治疗

针对自杀倾向患者的认知治疗（cognitive therapy for suicidal patients, CT-SP; Wenzel, Brown & Beck, 2009）是一种短期（大约 10 次）的心理治疗。该治疗的重点是开发认知和行为技能来管理自杀风险，并分 3 个阶段。早期阶段侧重于开发一个认知概念化和即时安全计划。中期阶段的重点是发展认知、行为和情感的应对技能来管理自杀风险。后期阶段的重点是复查和巩固技能，以及计划防止复发。在一项对照试验中显示，CT-SP 可以将企图自杀的患者再次企图自杀降低 50%（Brown et al., 2005）。一种类似的干预措施即简短认知行为疗法（brief cognitive behavior therapy, BCBT; Rudd, 2012）也显示了类似的效果。

认知治疗中自杀风险的总体结构性方法与先前回顾的 BPD 治疗方法一致，不同之处在于认知治疗是短期的，以及在 BPD 治疗中更强调的是情绪和人际关系处理。值得注意的是，Brown 及其同事的研究（2005 年）中，有 50% 的样本符合 BPD 的标准（Brown，Personal Communication，2015 年 11 月 15 日）。在 BCBT 的研究（Rudd et al.，2015）中包括 15 例诊断为 BPD 患者，这些人在 2 年的随访期间没有尝试 BCBT，只有 3 次常规治疗（treatment as usual，TAU），治疗结局的模式与完整的 BCBT 与 TAU 治疗有相同的反应模式（Bryan & Rudd，Personal Communication，2015 年 9 月 1 日）。

## 自杀倾向的协同评估与管理

自杀倾向的协同评估与管理（collaborative assessment and management of suicidality，CAMS）是心理治疗中评估和管理自杀风险的框架（Jobes，2006）。CAMS 不是一种独立的治疗方法，而是为任何理论背景的临床医生提供一种结构，以解决自杀风险的方式治疗自杀患者。CAMS 从理论和临床自杀学的原理提炼成自杀风险的排序方法：①表达对自杀愿望的同理心（Orbach，2001）；②协同评估与自杀风险相关的关键心理结构，如疼痛、压力、激越、绝望、自我憎恨、生存原因和死亡原因（Baumeister，1990；Beck，Rush，Shaw & Emery，1979；Kovacs & Beck，1977；Linehan，Goodstein，Linehan，Goodstein，1990；Beck，Rush，Shaw & Emery，1979；Kovacs & Beck，1977；Linehan，Goodstein，Nielsen & Chiles，1983；Schneidman，1996）；③协同治疗计划；④危机应对计划，以应对即使风险；⑤协同心理治疗方面的工作，以解决自杀风险。

CAMS（Jobes，2006）将自杀倾向概念化是直接和间接驱动因素的结果。Jobes 认为，考虑自杀的人这样做的原因，对于他们来说是有意义，反过来，一个人可能认为除了自杀之外，没有比自杀更好的应对选择了。寻求影响这些原因的治疗师必须首先与患者合作来识别应对办法。这样做的过程中，CAMS 治疗师和患者创建了一个关于患者自杀倾向的有益模型或理论。间接驱动因素是造成压力或痛苦的压力源和背景因素，但在许多非自杀的个体中都存在。直接驱动因素是对间接驱动因素的反应，他们源于自杀学的研究和理论，并与自杀想法和行为直接有关。这些因素包括心理或精神上的痛苦、绝望、激越、自我憎恨，以及死亡多于生存的原因。CAMS 的核心原则是全心关注通过减少或改变这些直接驱动因素来减少自杀倾向，这些直接驱动因素会阻碍可能会导致自杀的间接驱动因素的适应性反应。例如，对未来的绝望和自我憎恨阻碍了改善未来的行动，并助长了使情况变得更糟的破坏性行为。激越和心理痛苦会阻碍积极主动的行为，通常会导致激越升级，或者让人感到永无止境的心理痛苦。

CAMS 使用一种自杀状态表（Suicide Status Form，SSF）作为评定工具，以提示临床医生和患者在治疗中选择任何理论方法来识别和确定自杀的主要驱动因素，直到自杀风险得到解决。早期的治疗阶段强调确定、回顾和讨论自杀的直接和间接驱动因素，并打破直接驱动因素与自杀倾向之间的联系；培养对未来的希望、目标和梦想；以及治疗计划。这些任务是在一个明确的协作框架内进行的，该框架涉及治疗师和患者的共同努力，以减少对非自杀性应对选择的依赖（Jobes，2012）。CAMS 的临床医生和患者在每个环节中都会重新评估自杀风险，并继续努力改变自杀想法和行为的直接驱动因素，直到至少连续 3 次自杀倾向得到解决。在这一点上，医生和患者要么继续处理剩余的间接驱动因素，要么结束他们的工作。如果自杀倾向再次出现，我们将再次对直接驱动因素进行全面评估，因为复发的驱动因素并不总是导致治疗的驱动因素，并且 CAMS 框架重新启动，直到自杀倾向再次解决。

与 CT-SP 和 BCBT 一样，CAMS 中自杀风险的总体结构方法与所描述的 BPD 治疗方法一致，都具有明确的治疗框架、协作治疗关系和自杀风险优先等级的共同元素。CAMS 对 BPD 治疗的不同之处在于，CAMS 旨在解决急性自杀倾向，而 BPD 的治疗重点是解决情绪处理和人际关系方面的长期问题。迄今为止，有证据表明 CAMS 对 BPD 患者是可行的，并且在随机对照试验中取得了与 DBT 相当的阳性结果（Andreasson et al.，2014）。

## 安全计划干预

安全计划干预（safety planning intervention，SPI）（Stanley & Brown，2012）是一种简短的、基于证据的针对自杀风险的干预措施，由临床医生和患者合作制订一个有序的安全计划，以识别和管理自杀危机。研究发现，与对照组相比，短暂干预和后续随访计划可使自杀死亡率降低 10 倍（Fleischmann et al., 2008），这凸显了短暂干预在防止自杀方面的作用（Fleischmann et al., 2008）。安全计划的要素包括一套可用于降低自杀风险的应对策略，以及在危机期间可能联系到的个人或机构（Stanley & Brown, 2012）。SPI 需要治疗师和患者之间努力协作，大约需要 30 分钟才能完成。安全计划的步骤包括：①认识到即将发生自杀危机的警告信号，②使用应对策略，③联系他人以分散个体对自杀想法的注意力，④联系可能帮助解决危机的家庭成员或朋友，⑤联系精神卫生专业人员或机构，⑥限制获得致命的工具或手段（Stanley & Brown, 2012）。我们向治疗师提供指导，以最大限度地提高患者对其自杀过程中的洞察力并解决问题，当患者缺乏有效的计划想法时，需促进建立安全计划。SPI 与 BPD 的所有治疗与商定的自杀危机管理计划是一致的，该安全计划可以作为该危机计划的模板。SPI 也可能有助于管理未登记或正在等待接受 BPD 心理治疗患者的自杀风险。

# 结论

本章回顾了 5 种治疗 BPD 的心理疗法，这些疗法至少在一项研究中得到了实证证据的支持，只有 DBT 和 MBT 重复了他们的研究结果。其他 3 种治疗未明确用于 BPD 的自杀心理治疗方法。治疗 BPD 患者的临床医生可以收集几个关键主题来集中他们的工作。所有基于证据的 BPD 治疗都强调，BPD 的自杀倾向是由强烈或失控的情绪引起的，尽管自杀倾向在这些情绪的病因上有所不同。因为强烈的情绪可能很难治疗，而且经常让治疗师感到不堪重负、沮丧、疲惫，甚至恐惧。这经常导致治疗师采取无效的行为，如回避棘手的问题，撤销患者的治疗，制定严格而无益的治疗规则并指责患者。这可能是因为患者的痛苦引起治疗师的高度情绪唤醒，从而损害他们的认知功能，或者因为回避和阻断行为可以缓解患者在治疗过程中的痛苦，或者限制避免与患者的接触。这一线索也反映在针对自杀倾向的一般心理疗法中，这些疗法并不关注情绪作为一个核心因素。

除了关注情绪之外（见上文），还要注意这 5 种 BPD 心理治疗中的其他 4 个共同点。第一，所有 5 种治疗方法都是每周一次的长期心理治疗，它

们通常具有特定的理论和结构模型，以及解决自杀倾向的特定方法，而不仅是管理自杀风险。在面对患者的情绪或极端行为时，这样的模式是保持治疗师任务清晰的关键。第二，所有的治疗方法都很明确地关注自杀行为，并优先考虑自杀行为而不是像其他的治疗方法，它们期望自杀倾向随着精神病症状的缓解而得到解决。第三，每种治疗都有区分急性和慢性自杀风险的方法。门诊心理治疗用于治疗 BPD 的高水平的慢性风险，每种治疗都有不同的方法来管理急性风险。这导致了第 4 个共同点：BPD 的治疗是由临床医生团队完成的，他们可以为病例的决策（包括慢性风险和如何解决自杀问题）以及急性风险的管理提供指导、支持和咨询。这种长期的组合，以自杀为中心的治疗框架和团队咨询允许两种治疗的标准方法，为治疗师和患者提供结构来解决自杀和 BPD 问题，当行为对标准方法无反应时，通过时间、能力和支持做出非预期的行动。总之，虽然其他的自杀心理治疗也优先考虑解决自杀风险，但 BPD 治疗的特点是关注情绪、期待长期的治疗、治疗慢性和管理急性风险以及使用基于团队的方法。研究尚未（也可能永远无法）告知我们，这些因素对 BPD 自杀患者的成功结果有多重要。在没有其他方法的情况下，在完全不同的治疗方法中发展这些相似的主题，为临床医生治疗有自杀倾向的 BPD 患者提供有益的方向。

# 参考文献

American Psychiatric Association (APA). (2001). *Practice guidelines for the treatment of patients with borderline personality disorder*. Washington, DC: American Psychiatric Press.

American Psychiatric Association (APA). (2003). *Practice guidelines for the assessment and treatment of patients with suicidal behaviors*: Washington, DC: American Psychiatric Press.

Andreasson, K., Krogh, K., Rosenbaum, B., Gluud, C., Jobes, D., & Nordentoft, M. (2014). The DiaS trial: Dialectical behavior therapy vs. collaborative assessment and management of suicidality on self-harm in patients with a recent suicide attempt and borderline personality disorder traits, study protocol for a randomized controlled trial. *Trials Journal, 15*, 194.

Bateman, A., & Fonagy, P. (1999). Effectiveness of partial hopitalization in the treatment of borderline personality disorder: A randomized controlled trial. *American Journal of Psychiatry, 156*, 1563–1569.

Bateman, A., & Fonagy, P. (2001). Partial hospitalization for borderline personality disorder: In reply to R. Stern. (Letter to the editor). *American Journal of Psychiatry, 158*(11), 1932–1933.

Bateman, A., & Fonagy, P. (2004). *Mentalization-based treatment for borderline personality disorder: A practical guide*. New York: Oxford University Press.

Bateman, A., & Fonagy, P. (2009). Randomized controlled trial of outpatient mentalization-based treatment versus structured clinical management for borderline personality disorder. *American Journal of Psychiatry, 166*(12), 1355–1364.

Baumeister, R. F. (1990). Suicide as escape from self. *Psychological Review, 97*, 90–113.

Beck, A. T., Rush, A. J., Shaw, B. F., & Emery, G. (1979). *Cognitive therapy for depression*. New York: Guilford.

Bliss, S., & McCardle, M. (2014). An exploration of common elements in dialectical behavior therapy, mentalization based treatment and transference focused psychotherapy in the treatment of borderline personality disorder. *Clinical Social Work Journal, 42*(1), 61–79.

Brown, G. K., Ten Have, T., Henriques, G. R., Xie, S. X., Hollander, J. E., & Beck, A. T. (2005). Cognitive therapy for the prevention of suicide attempts. *Journal of the American Medical Association, 294*(5), 563–570.

Caligor, E., Diamond, D., Yeomans, F. E., & Kernberg, O. F. (2009). The interpretive process in the psychoanalytic psychotherapy of borderline personality pathology. *Journal of the American Psychoanalytic Association, 57*(2), 271–301.

Clarkin, J. F., Levy, K. N., Lenzenweger, M. F., & Kernberg, O. F. (2007). Evaluating three treatments for borderline personality disorder: A multiwave study. *American Journal of Psychiatry*, *164*(6), 922–928.

Clarkin, J. F., Widiger, T., Frances, A., Hurt, S. W., & Gilmore. (1983). Prototypic typology and the borderline personality disorder. *Journal of Abnormal Psychology*, *92*, 263–275.

Clarkin, J. F., Yeomans, F. E., & Kernberg, O. F. (2006). *Psychotherapy for borderline personality focusing on object relations*. Washington, DC: American Psychiatric Publishing.

Cowdry, R. W., Pickar, D., & Davies, R. (1985). Symptoms and EEG findings in the borderline syndrome. *International Journal of Psychiatry in Medicine*, *15*, 201–211.

Department of Defense and Veterans Affairs. (2013). *Clinical practice guidelines for the assessment and management of patients at risk for suicide*. https://www.healthquality.va.gov/guidelines/MH/srb/

Fleischmann, A., Bertolote, J. M., Wasserman, D., De Leo, D., Bolhari, J., Botega, N. J., ... Thanh, H. T. T. (2008). Effectiveness of brief intervention and contact for suicide attempters: A randomized controlled trial in five countries. *Bulletin of the World Health Organization*, *86*, 703–709.

Fowler, J. C. (2012). Suicidal risk assessment in clinical practice: Pragmatic guidelines for imperfect assessments. *Psychotherapy*, *49*(10) 81–90.

Frances, A., Fyer, M., & Clarkin, J. (1986). Personality and suicide. *Annals of the New York Academy of Sciences*, *487*, 281–293.

Giesen-Bloo, J., van Dyck, R., Spinhoven, P., van Tilburg, W., Dirksen, C., van Asselt, T., ... Arntz, A. (2006). Outpatient psychotherapy for borderline personality disorder: Randomized trial of schema-focused therapy vs transference-focused psychotherapy. *Archives of General Psychiatry*, *63*(6), 649–658.

Grove, W. M., & Tellegen, A. (1991). Problems in the classification of personality disorders. *Journal of Personality Disorders*, *5*, 31–41.

Gunderson, J. G. (1984). *Borderline personality disorder*. Washington, DC: American Psychiatric Press.

Gunderson, J. G. (2001). *Borderline personality disorder: A clinical guide*. Washington, DC: American Psychiatric Publishing.

Gunderson, J. G. (2014). *Handbook of good psychiatric management for borderline personality disorder*. Arlington, VA: American Psychiatric Publishing.

Gunderson, J. G., & Links, P. S. (2008). *Borderline personality disorder. A clinical guide* (2nd edition). Washington, DC: American Psychiatric Publishing.

Jobes, D. (2012). *Manual for the collaborative assessment and management of suicidality*. Unpublished.

Jobes, D. A. (2006). *Managing suicidal risk: A collaborative approach*. New York: Guilford.

Joiner, T., Walker, R., Rudd, M. D., & Jobes, D. (1999). Scientizing and routinizing the outpatient assessment of suicidality. *Professional Psychology: Research & Practice*, *30*, 447–453.

Joiner, T. E., Brown, J. S., & Wingate, L. R. (2005). The psychology and neurobiology of suicidal behavior. *Annual Review of Psychology*, *56*, 287–314.

Kellogg, S. H., & Young, J. E. (2006). Schema therapy for borderline personality disorder. *Journal of Clinical Psychology*, *62*(4), 445–458.

Kernberg, O. F. (1993). Suicidal behavior in borderline patients: Diagnosis and Psychotherapeutic Considerations. *American Journal of Psychotherapy*, *47*(2), 245–254.

Kernberg, O. F., Yeomans, F. E., Clarkin, J. F., & Levy, K. N. (2008). Transference focused psychotherapy: Overview and update. *International Journal of Psychoanalysis*, *89*, 601–620.

Kohut, H. (1971). *The analysis of the self*. New York: International Universities Press.

Kovacs, M., & Beck, A. T. (1977). The wish to die and the wish to live in attempted suicides. *Journal of Clinical Psychology*, *33*, 361–365.

Holden, R. R., Kerr, P. S., Mendonca, J. D., & Velamoor, V. R. (1998). Are some motives more linked to suicide proneness than others? *Journal of Clinical Psychology*, *54*, 569–576.

Levy, K. N., Wasserman, R. H., Scott, L. N., Yeomans, F. E., Levy, R. A., & Ablon, J. S. (2009). Empirical evidence for transference-focused psychotherapy and other psychodynamic psychotherapy for borderline personality disorder. In R. A. Levy, & J. S. Ablon (Eds.), *Handbook of evidence-based psychodynamic psychotherapy: Bridging the gap between science and practice* (pp. 93–119). Totowa, NJ: Humana.

Lieb, K., Zanarini, M., Linehan, M. M., & Bohus, M. (2004). Seminar section: Borderline personality disorder. *Lancet*, *364*, 453–461.

Linehan, M. Linehan risk assessment and management protocol (LRAMP) http://depts.washington.edu/uwbrtc/wp-content/uploads/LSSN-LRAMP-v1.0.pdf.

Linehan, M. M., Comtois, K., & Ward-Ciesielski, E. (2010). *Assessing and managing risk with suicidal individuals: The UW Risk Assessment Protocol (UWRAP) and UW Risk Assessment and Management Protocol (L-RAMP)*. Unpublished Manual. University of Washington.

Linehan, M. M. (1993). *Cognitive-behavioral treatment of borderline personality disorder*. New York: Guilford.

Linehan, M. M., Armstrong, H. E., Suarez, A., Allmon, D., & Heard, H. L. (1991). Cognitive-behavioral treatment of chronically parasuicidal borderline patients. *Archives of General Psychiatry*, *48*, 1060–1064.

Linehan, M. M., & Comtois, K. A. (2009). *The UW Risk Assessment and Management Protocol*. University of Washington, Behavioral Research and Therapy Clinics. Retrieved from: http://depts.washington.edu/brtc/files/L-RAMP.pdf

Linehan, M. M., Comtois, K. A., Murray, A. M., Brown, M. Z., Gallop, R. J., Heard, H. L., ...

Lindenboim, N. (2006). Two-year randomized controlled trial and follow-up of dialectical behavior therapy vs therapy by experts for suicidal behaviors and borderline personality disorder. *Archives of General Psychiatry*, *63*(7), 757–766.

Linehan, M. M., Goodstein, J. L., Nielsen, S. L., & Chiles, J. A. (1983). Reasons for staying alive when you are thinking of killing yourself: The Reasons for Living Inventory. *Journal of Consulting and Clinical Psychology*, *51*, 276–286.

Linehan, M. M., Korslund, K. E., Harned, M. S., Gallop, R. J., Lungu, A., Neacsiu, A. D., ... Murray-Gregory, A. M. (2015). Dialectical behavior therapy for high suicide risk in individuals with borderline personality disorder: A randomized controlled trial and component analysis. *JAMA Psychiatry*, *72*(5), 475–482.

Linehan, M. M., Rizvi, S. L., Welch, S. S., & Page, B. (2000). Psychiatric aspects of suicidal beahvior: Personality disorders. In K. Hawton (Ed.), *International handbook of suicide and attempted suicide* (pp. 147–178). Sussex, UK: John Wiley & Sons.

Links, P. S., Bergmans, Y., Novick, J., & LeGris, J. (2009). *General psychiatric management for patients with borderline personality disorder: Clinician's manual*. Unpublished.

Links, P. S., & Kolla, N. (2005). Assessing and managing suicide risk. In J. M. Oldham, A. E. Skodol, & D. S. Bender (Eds.), *Textbook of personality disorders* (pp. 449–462). Washington, DC: American Psychiatric Publishing.

Lynch, T. R., Morse, J. Q., Mendelson, T., & Robins, C. J. (2003). Dialectical behavioral therapy for depressed older adults. A randomized pilot study. *American Journal of Geriatric Psychiatry*, *11*, 33–45.

McMain, S. F., Links, P. S., Gnam, W. H., Guimond, T., Cardish, R. J., Korman, L., & Streiner, D. L. (2009). A randomized trial of dialectical behavior therapy versus general psychiatric management for borderline personality disorder. [Comparative Study].Randomized Controlled Trial Research Support, Non-US Gov't. *American Journal of Psychiatry*, *166*(12), 1365–1374. doi: 10.1176/appi.ajp.2009.09010039

Moscicki, E. K. (2001). Epidemiology of completed and attempted suicide: Toward a framework for prevention. *Clinical Neuroscience Research, 1*, 310–323.

National Institute for Clinical Excellence. (2004). *The short-term physical and psychological management and secondary prevention of self-harm in primary and secondary care*. National Collaborating Centre for Mental Health (UK). Leicester (UK): British Psychological Society.

Orbach, I. (2001). Therapeutic empathy with the suicidal wish. *American Journal of Psychotherapy*, *55*(2), 166–184.

Paris, J. (2002). Implications of long-term outcome research for the management of patients with borderline personality disorder. *Harvard Review of Psychiatry*, *10*(6), 315–323.

Robins, C. J., & Chapman, A. L. (2004). Dialectical behavior therapy: Current status, recent developments, and future directions. *Journal of Personality Disorders*, *18*(1), 73–89.

Rudd, M. D. (2012). Brief cognitive behavioral therapy (BCBT) for suicidality in military populations. *Military Psychology*, *24*(6) 592.

Rudd, M. D., Bryan, C. J., Wertenberger, E. G., Peterson, A. L., Young-McCaughan, S., Mintz, J., ... Bruce, T. O. (2015). Brief cognitive-behavioral therapy effects on post-treatment suicide attempts in a military sample: Results of a randomized clinical trial with 2-year follow-up. *American Journal of Psychiatry*, *172*(5), 441–449.

Schneidman, E. S. (1996). *The suicidal mind*. New York: Oxford University Press.

Schore, A. N. (2000). Attachment and the regulation of the right brain. *Attachment and Human Development*, *2*, 23–47.

Stanley, B., & Brown, G. K. (2012). Safety planning intervention: A brief intervention to mitigate suicide risk. *Cognitive and Behavioral Practice*, *19*, 256–264.

Stoffers, J. M., Vollm, B. A., Rucker, G., Timmer, A., Huband, N., & Lieb, K. (2012). Psychological therapies for people with borderline personality disorder. *Cochrane Database of Systematic Reviews*, 8.

Stolorow, R., Brandchaft, B., & Atwood, G. (1987). *Psychoanalytic treatment: An intersubjective approach*. Hillsdale, NJ: Analytic Press.

Stone, M. H. (1993). Long-term outcome in personality disorders. *British Journal of Psychiatry*, *162*, 299–313.

Verheul, R., van den Bosch, L., Louise, M. C., Koeter, M. W., de Ridder, M. A. J., Stijnen, T., & van den Brink, W. (2003). Dialectical behaviour therapy for women with borderline personality disorder: 12-month, randomised clinical trial in the Netherlands. *British Journal of Psychiatry*, *182*, 135–140.

Weinberg, I., Ronningstam, E., Goldblatt, M. J., Schechter, M., Wheelis, J., & Maltsberger, J. T. (2010). Strategies in treatment of suicidality: Identification of common and treatment-specific interventions in empirically supported treatment manuals. *Journal of Clinical Psychiatry*, *71*(6): 699–706.

Wenzel, A., Brown, G. K., & Beck, A. T. (2009). *Cognitive therapy for suicidal patients: Scientific and clinical applications*. Washington DC: American Psychological Association.

Yeomans, F. E., Diamond, D., Clarkin, J. F., Fonagy, P., & Gabbard, G. O. (2010). Transference-focused psychotherapy and borderline personality disorder. In J. F. Clarkin, P. Fonagy, & G. O. Gabbard (Eds.), *Psychodynamic psychotherapy for personality disorders: A clinical handbook* (pp. 209–238). Arlington, VA: American Psychiatric Publishing.

Young, J. E., Klosko, J. S., & Weishaar, M. E. (2003). *Schema therapy: A practitioner's guide*. New York: Guilford.

# ///22/// 边缘型人格障碍的法律问题

ALEXANDER L. CHAPMAN，ANDRÉ IVANOFF*

王硕　于鲁璐　译

## 引言

　　边缘型人格障碍（borderline personality disorder，BPD）是一种严重、复杂、治疗费用昂贵的疾病，需要综合治疗。BPD 以人际关系、情绪、身份识别障碍和行为不稳定为特征［美国精神病学协会（American Psychiatric Association，APA），2000，2013］。BPD 是普遍存在的，占总人口的 2% ～ 6%（Grant et al.，2008），引起了卫生系统的关注。尽管在近 20 年来已有实证支持的治疗方法，但仍需要做更多的工作来更好地了解如何最好地帮助 BPD 患者的亚群体，特别是在司法鉴定或劳教机构中。

　　据估计，在司法鉴定中 BPD 的患病率为 35% ～ 57%（Black et al.，2007；Blackburn & Coid，1999；Chapman, Specht & Cellucci，2005；Jordan, Schlenger, Fairbank & Caddell，1996；McCann, Ball & Ivanoff，2000；Zlotnick，1999），而在一般人群中为 1% ～ 2%（Grant et al.，2008；Samuels et al.，2002）。在劳教环境中，通常配备精神卫生治疗和当地的临床心理医生，提供心理社会治疗和药物治疗；然而，有时临床工作人员会与那些有复杂精神卫生需求的人直接发生冲突，特别是在监狱环境。必须强调保护措施和安全，在某些案例中，报复可能造成无效的环境，从而引起和强化 BPD 患者的严重行为问题，如自残和自杀。当具备有效的治疗方法时，在临床工作人员的治疗方面和一线工作人员的管理 BPD 囚犯方面的培训和准备工作会出现相当大的挑战。此外，有关 BPD 在劳教环境以及劳教样本的照护研究正在增多，但仍然相对较少。此外，劳教机构中的 BPD 患者与传统医院或大学门诊机构（已经进行了许多治疗研究）中的患者有很大不同，在某些方面有重要的治疗意义。在本章中，我们将讨论上述以及其他问题，并为今后的工作提出建议，以便在司法环境中更好地理解和治疗 BPD 患者。

## 司法鉴定的 BPD 患者

　　与传统的门诊或住院环境中诊断为 BPD 的患者相比，在司法环境中的 BPD 患者在主要方面有所不同。最明显的区别是，同时发生的反社会特征、参与犯罪、物质或酒精依赖问题发生率较高（Chapman et al.，2005；Chapman & Cellucci，2007）。尽管对这个话题的研究很少，但是具有反社会特征的物质和酒精依赖率升高，推论是对他人使用暴力风险增加的原因（Layden, Chapman, Douglas & Turner，2012；Monahan, Steadman, Robbins, Appelbaum, Banks, Grisso, Silver，2005）。除了对自己的暴力行为（这通常是 BPD 普通门诊治疗面对的问题）外，在司法的样本中合并物质使用问题也增加了对他人的暴力风险，并且需要有针对性的治疗。最近，一项关于男性罪犯情绪级联模型（表明反刍在 BPD 中调节情绪和行为调节障碍）的研究表明，反刍可能在非自杀性自伤（nonsuicidal self-injury，NSSI）和自杀倾向中发挥着重要作用（Gardner，2014）。

　　除了司法环境中对 BPD 患者的行为和诊断特征外，一般的人格特征和倾向也值得注意。研究人员认为，根据内化（焦虑、行为抑制）和外化（冲动、行为激活）问题的维度，使用概念化的儿童和成人

* Work on this chapter was supported by a Michael Smith Foundation for Health Research Career Investigator Award to the first author.

精神病理学，内化问题往往与行为抑制、神经质和烦躁不安有关，如抑郁症和焦虑症。相比之下，外化问题往往与冲动、感觉和寻求新奇刺激有关，通常包括行为问题、愤怒和攻击以及物质使用问题。BPD 患者往往同时存在内化和外化问题（Crowell, Beauchaine & Linehan，2009），这可以从抑郁症和焦虑障碍、愤怒管理问题、物质使用障碍和冲动的高发率得到证实。此外，内化和外化问题的结合增加了自杀和 NSSI 的风险（Verona, Sachs-Ericsson & Joiner，2004）。研究还没有检验 BPD 患者在劳教所样本和社区样本之间人格和气质的基本差异；然而，我们有理由假设，在司法或劳教系统中的 BPD 患者与非罪犯 BPD 患者相比，其外化谱系范围可能较高。这可能是因为外化行为比内化行为更容易导致拘捕。然而，如果准确的话，这种可能性对在司法环境中 BPD 患者的概念化和治疗都具有重要意义。

## BPD 的概念化与理论

在司法环境中，BPD 患者的外化特征普遍存在，提示我们用于指导治疗的理论可能需要对所有研究的现象进行更清晰的映射。例如，Linehan（1993a）的生物社会理论认为，BPD 是情感脆弱的气质与无效的养育环境相互作用的结果（Crowell et al.，2009）。发展成为 BPD 患者的生物学方面倾向于低阈值的情绪激活（情绪敏感性）、强烈的情绪反应（情绪反应活性）以及延迟性恢复基线的情绪唤醒。无效环境包括照料者：①不加区别地拒绝批评、轻视或惩罚孩子的私人经历（思想、偏好、意见、情绪）的交流；②当孩子觉得经历巨大的压力和痛苦时，问题解决过于简单化；③断断续续地强化孩子周期性的过度情绪表达（从而使这种表达难以消除）。

高度情绪化的孩子需要更有技巧的养育方法，并且可能为缺乏调节自己情绪技能或缺乏有效反应知识或技能的父母提供机会。与此同时，这种无效化会增加情绪的唤醒，并可能直接导致短期和长期的情绪调节障碍。无效环境主要是虐待、创伤特征或者源于其他的虐待而未能提供足够的支持时，环境可能在 BPD 的发展中发挥着更强的作用。

尽管有很多这些因素可能适用于司法环境中的 BPD 患者，但一些基于气质的缺陷可能有所不同。事实上，患有对立违抗障碍或行为障碍的儿童，他们可能还会有其他的弱点，比如易怒、注意力不集中、

注意力缺陷多动障碍（attentiondeficit hyperactivity disorder，ADHD）的风险增加、躁动不安、冲动性问题，成年后可能有反社会行为的危险（Frick & Morris，2004）。这些儿童还面临学习障碍、同伴排斥和早期物质使用问题的风险。此外，在司法环境中更为常见的问题还包括家庭社会经济问题、毒品或酒精问题以及严重忽视问题。特别是具有挑战性气质的孩子会给父母带来独特的育儿挑战，尤其是那些情绪化、冲动的孩子或者那些冷酷无情的孩子（Frick，2012）。社会经济因素、心理健康和成瘾等方面的问题可能会进一步减少照料者的资源，使儿童得不到充分的监督、管教和照料。从本质上说，这种环境无法满足管理孩子的需求。

导致外化问题发展的环境因素也可能有所不同。Reid 和 Patterson（1991）提出了一个有影响力的理论，关于儿童从对立违抗性障碍、品行障碍，发展到成人反社会行为。在这一进展过程中的关键环境因素是照料者-儿童互动的强制性循环，即照料者过分强调惩罚程序来改变儿童的破坏性行为，通常是以一种不稳定和不一致的方式，实施强制性控制。反过来，孩子通过令人厌恶和强制性行为来影响照料者，从而使循环升级。照料者会因强制性行为而得到负强化（孩子可能会暂时停止不想要的行为），孩子学习强制性方法来影响他人的行为，最初通过模仿，然后通过直接体验这些行为的经验，偶尔与照料者一起"操纵"。从本质上讲，这种类型的环境是在未来的情况和关系中发展强制策略的极好训练基地，并可能会导致儿童习惯并难以从令人厌恶的后果中学习（Frick，2012；Frick & Morris，2004）。

## 司法环境中管理 BPD 特征的挑战

在 BPD 患者中，内化和外化问题、极端的情绪敏感性、冲动性和失控行为的结合是在司法环境中最难管理的临床挑战之一。仅自残和自杀行为就会成倍地增加管理难度，BPD 患者可能更容易出现其他问题行为，如引入违禁品，尤其是酒精和毒品以及人际冲突，包括攻击、财产损坏和逃跑。除了极端和冲动的行为以外，构成 BPD 人际功能障碍的核心特征也会带来惩教人员的挑战，因为这些人员没有得到充分的培训来解决这些挑战。

在司法治疗环境下，BPD 的行为特征（即劳改

和心理健康）自然会影响对这些行为的解释、管理和治疗（或未治疗）。无论是好是坏，人们的反应往往取决于这种行为是发生在监狱还是医院。如果不能理解这种行为发生的背景以及功能（而不是依赖于个体病理学的解释），通常会导致控制或惩罚，这可能是无效的（Thomas, Leaf, Kazmierczak & Stone, 2006）。虽然在这些环境下通常被解释为安全和治疗之间的关系紧张，实际上，这个问题是相互作用的，比通常认识到的要复杂。例如，在被监禁的妇女中，自残可能既是监禁条件的诱因，也是对监禁条件的反应（Dell & Beauchamp, 2006）。

真实或感知到的安全感下降会影响工作人员和居民，并导致双方频繁地发生失调和行为事件。随着事件的增加，对安全的需求也在增加，约束性干预是治疗和整体管理的强制性手段。司法环境中的管理人员、临床医生和一线工作人员在处理自杀和自伤行为时面临特别高的风险，因为司法机构比非司法机构需要更高的监管标准，以防止自杀和其他自伤行为。法律授权规定，监管应足以防止对被监禁的人造成伤害（包括自残）（American Correctional Association, 2003）。如果达不到这样的要求，自杀和自伤行为的后果是巨大的，而对其他居民的情感代价也是相当大的。有趣的是，在完成自杀或者严重自伤事件后，其他机构中居民发生创伤后应激障碍症状或其他精神障碍的风险增加，其他形式的行为调节障碍（包括自残）的风险也会增加，在普通人群的扩展研究中也支持这一点（Gould, Jamieson & Romer, 2003）。

从事自我伤害的居民需要即刻和匮乏的资源：如昂贵的紧急医疗服务、高技能的医疗和精神卫生人员、增加直接观察和书面记录的需要。在事件管理期间，可能还需立即加强安全性，以确保有效的遏制不良事件。当工作人员都关注发生的事件时，其他人员可能有其他破坏性或非法活动的机会，所以需要加强安保和监控工作，包括一对一的监管、定期房间检查，甚至可能需要封闭起来。这很容易导致他人失去特权，或被迫限制从事他们自己的项目活动或治疗。

自杀行为、威胁以及自伤也对给予治疗的专业人员产生各种负面影响，如失去动力，精神、躯体和情感消耗，专业的孤独（因为成功无法确定，继续移情是一种消耗），以及"工作质量和数量明显下降"（Fox & Cooper, 1998, 第146页）。心理治疗师报告最极端的压力包括患者自杀企图、自杀的威胁和患者的愤怒（Deutsch, 1984; Farber, 1983; Hellman, Morrison & Abramowitz, 1987）。大多数法医人员住培项目培训可能不包括 BPD。有趣的是，工作人员发现管理患有精神病的人比管理有 BPD 特征的人更容易。这并不是唯一在司法环境中发现的现象，同样适用于普通精神病医院的住院机构。在司法环境中的工作人员接受培训后，要对有人格障碍的囚犯或患者保持警惕，因为这类人被描述为"操纵"或竭力"熬过"工作人员的患者。工作人员负担着包括监督和评估与 BPD 患者互动所需的额外警惕性，许多 BPD 患者有明显的反应能力，往往认为感觉被操纵是个人被控制的行为结果。而精神病的行为更容易理解些，而且不需要牵涉个人。

## 司法环境中 BPD 的循证护理

目前，对司法环境中破坏性行为和自杀行为的研究现状，以及开发有效治疗 BPD 的方法提供的基础很少。同样，自杀行为和自伤成为讨论的重点。尽管近 20 年来，人们对自杀行为和自伤的关注和资源投入得越来越多，但在监禁期间的自杀行为和自伤比例并没有下降。尽管存在多种原因，但最主要的原因是在司法环境中（监狱和安全医院）有严重精神健康需求的人数在不断增加，如 BPD 和严重的物质使用问题（Ditton, 1999; Dvoskin, 2002; Ivanoff, Schmidt & Finnegan, 2006）。此外，识别与自杀行为和自伤相关的其他人群的风险因素［如性虐待、躯体虐待、早年分离和（或）失去照护者，以及依恋的情感质量／安全性，参见 Gratz, 2003］未能有效地区分被监禁有自伤风险的个体与一般人群（包括男性和女性）。

目前的预防和管理策略已在其他地方进行了总结（Hayes, 2006; Schmidt & Ivanoff, 2007），一般建议包括筛查，提供及时和适当的反应，高风险人群环境结构和住宿条件，咨询和同伴支持等（Dvoskin et al., 2002; Eyland, Corben & Barton, 1997; Gough, 2005）。管理是通过监督和工作人员培训来提供的。这些策略的执行情况有很大差别。20 年前，只有不到 1% 的美国劳教部门包含上述五个或更多这样的元素（Hayes, 1995）。目前，许多司法机构要求在监禁 1 ～ 4 小时内进行初步自杀风险评估和心理健康筛查。由于这些环境中自伤和自杀率不断上升，这些管理措施的有效性或有意义的影响受到了质疑（Hayes，2013）。

司法环境中的自伤和自杀行为的管理和干预的最佳实践方案仍在确定中。在筛选工具中确定静态预测变量（如性别和以前的企图）无法为临床提供任何重点信息。自伤的多方路径预测是通过特定的统计风险因素，但也难以识别风险较高的个体。因此明确特定的筛查工具、程序和评估来识别高风险个体，对于管理者来说是一个挑战。在未处理行为障碍的情况下，管理并不会降低未来行为发生的可能性。即使有最好的具体预测指标如最近的自伤，只有少量文献支持在住所或司法环境中的有效治疗。总之，这个问题的严重性和重要性及其后果，以及可用于提供指导的信息状态，负责开发司法环境中处理 BPD 标准化行为的程序，给管理人员带来了难题。

## 司法环境中的循证原则与实践

我们将对目前所了解 BPD 患者的循证护理和治疗情况继续进行讨论。循证实践被广泛定义为：①使用最佳可用研究证据，②临床专业知识的相关领域，③关注可能对治疗有影响的重要个体差异（如文化、偏好、能力）（American Psychological Association，2007）。虽然这些原则在理论层面是合理的，但是在司法环境中，该模型提出了一些关键性挑战。首先，方案规划必须基于现有的最佳研究证据，但是通常情况下，用于罪犯，或者更确切地说，在劳教环境中治疗 BPD 的证据很少或不充分。其次，在临床专业知识方面，工作人员往往缺乏需要实施循证实践培训的挑战，存在多种问题的人员必须在工作中学习和至少进行持续性培训和督导。最后，由于个体差异，如文化因素、信仰、社会经济劣势和认知的局限性，在没有显著适应的情况下，很难应用实证的支持方法。

除了更广泛的循证原则以外，还有 3 种与司法环境中有效护理相关的最佳治疗实践的原则：风险性、反应性和需求（Andrews & Bonta，1998）。在风险性方面，对高风险人群提供更强烈的治疗，典型的 BPD 患者发生自残被认为是高风险人群，可能同时患有多种疾病和问题。关于需求方面，对最需要治疗的人最有效，而 BPD 患者则非常需要治疗，这在很大程度上是由于并发多种疾病和问题。反应性包括治疗方法和预期目标与接受者的学习风格相匹配。如前所述，在司法环境中的这些 BPD 患者可

能具有多种学习风格和能力。我们已经观察到，司法临床医生面临的最大挑战之一是如何有效地应对具有不同认知能力的人。例如，在一个心理教育小组中，由从边缘性到高级智力功能的个体组成，很难知道在哪个水平上教授这些素材。解决问题的一些项目是通过对认知功能较低的人进行单独治疗，或将这些人转移到认知康复项目中。

就证据而言，荟萃分析和其他综述发现，在监护环境中，患者积极参与提供的认知-行为或行为治疗是最有效的方法。技能培训、解决问题和情绪调节策略通常是推荐的组成部分［Andrews，1995；Golder et al.，2005；Wong & Hare，2005；Washington State Institute for Public Policy（WSIPP），2002］。如果我们的目标是在治疗 BPD 患者同时解决总体管理因素，那么在司法环境中选择与已知的最佳临床实践策略相一致的模型是很有意义的。通过各种认知行为干预来处理犯罪成因需求，这是基于经验的累犯相关风险因素，如物质滥用、不良的自我管理和问题解决能力。我们和其他人已经解释了认知行为方法如何处理这些特定犯罪的成因需求（McCann，Ivanoff，Schmidt & Beach，2007；Wong & Hare，2005）。

## 司法环境中的辩证行为疗法

由于 DBT 在 BPD 的治疗方面拥有最多的证据，并且广泛用于司法环境中（与其他有实证支持 BPD 治疗相比），在这里我们重点聚焦 DBT 在司法和劳教环境中的使用。DBT 在司法环境中治疗 BPD 是基于理论、结构和功能要素。DBT 包括技能培训、问题解决和情绪调节训练，是劳教环境中有效的干预组成部分（Andrews，1995；Wong & Hare，2005），并可以解决一些犯罪的促发问题，即严重的行为失控，攻击性和暴力以及冲动控制不良。

DBT 特别符合有效性、治疗责任和结构要素的司法要求，如确定具体的治疗目标、持续记录治疗进展和结果以及成本效益（Swenson，Torrey & Koerner，2002）。DBT 确定了明确的目标层次结构，该层次结构提供了逐步有序的干预重点的指导方针和明确的操作说明。对危及生命的行为（对自我或他人）都给予最高的优先等级，其次才是干预治疗、生活质量问题、技能缺陷和其他的目标（Linehan，1993a）。由于 DBT 从解决极端行为转向提高生活质量，随着患者的功能改善，新的目标应

运而生（Linehan，1993a）。明确治疗目标有助于提高工作人员和行政管理人员问题定向的准确性，并帮助工作人员更快地从当前的风险评估转向干预。改良的 DBT 治疗等级结构可能更加强调攻击性、药物使用问题和违纪行为，以及其他具体的劳教因素；在司法环境中，等级的基本结构仍然是相关和实用的（Ivanoff et al.，2006；McCann et al.，2007；WSIPP，2002）。尽管这种治疗方法具有实际吸引力，但关键的挑战难以在司法环境中实施或维持 DBT 或其他基于证据的实践。

劳教环境中的独特挑战导致很难依据现有最佳证据提供治疗。尽管有许多住院医师和 BPD 患者，但是只有极少数的机构采用以 DBT 为导向的治疗方案。也许在劳教机构中，最广泛采用的 DBT 技术是加拿大的妇女机构，每个机构都提供 DBT 服务。即使在这些机构中，目前 DBT 服务最好被描述为改良的、部分 DBT，主要包括 DBT 技能培训和某些情景的训练，但不包括系统的、个体治疗或咨询团队。DBT 服务通常由心理健康评估或治疗方面接受正规培训水平相对较低的个人（如学士学位后的行为咨询师）提供。全面的 DBT 程序在司法环境中很少见，而且在 DBT 元素到位的地方，治疗几乎总是以一种有待实证支持的适应方式来实施治疗。

这在劳教环境中并不是唯一的问题。事实上，DBT 已经在普通社区环境中很难找到，而在劳教环境中，提供精神卫生服务的资金和资源有限，使获得治疗可及性问题更加突出。这意味着，即使在监狱中的个体获得了 DBT 服务，他们也不太可能在重新融入社区环境后继续得到这类服务。

司法环境中对 DBT 治疗也有许多阻碍，这对循证护理提出了挑战。通过对文献的回顾和在司法机构中的咨询和工作，我们发现了 BPD 循证护理的几个障碍。第一个主要挑战涉及安全性与临床护理之间的平衡。虽然在司法环境中通常涉及治疗人员和程序，但对安保和安全性的强调往往是为加强或维持 BPD 特有的行为问题设置条件。当出现自伤时，机构程序通常使用控制、隔离、坐椅约束和其他惩罚性安全措施来管理自伤行为，司法人员对持续自伤的原因具有相关职业的了解，因此不需要个性化护理。综述提示，无论是在司法人群（Dixon-Gordon, Harrison & Roesch，2012）还是非法医人群（Brown, Comtois & Linehan，2002），情绪调节仍然是自我伤害的主要问题。工作人员往往过分强调工具、社会收益和功能。一些研究表明，被拘留后自伤频率会增加（报告高达 44% 的人增加），在监禁的第一年，自残的可能性最大，而行政隔离与监狱中自伤发作的时间较短有关（长达 17 个月；Lanes，2009；Mangnall & Yiirkovich，2010；Smith & Kaminski，2010）。在其他情况下，一些居民会自残，然后被转移到较合理的治疗中心。虽然治疗肯定有必要，但这些干预措施是短期的、片段的，以及自残性质有可能会强化和维持自残行为。此外，特别是在监狱环境中，紧急情况和危机往往使治疗中断，难以进行定期的个体治疗过程，轮换时间和轮班使自残的人接触不同培训的工作人员，这些工作人员可能会提供不一致的偶发事件和治疗方法。

第二个主要挑战是培训需求和资源的限制之间的紧张关系。法医和监狱环境提供的薪水和福利待遇不足，不能吸引训练有素的精神卫生专业人员（如有执照的心理学家）。因此，通常由心理卫生训练有限的人员提供治疗。在某些情况下，DBT 小组通常由行为咨询师管理，他们的本科教育有限，很少或没有正规的心理健康培训。考虑到司法住院医生的行为和心理健康问题，往往与门诊就诊的 BPD 患者有不同的数量级有关，因此这是一个重大挑战。实际上，即使是训练有素且经验丰富的精神卫生专业人员也会发现这些患者具有临床挑战性。人员配备安排和人员流动率以及缺乏具有 BPD 与法医方面专业知识的人员让安排和实施持续性培训更加举步维艰。

## 法医环境中有关 DBT 和改良 DBT 的干预性研究

DBT 已传播到美国、加拿大和欧洲的许多司法机构并被其采用，近 10 年来，这项工作的证据基础一直在建立。早在 1998 年，DBT 就在美国、加拿大和国外的 20 多个临床和司法环境中使用，尽管综合性的 DBT 很少实施（Ivanoff，1998）。但根据现有的研究，DBT 在司法环境和法医样本的开发和实施仍处于起步阶段。一项有针对性的回顾性研究支持 DBT 治疗被监禁的妇女。Leschied（2011）确定了 13 项研究，提示 DBT 治疗被监禁的这些精神障碍最常见，这些研究表明可以有效降低这一人群中最常见的精神障碍特征。在这 13 项研究中，5 项是随机对照试验（randomized controlled trial，RCT），5 项是前后对照研究，其余 5 项是非对照的定性研究。我们将这些相同的研究纳入标准用于行为技术公司的 2013 年度数据总结研究中发现了更多的研究支持。共有 30 篇已发表的研究，包括 11 项 RCT，4 项准实验研究和 5 项非对照研究，报告了使用 DBT 治疗与 BPD 相一致的行为阳性结果。一个由 10 项研究亚组检查了所选择的 DBT 治疗，如技能培训或技能指导。虽然这个关于 DBT 在司法环境中应用的数据库很有前景，但该研究仍处于起步阶段，而且检验了全面的 DBT 应用。

现有许多针对 DBT 的部分或改编版本的研究进行检验，而不是全面的标准化 DBT。特别是电话咨询，在监狱环境中很难或不可能实施。因此，已对此做一些调整来取代环境的控制，以实现将治疗成果推广到患者的日常生活的目标。个体治疗是 DBT 的一个重要组成部分，但在司法环境通常会涉及障碍和个体治疗的一致性挑战。我们在回顾研究中发现，只有少数人实施了标准化 DBT 的所有 4 个组成部分（每周个体和团体技能培训，咨询团队和电话咨询；Nee & Farman，2005；Rosenfeld et al.，2007；van den Bosch，Hysaj & Jacobs，2012），其中一些涉及材料或模块的修改或改编（Rosenfeld et al.，2007）。其他的研究要么采用单组治疗，要么调整 DBT 模块的内容，要么调整治疗方案的长度。有些修改包括：使用更多的视觉辅助工具和动手练习，以使智力障碍者更容易使用该材料（Sakdalan，Shaw & Collier，2010）；某些 DBT 模块的重命名（Eccleston & Sorbello，2002）；包括特定的违规行为的内容（Shelton et al.，2009，Corrections Modified DBT）；对疗程长度和频率的修改；以及对技能培训或个体疗法的结构和格式的调整（Eccleston & Sorbello，2002；Sakdalan et al.，2010）。

在标准化 DBT 中，小组技能培训每周进行一次，需要 24 ~ 26 周才能完成（Linehan，1993b）。在已发表的法医应用研究中，部分 / 改编的 DBT 项目进行了为期 13 周（Sakdalan et al.，2010）至 18 个月（Evershed et al.，2003）的小组技能培训，通常每周进行 2 ~ 3 次（Eccleston & Sorbello）。很少有研究纳入或提及 DBT 咨询团队，只有一项研究纳入了 DBT 依从性评分（van den Bosch et al.，2012）。另外，研究通常没有报告纳入 / 排除标准，也没有报告符合 BPD 标准的患者比例。

尽管存在这些局限性，研究结果还是很有希望的，并支持在司法环境中继续探索 DBT 治疗（以及其他基于循证的 BPD 方法）。DBT 知情治疗与涉及司法患者相关的结果有关，如攻击性、冲动性和自残性行为、跟踪行为、严重暴力和累犯减少（Eccleston & Sorbello，2002；Evershed et al.，2003；Nee & Farman，2005；Rosenfeld et al.，2007；Shelton，Sampl，Kesten，Zhang & Trestman，2009）。一些研究表明，在治疗期间的不同时间，违规行为有所减少（Shelton et al.，2009）。

就更普遍的心理健康结果而言，研究结果也很有希望。一些研究报告称，认知功能较低的囚犯的整体功能和可治疗性评分得到改善（Sakdalan et al.，2010），焦虑和压力降低（Eccleston 和 Sorbello，2002），负面情绪降低，应对得分提高，分离和自杀意图减少（Low et al.，2001）。此外，研究结果还表明，自尊和愤怒的控制能力有所改善（Evershed et al.，2003；Nee & Farman，2005；Sakdalan et al.，2010；Shelton et al.，2009）。一项针对加拿大妇女机构（$n = 55$ 名妇女）的 DBT 知情项目研究显示，一般精神病理严重程度（通过症状检查清单 -90 测量），焦虑和抑郁以及自我控制（Blanchette，Flight）的改善有中等程度的效应（Blanchette，Flight，Verbrugge，Gobeil & Taylor，2011）。在另外两个综合性社区项目中，少年罪犯（Trupin，Stewart，Beach & Boesky，2002）和成年犯罪患者（McCann et al.，2000）都报告了有希望的结果。尽管这些都不是随机试验，但这两项研究均表明了在高度限制的环境下充分实施的潜力（McCann et al.，2007）。这些示范项目创造性地调整了标准化 DBT 门诊治疗的功能；这解决了管理者和工作人员所表达的一些担忧，即完整的模式在监护环境中可能难以实施完整。值得注意的是，在华盛顿州少年犯治疗的非随机审查中，DBT 也被确定是减少重罪再犯最具有成本效益的干预措施之一（WSIPP，2002）。

研究结果是令人鼓舞的，但考虑到各种研究的局限性、DBT 知情项目的差异、缺少 RCT 设计、样本量小以及缺乏依从性的监测，目前所有的证据仍是相当初步的。此外，尽管许多检测结果与 BPD 直接相关，但目前尚不清楚 DBT 知情干预措施是否在司法环境中对 BPD 的治疗有效。在我们的回顾研究中，经常没有提及或评估 BPD；因此，不仅在司法环境中普遍推崇 DBT，也在司法环境中针对 BPD 进行 DBT 治疗。

## 向前推进：在司法环境中克服循证护理 BPD 的屏障

虽然我们主要关注的是法律环境下治疗 BPD 的障碍和挑战，但有许多方法可以改良治疗，司法 / 监护环境为强化干预提供了独特的机会，以帮助引导 BPD 患者的生活走向不同的轨迹。因为 BPD 的人工化、结构化治疗通常不太可能在司法环境中被发现，所以在司法环境中进行护理的一种方法时，至少有经验支持以确保 BPD 护理的共同原则和组成部分。在有经验支持的 BPD 治疗中，一些常见的共同组成部分包括：①基于 BPD 的发展和维持的明确理论以及特定干预治疗的明确理论；②注重明确的行为目标的结构化治疗；③强调治疗关系、验证和人文关怀护理；④提高自我和情绪调节领域的技能干预。此外，除了这些原则和组成部分外，在司法环境中与 BPD 患者相关的问题需要综合治疗。项目强调上文提到的综合治疗的 5 个功能包括：提高能力 / 技能，增强改变动机，确保普遍适应自然环境，提高和保持临床医生的技能和动机，以及构建环境，确保充分治疗并加速进展（Linehan，1993a）。特定认知行为治疗（DBT）的细节认为过于资源密集型或具有挑战性，但如果存在针对 BPD 的全面循证护理的关键组成部分，治疗仍可能是有益且成功的（这反映了在加拿大劳教服务机构实施的部分 DBT 项目获得有希望的数据；Blanchette et al.，2011）。

另一个建议是避免在发现它不充分之前重写或调整一种治疗方法——直到它被破坏之前不要修复它。临床医生和研究人员通常在尝试治疗方法并发现它们是否需要改编之前先调整治疗方法（Berzins & Trestman，2004）。令人关注的是，最初开发的治疗方法能有效地满足患者的需求，或者可能在词汇、格式、技能、首字母缩略词等方面可能不匹配。了解哪些治疗元素实际构成了改编（结构、模式、治疗时间和剂量）以及哪些可以被采纳（更改用来说明技能的示例，但仍然涉及治疗的全部 5 个功能）也很重要。尽管在劳教和司法机构的服务环境中存在独特和不可避免的差异（与开发和评估 DBT 的门诊设置相比），但 DBT 是一种灵活的、原则驱动的治疗方法。我们的建议是，首先给予治疗（无论是 DBT 还是其他治疗方法）、监测结果、收集数据，与工作人员和囚犯进行焦点小组讨论，然后决定如何做以及是否有效。这样可以进行系统的调整。理想的做法是收集有关这些调整的有效性、可行性和可接受性的进一步数据。在资源已匮乏的系统中，这似乎是一个艰巨的任务，却是机构可以追求的目标。

最后一个建议是使用创造性的方法来加强培训。如前所述，司法环境中的主要挑战之一是缺乏对工作人员如何具体管理与 BPD 相关的一些临床问题挑战性培训。主要阻碍在于资金有限、资源不足、人员配置不够、时间和个体进行培训的机会少。每个机构都面临独特的挑战。开始克服这些挑战的一种方法是在不同的司法机构组建智库小组，系统地讨论和解决与培训相关的问题。以这一倡议为重点的国际会议可以将具有不同专业知识和来自不同环境的人聚集在一起，讨论那些行之有效、失败或未来有希望的战略。另外，电子学习机遇的出现和可用性可能为持续培训提供极好的途径。最后，任何有关持续培训的倡议都需要资金和时间，很可能需要进行一定程度的游说和策略行动。但是，这将很难在司法环境中对患有 BPD 的人花费时间，费用或精力。我们希望本章能够澄清在司法环境中 BPD 患者所独有的许多关键问题，并促进进一步工作以改善治疗，最终改善他们的生活。

## 参考文献

American Correctional Association. (2003). *Standards for adult correctional institutions* (4th ed.). Laurel, MD: Author.

American Psychiatric Association (APA). (2000). *Diagnostic and statistical manual of mental disorders* (4th ed., text rev.). Washington, DC: Author.

American Psychiatric Association (APA). (2013). *Diagnostic and statistical manual of mental disorders* (5th ed.). Arlington, VA: American Psychiatric Publishing.

American Psychological Association. (2007). Evidence-based practice in psychology. *American Psychologist, 61,* 271–285.

Andrews, D. A. (1995). The psychology of criminal conduct and effective treatment. In J. McGuire (Ed.), *What works? Reducing reoffending, guidelines from research and practice* (pp. 3–34). Chichester, UK: Wiley & Sons.

Andrews, D. A., & Bonta, J. (1998). *The psychology of criminal conduct.* Cincinnati, OH: Anderson.

Berzins, L. G., & Trestman, R. L. (2004). The development and implementation of dialectical behavior therapy in forensic settings. *International Journal of Forensic Mental Health, 3,* 93–103.

Black, D. W., Gunter, T., Allen, J., Blum, N., Arndt, S., Wenman, G., & Sieleni, B. (2007). Borderline personality disorder in male and female offenders newly committed to prison. *Comprehensive Psychiatry, 48*(5), 400–405.

Blackburn, R., & Coid, J. W. (1999). Empirical clusters of DSM-III personality disorders in violent offenders. *Journal of Personality Disorders, 13*(1), 18–34.

Blanchette, K., Flight, J., Verbrugge, P., Gobeil, R., & Taylor, K. (2011). *Dialectical behavior therapy within a women's structured living environment, R-241.* Ottawa, ON: Correctional Services Canada.

Brown, M. Z. Comtois, K. A., & Linehan, M. M. (2002). Reasons for suicide attempts and nonsuicidal self-injury in women with borderline personality disorder. *Journal of Abnormal Psychology, 111,* 198–202.

Chapman, A. L., & Cellucci, A. J. (2007). The role of borderline and antisocial features in substance dependence among incarcerated females. *Addictive Behaviors, 32,* 1131–1145.

Chapman, A. L., Specht, M. W., & Cellucci, A. J. (2005). Factors associated with suicide attempts in female inmates: The hegemony of hopelessness. *Suicide and Life Threatening Behavior, 35,* 558–569.

Crowell, S. E., Beauchaine, T. P., & Linehan, M. M. (2009). A biosocial developmental model of borderline personality: Elaborating and extending Linehan's theory. *Psychological Bulletin, 135*(3), 495–510.

Dell, C. A., & Beauchamp, T. (2006). *Fact sheet: Self-injury among criminalized women.* Ottawa, ON: Canadian Centre on Substance Abuse.

Deutsch, C. J. (1984). Self-reported sources of stress among psychotherapists. *Professional Psychology, 15,* 833–845.

Ditton, P. M. (July, 1999). *Mental health and treatment of inmates and probationers. Bureau of Justice Statistics special report, NCJ 174453.* Washington, DC: US Department of Justice.

Dixon-Gordon, K. L, Harrison, N., & Roesch, R. (2012). Non-suicidal self-injury within offender populations: A systematic review. *International Journal of Forensic Mental Health, 11*, 33–50.

Dvoskin, J. A. (2002). Sticks and stones: The abuse of psychiatric diagnosis in prisons. *Journal of the California Alliance for the Mentally Ill [On-line], 8*(1), www.vachss.com/guest_dispatches/dvoskin.html.

Dvoskin, J. A., Radmonski, S. J., Bennett, C., Onlin, J. A., Hawkins, R. L., Dorson, L. A., & Drewnicky, I. N. (2002). Architectural design of a secure forensic state psychiatric hospital. *Behavioral Sciences and the Law, 20*, 481–493.

Eccleston, L., & Sorbello, L. (2002). The RUSH program—Real Understanding of Self-Help: A suicide and self-harm prevention initiative within a prison setting. *Australian Psychologist, 37*(3), 237–244.

Evershed, S., Tennant, A., Boomer, D., Rees, A., Barkham, M., & Watson, A. (2003). Practice-based outcomes of dialectical behavior therapy (DBT) targeting anger and violence, with male forensic patients: A pragmatic and non-contemporaneous comparison. *Criminal Behavior and Mental Health, 13*(3), 198–213.

Eyland, S., Corben, S., & Barton, J. (1997). Suicide prevention in New South Wales correctional centers. *Crisis, 18*(4), 163–169.

Farber, B. A. (1983). Psychotherapists' perceptions of stressful patient behavior. *Professional Psychology, 14*, 697–705.

Fox, R., & Cooper, M. (1998). The effects of suicide on the private practitioner: A professional and personal perspective. *Clinical Social Work Journal, 26*(2), 143–157.

Frick, P. J. (2012). Developmental pathways to conduct disorder: Implications for future directions in research, assessment, and treatment. *Journal of Clinical Child & Adolescent Psychology, 41*, 378–389.

Frick, P. J., & Morris, A. S. (2004). Developmental pathways to conduct problems. *Journal of Clinical Child & Adolescent Psychology, 33*, 54–68.

Gardner, K. J. (2014). Borderline personality traits, rumination, and self-injurious behavior: An empirical test of the emotional cascade model in adult male offenders. *Journal of Forensic Psychology Practice, 14*, 398–417.

Golder, S., Ivanoff, A., Cloud, R., Besel, K. L., McKernan, P., & Blatt, E. (2005). Evidence-based practice with adults in correctional settings: Strategies, practice and future directions. *Best Practices in Mental Health, 2*, 100–132.

Gough, K. (2005). Guidelines for managing self-harm in a forensic setting. *British Journal of Forensic Practice, 7*, 10–14.

Gould, M., Jamieson, P., & Romer, D. (2003). Media contagion and suicide among the young. *American Behavioral Scientist, 46*, 1269–1284.

Grant, B. F., Chou, S., Goldstein, R. B., Huang, B., Stinson, F. S., Saha, T. D., . . . Ruan, W. (2008). Prevalence, correlates, disability, and comorbidity of DSM-IV borderline personality disorder: Results from the Wave 2 National Epidemiologic Survey on Alcohol and Related Conditions. *Journal of Clinical Psychiatry, 69*(4), 533–545.

Gratz, K. L. (2003). Risk factors for and functions of deliberate self-injury: An empirical and conceptual review. *Clinical Psychology, 10*, 192–205.

Hayes, L. (1995). Prison suicide: An overview and a guide to prevention. *Prison Journal, 75*, 431–457.

Hayes, L. M. (2006). Suicide prevention in correctional facilities: An overview. In M. Puisis (Ed.), *Clinical practice in correctional medicine* (2nd ed., pp. 317–328). Philadelphia, PA: Mosby Elsevier.

Hayes, L. M. (2013). Suicide prevention in correctional facilities: Reflections and next steps. *International Journal of Law and Psychiatry, 36*(3-4), 188–194.

Hellman, I. D., Morrison, T. L., & Abramowitz, S. I. (1987). Therapist flexibility/rigidity and work stress. *Professional Psychology: Research and Practice, 18*, 21–27.

Ivanoff, A. (1998). *Survey of criminal justice and forensic dialectical behaviour therapy in the US and UK* Seattle: Linehan Training Group.

Ivanoff, A., Schmidt, H., III, & Finnegan, D. S. (2006, June). *Addressing DBT treatment functions and modes in criminal justice settings.* Paper presented at the International Association of Forensic Mental Health Service Meeting, Amsterdam, The Netherlands.

Jordan, B., Schlenger, W. E., Fairbank, J. A., & Caddell, J. M. (1996). Prevalence of psychiatric disorders among incarcerated women: Convicted felons entering prison. *Archives of General Psychiatry, 53*(6), 513–519.

Lanes, E. (2009). Identification of risk factors for self-injurious behavior in male prisoners. *Journal of Forensic Sciences, 54*(3), 692–698.

Layden, B. K., Chapman, A. L., Douglas, K., & Turner, B. J. (2012, March). *Factors associated with violence toward others among individuals who engage in self-injury.* Paper presented at the annual meeting of the American Psychology and Law Society Convention, San Juan, Puerto Rico.

Leschied, A. W. (2011). *The treatment of incarcerated mentally disordered women offenders: A synthesis of current research.* Ottawa, ON: Public Safety Canada.

Linehan, M. M. (1993a). *Cognitive-behavioral treatment of borderline personality disorder.* New York: Guilford.

Linehan, M. M. (1993b). *Skills training manual for treating borderline personality disorder.* New York: Guilford.

Low, G., Jones, D., Duggan, C., Power, M., & MacLeod, A. (2001). The treatment of deliberate self-harm in borderline personality disorder using dialectical behavior therapy: A pilot study in a high security hospital. *Behavioral and Cognitive Psychotherapy, 29*, 85–92.

Mangnall, J., & Yurkovich, E. (2010). A grounded theory exploration of deliberate self-harm in incarcerated women. *Journal of Forensic Nursing, 6*(2), 88–95.

McCann, R. A., Ball, E. M., & Ivanoff, A. (2000). DBT with an inpatient forensic population: the CMHIP model. *Cognitive & Behavioral Practice, 7*, 447–456.

McCann, R. A., Ivanoff, A., Schmidt, H., & Beach, B. (2007). Implementing dialectical behavior therapy in residential forensic settings with adults and juveniles. In L. A. Dimeff & K. Koerner (Eds.), *Dialectical behavior therapy in clinical practice: Applications across disorders and settings* (pp. 112–144). New York: Guilford.

Monahan, J., Redlich, A. D., Swanson, J., Robbins, P., Appelbaum, P. S., Petrila, J., . . . McNiel, D. E. (2005). Use of leverage to improve adherence to psychiatric treatment in the community. *Psychiatric Services, 56*, 37–44.

Monahan, J., Steadman, H., Robbins, P., Appelbaum, P., Banks, S., Grisso, T., . . . Silver, E. (2005). An actuarial model of violence risk assessment for persons with mental disorders. *Psychiatric Services, 56*, 810–815.

Nee, C., & Farman, S. (2005). Female prisoners with borderline personality disorder: Some promising treatment developments. *Criminal Behavior and Mental Health, 15*, 2–16.

Reid, J. B., & Patterson, G. R. (1991). Early prevention and intervention with conduct problems: A social interactional model for the integration of research and practice. In G. Stoner, M. R. Shinn, & H. M. Walker (Eds.), *Interventions for achievement and behavior problems* (pp. 715–739). Silver Spring, MD: National Association of School Psychologists.

Rosenfeld, B., Galietta, M., Ivanoff, A., Garcia-Mansilla, A., Martinez, R., Fava, J., . . . Green, D. (2007). Dialectical behavior therapy for the treatment of stalking offenders. *International Journal of Forensic Mental Health, 6*(2), 95–103.

Sakdalan, J. A., Shaw, J. J., & Collier, V. V. (2010). Staying in the here-and-now: A pilot study on the use of dialectical behavior therapy group skills training for forensic clients with intellectual disability. *Journal of Intellectual Disability Research, 54*(6), 568–572.

Samuels, J., Eaton, W. W., Bienvenu III, O. J., Brown, C. H., Costa, P. T., & Nestadt, G. (2002). Prevalence and correlates of personality disorders in a community sample. *British Journal of Psychiatry, 180*, 536–542.

Schmidt III, H., & Ivanoff, A. (2007). Behavioral prescriptions for treating self-injurious behavior in correctional settings. In O. Theinhaus & M. Piasecki (Eds.), *Correctional psychiatry: Practice guidelines and strategies* (pp. 7–23). Kingston, NJ: Civic Research Institute.

Shelton, D., Sampl, S., Kesten, K. L., Zhang, W., & Trestman, R. L. (2009). Treatment of impulsive aggression in correctional settings. *Behavioral Sciences & The Law, 27*(5), 787–800.

Smith, H. P., & Kaminski, R. J. (2010). Inmate self-injurious behaviors: Distinguishing characteristics within a retrospective study. *Criminal Justice and Behavior, 37*(1), 81–96.

Swenson, C. R., Torrey, W. C., & Koerner, K. (February 2002). Implementing dialectical behavior therapy. *Psychiatric Services, 53*(2), 171–177.

Thomas, T., Leaf, M., Kazmierczak, S., & Stone, J. (2006). Self –injury in correctional settings: "pathology" of prisons of prisoners? *Criminology and Public Policy, 38*, 193–202.

Trupin, E. W., Stewart, D. G., Beach, B., & Boesky, L. (2002). Effectiveness of a dialectical behavior therapy program for incarcerated female juvenile offenders. *Child and Adolescent Mental Health, 7*, 121–127.

van den Bosch, L. M. C., Hysaj, M., & Jacobs, P. (2012). DBT in an outpatient forensic setting. *International Journal of Law and Psychiatry, 35*, 311–316.

Verona, E., Sachs-Ericsson, N., & Joiner, T. R. (2004). Suicide attempts associated with externalizing psychopathology in an epidemiological sample. *American Journal of Psychiatry, 161*(3), 444–451.

Washington State Institute for Public Policy (WSIPP). (2002). *Preliminary findings for the Juvenile Rehabilitation Administration's Dialectical Behavior Therapy Program, Document No. 02-07-1203.* Olympia, WA: Washington State Institute for Public Policy.

Wong, S., & Hare, R. D. (2005). *Guidelines for a psychotherapy treatment program.* North Tonawanda, NY: MHS.

Zlotnick, C. C. (1999). Antisocial personality disorder, affect dysregulation and childhood abuse among incarcerated women. *Journal of Personality Disorders, 13*(1), 90–95.

# ///23/// 边缘型人格障碍与倡导运动

PAULA TUSIANI-ENG, BEA TUSIANI

王硕 王舟 译

## 引言

根据世界卫生组织（2003 年）的规定，开展精神健康宣传的目的是促进精神障碍患者的人权，并减少耻辱、歧视和康复障碍。20 世纪 50 年代至 70 年代，随着精神病院的去机构化，精神健康倡导在美国正式兴起（Tomes，2006）。精神障碍患者的家庭、精神障碍患者，开始公开发声，表达他们对虐待和忽视的担忧。

自我倡导，即相信精神疾病患者可以代表自己行事并能够监督其治疗，已经成为一项被普遍接受的原则（WHO，2003）。这一想法最终得到了新的非营利组织、心理健康专业协会和改革政府机构的支持。

在美国，边缘型人格障碍（borderline personality disorder，BPD）患者的倡导是一个相对较新的概念。在精神卫生改革运动期间，BPD 作为一种诊断几乎没有被认可，因为 BPD 患者尚未被正式确认（Kernberg，1975），直到 1980 年才被列入《精神障碍诊断与统计手册》（DSM）（American Psychiatric Association，1980；Linehan，1993）。这一时期，政府资助的社区诊所和社会福利项目发展起来，以满足那些更容易辨认的精神疾病患者的需求，如双相障碍、精神分裂症和重性抑郁障碍，但 BPD 并不被认为是一种严重的精神疾病。

医学界对 BPD 的特征（情绪调节障碍、冲动和自杀倾向）的持续争论导致了其地位的下降（Lyrer，1999）。美国绝大多数临床医生并不承认 BPD 是一种合法的精神障碍，一些人强烈反对将其纳入 DSM（Linehan，1993）。

在美国随着精神健康开始倡导倡议的发展，几乎没有研究可以帮助医生了解 BPD 的病因学和生物学（Lis，Greenfield，Henry，Guile & Dougherty，2007）。BPD 包括多层面的难以识别的症状，使没有经过专业培训的临床医生很难诊断（Paris，2007）。正因为缺乏关于 BPD 的医学知识、教育研究，医生会把这些 BPD 患者标签为"相处困难""难以管理"或"难以处理"（Sulzer，2015），这种污名化的做法一直延续到今天。

直到 20 世纪 90 年代，BPD 治疗才出现新的、有效的、基于证据的治疗方法。这些疗法包括以移情为中心的治疗（Yeomans，Clarkin & Kernberg，2005）、辩证行为疗法（dialectical behavior therapy，DBT；Linehan，1993）、聚焦图式疗法（Young & Swift，1988）、良好的精神病案例管理（Gunderson，2011）和心智化疗法（Bateman & Fonagy，2010）。这些方法有的根植于行为原则，有的根植于精神分析理论和案例管理。随着这些特殊治疗方法的出现，BPD 患者可以接受专业化治疗，并有康复的希望。大多数治疗都是强化个体化或团体治疗，通常一周进行几次。

目前，尽管研究支持这些治疗方法的有效性，但这类治疗方法的成本使大多数 BPD 患者难以获得这些治疗（Maclean，2013）。由于循证治疗培训的昂贵性质（Howe，2013），没有足够的熟练的临床医生来满足需求。并且这些临床医生中的大多数人居住在美国东部或西海岸的大学或精神病学研究中心附近，这就导致美国中部的一大部分 BPD 患者得不到足够的服务。

许多基于短期精神健康模型支付系统的健康保险公司，没有把 BPD 作为可支付的诊断来编码。因此，许多有效治疗 BPD 的长期循证治疗费用昂贵，而未纳入医疗保险项目内，需要患者自费获取这些疗法（Lohman，2016；Maclean，2013）。因此，

BPD 在治疗方面仍然存在重大阻碍，包括费用、污名化和歧视，以及缺乏支持社区康复资源和科学研究。

## 家庭支持组织是 BPD 倡导运动的早期领导者

因此，在努力提高公众对 BPD 的认知方面，家庭成员和照料者成为第一批领导者。由于情绪调节困难和缺乏一致性的身份认同，BPD 的显著特征之一是人际关系困难。BPD 患者具有很高的拒绝敏感性，恐惧害怕被抛弃，有强烈的依恋需求，而且他们很容易出现严重的情感爆发。BPD 患者的症状和行为深深交织在家庭系统中，影响着家庭沟通和互动的方方面面。目前的研究表明，BPD 患者的家庭成员比其他患有精神疾病患者的照料者经历更多的焦虑、压力和疲劳（Bailey，2013）。

然而，早期的 BPD 治疗只关注个人与治疗师的治疗关系，排除了家庭在治疗过程中的作用。这可能归因于将 BPD 与无效家庭环境、忽视和虐待联系起来的研究（Frazzetti, Shenk & Hoffman, 2005; Linehan, 1993）。Christian Beds（2005）解释说：直到现在，治疗师仍然缺乏途径教育家庭和患者认同他们都是疾病的受害者。所以他们仅建立了一种个人和患者的中立的关系，根据精神分析模型，排除和忽略了家庭。家庭治疗和心理教育并没有被精神卫生专业人员强制规定为 BPD 的治疗标准，但如今在实践中应用很普遍（Rathus & Miller，2014）。

由于他们症状的脆弱性，被诊断为 BPD 的人无法为自己辩护。许多人一直被误诊，从而防碍了他们康复的进程。当对所爱的人治疗过程没有进展感到沮丧时，家庭成员开始介入，这提高了人们对 BPD，以及 BPD 对个人、家庭和更广泛社区影响的认识。

## 全国性组织致力于提供直接支持、资源和宣传

美国人格障碍治疗和研究促进协会（Treatment and Research Advancements National Association for Personality Disorder, TARA）是纽约市的一个全国性非营利组织，由 Valerie Porr（Porr, n.d.）于 1994 年成立。这个组织是第一个引起公众对 BPD 关注的组织。它的任务包括教育和向家庭、患者和治疗者提供有关 BPD 的信息（www.tara4bpd.org; see Treatment and Research Advances, n.d.）。TARA 成为认可 BPD 诊断的倡导团体，并倡导关注 BPD 的神经生物病因学研究。

Perry Hoffman 于 2001 年成立了第二个为满足家庭成员需要的全国性组织——全国边缘型人格障碍教育协会（National Education Association for Borderline Personality Disorder, NEA-BPD, n.d.）。它由一个领导结构管理，其中包括训练有素的临床医生、科学顾问委员会和训练有素的志愿者。NEA-BPD 为临床医生以及家庭成员提供家庭教育、支持和宣传、组织和会议。其网站显示，NEA-BPD 已经为科学家和临床医生举办了超过 65 次的专业会议，以分享 BPD 的新研究成果（http://www.borderlinepersonalitydisorder.com）。

NEA-BPD 通过与美国国家精神疾病联盟（National Alliance for Mental Illness, NAMI）的合作关系，要求物质滥用和精神卫生协会（Substance Abuse and Mental Health Association, SAMSHA）提交一份关于 BPD 的国会报告。这是 BPD 第一次作为严重的精神疾病纳入国会记录（物质滥用和精神健康管理局，2010）。此外，NEA-BPD 与代表 Tom Davis 合作，在 2008 年第 110 届国会上发起众议院第 1005 号决议，支持"边缘型人格障碍认识月"的目标和理念（https://www.congress.gov/bill/110th-congress/house-resolution/1005/text）。

Pamela Ann Tusian 的家人也加入了 BPD 倡导运动，当时他们 23 岁的女儿死于食物和抗抑郁药苯丙胺（Parnate）之间的相互作用。从 1999 年到 2001 年，Pamela 一直因抑郁症和 BPD 接受治疗，当时她在一家长期护理机构接受治疗，因为药物管理不当导致脑出血（Tusiani, Tusiani & Tusiani-Eng, 2013）。

经过 3 年的努力，他们找到了足够的治疗设施和受过 BPD 培训的临床医生。在此激励下，2003 年该家庭利用非正常死亡法律诉讼的和解协议，在纽约长老会医院的韦斯切斯特分部建立了边缘型人格障碍资源中心（Borderline Personality Disorder Resource Center, BPDRC）。它的主要任务是促进 BPD 教育，并将被 BPD 影响的人与已建立治疗和支持资源联系起来（http://www.nyp.org/bpdresourcecenter）。

BPDRC 由一名社会工作者组成，他维护着世界上临床医生、设施和专门涉及 BPD 的项目最大的数据库。自成立以来，BPDRC 已经收到 13 000 多个电话，平均每月 130 个电话［边缘型人格障碍资源中心报告（Borderline Personality Disorder Resource

Center Reports），2016]。一项对 BPDRC 从 2008 年到 2015 年积累的数据研究发现，污名化、资金问题和共病障碍是 BPD 寻求治疗的障碍（Lohman，2016）。

## 新的区域组织强调教育和家庭支助

最近，与 BPD 有个人或家庭联系的人们成立了新的组织，它集中在美国和加拿大的特定区域，以提高人们对 BPD 的认识并提供家庭支持。其中之一是佛罗里达 BPD 协会，它是一个基于 Web 的信息服务机构，也为临床医生、个人和家庭成员举办支持小组和讲习班（www.fbpda.org）。另一个是新英格兰人格障碍协会（New England Personality Disorders Association，NEPDA，n.d），该协会除了一个网站电话热线，每月还举办家庭教育研讨会，有时还与马萨诸塞州波士顿的麦克莱恩精神病院合作（www.nepda.org）。

在美国之外，Lynn 和 Mike Menu Courey 夫妇于 2011 年在加拿大安大略省成立了萨什贝尔基金会（n.d），以纪念他们的女儿萨沙（Sasha）。萨沙是一名出色的游泳运动员，她患有 BPD，在 20 岁时结束了自己的生命。他们每年组织一次纪念她的"边缘行走"，在学校作为客座演讲者讨论 BPD 和自杀预防，并为临床医生举办会议，特别关注早期干预、正念和早期 DBT（www.sashbear.org）。

新进展通过社交媒体以指数级扩散外延。2012年，由乔治亚州亚特兰大的一位名叫弗雷德里克·拜因（Frederic Bein）的家长创立了人格障碍兴趣网站（Personality Disorder Awareness Network，PDAN，n.d.），旨在促进早期 BPD 评估，重点是对高危青少年的社会心理干预以及父母教育。PDAN 培训志愿者使用社交媒体、博客和网络研讨会介绍其网站的内容，最终拥有 30 万名用户，成为世界上 BPD 最大的社交媒体业务（www.pdan.org）。

## 家庭和临床医生将宣传工作转向研究

随着基层家庭支持和教育组织的发展，临床医生也认识到有必要组织起来以促进 BPD 的研究。根据 NIMH 提供资金的剖析，从 2009 年到 2013 年，BPD 获得的精神健康疾病研究资助最少（http://

nimh.nih.gove/funding/funding-strategy-for-research-grants/the-anatomy-of-nimh-funding）。尽管 BPD 普遍存在，并对个人和社会产生破坏性影响，但它在很大程度上仍然没有被精神病学研究界作为优先资助的疾病项目（Zimmerman，2015）。

2012 年，北美人格障碍研究协会（North American Society for the Study of Personality Disorders，NASSPD，n.d.）成立，这是一个致力于人格障碍研究的临床医生和科学家的专业组织。其任务是强调向临床社区和公众传播新的研究，即人格障碍患者的积极治疗结果，并募集研究资金。每年举行一次 NASSPD 会议，展示新的研究成果，培养对这一领域工作感兴趣的新一代年轻研究人员（http://www.nasspd.org）。BPD 的家庭成员也认识到 BPD 研究缺乏资金，并且从事相关研究的科学家数量很少。于是 2011 年成立了"边缘型人格障碍研究家庭（Families for Borderline Personality Disorder Research，FBPDR）"，旨在为大脑与行为研究基金会（Brain and Behavior Research Foundation，BBRF，2016）募集和捐赠资金，专门用于边缘型人格障碍研究（www.bbrfoundation.org）。自成立以来，FBPDR 已经资助了 5 名 BPD 研究人员，他们每个人都从 BBRF 获得了 7 万美元的 NARSAD 青年研究员补助金（http://www.familiesforbpdresearch.org）。BPD 倡导者兼博主 Amanda Wang 于 2016 年创立了 ReThinkBPD（n.d.），以促进研究和发展。在 2016 年 5 月的"边缘型人格障碍认识月"期间，Wang 主持了每周一次的播客系列节目，主题是治疗和康复，主要面向临床医生和遭受该疾病困扰的人。所有筹集的资金都捐给了 BBRF（http://rethinkbpd.org）。她还参加了一场半程马拉松比赛，为她的任务筹集资金。

在 BPD 研究活动中，倡导研究是一个相对较新的现象。无论如何，大多数患有这种疾病的个体和家庭成员都一致认为，需要更多的研究来理解 BPD 是一种疾病，并开发出更有效的治疗方法。2015 年 5 月，一家名为"情绪问题公司"（Emotions Matter，Inc.）的新公益组织发起了一项在线请愿活动，要求增加 BPD 的研究资金。在 6 周内，该组织收到了超过 5000 个签名，后来在"BPD 认识月"期间，这些签名被提交给了 Bruce Cuthbert 博士，他当时任国家心理卫生研究所（National Institute of Mental Health，NIMH）代理所长（www.emotionsmatterbpd.org）。那些生活遭受 BPD 影响的人们不仅签署了请愿书，而且还留下了评论，恳求 NIMH 认可他们的诊断。这场在社交媒体上进行的大规模运动是第一批邀请公民成为 BPD 的自我倡导者的运动之一。活动结束 2 个月后，NIMH 更新了 BPD 网页，表明受 BPD 影响的个体有权公开发表意见，并自我倡导政府政策的改变（http://www.nimh/gov/health/topics/borderline-personality）。

## 个体发声为 BPD 的经历提供了启示

尽管受 BPD 影响的家庭在 20 世纪 90 年代通过加入各种组织来提高人们的认识，但是 BPD 患者仍然显得隐秘。在这一时期，在电影中对 BPD 的艺术形象引用可能是一个促成因素，因为它在很大程度上是基于负面刻板印象，导致公众对那些迫切需要支持的人缺乏同情心。《致命的诱惑》（*Fatal Attraction*）和《移魂女郎》（*Girl Interrupted*）等电影中，对 BPD 的一维刻画捕捉到了许多 BPD 的外在负面症状，从而延续了公众对该疾病的污名化和恐惧，而没有赋予人物情感深度来描绘一个更完整的 BPD 形象（http://www.psychologytoday.com/blog/reel-therapy2012）。

在同一时期，其他人开始更加公开地谈论自己与精神疾病作斗争的体验。Elizabeth Wurtzefs 的《我的忧郁青春》（*Prozac Nation*）（1994）和 Kay Redfield Jamison 的《躁郁之心》（*An Unquiet Mind*）（1996）具有开创性的意义，因为它们将精神药物治疗精神疾病的作用正常化，表达了更真实的抑郁障碍和双相障碍体验。这使人们转向消除长期以来把精神病人关进监狱、对精神疾病污名化、谈论精神疾病是禁忌的趋势。

尽管一些精神疾病在公共场合讨论变得更加安全，但 BPD 仍然是一个谜。戴安娜王妃被怀疑患有 BPD，但这种可能性被笼罩在神秘和耻辱之中（Smith，1999）。公众所看到的都是 BPD 的冲动性、人际关系不稳定、自杀想法的表面消极行为，却没有意识到这些是内心极度痛苦的一个真实的人。公众对 BPD 的污名化太严重了，以至于戴安娜王妃无法透露她疾病的真实性质。

## 新时代改变了 BPD 的自我披露

20 世纪末，随着循证治疗被证明更有效，BPD 患者开始通过适当的治疗而稳定下来（Zanarini，Frankenburg & Hennen，2003）。随着康复成为可能，它成为近年来公众观念中游戏规则的改变者。越来越多的家庭成员开始真实地描述他们在与 BPD 患者生活中面临的挑战。《我恨你——别离开我》（*I Hate You-Don't Leave Me*，Kreisman & Straus，1991）和《与内心的恐惧对话》（*Stop Walking on Egg Shells*，Mason & Kreger，1998）是两本开创性的书，揭示了家庭，尤其是 BPD 患者配偶或伴侣的体验。

同样地，一系列的个人回忆录也出现了，为 BPD 的情感维度提供了更真实的声音。其中包括 Rachel Reiland 的《让我离开这里：我从边缘型人格障碍中康复》（*Get Me Out of Here*：*My Recovery from Borderline Personality Disorder*）（2004）；Keira Van Gelder 的《佛与边缘：辩证行为疗法、佛学与网络交友让我从边缘型人格障碍中恢复》（*The Buddha and the Borderline*：*My Recovery from Borderline Personality Disorder Through Dialectical Behavioral Therapy*，*Buddhism*，*and Online Dating*）（2010 年）；Merri Lisa Johnson 的《需要止血带的女孩：边缘型人格回忆录》（*Girl in Need of a Tourniquet*：*Memoir of a Borderline Personality*）（2010）；Stacy Pershall 的《在我自己的房子里大声说话：一个奇怪女孩的回忆录》（*Loud in the House of Myself*：*Memoir of a Strange Girl*）（2012）。这些回忆录开始扭转局面，让其他人可以安全地讲述他们的经历。

当公众人物开始公开披露他们的 BPD 诊断，以减轻污名化并唤起公众的注意时，希望就浮出水面。DBT 的创始人、精神疾病专家 Marsha Linehan 在《纽约时报》（Carey，2011）上透露，开创性治疗背后的动机是她自己与 BPD 的个人抗争（http://www.nytimes.com/2011/06/23/health）。Linehan 随后成立了 Linehan 研究所，以支持 BPD 教育、研究和基于科学的治疗以及行为技术，这是 DBT 的培训和咨询机构（http://linehaninsititue.org）。Brandon Marshal 是纽约喷射机队（New York Jets）的一名橄榄球运动员，在多年与愤怒问题、执法部门打交道以及短期住院治疗抗争后，他讲述了自己 BPD 的故事（Klemko，2011）。Marshal 后来创立了"边缘计划"来提高人们对 BPD 的认识。作为第一个公开自己患有 BPD 的知名体育人物，Marshal 让其他人尤其是男性，更加愿意公开该疾病。

这种公开曝光为有关 BPD 的个人叙事、博客和同伴支持小组以及通过 Facebook、Twitter 和 Tumblr

等进行的社交网络媒介的激增奠定了基础。一些比较知名的 BPD 博客和网页在全球有成千上万的粉丝，其中包括 www.anythingtostopthepain.com，www.bpdawareness.org，www.facebook.com/bpdal，www.bpdcentral.com，http://bpdawareness.bigcartel.com，www.bpdfamily.com，www.bpddemystified.com.www.hopeforbpd.com，www.mydialecticallife.com，www.thefightwithus.com，www.my-borderline-person，ality-disorder.com，http://www.my-borderline-nightmare.tumblr.com 等。虽然这一新发展尚未被研究过，但在线网站的激增表明，BPD 患者可以通过社交媒体获得安慰、支持和认可。

在 BPD 首次被纳入 DSM-Ⅲ 的 30 多年后，这个曾经被隐藏在幕后的疾病已经出现在公众视野。BPD 患者终于能够表达他们情感和行为障碍的深度，详细描述他们对成瘾、进食障碍、自残和自杀行为的经历，以进一步寻求帮助、认识和支持。

## 努力创建 BPD 倡导的新运动

2013 年，Bea Tusiani 和 Paula Tusiani-Eng 用他们已故女儿（Pamela）的个人日记写下了《纸上生活的遗迹——母女与边缘型人格障碍的抗争》（*Remnants of a Life on Paper—A Mother and Daughter's Struggle with Borderline Personality Disorder*）（Baroque Press，2013）。这本书记录了 Pamela 与 BPD 抗争 3 年期间所经历的混乱。他们向医院和大学的临床医生、医学生、社会工作者以及普通公众所做的演讲，吸引了一大批有着惊人相似经历的支持者。

2015 年 5 月，Tusiani 和 Tusiani-Eng 邀请这些支持者参加一个名为"母亲和其他人为获得边缘型人格障碍的认识而行走"的团队，活动在纽约市的 NAMI 步行街开展。50 多名受 BPD 影响的个人和家庭成员参与了这项活动，展现了与倡导运动一样的激情。焦点小组后来揭示了人们改变医学界对 BPD 污名化的方式，提高了 BPD 治疗的医疗保险覆盖范围，增加了政府对 BPD 研究的投入，并且鼓励早期诊断和预防。

2015 年 8 月，Rosa Nouvini 和 Roya Nouvini 与 Paula Tusiani-Eng 共同创办了一个名为"情感问题公司"（Emotions Matter Inc）的非营利性组织，以解决这类担忧。它的主要任务是联系授权那些遭受 BPD 影响的人，增强他们的能力，提高他们的认识，并倡导更好的精神卫生保健（www.emotionsmatterbpd.org）。这个网站的独特之处在于，它致力于让 BPD 患者参与其组织结构，促进领导能力，并提供同伴支持。

这个网站的首批举措之一是减少 BPD 患者的社会孤立性，他们认为这是他们康复的主要障碍。该组织每月在纽约市举行面对面的会议，如果由于地理原因参加困难时，它还为 BPD 患者在 Facebook 上建立了一个封闭的小组。这个小组的目的是为处于不同治疗和康复阶段的 BPD 患者创造一个私密的交流空间，以保证倡导的通畅。它还促进同伴支持、授权和重构他们关于 BPD 的叙事。

叙事之所以重要是因为它们为一个人旅程提供了合法性（Nelson，2008）。许多 BPD 患者最初被医生告知康复是困难的，而且不能保证他们会好转，从而造成患者绝望。他们将公众的污名内化，认为其他人说的是真实的，这成为了他们康复的障碍（Roe，Hasson-Ohayon，Mashiach-Eizenberg，Lysaker & Yanos，2014）。通过叙事的力量，个人讲述他们自己的康复故事，而不是让卫生专业人员、污名化的标签或糟糕的统计数据来定义他们的发展轨迹。

## 赋能重构 BPD 的叙事使患者从绝望走向希望

在过去的 10 年里，随着大量关于 BPD 的故事叙述层出不穷，尤其是在社交媒体上，在赋能的话语体系中共同模式形成了。随着 BPD 患者得到授权和参与更广泛的倡导活动，他们的个人叙事已经从绝望转向希望。

有充分的证据表明，BPD 患者及其家庭成员经历了医学界的污名化和无视。研究表明，精神卫生专业人员经常对 BPD 患者污名化，使用负面语言，并将他们贴上操纵性、难以管理、寻求关注和不值得的浪费资源的标签（Fallon，2003；Lewis & Appleby，1988）。由于这种偏见，年轻的临床医生往往选择不接受培训和学习专业化地治疗 BPD，从而进一步减少了患者获得高质量临床治疗的机会。

这些偏见被 BPD 患者所内化，他们认为自己不值得被治疗，从而助长了消极的自我对话和自我污名化。他们中的一些人完全拒绝接受治疗，因为临床医生和能够提供帮助的权威人士，让他们觉得自己是无药可救的（Kling，2014）。使用污名化语言的临床医生阻碍了他们的康复过程，因为 BPD 患者采用临床医生基于污名化言论的负面叙述，而不是拥有自己的故事（Errerger & Foreman，2016）。

正是情感问题公司的经验，通过其封闭的 Facebook 小组和成员会议，叙事重述帮助 BPD 患者采用一个更有力量的框架来促进康复。通过教育、治疗和支持性环境，BPD 患者拒绝临床医生的叙述，并通过康复过程发展自己更真实、更认可的自我意识。

在帮助 BPD 患者成为自我倡导者，并参与重构其个人叙事的过程，从受害者到幸存者、从专家到倡导者的个人叙事重构过程中，人们观察到了主导主题和基本阶段。专家主张：

**1. 理解 BPD 的生物学根源**："这都是我的错，是我造成了我的 BPD"变成"这是一种源于情绪调节障碍的大脑紊乱，我的大脑处理情绪的方式也有所不同，但我可以学习一些技能，重新训练我的大脑，以一种中立的方式思考问题"。

**2. 希望他人理解 BPD 造成的情感痛苦**："我感觉很糟糕，伤害了我身边的每个人。我疯了，把他们都推开了……"转变为"我想让他们知道我受到多大的伤害，让他们与我一起分享我的痛苦，并帮助他们理解我的感受"。

**3. 家庭医生认知的污名化**："我在寻求关注、善于操控并有很多问题，这是医生、家人说的，所以这一定是真的"变成"我会找到一个医生 / 朋友，他们会倾听、理解并认可我的 BPD 经历"。

**4. 认识到一个人的 BPD 个性优势**："你如此边缘化"变成"我不仅仅是我的障碍，处于边缘状态只是我的一部分。它让我感到敏感、有同理心、有创造力，并且给了我一种帮助他人的强烈愿望，这些都是很好的品质"。

**5. 治疗带来希望和康复**："你永远不会变得越来越好"变成了"看别人变得越来越好，如果我运用我的技能并寻求支持，我也可以且必将变得更好"；"我不需要治疗，我找不到或负担不起任何一个治疗师"变成"治疗是我康复的重要组成部分，我可以倡导自己去找到医生、治疗和支持"。

**6. 康复创造了一种与社会联系的渴望**："我是唯一患有这种可怕疾病的人。我把人们都赶走了，没人想要我，我感到完全孤独和被遗弃"变成"有 BPD 的人理解我的感受。我并不孤单。我有一些朋友，当我变得情绪失控时可以打电话给他们。他们不会抛弃我，因为他们喜欢我这个人，也了解 BPD"。

**7. 联系促进了 BPD 的倡导和赋权**："除了我自己，我永远不可能帮助任何人"变成"我可以利用我 BPD 的经验和知识来帮助别人。我不是唯一一个经历过治疗无效、污名化和无法获得治疗的人。讲故事对我的康复很重要。提高对 BPD 的认识和倡导，将令我和其他与我同一立场的人有所不同。我可以帮助他们康复，作为我自己康复的一部分"。

在"情感问题"的经验中，重构个人叙事的过程最好发生在同伴群体的背景下。一项关于 BPD 女性自我污名化和赋权的研究发现，觉察歧视的合法性和群体认同是赋权过程中的两个关键变量（Rusch，Lieb，Bohus & Corrigan，2006）。当这个群体表达出类似的愤怒和挫败情绪时，那些强烈认为污名化是不公平的女性被赋能了。成为同伴群体的一员使他们的羞愧、内疚和孤立的体验正常化。这也使他们能够对那些让自己的情绪和诊断无效的人表达他们的愤怒。表述污名化是建立一种新的赋能叙事的一个重要组成部分，也是作为他们参与更广泛的宣传工作的催化剂。

# 促进未来倡导运动的挑战、障碍和机会

## 个体层面

虽然 BPD 自我倡导的运动未得到充分研究，仍处于发展的早期阶段，但未来仍有一些增长的机会。《纽约时报》最近报道了替代性点对点干预措施的兴起，如听力之声网站，已被证明对精神分裂症和其他严重的精神疾病患者是成功的（Carey，2016）。这种方法较少依赖传统的医疗模式，而是强调同伴的调解危机干预和社区支持服务，这些服务已证明对通过其他方式未能取得成功的人是有效的。

长期以来，在治疗精神疾病，特别是成瘾性疾病方面，点对点的干预措施一直很受欢迎。然而，它们并不是专门为 BPD 患者设计的。Rachel Kling（2014）报告了佛蒙特州农村地区一个成功的危机干预团队情况。在该团队中，BPD 患者接受了团队干预的培训。但这类干预措施尚未得到研究或发展。

在情感问题公司的 BPD 患者已经表达了成为同伴顾问的兴趣，并且强烈希望成为 BPD 的危机干预专业人员。虽然点对点的介导干预，特别是危机干预有很大的潜力，但 BPD 人群的高自杀风险需要广泛的临床监督、同行领导培训课程，以及为资助这样一个项目而需要的资金。

情感问题公司的工作人员在其成员的可变性和可靠性方面面临着组织上的挑战。绝大多数自我披露患有 BPD 的成员也在接受治疗，并且有一定程度的功能受损，这可能意味着长期致力于同伴领导培训的承诺具有挑战性。然而，在适当的临床监督和支持下，它也可以成为志愿者同伴工作人员的一个赋能项目，在对 BPD 人群服务严重不足时，这种类型的项目可能更适合于治疗范围更广的个体，而不是新诊断的人。

## 组织层面

目前，使更广泛的 BPD 倡导运动团结起来，并产生重大的变革，还需要克服许多障碍。其中包括加强现有 BPD 组织之间的沟通，建立政府机构和医疗/科学界的统一战线，促进与 BPD 社交媒体博客和自我倡导者的联系，扩大财政资源以支持促进 BPD 的宣传工作，包括广泛的传送、促进和教育推广。

从好的方面来说，我们有机会与更多的组织建立合作，如消除污名化组织、改变思维组织、美国预防自杀基金会，他们已经将社交媒体作为一个不断发声的会议场所，以使全世界范围内的人（尤其是那些受到 BPD 严重影响的年轻人）都能听到他们的声音并得到统计。临床社区的各个部分已经表明，他们热衷于通过参与宣传来支持他们的患者。未来还需要做更多的工作，将老一辈临床医生的努力（他们不使用社交媒体）与年轻患者联系起来，这些年轻的患者正以重要的、在很大程度上还未被认可的方式寻求验证，这可能会改变临床社区对 BPD 的感知方式。

## 临床层面的倡导

Zimmerman（2015）认为，与其他精神障碍相比，临床社区缺乏对 BPD 的宣传策略。BPD 作为一种疾病诊断，资金不足，认识不足，而且经常被误诊。这些都归因于对临床医生缺乏宣传策略，他们在很大程度上忽视了 BPD，他强调了该疾病对公共卫生的影响（Zimmerman，2015）。

虽然全国健康与社会保障协会在加强关于 BPD 研究的传播、增强年轻研究者的能力以及宣传该领域的新进展方面取得了长足进步，但很少有专业卫生保健机构将提高公众认识和减少污名化作为优先事宜。未来在临床层面需要努力宣传，包括改变

BPD 的名称，以密切反映一个更加积极的框架，要求在医学培训中进行 BPD 教育，开展专门针对临床医生的全面的反污名化运动，并倡导更好地解释关于流行性和自杀率的统计数据，以及其他可能的举措。希望临床医生真正有兴趣地支持 BPD 的倡导，并对代表该疾病的集体组织持开放态度。正如 Zimmerman（2015）所指出的，这将代表以各种不同治疗方式和研究兴趣的临床医生进行更慎重的规划和策略。

## 政策层面上的倡导

在政策层面，对 BPD 的宣传倡议应从个体一直渗透到最高的政府机构、系统和医疗保险公司。未来发展的一些领域包括，需要对那些被确定为有 BPD 风险或在童年/青少年早期显示出 BPD 特征的人进行积极的早期干预。研究表明，从发展轨迹来看，早期干预是获得较好结果的积极因素，有可能挽救生命。

医疗保险公司的歧视是一个宏观经济问题，长期以来一直困扰着受 BPD 影响的个人和家庭。倡导团体和临床医生可以做更多的工作，游说在各州立法，要求为循证治疗 BPD 提供医疗保险。治疗可以挽救生命，如果不治疗，将给社会带来昂贵的代价，因为未经治疗的 BPD 会导致自杀率上升，以及与 BPD 相关的其他社会问题，如无家可归、儿童寄养、监禁和失业。为了成功地倡导医疗保险覆盖的必要性，有必要对 BPD 做进一步的经济和社会影响研究。

最后一个重要的宣传领域是让 NIMH 资助更多的研究。减轻污名化的最重要因素是将 BPD 合法化为一种对公共卫生产生重大影响的严重的精神疾病。自 BPD 首次被承认以来，近 80 年来在宣传方面取得了很大进展，但要理解 BPD 作为一种与其他疾病同等重要的精神疾病，在大脑研究的各个方面还有很多工作要做。

强调流行病学研究的的重要性，更准确地测量与 BPD 相关的死亡统计数据，以及对社会和经济影响研究，研究将继续为公众认识提供证据。目前由 NIMH 资助的许多研究验证了对 BPD 干预的有效性。虽然治疗对康复至关重要，如果 BPD 个人和家庭成员无法获得这类干预措施，鉴于其高昂的成本和有限的可用性，研究界必须战略性地将 BPD 作为一种诊断，以增加获得救命治疗的机会，减少污名化，并提高对 BPD 的一般认识。

# 结论

　　随着时间的推移，美国对 BPD 的宣传倡导不断发展，尽管与其他疾病相比，它仍落后于精神卫生改革运动。随着更好的研究和干预措施的出现，个体和家庭成员正在康复并开始在社会上倡导他们的需求，包括获得治疗、信息和公众认可。

　　努力赋能和动员 BPD 患者仍处于起步阶段，但社交媒体和 BPD 组织的发展趋势显示了未来增长的新方向。通过重新定义他们被污名化的叙事，并采用一个更有力量的框架，BPD 患者及其家庭成员将继续发展为变革的推动者，他们的行为将影响个体、组织、临床和社会政策层面的无数举措。

# 参考文献

American Psychiatric Association. (1980). *Diagnostic and statistical manual of mental disorders* (3rd Ed.). Washington, DC: Author.

Bailey, R. C. (2013). Burden and support needs of carers of persons with borderline personality disorder: A systematic review. *Harvard Review Psychiatry*, 21, 248–258.

Bateman, A., & Fonagy, P. (2010). Mentalization based treatment for borderline personality disorder. *World Psychiatry*, 9(1), 11–15.

Beels, C. (2005). Foreword. *Understanding and treating borderline personality disorder*. Arlington VA: American Psychiatric Publishing.

Borderline Personality Disorder Resource Center (BPDRC). (2016). *Reports*. New York-Presbyterian Hospital. Retrieved from: http://www.nyp.org/bpdresourcecenter

The Brain and Behavior Research Foundation (BBRF). https://bbrfoundation.org/

Carey, B. (2011, June 23). Expert on mental illness reveals her own fight. *New York Times*. Retrieved from: http://www.nytimes.com/2011/06/23/health/23lives.html?pagewanted=all&_r=0

Carey, B. (2016, August 8). An alternative form of mental health gains a foothold. *The New York Times*. Retrieved from: https://www.nytimes.com/2016/08/09/health/psychiatrist-holistic-mental-health.html

Emotions Matter, Inc. (n.d.) www.emotionsmatterbpd.org

Errerger, S., & Foreman, A. (2016). "That's so borderline"—language matters when talking about BPD. *The New Social Worker*. http://www.socialworker.com

Fallon, P. G. (2003). Traveling through the system: The lived experience of people with BPD in contact with psychiatric services. *Journal of Psychiatric and Mental Health Nursing*, 10 (4), 383–401.

Families for Borderline Personality Disorder Research (FBPDR). http://www.familiesforbpdresearch.org

Florida Borderline Personality Disorder Association (FBPDA). (n.d.) www.fbpda.org

Fruzzetti, A. E., Shenk, C., & Hoffman, P. D. (2005). Family interaction and the development of borderline personality disorder: A transactional model. *Development and Psychopathology*, 17, 1007–1030.

Gunderson, J. G., Stout, R. L., McGlashan, T. H., Shea, L. C., Grilo, C. M., Zanarini, M. C., … Skodol, A. E. (2011). Ten-year course of borderline personality disorder: Psychopathology and function from the Collaborative Longitudinal Personality Disorders study. *Archives of General Psychiatry*, 68(8), 827–837.

110th Congress. (2007–2008). House Resolution 1005: Supporting the goals and ideals of Borderline Personality Disorder Awareness Month. Rep. Davis, Tom [R-VA-11], Sponsor. Retrieved from: https://www.congress.gov/bill/110th-congress/house-resolution/1005/text

Howe, E. (2013). Five ethical and clinical challenges psychiatrists may face when treating patients with borderline personality disorder who are or may become suicidal. *Innovations in Clinical Neuroscience*, 10(1), 14–19.

Insel, T. (n.d.). *Director's blog: The anatomy of NIMH funding from 2009–2013*. https://www.nimh.nih.gov/funding/funding-strategy-for-research-grants/the-anatomy-of-nimh-funding.shtml

Jamison, K. R. (1996). *An unquiet mind*. New York: Vintage.

Kernberg, O. (1975). *Borderline conditions and pathological narcissism*. New York: Jason Aronson.

Klemko, R. (2011, July 31). Brandon Marshall reveals mental disorder. *USA Today*. Retrieved from: http://content.usatoday.com/communities/thehuddle/post/2011/07/brandon-marshall-reveals-his-borderline-personality-disorder/1.V9NyZforLcs

Kling, R. (2014*). Borderline personality disorder, language and stigma. *Ethical human psychology and psychiatry*, 16(2), 114.

Kreisman, M. D., & Straus, H. (1991). *I hate you—Don't leave me*. New York: Avon.

Lewis, G., & Appleby, L. (1988). Personality disorder: The patients psychiatrists dislike. *British Journal of Psychiatry*, 153(1), 44–49.

Linehan Institute. http://linehaninsititue.org

Linehan, M. (1993). *DBT skills training manual*. New York: Guilford.

Lohman, M. C. (2016). Qualitative analysis of resources and barriers for BPD in the US *Psychiatric Services*, 68(2), 167–172.

Maclean, J. C. (2013). *Borderline personality disorder: Insight from economics*. Retrieved from: http://scattergoodfoundation.org/activity/general/borderline-personality-disorder-insight-economics

Mason, P. T., & Kreger, R. (1998). *Stop walking on eggshells*. Oakland, CA: New Harbinger.

National Association for the Study and Advancement of Personality Disorders (NASSPD). (n.d.) http://www.nasspd.org

National Education Alliance for Borderline Personality Disorder (NEA-BPD). (n.d.) http://www.borderlinepersonalitydisorder.com

National Institute of Mental Health. (2016). *Borderline personality disorder*. Retrieved from: https://www.nimh.nih.gov/health/topics/borderline-personality-disorder/index.shtmlpart_145392

Nelson, J. R. (2008). Narratives of recovery: Reducing the stigma of mental illness. *Clergy Journal*, 85(1), 15–16.

New England Personality Disorder Association (NEPDA). (n.d.) www.nepda.org

Paris, J. (2007). Why psychiatrists are reluctant to diagnose borderline personality disorder. *Psychiatry*, 4(1), 25–39.

Pershall, S. (2012). *Loud in the house of myself: Memoir of a strange girl*. New York: W. W. Norton.

Personality Disorder Awareness Network (PDAN). (n.d.) www.pdan.org

Porr, V. (n.d.). *How advocacy is bringing borderline personality disorder into the light*. Retrieved from: http://www.tara4bpd.org/how-advocacy-is-bringing-borderline-personality-disorder-into-the-light

Rathus, J. H., & Miller, A. L. (2014). *DBT skills manual for adolescents*. New York: Guilford.

Reiland, R. (2004). *Get me out of here: My recovery from BPD*. Center City, MN: Hazelden.

Roe, D., Hasson-Ohayon, I., Mashiach-Eizenberg, M., Derhy, O., Lysaker, P. H., & Yanos, P. T. (2014). Narrative Enhancement and Cognitive Therapy (NECT) effectiveness: A quasi-effective study. *Journal of Clinical Psychology*, 70(4), 303–312.

Rüsch, N., Lieb, K., Bohus, M., & Corrigan, P. (2003). Brief reports: Self-stigma, empowerment, and perceived legitimacy of discrimination among women with mental illness. *Psychiatric Services*, 57(3), 399–402.

Sashbear Foundation. (n.d.) www.sashbear.org

Smith, S. B. (1999). *Diana in search of herself*. New York: Times Books.

Substance Abuse and Mental Health Services Administration (SAMSHA). (2010). *Report to congress on borderline personality disorder* (HHS Publication No. SMA-11-4644). Washington, DC: US Department of Health and Human Services.

Sulzer, S. H. (2015). Does "difficult patient" status contribute to de facto demedicalization? The case of borderline personality disorder. *Social Science & Medicine*, 142, 82–89.

Tomes, N. (2006). The patient as a policy factor: A historical case study of the Consumer/Survivor movement in mental health. *Health Affairs*, 25(3), 720–729. Retrieved from: http://libproxy.adelphi.edu:2048/login?url=http://search.proquest.com/docview/204649601?accountid=30971

Treatment and Research Advances National Association for Personality (TARA4BPD). (n.d.) www.tara4bpd.org

Tusiani, B., Tusiani, P., & Tusiani-Eng, P. (2013). *Remnants of a life on paper: A mother and daughter's struggle with borderline personality disorder*. New York: Baroque.

Tyrer, P. (1999). Borderline personality disorder: A motley diagnosis in need of reform. *Lancet*, 354, 2095–2096.

Van Gelder, K. (2010). *The Buddha and the borderline: My recovery from borderline personality disorder through dialectical behavioral therapy, Buddhism, and online dating*. Oakland, CA: New Harbinger.

Wang, A. RethinkBPD. (n.d.) http://rethinkbpd.org

World Health Organization. (2003). *Advocacy and mental health*. Retrieved from: http://www.who.int/mental_health/resources/en/Advocacy.pdf

Wurtzel, E. (1994). *Prozac nation*. New York: Houghton-Mifflin.

Yeomans, F. E., Clarkin, J. F., & Kernberg, O. F. (2005). *A primer of transference-focused psychotherapy for the borderline patient*. New York: Rowman & Littlefield.

Young, J., & Swift, W. (1988). Schema-focused cognitive therapy for personality disorders: Part I. *International Cognitive Therapy Newsletter*, 4, 13–14.

Zanarini, M. C., Frankenburg, F. R., Hennen, J., & Silk, K. (2003). the longitudinal course of borderline psychopathology: 6-year prospective follow-up of the phenomenology of borderline personality disorder. *American Journal of Psychiatry*, 160, 274–283.

Zimmerman, M. (2015). Borderline personality disorder: In search of advocacy. *Journal of Nervous Mental Disease*, 203(1), 8–12.

**WEBSITES REFERENCED**

www.anythingtostopthepain.com, www.bpdawareness.org, www.facebook.com/bpda1, www.bpdcentral.com., http://bpdawareness.bigcartel.com, www.bpdfamily.com, www.bpddemystified.com. www.hopeforbpd.com, www.mydialecticallife.com, www.thefightwithus.com, www.my-borderline-personality-disorder.com, http://www.my-borderline-nightmare.tumblr.com/

# 索 引

本书由
北京大学医学科学出版基金
资助出版

# 前　言

前列腺癌是全世界男性泌尿生殖系统常见的肿瘤之一。在美国男性人群中，前列腺癌是发病率最高的恶性肿瘤，又是第 2 位的癌症死亡原因。在我国，前列腺癌从 30 年前的罕见肿瘤、20 年前的少见肿瘤，到如今已跃居男性恶性肿瘤发病率第 9 位、发病率升高最快的常见肿瘤。

Von Recklinghausen 在 1890 年首先报道了前列腺癌；1895 年，White 首次通过手术去势治疗前列腺增生患者，开创了前列腺疾病内分泌治疗的先河。随后的一个多世纪以来，人类针对前列腺癌的探索取得了一个又一个的突破，例如 1941 年 Huggins 发现前列腺癌的激素依赖特性、60 年代 Bagshaw 应用外放射治疗前列腺癌、80 年代早期 Walsh 对前列腺癌根治手术进行规范化和推广、80 年代后期 Stamey 和 McNeal 在临床引入了前列腺特异抗原（PSA）的检测并确立了正常值范围等等。尤其是 Huggins 和 Hodges 在论文《去势、雌激素和雄激素注射对转移性前列腺癌血清磷酸酶的作用》中阐述了升高的血清酸性磷酸酶在去势手术后下降的现象，随后开始将雄激素阻断作为晚期前列腺癌患者的治疗方案，Huggins 因此于 1966 年获得诺贝尔奖。这是人类历史上第一次发现内分泌治疗可以控制恶性实体肿瘤的进展。近年来，由于不断有来自前列腺癌临床实践的积累和转化医学的探究，也酝酿着越来越多药物治疗方面的突破、推动其进展。这正是本书编写的主要动机。

内分泌治疗是不适于手术切除的进展期前列腺癌的主要治疗手段。本书首先重点介绍了这类治疗在进展期前列腺癌药物治疗的地位，治疗的起始时间、最佳持续用药时长，以及其与雄激素受体拮抗剂合用的益处，还介绍了间歇性内分泌治疗的地位和二线内分泌治疗药物概述等等。另外，促黄体素释放素（LHRH）激动剂和拮抗剂以及抗雄激素受体治疗、雄激素受体的生物学行为及雄激素代谢通路的药理学内容也有所涉及。

对前列腺癌患者而言，只要内分泌治疗的时间足够长都将发展至去势抵抗性前列腺癌（CRPC）阶段，而一旦失去对内分泌治疗的敏感性，治疗的模式将向化疗或二线内分泌治疗转变。近年来的临床试验证实，以多西他赛作为基础用药的化学治疗（简称化疗）方案能够使转移性 CRPC 患者获得生存受益，这也成为推动前列腺癌治疗模式转变的新的循证医学证据。本书讨论的有关前列腺癌化疗的内容包括标准化疗方案和化疗药物的发展。抗雄激素治疗下发生进展的前列腺癌可能涉及多种激素抵抗的机制，针对这些机制设计相关靶向药物可改善此类患者的治疗效果。该类药物包括活性高、副作用小的化疗药物、去势药物、雄激素受体和（或）雄激素合成的抑制剂以及特定细胞信号通路的药物，包括血管生长因子和酪氨酸激酶抑制剂、内皮素拮抗剂、免疫制剂等。另外，还介绍了血管生成在前列腺癌发生发展中的作用机制，以及抗血管生成药物的应用前景；众多在研发中的药物为进展期前列腺癌的治疗提供了新的希望，但这些药物的药理机制和有效性尚需临床试验进一步证实，本书对于研发中药物的治疗前景进行了讨论。

　　近年来，药物治疗引发的相关问题越来越引起人们的关注。例如，心血管事件是前列腺癌患者的第 2 位死因，与前列腺癌本身致死者的比例相近；雄激素剥夺治疗（ADT）后患者冠状动脉疾病发生风险比非 ADT 患者高 25％。因此，作者尝试从多学科协作入手、与前列腺癌药物治疗相结合，围绕使前列腺癌患者生存获益并得到更高的生活质量这个主旨，编写了相应篇章。由于对转移性前列腺癌病情的控制可明显改善患者的生活质量，所以在本书中重点关注的是前列腺癌骨转移的病理生理学和相关治疗药物以及免疫治疗和疫苗在前列腺癌治疗中的地位；并且，针对前列腺癌的预防从科学研究角度提供了研究参考和理论建议，同时提倡在生物－心理－社会的模式下关注前列腺癌患者的心理状态，并结合相关研究，对患者精神－心理障碍的治疗提供了原则性指导。

　　随着对前列腺癌生物学行为和 CRPC 发生机制的深入研究，新的药物必将改变现有的前列腺癌治疗模式。因此，本书的作者尽力对前列腺癌药物治疗（包括传统和新兴的药物治疗）的相关知识进行了总结和归纳，期望能供医学生、临床医师、科研及药物工作者的参考之用，使之成为一本高质量、好读和好用的案头书。

徐　涛

2016 年 1 月

# 目 录

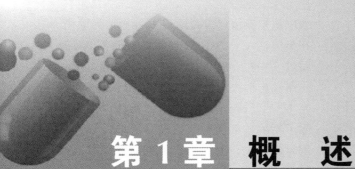

# 第1章 概 述

## 本章提纲

## 1.1　前列腺癌的流行病学

前列腺癌发病率有着明显的地理及种族差异。在世界范围内，前列腺癌发病率在男性所有恶性肿瘤中位居第二[1]。前列腺癌在美国及欧洲都是男性所要面对的最重要的健康问题。前列腺癌在欧洲是最常见的肿瘤，在每 1000 个男性中就有 214 人为前列腺癌患者，此发病率超过了肺癌及结直肠癌，死亡率位于恶性肿瘤总体死亡率的第二位。在美国，根据美国癌症协会的估计，美国前列腺癌每年发病率约为 20 万例以上，多于肺癌及结直肠癌。虽然亚洲国家的发病率远低于欧美国家，在 2008 年的调查研究中，前列腺癌位于男性恶性肿瘤的第六位。对于前列腺癌，我国处于世界最低水平，但近年来也呈现上升趋势，尤其见于国内部分发达地区，上海 1997—1999 年的发病率较 1985—1987 年增加了 3.5 倍，2007 年，上海市疾病预防控制中心报道的男性前列腺癌发病率为 11.81/10 万人，居男性恶性肿瘤的第五位。引起发病率升高的原因目前仍不明朗，一个原因是饮食结构的改变，很多亚洲人迁入西方国家后，由于其饮食结构的改变，引起前列腺癌的发病率升高。而且很多亚洲城市引入西方的饮食结构，也可能是发达地区导致前列腺癌发病率快速升高的因素之一。

目前已确定的前列腺癌危险因素主要为三种：年龄，种族，家庭遗传。前列腺癌的发病率随着年龄的增长而增加，在 50 岁以后，发病率和死亡率均以近似于指数的比例增加，在 50 岁以下人群中发病罕见。据统计，每年新诊断患者的中位数年龄为 72 岁，高峰年龄为 75～79 岁。前列腺癌发展缓慢，局限性肿瘤 10 年生存率可达 85%，高龄患者预计寿命在 10 年以内者可以观察不做处理。但对于 60 岁以下的患者应该积极治疗，否则 75% 死于前列腺癌。在美国，大于 70% 的前列腺癌患者年龄都超过 65 岁。年龄小于 39 岁的个体，前列腺癌发病率大约为 0.005%，40～59 岁可增至 1/103，而在 60～79 岁的男性则为 1/8。除了年龄，不同种族的前列腺癌发病率的差异也很大。美国黑人前列腺癌的发病率最高，达到 185.7/10 万，是美国白人（107.79/10 万）的 1.7 倍，比中国上海居民（2.97/10 万）高出几十倍；且与白人相比，黑人的死亡率更高。家庭遗传也是前列腺癌的一个重要的危险因素。现已发生前列腺癌的危险性取决于在前列腺癌诊断时的年龄和亲属中患前列腺癌的人数。如果一位男性的一个一级亲属患有前列腺癌，那么其本人患前列腺癌的危险性至少会增加一倍，如果有两个一级亲属患有前列腺癌，那么其本人患前列腺癌的危险性会增加 5～11 倍。如果有两个以上的亲属患有前列腺癌，则本人患前列腺癌的年龄会提前，早于 55 岁。由遗传因素而患前列腺癌的患者会发病早于自发的前列腺癌患者 6～7 年。具体的染色体或者基因上的改变仍在研究中，美国 Mayo Clinic 曾报告 20 号染色体 13 区的长臂突变可能与前列腺癌的发生有关，但他们又认为这是个复杂的遗传体系，将来仍需要大量基础研究以证实。

其他可能的外源性危险因素包括饮食、性生活、肥胖、2 型糖尿病、饮酒、紫外线暴露、慢性炎症、职业因素等。很多研究均表明饮食中的脂肪因素是重要的前列腺癌的危险因素，其中包括脂肪的摄入量和脂溶性维生素 A、D、E、K 及微量元素（如镉和锌等）的摄入量。其他还包括缺乏运动，木脂素类、异黄酮的低摄入，过多摄入腌肉制品等。比如日本男性食物中的脂肪含量远低于美国男性，但当日本人移居美国或其饮食脂肪含量增加到西方水平时，日本男性的发病率也开始上升。研究中发现紫外线暴露与前列腺癌的发病率负相关，原因可能是因为紫外线可增加维生素 D 的水平，相关实验表明维生素 D 能引起前列腺癌细胞的高分化并抑制其生长。性活动可以使前列腺接触各种感染源，从而可能导致前列腺癌。越来越多的证据显示，感染可能是前列腺癌的致病原因之一，进一步的研究证实前列腺癌与梅毒、人乳头瘤病毒及疱疹病毒有相关性。因此，类似于人乳头瘤病毒与女性子宫颈癌之间的关系，感染也与前列腺癌有相关性。研究及流行病数据显示，体重指数（BMI）是前列腺癌进展的一个相关因素。除外年龄、种族和家族史，肥胖越来越成为前列腺癌发生发展的另一个重要危险因素，这给我们的启示是，既然肥胖并不是一个先天具有的无法改变的现实，那么通过干预生活习惯，例如节食和运动可以减少前列腺癌发生发展的危险。但目前还没有相关的临床研究证实，在临床上可以尝试在检测 PSA 水平的同时考虑患者的肥胖状况，用以减少偏倚。

## 分子流行病学

分子流行病学研究显示多种癌基因及抑癌基因共同参与了前列腺癌的发生及发展，且其相关分子如 p53、bcl-2、PTEN/MMAC1 等，与前列腺癌的发生机制及预后的评价密切相关。另外某些基因也将成为分子遗传干预及基因治疗的新靶点。近年来，有关前列腺癌细胞凋亡及肿瘤抑制性基因的研究引起了人们极大的兴趣。

### bcl-2 基因家族

细胞凋亡是一个多因子调控的细胞主动死亡过程，它和细胞分裂一起共同调节和维持组织器官细胞数目的平衡。恶性肿瘤的产生正是这种平衡被破坏的结果。在细胞凋亡的调控因子中，bcl-2 家族是目前发现的最重要的凋亡抑制因子，自从最初发现 bcl-2 基因家族以来，它已和其他基因共同构成了一个主要影响细胞增生、生存

和死亡的家族[2]。bcl-2 作为凋亡抑制基因，一方面使应该凋亡的细胞长期存活，染色体和基因的稳定性下降，对致癌物质的易感性增高，细胞恶变机会增加；另一方面使已有 DNA 损伤的细胞不能及时清除，而有助于癌症的形成。bcl-2 抑制细胞凋亡的主要途径：调控凋亡执行蛋白 Caspase 的激活因子；抑制活性氧对细胞的损害；流入细胞；影响线粒体膜的渗透性转换；抑制 Apaf-1 与 Capase-9 的终止，阻止因后者活化触发的细胞凋亡[3-4]。Bcl-2 过表达与乳腺癌、甲状腺癌及非小细胞肺癌患者预后的关系已有报道。Bubendor 等所做的研究表明 bcl-2（一）的前列腺癌的预后较 bcl-2（＋）的预后要好得多；前列腺癌组织 bcl-2 蛋白表达与病理分级呈正相关。其他报道 30%～74% 的前列腺癌中有 bcl-2 蛋白的表达，且 bcl-2 蛋白的表达与雄激素抵抗有关[5]。80%～90% 的前列腺癌患者对雄激素撤退治疗初期有效，但平均约 2 年时间后将演进为雄激素非依赖性前列腺癌。故对 bcl-2 表达的检测可以预测雄激素非依赖性前列腺癌的发生。另外，细胞核形态学及倍体分析（被证实是前列腺癌肿瘤演进的重要预测因素）表明，bcl-2 的过表达与非整倍体肿瘤有密切关系，而这种关系可能与凋亡中 bcl-2 强烈的抑制作用有关，故检测 bcl-2 蛋白表达对判断前列腺癌的恶性程度有一定的价值。bcl-2 家族抗凋亡蛋白的表达与雄激素非依赖性前列腺癌具有密切关系[6]。

Colombel 等报道远处转移的前列腺癌患者激素治疗后在雄激素非依赖性肿瘤中有很强的 bcl-2 表达[5]。这一研究表明了抗凋亡蛋白在前列腺癌转变成雄激素非依赖性中的作用。Raffo 等所做的研究中证实了 bcl-2 在前列腺癌转变成雄激素非依赖中的作用，他们将 bcl-2 转染到 LNCap 细胞系（激素敏感性细胞系）引起凋亡的抑制，且 bcl-2 的表达提供了在缺乏雄激素条件下有

利的生长因素。移植于裸鼠的 LNCap/bcl-2 转染体在去势后继续生长。另外有研究表明，bcl-2 的表达可使患者在化疗中对多种抗癌药物产生耐药性的机会减少，bcl-2 蛋白的表达可逆转患者对化疗药物的耐药性，使肿瘤细胞对细胞毒性药物敏感，亦抑制细胞毒性药物的凋亡效果[6]。雄激素非依赖性前列腺癌尚缺乏有效的治疗方案。已知即使是雄激素非依赖性前列腺癌也有凋亡发生的潜能，所以诱导细胞凋亡可能成为治疗前列腺癌的颇有前景的途径。

## p53

p53 基因定位于 17p13.1，编码一个 53kDa 的核磷蛋白，这种蛋白调控着细胞生长，并在基因组的稳定性、细胞衰老及 DNA 损伤诱导的凋亡中起重要作用。在 DNA 损伤后，p53 可以将细胞阻滞于 G1 期以便进行 DNA 修复。野生型 p53 可通过阻止基因损伤的复制而影响恶性克隆的形成。目前，各种实体瘤中 p53 点突变所致的突变型 P53 蛋白的过表达是最普遍的分子畸变。大多数突变发生在 5～8 个外显子，这一区域编码 P53 蛋白重要的功能部分，且在进化过程中高度保守。野生型 p53 半衰期很短（5～45min），应用标准免疫组化方法是检测不到的。p53 基因突变可使 p53 蛋白的水平升高而易被检测到。但人们普遍认为，免疫组化检测到的 p53 蛋白并不一定是突变的 p53 基因产物，因为野生型 p53 可以与鼠性双微体基因 mdm2 癌蛋白结合而使其稳定性增高，从而免疫组化检测为阳性，故应用免疫组化检测 p53 蛋白表达阳性只是 p53 基因突变的间接证据。有学者认为，p53 蛋白的核积累与 p53 基因突变有很强的相关性[7]。然而另一种观点则认为，在局限性前列腺癌分析 p53 核积累与 p53 基因突变不能提供一个结论性的证据。有关结肠癌 p53 基因丢失的研究较为深入，认为 p53 基因在晚期的腺瘤向腺

癌的转化过程中起关键性作用。p53 基因的突变与前列腺癌的发生亦有关。免疫组化检查发现 8％～64％的前列腺癌中可检测到 p53 蛋白[8]。各种研究中 p53 蛋白表达阳性率的差异是由于方法学的不同造成的，其中包括组织标本、核阳性计数、胞质染色以及所用抗体的不同。p53 蛋白过表达亦见于前列腺上皮内瘤（PIN），提示 p53 基因的改变是前列腺癌发生的早期事件[9]。Heidenberg 等总结了 p53 在前列腺癌中作用的各种研究后指出，初期的研究中检测前列腺早期癌中 p53 蛋白的表达较低（10％～20％）；而随着原发肿瘤的扩大采集和免疫组化技术的改进，p53 蛋白阳性在前列腺早期癌中的发生率显著升高（80％～90％）。在对前列腺晚期癌的研究中观察到，随着肿瘤的演进，p53 阳性率升高[10]，并在来自雄激素耐受的患者组织中达到最高表达。p53 基因的突变有助于前列腺癌的进展。p53 蛋白的表达与高 Gleason 分级、核的级别、病理阶段以及局限性前列腺癌的增生程度有关[11]。低分化的前列腺癌以及雄激素非依赖性前列腺癌组织中 p53 蛋白表达增高。另外研究表明，p53 蛋白的表达预示着前列腺癌的预后较差。p53 蛋白的表达可作为前列腺癌独立的预后性指标，并对治疗有指导作用。通过 DNA 序列分析对 p53 基因突变的评价也可提供预后信息；在淋巴结转移的前列腺癌中，p53 核蛋白的积累表现出患者不利的预后。但 Cheng 等在所做的关于 p53 基因的改变在前列腺癌区域淋巴结转移癌的研究中提出，p53 在原发癌的表达并不能影响患者的预后。

## PTEN/MMAC1

1997 年 Li 等和 Steck 等几乎同时报道了位于染色体 10q23.3 的肿瘤抑制基因，此后多称为 PTEN/MMAC1。该基因包括 9 个外显子，长 1212bp，其编码的蛋白

tep1 位于细胞质，由 403 个氨基酸组成，含有酪蛋白磷酸酶（PTP）并与细胞骨架中的张力蛋白（tensin）有很大的同源性。由于这一基因蛋白的序列与 PTP 及 tensin 有关，且基因位于 10 号染色体上，因此取名 PTEN。Steck 等根据该基因在多种肿瘤中有缺失和点突变，又将之命名为 MMAC1[12]。PTEN/MMAC1 是迄今为止发现的第一个具有磷酸酶活性的抑癌基因，它不仅参与细胞周期调控，而且调控细胞的正常生长和发育。体细胞 PTEN 基因的异常表达见于各种散发性肿瘤，如胶质母细胞瘤、前列腺癌、乳腺癌、内膜样癌、黑色素瘤、甲状腺癌和消化道肿瘤等[13-14]。在前列腺癌中 PTEN/MMAC1 是最广泛突变的肿瘤抑制性基因，这一位点的杂合性缺失出现于 29%～42% 的前列腺癌中，在前列腺癌细胞系则上升到 60%。筛查证实该基因纯合性减低在 43% 的前列腺癌中是第二位的突变事件。PTEN/MMAC1 突变及减低可能有助于癌细胞远处转移潜能的获得，且经常出现在致死性前列腺癌中[15]。Rubin 等对 23 例淋巴结阳性和 44 例淋巴结阴性的前列腺癌患者进行杂合性缺失的微卫星分析，发现 43% 的淋巴结阳性病例检测到杂合性缺失，而淋巴结阴性病例杂合性缺失只有 14%，说明 10q23.3 区出现杂合性缺失是前列腺癌淋巴结转移的一个标志。有报道称 18% 的 10q 杂合性缺失出现于局限性前列腺癌，60% 出现在盆腔转移的前列腺癌，在鼠前列腺癌细胞中插入功能性 10 号染色体将阻止肿瘤远处转移的发展，由此可见，PTEN/MMAC1 可能是前列腺癌演进的重要事件。另外，Mc-Menamin 等在对 109 例石蜡包埋的原发性前列腺癌组织块行免疫组化检测时发现，PTEN 蛋白的丢失与高 Gleason 分级和高病理学分级有关，前列腺癌中 PTEN 的丢失是一个重要的阴性预测因子[16]。目前，PTEN/MMAC1 调控前列腺癌细胞凋亡的能力是研究的活跃领域。

## p16

p16 基因定位于染色体 9p，包括 3 个外显子。P16 蛋白通过抑制 cyclinD 活性，故具有抑制肿瘤生长的作用，其失活会导致细胞异常增生。p16 基因及其产物在大多数人类原发性肿瘤细胞系中都有改变，在人肺、食管、肝、结肠和胰腺的肿瘤细胞中有明显的 p16INK4 表达，并与细胞周期蛋白 D1 表达量相反。用 p16INK4 cDNA 表达的载体转染癌细胞，可有效抑制癌细胞克隆的形成；反之，p16 的缺失则导致癌细胞无限制性生长，说明 p16 基因在肿瘤发生过程中起重要作用。前列腺癌中 p16 基因的改变多为纯合子缺失或 DNA 异常甲基化，两种情况均无蛋白产生，故 p16 基因异常对前列腺癌的形成和分化均有影响。p16 蛋白的缺失和表达水平的改变与前列腺癌的发生、发展和转移有关，它可能是前列腺癌预后判断的重要指标之一[17]。Lee 等所做的研究证实了 p16 的过表达与前列腺癌复发和预后不良有关。

## Fas

Fas 是近年来发现的细胞凋亡信号受体，广泛表达于正常组织及肿瘤细胞上，当与其特异性配体 FasL 结合后，可以转导凋亡信号，诱导 Fas 所在细胞的凋亡。肿瘤能在体内迅速增生和扩散而不被免疫监视系统清除，其原因是肿瘤细胞存在着众多免疫逃逸机制。Fas/FasL 系统可能在免疫逃逸机制中起着重要作用[18-19]。在前列腺癌中，Fas 基因的突变可能延长前列腺上皮细胞的凋亡。前列腺癌组织中细胞凋亡减低，这又和 Fas 表达呈正相关，提示 Fas/FasL 通道在介导前列腺癌细胞凋亡过程中有重要作用，并参与前列腺癌的发病过程。Sasaki 等对 21 例石蜡包埋前列腺癌标本进行免疫组化检测时发现，Fas 表达于所有例前列腺癌中，而 FasL 则无一例阳性，但在 3 例冰冻前列腺癌标本中，全部可以检测到 FasL。Takayma 等所做的研究中 Fas 的突变见于高分级前列腺上皮内瘤（PIN）和前列腺癌中，说明基因的不稳定性可能发生在早期前列腺癌形成过程中。关于 Fas 在前列腺疾病中的作用机制的研究方兴未艾，许多未知因素有待阐明[20]。

## BRCA1

BRCA1（breast cancer gene）定位于17q21，编码 1863 个氨基酸的蛋白，包括一个 N 末端环状区域和一个 C 末端具有转录激活作用的酸性区域。在细胞周期内，BRCA1 蛋白水平、mRNA 水平以及磷酸化作用的程度都是不同的。BRCA1 确切的功能还不甚清楚，体外及动物实验的研究结果表明，BRCA1 的功能可能是调控细胞增殖，参与保持基因组完全性的 DNA 修复过程，诱导损伤细胞的凋亡及调控转录。BRCA1 基因流行病学研究表明，BRCA1 在胚系的突变是乳腺癌及卵巢癌的高危因素。新近研究表明，BRCA1 亦是前列腺癌的高危因素。具有前列腺癌阳性家族史的人发生前列腺癌的比例是无阳性家族史的人的 2～3 倍，且具有阳性家族史的人较散发者发生前列腺癌的年龄要小。有研究发现了两种不同的 BRCA1 突变，将患前列腺癌的危险性提高，这些突变的携带者在 70 岁时患前列腺癌的危险性为 20%，在 80 岁时为 35%，而在非携带者其危险性分别为5% 和 10%。基因连锁研究表明，在 17q 或近 BRCA1 处染色体上存在前列腺癌抑制性基因。在 10%～25% 局限性前列腺癌中可观察到这一位置等位基因的缺失，但BRCA1 是否为抑癌基因还有待进一步证实[21]。

## p73

p73 是最近证实的一个基因，定位于1p36.2-3 与 p53 有显著同源性。p73 基因与 p53 基因在功能上亦具有高度相似性，它们都具有抑制细胞生长，诱导细胞凋亡的功能，而且两者都是主要通过转录激活p21 基因来实现的。但各自的诱导方式并不同，p73 基因和 p53 基因在维持细胞体内平衡方面扮演着不同的角色。据报道，在 p73 位点的杂合性缺失出现在 5.6% 的前列腺癌[8]。p73 如何被诱导、激活及其与其他基因的关系还不清楚。对于前列腺癌分子流行病学的研究不但是对形态学诊断有益的补充，而且对前列腺癌预后判断提供可靠的依据，另外，也可为前列腺癌的基因治疗，尤其是对雄激素非依赖性前列腺癌的治疗提供新的治疗策略。由于前列腺癌的发病机制和分子生物学的复杂性，与前列腺癌有关的肿瘤抑制性基因和凋亡相关基因的研究还需进行大量工作。

## ◆ 前列腺癌一般流行病学特点

在所有的实体瘤中，前列腺癌相对独特，具有两种表现形式：一种为组织学或潜伏性前列腺癌，这种类型占 50 岁以上男性的 30% 左右，占 70～80 岁以上男性的60%～70%。另一种类型为临床表现型，占欧美男性的 16%。为了研究的便利，又可以将前列腺癌分为三个表现型：散发型、家族型和遗传型。散发型是指发病的个体无相关的家族史；家族型是指患者其他家庭成员中有一名或更多的前列腺癌患者；遗传型是指核心家庭中有三名及以上成员患病、连续三代均有前列腺癌患者或有两名前列腺癌成员的确诊年龄小于 55 岁的患者。前列腺癌的生长取决于细胞的增生率和死亡率之间的平衡，正常的前列腺上皮的增生率和死亡率均很低，并且是平衡的，没有净生长，但当上皮细胞转化为高分级前列腺上皮内瘤时，细胞的增殖已超过细胞死亡，在前列腺癌的早期细胞增殖是因为凋亡受抑制而不是因为细胞分裂增加，进一步导致了基因异化的危险性增加。

## 1.2　前列腺癌的治疗概述

前列腺癌的治疗方法很多，包括随访观察、经尿道前列腺切除（TURP）、根治性前列腺切除（RP）、放射治疗、内分泌治疗、冷冻治疗、综合治疗等。具体方案应根据患者的年龄、全身状况、各项影像学检查所预测的前列腺癌临床分期、穿刺活检标本获得的前列腺癌组织学分级、Gleason 评分以及有无盆腔淋巴结转移和远处转移灶等因素决定。本书后续章节主要介绍前列腺癌的药物治疗，在这里简要介绍前列腺癌的非药物治疗。

### 随访观察

随访观察也被称为"递延处理"或者"症状导向治疗"。由于前列腺癌的发展较为缓慢，且发病者多为老年人，而老年患者大多有合并症，因此更适合随访观察，而随访观察可被认为是局限性前列腺癌和寿命期望不高的老年患者的一个重要选择。另外，由于移行带的肿瘤侵犯至直肠膀胱间隙的机会较小，发生远处转移的可能性较小。适合于随访观察的理想患者应该为血清 PSA 小于 4ng/ml、患者预期寿命短、肿瘤病理分级低的患者。但毕竟患者体内有未经治疗的癌肿，随访观察使患者心理压力太大，因此选择此疗法的患者为数不多。

### 根治性前列腺切除术

根治性前列腺切除术历经一个世纪的发展，如今已经为大多数临床医生所接受，成为局限性前列腺癌的经典手术方法，是治疗早期局限性前列腺癌的金标准。主要术式有开放式的耻骨后前列腺根治性切除术、经会阴根治性前列腺切除术及近年来发展的腹腔镜前列腺根治性切除术和机器人辅助腹腔镜根治性前列腺切除术。

### 经耻骨后前列腺根治性切除术

随着 PSA 筛查的普及和人们对健康普查的重视程度增加，越来越多的前列腺癌患者在早期被发现，继而选择接受经耻骨后前列腺根治性切除术的前列腺癌患者也逐渐增多。而且，随着科技进步，经耻骨后前列腺根治性切除术可以进行相应的盆腔淋巴结清扫，且术后病理分期比较明确。因此，越来越多的国内外医师选择采用经耻骨后前列腺根治性切除术。

### 经会阴前列腺根治性切除术

经会阴前列腺切除术是最早应用于前列腺癌外科治疗的手术方法。然而，同经耻骨后前列腺根治性切除术相比，经会阴前列腺切除术不能准确地评价盆腔内淋巴结转移情况，因此无法完成盆腔淋巴结清扫，无法准确地判断患者的临床及病理分期。但此手术亦有优点，即手术时暴露前列腺尖部尿道较清楚，使得尿道与膀胱吻合容易操作，术后出血较少，住院时间较短。

### 腹腔镜前列腺根治性切除术

1992 年，Schussler 等在世界上首次提出了腹腔镜前列腺根治性切除术，并且在 1997 年做了少量的临床手术病例。基于当时的手术科技水平和腹腔镜器械的局限性，效果并不太理想，但近年来，随着对前列腺解剖结构认识的不断加深、微创泌尿外科技术的发展，再加上精良腹腔镜器械的辅助，腹腔镜前列腺根治性切除术已经成为治疗早期局限性前列腺癌的主要手术方式之一，在欧美国家已经逐步代替了开放性手术。腹腔镜前列腺根治性切除术的切除步骤和范围同开放性手术，其疗效也与开放性手术类似。优点是损伤小，手术野及解剖结构清晰，术中及术后并发症少，具体表现在疼痛较轻，下床活动时间较早，术后肠蠕动恢复较快，住院时间较短。缺点为手术的操作对医师要求较高，技术操作比较复杂。

### 机器人辅助腹腔镜根治性前列腺切除术

2000 年，机器人辅助腹腔镜技术开始运用于泌尿外科领域，并且很快应用在治疗前列腺癌上，表现出明显的优势。宙斯机器人及伊索机器人是早期应用的机器人，而最新一代的达芬奇机器人手术系统综合了前两代机器人的多种优势，发展到了 4 个机械手臂，消除了人手的固有震颤，并在末端手腕关节内实现了 7 个自由度，从而使外科医师的操作更加方便，充分发挥和延展了外科医师在术中眼、手功能。机器人辅助性腔镜根治性前列腺切除术能够明显减少术中出血，降低输血率，术后恢复快，并且能降低手术学习曲线。但缺点为设备及系统维护费用高，影响其广泛开展，且机器人辅助腹腔镜手术对手术者的技术操作要求也相应较高，培训费用也因此相对较高。但机器人腹腔镜技术还是具有广阔前景的，相信随着社会、科技的发展，以及腹腔镜手术的不断发展与完善，机器人辅助腹腔镜技术会普及。

根治性前列腺切除术适用于中低危局限性前列腺癌患者，高危及极高危患者应酌情给予辅助性治疗或不予手术。术后预期寿命大于 10 年。根治性前列腺切除术相关的并发症与术者的经验有关，围术期死亡率为 0%～2.1%，术中急性并发症多为失血、直肠损伤和输尿管损伤；围术期并发症包括深静脉血栓、肺栓塞、淋巴囊肿形成和切口感染。晚期并发症包括尿失禁和阳痿。腹腔镜前列腺根治性切除术还可能出现沿切口种植转移、转行开腹手术、气体栓塞、高碳酸血症等。根治性前列腺切除患者的预后与其标本的病理分期有关。淋巴结出现转移瘤及精囊受累的患者常常伴有远处转移。

## 前列腺癌放射疗法

放射治疗（放疗）是治疗前列腺癌的主要方法之一。局限性前列腺癌接受放射治疗的理想适应证患者应该有较长的预期寿命、无明显的放射毒性易感因素且患者愿意接受放射疗法。放射治疗有两种，一个是外照射，一个近距离内照射。

### 外照射前列腺癌治疗

外照射治疗前列腺癌经过多年的发展已经成为前列腺癌放疗的主要方法之一，其中包括两种主要的放疗方式：前列腺癌常规放疗及前列腺癌三维适形放疗。

（1）前列腺癌常规放疗

常规放疗是前列腺癌最早应用的放疗技术，本质是一种二维放疗方法。患者确诊后，利用磁共振成像（MRI）或计算机化断层显像（CT）来确定治疗目标及周边正常器官范围，通过计算机系统计算肿瘤及周边正常组织的剂量范围。最后由加速器或钴-60 治疗机进行治疗，治疗野剂量一般在 65～70Gy 之间，但实践证明此剂量使直肠和膀胱受到了很高的照射剂量，从而使其应用剂量的提高受到限制，远期效果不尽如人意。此治疗方法优点在于操作简单，成本费用低，但缺点是患者正常组织受照射剂量较大，患者放疗反应较大。

（2）前列腺癌三维适形放疗

三维适形放疗是在二维放疗技术基础上的一个重大飞跃，与二维放疗手段相比，三维适形放疗可增加前列腺癌患者肿瘤局部照射剂量及靶区的照射总量，且在三维空间的任何方向上，照射野几何投影的形状都与靶区的形状一致，在提高了前列腺癌靶区受照射量的同时（可提高到 81～86.4Gy），减少了周围正常组织如膀胱、直肠的受照射量，提高患者的局部控制率和无病生存率，降低放疗后反应发生率，减少并发症。目前，三维适形放疗是治疗前列腺癌的最主要的放疗技术，临床上已经广泛应用。

外照射放疗主要适用于癌灶局限且具有较长的预期寿命、无明显的放射毒性易感危险因素的患者。放疗的并发症多发生在常规放疗中，而三维适形放疗的并发症发生率很低。可能出现的并发症包括尿道狭窄、膀胱瘘、出血性膀胱炎、血尿、尿失禁、膀胱挛缩、排尿困难、直肠刺激症状、腹泻、直肠出血、会阴胀肿等。此外，由于外放射治疗，患者皮肤亦可以出现损害，表现为红斑、皮肤干燥和脱屑等。虽然有诸多并发症，但外放射治疗仍不失为一种重要的前列腺癌治疗方法，通过技术的不断进步，并发症及副作用会越来越少，因此外放射治疗的前景依然很广阔。

**前列腺癌近距离内照射疗法**

近距离内照射治疗是将放射性核素密封后直接通过耻骨后、会阴或者直肠等途径放入被治疗的组织内进行照射。包括短暂插植治疗和永久粒子种植治疗。随着三维治疗系统的应用，放射性粒子可以在前列腺内分布更均匀，剂量覆盖更合理。相比于传统的外照射治疗，短距离的内放射治疗具有在以大剂量放射线照射局限于前列腺内的肿瘤的同时，对其周围正常组织放射毒性损害最小的优点。此外，短距离内照射放射治疗后勃起功能恢复及生存质量也明显好于接受手术及外照射的患者。然而，放射强度高的同位素种子种植后同样容易损伤周围的正常组织。前列腺癌近距离照射的并发症包括短期并发症及长期并发症。短期并发症包括尿急、尿频及尿痛等尿路刺激征，排尿困难和夜尿增多，大便次数改变、里急后重等直肠刺激症状，以及直肠炎。长期并发症为慢性尿潴留、尿道狭窄、尿失禁等。尽管近距离内照射目前已经取得了较好的结果，但长期的随访资料仍缺乏，因此仍需要进一步关注及研究。在治疗前列腺癌方面，放射治疗（无论是外放射治疗还是内放射治疗）与其他方法相比，不但疗效好、适应证广，而且并发症少。不仅可以用于早期局限性患者，还可以用于晚期患者姑息治疗，可以减轻前列腺癌转移患者的痛苦，改善患者的生活质量。三维适形放疗及内照射放疗方法也在随着科技进步而发展着，未来发展向着保证足够高的靶区剂量，同时周围正常组织受照剂量最少的方向发展。

## 前列腺癌冷冻治疗

冷冻治疗是运用低温进行消融治疗的一种微创肿瘤外科技术。冷冻治疗开始于19世纪中叶，当时人们运用液氮、液氧等液态气体治疗皮肤病，并对其治疗前列腺疾病效果进行探究、完成了相应的动物实验，并于1966年应用于临床，获得一定成功。但由于技术的制约，冷冻治疗在临床上发展缓慢。近几年来，通过技术的发展，低温技术与其他技术的结合，在20世纪末已成为美国的一种新疗法。冷冻治疗通过应用冷冻技术使细胞死亡的机制有四个：使细胞脱水导致蛋白变性、直接用冰晶破坏细胞膜、血流停滞、微血栓局部坏死。前列腺癌冷冻治疗技术经历了经尿道冷冻、经耻骨上或会阴开发冷冻及B超引导下经会阴穿刺冷冻等几个发展阶段。目前，前列腺癌冷冻术可以分为尿道冷冻术、内窥镜直视下冷冻术和经会阴冷冻术。其中，比较常用的是内窥镜冷冻术和经会阴冷冻术。

前列腺癌冷冻疗法是新兴的前列腺癌局部治疗方法，癌肿局限于器官范围内的患者是此冷冻治疗的最佳适用者，某些一般情况差或年龄较大无法耐受根治术或放射治疗的前列腺癌患者也可使用。前列腺癌冷冻疗法的优点在于，对患者的损伤小，属于微创外科技术；成功率较高且并发症发生率较低；可重复治疗；对正常器官组织无损伤，患者术后恢复快；并且可以用于姑息性局部治疗及挽救性的局部治疗。其常见并发症包括勃起功能障碍、组织脱落、尿失禁、盆腔疼痛、尿潴留、直肠瘘、膀胱出口梗阻等。其中，勃起功能障碍的发生率高达 80％，直肠瘘的发病率可降至 0.2％以下，5％患者的下尿路梗阻可行前列腺电切来治疗。

## 前列腺癌高能聚焦超声治疗

从 20 世纪 90 年代初，高能聚焦超声开始在世界上多个国家内用于治疗肿瘤，包括前列腺癌、睾丸肿瘤、膀胱肿瘤及肾脏肿瘤等。1995 年，第一次运用高能聚焦超声来治疗前列腺癌。其原理为利用多探头高能聚焦超声装置，对靶组织发射聚焦超声波，将能量聚焦在病变组织区域，使温度高于 65℃，以达到使肿瘤组织发生凝固性坏死的目的。

高能聚焦超声的适用人群是局限性、不适合行根治性手术切除、年龄较大、预期寿命小于 10 年的前列腺癌患者。并发症为泌尿系统感染、尿失禁、尿道狭窄、直肠膀胱瘘、急性尿潴留、膀胱出口梗阻、性功能障碍等。其中尿潴留是最常见的并发症，术后性功能障碍的发生率亦很高。高能聚焦超声治疗可以用于局限性前列腺癌、前列腺癌放疗后、前列腺癌根治性手术复发的治疗，且可以联合内分泌治疗。目前，前列腺癌治疗仍以内分泌治疗、前列腺癌根治术等为主导，高能聚焦超声治疗作为一种非介入性治疗，其创伤小，在挽救性治疗及辅助治疗方面起着一定的作用。

## 前列腺癌组织内肿瘤射频消融治疗

组织内肿瘤射频消融治疗是指将针状电极直接刺入肿瘤部位，通过射频消融仪测控并利用电子计算机控制，将大功率射频能量通过消融电极传送到肿瘤组织内，利用肿瘤组织中的导电离子和极化分子按射频交变电流的方向迅速变化产热，使肿瘤本身产生摩擦热。当温度达到 60℃以上时（肿瘤中心可达到 100℃），肿瘤组织产生不可逆的凝固性坏死，从而达到治疗目的。并且，肿瘤组织热凝固性坏死后能形成一个反应带，防止肿瘤转移。同时，由于高温激活机体特异性 T 淋巴细胞，引起继发性抗肿瘤免疫，亦有利于机体清除肿瘤细胞。组织内射频消融技术首先应用于前列腺增生的患者，后来 Djavan 等报道了对 10 例前列腺癌患者的 21 个肿瘤病灶行射频消融治疗。

组织内肿瘤射频消融治疗适用于生存期大于 10 年的局限性前列腺癌患者。已经出现骨转移、严重出凝血功能障碍、严重泌尿系统感染的患者为此手术的禁忌证。并发症有发热、血尿、局部血肿、尿路刺激征、尿失禁、直肠损伤、性功能障碍等。

## 前列腺癌内分泌治疗中的手术去势治疗

基于大部分前列腺癌为雄激素依赖性，内分泌去势治疗成为晚期前列腺癌的首选治疗方法。前列腺癌的内分泌治疗大多是药物治疗，在去势治疗中，也多用药物进行去势，手术切除双侧睾丸的病例越来越少，但手术去势治疗曾经一度是基层医院以及经济困难的前列腺癌患者的首选方法。虽然手术去势治疗的优点在于能迅速降低体内雄激素水平，但对患者的总体生活质量影响很大，尤其是对患者的心理造成很大的影响，因性器官的丧失、术后体内雄激素水平迅速下降引起的性功能障碍，给患者带来一系列负性情绪，如严重的自卑、恐惧、害怕等，影响患者对手术的耐受性，增加并发症发生率。由于患者心理问题以及在治疗中无法灵活调节方案等问题，有条件者应该首先考虑药物去势疗法。

## 小　结

- 在世界范围内，前列腺癌发病率在男性所有恶性肿瘤中位居第二。
- 目前已确定的前列腺癌危险因素主要为三种：年龄，种族，家庭遗传。前列腺癌分为三个表现型：散发型、家族型和遗传型。
- 分子流行病学研究显示多种癌基因及抑癌基因共同参与了前列腺癌的发生及发展，且其相关分子如p53、bcl-2、PTEN/MMAC1等，与前列腺癌的发生机制及预后的评价密切相关。基因也将成为分子遗传干预及基因治疗的新靶点。
- 前列腺癌的治疗方法很多，包括随访观察、经尿道前列腺切除、根治性前列腺切除、放射治疗、内分泌治疗、冷冻治疗、综合治疗等。

（叶雄俊）

## 参考文献

[1] Center M M, Jemal A, Lortet-Tieulent J, et al. International variation in prostate cancer incidence and mortality rates [J]. European urology, 2012, 61 (6): 1079-1092.

[2] Reed J C. Bcl-2 and the regulation of programmed cell death [J]. The Journal of cell biology, 1994, 124 (1-2): 1-6.

[3] Tsujimoto Y, Croce C M. Analysis of the structure, transcripts, and protein products of bcl-2, the gene involved in human follicular lymphoma [J]. Proc Natl Acad Sci U S A, 1986, 83 (14): 5214-5218.

[4] Mcdonnell T J, Troncoso P, Brisbay S M, et al. Expression of the protooncogene bcl-2 in the prostate and its association with emergence of androgen-independent prostate cancer [J]. Cancer Res, 1992, 52 (24): 6940-6944.

[5] Raffo A J, Perlman H, Chen M W, et al. Over expression of bcl-2 protects prostate cancer cells from apoptosis in vitro and confers resistance to androgen depletion in vivo [J]. Cancer Res, 1995, 55 (19): 4438-4445.

[6] Chi K N, Gleave M E, Klasa R, et al. A phase I dose-finding study of combined treatment with an antisense Bcl-2 oligonucleotide (Genasense) and mitoxantrone in patients with metastatic hormone-refractory prostate cancer [J]. Clin Cancer Res, 2001, 7 (12): 3920-3927.

[7] Haussler O, Epstein J I, Amin M B, et al. Cell proliferation, apoptosis, oncogene, and tumor suppressor gene status in adenosis with comparison to benign prostatic hyperplasia, prostatic intraepithelial neoplasia, and cancer [J]. Human pathology, 1999, 30 (9): 1077-1086.

[8] Tomkova K, Tomka M, Zajac V. Contribution of p53, p63, and p73 to the developmental diseases and cancer [J]. Neoplasma, 2008, 55 (3): 177-181.

[9] Bansal A, Gupta A, Saxena S. Correlation of p53 immunoexpression with DNA ploidy and apoptotic index in subsets of prostate cancer: A marker reiterated in progression and recurrence of prostate cancer [J]. South Asian journal of cancer, 2015, 4 (2): 88-90.

[10] Tamboli P, Amin M B, Xu H J, et al. Immunohistochemical expression of retinoblasto-

ma and p53 tumor suppressor genes in prosta-tic intraepithelial neoplasia: comparison with prostatic adenocarcinoma and benign prostate [J]. Modern pathology: an official journal of the United States and Canadian Academy of Pathology, 1998, 11 (3): 247-252.

[11] Kallakury B V, Figge J, Ross J S, et al. Association of p53 immunoreactivity with high gleason tumor grade in prostatic adeno-carcinoma [J]. Human pathology, 1994, 25 (1): 92-97.

[12] Steck P A, Pershouse M A, Jasser S A, et al. Identification of a candidate tumour sup-pressor gene, MMAC1, at chromosome 10q23. 3 that is mutated in multiple advanced cancers [J]. Nature genetics, 1997, 15 (4): 356-362.

[13] Li J, Yen C, Liaw D, et al. PTEN, a pu-tative protein tyrosine phosphatase gene muta-ted in human brain, breast, and prostate cancer [J]. Science, 1997, 275 (5308): 1943-1947.

[14] Podsypanina K, Ellenson L H, Nemes A, et al. Mutation of Pten/Mmac1 in mice cau-ses neoplasia in multiple organ systems [J]. Proc Natl Acad Sci U S A, 1999, 96 (4): 1563-1568.

[15] Abate-Shen C, Banach-Petrosky W A, Sun X, et al. Nkx3.1; Pten mutant mice devel-op invasive prostate adenocarcinoma and

lymph node metastases [J]. Cancer Res, 2003, 63 (14): 3886-3890.

[16] McMenamin ME, Soung P, Perera S, et al. Loss of PTEN expression in paraffin-embed-ded primary prostate cancer correlates with high Gleason score and advanced stage [J]. Cancer Res. 1999, 59 (17): 4291-4296.

[17] General recommendations on immunization. Recommendation of the Immunization Prac-tices Advisory Committee [J]. Annals of in-ternal medicine, 1983, 98 (5 Pt 1): 615-622.

[18] Migita T, Ruiz S, Fornari A, et al. Fatty acid synthase: a metabolic enzyme and candi-date oncogene in prostate cancer [J]. Journal of the National Cancer Institute, 2009, 101 (7): 519-532.

[19] Baron A, Migita T, Tang D, et al. Fatty acid synthase: a metabolic oncogene in pros-tate cancer? [J]. Journal of cellular biochem-istry, 2004, 91 (1): 47-53.

[20] Varambally S, Yu J, Laxman B, et al. Integrative genomic and proteomic analysis of prostate cancer reveals signatures of metastat-ic progression [J]. Cancer cell, 2005, 8 (5): 393-406.

[21] Robinson D, Van Allen E M, Wu Y M, et al. Integrative clinical genomics of advanced prostate cancer [J]. Cell, 2015, 161 (5): 1215-1228.

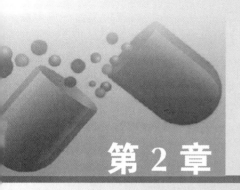

# 第2章 前列腺癌的细胞生物学及分子靶点

## 本章提纲

20 世纪 40 年代 Huggins 和 Hodges 因阐明了前列腺癌雄依赖激素的机制而获得诺贝尔奖。虽然之后衍生的去势治疗使很多患者病情获得长时间缓解，但最终也会不可避免地发展为 CRPC（castration-re-sistant prostate cancer，去势抵抗性前列腺癌），去势抵抗的发生机制涉及以下几个方面：因雄激素剥夺引起相关基因（包括雄激素受体、抗凋亡及增殖基因）发生适应性改变，分子伴侣的参与，生长因子通路的变化。除多西他赛可延长患者整体生存期外，其余大多数 CRPC 治疗仅能缓解患者的症状。在过去的几年中，CRPC 的新疗法涉及凋亡、增殖、血管生成的调节、肿瘤-骨之间细胞信号的相互作用，使很多有前景的药物已进入临床试验阶段，包括单药治疗和联合用药。

雄激素是前列腺癌发生发展的重要因素之一，雄激素通过与其受体结合来调节一系列基因和信号通路的表达从而促进肿瘤的生长。睾酮在前列腺细胞内便被 5α 还原酶还原为双氢睾酮，90% 的睾酮来源于睾丸，其余来源于肾上腺。双氢睾酮同雄激素受体结合后形成二聚体进入细胞核，同特定基因的启动子区域结合来调节基因转录和蛋白质合成，调节细胞的存活、增殖和分化。

20 世纪 40 年代 Huggins 和 Hodges 阐明了前列腺癌雄激素依赖的机制，虽然在当时不被重视，但随后以此为基础发展起来的抗雄激素治疗（androgen deprivation therapy，ADT），使前列腺癌患者的客观反应率超过 80%，转移患者的中位生存期从 18 个月延长至 36 个月[1]。血清 PSA 水平是 ADT 治疗反应率和生存期的良好参考指标。CRPC 患者早期表现为 ADT 治疗期间 PSA 水平上升，此表现先于临床进展6~12 个月，一般出现 PSA 水平上升后 18~24 个月死亡[2-3]。因此，虽然 ADT 初始反应率较高，但由于 CRPC 细胞导致的复发使得缓解时间短暂，因此，去势治疗前列腺癌的一个主要障碍是 CRPC 的产生。CRPC 的产生涉及克隆的筛选[4-5]，抗凋亡基因适应性的上调，低雄激素水平下雄激素受体的转录激活，突变和协调因子的增加及生长因子旁路的产生。如果我们想提高患者的生存期，就需要发展新的治疗策略，来抑制这种获得性抵抗表型。

对于 CRPC，疾病进展的次要标志是骨转移。骨组织为转移的前列腺癌细胞提供良好的微环境，因为骨组织富含生长调节因子、细胞外基质蛋白和支撑肿瘤细胞生长的羟基磷灰石支架。

在过去的几年里，众多基因靶点相继被发现，这些靶点涉及调控凋亡、增殖、血管生成、细胞信号及肿瘤与骨基质相互作用，众多新的化合物以单药治疗或与化疗药物联合的形式进入临床试验。本章节择要介绍前列腺癌进展、转移、治疗抵抗的细胞分子机制，尤其关注新的药物治疗靶点，其中包含雄激素受体轴、分子伴侣、肿瘤血管生成、骨基质、信号转导通路等。

## 2.1 雄激素受体

雄激素受体是配体依赖的转录因子，属于核受体超家族的 I 型亚组，在前列腺癌发生和发展中起重要作用。经典的雄激素受体转录激活模型尚不能解释雄激素对前列腺癌细胞存活和生长的影响。细胞质中的雄激素受体一旦同雄激素结合便很快进入细胞核内，同靶基因的雄激素反应元件（andro-gen response elements，ARE）相互作用，此外，雄激素及其他类固醇激素（如黄体酮、雌激素）可以发挥非基因效应，这种效应可能由细胞膜受体介导。

雄激素及其受体在前列腺癌发展中至关重要。在许多 CRPC 病例中保存了雄激素受体的很多功能，其机制可能为受体表达的增加和（或）因基因突变导致对雄激素的敏感性增加及非配体依赖途径的激活。雄激素受体的激活可上调自身及其同源受体对自分泌和旁分泌的生长因子的反应性，从而调节前列腺癌的存活和增殖。CRPC几乎总是涉及雄激素受体的再激活，这一概念在试验模型和人前列腺癌细胞的分子生物学试验中得以证实[6]。一些研究团体报道前列腺癌发展到雄激素非依赖阶段，即使缺乏睾丸分泌的雄激素，雄激素调节基因仍然可以再表达[6]，通过 SiRNA 下调雄激素受体的表达可以抑制 CRPC 的生长，同时类固醇激素相关基因和酶的表达上调可恢复雄激素受体的敏感性。以上数据提示 CRPC 的进展可能并非完全与雄激素受体的激活无关，而且其他来源的雄激素也可激活雄激素受体。数据显示至少有两种假设可以解释以上现象：一是雄激素受体不依赖配体的激活（突变，过表达，信号通路或雄激素受体协调因子），二是前列腺癌细胞相关的雄激素调节通路被其他来源的雄激素激活。以上机制并非互相独立，提示有针对 CRPC 的复杂适应性发展新疗法的必要性。

在缺少配体的情况下雄激素受体通路持续或重新激活可能有以下原因：①雄激素受体过表达；②雄激素受体在配体结合域的突变促进雄激素受体杂交激活；③缺乏配体结合域的雄激素受体剪接变体的表达，不与配体结合就能使下游信号持续激活，④雄激素受体共激活物或分子伴侣的异常表达或激活，⑤雄激素受体被特定的激酶激活，或者促进受体在低激素水平条件下激活的信号转导通路激活。既往研究证实雄激素受体存在多个丝/苏氨酸及酪氨酸磷酸化位点[7]。酪氨酸磷酸化至少需要 Sre 和 Ack1 这两种激酶的参与，活化后促进受体对低水平雄激素发生反应。

在 CRPC 患者与雄激素相关的一个重要因素是传统的去势治疗并不能使雄激素降至理想水平，Geller[8] 及其同事早先的研究结果显示虽然接受手术或药物去势，体内的雄激素水平仍足以激活前列腺腺体上的雄激素受体，最近，上述观点被 Mohler 等人应用 LC-MS 证实。

既往观点认为肾上腺产生的雄激素是睾丸外雄激素唯一的来源，有学者认为通过一系列酶催化反应可使胆固醇及其衍生物在前列腺肿瘤细胞中转化为雄激素，一种被称为"后门合成"的过程可能是雄激素合成的替代途径，此途径以孕酮作为前体，睾酮作为中间产物来合成双氢睾酮[9]。Locke 等人应用 LNCaP 细胞动物移植模型证实肿瘤本身产生的雄激素在 CRPC 阶段也会增加（由于小鼠肾上腺并不合成雄激素，因此推测增加的雄激素是由 LNCaP 肿瘤细胞本身合成的）。雄激素合成所需的酶在 CRPC 细胞中均有表达。这些证据提示非经典途径合成的雄激素可能是前列腺癌进展为 CRPC 的机制之一。

总之，这些研究提示 CRPC 对内分泌治疗会产生代偿机制，如促进肿瘤内雄激素合成，雄激素受体敏感性增强或配体非依赖机制等来促进疾病进展。因此，虽然应用包含氟他胺或比卡鲁胺等非固醇抗雄激素药物的最大雄激素阻断治疗策略失败后，对于 CRPC 患者直接针对雄激素轴的治疗可能仍有效。现在一些新的雄激素受体靶向药物已处于临床研发阶段，包括亲和力更强的雄激素受体类似物：MDV3100，类固醇生成抑制剂，雄激素受体伴侣如 Hsp90、Hsp27 干扰剂，17-AAG 类似物，OGX-427。

## 2.2 雄激素受体拮抗剂

第一代非类固醇抗雄激素药物（氟他胺

和比卡鲁胺）与睾酮及双氢睾酮竞争性结合雄激素受体的类固醇结合域。然而这些抗雄药物并不能完全抑制雄激素受体的转录激活。第二代的拮抗剂对雄激素受体活性有更强的抑制作用。例如 MDV3100 是一种重要的雄激素受体拮抗剂，在雄激素表达上调且对比卡鲁胺产生耐药的模型中仍有抗肿瘤活性，Ⅰ期临床试验观察到 MDV3100 对去势及多西他赛化疗抵抗患者仍有活性。Ⅱ期临床试验显示 MDV3100 在 CRPC 患者中 PSA 反应率超过 40% 并于 2010 年进入Ⅲ期临床试验。

## 2.3 雄激素合成抑制剂

既往抑制肾上腺来源的雄激素合成的尝试收效有限，酮康唑可抑制肾上腺内参与雄激素合成的一些酶类，但是对 CRPC 治疗效果并不显著[10]。醋酸阿比特龙是 CYP17 的不可逆性抑制剂，抑制睾酮合成过程中两种重要酶的活性。Ⅱ期临床研究表明阿比特龙单药治疗的 CRPC 患者，PSA 下降≥30%、≥50% 和≥90% 的比例分别为 80%、70% 和 24%，反映出配体依赖的雄激素受体转录激活的作用减低。阿比特龙常见副作用包括高血压，低血钾，下肢水肿等。

## 2.4 雄激素伴侣抑制剂

分子伴侣参与蛋白质的折叠、激活、转运以及包括雄激素受体在内的很多类固醇的转录激活。在缺乏配体时，雄激素受体主要以非激活状态存在于细胞质中，与 Hsp、分子伴侣和含有肽重复序列结构域的蛋白组成的大分子复合物结合，配体的结合引起雄激素受体结构的改变并与上述大分子复合物分离。从而使得雄激素受体

进入细胞核，与共激活剂相互作用，形成二聚体，与 ARE 结合后激活目的基因。配体结合后雄激素受体与大分子复合物的分离被视为雄激素受体通路的一个基本调控点。

一些针对雄激素受体伴侣的药物处于研发阶段。例如，Hsp90 抑制剂格尔德霉素通过直接抑制 Hsp90 的 ATP 结合域功能进而诱导雄激素受体降解。一些用于治疗 CRPC 的 Hsp90 抑制剂处于Ⅰ～Ⅱ期临床试验。Hsp27 作为一种细胞保护分子伴侣在应激通路中反应性表达，是凋亡机制中关键的效应器。报道称在雄激素被阻断的情况下其受体诱导 Hsp27 快速磷酸化，反馈性地促进雄激素受体编码基因激活，从而促进前列腺癌细胞的存活。动物实验证实 OGX-427 通过抗转录来敲除 Hsp27 的表达从而延缓 CRPC 细胞的进展。有趣的是 OGX-427 可诱导 Hsp27、AR 和 Hsp90 的降解，而格尔德霉素促进 Hsp90 效应蛋白降解的同时伴随 Hsp27 和 Hsp70 应激通路的激活，OGX-427 单药治疗 Hsp 阳性癌症的Ⅰ期临床试验已于 2008 年结束，结果证实其有良好的耐受性。PSA 和 CA-125 及循环肿瘤细胞（CTC）计数的降低提示 OGX-427 单药治疗在 CRPC 和卵巢癌患者中的活性。

## 2.5 凋亡的调控

在哺乳动物，细胞的程序性死亡可由外源或内源性因素引起。外源性途径由细胞外的配体激发，诱导死亡受体寡聚化，如 Fas 或者 TNF 受体超家族的成员，引起细胞凋亡蛋白级联激活，最终导致凋亡的发生。内源性的途径是对各种凋亡诱导因子反应的结果，包括抗肿瘤药物、氧化损伤、紫外线照射以及生长因子的撤退。这些诱导因子可破坏线粒体膜的完整性，导

致促凋亡分子（包括 cyt c、SMAC/Diablo 和 Omi/HtrA2）的释放。

无论是在机制研究还是在生理重要性方面，Fas 诱导的死亡是目前研究最为透彻的外源性凋亡途径。FasL 与 Fas 受体三聚体结合激发一系列效应蛋白与受体结合，最终形成死亡诱导信号复合物（death-inducing signaling complex，DISC），DISC 包含细胞内信号蛋白 FADD/MORT1，死亡域适配蛋白以及 Caspase-8（又名 FLICE/MACH）。在 DISC 形成后，Caspase-8 自我剪切和激活后直接激活 Caspase-3 而导致凋亡的发生。Caspase-8 也可引起凋亡蛋白 Bcl-2 成员 Bid 的剪切，剪切后的 Bid 进入线粒体促进 Cyt C 释放入胞质。Cyt C 在与 APAF-1 和 Caspase-9 结合后导致 Caspase-9 激活继而剪切和激活效应 Caspases。

肿瘤细胞因应激诱发凋亡的倾向性决定了其对生物及细胞毒疗法的敏感性。积累性的基因突变导致肿瘤异质性增加从而对药物产生耐受而降低治疗的敏感性。这些药物耐受机制包含内源性和外源性凋亡机制，Bcl 家族成员，凋亡抑制剂，细胞保护分子伴侣的改变和（或）生长因子介导的激活以及下游信号通路的级联反应。

## 2.6　Bcl-2

bcl-2 基因发现于滤泡样 B 细胞淋巴瘤，其特点为 t（14，18）基因易位，是一种线粒体膜蛋白，它与 Bax 及其他凋亡调节因子形成杂合二聚体阻止 Cyt C 释放入细胞质从而抑制内源性凋亡级联反应。Bcl-2 家族中蛋白间竞争性的二聚化（和其他分子伴侣，如凝集素）决定细胞对凋亡信号的反应性。

众多研究显示 bcl-2 过表达与耐药相关[11]，提示以 bcl-2 作为靶点来促进化疗诱导的凋亡的可能性。反义寡聚核苷酸（an-tisense oligonucleotides，ASOs）作为 bcl-2 的靶向抑制剂的临床前模型报道称获得好的增敏效果[12]。G3139 作为第一代 18 碱基硫代磷酸酯 ASO 因众多临床前研究显示良好效果而被应用于众多临床试验[13]。不幸的是，在 CRPC、黑色素瘤和骨髓瘤开展的随机临床 Ⅱ 期或 Ⅲ 期试验并没有展示出明确的抗肿瘤效果[14]。以上的负性结果使得该药物进一步的临床试验暂时停止。针对第一代 ASO，主要争议在于剂量和用药方案，例如 7mg/（kg·d）剂量应用 6 天的治疗是否足以抑制靶基因。

Bcl-xL 是 Bcl-2 家族另外一种抗凋亡因子。在同时表达 Bcl-2 和 Bcl-xL 的肿瘤中，很难评判二者中哪一种对细胞的存活意义更大，有报道称在一些肿瘤细胞中出现表达 Bcl-2 转而表达 Bcl-xL[15]。Bcl-xL ASOs 已被报道可增加多种肿瘤（包括前列腺肿瘤）对化疗的敏感性[16]。

## 2.7　CLU

人凝集素基因位于染色体 8p21-p12，由 9 个外显子组成，因转录起始位点不同，编码 NM_001831 和 NM_203339 两种不同亚型，仅在人类及灵长类动物表达。凝集素以两种形式存在于人体内，位于细胞内的 55kDa 的核剪接变异体（nCLU）和分泌型的 80kDa 二硫化物结合的异源二聚体糖蛋白，使得凝集素成为已知的仅有的分泌型分子伴侣。2 型凝集素（Clusterin isoform 2，sCLU-2）是主要的存在形式，且在各物种高度保守表达，1 型凝集素仅在灵长类表达。灵长类 sCLU 是一种多功能应激性分子伴侣，拥有小热休克蛋白的功能，可以在细胞处于应激状态时稳定和（或）支撑多亚基蛋白。亦有报道称发现一种可调节 DNA 修复的含量并不丰富的 nCLU[17]。Hsp 和 CLU 通过泛素蛋白酶复合体系统或颗粒体吞噬系统促进最终折叠错误的蛋白降解[18]。60kDa 的细胞内 CLU 与 Bax 相互作用抑制 Bax 的寡聚化和内源性激活。胞质内的 CLU 也可调节 NF-κB 的激活，肿瘤细胞中的 NF-κB 被化疗或放疗激活，它的激活与获得性耐药相关如 CRPC。IKB 家族与 NF-κB 结合，抑制后者激活，通常情况下 IKK 复合体磷酸化 IKB 导致其泛素化并在 26S 蛋白体中降解，使得 NF-κB 的核定位基序得以暴露，NF-κB 二聚物移位进入细胞核进而转录激活相关基因。CLU 的作用是作为一种泛素结合蛋白通过与 SCF-bTrCP E3 连接酶家族相互作用促进 COMMD1 和 IKB 的降解，促进 NF-κB 的核移位和转录激活。

在异质性肿瘤中多种机制参与获得性耐药的发生，其中，包括应激情况下被 HSF1 激活的存活基因。HSF1 高度保守是热休克反应的主要调节因子，参与真核细胞应激情况下的保护机制，并与肿瘤的转化、增殖和存活相关[19]。针对 HSF1 或者受 HSF1 调节的与肿瘤进展、治疗抵抗相关的多功能基因的靶向治疗是一种合理的策略[20]。CLU 可被 HSF1、IGF-1、雄激素转录激活，抵抗由内分泌、放疗和化疗引起的凋亡。敲除前列腺癌（CaP）细胞的 CLU 引起活性 Bax 水平上升，Cyt C 释放从而激活内源性凋亡级联反应，同时促进 NF-κB 与 IKB 的结合使其活性减低。以上数据显示应激诱导的 CLU 表达与一些抗凋亡通路相关，使肿瘤对治疗产生获得性耐药，因此 CLU 是一个抗肿瘤治疗的靶点。

凝集素在多种人类肿瘤中高表达，其中包括乳腺癌、肺癌、膀胱癌、肾癌、结直肠癌和前列腺癌。在众多肿瘤模型中，抗转录和 SiRNA 诱导的 CLU 敲除可引起肿瘤凋亡，延缓肿瘤的进展。OGX-011 是第 2 代 ASO，可使 CLU 水平降低超过 90%[21]。

一个随机 Ⅱ 期试验报道在 CRPC 患者中 OGX-011 联合多西他赛相比于单用多西他赛可使患者整体生存期延长 7 个月，死亡率减低 39%[22]。

## 2.8 Hsp27

热休克蛋白 27（heat-shock protein 27，Hsp 27），是一个 27kDa 的分子伴侣，可被各种生物、化学和物理应激因子激活，包括热休克，氧化应激，细胞因子和内分泌治疗和化疗。应激状态下 Hsp27 表达增加可抑制凋亡，作为分子伴侣它可以抑制蛋白聚集，易化错误折叠蛋白的降解，此外，Hsp27 可作为骨架蛋白易化蛋白之间的相互作用、磷酸化信号通路相关蛋白。Hsp27 通过与 Bid、细胞凋亡蛋白酶原-3、Cyt C、Smac/Diablo 和 Daxx 相互作用抑制凋亡的发生。此外，Hsp27 还可调节肌动蛋白细胞骨架和细胞内活性氧的水平，与一些细胞存活相关蛋白相互作用，包括 IkBα、IKKb、STAT-3、AR 和 Akt。其中 Akt 是一种关键的丝/苏氨酸激酶，可通过调节相关蛋白来促进细胞存活和增殖，包括促凋亡蛋白 BAD 和 Caspase-9，细胞周期调节因子 p27KiP1 以及控制凋亡和（或）增殖介质如 MDM2、FOXO、GSK3、TSC2 和 PRAS40。

Hsp27 在多种恶性肿瘤包括前列腺癌中高表达，并与不良预后和耐药性相关[23]。Hsp27 不仅是侵袭性前列腺癌的标志物，也是潜在的药物治疗靶点。敲除 Hsp27 可抑制肿瘤细胞的生长，增加肿瘤细胞对内分泌治疗、化疗和放疗的敏感性[24]。联二苯异噁唑 KRIBB3 抑制蛋白激酶 C 诱导的 Hsp27 磷酸化从而诱导有丝分裂终止促进凋亡[25]。吡咯并嘧啶酮作为 MK2（p38 MAPK/MAPK-activated protein kinase 2）的抑制剂可抑制 Hsp27Ser78 和 Ser82 磷酸化[26]。研究结果显示雌激素类似物三羟异黄酮可通过抑制 MAPK2/Hsp-27 通路来抑制细胞的迁移。OGX-427 作为 Hsp27 的第二代 ASO 进入Ⅰ/Ⅱ临床试验应用于多种肿瘤治疗。OGX-427 单药治疗时有良好的耐受性，可使循环肿瘤细胞（circulating tumor cells，CTCs）减少并使 CRPC 患者血 PSA 水平降低，以上结果提示 OGX-427 作为单药治疗的进一步研究的可能性。

## 2.9 信号转导通路

### IGF 和 IGF-ⅠR 在前列腺癌进展中的作用

IGF 轴是肿瘤生长、存活和转移的重要调节因子，与前列腺癌的发生密切相关。该系统包括 IGF-Ⅰ和 IGF-Ⅱ及其受体 IGF-ⅠR 和 IGF-ⅡR 以及调节蛋白 IGFBPs（IGF-binding proteins）和 TGFBP 相关蛋白。IGF-ⅠR 在多种肿瘤类型中高表达并与不良预后相关。IGF-ⅠR 通路在肿瘤的进展中发挥重要作用，可降低肿瘤细胞黏附性，在缺氧和治疗应激状态下发挥抗凋亡、坏死及自噬作用。

配体激活 IGF-ⅠR 导致其磷酸化，同时 IRSs（insulin receptor substrate proteins）在细胞膜聚集进而激活细胞内信号通路，包括：Ras/MAPK 通路，PI3K/AKT/mTOR 通路，以上通路控制 IGF 介导的各种生物学效应。IGFs 是多种正常组织和恶性组织潜在的促分裂和抗凋亡因子，其受体及受体下游信号是治疗的潜在靶点。

IGF 轴相关组分的表达与前列腺癌的发病和进展相关[27]。IGF-ⅠR 在转移性 CaP 和 CRPC 中的表达升高[28]，并且维持 IGF-Ⅰ的活性可促进 CaP 的存活和生长[29]。越来越多的证据表明旁分泌的 IGF-Ⅰ和 IGFBPs 也是 CaP 进展的重要调节因子[30]。以上观察结果直接提示 IGF 轴是 CRPC 进展的调节因子，IGF 相关通路是治疗的潜在靶点，既往体内和体外研究表明，干扰 IGF-ⅠR 的功能可影响肿瘤的生长和存活。

一系列多激酶抑制剂和 IGF-ⅠR 抗体的出现激起了对前列腺癌和众多其他肿瘤治疗的热情。人抗 IGF-ⅠR 的抗体（包括 IMC-A12 和 CP-751、871）处于早期临床试验阶段。IGF-ⅠR 与胰岛素受体（insulin receptors，IR）高度同源，尤其是 ATP 结合区域同源性达到 100%，这一区域是众多小分子抑制剂的结合位点，因此使得 TKIs 和 IGF-ⅠR 的抗体（Ab）经常会影响 IR 通路。IGF-ⅠR 的小分子抑制剂（如 NVP-AEW541）在最初被认为更易于与 IGF-ⅠR 结合，然而临床应用时因其副作用而受到阻碍。临床前的试验数据显示一些新的药物如 OSI-906 显示出较强的抗肿瘤活性和低的 IR 介导的副作用[31]。

### IGFBPs 和 CRPC

IGFBPs 和 IGF 受体的亲和力与 IGF-Ⅰ、IGF-Ⅱ相当并可调节 IGF 的分布、功能和活性。IGFBP-2、3、4、5 和 6 表达于前列腺组织及细胞[32]。IGFBP 水平以及伴随的 IGF-ⅠR 和 IGF 水平可伴随疾病进展而做出适应性变化。

虽然 IGFBP-3 和 IGFBP-4 水平升高可对抗 IGF 信号通路并增加对凋亡应激的敏感性，其他 IGFBP 成员有抑制 IGF-ⅠR 通路者也有促进该通路者，IGFBP-2 在接受去势治疗的患者中表达增高。在 LNCaP 细胞中抑制 IGFBP-2 的表达可使抗雄激素引起的凋亡增加，阉割动物实验也得出类似的结论。此外，在 LNCaP 肿瘤中过表达 IGFBP-5 可加速 CRPC 进程，然而抑制

IGFBP-5 的表达可减少雄激素非依赖的发生。IGFBP-2 和 5 表达同时升高似乎可促进疾病进展，至少可增加 IGF 的反应性，IGFBPs 有助于 IGF-ⅠR 非依赖性激活，这种激活可能与前列腺肿瘤形成相关。

在人类肿瘤细胞中，IGFBP-3 也有助于 IGF 依赖和非依赖的抗增殖和凋亡活性。动物实验表明，重组人 IGFBP-3 单药可抑制赫塞汀耐药的乳腺癌、肺癌和结肠癌的生长，联合伊立康唑可增强疗效[33,34]。以上这些抗肿瘤活性可与抑制 AKT 通路相关。在移植前列腺癌细胞的动物模型中，LAPC-4、rhIGFBP-3 与 VTP194204 有协同效应可显著诱导凋亡而抑制肿瘤的生长[35]。

OGX-225 也是 IGFBPs 的靶向药物，可显著抑制 IGFBP-2、3、5 的表达。由于 IGFBP-2、5 可在乳腺癌和前列腺癌中可再生性表达上调，抑制二者表达可选择性地破坏肿瘤细胞 IGF 通路表达。临床前试验显示在人前列腺癌、膀胱癌、胶质瘤和乳腺癌模型中通过 OGX-225 降低 IGFBP-5 的表达可促进肿瘤凋亡，增加这些肿瘤对化疗的敏感性[36]。

## 前列腺癌中 PI3K 介导的信号通路

IGF 信号通路通过 PI3K/AKT/PTEN 引起细胞内信号级联，并以此来抵抗细胞毒作用。AKT 作为丝（S）/苏氨酸（T）激酶是众多促生长和生存通路细胞内信号级联反应的关键节点，它可被 PI3K 激活生成 PIP-3，促使 S/T 激酶，PDK-1、2，ILK 活化。在近半数进展性前列腺癌患者中，一个影响 PI3K 通路的重要特征是肿瘤抑制基因 PTEN 的纯合性或单等位基因位点的缺失，PTEN 半合子缺失与 TM-PRSS2：ERG 基因重排同时存在时可使前列腺癌生化进展的风险增加。PTEN 是一个肿瘤抑制基因，编码产物为 PIP3 3' 磷酸酶，是细胞迁移、生存和细胞周期的负性调节因子并与化疗耐药和生血管作用相关，PTEN 的缺失导致 PIP3 蓄积和生存信号的激活。小鼠实验中敲除前列腺 PTEN 导致 CaP 发生转移，过表达 PTEN 可抑制肿瘤的生长和诱导凋亡，以上结果提示 PTEN 在前列腺癌发生及进展中发挥重要作用，而且，PTEN 的缺失可能和雄激素非依赖（AI）的发生相关。

生长因子诱导的 PI3K/AKT 激活是一个关键的抗凋亡途径，AKT 磷酸化后抑制一系列凋亡因子的激活，包括 Bad、pro-caspase-9、GSK3b、叉头基因转录因子、c-FLIP、MDM2、mTOR 和 NF-κB。mTOR-Raptor 复合物反过来又可以调节 AKT 的激活。在多种类型肿瘤中尤其是前列腺癌，AKT 及相关分子的激活导致放化疗耐药这一现象，促进对这一通路进一步研究[37]。

mTOR 作为丝/苏氨酸激酶可整合营养、能量和有丝分裂等信息来调节细胞生长和分裂，作为蛋白质合成的重要调节因子可传递来自 PI3K 途径的增殖信号及氨基酸水平的信息。抑制 mTOR 可以逆转小鼠前列腺细胞的恶性转化及前列腺癌细胞系对阿霉素的抵抗[38]。mTOR 下游的 S6K1 和 4EBP1 参与核糖体的生物合成和细胞从 G1 到 S 期的转化。因此，监测终点激酶底物（如 S6、4EBP1）的状态可以作为评价药物疗效、PTEN 基因缺失的影响以及抑制其旁路 PI3K 疗法效果的指标。

## 2.10 血管生成

血管生成对肿瘤生长和转移的发生起重要作用。血管生成涉及内皮细胞从微脉管迁移、增殖，并受到蛋白水解酶（分解重组细胞外基质）的控制，进而形成内皮细胞管腔。诸如缺氧之类的刺激可以引起肿瘤细胞、炎症细胞和邻近组织细胞产生多种血管因子，包括生长因子、细胞因子、蛋白酶和细胞黏附因子。血管生成的调节主要依赖于促、抗血管生成因子之间的平衡关系[39]。血管生成在前列腺癌进展和转移过程中发挥重要作用。因此针对肿瘤新生血管的靶向治疗成为研究热点，一批抗血管生成药物进入各期临床试验，期望获得抗肿瘤、抗转移的治疗效果[40]。

在众多促血管生成因子中，血管内皮生长因子（vascular endothelial growth factor，VEGF）是一中主要的血管生成促进因子，通过激活其酪氨酸激酶受体 VEGFR-1 和 VEGFR-2 来诱导内皮细胞迁移和增殖。缺氧可引起肿瘤细胞 VEGF 表达升高，促进肿瘤生血管作用。因此，VEGF 及其受体成为肿瘤治疗中抗血管生成的关键靶点。血清中 VEGF 的水平可作为 CRPC 患者独立预后影响因素[41]。VEGF 的单克隆抗体如贝伐珠单抗已试验性应用于 CRPC 患者。有趣的是很多抗血管生成药物单药用于 CRPC 时并未获得其预期的治疗效果，但当贝伐珠单抗和多西他赛合用时，PSA 反应率高达 65%[42]。不幸的是一项包含 1050 例患者的 Ⅲ 期临床试验（CALGB 90401）报道称二者联合用药并未延长患者生存期。

除了 VEGF，血小板衍生生长因子（platelet-derived growth factor，PDGF）也与前列腺癌进展和骨转移相关，CRPC 患者癌组织表达阳性率为 80%[43]。临床前试验显示甲磺酸伊马替尼作为 PDGF 抑制剂在前列腺癌细胞系中显示出抗肿瘤效果，一项包含 21 位转移性 CRPC 患者的 Ⅰ 期临床试验报道 PSA 反应率为 38%[44]。然而一个伊马替尼联合多西他赛的随机 Ⅱ 期临床试验显示二者合用药物毒性增加但并未

延缓疾病进程。口服多激酶抑制剂舒尼替尼和索拉菲尼可抑制 RAF 激酶、VEGF 受体酪氨酸激酶，PDGF 受体，二者均被批准应用于转移性肾癌的治疗[45]，一些 Ⅱ 期临床试验评估索拉菲尼治疗 CRPC 的效果[46]，结果证实单用可使 PSA 水平降低，舒尼替尼和索拉菲尼的 Ⅲ 期临床试验正在计划用于多西他赛治疗复发的 CRPC。尽管贝伐珠单抗显示出负性结果，但抗血管生成抑制剂依然是实体肿瘤治疗的一个重要策略，其中包括 CRPC。

## 2.11　炎症

诸多证据显示癌症相关炎症应被视为癌症的第七位特征[47]。此外，这种炎症被认为与转移相关。事实上，大量炎症因子包括 TNF-α、IL-1、IL-6、IL-11、TGFβ、COX-2、NF-κB、Stat3 和 SDF1 被证实可促进前列腺癌侵袭和转移。此外，抑制 COX-2 酶可抑制多种肿瘤的生长和转移包括前列腺癌[48]。因此，抑制癌症相关炎症被认为是治疗转移性前列腺癌（CaP）的一种方法。

核转录因子 NF-κB 是免疫、炎症的主要调节因子，也与细胞增殖和凋亡的控制相关，它在人类多种肿瘤（包括前列腺癌）中高表达。Stat3 既是细胞质的信号分子也是细胞核的转录因子，有报道称 Stat3 在前列腺癌转移和复发时被激活，并与前列腺癌的转移扩散相关[49]。综上，NF-κB 和 Stat3 是抑制前列腺癌转移进展的潜在靶点。RTA 402 作为 NF-κB 和 Stat3 的抑制剂，在临床前试验及一项胰腺癌 Ⅰ 期临床试验中证实有抗癌活性[50]。

趋化因子 SDF-1/CXCL12 在肿瘤发病机制中有多重作用，有证据显示 CXCL12 有促进 CaP 生长、生血管、免疫耐受并参与其转移发生的作用[51]。CXCL12 与其受

体 CXCR4 相互作用导致促分裂原活化蛋白激酶和 PI3K/AKT 介导的基质金属蛋白酶 9（MMP-9）表达，进而促进前列腺癌细胞迁移和侵袭[52]。因此 CXCL12/CXCR4 可能成为抗转移治疗的一个靶点。此通路上基于短肽、小分子、抗体、siRNA 的治疗策略已经开展，临床前试验显示与现有疗法联合效果令人期待，其化合物已进入早期临床研究[53]。

Hedgehog 通路也参与了 CaP 的发展和转移，多次跨膜蛋白 PTCH 是多种 hedge-hog（Sonic，Indian 和 Desert）配体的受体。在缺少 hedgehog 情况下，PTCH 抑制 G 蛋白偶联受体 SMO（Smoothened）[54]，当 hedgehog 与 PTCH 结合后，其对 SMO 的抑制解除，通过级联反应激活 GLI 转录因子，促进靶基因 PTCH、GLI1 等的表达。抑制 hedgehog 通路可诱导 CaP 的凋亡，降低肿瘤的侵袭性。例如，IPI-926 作为 hedgehog 通路的小分子抑制剂，在多项临床前动物肿瘤模型中显示出对该通路特异、有效的抑制作用，在一项 I 期临床试验中 IPI-926 已应用于进展期和（或）转移性实体肿瘤的治疗。临床前模型显示敲除 GLI2 可诱导凋亡抑制肿瘤生长，并在体内和体外试验证实敲除 GLI2 可恢复化疗的敏感性，以上结果为 GLI2 应用于 CRPC 提供临床前期证据[55]。综上，调节肿瘤相关的炎症是治疗各种实体肿瘤（如 CaP）的一项重要策略。

## 2.12　骨转移

骨转移是前列腺癌最常见的转移部位，虽然肿瘤细胞定植在骨的机制尚不明确，普遍认为骨可表达特定的趋化因子（SDF-1）或者生长因子（TGFβ，IGF），选择性地促进 CaP 细胞定植。同时，肿瘤细胞可分泌多种因子（uPA、TGFβ、FGFs、BMPs、PDGF、IGF、PTHrP、ET1）激活骨基质成分，从而建立肿瘤和骨组织的复杂相互作用。

随着对前列腺癌与骨基质之间相互作用理解的深入，针对前列腺骨转移骨环境特定分子的药物被开发出来。骨骼的重塑受到破骨细胞介导的溶骨作用和成骨细胞介导的成骨作用双重调节。在骨肿瘤中，一个关键的骨重建调节因子被发现，它包含 NF-κB 受体激活因子（receptor activator of NF-κB，RANK），其配体 RANKL 和 OPG（decoy receptor osteoprotegerin）。OPG 是 TNF 超家族受体一员，可同 RANKL 结合阻止因破骨细胞导致的骨质吸收。RANK、RANKL 和 OPG 是破骨细胞形成的关键因素，RANK 通路表达上调在多种肿瘤的转移过程中发挥作用，其中包括 CaP。以上发现提示 RANKL 抑制剂作为转移性前列腺癌治疗的可能性。地诺单抗通过与 RANKL 结合抑制因破骨导致的骨破坏，并作为治疗前列腺癌骨转移的药物。其 II 期临床试验评估已结束[56]，III 期临床试验正在进行中。

内皮素及其受体 ET-B 和 ET-A 是前列腺癌骨转移的潜在靶点，一些临床试验显示 ET-A 受体拮抗剂（atrasentan，ZD4054）可延缓疾病进展[57]。虽然 III 期临床试验中 atrasentan 并未得到其预期效果，仍可观察到其抗肿瘤活性。SWOG-S0421 试验作为一个 III 期随机试验在转移性 CRPC 患者中比较多西他赛加泼尼松联用或不用 atrasentan 的疗效差异，另外有一些 III 期临床试验观察在 CRPC 患者中单用 atrasentan 或联合多西他赛的疗效。

c-Met 作为酪氨酸激酶受体在肿瘤发展过程中发挥作用，如在细胞迁移、组织侵袭和转移中其表达出现上调。针对 c-Met 和其配体 HGF（hepatocyte growth factor）的药物处于研制阶段[58]。同 c-Met 类似，非受体酪氨酸激酶 Src 也参与转移过程，因此，一系列 Src 抑制剂处在研制过程中[59]。PSCA、MEK5、CDK5、ASAP 和 ID1 也被认为是转移性 CRPC 潜在的治疗靶点。

## 小　结

- 非经典途径合成的雄激素可能是前列腺癌进展为 CRPC 的机制之一。
- 维持 IGF-Ⅰ 的活性可促进 CaP 的存活和生长，越来越多的证据表明旁分泌的 IGF-Ⅰ 和 IGFBPs 也是 CaP 进展的重要调节因子。
- RANK、RANKL 和 OPG 是破骨细胞形成的关键因素，RANK 通路表达上调在多种肿瘤的转移过程中发挥作用。

（李　清）

## 参考文献

[1] Hussain M，Tangen CM，Higano C，et al. Absolute prostate-specific antigen value after androgen deprivation is a strong independent predictor of survival in new metastatic prostate cancer：data from Southwest Oncology Group Trial 9346（INT-0162）［J］. J Clin Oncol，2006，24：3984-3990.

[2] Berthold DR，Pond GR，Soban F，et al. Docetaxel plus prednisone or mitoxantrone plus prednisone for advanced prostate cancer：updated survival in the TAX 327 study［J］. J Clin Oncol，2008，26：242-245.

[3] Eisenberger MA，Blumenstein BA，Crawford ED，et al. Bilateral orchiectomy with or without flutamide for metastatic prostate cancer［J］. N Engl J Med，1998，339：1036-1042.

[4] Isaacs JT，Wake N，Coffey DS，et al. Genetic instability coupled to clonal selection as a mechanism for tumor progression in the Dunning R-3327 rat prostatic adenocarcinoma system［J］. Cancer Res，1982，42：2353-2371.

[5] Feldman BJ，Feldman D. The development of androgen-independent prostate cancer［J］. Nat Rev Cancer，2001，1：34-45.

[6] Mostaghel EA，Page ST，Lin DW，et al. Intraprostatic androgens and androgen-regulated gene expression persist after testosterone suppression：therapeutic implications for castration-resistant prostate cancer［J］. Cancer Res，2007，67：5033-5041.

[7] Chen S，Xu Y，Yuan X，et al. Androgen receptor phosphorylation and stabilization in prostate cancer by cyclin-dependent kinase 1［J］. Proc Natl Acad Sci U S A，2006，103：15969-15974.

[8] Geller J，Albert J D，Nachtsheim D A，et al. Comparison of prostatic cancer tissue dihydrotestosterone levels at the time of relapse following orchiectomy or estrogen therapy［J］. J Urol，1984，132：693-696.

[9] Auchus R J. The backdoor pathway to dihydrotestosterone［J］. Trends Endocrinol Metab，2004，15：432-438.

[10] Small E J，Ryan C J. The case for secondary hormonal therapies in the chemotherapy age［J］. J Urol，2006，176：S66-71.

[11] Miyashita T，Reed JC. Bcl-2 oncoprotein blocks chemotherapy-induced apoptosis in a human leukemia cell line［J］. Blood，1993，81：151-157.

[12] Jansen B，Wacheck V，Heere-Ress E，et al. Chemosensitisation of malignant melanoma by BCL2 antisense therapy［J］. Lancet，2000，

356：1728-1733.

[13] Rai KR，Moore JO，Boyd TE，et al. Phase 3 Randomized Trial of Fludarabine/Cyclophosphamide Chemotherapy with or without Oblimersen Sodium（Bcl-2 Antisense；Genasense；G3139）for Patients with Relapsed or Refractory Chronic Lymphocytic Leukemia（CLL）[J]. 2004，104：338.

[14] Sternberg C N，Dumez H，Van Poppel H，et al. Docetaxel plus oblimersen sodium（Bcl-2 antisense oligonucleotide）：an EORTC multicenter，randomized phase II study in patients with castration-resistant prostate cancer [J]. Annals of oncology，2009，20：1264-1269.

[15] Han Z，Chatterjee D，Early J，et al. Isolation and characterization of an apoptosis-resistant variant of human leukemia HL-60 cells that has switched expression from Bcl-2 to Bcl-xL [J]. Cancer Res，1996，56：1621-1628.

[16] Leech S H，Olie R A，Gautschi O，et al. Induction of apoptosis in lung-cancer cells following bcl-xL anti-sense treatment [J]. Int J Cancer，2000，86：570-576.

[17] Yang CR，Leskov K，Hosley-Eberlein K，et al. Nuclear clusterin/XIP8, an x-ray-induced Ku70-binding protein that signals cell death [J]. Proc Natl Acad Sci U S A，2000，97：5907-5912.

[18] Carver J A，Rekas A，Thorn D C，et al. Small heat-shock proteins and clusterin：intra-and extracellular molecular chaperones with a common mechanism of action and function [J]. Faculty of Science-Papers，2003：11.

[19] Dai C，Whitesell L，Rogers A B，et al. Heat shock factor 1 is a powerful multifaceted modifier of carcinogenesis [J]. Cell，2007，130：1005-1018.

[20] Whitesell L，Lindquist S. Inhibiting the transcription factor HSF1 as an anticancer strategy [J]. Expert Opin Ther Targets，2009，13：469-478.

[21] Chi K N，Eisenhauer E，Fazli L，et al. A phase I pharmacokinetic and pharmacodynamic study of OGX-011, a 2'-methoxyethyl antisense oligonucleotide to clusterin，in patients with localized prostate cancer [J]. J Natl Cancer Inst，2005，97：1287-1296.

[22] Chi KN，Hotte SJ，Yu EY，et al. Randomized phase II study of docetaxel and prednisone with or without OGX-011 in patients with metastatic castration-resistant prostate cancer [J]. J Clin Oncol，2010，28：4247-4254.

[23] Ciocca D R，Calderwood S K. Heat shock proteins in cancer：diagnostic，prognostic，predictive，and treatment implications [J]. Cell Stress Chaperones，2005，10：86-103.

[24] Kamada M，So A，Muramaki M，et al. Hsp27 knockdown using nucleotide-based

[25] Shin K D，Yoon Y J，Kang Y R，et al. KRIBB3, a novel microtubule inhibitor，induces mitotic arrest and apoptosis in human cancer cells [J]. Biochem Pharmacol，2008，75：383-394.

[26] Kostenko S，Johannessen M，Moens U. PKA-induced F-actin rearrangement requires phosphorylation of Hsp27 by the MAPKAP kinase MK5 [J]. Cell Signal，2009，21：712-718.

[27] Pollak M. Insulin-like growth factor physiology and cancer risk [J]. Eur J Cancer，2000，36：1224-1228.

[28] Hellawell G O，Turner G D，Davies D R，et al. Expression of the type 1 insulin-like growth factor receptor is up-regulated in primary prostate cancer and commonly persists in metastatic disease [J]. Cancer Res，2002，62：2942-2950.

[29] Huynh H，Seyam R M，Brock G B. Reduction of ventral prostate weight by finasteride is associated with suppression of insulinVlike growth factor I（IGF-I）and IGF-I receptor genes and with an increase in IGF

[30] Yonou H，Aoyagi Y，Kanomata N，et al. Prostate-specific antigen induces osteoplastic

changes by an autonomous mechanism [J]. Biochem Biophys Res Commun, 2001, 289: 1082-1087.

[31] Wu J, Li W, Craddock B P, et al. Small-molecule inhibition and activation-loop trans-phosphorylation of the IGF1 receptor [J]. EMBO J, 2008, 27: 1985-1994.

[32] Figueroa J A, De Raad S, Tadlock L, et al. Differential expression of insulin-like growth factor binding proteins in high versus low Gleason score prostate cancer [J]. J Urol, 1998, 159: 1379-1383.

[33] Jerome L, Alami N, Belanger S, et al. Recombinant human insulin-like growth factor binding protein 3 inhibits growth of human epidermal growth factor receptor-2 - overexpressing breast tumors and potentiates Herceptin activity in vivo [J]. Cancer Res, 2006, 66: 7245-7252.

[34] Jerome L, Alami N, Belanger S, et al. Recombinant human insulin-like growth factor binding protein 3 inhibits growth of human epidermal growth factor receptor-2 - overexpressing breast tumors and potentiates Herceptin activity in vivo [J]. Cancer Res, 2006, 66: 7245-7252.

[35] Liu B, Lee K W, Li H, et al. Combination therapy of insulin-like growth factor binding protein-3 and retinoid X receptor ligands synergize on prostate cancer cell apoptosis in vitro and in vivo [J]. Clin Cancer Res, 2005, 11: 4851-4856.

[36] So A I, Levitt R J, Eigl B, et al. Insulin-like growth factor binding protein-2 is a novel therapeutic target associated with breast cancer [J]. Clin Cancer Res, 2008, 14: 6944-6954.

[37] Lee J T, Steelman L S, Chappell W H, et al. Akt inactivates ERK causing decreased response to chemotherapeutic drugs in advanced CaP cells [J]. Cell Cycle, 2008, 7: 631-636.

[38] Majumder P K, Febbo P G, Bikoff R, et al. mTOR inhibition reverses Akt-dependent prostate intraepithelial neoplasia through regulation of apoptotic and HIF-1-dependent pathways [J]. Nat Med, 2004, 10: 594-601.

[39] Battegay E J. Angiogenesis: mechanistic insights, neovascular diseases, and therapeutic prospects [J]. J Mol Med (Berl), 1995, 73: 333-346.

[40] Aragon-Ching J B, Dahut W L. The role of angiogenesis inhibitors in prostate cancer [J]. Cancer J, 2008, 14: 20-25.

[41] George D J, Halabi S, Shepard T F, et al. Prognostic significance of plasma vascular endothelial growth factor levels in patients with hormone-refractory prostate cancer treated on Cancer and Leukemia Group B 9480 [J]. Clinical Cancer Research, 2001, 7: 1932-1936.

[42] Oudard S. Editorial comment on: combination of bevacizumab and docetaxel in docetaxel-pretreated hormone-refractory prostate cancer: a phase 2 study [J]. Eur Urol, 2008, 54: 1094-1096.

[43] George D. Platelet-derived growth factor receptors: a therapeutic target in solid tumors [J]. Semin Oncol, 2001, 28: 27-33.

[44] Mathew P, Thall P F, Jones D, et al. Platelet-derived growth factor receptor inhibitor imatinib mesylate and docetaxel: a modular phase I trial in androgen-independent prostate cancer [J]. J Clin Oncol, 2004, 22: 3323-3329.

[45] Grandinetti C A, Goldspiel B R. Sorafenib and sunitinib: novel targeted therapies for renal cell cancer [J]. Pharmacotherapy: The Journal of Human Pharmacology and Drug Therapy, 2007, 27: 1125-1144.

[46] Chi K N, Ellard S L, Hotte S J, et al. A phase II study of sorafenib in patients with chemo-naive castration-resistant prostate cancer [J]. Ann Oncol, 2008, 19: 746-751.

[47] Mantovani A. Cancer: Inflaming metastasis [J]. Nature, 2009, 457: 36-37.

［48］ Giannitsas K，Konstantinopoulos A，Peri-menis P. Non-steroidal anti-inflammatory drugs in the treatment of genitourinary ma-lignancies：focus on clinical data ［J］. Ex-pert Opin Investig Drugs，2007，16：1841-1849.

［49］ Abdulghani J，Gu L，Dagvadorj A，et al. Stat3 promotes metastatic progression of prostate cancer ［J］. Am J Pathol，2008，172：1717-1728.

［50］ Molckovsky A，Siu L L. First-in-class，first-in-human phase I results of targeted a-gents：highlights of the 2008 American soci-ety of clinical oncology meeting ［J］. J He-matol Oncol，2008，1：20.

［51］ Chinni S R，Yamamoto H，Dong Z，et al. CXCL12/CXCR4 transactivates HER2 in lip-id rafts of prostate cancer cells and promotes growth of metastatic deposits in bone ［J］. Mol Cancer Res，2008，6：446-457.

［52］ Chinni S R，Sivalogan S，Dong Z，et al. CXCL12/CXCR4 signaling activates Akt-1 and MMP-9 expression in prostate cancer cells：the role of bone microenvironment-as-sociated CXCL12 ［J］. Prostate，2006，66：32-48.

［53］ Wong D，Korz W. Translating an Antago-nist of Chemokine Receptor CXCR4：from bench to bedside ［J］. Clin Cancer Res，2008，14：7975-7980.

［54］ Xie J，Murone M，Luoh S M，et al. Acti-vating Smoothened mutations in sporadic bas-al-cell carcinoma ［J］. Nature，1998，391：90-92.

［55］ Narita S，So A，Ettinger S，et al. GLI2 knockdown using an antisense oligonucleotide induces apoptosis and chemosensitizes cells to paclitaxel in androgen-independent prostate cancer ［J］. Clin Cancer Res，2008，14：5769-5777.

［56］ Fizazi K，Lipton A，Mariette X，et al. Randomized phase II trial of denosumab in patients with bone metastases from prostate cancer，breast cancer，or other neoplasms after intravenous bisphosphonates ［J］. Journal of Clinical Oncology，2009，27：1564-1571.

［57］ Warren R，Liu G. ZD4054：a specific endo-thelin A receptor antagonist with promising activity in metastatic castration-resistant prostate cancer ［J］. Expert Opin Investig Drugs，2008，17：1237-1245.

［58］ Toschi L，Janne P A. Single-agent and com-bination therapeutic strategies to inhibit hep-atocyte growth factor/MET signaling in cancer ［J］. Clin Cancer Res，2008，14：5941-5946.

［59］ Park S I，Zhang J，Phillips K A，et al. Targeting SRC family kinases inhibits growth and lymph node metastases of prostate cancer in an orthotopic nude mouse model ［J］. Cancer Res，2008，68：3323-3333.

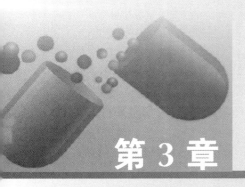

# 第 3 章　前列腺癌中促黄体素释放素（LHRH）及其激动剂、拮抗剂和细胞毒性类似物

## 本章提纲

慢性阻断或竞争性抑制 LHRH-Ⅰ可导致脑垂体上 LHRH 受体下调，最终导致循环中的促性腺激素和性激素的水平逐渐下降。通过周期性持续给予 LHRH 激动剂形成的性激素剥夺状态是前列腺癌及其他恶性肿瘤去势疗法的基础。LHRH 竞争性抑制剂近十年被研发出来，可与 LHRH 受体竞争性地结合导致促性腺激素及性激素的释放即刻终止，这种作用使得其在前列腺癌和其他性激素依赖肿瘤的治疗中有相当的价值。强有力的 LHRH-Ⅰ竞争性抑制剂在泌尿外科学、肿瘤学和妇科学中有重要的临床应用价值，此外，LHRH 的激动剂和拮抗剂还可下调 LHRH 受体在下丘脑中的表达水平，也可通过与肿瘤 LHRH 受体结合直接抑制肿瘤细胞的活性。LHRH 类似物和 LHRH-Ⅰ拮抗剂对靶器官的直接作用也可应用于治疗前列腺增生。本章节我们将介绍 LHRH 激动剂和拮抗剂在治疗前列腺癌和良性前列腺增生中的相关作用。细胞毒性 LHRH 类似物应用于治疗表达 LHRH 受体肿瘤的试验性研究和早期临床试验已经开展。

LHRH-Ⅰ也被称为促性腺激素释放激素（gonadotropin-releasing hormone，Gn-RH），通过控制垂体前叶释放促黄体素（LH）和促卵泡素（FSH）来调节生殖系统，因此，LHRH 可调节配子的形成和生殖腺性激素的分泌[1-5]。

1971 年 LHRH-Ⅰ在实验室被合成出来，由于意识到其药理作用的重要性，随后各种竞争性的类似物相继被合成[1]。LHRH 的作用通过下丘脑的促性腺激素细胞和下丘脑外的 G 蛋白偶联受体介导[2,4]，LHRH 引发的效应不尽相同，依赖于 LHRH 释放的形式及剂量。持续给予 LHRH 或者它的强有力的拮抗剂，如曲普瑞林、亮丙瑞林、戈舍瑞林、布舍瑞林可导致下丘脑 LHRH 受体表达下调，也可导致血循环中 LH、FSH 和性激素水平下降[4]。治疗中枢性性早熟、多囊卵巢综合征以及体外受精-胚胎移植（IVF-

ET）是以抑制促性腺激素分泌为基础的。一些 LHRH 激动剂已在妇科和肿瘤科获得重要的临床价值[6]，单药应用这些 LHRH 受体竞争性抑制剂可即刻抑制性激素的分泌[6-7]。消除了 LHRH 激动剂引起的循环中性激素一过性升高，LHRH 拮抗剂在治疗激素敏感肿瘤时可能更有效[6-10]。LHRH 的激动剂和拮抗剂也可通过与局部 LHRH 受体结合来抑制多种恶性肿瘤和泌尿生殖系统组织的生长。因此，LHRH 拮抗剂可被用于治疗良性前列腺增生（BPH）、子宫内膜移位和子宫肌瘤。

除去 LHRH 的激动剂和拮抗剂，一种新型的细胞毒性 LHRH 类似物已经被开发出来用以治疗表达 LHRH 受体的肿瘤[11-14]，细胞毒性 LHRH 类似物由 LHRH 结合细胞毒药物如阿霉素组成，因此这些类似物可作为细胞毒药物的运送载体，这种运送方式可扩大化疗药物到达肿瘤细胞的水平，并减轻细胞毒药物对正常细胞的毒性，一种十肽 LHRH 可作为这样一种载体，肿瘤细胞中 LHRH 受体表达升高时可试行该疗法。

我们将重点回顾推荐应用于前列腺癌治疗 LHRH-Ⅰ的激动剂和拮抗剂，细胞毒性 LHRH 类似物也将涉及，然而由于 LHRH-Ⅱ在人体不表达，所以其激动剂和拮抗剂将不做讨论。

## 3.1 LHRH 激动剂

无论是天然的还是合成的 LHRH-Ⅰ都具有较强的促进 LH 和 FSH 释放活性[15-17]。LHRH 可促进下丘脑促性腺激素 LH 和 FSH 的释放这一观念在多项试验及临床中证实[17-18]。

LHRH-Ⅰ的半衰期很短，因此，开发长效的作用更强 LHRH 类似物具有重要的临床应用价值。LHRH-Ⅰ2 位上的组氨酸和 3 位上的色氨酸对其功能至关重要，无论是替代还是删除都将减低或消除 LHRH

的生物活性[19-20]。然而，LHRH 1～3 位氨基酸组成的三肽及其化合物均无活性，1 位及 4～10 位上的氨基酸在与受体结合及变构效应中比较关键[19-20]，替换 6 位和 10 位上的氨基酸可出现超级活性肽，因此，一些 LHRH 类似物都会选择替换这两个位点中的一个或两者都替换，既可增加 LHRH 的活性又可延长其作用时间[19-20]，LHRH 类似物可抵抗相关酶的降解，增加对受体的亲和力，因此，其活性是内源性 LHRH 活性的 50～100 倍。

## 3.2　LHRH 拮抗剂

因为内源性 LHRH 刺激促性腺激素分泌，所以 LHRH 拮抗剂被认为可以抑制 LH 和 FSH 的释放。然而，LHRH 拮抗剂对 LH 的抑制是实时的，FSH 却并非如此，单次注射 LHRH 拮抗剂可以长时间抑制血清 LH 水平，FSH 水平延迟性小幅度下降[21]。在小鼠试验中也发现 LHRH 拮抗剂并不能完全阻断 FSH 的释放，因此，其他机制可能参与调节 FSH 分泌，然而，大量临床实例显示长期应用大剂量 LHRH 拮抗剂治疗患者，LH 和 FSH 及性激素水平均降低[6-7]。

LHRH 拮抗剂通过受体抑制 LH 和 FSH 分泌的机制已被阐明[22-25]，其研究为在雄性小鼠皮下植入可释放西曲瑞克的渗透微量泵使得血清中 LH 和睾酮水平下降，但是治疗停止后 90 天，LH 和睾酮水平恢复到控制组水平，而且在西曲瑞克终止的当时下丘脑 LHRH 受体水平显著下调，90 天后这种现象被逆转，以上现象说明激素水平的恢复与下丘脑 LHRH 受体水平恢复至正常水平相伴随。

在另外一项研究中，在雄性小鼠单次皮下大剂量给予西曲瑞克可抑制血清中 LH 和睾酮水平，在给药 7 天后 LHRH 明显下调，60 天后受体水平恢复[23]。

为了研究西曲瑞克治疗是否会影响 LHRH 受体水平，我们应用细胞外离散剂如 NH4SCN 来进行试验[24]，西曲瑞克给药 6h 后 LHRH 结合的 LHRH 受体仅占给药前水平的 10%，随时间延长，受体水平减少直至测不出，此试验表明，在西曲瑞克给药 72h 后 LHRH 受体水平显著下调[24]，并伴随 LH 和睾酮水平的下降，以上证据表明西曲瑞克作为 LHRH 拮抗剂不仅能占据 LHRH 受体而且下调下丘脑 LHRH 受体水平[24]。

在另一项研究中[25]，一组雄性小鼠每日给予西曲瑞克持续 4 周，另外一组单次肌内注射西曲瑞克巴莫酸盐 4.5mg，两种给药方式下 LHRH 刺激的 LH 分泌均在 30min 被完全抑制，LHRH 受体下降 77%～82%，西曲瑞克巴莫酸盐组下丘脑 LHRH 受体 mRNA 水平下降 75%～80%，以上结果表明，LHRH 拮抗剂西曲瑞克可显著降低 LHRH 受体水平及 LHRH 受体基因的表达。

分别在切除卵巢的小鼠体内和体外液体浇注的下丘脑细胞系统应用大剂量的西曲瑞克，体内试验发现阻断 LHRH 受体的同时可间接下调 mRNA 表达，以此来阻断内源性 LHRH 的功能[8-10]，因此，在小鼠下丘脑细胞系统体外试验中由于缺乏 LHRH，西曲瑞克并不改变 LHRH 受体基因的表达[8-9]，另外，应用小剂量的西曲瑞克仅能竞争性抑制 LHRH 受体而不能下调 LHRH 受体的表达[10]。

## 3.3　临床发现

广泛的临床数据显示在各种条件下给予 LHRH 拮抗剂后出现下丘脑受体下调，Behre 课题组为患者注射西曲瑞克 10mg 作为复合剂量连用 5 天，随后 3 周每次注射 1～2mg，每天 1～2 次，初始剂量的西曲瑞克可抑制血清 LH、FSH 和睾酮的水平，低剂量维持疗法可使激素维持在低水平，同第一周相比，第二、三周的 LH、FSH 和睾酮维持在低水平[26]。应用低剂量 LHRH 拮抗剂起始无法有效阻断受体，后期可有效阻断。这一现象提示 LHRH 阻断剂不仅可以竞争性阻断 LHRH 受体，还可下调 LHRH 受体[26]。

## 3.4 肿瘤 LHRH-I 受体

LHRH 的激动剂及拮抗剂除了可以作用于下丘脑外，还可直接影响肿瘤细胞。LHRH 类似物对肿瘤有直接作用，该结论是基于多种肿瘤具有对 LHRH 高亲和力的基团和 LHRH 类似物对肿瘤细胞系的抑制作用，以及临床发现。此外，在人前列腺癌样本和前列腺癌细胞系中发现 LHRH 结合基团及 LHRH 受体 mRNA 的表达[27-32]，众多学者报道在人乳腺癌细胞系发现 LHRH 受体的存在[33-34]，我们在 52% 的人乳腺癌样本中发现高亲和力的 LHRH 结合基团[35]，LHRH 受体表达于 80% 人卵巢上皮癌样本，以及卵巢癌细胞系[36-37]、子宫内膜癌样本、子宫内膜癌细胞系[38-39]，以上结论也被逆转录聚合酶链式反应（RT-PCR）证实[40-43]。此外，LHRH 受体在肾癌、淋巴瘤和黑色素瘤手术切除标本中也被 ICH、RT-PCR 检测到[44]。肿瘤细胞表达的 LHRH 受体与下丘脑表达的 LHRH 受体类似，这一点为 LHRH 细胞毒性类似物应用于表达 LHRH 受体的肿瘤提供依据[11-12,14]。此外，相关肿瘤细胞表达 LHRH 受体的事实可以解释 LHRH 激动剂在体外对肿瘤的抑制作用及 LHRH 拮抗剂对绝经后妇女乳腺的抑制作用。

## 3.5 LHRH 类似物对肿瘤的直接作用

LHRH 类似物可通过肿瘤细胞上的

LHRH 受体直接作用于前列腺、乳腺、卵巢、子宫内膜及其他部位的恶性肿瘤[43]。LHRH 类似物可抑制体外培养的肿瘤细胞的生长，支持其对肿瘤有直接作用的观点。体外实验应用 LHRH 激动剂和拮抗剂（如西曲瑞克）来抑制乳腺癌、卵巢癌、子宫内膜癌和前列腺癌细胞系已有证可循[43,45]，以上结果提示 LHRH 对肿瘤生长可能有调节作用[45-46]。

## 3.6 LHRH-I 及其类似物的作用机制

LHRH-I 的作用由下丘脑促性腺激素细胞膜的 LHRH-I 受体介导[3-5,13,38]，LHRH 与其受体结合后导致其受体微聚集及络合物的合成[47]。在下丘脑，LHRH 受体同 G 蛋白（αq）偶联可激活磷脂酶 C，进一步产生肌醇磷脂和二酰甘油，促进钙离子动员激活蛋白激酶 C 最终导致 LH 和 FSH 的释放。然而在肿瘤中，LHRH 受体同 G 蛋白（αi）偶联可激活碱性磷酸酶[48-49]，可使表皮生长因子受体（EGFR）去磷酸化，这样表皮生长因子（EGF）与其受体的诱导有丝分裂信号被消除，导致丝裂原活化蛋白激酶（MAKP）和增殖受到抑制，这一 LHRH-I 的信号机制已被大家公认[47,49]。

## 3.7 LHRH 拮抗剂的临床应用

LHRH 拮抗剂既可应用于恶性肿瘤（如乳腺癌、卵巢癌和前列腺癌），也可应用于治疗良性疾病［如子宫内膜异位症、子宫平滑肌瘤、中枢性早熟和良性前列腺增生（BPH）[50-51]］，另外还可应用于辅助生殖技术（如 IVF-ET）中抑制 LH 高峰提前[6-7]，LHRH 拮抗剂在 BPH 中的治疗处于Ⅲ期临床试验，子宫内膜异位症和子宫肌瘤的治疗尚等待批准。

## 3.8 LHRH 拮抗剂在 BPH 治疗中的应用

BPH 患者接受 LHRH 激动剂或拮抗剂应该会因睾酮水平降低引起前列腺体积缩小而受益，然而 LHRH 激动剂对 BPH 的作用短暂[44,51-55]。

一些临床研究证实 LHRH 拮抗剂西曲瑞克可在不影响症状性前列腺癌患者性功能的前提下显著地长时间缓解其下尿路症状[54-55]，这些改善包括 IPSS 评分的下降，前列腺体积的缩小，最大尿流率的增加。现有临床试验发现低剂量的西曲瑞克仅能暂时性地降低下丘脑 LHRH 受体水平和部分抑制下丘脑性腺轴功能及睾酮释放[44,56]。下尿路症状改善的原因可能是西曲瑞克对前列腺 LHRH 受体的直接抑制作用，也可能是生长因子水平的改变，因此，西曲瑞克似乎可以在不引起去势的情况下降低前列腺中各种生长因子的水平和前列腺重量。

## 3.9 靶向细胞毒性 LHRH 类似物

靶向化学治疗（化疗）代表现在肿瘤化疗新方法，可以在减低化疗副作用的同时提高细胞毒药物的疗效。靶向治疗最早由 Paul Ehrich 在 100 年前提出，然而这种方法在随后的几十年里未被开发，在 20 世纪 90 年代有假设提出肿瘤细胞上的激素受体可作为其各种细胞毒-配体结合药物的靶点[11]，由于肿瘤细胞存在 LHRH 受体，一种新型的肿瘤靶向药物被开发出来，这种药物由细胞毒基团结合 LHRH 类似物组成[11-14]。早期的结合细胞毒药物包括顺铂、氨甲蝶呤或美法仑，后期包括阿霉素及其衍生物[57]。细胞毒性 LHRH 类似物同 LHRH 受体有较强的亲和力并在多项试验中展现出较强的抗肿瘤活性[12-14,58]。

细胞毒性 LHRH 类似物可被小鼠下丘脑和人卵巢癌、子宫内膜癌和乳腺癌细胞内化[14]，例如细胞毒性 LHRH 类似物 AN-152 同 LHRH 受体结合后进入细胞质，通过共聚焦显微镜扫描结合了双电子释放荧光的该化合物发现其也可存在于细胞核[14,59]，而以上内化过程依赖 LHRH 受体。

## 3.10 LHRH 激动剂在前列腺癌治疗中的应用

LHRH 激动剂在前列腺癌治疗中作用显著，在美国，前列腺肿瘤在男性肿瘤相关死亡中占第二位，而 70% 的前列腺癌是雄激素依赖的，这种特点是进展期前列腺癌内分泌治疗的基础，早期的治疗包括睾丸切除和应用雌激素[52,60]，然而手术去势会对患者的心理产生影响，己烯雌酚有心血管疾病、肝损害和高催乳素血症等副作用，后期有 LHRH 竞争性类似物用于进展期前列腺癌的治疗[61-62]，长期应用 LHRH 类似物产生的药物去势是该疗法的主要临床获益[60-62]，当然 LHRH 激动剂和拮抗剂对前列腺肿瘤也有直接作用。

LHRH 激动剂用于进展期前列腺癌的姑息性治疗的疗效于 1980—1981 年被首次提及，有研究随后指出应用 LHRH 激动剂如曲普瑞林和布舍瑞林可降低进展期前列腺癌患者雄激素水平及改善主观和客观感受[62]，这些结果在随后关于前列腺癌的临床试验中得以肯定。临床用以治疗进展期前列腺癌的 LHRH 激动剂包括曲普瑞林、布舍瑞林、亮丙瑞林和戈舍瑞林[52]。LHRH 类似物一开始为每日皮下或经鼻给药，后来一种曲普瑞林的微胶囊长效释放系统被开发出来，在肌内注射后可以在 30 天内每天释放 $100\mu g$ 药物短肽[52]。LHRH 类似物缓释微胶囊在进展期前列腺癌中的治疗疗效已在临床试验被证实，微胶囊或其他持续释放装置如周期性给药的植入物的开发使得进展期前列腺癌的治疗更加方便有效[52]。

现在 LHRH 激动剂也被推荐应用于术后或放射治疗（放疗）后前列腺特异抗原（PSA）升高的患者，也可联合抗雄激素治疗应用于根治术前或放疗前。LHRH 间歇疗法可能会改善前列腺癌患者的生活质量，现在 LHRH 激动剂被认为是进展期前列腺癌的首选治疗，将近70%的进展期前列腺癌的初始治疗选择了 LHRH 激动剂[52]。

LHRH 激动剂的阳痿、性欲缺乏和潮热等副作用与雄激素剥夺相关，初始用药时出现的一过性骨痛的比例占 10%～20%[52]，如果事先应用抗雄激素治疗，这种现象就可被阻止。长时间的雄激素剥夺治疗也可能会导致骨质疏松或增加心血管疾病和糖尿病的风险。

全雄激素阻断需要 LHRH 激动剂与抗雄激素药物联合应用，抗雄激素药物包括尼鲁米特、比卡鲁胺和氟他胺[63]。

## 3.11 LHRH 拮抗剂在前列腺癌治疗中的应用

LHRH 拮抗剂可以避免 LHRH 激动剂单药治疗时引发的一过性雄激素增高[63]，试验证实 LHRH 拮抗剂西曲瑞克与 [D-Trp6] LHRH 相比对前列腺癌有更强的抑制作用。在人前列腺癌细胞系 PC-82 移植小鼠应用 [D-Trp6] LHRH 或西曲瑞克的微胶囊，

相比于 [D-Trp6] LHRH，西曲瑞克组肿瘤重量和体积下降更为明显。

临床试验证实西曲瑞克可使进展期前列腺癌患者睾酮、PSA 水平下降和前列腺体积缩小[54]，西曲瑞克缓解骨痛、尿路出口梗阻症状，降低血清睾酮、PSA 水平。有一项涉及 36 名进展期前列腺癌患者（PSA 升高伴骨痛）的临床研究显示：在第一组 16 名进展期前列腺癌患者应用西曲瑞克 $500\mu g$ 每日 2 次，持续 37 个月，13 名患者对药物有反应但随后有 5 名患者复发，第二组 20 名患者前两天接受负荷剂量的西曲瑞克 5mg bid，随后应用 $800\mu g$ 每日 2 次，20 个月，19 名患者获得临床缓解但有 3 名患者复发。西曲瑞克可用于存在脊柱转移、骨髓侵犯的病例以及避免单用 LHRH 激动剂引起的雄激素一过性升高[52-53]。

有研究证实无论是否与抗雄激素药物合用，规律应用 LHRH 拮抗剂阿巴瑞克相比于亮舍瑞林可更快降低睾酮水平[64-65]。亮丙瑞林和阿巴瑞克在维持血清睾酮的去势水平和降低 PSA 水平方面是等效的。然而一些患者在应用阿巴瑞克后出现过敏反应，而且应用阿巴瑞克治疗非雄激素依赖的前列腺癌并不能完全抑制血清 FSH 水平以及低水平的 PSA[66]。因此，LHRH 拮抗剂并不能使复发前列腺癌患者临床获益[52]。一项关于 LHRH 拮抗剂地加瑞克针对前列腺癌患者的 Ⅱ 期临床试验表明 200～240mg 的初始剂量加以每月 80～160mg 的维持剂量可将血清睾酮水平抑制在 0.5ng/ml[67]，用药 8 周后 PSA 水平下降 90%，1 年后 PSA 水平下降 97%～98%，地加瑞克同亮舍瑞林药效相当但起效更快，Ⅲ 期临床试验表明地加瑞克可使血清睾酮水平降低并维持在药物去势水平，并且在 12 个月内无睾酮大幅波动，因此美国食品和药品管理局（FDA）于 2008 年年底批准其用以治疗进展期前列腺癌[68]，LHRH 拮抗剂相比于 LHRH 激动剂更适宜间歇治疗，

但其用药剂量要高于 LHRH 激动剂，使得费用升高。

总之，经众多进展期前列腺癌患者证实，LHRH 激动剂提供了一项有效的姑息性治疗方式，LHRH 拮抗剂也适用于一部分前列腺癌患者，然而，所有的针对雄激素剥夺的内分泌治疗方式仅在有限的时间内使患者疾病得以缓解，众多进展期前列腺癌患者最终会复发[52]。

目前 CRPC 的治疗仍是一项挑战，一种改善治疗反应性和延长有效性的方法是 LHRH 激动剂或拮抗剂与 GHRH 拮抗剂或细胞毒性 LHRH 类似物合用[69-71]。

## 3.12 细胞毒性 LHRH 类似物在前列腺癌治疗中的应用

由于大部分人前列腺癌表达 LHRH 受体[29]，因此靶向细胞毒性 LHRH 类似物在各种前列腺癌模型中得以广泛研究，对耐受 R-3327-H 和非雄激素依赖的前列腺癌细胞 R-3327-AT-1 移植的小鼠给予 AN-207 可明显移植肿瘤细胞的生长[14]，人前列腺癌细胞 PC-82 移植入裸鼠体内，AN-207 可诱导肿瘤体积缩小以及血清 PSA 水平下降[14]。而 AN-201 疗效不明显且毒性作用较大，细胞毒性 LHRH 类似物也可抑制人前列腺癌细胞系 MDA-PCa-2b 的生长[71]，与阿霉素相比，细胞毒类似物 AN-152 可更强烈地抑制雄激素敏感前列腺癌细胞系 LNCaP 和 MDA-PCa-2b 的生长[70]，

对于骨内存在雄激素依赖 C4-2 细胞的裸鼠，AN-152 可降低 PSA 水平但阿霉素没有此作用[70]。因此，对于复发的前列腺癌应用细胞毒性 LHRH 类似物实施靶向化疗，相比于系统化疗应该更有效，相关临床试验也将开展，细胞毒性 LHRH 类似物用于进展期前列腺癌的初始治疗也应被考虑。

## 3.13 细胞毒性 LHRH 类似物的副作用

细胞毒性 LHRH 类似物相比于阿霉素和 AN-201 副作用更小，细胞毒性 LHRH 类似物可能会影响表达 LHRH 受体的正常细胞，下丘脑分泌 LH 和 FSH 的细胞是其主要的非肿瘤靶向细胞，由于既往针对激素依赖肿瘤行垂体切除患者也可耐受，因此这种影响可能是无害的[11-12,14,32]，而且，有研究发现应用 AN-207 治疗后 LHRH 受体水平及促性腺激素仅有一过性降低，治疗终止后下丘脑功能可恢复[32,72]。以上结果表明细胞毒性 LHRH 类似物不会对下丘脑的功能造成永久性的损害，其主要的副作用是其骨髓毒性[14]，AN-152 在 I 期临床试验中用于表达 LHRH 受体的妇科肿瘤的治疗，通过静脉输注，逐步加量至 267mg/m² 后患者出现白细胞减少但很快便可恢复[73]。细胞毒性 LHRH 类似物 AN-152 用于治疗女性卵巢癌和子宫内膜癌的 II 期临床试验已经开展，其针对复发前列腺癌的治疗临床试验在计划中。

# 小　结

- 长期应用 LHRH 类似物产生的药物去势是该疗法的主要临床获益。
- 经众多进展期前列腺癌患者证实 LHRH 激动剂提供了一项有效的姑息性治疗方式，LHRH 拮抗剂也适用于一部分前列腺癌患者。
- 细胞毒性 LHRH 类似物由 LHRH 结合细胞毒药物如阿霉素组成，这些类似物可作为细胞毒药物的运送载体，这种运送方式可扩大化疗药物到达肿瘤细胞的水平，并减轻细胞毒药物对正常细胞的毒性。

（于路平）

## 参考文献

[1] Schally A V. Aspects of hypothalamic regulation of the pituitary gland [J]. Science, 1978, 202: 18-28.

[2] Clayton R N, Catt K J. Gonadotropin-releasing hormone receptors: characterization, physiological regulation, and relationship to reproductive function [J]. Endocr Rev, 1981, 2: 186-209.

[3] Conn P M, Huckle W R, Andrews W V, et al. The molecular mechanism of action of gonadotropin releasing hormone (GnRH) in the pituitary [J]. 2013, 43: 29.

[4] Cheng C K, Leung P C. Molecular biology of gonadotropin-releasing hormone (GnRH) -I, GnRH-II, and their receptors in humans [J]. Endocr Rev, 2005, 26: 283-306.

[5] Kufe D W, Pollock R E, Weichselbaum R R, et al. Holland-Frei cancer medicine [M]. 6th edition. Hamilton (ON): BC Decker, 2003.

[6] Reissmann T, Schally A V, Bouchard P, et al. The LHRH antagonist cetrorelix: a review [J]. Hum Reprod Update, 2000, 6: 322-331.

[7] Griesinger G, Felberbaum R, Diedrich K. GnRH-antagonists in reproductive medicine [J]. Arch Gynecol Obstet, 2005, 273: 71-78.

[8] Kovacs M, Schally A V. Comparison of mechanisms of action of luteinizing hormone-releasing hormone (LHRH) antagonist cetrorelix and LHRH agonist triptorelin on the gene expression of pituitary LHRH receptors in rats [J]. Proceedings of the National Academy of Sciences, 2001, 98: 12197-12202.

[9] Kovacs M, Schally A V, Csernus B, et al. Luteinizing hormone-releasing hormone (LH-RH) antagonist Cetrorelix down-regulates the mRNA expression of pituitary receptors for LH-RH by counteracting the stimulatory effect of endogenous LH-RH [J]. Proceedings of the National Academy of Sciences, 2001, 98: 1829-1834.

[10] Horvath J E, Bajo A M, Schally A V, et al. Effects of long-term treatment with the luteinizing hormone-releasing hormone (LHRH) agonist Decapeptyl and the LHRH antagonist Cetrorelix on the levels of pituitary LHRH receptors and their mRNA expression in rats [J]. Proceedings of the National Academy of Sciences, 2002, 99: 15048-15053.

[11] Schally A V, Nagy A. Cancer chemotherapy based on targeting of cytotoxic peptide conjugates to their receptors on tumors [J]. Eur J Endocrinol, 1999, 141: 1-14.

[12] Schally A V, Nagy A. New approaches to treatment of various cancers based on cytotoxic analogs of LHRH, somatostatin and bombesin [J]. Life Sci, 2003, 72: 2305-

2320.

[13] Krebs L J, Wang X, Pudavar H E, et al. Regulation of targeted chemotherapy with cytotoxic lutenizing hormone-releasing hormone analogue by epidermal growth factor [J]. Cancer Res, 2000, 60: 4194-4199.

[14] Schally A V, Nagy A. Chemotherapy targeted to cancers through tumoral hormone receptors [J]. Trends Endocrinol Metab, 2004, 15: 300-310.

[15] Schally A V, Arimura A, Baba Y, et al. Isolation and properties of the FSH and LH-releasing hormone [J]. Biochem Biophys Res Commun, 1971, 43: 393-399.

[16] Matsuo H, Baba Y, Nair R M, et al. Structure of the porcine LH-and FSH-releasing hormone. I. The proposed amino acid sequence [J]. Biochem Biophys Res Commun, 1971, 43: 1334-1339.

[17] Schally A V, Arimura A, Kastin AJ, et al. Gonadotropin-releasing hormone: one polypeptide regulates secretion of luteinizing and follicle-stimulating hormones [J]. Science, 1971, 173: 1036-1038.

[18] Kastin A J, Schally A V, Gual C, et al. Administration of LH-releasing hormone to selected subjects [J]. Obstet Gynecol Surv, 1971, 26: 311-312.

[19] Karten M J, Rivier J E. Gonadotropin-releasing hormone analog design. Structure-function studies toward the development of agonists and antagonists: rationale and perspective [J]. Endocr Rev, 1986, 7: 44-66.

[20] Schally A V, Kastin A J, Coy D H. Edward T. Tyler Prize Oration: LH-releasing hormone and its analogues: recent basic and clinical investigations [J]. Int J Fertil, 1976, 21: 1-30.

[21] Kovacs M, Koppán M, Mezó I, et al. Diverse effects of a potent LH-RH antagonist on the LH and FSH release [J]. Acta Biol Hung, 1993, 45: 285-296.

[22] Bokser L, Srkalovic G, Szepeshazi K, et al. Recovery of pituitary-gonadal function in male and female rats after prolonged administration of a potent antagonist of luteinizing hormone-releasing hormone (SB-75) [J]. Neuroendocrinology, 1991, 54: 136-145.

[23] Pinski J, Yano T, Groot K, et al. Comparison of biological effects of a sustained delivery system and nonencapsulated LH-RH antagonist SB-75 in rats [J]. Peptides, 1992, 13: 905-911.

[24] Halmos G, Schally A V, Pinski J, et al. Down-regulation of pituitary receptors for luteinizing hormone-releasing hormone (LH-RH) in rats by LH-RH antagonist Cetrorelix [J]. Proc Natl Acad Sci U S A, 1996, 93: 2398-2402.

[25] Pinski J, Lamharzi N, Halmos G, et al. Chronic administration of the luteinizing hormone-releasing hormone (LHRH) antagonist cetrorelix decreases gonadotrope responsiveness and pituitary LHRH receptor messenger ribonucleic acid levels in rats [J]. Endocrinology, 1996, 137: 3430-3436.

[26] Behre H M, Kliesch S, Pu? hse, et al. High Loading and Low Maintenance Doses of a Gonadotropin-Releasing Hormone Antagonist Effectively Suppress Serum Luteinizing Hormone, Follicle-Stimulating Hormone, and Testosterone in Normal Men 1 [J]. The Journal of Clinical Endocrinology & Metabolism, 1997, 82: 1403-1408.

[27] Bruchovsky N, Rennie P S, Coldman A J, et al. Effects of androgen withdrawal on the stem cell composition of the Shionogi carcinoma [J]. Cancer Res, 1990, 50: 2275-2282.

[28] Qayum A, Gullick W, Clayton R C, et al. The effects of gonadotrophin releasing hormone analogues in prostate cancer are mediated through specific tumour receptors [J]. Br J Cancer, 1990, 62: 96-99.

[29] Halmos G, Arencibia J M, Schally A V, et al. High incidence of receptors for luteinizing hormone-releasing hormone (LHRH) and LHRH receptor gene expression in human

prostate cancers [J]. J Urol, 2000, 163: 623-629.

[30] Straub B, Muller M, Krause H, et al. Increased incidence of luteinizing hormone-releasing hormone receptor gene messenger RNA expression in hormone-refractory human prostate cancers [J]. Clin Cancer Res, 2001, 7: 2340-2343.

[31] Limonta P, Dondi D, Moretti R M, et al. Expression of luteinizing hormone-releasing hormone mRNA in the human prostatic cancer cell line LNCaP [J]. J Clin Endocrinol Metab, 1993, 76: 797-800.

[32] Schally A V, Halmos G, Rekasi Z, et al. The actions of luteinizing hormone-releasing hormone agonists, antagonists, and cytotoxic analogues on the luteinizing hormone-releasing hormone receptors on the pituitary and tumors [J]. Infertility and Reproductive Medicine Clinics of North America, 2001, 12: 17-44.

[33] Eidne K A, Flanagan C A, Millar R P. Gonadotropin-releasing hormone binding sites in human breast carcinoma [J]. Science, 1985, 229: 989-991.

[34] Miller W R, Scott W N, Morris R, et al. Growth of human breast cancer cells inhibited by a luteinizing hormone-releasing hormone agonist [J]. Nature, 1985, 313: 231-233.

[35] Fekete M, Wittliff J L, Schally A V. Characteristics and distribution of receptors for [d-trp6]-luteinizing hormone-releasing hormone, somatostatin, epidermal growth factor, and sex steroids in 500 biopsy samples of human breast cancer [J]. J Clin Lab Anal, 1989, 3: 137-147.

[36] Emons G, Schally A V. The use of luteinizing hormone releasing hormone agonists and antagonists in gynaecological cancers [J]. Hum Reprod, 1994, 9: 1364-1379.

[37] Srkalovic G, Schally A V, Wittliff J L, et al. Presence and characteristics of receptors for [D-Trp6] luteinizing hormone releasing hormone and epidermal growth factor in human ovarian cancer [J]. Int J Oncol, 1998, 12: 489-498.

[38] Srkalovic G, Wittliff J L, Schally A V. Detection and partial characterization of receptors for [D-Trp6]-luteinizing hormone-releasing hormone and epidermal growth factor in human endometrial carcinoma [J]. Cancer Res, 1990, 50: 1841-1846.

[39] Engel J B, Schally A V. Drug Insight: clinical use of agonists and antagonists of luteinizing-hormone-releasing hormone [J]. Nat Clin Pract Endocrinol Metab, 2007, 3: 157-167.

[40] Emons G, Ortmann O, Schulz K D, et al. Growth-inhibitory actions of analogues of Luteinizing Hormone Releasing Hormone on tumor cells [J]. Trends Endocrinol Metab, 1997, 8: 355-362.

[41] Irmer G, Burger C, Ortmann O, et al. Expression of luteinizing hormone releasing hormone and its mRNA in human endometrial cancer cell lines [J]. J Clin Endocrinol Metab, 1994, 79: 916-919.

[42] Harris N, Dutlow C, Eidne K, et al. Gonadotropin-releasing hormone gene expression in MDA-MB-231 and ZR-75-1 breast carcinoma cell lines [J]. Cancer Res, 1991, 51: 2577-2581.

[43] Emons G, Muller V, Ortmann O, et al. Effects of LHRH-analogues on mitogenic signal transduction in cancer cells [J]. J Steroid Biochem Mol Biol, 1998, 65: 199-206.

[44] Engel J B, Schally A V. Drug Insight: clinical use of agonists and antagonists of luteinizing-hormone-releasing hormone [J]. Nat Clin Pract Endocrinol Metab, 2007, 3: 157-67.

[45] Sharoni Y, Bosin E, Miinster A, et al. Inhibition of growth of human mammary tumor cells by potent antagonists of luteinizing hormone-releasing hormone [J]. Proc Natl Acad Sci U S A, 1989, 86: 1648-1651.

[46] Dondi D, Limonta P, Moretti R M, et al. Antiproliferative effects of luteinizing hormone-releasing hormone (LHRH) agonists

on human androgen-independent prostate cancer cell line DU 145：evidence for an autocrine-inhibitory LHRH loop ［J］. Cancer Res, 1994, 54：4091-4095.

［47］ Hawes B E, Conn P M. Assessment of the role of G proteins and inositol phosphate production in the action of gonadotropin-releasing hormone ［J］. Clin Chem, 1993, 39：325-332.

［48］ Sedgley K R, Finch A R, Caunt C J, et al. Intracellular gonadotropin-releasing hormone receptors in breast cancer and gonadotrope lineage cells ［J］. J Endocrinol, 2006, 191：625-636.

［49］ Cheng C K, Leung P C. Molecular biology of gonadotropin-releasing hormone （GnRH）-I, GnRH-II, and their receptors in humans ［J］. Endocr Rev, 2005, 26：283-306.

［50］ Emons G, Grundker C, Gunthert A R, et al. GnRH antagonists in the treatment of gynecological and breast cancers ［J］. Endocr Relat Cancer, 2003, 10：291-299.

［51］ Schally A V. LH-RH analogues：I. Their impact on reproductive medicine ［J］. Gynecol Endocrinol, 1999, 13：401-409.

［52］ Schally A V, Comaru-Schally A M, Plonowski A, et al. Peptide analogs in the therapy of prostate cancer ［J］. Prostate, 2000, 45：158-166.

［53］ Schally A V. Luteinizing hormone-releasing hormone analogues and hormone ablation for prostate cancer：state of the art ［J］. BJU Int, 2007, 100 Suppl 2：2-4.

［54］ Gonzalez-Barcena D, Vadillo-Buenfil M, Gomez-Orta F, et al. Responses to the antagonistic analog of LH-RH （SB-75, Cetrorelix） in patients with benign prostatic hyperplasia and prostatic cancer ［J］. Prostate, 1994, 24：84-92.

［55］ Debruyne F, Gres A A, Arustamov D L, et al. Placebo-controlled dose-ranging phase 2 study of subcutaneously administered LHRH antagonist Cetrorelix in patients with symp-tomatic benign prostatic hyperplasia. Eur Urol 2008；54：170-80 ［J］. Eur Urol, 2009, 55：e36-7；author reply e38-9.

［56］ Horvath J E, Toller G L, Schally A V, et al. Effect of long-term treatment with low doses of the LHRH antagonist Cetrorelix on pituitary receptors for LHRH and gonadal axis in male and female rats ［J］. Proc Natl Acad Sci U S A, 2004, 101：4996-5001.

［57］ Nagy A, Schally A V, Armatis P, et al. Cytotoxic analogs of luteinizing hormone-releasing hormone containing doxorubicin or 2-pyrrolinodoxorubicin, a derivative 500-1000 times more potent ［J］. Proc Natl Acad Sci U S A, 1996, 93：7269-7273.

［58］ Eaveri R, Ben-Yehudah A, Lorberboum-Galski H. Surface antigens/receptors for targeted cancer treatment：the GnRH receptor/binding site for targeted adenocarcinoma therapy ［J］. Curr Cancer Drug Targets, 2004, 4：673-687.

［59］ Wang X, Krebs L J, Al-Nuri M, et al. A chemically labeled cytotoxic agent：two-photon fluorophore for optical tracking of cellular pathway in chemotherapy ［J］. Proc Natl Acad Sci U S A, 1999, 96：11081-11084.

［60］ Peeling W B. Phase III studies to compare goserelin （Zoladex） with orchiectomy and with diethylstilbestrol in treatment of prostatic carcinoma ［J］. Urology, 1989, 33：45-52.

［61］ Redding T W, Schally A V. Inhibition of prostate tumor growth in two rat models by chronic administration of D-Trp6 analogue of luteinizing hormone-releasing hormone ［J］. Proc Natl Acad Sci U S A, 1981, 78：6509-6512.

［62］ Tolis G, Ackman D, Stellos A, et al. Tumor growth inhibition in patients with prostatic carcinoma treated with luteinizing hormone-releasing hormone agonists ［J］. Proc Natl Acad Sci U S A, 1982, 79：1658-1662.

［63］ Crawford E D, Eisenberger M A, McLeod D

G, et al. A controlled trial of leuprolide with and without flutamide in prostatic carcinoma [J]. N Engl J Med, 1989, 321: 419-424.

[64] Trachtenberg J, Gittleman M, Steidle C, et al. A phase 3, multicenter, open label, randomized study of abarelix versus leuprolide plus daily antiandrogen in men with prostate cancer [J]. J Urol, 2002, 167: 1670-1674.

[65] Garnick M B, Campion M. Abarelix Depot, a GnRH antagonist, v LHRH superagonists in prostate cancer: differential effects on follicle-stimulating hormone. Abarelix Depot study group [J]. Mol Urol, 2000, 4: 275-277.

[66] Beer T M, Ryan C, Bhat G, et al. Dose-escalated abarelix in androgen-independent prostate cancer: a phase I study [J]. Anticancer Drugs, 2006, 17: 1075-1079.

[67] Gittelman M, Pommerville P J, Persson B E, et al. A 1-year, open label, randomized phase II dose finding study of degarelix for the treatment of prostate cancer in North America [J]. J Urol, 2008, 180: 1986-1992.

[68] Klotz L, Boccon-Gibod L, Shore N D, et al. The efficacy and safety of degarelix: a 12-month, comparative, randomized, open-label, parallel-group phase III study in patients with prostate cancer [J]. BJU Int,

2008, 102: 1531-1538.

[69] Stangelberger A, Schally A V, Zarandi M, et al. The combination of antagonists of LHRH with antagonists of GHRH improves inhibition of androgen sensitive MDA-PCa-2b and LuCaP-35 prostate cancers [J]. Prostate, 2007, 67: 1339-1353.

[70] Letsch M, Schally A V, Szepeshazi K, et al. Preclinical evaluation of targeted cytotoxic luteinizing hormone-releasing hormone analogue AN-152 in androgen-sensitive and insensitive prostate cancers [J]. Clin Cancer Res, 2003, 9: 4505-4513.

[71] Plonowski A, Schally A V, Nagy A, et al. Inhibition of in vivo proliferation of MDA-PCa-2b human prostate cancer by a targeted cytotoxic analog of luteinizing hormone-releasing hormone AN-207 [J]. Cancer Lett, 2002, 176: 57-63.

[72] Kovacs M, Schally A V, Nagy A, et al. Recovery of pituitary function after treatment with a targeted cytotoxic analog of luteinizing hormone-releasing hormone [J]. Proc Natl Acad Sci U S A, 1997, 94: 1420-1425.

[73] Liu S V, Tsao-Wei D D, Xiong S, et al. Phase I, dose-escalation study of the targeted cytotoxic LHRH analog AEZS-108 in patients with castration-and taxane-resistant prostate cancer [J]. Clin Cancer Res, 2014, 20: 6277-6283.

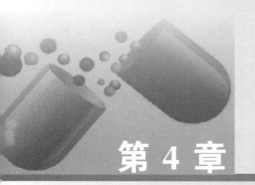

# 第 4 章 核受体协调因子：在前列腺癌靶向治疗中的前景

## 本章提纲

## 4.1　雄激素、雄激素受体与前列腺癌

通过控制雄激素来控制前列腺疾病的方法可以追溯到 18 世纪。当时通过观察动物发现其前列腺大小随季节变化，睾丸来源的雄激素和前列腺生长相关的报道被发表，研究者们假设是否可以通过雄激素剥夺来控制前列腺的生长[1]，加上对内分泌生理及下丘脑-垂体-性腺轴的认识加深，最终 Charles Huggins 证实外科或药物去势后可抑制前列腺的生长[1]。时至今日，距 Huggins 开创性的报道已经 60 年之久，雄激素剥夺治疗仍是手术和放疗无法获益的前列腺癌患者的首选治疗方法[2]，虽然这种治疗方案一开始临床效果良好可使大部分患者肿瘤负荷减低，但 Huggins 一开始就意识到雄激素剥夺治疗并非治愈性的，最近去势非依赖的前列腺癌组织学水平的研究的深入引起对内分泌治疗复发前列腺癌时激素依赖与否的思考[3]，从而重新激起对其他雄激素阻断方法的研究热情，也有针对协调因子的研究，这些协调因子对雄激素的反应至关重要，阻断协调因子可以直接干扰雄激素对前列腺癌细胞的作用。

雄激素受体作为一种核受体，调节雄激素的细胞效应，随后的雄激素受体转录复合体的发现使我们对雄激素对靶细胞的作用机制有了更好的认识，随着对前列腺癌细胞雄激素合成和代谢的理解的深入，前列腺癌治疗策略又有了一个重要的思路。

## 4.2　雄激素合成和代谢

男性血循环内 95% 的睾酮由睾丸合成，余下的雄激素（脱氢表雄酮、雄烯二醇和雄烯二酮）由肾上腺合成或在睾丸周缘组织由睾酮转化而来[4-5]，雄激素合成受到下丘脑-垂体-性腺轴的严格调节，LHRH 由下丘脑呈脉冲式分泌后刺激垂体前叶分泌 LH，LH 可诱导睾丸间质细胞产生睾酮，睾酮可负反馈抑制 LHRH 释放并降低垂体对 LHRH 的敏感性，循环睾酮中仅有 1%～2% 以游离形式存在，大部分睾酮与载体蛋白——性激素结合球蛋白（sex hormone-binding globulin，SHBG）和白蛋白[5-7]结合。

## 4.3　雄激素受体作用机制

游离睾酮进入靶细胞并在细胞内被 5α 还原酶不可逆地代谢为效力更强的双氢睾酮[8]，睾酮和双氢睾酮均通过与雄激素受体结合发挥活性。雄激素受体分子量为 110kDa，属于核受体超家族，是配体激活转录因子的一种。由于双氢睾酮与雄激素受体亲和力更强，所以它的生物学活性是睾酮的十几倍[9]，此外双氢睾酮同雄激素受体结合更为稳定，解离缓慢[10]。肾上腺来源的雄激素除了可以转化为活性更强的雄激素外还可以直接结合雄激素受体、刺激其激活，但结合力较小[11]。未与雄激素结合前，雄激素受体位于细胞质同 Hsp 结合形成复合体；与配体结合后，Hsp 复合体的结构发生变化，雄激素受体构象也发生改变并进入细胞核[12]。在核内，激活的雄激素受体同靶基因启动子和增强子的雄激素反应原件（androgen response elements，AREs）结合，两个雄激素受体单体以头对头的方式结合成同源二聚体后与 AREs 结合，激活的 AREs 可以直接同转录起始复合物相互作用或招募其他复合物促进这种相互作用[13]。协调因子就是这种招募因子的一种，由转录因子招募的上调或下调其反式激活作用但并不显著改变基础转录率，并没有经典的 DNA 结合能力。相反，协调因子可通过促进 DNA 结合，染

色体重塑和（或）影响招募 RNA 聚合酶Ⅱ相关转录因子来影响靶基因转录。此外，协调因子还可以通过确保雄激素受体生物学效应来直接促进基因表达，这种作用通过调节雄激素受体正确折叠，确保其稳定性或准确的亚细胞定位来实现[13]。

迄今为止，已发现约 170 种雄激素受体相关协调因子，使得协调因子在雄激素受体介导的转录中功能呈现多样性。雄激素受体相关协调因子功能的发挥与转录直接相关，它们可以通过染色质重塑和组蛋白修饰来缓解染色质结构的限制，影响定位、稳定性和（或）通过泛素化或 SUMO 化来促进雄激素受体转录复合物分解，诱导成熟和转录过程，修复 DNA 损伤。有意思的是一些雄激素相关协调因子的功能与核内的雄激素转录激活并不相关，例如内吞作用、细胞骨架构建、蛋白折叠、信号转导等。雄激素受体相关协调因子功能的多样性以及它们参与的细胞信号通路让人们意识到雄激素介导的转录中蛋白相互作用的复杂性[13]。

## 4.4 雄激素受体结构和功能

同核受体超家族其他成员一样，雄激素受体包含四个功能域：N 端结构域（N-terminal domain，NTD）、DNA 结合域（DNA-binding domain，DBD）、铰链区和配体结合域（ligand-binding domain，LBD）[14]，NTD 包含雄激素受体主要的转录激活功能，被命名为 AF-1。AF-1 功能是非配体依赖的，当其与 LBD 分开后引起雄激素基础水平的激活。AF-1 与基础转录因子结合后会发生折叠使得结构更紧密和活性更强以促进协调因子的招募和转录过程[15]。此外，NTD 含有可变数量的重复序列，在正常人最重要的是多聚谷氨酰胺（8～31 次重复，平均 20 次重复），短的多聚谷氨酰胺结构导致雄激素受体有更高的转录激活活性，也被认为有前列腺癌的易感性[16]。

位于中央的 DBD 是核受体家族最保守的序列，这个区域包含两个锌指结构，可识别 DNA 结合区域以及决定雄激素受体二聚化，DBD C 端的延伸对其三维空间结构非常重要而且在雄激素受体与 DNA 结合区域识别中发挥作用[17-18]。

铰链区被认为与雄激素受体的 DNA 结合、自身三维空间结构以及减弱转录活性相关[19-20]。一个与配体依赖的双核定位信号位于羧基端的 DBD 和铰链区，这一发现暗示铰链区与雄激素进入细胞核过程相关[21-22]。

与其他核受体 LBD 相同，雄激素受体的 LBD 包含 12 个不连续的 α 螺旋，未结合配体的受体最外侧的 α 螺旋远离配体结合结构，一旦激动剂进入 LBD 配体结合结构使得 LBD 的构象发生变化，12 个 α 螺旋折叠到配体结合域的顶部，作为一个盖子样结构延缓配体的解离，这一过程形成的一个浅的疏水槽样结构被称为 AF-2。AF-2 是蛋白质相互作用的主要载体，核受体可通过 AF-2 招募包含共激活剂的 LXXLL 接口[23]。然而，雄激素受体不同于其他核受体的是与共激活剂的相互作用[24]。雄激素受体 LBD 的疏水结构促进分子内和分子间的相互作用，如雄激素 NTD 和 C 端的相互作用，但共激活剂的结合却不容易，暗示 NTD 和调节蛋白在与 AF-2 的结合中可能存在竞争，但其机制尚不明确。不过，增加 AF-2 的暴露表面可使雄激素受体同其共激活剂相互作用，而且不同种类的共激活剂可能与不同的 AF-2 结合。试验中描述的雄激素受体与上调蛋白相互作用的不同基团支持这一假说[13]。总之，与其他核受体对应结构相比，AF-2 表现出微弱的配体依赖转录激活性能。然而，AF-2 突变或删除可以显著影响其配体依赖的转录激活作用。值得一提的是雄激素剥夺治疗的两种主要方法——手术和药物去势，均是针对雄激素受体 LBD 区域的。

## 4.5 雄激素受体信号通路在前列腺癌治疗中的临床价值及治疗潜能

雄激素信号通路在激素依赖前列腺癌的治疗价值从 Charles Huggins 的工作中已被证实，在过去的几十年里，新的研究表明虽然 CRPC 患者体内雄激素达到去势水平，雄激素受体是 CRPC 细胞增殖的决定因素，因此该通路成为 CRPC 治疗的热门靶点[25-26]。免疫组化评估发现去势复发患者组织 CRPC 细胞核内雄激素受体的水平同雄激素依赖患者及良性前列腺增生组织中受体水平相同。此外，在去势复发前列腺癌病例中受雄激素控制的基因的表达水平上调，提示在 CRPC 细胞中存在雄激素受体转录活性的激活。更重要的是，一些临床前细胞培养和小鼠体内研究显示 CRPC 细胞的增殖依赖雄激素受体的功能。CRPC 细胞对雄激素受体的再反应参与雄激素受体高敏的发生，雄激素受体杂性激活[25]。而且，CRPC 患者生理浓度的雄激素以及参与肾上腺来源的雄激素转化的酶类高表达暗示 CRPC 存在细胞质分泌的雄激素[26]。这些发现结合传统的去势治疗在去势复发的前列腺癌中疗效不佳的事实以及这种治疗导致高侵袭性表型出现的探讨，引发寻求雄激素受体通路新方法来治疗 CRPC 的探讨。例如通过直接阻断雄激素受体转录复合物来干扰雄激素受体信号通路发挥作用。越来越多的文献指出雄激素受体相关的协调蛋白作为靶向治疗潜在靶点的可能性[27]。

## 4.6 协调因子在前列腺癌的临床价值及治疗潜能

协调因子在前列腺癌中的治疗潜能源于研究中观察到其在前列腺癌中表达控制解除，免疫组化分析前列腺癌组织发现在疾病进展时超过 50 种雄激素受体相关的协调因子表达控制解除。在前列腺癌的动物模型中研究者发现协调因子表达的上调有助于 CRPC 雄激素受体激活[27]。在前列腺癌中，无论是否存在雄激素突变，几乎所有协调因子过表达均可在低雄激素水平、其他类固醇激素甚至抗雄激素物质的情况下诱导雄激素受体的转录激活。此外，协调因子的过表达可增强抗雄激素物质的能力，诱导协调因子相关的 AF-2 表达，而在正常的雄激素依赖的雄激素激活过程中这种现象是不存在的[27-28]。这些现象暗示协调因子表达升高可引起雄激素受体通路活性增强，甚至导致侵袭性表型的产生，这种假设与涉及协调因子表达和病理信息以及患者随访的临床研究一致。这些研究显示协调因子表达失调与前列腺癌高侵袭性表型、根治术后短期无病生存率相关。值得注意的是一小部分协调因子的表达在前列腺组织中的表达是减低的，虽然没有确切的证据但有结果显示这些协调因子参与增殖和凋亡基因的转录调节。

协调因子在前列腺癌进展中表达的改变并不局限于表达水平的改变，还涉及其亚细胞定位的改变。免疫组化染色显示在雄激素依赖的前列腺癌中 Tip60 表达多变，从各细胞器高表达到几乎不表达，在一些样本中 Tip60 可仅表达于细胞质或细胞核，然而在 CRPC Tip60 几乎仅表达于细胞核[29]。Hey1 在良性前列腺增生（BPH）患者组织中表达于细胞质及细胞核而在前列腺癌患者组织中细胞核不表达[30]。因此，协调因子亚细胞定位的改变可影响它们同雄激素受体的相互作用以及雄激素受体复合体的组成，最终影响雄激素受体介导的转录。值得注意的是协调因子除了同雄激素受体相互作用外，还可通过与大量核受体和转录因子相互作用来影响转录，因此在前列腺中过表达的协调因子也可通过 AR 以外的通路影响基因的表达。

## 4.7　前列腺癌的协调因子靶向治疗方法

### 靶向协调因子的表达

由于协调因子与前列腺癌临床相关性及其治疗潜能，对协调因子在前列腺癌表达失调更好的理解可为这种致命性疾病的治疗提供新方法。迄今为止，在前列腺癌中尚未报道明确的协调因子扩增基因，相反越来越多的证据显示前列腺癌细胞所处环境的变化甚至是治疗所诱发的改变可影响协调因子的表达[31-36]。深入了解介导这些效应的信号通路有利于发现可靠的针对协调因子基因表达的靶向治疗方法。鉴于雄激素在前列腺癌自然病程中的重要作用以及它在前列腺癌靶向治疗中核心地位，雄激素信号通路对协调因子基因表达影响的研究越来越多。迄今为止，雄激素水平的变化既可以正向又可以负向地影响一些协调因子的表达，如 SENP1、NRIP1、FHL2、SRC-2、p300 和 CBP[32-36]。有趣的是，雄激素的变化引起协调因子表达变化分子机制研究显示至少三个协调因子基因——SRC-2、SENP1 和 NRIP1，是雄激素活动的直接靶基因[32,34,36]。它们的雄激素依赖性通过雄激素受体和 AREs 在这些基因的调节区域相互作用得以体现，因此明确雄激素调控协调因子（尤其是在雄激素信号

中发挥媒介作用）的表达，也提供了新的治疗方向。有学者发现 NF-κB 和血清反应因子（serum response factor，SRF）是雄激素依赖的协调因子 p300 和 FHL2 表达上调和下调的关键因素[33,35]，更重要的是既往报道显示 NF-κB 参与前列腺癌配体依赖的雄激素信号通路激活过程，而且在 CRPC 细胞小鼠移植模型比雄激素依赖前列腺癌小鼠移植模型更易于 DNA 结合[37-38]。此外，有报道称 SRF 对雄激素依赖或 CRPC 前列腺癌细胞的增殖至关重要[33]。NF-κB 和 SRF 调节雄激素信号的机制需要进一步的研究明确。

### 靶向协调因子激活

除去直接抑制协调因子的方案，阻止协调因子复合体和雄激素受体相互作用也有可能成为前列腺癌治疗的有效方法，基于这种假设，干扰协调因子与雄激素或不同协调因子之间相互作用，或者对二者均加以干涉的方案似乎是可行的，至少在体外试验应用 ARA70 和 BAF57 衍生片段支持这一设想。事实上，含有雄激素受体作用位点的 ARA70 片段可以抑制雄激素 N/C 端的相互作用，也可为雄激素受体招募 SRC-2 协调因子[39]。同样的 BAF57 衍生抑制因子，被命名为 BAF57 抑制肽（BAF57 inhibitory peptide，BIPep）。这种抑制因子可以抑制染色质雄激素位点从而影响雄激素依赖基因的转录，进而抑制雄激素依赖的前列腺癌细胞增殖[40]。雄激素受体和协调因子相互作用及协调因子之间相互作用的机制需要明确，以利于针对这些位点设计抑制性药物。

此外，越来越多的证据倾向协调因子与转录后修饰相关，通过这种作用来与雄激素相互作用实现它们对雄激素介导的转录调节功能。这种调节功能正在被试验性地应用于前列腺癌的治疗中，例如，一些

CRPC 患者血清 EGF 和 IL-6 水平升高[41]，而应用 EGF 刺激前列腺癌细胞可导致雄激素受体相关协调因子 SRC-2 和 MAGEA11 磷酸化[42-43]，此外，应用 IL-6 处理可引起 SRC-1 磷酸化[44]，以上增强协调因子相互作用的调节可以增强雄激素介导的转录。EGF 和 IL-6 刺激的协调因子修饰受到 MAPK 通路调节[41-42,44]，而且这种形式的激活在前列腺癌进展时增加[41]。MAPK 通路激活可导致 MED1 磷酸化，MED1 磷酸化可以反过来刺激 MED1 的共激活作用[45]。另外一个细胞因子诱导的信号级联反应对雄激素转录复合体形成和激活的可能影响因素为巨噬细胞源性细胞因子 IL-1β。在应用雄激素受体拮抗剂的前列腺癌细胞中，IL-1β 可引起 MEKK1 激活，MEKK1 可介导协调因子 TAB2 从与雄激素受体 NTD 相互作用的共阻遏复合物中分离，引发共激活剂向雄激素受体聚集，在这一过程中细胞因子介导的 MEKK1 激活将雄激素受体拮抗剂转化为强力激动剂[46]。除去可调节雄激素相关协调因子复合物的

组成外，临床相关信号通路也可影响协调因子自身的酶催化基团。如 Src 和 PKCδ 信号转导可调节组蛋白乙酰基转移酶 P300 的活性[47]，P300 是已知的对前列腺癌增殖至关重要且与侵袭性前列腺癌相关的协调因子[48-49]。一些协调因子拥有雄激素受体转录后修饰的酶催化活性，并可调节雄激素受体的转录活性。因此，抑制这些信号级联反应成为针对前列腺癌靶向治疗的新方向。

## 4.8  总结和展望

目前，雄激素受体是前列腺癌靶向治疗的热点，除去针对雄激素受体表达，稳定性或降解的靶向治疗外，本章阐述的雄激素受体转录复合体为靶向治疗提供一个新的方向。对协调因子表达、亚细胞定位和相互作用机制及相关信号通路的深入理解将有利于开发前列腺癌协调因子相关的靶向治疗。

## 小 结

● 雄激素受体是前列腺癌靶向治疗的热点。
● 对协调因子表达、亚细胞定位和相互作用机制及相关信号通路的深入理解将有利于开发前列腺癌协调因子相关的靶向治疗。

（张晓鹏）

## 参考文献

[1] Denmeade SR, Isaacs JT. A history of prostate cancer treatment [J]. Nat Rev Cancer, 2002, 2: 389-396.

[2] Miyamoto H, Messing EM, Chang C. Androgen deprivation therapy for prostate cancer: current status and future prospects [J]. Prostate, 2004, 61: 332-353.

[3] Mohler JL, Gregory CW, Ford OH 3rd, et al. The androgen axis in recurrent prostate cancer [J]. Clin Cancer Res, 2004, 10: 440-448.

[4] Davison SL, Bell R. Androgen physiology [J]. Semin Reprod Med, 2006, 24: 71-77.

[5] Rainey WE, Carr BR, Sasano H, et al. Dissecting human adrenal androgen production

[J]. Trends Endocrinol Metab, 2002, 13: 234-239.

[6] Vermeulen A. Reflections concerning biochemical parameters of androgenicity [J]. Aging Male, 2004, 7: 280-289.

[7] Pardridge WM. Serum bioavailability of sex steroid hormones [J]. Clin Endocrinol Metab, 1986, 15: 259-278.

[8] Russell DW, Wilson JD. Steroid 5 alpha-reductase: two genes/two enzymes [J]. Annu Rev Biochem, 1994, 63: 25-61.

[9] Deslypere JP, Young M, Wilson JD, et al. Testosterone and 5 alpha-dihydrotestosterone interact differently with the androgen receptor to enhance transcription of the MMTV-CAT reporter gene [J]. Mol Cell Endocrinol, 1992, 88: 15-22.

[10] Wilson EM, French FS. Binding properties of androgen receptors. Evidence for identical receptors in rat testis, epididymis, and prostate [J]. J Biol Chem, 1976, 251: 5620-5629.

[11] Mizokami A, Koh E, Fujita H, et al. The adrenal androgen androstenediol is present in prostate cancer tissue after androgen deprivation therapy and activates mutated androgen receptor [J]. Cancer Res, 2004, 64: 765-771.

[12] Prescott J, Coetzee GA. Molecular chaperones throughout the life cycle of the androgen receptor [J]. Cancer Lett, 2006, 231: 12-19.

[13] Heemers HV, Tindall DJ. Androgen receptor (AR) coregulators: a diversity of functions converging on and regulating the AR transcriptional complex [J]. Endocr Rev, 2007, 28: 778-808.

[14] Tsai MJ, O'Malley BW. Molecular mechanisms of action of steroid/thyroid receptor superfamily members [J]. Annu Rev Biochem, 1994, 63: 451-486.

[15] Lavery DN, McEwan IJ. The human androgen receptor AF1 transactivation domain: interactions with transcription factor IIF and molten-globule-like structural characteristics [J]. Biochem Soc Trans, 2006, 34: 1054-1057.

[16] Giovannucci E, Stampfer MJ, Krithivas K, et al. The CAG repeat within the androgen receptor gene and its relationship to prostate cancer [J]. Proc Natl Acad Sci U S A, 1997, 94: 3320-3323.

[17] Verrijdt G, Tanner T, Moehren U, et al. The androgen receptor DNA-binding domain determines androgen selectivity of transcriptional response [J]. Biochem Soc Trans, 2006, 34: 1089-1094.

[18] Schoenmakers E, Verrijdt G, Peeters B, et al. Differences in DNA binding characteristics of the androgen and glucocorticoid receptors can determine hormone-specific responses [J]. J Biol Chem, 2000, 275: 12290-12297.

[19] Wang Q, Lu J, Yong EL. Ligand- and coactivator-mediated transactivation function (AF2) of the androgen receptor ligand-binding domain is inhibited by the cognate hinge region [J]. J Biol Chem, 2001, 276: 7493-7499.

[20] Haelens A, Tanner T, Denayer S, et al. The hinge region regulates DNA binding, nuclear translocation, and transactivation of the androgen receptor [J]. Cancer Res, 2007, 67: 4514-4523.

[21] Jenster G, Trapman J, Brinkmann AO. Nuclear import of the human androgen receptor [J]. Biochem J, 1993, 293 (Pt 3): 761-768.

[22] Zhou ZX, Sar M, Simental JA, et al. A ligand-dependent bipartite nuclear targeting signal in the human androgen receptor. Requirement for the DNA-binding domain and modulation by NH2-terminal and carboxyl-terminal sequences [J]. J Biol Chem, 1994, 269: 13115-13123.

[23] Heery DM, Kalkhoven E, Hoare S, et al. A signature motif in transcriptional co-activators mediates binding to nuclear receptors [J]. Nature, 1997, 387: 733-736.

[24] Chang CY, McDonnell DP. Androgen receptor-cofactor interactions as targets for new drug discovery [J]. Trends Pharmacol Sci,

2005，26：225-228.

[25] Grossmann ME，Huang H，Tindall DJ. Androgen receptor signaling in androgen-refractory prostate cancer [J]. J Natl Cancer Inst，2001，93：1687-1697.

[26] Mohler JL. A role for the androgen-receptor in clinically localized and advanced prostate cancer [J]. Best Pract Res Clin Endocrinol Metab，2008，22：357-372.

[27] Comuzzi B，Lambrinidis L，Rogatsch H，et al. The transcriptional co-activator cAMP response element-binding protein-binding protein is expressed in prostate cancer and enhances androgen- and anti-androgen-induced androgen receptor function [J]. Am J Pathol，2003，162：233-241.

[28] Gregory CW，He B，Johnson RT，et al. A mechanism for androgen receptor-mediated prostate cancer recurrence after androgen deprivation therapy [J]. Cancer Res，2001，61：4315-4319.

[29] Halkidou K，Gnanapragasam VJ，Mehta PB，et al. Expression of Tip60，an androgen receptor coactivator，and its role in prostate cancer development [J]. Oncogene，2003，22：2466-2477.

[30] Belandia B，Powell SM，Garcia-Pedrero JM，et al. Hey1，a mediator of notch signaling，is an androgen receptor corepressor [J]. Mol Cell Biol，2005，25：1425-1436.

[31] Bawa-Khalfe T，Cheng J，Wang Z，et al. Induction of the SUMO-specific protease 1 transcription by the androgen receptor in prostate cancer cells [J]. J Biol Chem，2007，282：37341-37349.

[32] Chen PH，Tsao YP，Wang CC，et al. Nuclear receptor interaction protein，a coactivator of androgen receptors (AR)，is regulated by AR and Sp1 to feed forward and activate its own gene expression through AR protein stability [J]. Nucleic Acids Res，2008，36：51-66.

[33] Heemers HV，Regan KM，Dehm SM，et al. Androgen induction of the androgen receptor coactivator four and a half LIM domain protein-2：evidence for a role for serum response factor in prostate cancer [J]. Cancer Res，2007，67：10592-10599.

[34] Agoulnik IU，Vaid A，Nakka M，et al. Androgens modulate expression of transcription intermediary factor 2，an androgen receptor coactivator whose expression level correlates with early biochemical recurrence in prostate cancer [J]. Cancer Res，2006，66：10594-10602.

[35] Heemers HV，Sebo TJ，Debes JD，et al. Androgen deprivation increases p300 expression in prostate cancer cells [J]. Cancer Res，2007，67：3422-3430.

[36] Comuzzi B，Nemes C，Schmidt S，et al. The androgen receptor co-activator CBP is up-regulated following androgen withdrawal and is highly expressed in advanced prostate cancer [J]. J Pathol，2004，204：159-166.

[37] Lee SO，Lou W，Nadiminty N，et al. Requirement for NF- (kappa) B in interleukin-4-induced androgen receptor activation in prostate cancer cells [J]. Prostate，2005，64：160-167.

[38] Chen CD，Sawyers CL. NF-kappa B activates prostate-specific antigen expression and is up-regulated in androgen-independent prostate cancer [J]. Mol Cell Biol，2002，22：2862-2870.

[39] Hu YC，Yeh S，Yeh SD，et al. Functional domain and motif analyses of androgen receptor coregulator ARA70 and its differential expression in prostate cancer [J]. J Biol Chem，2004，279：33438-33446.

[40] Link KA，Balasubramaniam S，Sharma A，et al. Targeting the BAF57 SWI/SNF subunit in prostate cancer：a novel platform to control androgen receptor activity [J]. Cancer Res，2008，68：4551-4558.

[41] Culig Z. Androgen receptor cross-talk with cell signalling pathways [J]. Growth Factors，2004，22：179-184.

[42] Gregory CW，Fei X，Ponguta LA，et al. Epidermal growth factor increases coactiva-

tion of the androgen receptor in recurrent prostate cancer［J］. J Biol Chem，2004，279：7119-7130.

［43］Bai S，Wilson EM. Epidermal-growth-factor-dependent phosphorylation and ubiquitinylation of MAGE-11 regulates its interaction with the androgen receptor［J］. Mol Cell Biol，2008，28：1947-1963.

［44］Ueda T，Mawji NR，Bruchovsky N，et al. Ligand-independent activation of the androgen receptor by interleukin-6 and the role of steroid receptor coactivator-1 in prostate cancer cells［J］. J Biol Chem，2002，277：38087-38094.

［45］Pandey PK，Udayakumar TS，Lin X，et al. Activation of TRAP/mediator subunit TRAP220/Med1 is regulated by mitogen-activated protein kinase-dependent phosphorylation［J］. Mol Cell Biol，2005，25：10695-10710.

［46］Zhu P，Baek SH，Bourk EM，et al. Macrophage/cancer cell interactions mediate hormone resistance by a nuclear receptor derepression pathway［J］. Cell，2006，124：615-629.

［47］Gong J，Zhu J，Goodman OB Jr，et al. Activation of p300 histone acetyltransferase activity and acetylation of the androgen receptor by bombesin in prostate cancer cells［J］. Oncogene，2006，25：2011-2021.

［48］Debes JD，Sebo TJ，Lohse CM，et al. p300 in prostate cancer proliferation and progression［J］. Cancer Res，2003，63：7638-7640.

［49］Debes JD，Sebo TJ，Heemers HV，et al. p300 modulates nuclear morphology in prostate cancer［J］. Cancer Res，2005，65：708-712.

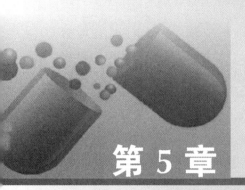

# 第 5 章　雄激素与前列腺癌

## 本章提纲

在美国，前列腺癌是发病率最高的、死亡率第三高的肿瘤（位列肺癌和结直肠癌之后）。尽管其发病率及死亡率都较高，但目前除了年龄、种族和家族史外，其他因素无法确定[1]。最近，基因组相关研究发现一组基因可能与前列腺癌有关[2]，但目前其功能并不清楚。临床及基础研究的数据都显示雄激素在前列腺癌中的发生发展有重要的作用[3]。然而，基于血清学的流行病学研究，仍需要数据进行考证[4-5]。

# 5.1 雄激素生化合成与代谢

雄激素是一种类固醇类激素，作用在于刺激雄性生殖器官和男性第二性征的发育。在男性中，雄激素主要在睾丸和肾上腺中生成，此外，外周器官也可以分泌少量雄激素，如前列腺和皮肤。

睾酮是在循环系统中主要的雄激素，同时双氢睾酮（DHT）是组织中最强效的雄激素。在成年男性的循环系统中，大约44%的睾酮和性激素结合球蛋白（SHBG）高亲和力结合，54%的睾酮低亲和力结合于白蛋白，只有1%～2%的睾酮是游离状态。大约25%的循环系统双氢睾酮是由睾丸分泌的，大部分双氢睾酮（65%～75%）在外周组织中通过类固醇5α-还原酶合成或来自循环中未活化的雄激素，例如，雄烯二醇、脱氢表雄酮（DHEA）和DHEA硫化产物（DHEAS）。在人类中，有两种5α-还原酶，Ⅰ型（由SRD5A1基因编码），多数表达于皮肤及头发中，而Ⅱ型（由SRD5A2基因编码）主要表达于雄激素靶向组织，包括会阴部皮肤及前列腺。

男性中，前列腺是睾丸外表达DHT的主要器官，循环中的游离睾酮可以通过被动扩散进入前列腺细胞中。在雄激素敏感的组织（包括前列腺、皮肤）中DHT和睾酮是最强力的雄激素。在细胞内，睾酮必须转化为DHT，DHT进而结合细胞内相应的受体，即雄激素受体（AR）。此复合物位于细胞核中，并激活相应的激素效应分子从而导致核内的转录。降低3α-或3β-二氢雄甾酮的含量可以抑制DHT的表达。DHT动态平衡由合成和降解调解。这些过程包括酶联反应，基因 CYP17A1、HSD17B3、HSD3B2、SRD5A2、CYP3A的突变可以引起雄激素反应方式的改变。

另外，DHT是由睾酮代谢生成的。循环中游离的睾酮通过被动扩散进入前列腺细胞中，而与白蛋白结合的睾酮，因其低结合力，也可以进入前列腺细胞中。在前列腺细胞中的SHBG受体的表达及特征提示其也可能结合睾酮进入前列腺癌细胞中。在前列腺腺体中，5α-还原酶2可以将睾酮转化为DHT，而此过程不可逆。通过两步反应，DHT也可以由肾上腺激素合成，在肾上腺，5α-还原酶将肾上腺激素转化为雄烯二醇，并通过17β-羟化类固醇脱氢酶（由HSD17B基因编码）逆反应并转化为DHT。通过一系列反应，利用3α羟化类固醇脱氢酶（由HSD3A基因编码）或者5α-雄烷-3β、17β-二醇为底物生成5α-雄烷-3α。通过葡萄糖醛酸转移酶、3α-二醇和3β-二醇可以不可逆地结合到3α-雄烷二醇葡萄糖醛酸中，这是DHT和3β-二醇的终末反应，在前列腺中，DHT通过与3α和3β-二醇的相互作用是使DHT在前列腺细胞中保持一定浓度及相关雄激素受体相互作用的重要生物学行为。

DHT在血清中的浓度只是睾酮浓度的1/10，而在前列腺组织中，DHT的含量是睾酮含量的数倍，说明在组织中DHT水平在前列腺发育及肿瘤化行为中起到了重要的作用。然而，在流行病学研究中，DHT和睾酮的组织中水平却难以测量，因此，血清中的3α二醇G（葡萄糖苷酸）的浓度是流行病学研究直接评估5α-还原酶活性的指标，而且被广泛应用于分析前列腺组织内的雄激素水平。血清中的 $3\alpha$ 二醇 G 的含量与生殖器官 $5\alpha$ 还原酶活性相关。目前，血清中的 $3\alpha$ 二醇 G 通常被认为是反映Ⅰ型及Ⅱ型 $5\alpha$ 还原酶活性的。最新的数据显示，在应用 $5\alpha$ 还原酶抑制剂后，血清中的 DHT 和 $3\alpha$ 二醇 G 的浓度降低，说明 $3\alpha$ 二醇 G 与Ⅱ型 $5\alpha$ 还原酶活性相关。

## 5.2 雄激素反应与前列腺

二氢睾酮在前列腺中的反应由 AR 调控。在前列腺中，DHT 结合于 AR 形成复合体，然后启动前列腺细胞中相关基因表达，最终导致细胞增殖。尽管组织中启动雄激素酶联反应的 DHT 浓度尚不明确，但在去势治疗的前列腺癌患者中，仍需要一定量的雄激素来刺激雄激素反应的产生。雄激素缺失的情况下，非雄激素 [包括雌二醇、维生素 D 和胰岛素样生长因子（IGFs）] 可以结合 AR，来启动雄激素反应[6]。另外，AR 的生物学活性由一系列蛋白调控，例如，ARA54、ARA55、ARA70、ARA160、p160、BRCA1、AIB1 及 CBP 等，它们可以增强 AR 的转录。因此，在前列腺中的雄激素反应不仅仅依赖于雄激素浓度，也依赖于众多的细胞因子，包括目前未知的因子。然而，目前没有流行病学研究直接评估组织中激素水平或者雄激素反应，部分原因为收集合适的前列腺组织相对困难。

## 5.3 雄激素与前列腺癌

大多数的流行病学研究（无论是回顾性研究还是前瞻性研究）对比了正常人前列腺癌患者的血清雄激素水平的变化。在一些病例对照研究中，在明确诊断后（通常在治疗前），收集前列腺癌患者的血液标本，并测定其激素水平，发现疾病可以对循环系统中的激素水平造成影响。而且，这些具有代表性的研究建立起一个研究雄激素与前列腺癌关系的平台。相反，在前瞻性研究中，比如嵌套病例对照研究，比较诊断前患者的血样及队列中正常人血样，因为在诊断前列腺癌之前就已经收集了血样，所以疾病对雄激素的影响就被降到了最低。

到目前为止，有 12 个前瞻性的临床研究评估了前列腺癌中的血清激素水平的作用。在大多数研究中，血清中的睾酮及 DHT 的浓度用以评估前列腺癌中雄激素的水平。尽管只有一个研究报道了血清中睾酮的浓度与前列腺癌有明确的统计学上的相关性，其他的一些研究结果也提示血清睾酮及 DHT 水平与前列腺癌有相关性，但没有统计学上的相关性。在之后的一些研究中，血清中睾酮和 DHT 水平用来非直接性地评估Ⅱ型 $5\alpha$ 还原酶的活性及Ⅱ型 $5\alpha$ 还原酶的作用。更多的实验表明，$3\alpha$ 二醇 G（被认为是检测前列腺组织中 $\alpha$ 还原酶活性的替代品）与前列腺癌并没有明显的相关性。在大多数的流行病学研究中，雄激素水平与前列腺癌之间并没有相关性，因为，由于某些原因，比如方法学的限制，测定循环中激素水平出现了偏差。而且，由于患者的数量限制，在某些较为小型的调查研究中其数据也会出现误差，并不能真实地反映出其相关性。除方法学的限制外，循环中雄激素水平是否反映前列腺癌中的雄激素反应也值得商榷，因为前列腺组织中的 DHT 主要来自于睾酮的转化。如果血清雄激素不能反映出前列腺组织中的 DHT 的真实水平，就很难在研究中得出正确的结论。目前不能确定雄激素的积累暴露是否与前列腺癌的发生相关。在出生前和出生后的激素水平变化可能具有重要的流行病学意义,因为在前列腺的发育过程中的一系列事件(包括上皮细胞的分化)可能与前列腺癌的发生相关。如果雄激素的早期暴露是前列腺癌发生发展的最重要因素,那么,大多数的流行病学研究,尤其是包含老年人的研究,可能会造成实验数据的偏倚。

为了更好地研究前列腺与激素水平的关系,从目前的一些研究结果中,我们只能在循环中的雄激素水平上进行统计分析。目前没有大规模的研究探究前列腺组织中的雄激素水平。缺乏此类研究的主要原因是收集用来检测雄激素水平的前列腺组织具有方法学上的困难。这些困难进而影响到正常对照组的研究。在目前的研究环境下,出于伦理的考虑,也会对收集正常人的前列腺组织造成一定的障碍。另外,由于老年人群潜在的前列腺肿瘤的高发病率(临床上独立的肿瘤,临床分期为A1),找到临床分期为A1组织学证据变得更加容易。即使克服了这些障碍,在组织中测到可靠的激素水平数据是另外一个必须克服的障碍。例如,前列腺组织的每一个部分都可能有不同的质感、不同的纤维化程度、不同的上皮细胞比例,以及不同的血管类型,以上这些特点可以影响雄激素的浓度、样品的发育程度,以及在手术后的激素恢复情况,而这些都能影响激素水平的检测。目前反映前列腺组织激素水平的数据来自于临床试验,而这些数据对于我们了解前列腺癌发生发展与激素的相关性并没有特别大的作用,因为,大部分的试验人群特别少,而且在组织中检测到雄激素水平也不可靠,例如方法学上的缺陷,以及组织的选择和患者之间的可比性,这些因素都影响试验的结果。

动物实验、临床试验的数据支持雄激素促进前列腺癌的发生发展。然而,基于血清流行病学研究并没有确切的证据。最近,在18个前瞻性研究中进行了相应的分析。Rooden和内分泌及前列腺癌小组发现在3886名前列腺癌患者及8438名对照患者,血清中的总睾酮水平与前列腺癌并没有相关性[7]。这是目前最大的基于血清学的试验来分析前列腺癌的流行病学,其实,循环系统中总睾酮水平与前列腺癌没有关系并不奇怪,在18个研究中,也发现相同的结论。

最近,3个前瞻性研究分别评估了>500例患者来探究雄激素与前列腺癌的关系[8]。总体来说,并没有令人信服的证据证明血清雄激素水平与前列腺癌的关系。然而,提示出血清雄激素水平与前列腺癌的亚型分类有关。一项研究报道血清总睾酮水平及游离睾酮水平可能与低级别的前列腺癌的发生相关[8]。欧洲肿瘤及营养前瞻性研究(EPIC)发现,雄烯二酮浓度与高级别前列腺癌正相关,而且,游离睾酮浓度与前列腺癌的发生有关(包括年轻前列腺癌患者及高级别前列腺癌患者)。前列腺、肺、结肠和卵巢研究实验(PLCO)发现,高水平的睾酮和SHBG比值与65岁以上前列腺癌患者的发病率有关,但与总体发病率无关。三个研究中并没有在亚型分类方面有所发现。

在流行病学试验中,一些因素可能导致混合结果。第一,血清雄激素水平可能是前列腺内雄激素水平的非直接指标,可能并不是反映前列腺雄激素反应的急性指标。另外,试验组人群中的误差也可以导致流行病学误差。而且,雄激素代谢及其信号通路的基因易感性也可以造成前列腺癌的数据不准确。因此,进一步的研究需要将这些因素考虑在内。

目前的流行病学研究已经逐渐开始关注编码各种酶类的基因,这其中包括类固醇的生物合成、代谢、受体蛋白以及雄激素信号通路相关的酶。尽管目前在这些试验中具有令人振奋的数据,但其依然对于前列腺癌的特征性基因没有太多的支持。

目前的数据显示的基因多态性在不同的种族及人种之间具有不同的频率。然而，基因的多样性是否会解释清楚前列腺癌发病率的巨大差异仍需要进一步研究。

P450c17α 水解酶是由 CYP17 基因编码的（位于染色体 10q24.3），在合成睾酮中起到了重要的作用。在 CYP17 基因的 5-非编码区的单个碱基突变（T 变位 C）与男性脱发有关，同时也是前列腺癌发生发展的一个重要影响因素。有趣的是，CYP17 的 A2 等位基因（位于 C 端）也与血清中的激素水平有关，在乳腺癌的相关研究中发现其与乳腺癌的发生发展也有很大的关系。然而，CYP17 与前列腺癌之间的关系并没有明确的结论。在 9 个相关的流行病学研究中检测 CYP17 在前列腺癌中的作用，其中四个研究发现 A2 与前列腺癌有相关性，2 个研究发现 A1 与前列腺癌有关，并具有风险，2 个研究探究循环系统中的激素水平，发现循环激素水平与 CYP17 并没有相关性，而且 CYP17 与睾酮水平及 3α 二醇 G 也没有相关性，这些结果揭示了 CYP17 可能与前列腺癌有关。

CYP19 基因（主要位于染色体的 15q21.1）编码生成类固醇的关键芳香族酶类，可将雄烯二醇转化为雌激素、睾酮转化为雌二醇等。芳香族酶类位于性腺和性腺外的器官和组织中，包括前列腺组织和脂肪组织。在男性中，在脂肪组织中的雄激素常常转化为雌激素。有两个研究探讨了 CYP19 在前列腺癌中的作用，一个研究发现在 CYP19 基因的内含子 4 中出现的四核苷酸重复序列（TTTA）与前列腺癌有相关性。另一个研究结果表明 ARG264Cys（在 264 位点发生的点突变）与前列腺癌有关。

有相关的报道提示非洲裔的美国人比日本人有更高的 3α 二醇 G 水平。另外，中国人的胸部毛发密度（一种测量 1 型 5α 还原酶的替代方法）要远远低于西方人。由于血清中的 3α 二醇 G 和胸部毛发密度能够反映 5α 还原酶的活性，这些观察指标的结果提出一个假说：SRD5A2 编码的多态性与 5α 还原酶（由 SRD5A2 编码）的活性可能与前列腺癌的发生发展有密切的关系。根据之前的研究结果，SRD5A2 有 22 种突变形式，其中包括 10 种单核苷酸的突变。这些突变中有四种突变形式——A49T、V89L、R227Q 和 TA 的双核苷酸的重复，这些突变形式与前列腺癌的关系在之前的 12 个流行病学研究中进行了探讨。其中，7 个研究探索了 SRD5A2 中的 A49T 的变化，2 个研究报道 A49T 的突变和前列腺癌有正相关关系，1 个研究报道 A49T 的基因型与高级别的前列腺癌的关系更为密切。9 个研究探讨了 V89L 与前列腺癌的关系，4 个研究探讨了 TA 的双核苷酸的重复与前列腺癌的关系，而大部分结果表示这两个突变类型与前列腺癌的发生发展关系不是太紧密。R227Q 的突变类型目前只在亚洲人群中做了检测，发现其与假两性畸形的发病率有相关性，而与前列腺癌的关系并不是十分密切。这些有关 SDR5A2 的众多试验结果并不一致，而造成这种结果的原因是 SDR5A2 中特定的等位突变位点的发生率较低。例如，除了 V89L 突变类型，其他的等位基因的突变类型（包括 A49T 和 R227Q）的发生率低于 5%，因此限制了基因的检测。因此，需要更大样本的试验来进一步检测 SRD5A2 是否与前列腺癌的发生发展相关。

## 5.4 睾酮替代治疗与前列腺癌风险

自从 1941 年，Huggins 和 Hodges 发现前列腺癌依赖于雄激素以来，睾酮和前列腺癌相关的疗法在前列腺癌治疗中占据主导地位。他们的研究发现，当血清中睾酮降低到去势水平时，前列腺癌受到抑制，而上调血清中睾酮水平，则前列腺癌增殖加快。基于这个结果，手术或者化学去势成为治疗前列腺癌的主流。

这些里程碑式的发现，即高睾酮水平可以导致前列腺癌增殖，已经根植于内科医生及研究者的思想中，但这种思想可能模糊了低水平睾酮水平与前列腺癌的关系。这个理论说明增加睾酮水平可以导致前列腺癌增殖，因为去势后可以抑制前列腺癌的增殖，如果这个理论是正确的，那么应该有足够的证据证实睾酮替代治疗（TRT）与前列腺癌有关，然而，一篇综述总结，没有足够的证据证实这个理论。

睾酮的缺失，也就是雄激素缺失，在老年男性中很常见，45～85 岁人群中占 39%。这个状态包括睾酮水平的下降，性欲的降低，肌肉质量的降低，骨密度的降低，贫血及心血管风险因素的存在（Tostain 和 Blanc 的综述）[9]。雄激素降低的男性可能担心患前列腺癌而拒绝睾酮替代治疗。然而，一些报告显示血清中的睾酮水平与前列腺癌没有相关性，而且前列腺癌发病率低的种族却有高的睾酮水平[10]。事实上，低水平睾酮可能与前列腺癌更相关[11]，并与高级别的 Gleason 评分高级别的前列腺癌及生存期降低有关[12-13]。另外，一些理论反对高水平的睾酮可能与前列腺癌有关，前列腺癌的流行病学可能会证实这一点。在年轻人的前列腺癌临床诊断中，由于其正处于雄激素分泌的高峰，因此，低的睾酮水平反而与前列腺癌相关。

在过去的 10 年中，许多研究通过调查不同的睾酮水平用于治疗性欲低下，但并没有发现其可以导致前列腺癌的发生发展[7,14-16]。举一个例子，Rhoden 和 Marks 的研究发现前列腺上皮内瘤可能会导致性欲问题。他们发现患者的睾酮水平较低，并用睾酮替代疗法对其进行治疗，结果发现 75 名患者中只有 1 名患者是前列腺上皮内瘤变[17]，此外 PSA 并没有升高[15]，而且前列腺中的 DHT 水平也没有变化[18]。

## 5.5　与睾酮替代疗法相关的治疗

目前，没有足够的大型试验证实前列腺癌与 TRT 的关系。Kaufman 和 Graydon 明确 7 名行前列腺癌根治术的患者中的性欲降低现象[19]。所有这些患者中，包括 4 名接受睾酮替代疗法的患者，他们的睾酮水平正常，且 Gleason 评分位于 6 或 7 之间。TRT 目前证实为较为安全的疗法，且没有报道 1～12 年内的复发及转移的病例[19]。

Agarwal 和 Oefelein 进行了 10 名患者的研究（有明显的性欲降低症状，且进行了 TRT），这些患者进行了根治性手术[20]。这些患者没有术后并发症及 PSA 水平的升高，但却表现出勃起功能障碍等性功能障碍。这些患者的睾酮水平在进行治疗后上升，却没有 PSA 水平的升高。

所有这些研究发现，在前列腺癌根治术后，进行 TRT 治疗没有风险，但目前病例较少，因此，需要大样本的试验。

# 小 结

- 大量的证据表明雄激素可促进前列腺癌的发生发展。
- 但目前血清雄激素含量无法推测前列腺癌的严重程度,需进一步的研究。

- 低水平睾酮与前列腺癌的发生及复发有一定的关系,此类患者可采用 TRT 进行治疗。

（盛正祚）

## 参考文献

[1] Chokkalingam A P, Stanczyk F Z, Reichardt J K, et al. Molecular epidemiology of prostate cancer: hormone-related genetic loci [J]. Frontiers in bioscience: a journal and virtual library, 2007, 12: 3436-3460.

[2] Witte J S. Multiple prostate cancer risk variants on 8q24 [J]. Nature genetics, 2007, 39 (5): 579-580.

[3] Huggins C, Hodges C V. Studies on prostatic cancer. I. The effect of castration, of estrogen and androgen injection on serum phosphatases in metastatic carcinoma of the prostate [J]. CA: a cancer journal for clinicians, 1972, 22 (4): 232-240.

[4] Chu L W, Reichardt J K, Hsing A W. Androgens and the molecular epidemiology of prostate cancer [J]. Current opinion in endocrinology, diabetes, and obesity, 2008, 15 (3): 261-270.

[5] Hsing A W, Reichardt J K, Stanczyk F Z. Hormones and prostate cancer: current perspectives and future directions [J]. Prostate, 2002, 52 (3): 213-235.

[6] Chamberlain N L, Driver E D, Miesfeld R L. The length and location of CAG trinucleotide repeats in the androgen receptor N-terminal domain affect transactivation function [J]. Nucleic acids research, 1994, 22 (15): 3181-3186.

[7] Rhoden E L, Morgentaler A. Risks of testosterone-replacement therapy and recommendations for monitoring [J]. The New England journal of medicine, 2004, 350 (5): 482-492.

[8] Platz E A, Leitzmann M F, Rifai N, et al. Sex steroid hormones and the androgen receptor gene CAG repeat and subsequent risk of prostate cancer in the prostate-specific antigen era [J]. Cancer epidemiology, biomarkers & prevention: a publication of the American Association for Cancer Research, cosponsored by the American Society of Preventive Oncology, 2005, 14 (5): 1262-1269.

[9] Tostain J L, Blanc F. Testosterone deficiency: a common, unrecognized syndrome [J]. Nature clinical practice Urology, 2008, 5 (7): 388-396.

[10] Wu A H, Whittemore A S, Kolonel L N, et al. Serum androgens and sex hormone-binding globulins in relation to lifestyle factors in older African-American, white, and Asian men in the United States and Canada [J]. Cancer epidemiology, biomarkers & prevention: a publication of the American Association for Cancer Research, cosponsored by the American Society of Preventive Oncology, 1995, 4 (7): 735-741.

[11] Morgentaler A, Bruning C O, 3rd, Dewolf W C. Occult prostate cancer in men with low serum testosterone levels [J]. Jama, 1996, 276 (23): 1904-1906.

[12] Massengill J C, Sun L, Moul J W, et al.

Pretreatment total testosterone level predicts pathological stage in patients with localized prostate cancer treated with radical prostatectomy [J]. The Journal of urology, 2003, 169 (5): 1670-1675.

[13] Ribeiro M, Ruff P, Falkson G. Low serum testosterone and a younger age predict for a poor outcome in metastatic prostate cancer [J]. American journal of clinical oncology, 1997, 20 (6): 605-608.

[14] Sih R, Morley J E, Kaiser F E, et al. Testosterone replacement in older hypogonadal men: a 12-month randomized controlled trial [J]. The Journal of clinical endocrinology and metabolism, 1997, 82 (6): 1661-1667.

[15] Svetec D A, Canby E D, Thompson I M, et al. The effect of parenteral testosterone replacement on prostate specific antigen in hypogonadal men with erectile dysfunction [J]. The Journal of urology, 1997, 158 (5): 1775-1777.

[16] Kenny A M, Prestwood K M, Gruman C A, et al. Effects of transdermal testosterone on bone and muscle in older men with low bio-available testosterone levels [J]. The journals of gerontology Series A, Biological sciences and medical sciences, 2001, 56 (5): M266-272.

[17] Makinen T, Tammela T L, Stenman U H, et al. Second round results of the Finnish population-based prostate cancer screening trial [J]. Clin Cancer Res, 2004, 10 (7): 2231-2236.

[18] Marks L S, Mazer N A, Mostaghel E, et al. Effect of testosterone replacement therapy on prostate tissue in men with late-onset hypogonadism: a randomized controlled trial [J]. Jama, 2006, 296 (19): 2351-2361.

[19] Kaufman J M, Graydon R J. Androgen replacement after curative radical prostatectomy for prostate cancer in hypogonadal men [J]. The Journal of urology, 2004, 172 (3): 920-922.

[20] Agarwal P K, Oefelein M G. Testosterone replacement therapy after primary treatment for prostate cancer [J]. The Journal of urology, 2005, 173 (2): 533-536.

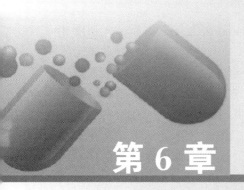

# 第6章 前列腺中雄激素受体的生物学功能

## 本章提纲

雄激素受体（AR）是核激素受体家族中的一员。雄激素对于前列腺上皮的发展及维持起到了决定性的作用。恶性前列腺上皮瘤癌变依赖于 AR 的功能。在早期前列腺癌中，雄激素可以激活 TMPRSS2 基因增强子，而其常与 ERG 转录因子结合，偶尔与其他 ETS 家族基因结合来促进前列腺癌的侵袭能力。在晚期前列腺癌中，雄激素剥夺治疗的靶点可以为 AR，但最终在雄激素非依赖性前列腺癌中失去效应。CRPC 中的 AR 的反应需要一系列机制。

类似于上皮细胞，前列腺癌细胞对雄激素保持一定的反应性及依赖性。半个世纪以来，大部分的前列腺癌病例显示，其与雄激素有一定的依赖性，而且在经过去势治疗后，前列腺癌受到了抑制。超过 80% 的前列腺癌患者在雄激素剥夺后有临床疗效。然而，在雄激素剥夺后，没有办法预测其疗效何时产生。雄激素剥夺反应与前列腺癌中的雄激素受体的多寡没有相关性。在几乎所有的病例中，复发及转移的前列腺癌患者大多患有激素非依赖性前列腺癌。

# 6.1 雄激素受体的结构

雄激素受体结合位点三维结构与其他类固醇的受体相似。结合位点导致构象的改变，并启动胞浆至细胞核的转位，并使 AR 与相应的蛋白结合，继而结合于 DNA 序列上。这些激活物是 AR 活性的基本物质。激活物的结构或者浓度的改变将影响 AR 的转录活性。AR 中的突变都可影响前列腺癌的发生发展。再者，肿瘤移植物、生长因子以及它们的受体也可以调节 AR 的活性[1-2]。

AR 位于 X 染色体上（Xq11-12）。因此，在男性中单克隆的基因可以反映突变的表达。在 AR 中发现了大量自发的突变，而对这些突变的研究可以探究 AR 功能相关蛋白。AR 功能的缺失或减少导致雄激素的敏感性部分或者全部丧失。雄激素敏感性完全缺失是显性的但是并不遗传。有趣的是，它们并不能反映出性功能。

AR 基因由 8 个外显子组成，并编码 2757 个碱基[3]。与其他的类固醇受体基因家族成员一样，AR 基因编码的外显子编码功能性区域的蛋白。AR 基因在哺乳动物中较为保守，暗示其与其他染色体有重要联系。第一个外显子编码 N 端结构域（NTD），调节转录。外显子 2 和 3 为半编码中央 DNA 结合功能域。外显子 4-8 编码 C 端结构域。

NTD 又称为转录激活区，其保守性较差，也是一种抗原决定簇区，NTD 的激活区域 AF1 可以直接参与 AR 的生理功能。同时，在 NTD 有三个重复区域，即谷氨酰胺-脯氨酸-甘氨酸的重复序列，可以调控 AR 的生理功能，有研究表明其可能抑制 AR 的激活，但目前仍没有定论。

AR 基因的组成部分在进化过程中较为保守，提示其可能有重要的分子生物学作用。DNA 结合功能域是最保守的区域。其他区域的基因的保守区域包括铰链区及线性结合区域。大量的线性保守区域的突变可以导致雄激素结合不敏感。

尽管 AR 的结合功能域与其他激素受体只有 20% 的序列是相似的，但其三维结构是相似的。其他甾体激素受体的结合功能域有 12 个螺旋，三个为一组形成一个结合区域。有体内证据表明 AR 结构的 N 端具有聚合蛋白的作用[4-5]。

NTD 是 AR 主要的效应区，并且在反式激活中具有重要的作用。敲除 AR 中结合域也不会引起 N 端片段的反式激活作用的丧失，说明 NTD 具有启动反式激活的作用。敲除前 140 个氨基酸并不影响反式激活反应，而敲除 210～337 的氨基酸可降低受体活性[6-7]。

第一个外显子包含多态性区域，并影响 AR 的活性及增加前列腺癌的风险。这主要依赖于 CAG 核苷酸重复序列。正常人群 CAG 重复序列的范围在 9～31 之间，平均 22 个左右。CAG 重复区域编码了多聚谷氨酰胺区域，类似于其他转录因子，如 CREB。这个区域被认为是调节 AR 相互作用的重要区域。当 CAG 重复长度增加，AR 与共激活剂 ARA24 的相互作用降低。同样，增加 CAG 的长度也可以减少 AR 的反应。DNA 聚合酶在多聚 CAG 氨基酸的区域，因此 CAG 重复序列更易于突变。在重复区域的突变可以影响 AR 的转录活性、前列腺的增殖及前列腺癌的风险。种族差异也体现在 CAG 重复序列中，而这些差异也体现在前列腺癌的发病率中[7]。此外，CAG 中谷氨酰胺残基的数量和 AR 转录活性之间也有相关性。有研究表明，两者呈负相关，而且其残基长度的差异影响雄激素调节基因的转录活性，进而影响下游的蛋白表达，导致其生物学功能的改变。例如，15 个谷氨酰胺残基时，AR 的转录活性最高，而当有 31 个谷氨酰胺残基时，AR 的转录活性则最低。而且，有相关研究表明，雄激素受体对雄激素的敏感性也与 CAG 重复序列的长度有关。

在一例晚期前列腺癌的病例中，发现 AR 基因中有插入突变来阻断 CAG 重复，有效地缩短 CAG 片段并增加 AR 转录活性。这个病例不仅证实了 AR 活性与前列腺癌的关系，并显示了 CAG 重复片段长度对前列腺癌的影响。CAG 重复长度的突变显示其调整 AR 转录活性。更短的 CAG 重复序列与前列腺增生也有一定的关系。

在雄激素受体中包含另一个结构域，即 BDB 结构域——相对较小的一个蛋白质结构域。这个结构域相对于 CAG 来说是相当保守的，在人类中，其保守性达到了 87%。其蛋白质二级结构包含 3 个 α 螺旋结构，并形成两个锌指结构。锌指结构的

功能是稳定受体与靶基因中激素反应元件（HRE）结合，并参与配体与激素反应元件的识别。受体可以通过 DBD 结构域来识别 HRE，与之结合后其结合复合物可以启动靶基因的启动子继而影响靶基因的转录。

LBD 结构域是位于 AR 的 C 端的受体与激素结合域，其保守性与 DBD 结构域相似，呈高度保守性，由于其是受体与激素配体结合的区域，因此又被称为配体结合区。LBD 由 AR 基因的 4～8 外显子编码，包含一个核定位信号、一个二聚体化区域，激活功能区 AF2 及热休克蛋白相互作用区。而雄激素受体只有结合雄激素才可以被活化，在没有雄激素存在的情况下，雄激素受体的 LBD 区可以和热休克蛋白结合，雄激素受体不会被激活。但在前列腺癌中，由于 AR 的基因突变，可以导致其他激素刺激 AR 的活性，即非激素依赖性前列腺癌。AR 与配体非依赖性激活有两种方式：一种是直接活化，另一种为间接活化。直接活化是配体通过改变 AR 的结构及磷酸化状态达到的，而间接活化是通过蛋白直接的相互作用来改变 AR 的活性。

## 6.2 前列腺癌中雄激素受体的变化

### AR 基因扩增

一些实验结果显示在去势抵抗性前列腺癌（CRPC）患者中，发现其 AR 基因的扩增及表达量增加。基因扩增需要选择性地进行以保持其状态，结果显示 AR 的过表达对于 CRPC 的某些病例来说是必要条件。有趣的是，AR 基因的扩增对抑制雄激素的药物有反应。AR 基因的扩增与下游 AR 蛋白的过表达有关，然而，在某些 CRPC 病例中没有发现 AR 基因的扩增，而 AR 却出现了过表达情况，推测有相关的代

偿机制。

AR 基因的扩增及蛋白的过表达是两种不同机制，而目前在临床工作中作为一种现象受到密切关注，尤其在雄激素剥夺治疗中，可以观察到此类现象。AR 过表达及基因的扩增的发生频率仍然较低，但雄激素剥夺治疗的患者中，其发生率却急速上升。最近的一项研究评估了 20 名经过雄激素剥夺治疗的患者的穿刺样本，通过评估，并进行 AR 扩增及蛋白过表达的分析发现，在进行雄激素剥夺治疗前后的样本中，有 5 名患者发现了有 AR 基因的扩增。另外一项研究，评估了 33 名激素依赖性前列腺癌患者的穿刺样本与 13 名 CRPC 患者的穿刺样本的差别，结果发现在 CRPC 样本中，其 AR 扩增升高的趋势仅仅比激素依赖性患者高两倍，而 AR 下游相应的蛋白过表达的增量也非常低，这个结果说明目前单纯地将 AR 基因扩增和蛋白的过表达机制混为一谈可能是错误的，尤其是在雄激素剥夺治疗的患者中。虽然如此，AR 的扩增及蛋白下游的信号通路的变化将是研究 CRPC 细胞的重点。

有关 CRPC 的研究表明 AR 蛋白的扩增可能对临床治疗，尤其是靶向治疗有指导意义。在雄激素异常水平的情况下，可能会有致命的作用，例如高水平的雄激素可以通过双链 DNA 的解聚导致 AR 的过表达。最近有一项关于 14 名 CRPC 患者的研究，结果发现，大部分的患者（约 88%）在二线应用了激素治疗后，继而保持了抑制内源性睾酮产生的 LHRH 抑制剂的治疗，即雄激素剥夺治疗，并加用 3 个月为一疗程的雄激素肌内注射及口服依托泊苷治疗。在三个疗程之后，继续应用 LHRH 抑制剂治疗，并以月份为单位注射雄激素（并不服用依托泊苷），在研究中，血清中的睾酮水平持续监测。在注射睾酮之后，患者体内睾酮水平接近去势治疗的水平。有 7 名患者有 PSA 水平的下降，其中 4 名患者的 PSA 水平降幅大于 50%，在这几名患者中，PSA 进展的时间中位数为 221 天，有趣的是，所有的这 10 名患者都接受了 AR 相关的治疗，并接受了高剂量的睾酮治疗。这些结果使研究者进行了更大规模的临床试验，目前结果显示目前的内分泌治疗结合以 AR 为靶点的治疗方法，可能会提高患者的预后并提高生活质量。

# AR 基因的突变

雄激素剥夺治疗可能导致恶性肿瘤细胞选择性地基因突变。原发前列腺癌可以导致 AR 基因的突变以应对雄激素的剥夺。在 CRPC 中的 AR 突变通常可以影响结合功能域并改变 AR 对药物的反应，并可能拓宽结合配体谱来获得相应的功能[8]。大量的研究证实前列腺癌组织中存在突变。与肿瘤克隆一致，这些 AR 的突变在早期前列腺癌中较少见，而在晚期患者中更多见[9]。

CRPC 中 AR 突变具有重要的功能，发现在三个分子区域内有突变的高频区域。LBD 中的突变可以影响配体的结合，而且这有助于扩大 AR 抑制剂的研发范围。影响结合域的 AR 突变通常与引起雄激素不敏感的激素相互联系。在某些患者中发现甲硫氨酸 740 的突变为缬氨酸[10]，从而导致严重的雄激素不敏感综合征，突变为异亮氨酸则导致前列腺癌的发生。

在之前的研究中发现，AR 中的点突变可以改变 AR 的信号转导系统，这些点突变可能在雄激素非依赖肿瘤中更为常见，在之前的 27 个报道中发现，在雄激素非依赖的前列腺癌患者中有 10%～50% 的患者有 AR 的点突变，而在雄激素依赖性前列腺癌患者中的发生率为 0%～44%，但这 27 个研究中，总体的病患数目仍然较小，每个研究的患者数量从 5 名至 54 名不等。AR 的突变可能导致一系列的后果，这其中包括生物学功能的缺失、没有变化、升高或者降低，在大多数研究中发现功能缺失的现象更多。在前列腺癌中，AR 的点突变是一个染色体事件，且大多发生在 LBD 结构域。功能增强的点突变可以引起雄激素受体的非特征性变化。一些特殊的治疗手段，如内分泌治疗，以至于形成了交叉抑制现象，可能会导致点突变的发生。

在一些患者的组织及细胞研究中发现了 F876L 位置的点突变，在基础研究中，发现在 LNCaP 细胞中出现了对恩扎鲁胺药物的耐药性，研究中通过长时间给予细胞恩扎鲁胺来制造恩扎鲁胺耐药模型。研究者利用 RNA 基因表达芯片技术来检测其耐药的机制，却发现在所有耐药细胞所形成的克隆中，其 AR 中 F876L 的位置发生了突变，并发现这些突变可以通过对基因的表达诱导使得前列腺癌细胞对恩扎鲁胺产生耐药。这种点突变也在临床中得到了证实。研究者分析了 62 名进行过阿比特龙、恩扎鲁胺或者其他治疗的患者中的游离 DNA，来研究其产生耐药的机制。在外显子 8 的位置上（位于 LBD 区域）发现了点突变，而这些发生突变的患者占总数的 18%。另外有 6 种不同的点突变位置被确认，这其中包括了 F876L。研究者又发现在 F876L 突变的细胞中保持着对恩扎卡鲁胺的敏感性，虽然 F876L 的突变并不能使前列腺癌细胞对所有的药物都诱导为耐药性，但其作用仍不能忽视。此外，T878A 是 AR 点突变的另一种形式，出现在雄激素抑制治疗的过程中，与 F876 相同，其也不能对所有的雄激素抑制剂产生耐药。

在 CRPC 中的 AR 突变区域在 874～910 之间，这个区域的突变影响 p160 共活化因子与 AR 的结合。在 874～900 的区域内的突变可以影响结合域，C 端的突变可以影响 AR 的共活化分子和亚细胞定位。AR 铰链区也有突变，并限制了 DNA 结合及结合域的功能。AR 的铰链区通常受到前列腺癌突变的影响，突变位点 668QPIF671

在铰链区和结合功能域之间。四个疏水性残基可以调节与其他蛋白的相互作用[11]。628～646 的氨基酸位点的缺失导致了 AR 的活性大幅度改变并增强了 LXXLL 依赖的共活化因子。铰链区也可能调节 N 端与结合功能域之间的作用。

## AR 基因的翻译后修饰

HER 家族激酶可以增强 AR 的生物学功能，影响 AR 结合 DNA 的能力、AR 的稳定性以及与 p160 共活化因子 TIF-2 的关系。目前并没有发现 AR 是 HER 激酶的底物，但是 HER 激酶磷酸化产物的靶标。Heregulin 活化 AKC1 继而活化 HER2、3。抑制 HER2 的信号可以降低 AR 的转录活性，ACK1 可以在 N 端磷酸化 AR 并增强 AR 的转录活性[12]。HER 激酶活性也可以导致 AR 的 578 位丝氨酸的磷酸化。578 丝氨酸的缺失可以导致 HER 激酶在 AR 中的作用丧失，并改变 AR 的亚细胞分布，从而证实 HER 具有调节 AR 活性的生物学功能。

AR 也可以结合酪氨酸激酶 SRC 并行使相应的功能。在胞质中，AR 通过与 N 端丰富的脯氨酸区域相互作用从而激活 SRC。SRC 磷酸化并激活 PI3 激酶的亚单位 p85alpha。AR 与 SRC 的相互作用也可导致 CRPC 患者中 AR 第 534 号酪氨酸的活化。SRC 的磷酸化可以激活 AR 并导致前列腺癌的发生发展，而在 CRPC 患者的组织中发现了 SRC 的过表达。

由于选择性剪切，AR 的转录呈现多种模式。尽管目前这些发现仅限于体外实验，但仍发现了在 22Rv1 细胞中 AR 异构体的存在。

## 6.3 配体的利用

CRPC 可以通过改变对配体的利用而

抑制雄激素剥夺治疗的疗效。例如，局部复发的前列腺癌，在经过去势治疗后，细胞内的双氢睾酮的浓度却达到了生理水平，理论上为局部 AR 活性提供了条件。CRPC 的组织中也发现了可以转化肾上腺激素成为雄激素的酶。而且，在 CRPC 的细胞中发现有不止一条通路能够合成雄激素。肿瘤细胞增加配体的这种现象可以利用抑制肾上腺激素合成的药物尝试治疗。初期的实验结果显示可能有疗效。

# 6.4　AR 辅助调节分子

AR 与成百上千的蛋白作用，而这些蛋白即为辅助调节分子，进行相应的抑制或增强 AR 转录活动的功能。这些因子的表达及结构的改变可以极大地影响到 AR 的转录活性并影响到正常前列腺和前列腺新生物的发生。

一个典型的例子即为 AR 的共活化分子 p160 家族，一个由 SRC-1、TIF-2 及 SRC-3/AIB1 组成的 160kDa 的蛋白组。这些蛋白结合在 AR 的 TAU-5 及 AF-2 的区域中。AR 结合于 DNA 上可以启动 P160 蛋白家族，增强 AR 的转录信号并调节二级共活化分子及调节蛋白。在前列腺癌中发现 P160 蛋白过表达的现象。

相对于 BPH，在激素非依赖性前列腺癌的肿瘤组织中，SRC-1 和 TIF-2 的表达增加。SEC-1 可以调节正常前列腺细胞的增殖，即使在雄激素水平较低的情况下，也可以增强 AR 的活性。SRC-1 通过结合 LXXLL 结构域中的 LDB 位点来影响 AR 的活性[13]。另外，SRC-1 可以通过 C 端的 LXXLL 结构域来调节 ARC 端的谷氨酸区域。第二个 p160 共活化分子——TIF-1，在前列腺癌中高表达，而且与早期复发及恶性程度更高的前列腺癌有关。高水平的 SRC-3/AIB1 也与肿瘤的分级、分期有关。

过表达 SRC-3/AIB1 后，前列腺癌细胞的增殖水平升高，而凋亡水平降低。

其他的大量蛋白也可以调控 AR 的转录活性。ARA-70 是一个影响 AR 转录活性的共活化因子。ARA-70 在高级别的前列腺癌及细胞及组织中高表达。ARA-70 通过 N 端的 FXXLF 域影响 AR 的活性，抑制去势治疗的疗效。Tip60 可以影响 AR、ER 和 PR 的活性，在 CRPC 中发现。在雄激素剥夺后，Tip60 的表达上调并集聚与细胞核中。Cdc25B 是 Cdc25 家族中的一员，它激活 cyclin 依赖性激酶并增强 AR 的转录活性。Cdc25B 的过表达与分化程度较低的肿瘤及高级别的肿瘤有相关性。CBP/p300 对染色体的重构及 TFⅡB 和 TBP 的招募有关，在晚期前列腺癌中高表达。ART27 是另外一种 AR 共活化分子，在前列腺癌中高表达。在 NTD 与 AR 相互作用，通常位于前列腺及乳腺的上皮细胞。ARA55 通过结合 C 端 LIM 结构域来增强 AR 的转录。PYK2 激酶的靶标为 ARA55，并降低与 AR 的相互作用。在前列腺的发生发展中，PYK2 的表达降低。

β-catenin 通过与 AR 配体结合区域相互作用从而影响 AR 的活性[14]。在前列腺癌中，β-catenin 在另外一条更为常见的信号通路（APC）中更为重要，对 APC 编码结肠癌的抑制并在胞质中调节 β-catenin 的磷酸化及泛素化来控制 β-catenin 的生物学活性。另外，GSK3β 是一个关键性的激酶来控制 β-catenin。在晚期的前列腺癌中，肌钙蛋白可以通过 N 端的截短体来分离 β-catenin。这可能是 β-catenin 在晚期前列腺癌中的另外一条通路。β-catenin 激活 AR 转录活性，使 AR 移位至细胞核，并使配体结合曲线左移[15]。β-catenin 也可以与 AR 的 AF-2 结构域结合，并与 AR 形成复合体，同时也可以结合 TIF-2[16]。

辅助抑制蛋白可以负性调控 AR 活性，当 AR 位于细胞核中时，通过结合 AR 来抑制其转录活性。SMRT 和 NcoR 通过直接相互作用来抑制 AR 的活性。它们也可以是 p160 的竞争抑制物。尽管一些 AR 的配体通过结合辅助抑制蛋白来抑制 AR 的活性，但目前一些抑制雄激素的药物并不能增加辅助抑制蛋白的作用。在前列腺癌中目前没有发现辅助抑制蛋白表达的改变，在一些前列腺上皮的新生物中也没有相关发现。

调节 AR 转录活性的重要结构为 NTD 和 LBD 这两个 AR 结构域。AF1 是 NTD 最重要的调节区域，AR 通过与相应的配体结合以稳定 AF2，进而促进 AR 与共激活因子的结合。

## 小 结

- AR 的活性影响列腺癌发展中的每个阶段。
- 雄激素剥夺治疗可能导致 AR 基因的突变从而维持前列腺癌的发展。
- 治疗晚期前列腺癌需要药物联合治疗，需要更加强大的抑制雄激素药物、更有效的 AR 阻断药物。

（盛正祚）

## 参考文献

[1] Lindzey J，Kumar M V，Grossman M，et al. Molecular mechanisms of androgen action [J]. Vitamins and hormones，1994，49：383-432.

[2] Quigley C A，De Bellis A，Marschke K B，et al. Androgen receptor defects：historical，clinical，and molecular perspectives [J]. Endocrine reviews，1995，16（3）：271-321.

[3] Tilley W D，Marcelli M，Wilson J D，et al. Characterization and expression of a cDNA encoding the human androgen receptor [J]. Proc Natl Acad Sci U S A，1989，86（1）：327-31.

[4] Matias P M，Donner P，Coelho R，et al. Structural evidence for ligand specificity in the binding domain of the human androgen receptor. Implications for pathogenic gene mutations [J]. J Biol Chem，2000，275（34）：26164-71.

[5] Sack J S，Kish K F，Wang C，et al. Crystallographic structures of the ligand-binding domains of the androgen receptor and its T877A mutant complexed with the natural agonist dihydrotestosterone [J]. Proc Natl Acad Sci U S A，2001，98（9）：4904-9.

[6] Langley E，Zhou Z X，Wilson E M. Evidence for an anti-parallel orientation of the ligand-activated human androgen receptor dimer [J]. J Biol Chem，1995，270（50）：29983-90.

[7] La Spada A R，Wilson E M，Lubahn D B，et al. Androgen receptor gene mutations in X-linked spinal and bulbar muscular atrophy [J]. Nature，1991，352（6330）：77-9.

[8] Tilley W D，Buchanan G，Hickey T E，et al. Mutations in the androgen receptor gene are associated with progression of human prostate cancer to androgen independence [J]. Clin Cancer Res，1996，2（2）：277-85.

[9] Newmark J R，Hardy D O，Tonb D C，et al. Androgen receptor gene mutations in human prostate cancer [J]. Proc Natl Acad Sci U S A，1992，89（14）：6319-23.

[10] Bouvattier C，Carel J C，Lecointre C，et al. Postnatal changes of T，LH，and FSH in 46，XY infants with mutations in the AR gene [J]. The Journal of clinical endocrinology and metabolism，2002，87（1）：29-32.

[11] He B，Bowen N T，Minges J T，et al. Androgen-induced NH2-and COOH-terminal Interaction Inhibits p160 coactivator recruitment

by activation function 2 [J]. J Biol Chem，2001，276 (45)：42293-301.

[12] Mahajan N P，Liu Y，Majumder S，et al. Activated Cdc42-associated kinase Ack1 promotes prostate cancer progression via androgen receptor tyrosine phosphorylation [J]. Proc Natl Acad Sci U S A，2007，104 (20)：8438-43.

[13] Gregory C W，He B，Johnson R T，et al. A mechanism for androgen receptor-mediated prostate cancer recurrence after androgen deprivation therapy [J]. Cancer Res，2001，61 (11)：4315-9.

[14] Gerstein A V，Almeida T A，Zhao G，et al. APC/CTNNB1 (beta-catenin) pathway alterations in human prostate cancers [J]. Genes Chromosomes Cancer，2002，34 (1)：9-16.

[15] Truica C I，Byers S，Gelmann E P. Beta-catenin affects androgen receptor transcriptional activity and ligand specificity [J]. Cancer Res，2000，60 (17)：4709-13.

[16] Song L N，Gelmann E P. Interaction of beta-catenin and TIF2/GRIP1 in transcriptional activation by the androgen receptor [J]. J Biol Chem，2005，280 (45)：37853-67.

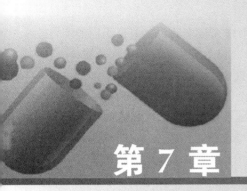

# 第7章 5-α 还原酶抑制剂在前列腺癌中的应用

## 本章提纲

在美国，前列腺癌是最常见的非皮肤恶性肿瘤，而且是美国男性死亡率第二位的恶性肿瘤。前列腺癌的发生率随着年龄的增长而增加。随着人们平均寿命的增加，每年有越来越多的前列腺癌患者被确诊。而前列腺癌的总体死亡率仍然较低，因为每 6 个前列腺癌患者中有 5 个是由其他原因导致的死亡。治疗的选择与发病率及死亡率有关，有 40%～50% 的临床局限性前列腺癌患者没有必要进行治疗。前列腺癌是一个重大的公共卫生问题并且是预防的理想目标。寻求一个安全及有效的方法来预防或延缓前列腺癌的发生发展是非常必要的，改变血清中的雄激素水平或抑制 5α 还原酶作为化学预防的干预方式可能会有帮助，因为睾酮在经过 5α 还原酶（5α-R）转化为 5α-双氢睾酮（DHT）后可以控制前列腺癌细胞的有丝分裂活动和潜在的肿瘤发展[1]。如上所述，虽然睾酮是血清中含量最高的雄激素，但双氢睾酮则是作用于前列腺的最重要的雄激素，DHT 对雄激素受体（AR）的结合亲和力比睾酮与 AR 的亲和力高 2.5 倍，而在诱导 AR 传递信号的潜力上则要高 10 倍[2]。

# 7.1 前列腺癌的化学预防概念及药物

DHT 在人类许多疾病中扮演着重要角色，包括前列腺良性增生和前列腺癌。DHT 的作用是通过一例 5α-R2 缺乏的患者在 1974 年被发现和认识的[3]。罹患男婴出生后被发现内生殖器官发育良好，但外生殖器官发育呈两性分化。体检可见前列腺发育不良，触诊未能触及。前列腺组织以肌纤维成分为主，没有明确的上皮成分。这类患者中没有发生前列腺增生及前列腺癌的报道。目前已经发现 3 个亚型的 5α-R，而且无一例外地只在人类中表达。5α-R1 和

5α-R2 是目前研究最多的，主要位于固醇类 5α 还原剂中。5α-R3 对于新生蛋白质的 N-糖基化非常重要。

5α-R3 和 5α-R1 在未治疗的前列腺癌及去势抵抗性前列腺癌（CRPC）中的表达较良性前列腺增生组织中明显上调[4]。另外，5α-R1 和 5α-R2 在 Gleason 评分高的患者中表达高于 Gleason 评分低的患者，在 CRPC 及转移性前列腺癌的患者中表达高于前列腺上皮内瘤变（PIN）的患者[5-7]。在人们认识到 5α-R2 缺乏患者并发症出现之后，5α 还原酶抑制剂（5α-RI）的研发也引起了学者们的兴趣。大量的药物也进入了研发阶段，但目前 FDA 批准可以在临床应用的药物只有两种——非那雄胺（Finasteride），选择性地抑制 5α-R1，被批准应用于治疗前列腺增生和男性脱发患者；度他雄胺（Dutasteride），可以双重抑制 5α-R1 和 5α-R2，则被批准应用于前列腺增生。

化学预防的概念是指通过天然（膳食）或者合成剂来防止、延迟或延缓肿瘤的发生发展。初级化学预防主要指减少肿瘤发生的危险，比如：避免环境中的污染物及使用防晒霜。次级预防包括在发病的早期、症状不明显的时期（比如：筛查）及时发现肿瘤，这个时期肿瘤的治愈率是很高的，减少肿瘤进展为实体肿瘤的风险。因为发现多达 30% 的男性在 30 多岁时尸检就已经发现了前列腺癌灶，而且发病率每 10 年增加将近 10%。前列腺癌的预防应该包括初级及次级预防。接近 30% 接受以治疗为目的局部治疗的前列腺癌患者最终会出现生化复发。不经过挽救性治疗，2/3 的患者在 10 年之后会发展为临床上骨转移患者，并且最终死于前列腺癌。雄激素剥夺治疗（ADT）是治疗转移性前列腺癌的标准方法，然而它并不是治愈性方式，而且会伴随很多副作用。

5α-RI 是一种合理的前列腺癌预防和治疗的药物，因为前列腺癌是雄激素刺激性

的，双氢睾酮是作用于前列腺最主要的雄激素。5α-R 同工酶类在前列腺癌中表达上调，而在宦官（太监）及 5α-R2 缺乏者中没有发现前列腺癌的报道。5α-RI 对雄激素的作用是比较温和的，它干扰了双氢睾酮的合成，而对睾酮本身的产生没有影响，尽管可能会有一些副作用，但相比于 ADT 来说，使很多患者免去了副作用带来的痛苦。

## 7.2 5α-还原酶抑制剂在前列腺癌预防中的应用

目前有许多研究对 5α-RI 用于前列腺癌的预防和治疗进行了评估，比较有影响力的是"前列腺癌预防研究（Prostate Cancer Prevention Trial，PCPT）"及"度他雄胺减少前列腺癌事件的研究（Reduction by Dutasteride of Prostate Cancer Events，REDUCE）"。两组研究均有不同的设计方案和研究人群，使得二者的研究结果在一定范围内可以互相补充。PCPT[8]是第一个大规模主要针对前列腺化学预防的实验，在研究结束时，共有 9060 名入组患者（随机入组患者的 48%）在研究结点可以被评估，有 39% 的患者因为某种原因（直肠指诊异常、PSA＞4ng/ml）进行了前列腺穿刺活检，这些进行活检的患者中，有 51% 的人被证实患有前列腺癌。在非那雄胺组，在研究结束时接受活检的患者相对较少。有 18.4% 的非那雄胺组患者和 24.4% 的安慰剂组患者患有前列腺癌，意味着非那雄胺能降低 24.8% 的患病风险。与安慰剂相比，非那雄胺在不同的年龄组、种族、有无前列腺癌家族史、不同 PSA 水平患者人群中均有效果，危险比在 0.66～0.81 之间。非那雄胺组患者风险降低的人群主要为临床型（因症状行穿刺活检）及亚临床型肿瘤（研究结束后行穿刺活检）。但是研究也发现非那雄胺组 Gleason 评分

较安慰剂组也有明显升高。两组前列腺癌死亡率相当，非那雄胺组导致的性行为副作用较为明显，而安慰剂组泌尿系统症状则更为常见。

REDUCE 实验采用度他雄胺作为研究对象的原因是基于 5α-R1 和 5α-R2 在局灶前列腺癌、高分级 CRPC 及转移性前列腺癌中呈高表达，度他雄胺可以抑制上述两种酶的活性，而且研究显示，相对于安慰剂组，服用度他雄胺 27 个月可以降低由 BPH 导致的下尿路症状患者中 50% 的前列腺癌患病率。而这种现象在非那雄胺组并没有发现[9-13]。研究结束时，度他雄胺组前列腺癌患病率为 19.9%，而安慰剂组为 25.1%。Gleason 评分 7～10 分的患者分别为 220 例（6.7%）和 233 例（6.8%），两组并没有显著差异。Gleason 评分 8～10 分的患者分别为 29 例（0.9%）及 19 例（0.6%），同样差异也没有显著性[14]。然而在随访 3～4 年后，度他雄胺组有 12 例 Gleason 8～10 分的患者，而安慰组只有 1 例。为了评估由传统的 Gleason 评分可能导致的潜在的分级过低的问题，FDA 要求采用 2005 年国际泌尿病理学学会改良 Gleason 系统（初级及次级分别为最多见、最高级别肿瘤，而与肿瘤的体积无关）进行重新评估。再次评估的结果与传统 Gleason 评分系统结果一致。度他雄胺对于 Gleason 2～6 分肿瘤的影响在两种系统中无明显差异。度他雄胺对于 Gleason 7～10 分的患者无论采用哪种评价系统均无差异。相对于安慰剂组，使用度他雄胺的患者有更多的 Gleason 8～10 分检出率[15]。同非那雄胺类似，度他雄胺降低前列腺癌发病率与年龄、种族、有无前列腺癌家族史、PSA 水平等因素无关。大多数药物相关性不良反应为轻度或中度，很少能导致患者停药，大部分通过对症治疗好转[16]。最常见的不良反应为性功能障碍、性欲改变、射精障碍、乳房增大/胀痛，并且最常见于用药的

前 6 个月。心力衰竭事件的发生率差异明显（度他雄胺组 0.7％ vs. 安慰剂组 0.4％）。FDA 经过对所有心力衰竭患者进行重新审查和评价后发现，度他雄胺与心力衰竭之间没有必然的因果联系，所有发生心力衰竭的患者在服药前存在心血管疾病病史，从而增加了他们发生心力衰竭的风险。PCPT 及 REDUCE 研究结论关于 5α-RI 在前列腺癌预防中的作用方面有许多差异。在 2009 年，美国泌尿外科协会（American Urological Association，AUA）和美国临床肿瘤协会（American Society of Clinical Oncology，ASCO）发表了一项共同声明，谨慎推荐 5α-RI 应用 7 年作为初级预防前列腺癌的化学预防药物，需对药物的利弊进行充分的评估后才能使用。适应人群为无症状及由 BPH 导致的下尿路症状（LUTS），PSA＜3ng/ml，经常复查的患者。声明也证实了 5α-RI 可以降低前列腺癌总体发生率及低分级前列腺癌的发病率。可能会轻度增加高分级前列腺癌的风险，并且会导致性功能障碍的发生率增加，而这种风险是可逆的。在使用 5α-RI 的患者中，没有一个特定的 PSA 水平可以用来评价是否可以行前列腺穿刺。到目前为止，尚没有足够数量及随访时间来说明前列腺癌特异性及总体死亡率的差异。在 2011 年 1 月，FDA 肿瘤药物咨询委员会投票反对 5α-RI 作为预防前列腺癌的用药，因为其有可能增加高级别前列腺癌的患病风险。但是这种风险（不管有还是没有）是很低的。

## 7.3　5α-还原酶抑制剂在前列腺癌治疗中的应用

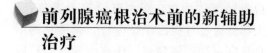
### 前列腺癌根治术前的新辅助治疗

有一些研究组织已经探索了前列腺

根治术前应用 5α-RI 对肿瘤组织的影响，Civantos 等比较了前列腺癌根治术前使用非那雄胺 6～24 个月及使用醋酸亮丙瑞林和氟他胺 3 个月新辅助治疗对前列腺组织的影响。非那雄胺引起类似但不太典型的上皮萎缩、凋亡、固缩、细胞空泡化及炎症细胞浸润，这种现象在 Gleason 2、3 分的患者中更为常见。也有其他不同的结论报道，Yang 等[17]研究了 35 例服用非那雄胺 5mg/d 和 18 例安慰剂组患者的前列腺穿刺活检标本，结果发现两组患者在 Gleason 评分、肿瘤体积及肿瘤细胞萎缩百分比方面没有显著差异。

Bass 等[18]报道称与服用安慰剂相比，前列腺癌根治术前服用非那雄胺 30 天可以显著降低 Caspase-7 和胰岛素样生长因子结合蛋白 3（凋亡因子）在前列腺组织内的表达。关于度他雄胺新辅助治疗的研究结果较非那雄胺要更加一致。Andriole[19-20]将等待行前列腺癌根治术的患者随机分成度他雄胺 5mg/d 组和安慰剂组，用药时间 6～10 周。使用末端脱氧核苷酸转移酶缺口末端标记法（TUNEL）和组织转谷氨酰胺酶（tTG）法研究发现，度他雄胺可以增加细胞凋亡，减少微血管密度（MVD）并增加上皮萎缩程度。差异并没有显著性，除了 tTG 染色（度他雄胺服用 45 天的患者）和上皮萎缩（整个治疗组）。在度他雄胺组，在对前列腺体积进行标准化处理后，相当于肿瘤体积减少了 31％，切缘情况及包膜侵犯情况没有明显差异。

Iczkowski[21]对 35 例局灶性前列腺癌标本进行盲法分析，17 例度他雄胺 5mg/d 与 18 例安慰剂组，用药时间为 5～11 周。在前列腺癌组织中，度他雄胺可以导致肿瘤体积的缩小，更多的上皮萎缩，间质/腺体比例翻倍，而两组 Gleason 评分则没有明显变化。切缘情况及包膜侵犯情况没有相关报道。Gleave 又进行了更加细致的研究，将患者随机分为度他雄胺 3.5mg 组、度他雄胺 0.5mg 组及非治疗组，术前用药 4 个月，研究发现在度他雄胺组前列腺癌组织中，上皮萎缩程度减低、MVD 增加，但差异并没有显著性，前列腺癌细胞凋亡的比例用两种方法（tTG 和 TUNEL）得出的结论是不一致的。tTG 法得出的结论为组间差异不明显，而 TUNEL 法则显示度他雄胺治疗组癌细胞凋亡的数量明显较低。细胞增殖在度他雄胺 3.5mg 治疗组较为明显。这些结果可以通过度他雄胺在细胞凋亡与增殖的时间依赖性来解释。凋亡增加与增殖减少通常发生在抗雄治疗的早期阶段，持续数天或者几周之后回到基线水平。tTG 染色时间比 TUNEL 长，可以假设，雄激素敏感的细胞在治疗早期凋亡，随后出现的凋亡减少及增殖增加是由 CRPC 肿瘤细胞导致的。

## 以根治为目的治疗后生化复发

非那雄胺及度他雄胺已经被单独或者联合其他药物用于前列腺癌根治术后及放疗术后生化复发的患者。最常使用的药物应用是 5α-RI 联合非固醇类抗雄激素药物。非那雄胺及度他雄胺单药治疗在降低 PSA 方面变异较大，与 5α-RI 单药治疗相比，联合抗雄激素药物治疗在降低 PSA 方面的作用更加明显。然而这些试验性研究都没有涉及药物对疾病特异性生存率及总生存率方面的影响，而且也没有采用随机研究的方式对 5α-RI 单药治疗及联合抗雄激素药物治疗进行比对。

Barqawi 等人[22] 尝试对前列腺癌局部治疗后生化复发的 71 例患者进行低剂量的氟他胺 250mg/d 联合非那雄胺 10mg/d 治疗，有 42 例患者接受了前列腺癌根治术，而 29 例患者接受了外照射治疗，影像学检查这些患者均没有转移性征象。中位随访 44 个月后，58% 的患者 PSA 降至 0.1ng/ml，38% 的患者 PSA＜0.4ng/ml，8% 的患者 PSA 水平降至基线水平的 50%

以下。21 例（29%）患者 PSA 出现进展（定义为间隔 4 周连续 3 次 PSA 水平上升）。大多数患者均有药物副作用，包括乳房胀痛（90%），男性乳房发育（72%），胃肠道功能紊乱（22%）。然而，大多数患者副作用较为轻微并能够耐受。另一个前瞻性非随机试验比较了氟他胺 250mg/d 联合非那雄胺 10mg/d（组 1），或低级别氟他胺 250mg/d（组 2），在 56 例 cT1～T3 期前列腺癌局部治疗后生化复发的疗效。研究发现在组 1 中 PSA 下降的比例及幅度较大，平均 PSA 最低点为 0.6ng/ml（组 1）与 0.99ng/ml（组 2）。PSA 完全反应定义为用药治疗后连续 2 周 PSA≤0.1ng/ml，这种情况见于 36% 的组 1 患者，在组 2 只有 15% 的患者可以达到完全反应。而组 1 有 36% 的患者出现 PSA 的进展，在组 2 有 60% 的患者出现 PSA 进展。两组药物不良反应发生率相似。Oh 等人研究了 20 例放疗术后生化复发或者最近诊断为 cT＋或者 M＋的患者接受氟他胺 750mg/d 联合非那雄胺 5mg/d 治疗的情况。首先给予患者氟他胺 750mg/d 直到 PSA 降至最低点，然后给予非那雄胺 5mg/d 使 PSA 降到第二个谷值。之后联合应用两种药物直到出现影像学或者 PSA 出现进展。这时采用药物或者手术去势治疗。中位随访时间 88 个月，2 例患者没有出现疾病进展，而 12 例患者接受了去势治疗。去势治疗后，12 例患者 PSA 呈完全反应（降至基线水平 50% 以下），然而有 11 例患者在随访结束时出现了 CRPC 的情况。从治疗开始算起，中位无进展生存时长 30 个月，无去势生存 37 个月，未进展为 CRPC 患者中位生存 49 个月。对挽救性去势治疗有效的中位持续时间为 12 个月，少于初始进行去势治疗的持续时间。然而从一开始进行治疗算起，两者的有效持续时间差不多。5 年患者总体生存率为 65%。有 25% 的患者在未经去势的情况下存活超过

7年，男性乳房增生及肝功能异常是最常见的药物不良反应，但总体比较温和，性功能情况随着时间推移呈现逐渐减退的趋势。

## 与间歇性雄激素剥夺治疗联合应用

持续性雄激素剥夺治疗（CADT）是治疗进展期前列腺癌的主要方案，然而ADT往往伴随着高昂治疗费用、典型不良反应以及不可避免地发展为CRPC等劣势，间歇性雄激素剥夺治疗（IADT）被认为可以替代CADT以期能减少药物不良反应、改善患者生活质量、降低治疗成本，并可延长进展为CRPC的时间，而对患者的整体生存率来说并没有降低患者的生存时间。采用IADT的患者治疗过程被分为ADT期及非ADT期两个阶段，两个阶段具体的应用时间根据患者的生化指标（主要是PSA）及临床症状进行区分。临床前期试验表明在非ADT期，也就是治疗间歇期，对雄激素敏感的细胞会有一定程度的增殖，进而会延长进展为CRPC的时间。生活质量的改善原因是在治疗间歇期体内雄激素水平会出现上升，从而减少了许多不良反应的发生，而在治疗间歇期停止使用LHRH-a及抗雄激素药物也使得治疗成本得到了一定程度的降低。临床文献也证明相对于CADT，IADT是安全的、可以达到与CADT相同的总生存率（随访7年），但对于长期生存率来说目前尚不明确。而最近的研究表明，CADT在总体生存率方面并不"劣效于"IADT，对长期以来支持IADT的观点也提出了质疑，关于IADT与CADT的优劣也有待于进一步的研究和探索。

5α-RI的应用时间窗为IADT治疗的间歇期，目的是延长间歇期的时间，增加IADT的治疗效益，同时对肿瘤的治疗效果没有副作用。前期临床试验比较了CADT、CADT＋非那雄胺、IADT三组前列腺癌淋巴结转移的肿瘤模型治疗情况，研究发现在治疗的间歇期使用非那雄胺可以降低肿瘤的增长速度，在第70天时的存活率增加了3～5倍。同样的研究模型，另一个研究组发现使用非那雄胺可以使第一个间歇治疗期时间延长一倍。然而，在IADT＋非那雄胺组、IADT组、CADT＋非那雄胺组以及CADT组之间并没有发现哪组有更显著的生存优势。相同的结论也被Scholtz等人证实，后者研究发现在治疗间歇期使用非那雄胺可以将间歇期时间从15个月延长至31个月，而进展为CRPC的时间并没有明显变化。在一项有6名患者入组的研究中，患者接受IADT治疗持续7～10年，在治疗的间歇期给予非那雄胺治疗，研究发现PSA速率明显降低、而PSA倍增时间显著延长（8～45个月）。但到目前为止，关于5α-RI的研究数据还是初步的，其在IADT中的应用还有很大的研究空间。

## 去势抵抗性前列腺癌（CRPC）

很多年以来，CRPC一直被认为是对雄激素不敏感或者激素难治性的。然而在大多数病例中，CRPC仍然是雄激素受体依赖性的，而且对雄激素受体的配体依赖。尽管去势后血清睾酮水平维持在去势水平（T＜50ng/dl），CRPC癌组织中的睾酮水平与良性前列腺组织中的相似，而DHT水平则相对下降了80%～90%。CRPC患者可以通过其他底物（如：胆固醇、孕激素、肾上腺雄激素）以内分泌的方式自合成雄激素（T及DHT）。5α-R同工酶在CRPC组织生长中起到至关重要的作用，其在CRPC组织中表达上调，并有可能导致睾丸雄激素的内分泌合成。这些酶类将孕酮、雄烯二酮、睾酮转化为雄烯二酮和DHT，雄烯二酮再通过旁路途径转化为DHT。

临床试验已经证明 5α-RI 单药治疗进展期前列腺癌在患者生存期方面没有显著改善，5α-RI 联合抗雄激素药物或酮康唑、氢化可的松可以尝试作为 CRPC 患者的二线或者三线治疗。有 >50% 的患者 PSA 水平出现了不同程度的下降，持续时间也不尽相同，但是，所有的试验并不是以研究疾病特异性生存率或总体生存率为目的的。

LY320236 是一种双重 5α-RI 药物，对 5α-R1 及 5α-R2 起到共同抑制作用，其在 CRPC 中的作用已经得到证实[23-24]。一项针对 51 例进展期前列腺癌的 II 期研究发现，在其中 15 例 CRPC 患者中，有 4 例患者 PSA 下降超过 50%，并且持续时间在 56 周至 >1000 周，大多数患者没有出现生化或者影像学方面的反应。只有 3 例患者出现了可逆转性的副作用（比如：腹泻、肝酶升高），其他患者用药后耐受性良好。但后来因为发现药物有致畸作用而最后停止了研发。

基于同样的 PSA 或影像学标准，一项关于度他雄胺 25mg 在 CRPC 中应用的研究得出了临床及统计学上不显著的结论，没有患者出现完全反应，只有 2 例患者出现了平均时间 8 个月的部分反应（与基线水平相比 PSA 水平下降 50%），9 例患者病情稳定，而有 14 例患者（76%）在随访 2 个月后出现疾病的进展。另外一项单中心 II 期研究中，57 例 CRPC 患者使用度他雄胺联合酮康唑及氢化可的松治疗使 56% 的患者 PSA 降低至基线水平 50% 以下，中位反应持续时间为 20 个月。疾病出现进展时间为 14.5 个月，好于以往关于酮康唑及氢化可的松在 CRPC 治疗效果

方面的研究。所有患者均出现了不良反应，出现 3 级以上毒性反应有 32% 的患者。1 例患者出现了 4 级毒性反应。与度他雄胺单药治疗相比，联合治疗患者血清度他雄胺浓度增加了 2～3 倍，这与酮康唑抑制 CYP 3A4 的作用相一致。度他雄胺作为酮康唑及氢化可的松治疗失败后的三线治疗，在 80% 的患者中可以出现 PSA 的下降，平均下降程度为 16%。中位 PSA 无进展生存期为 4.9 个月，但是没有患者 PSA 水平下降超过 50% 基线水平，而且在转移性前列腺癌患者中也没有发现影像学方面的显著变化。

## 7.4 结论

在预防前列腺癌方面，应用 5α-RI 4～7 年可以降低 23%～25% 的前列腺穿刺活检发现前列腺癌的概率，所有这些可以预防的前列腺癌均为低分级前列腺癌（PCPT 研究）或者 Gleason≤3＋4＝7 分（REDUCE 研究）。5α-RI 能否增加高分级前列腺癌的风险目前尚不明确，不管如何，这种风险总是很小的。

尽管应用 5α-RI 治疗前列腺癌可以产生不同程度的生化（PSA）反应，但在临床方面来说目前并没有发现相关益处。因此，5α-RI 在治疗前列腺癌方面仿佛没有应用价值。一些关于 5α-RI 在预防和治疗前列腺癌作用的相关研究还在继续，不少较大规模的临床研究正在进行中，我们也期待未来的研究能对 5α-RI 预防以及治疗前列腺癌提供更为准确、可靠的数据支持。

# 小　结

- 5α还原酶有三种亚型，5α-R3和5α-R1在前列腺癌组织中表达上调，5α-R1和5α-R2在Gleason评分高的患者中表达高于Gleason评分低的患者，在CRPC及转移性前列腺癌的患者表达高于前列腺上皮内瘤变（PIN）的患者。
- 5α-RI对雄激素的作用是比较温和的，它通过干扰双氢睾酮的合成，起到预防或治疗前列腺癌的目的，而对睾酮本身的产生没有影响，目前FDA批准临床使用的有非那雄胺和度他雄胺两种。
- 应用5α-RI 4～7年可以降低23%～25%的前列腺穿刺活检发现前列腺癌的概率，所有这些可以预防的前列腺癌为低分级前列腺癌（PCPT研究）或者Gleason≤3＋4＝7分（REDUCE研究）。5α-RI能否增加高分级前列腺癌的风险目前尚不明确。
- 5α-RI治疗前列腺癌方面的研究较多，包括术前新辅助治疗、根治术后生化复发、与间歇性内分泌治疗联合使用以及应用于CRPC等研究，但相关研究的结论不尽相同，目前发现，应用5α-RI治疗前列腺癌可以产生不同程度的生化（PSA）反应，但在临床方面来说目前并没有发现确切的益处。

（肖　博）

## 参考文献

[1] Lu S, Tsai S Y, Tsai M J. Regulation of androgen-dependent prostatic cancer cell growth: androgen regulation of CDK2, CDK4, and CKI p16 genes [J]. Cancer Res, 1997, 57 (20): 4511-4516.

[2] Rennie P S, Bruchovsky N, McLoughlin M G, et al. Kinetic analysis of 5 alpha-reductase isoenzymes in benign prostatic hyperplasia (BPH) [J]. J Steroid Biochem, 1983, 19 (1A): 169-173.

[3] Cai L Q, Zhu Y S, Katz M D, et al. 5 alpha-reductase-2 gene mutations in the Dominican Republic [J]. J Clin Endocrinol Metab, 1996, 81 (5): 1730-1735.

[4] Titus M A, Gregory C W, Ford O R, et al. Steroid 5alpha-reductase isozymes I and II in recurrent prostate cancer [J]. Clin Cancer Res, 2005, 11 (12): 4365-4371.

[5] Titus M A, Schell M J, Lih F B, et al. Testosterone and dihydrotestosterone tissue levels in recurrent prostate cancer [J]. Clin Cancer Res, 2005, 11 (13): 4653-4657.

[6] Thomas L N, Douglas R C, Lazier C B, et al. Levels of 5alpha-reductase type 1 and type 2 are increased in localized high grade compared to low grade prostate cancer [J]. J Urol, 2008, 179 (1): 147-151.

[7] Habib F K, Ross M, Bayne C W, et al. The loss of 5alpha-reductase type I and type II mRNA expression in metastatic prostate cancer to bone and lymph node metastasis [J]. Clin Cancer Res, 2003, 9 (5): 1815-1819.

[8] Goodman P J, Tangen C M, Crowley J J, et al. Implementation of the Prostate Cancer Prevention Trial (PCPT) [J]. Control Clin Trials, 2004, 25 (2): 203-222.

[9] Andriole G, Bostwick D, Brawley O, et al. Chemoprevention of prostate cancer in men at high risk: rationale and design of the reduction by dutasteride of prostate cancer events (REDUCE) trial [J]. J Urol, 2004, 172 (4 Pt 1): 1314-1317.

[10] Gomella L G. Chemoprevention using dutast-

eride：the REDUCE trial［J］. Curr Opin Urol，2005，15（1）：29-32.

［11］Kattan M W，Earnshaw S R，McDade C L，et al. Cost effectiveness of chemoprevention for prostate cancer with dutasteride in a high-risk population based on results from the RE-DUCE clinical trial［J］. Appl Health Econ Health Policy，2011，9（5）：305-315.

［12］Nguyen C T，Isariyawongse B，Yu C，et al. The REDUCE metagram：a comprehensive prediction tool for determining the utility of dutasteride chemoprevention in men at risk for prostate cancer［J］. Front Oncol，2012，2：138.

［13］Musquera M，Fleshner N E，Finelli A，et al. The REDUCE trial：chemoprevention in prostate cancer using a dual 5alpha-reductase inhibitor，dutasteride［J］. Expert Rev Anticancer Ther，2008，8（7）：1073-1079.

［14］Rubin M A，Kantoff P W. Effect of finasteride on risk of prostate cancer：how little we really know［J］. J Cell Biochem，2004，91（3）：478-482.

［15］McConnell J D，Bruskewitz R，Walsh P，et al. The effect of finasteride on the risk of acute urinary retention and the need for surgical treatment among men with benign prostatic hyperplasia. Finasteride Long-Term Efficacy and Safety Study Group［J］. N Engl J Med，1998，338（9）：557-563.

［16］Merrick G S，Butler W M，Wallner K E，et al. Efficacy of neoadjuvant bicalutamide and dutasteride as a cytoreductive regimen before prostate brachytherapy［J］. Urology，2006，68（1）：116-120.

［17］Yang X J，Lecksell K，Short K，et al. Does long-term finasteride therapy affect the histologic features of benign prostatic tissue and prostate cancer on needle biopsy? PLESS Study Group. Proscar Long-Term Efficacy and Safety Study［J］. Urology，1999，53（4）：696-700.

［18］Bass R，Perry B，Langenstroer P，et al. Effects of short-term finasteride on apoptotic factors and androgen receptors in prostate cancer cells［J］. J Urol，2009，181（2）：615-619，619-620.

［19］Andriole G，Bostwick D，Brawley O，et al. Chemoprevention of prostate cancer in men at high risk：rationale and design of the reduction by dutasteride of prostate cancer events（REDUCE）trial［J］. J Urol，2004，172（4 Pt 1）：1314-1317.

［20］Andriole G L，Bostwick D，Brawley O W，et al. The effect of dutasteride on the usefulness of prostate specific antigen for the diagnosis of high grade and clinically relevant prostate cancer in men with a previous negative biopsy：results from the REDUCE study［J］. J Urol，2011，185（1）：126-131.

［21］Iczkowski K A，Qiu J，Qian J，et al. The dual 5-alpha-reductase inhibitor dutasteride induces atrophic changes and decreases relative cancer volume in human prostate［J］. Urology，2005，65（1）：76-82.

［22］Barqawi A B，Moul J W，Ziada A，et al. Combination of low-dose flutamide and finasteride for PSA-only recurrent prostate cancer after primary therapy［J］. Urology，2003，62（5）：872-876.

［23］McNulty A M，Audia J E，Bemis K G，et al. Kinetic analysis of LY320236：competitive inhibitor of type I and non-competitive inhibitor of type II human steroid 5alpha-reductase［J］. J Steroid Biochem Mol Biol，2000，72（1-2）：13-21.

［24］Eisenberger M A，Laufer M，Vogelzang N J，et al. Phase I and clinical pharmacology of a type I and II，5-alpha-reductase inhibitor（LY320236）in prostate cancer：elevation of estradiol as possible mechanism of action［J］. Urology，2004，63（1）：114-119.

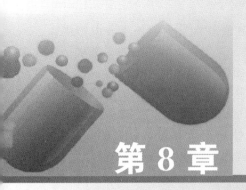

# 第 8 章　前列腺癌的雄激素剥夺治疗（ADT）

## 本章提纲

雄激素剥夺治疗（ADT：此处定义为化学或外科去势治疗）是治疗进展期前列腺癌的"里程碑"，在1941年，Huggins和Hodges首次发现了去势治疗及注射雌激素在转移性前列腺癌患者治疗中具有明显益处[1]。ADT治疗有效性的生物学基础：前列腺癌细胞中无处不在的雄激素受体及肿瘤细胞生长需要依靠雄激素受体的原理逐渐被发现。

如今，除了早已被公认的治疗转移性前列腺癌外，ADT也常被用以前列腺癌局部治疗后PSA升高的病例，即便没有影像学或临床证据支持存在远处转移的情况[2]。ADT也常常作为局部进展期前列腺癌放疗术后的辅助治疗。尽管绝大多数患者对于ADT的反应是剧烈而且持续的，但同时也给患者带来了许多不良反应[3]。本文将系统地对ADT的优劣进行阐述。

## 8.1 雄激素去除的药物及手术去势

睾丸切除术是手术风险较小的外科操作，尽管其手术并发症较小，但由于其可能给患者带来生理上的负面影响以及其可以被药物去势所代替，手术去势已经逐渐失去了大多数人的青睐。使用促性腺释放激素类似物（GnRH-As）为主的药物去势在1982年第一次应用于前列腺癌患者，醋酸亮丙瑞林及戈舍瑞林是目前应用比较广泛的两种GnRH-As，有1、3、4、6个月的长效注射剂型及12个月剂型的皮下植入物[4]。内源性GnRH-As的生理释放是以脉冲的方式从下丘脑到垂体前叶[5]。作为反应，垂体前叶释放黄体生成素从而刺激睾丸内睾酮的产生[6]。长期的GnRH-As治疗取代了生理性的GnRH-As脉冲式释放，并导致了垂体受体的下调，可以在3周内导致体内睾酮达到去势水平[7]。众所周知，GnRH-As给药初期可以导致血清睾酮的一

过性升高，在转移性前列腺癌患者中产生"反跳"现象。这主要是由升高的睾酮水平刺激前列腺癌细胞快速生长所导致的。一项安慰剂对照试验发现在治疗初始阶段联合应用GnRH-As及雄激素受体拮抗剂可以降低转移性前列腺癌患者骨痛的症状，为了预防反跳现象，建议在使用GnRH-As之前给予2～4周的雄激素受体拮抗剂用以阻断睾酮对外周雄激素受体的刺激作用[8]。促性腺素释放激素拮抗剂也可以用于药物去势，同时不会导致睾酮的上升，但有3.7%的患者可能会出现过敏性休克。促性腺素释放激素拮抗剂在以下情况可以用于进展期有症状的前列腺癌姑息性治疗：①由于GnRH-As可以致使睾酮的一过性升高，而导致无法单药治疗；②拒绝进行手术去势的患者；③转移灶有导致神经受压的风险；④由于局部原因或转移性原因导致输尿管或膀胱出口梗阻⑤骨转移导致严重骨痛需要麻醉镇痛治疗[9]。原则上，ADT要求将血清睾酮水平控制在尽量低的水平，将激素对前列腺癌细胞的刺激作用降到最低[10-11]。血清睾酮去势水平一般被定义为浓度小于50ng/dl（1.7nmol/L）[12]，然而，大多数睾丸切除的患者血清睾酮水平可达20ng/dl以下，因此，目前认为血清睾酮水平<20ng/dl是去势水平的"界值"[13]。

## 8.2 抗雄激素和类固醇合成抑制剂

在临床上有多种其他类型的药物用以阻断雄激素的作用，雄激素受体阻断剂（也称为抗雄激素药物）分为非类固醇类及类固醇类药物两种。前者如氟他胺、比卡鲁胺、尼鲁米特，常单独应用或联合去势药物共同阻断雄激素的作用，非类固醇药物不降低睾酮水平，因此可以最大程度保护患者的男性体征、体力及骨密度。副作

用主要有男性乳房增生、胀痛、潮热等情况，应用时应定期复查肝功能指标。后者药物，首选环丙孕酮，是第一个批准的固醇类药物，但其有明显的副作用（大约有 10% 的患者会出现严重心血管并发症），目前研究非常少，其应用的有效剂量目前尚不明确，至今为止只有一个随机临床试验（RCT），研究结果显示其作用弱于 LHRH，也有研究显示环丙孕酮的作用与氟他胺相当。

酮康唑以及其他肾上腺功能阻滞剂被用以抑制细胞色素 P450 酶，这种酶是雄激素及其他类固醇合成所必需的。睾酮从睾丸内释放以后转化成双氢睾酮，一种比睾酮更为强劲的雄激素受体活化剂。如前述（第六章），5α-RI 非那雄胺可以抑制 5α 还原酶，阻止双氢睾酮的合成，因此在前列腺癌预防方面起着一定作用，而在前列腺癌治疗方面非那雄胺并没有明显优势。

# 8.3　ADT 的治疗特点

 **进展期前列腺癌**

第一个研究睾丸切除术在进展期前列腺癌中的有效性的大型随机对照试验是退伍军人委员会合作泌尿研究组（Veterans Administration Co-operative Urological Research Group，VACURG）Ⅰ期研究，研究设计中同时也设立了非治疗患者组。9 年后，所有的治疗组转移性前列腺癌患者均接受了雄激素阻断治疗。因此，这个研究也可以被认为是比较早期 ADT 与延迟 ADT 的效果的试验。治疗组生存曲线未见明显异常，提示早期治疗与延迟治疗在患者生存期方面没有明显影响。医学研究理事会也进行了一项随机性研究，比较了早期 ADT 与晚期 ADT 在局部进展期或转移性前列腺癌患者中的应用。465 例患者接受

了延迟 ADT，其中有 257 例（71%）患者死于前列腺癌，而 469 例接受即刻 ADT 治疗的患者中，有 203 例（62%）死于前列腺癌，两组差异明显。延迟治疗组及即刻治疗组中分别有 55 例（11.8%）及 37 例（7.9%）出现了骨骼外的转移灶（P＜0.05）。出现病理性骨折的比例分别为 4.5% 及 2.3%，两组无显著差异。延迟组及即刻组分别有 4.9% 及 1.9% 的患者出现脊柱压缩性骨折。而输尿管梗阻的比例分别为 11.8% 及 7.0%。研究并没有涉及骨痛评分及生活质量评分的比较。值得注意的是，这项研究也遭到了批评，因为很多患者在接受 ADT 治疗之前就已经死亡了。

药物去势及手术去势在治疗进展期前列腺癌中谁更有效的研究已经得出结论，先前发表的一项 meta 分析总结了 10 个随机试验，比较了 GnRH-As 与睾丸切除术，所有的研究结论认为两种方式在前列腺癌患者生存期、疾病进展相关事件、从治疗开始到失败的时间等方面没有明显差异。进展期前列腺癌在去势治疗后几乎总会进展为雄激素非依赖性前列腺癌。在转移性肿瘤中，从开始治疗到激素非依赖的持续时间一般为 14～20 个月。当疾病出现进展时，雄激素受体拮抗剂或酮康唑等激素"二线治疗"往往被推荐使用。

总之，对于进展期前列腺癌，ADT，无论手术还是药物，明显改善了患者的生活质量，也缓解或降低了骨痛、病理性骨折、脊柱压缩性骨折、输尿管梗阻的发生，然而对是否可以延长患者的长期生存目前尚不得知。

# 8.4　ADT 的联合放疗

 **ADT 联合外放疗**

关于 ADT 联合外照射治疗（ERBT）的优势已经被广泛报道，一些随机对照试

验已经发现了联合应用放疗及 ADT 相比于单独放疗在局部进展期前列腺癌（包膜外侵犯、淋巴结阳性）患者中具有显著的总体生存率优势。欧洲癌症研究与治疗组一项研究将 412 例局部进展期前列腺癌随机分为 GnRH-As 联合放疗组与单独放疗组，在联合治疗组，ADT 在放疗的当天开始应用，并持续治疗 3 年，5 年患者总体生存率为 78%，而单独放疗组的生存率为 62%，两组差异显著。所有生存的患者中，联合治疗组疾病无病生存率为 74%，而单独放疗组仅为 40%，两组同样差异明显。在放射治疗肿瘤组研究中，包膜外侵犯、淋巴结阳性的患者在放疗最后一周联合应用 GnRH-As，并且无限期地使用，研究结果显示联合 ADT 治疗组患者 10 年生存率为 53%，而单独放疗组为 38%。研究也发现淋巴结受侵的患者接受 ADT 治疗后总体生存率明显延长。有学者研究了三维适性放疗（3D-CRT）联合 6 个月的 GnRH-As 治疗与单用 3D-CRT 治疗的效果，入组患者 Gleason≥7 分，有包膜外侵犯的证据，PSA≥10ng/ml，结果显示联合治疗 5 年生存率为 88%，而 3D-CRT 组为 78%。免于挽救性 ADT 治疗的患者分别占 82% 与 57%，值得注意的是，此项研究只针对高危患者或局部进展期患者而并没有设计单独应用 ADT 组的患者。目前，ADT 联合放疗已经被广泛接受并应用于高级别或者局部进展期前列腺癌的治疗，而且已经写入了欧洲泌尿外科学会（EAU）和美国泌尿外科协会（AUA）指南。ADT 治疗的最佳持续时间取决于放疗的剂量及患者的危险程度。如果局部放疗的剂量较低（60～70Gy），ADT 可以改善肿瘤的局部控制，可能与药物直接作用于肿瘤细胞有关系。对于中低危者来说，短期的 ADT 治疗联合 RT 已经足够（局部照射剂量至少80Gy），相反，高危、局部进展期患者则需要接受长期的 ADT 联合治疗。2013 年 EAU 指南也明确：对于高危患者〔T1-2，N0-X，PSA＞20ng/ml 和（或）Gleason 8～10 分〕来说，短期的 ADT 治疗被证明无法延长总体生存率（OS），建议长期使用 ADT。对于局部进展期前列腺癌来说，联合放疗＋终身内分泌治疗被证明疗效明显好于单独内分泌或放射治疗。

## ADT 联合近距离放疗

ADT 常用于近距离放疗之前的减少前列腺体积的治疗，然而新辅助内分泌治疗已经证实对改善患者总体生存率无效，相反，一项回顾性研究发现了新辅助 ADT 联合近距离放疗反而能降低患者总体生存率，当然这项研究结果的价值还有待于考证，早年的 EAU 及 AUA 指南也未对近距离放疗联合 ADT 有优势提供明确意见，而2013 年 EAU 及 AUA 指南认为对于低剂量内放疗来说，术前新辅助或术后辅助内分泌治疗未发现有优势。而对于中高危前列腺癌来说，近距离联合内分泌或外放疗是推荐的选择，但外放疗的剂量目前还不清楚，有研究显示 44Gy 和 20Gy 对两者的预后没差异。

## ADT 联合前列腺癌根治术

一项考克兰 meta 分析评估了新辅助 ADT 在前列腺癌根治术后的治疗情况，研究结果显示新辅助内分泌治疗可以改善患者术后病理的参数（术后病理学分级及切缘阳性情况），但对患者的总体生存率（OS）并无改善，因此，新辅助 ADT 在前列腺癌患者并不推荐。而对于根治术后辅助 ADT 治疗则可以延长无生化复发发生生存率（BFS）及无进展生存率（PFS），然而 OS 是否会得到改善目前尚不明确。一项研究显示根治术后患者采用比卡鲁胺 150mg/d 辅助治疗，总体生存率反而比安慰剂组要低。而另一项研究显示低危前列腺癌根治术后即刻内分泌治疗较延迟内分泌治疗可以提高患者 PFS。而这些患者出现疾病进展时多为激素难治性或者激素不敏感性肿瘤，而延迟治疗的患者仍然对激素较为敏感。对于前列腺癌细胞株的研究显示对于一线治疗失败后的肿瘤细胞会呈现更具有侵袭性及激素非依赖的克隆选择的过程。因此虽然患者在 PFS 上有区别，但在肿瘤特异性生存率方面没有明显差异。有研究证明早期进行内分泌治疗可以提高患者的总体生存率，而前列腺癌的死亡率及无症状生存率没有变化。PSA 水平的高低（8～50ng/ml）可预示患者的预后和疾病进展。大规模的临床研究证明，立即内分泌治疗还是有更大的生存率优势。美国国家综合癌症网络（NCCN）推荐对于高危前列腺癌患者应用激素联合放疗治疗。Messing 等人设计了一项前瞻、随机试验用以评估早期 ADT 在前列腺癌根治术后淋巴结阳性（N+）患者中的疗效。早期接受 ADT 治疗患者中有 15% 在中位随访 7.1 年后死亡，而观察等待组有 35% 的患者死亡。另外，77% 的早期 ADT 患者无疾病存活，并且 PSA 未能测到。而观察组只有 43% 的患者无疾病存活。对于根治术后淋巴结阳性、临床复发的患者即刻内分泌治疗具有显著的延长 OS 的作用，而对于生化复发是否具有同样作用尚不明确。在 EAU 指南中，推荐对 N+患者即刻采用内分泌治疗，而 AUA 指南似乎并不十分推荐。

### 生化复发

生化复发定义为局部肿瘤治疗后无影像学进展表现而出现 PSA 进展的情况。一项回顾性分析研究了前列腺癌根治术后 PSA 升高而未采用激素治疗患者，从 PSA 升高到出现骨转移的中位时间为 8 年。只有 34% 的患者最后发展为临床上明确的转移性肿瘤。然而，只有 53% 的 Gleason 8～10 分且根治术后 2 年出现生化复发的患者

在随访 3 年后没有出现转移征象。虽然很多生化复发的患者都接受了 ADT，但是目前还没有一项有力的前瞻性研究证明 ADT 可以对疾病的进展及患者的生存有效。基于目前尚没有确切依据表明早期 ADT 对进展期前列腺癌有显著的生存优势，因此对所有生化复发的患者都进行 ADT 疗法是难以令人信服的。然而，因为辅助 ADT 治疗对于局部进展或早期出现转移的高级别肿瘤以及有侵袭性特征的肿瘤有一定的生存率优势，对于这些患者 ADT 还是可能有潜在益处。

## 8.5 ADT 的副作用

### 潮热

潮热[14]可以明显影响接受 ADT 治疗患者的生活质量。研究称有 80% 的接受 ADT 治疗的患者会有潮热的发生，而且有 27% 的患者认为这是最严重的副作用。大多数干预性研究是关于女性乳腺癌术后应用他莫昔芬或者绝经之后出现的潮热现象。一项 RCT 设计了醋酸甲地孕酮用于预防女性乳腺癌患者术后及因前列腺癌接受 ADT 治疗的患者潮热的研究，结果发现醋酸甲地孕酮可减少治疗组 74% 的潮热发生，而对照组只有 20% 的患者未出现潮热。醋酸甲地孕酮在男性及女性患者中的作用是相似的。然而 ADT 联合甲地孕酮治疗可以导致 PSA 的升高，而停用甲地孕酮则可以使 PSA 下降。尽管有一些抗抑郁药物在一些小规模的临床试验中证实有效，然而大规模的联合 ADT 治疗的对照性研究效果有待于进一步证实。

### 骨病并发症[15]

一些大规模研究已经证实在接受 ADT 治疗的患者中，骨矿物质密度（BMD）会明显下降。值得注意的是，由此导致的骨丢失要超过绝经早期妇女所导致的生理性

骨丢失。一项来自流行病学调查及最终结果的研究（Surveillance，Epidemiology and End Results program，SEER）涉及 50 000 例患者，比较了前列腺癌患者接受及不接受 ADT 治疗在骨折发生率方面的影响。接受 ADT 治疗的患者在诊断 1 年后出现骨折的概率明显升高，骨折发生的概率与 Gn-RH-As 使用的剂量成正比。诊断 1～5 年内，接受 GnRH-As 治疗的患者有 28 例出现骨折，而接受睾丸切除术的患者有 16 例出现骨折。

对于转移性或非转移性前列腺癌接受 ADT 治疗的患者，采用治疗性干预方式来预防骨病并发症的发生已经进入临床应用阶段，一项研究比较了 GnRH-As 单药治疗及 GnRH-As 联合帕米膦酸（60mg/12 周）治疗对于骨密度的影响，结果显示单用 GnRH-As 治疗 48 周后可以导致腰椎、大转子、全髋关节、腰椎骨小梁的骨密度（BMD）分别降低 3.3%、2.1%、1.8% 及 8.5%，而在联合用药组并没有发现 BMD 的明显下降。另一项双盲研究对比了非转移性前列腺癌单用 ADT 以及 ADT 联合应用唑来膦酸（4mg/3 个月，持续 1 年），对照组腰椎 BMD 平均下降了 2.2%，而唑来膦酸组平均腰椎 BMD 则上升了 5.6%。对于雄激素非依赖性前列腺癌患者也发现了唑来膦酸可以明显降低骨相关事件的发生率。接受 ADT 治疗的患者应该在治疗前评估发生骨质疏松的风险，这些风险包括：骨质疏松家族史、低体重、既往骨折病史、过量酒精摄入、吸烟、糖皮质激素使用、低维生素 D 水平及其他伴随疾病。所有患者应该补充钙及维生素 D，测量 BMD 的基线水平。在 ADT 治疗患者中并不推荐常规使用双膦酸盐，除非有明确的骨质疏松及雄激素非依赖性前列腺癌的患者。有酗酒及大量吸烟的患者应该敦促患者戒烟戒酒。

## 性功能

在人类维持正常性功能上，睾酮起着至关重要的作用，在 ADT 治疗的患者中，睾酮水平的下降明显降低了患者的生活质量，尽管在前列腺癌根治术后勃起功能障碍并不少见，经历 ADT 治疗后患者性交能力会进一步下降，而且对于性的渴望较未经过 ADT 治疗的患者低[16]。SEER 研究组研究了 431 名各个分期的前列腺癌患者，在诊断 1 年内单一使用 ADT 治疗的患者接受 GnRH-As 或者睾丸切除术对性功能的影响。接受睾丸切除术的患者无性渴望的比例从术前的 27.6% 上升到 63.6%。而接受 GnRH-As 治疗的患者无性渴望的比例从 31.7% 上升到 58%，而前者的勃起功能障碍比例从 35% 上升到 78.6%，而 GnRH-As 组勃起功能障碍比例从 37.9% 上升到 73.3%。前者术后无性活动的比例从 47.9% 上升到 82.8%，后者从 45% 上升到 80.2%。奇怪的是，尽管由于睾丸切除术对患者美容方面及心理上会产生影响，Gn-RH-As 及睾丸切除术对患者的性功能影响几乎相同。虽然磷酸二酯酶抑制剂（PED5I）是一种选择，然而目前还没有关于这种药物在接受 ADT 治疗的患者中的疗效评价，阴茎假体、真空吸引装置、海绵体内注射前列腺素等方法都是可以选择的治疗方式。

## 代谢影响[17-18]

血清睾酮水平与体内脂肪含量成反比，而与肌肉含量成正比。睾酮替代治疗已经被证实可以纠正由于年龄因素及慢性疾病导致的睾酮缺乏，并能增加男性患者的净体重。三项前瞻性研究比较了 ADT 治疗前及 ADT 治疗后 6～12 个月患者的身体成分及代谢情况。研究显示治疗后患者 BMI 从 1.6% 上升到 2.4%，在其中一项研究中，有 20% 的患者 BMI 上升 10%，22.8% 的患者 BMI 上升了 30%，而 14.3% 的患者 BMI 升高达到 50% 以上。相反，有 22.8% 的患者净体重下降了 2%～5%，20% 的患者净体重下降超过 5%。同时研究也发现患者总胆固醇和三酰甘油（甘油三酯）水平也有升高，其中高密度脂蛋白（H-LDL）、低密度脂蛋白（L-LDL）、总胆固醇及三酰甘油（甘油三酯）水平分别下降了 11.3%、7.3%、9.0% 及 26.5%。其中有一项研究也发现了 ADT 治疗后患者快速血糖也呈上升趋势，并且由此导致的代谢变化可能与糖化血红蛋白的升高有关系。尽管研究有阳性发现，但我们也应该知道所有这些研究有共同的特点，那就是比较了患者用药前后的表现，而缺乏对照组。尽管如此，这些数据也与睾酮缺乏所表现出的生理变化相一致。身体脂肪含量的增加、胆固醇的增加及葡萄糖不耐受等情况可能与代谢综合征有关。总之，尽管目前认为 ADT 对于转移性前列腺癌的治疗有明确的疗效，然而其对心血管事件所带来的负面效应使我们在治疗有基础疾病且高龄的患者时应当谨慎，毕竟 ADT 在对生化复发的患者是否有明确的生存率优势还不明确[19]。

### 认知及情绪改变

ADT 是否对患者在认知及情绪方面可以产生影响目前尚有争议，有的研究认为接受 GnRH-As 治疗的患者可能存在注意力及认知力水平下降。由 ADT 导致的雌二醇水平下降可能会导致患者言语流利程度、视觉记忆及识别水平的下降，而有的研究则认为 ADT 不仅没有损坏患者的认知力，反而能提高患者的应答能力。一项关于生活质量调查的研究发现接受 ADT 治疗的患者疲劳程度及心理困扰程度较高，而来自麻省总医院的研究称 ADT 治疗患者抑郁症的比例较全国水平高 8 倍，但这并非与 ADT 治疗有关。

### 其他改变

正常红细胞正常色素性贫血在接受 ADT 的患者中较为常见。一项研究发现对于接受联合雄激素阻断的患者，有 90% 血红蛋白降低了 10% 以上，有 13% 的患者血红蛋白降低了 25%，贫血可能是导致 ADT 患者乏力的一个重要原因。男性乳腺增生症发生率约为 1%～16%。治疗可选择乳腺放射、手术或者他莫西芬。其他副作用包括干眼症、体毛减少及眩晕等。

## 8.6 ADT 治疗的争议

 **联合雄激素阻断**

尽管采用了手术或者药物去势，体内仍然有少量的雄激素分泌，这主要来源于肾上腺，关于联合雄激素阻断（去势治疗＋雄激素受体拮抗剂）治疗长期以来一直存在着争议，早期的研究认为联合治疗可以改善患者的总体生存率，而有些研究表明在患者去势治疗之后加用抗雄激素药物并不能改善患者的长期生存，最近一项 meta 分析证实了联合治疗具有轻度但确切的 5 年生存率优势，大约每 20～100 个使用联合治疗的患者可以预防 1 名患者的死亡。

 **间歇性雄激素阻断**

支持 IAD 治疗的学者认为与 CAB 相比，IAD 可以延长患者进展为 CRPC 的时间，而且在治疗间歇期睾酮水平的升高可以减少激素缺乏副作用的发生。最新的研究认为 IAD 并不能延长激素敏感状态，并且患者的总体生存率也不会延长，而 IAD 所带来的性功能改善及骨质变化是的确存在的。

 **抗雄激素单药治疗**

与 ADT 相比，非固醇类抗雄激素药物具有更轻微的副作用，并且是 ADT 的另外一种选择。在一项 meta 分析中发现单用比卡鲁胺与去势治疗相比，两者的总体生存率类似。最新一项研究[20]显示对于 M1 期患者去势治疗具有明显的延长 OS 的作用，而在 M0 患者则没有发现上述差异。对于一些高选择、配合良好的 PSA 低的 M1 期患者可以尝试使用高剂量比卡鲁胺（150mg/d）代替去势治疗。美国临床肿瘤学会（American Society of Clinical Oncology，ASCO）认为非固醇类抗雄激素药物可以作为 ADT 的一种替代药物，但是类固醇类药物不应该作为单药治疗的选择[21]。

雄激素剥夺疗法是目前应用最广泛的系统性的前列腺癌治疗方式。在转移性肿瘤中，ADT 具有明显的生活质量优势，但生存优势目前尚不明确。对于接受局部放疗的高危患者已经证实有显著生存优势，而对于局部治疗后生化复发的患者接受 ADT 疗法是否具有优势尚不明确。ADT 副作用与睾酮缺乏的副作用有相似之处，如果在治疗的早期或者治疗之前能够预测到，一些并发症（如骨丢失等）就可以预防。潮热、性功能障碍等副作用可以严重影响患者的生活质量。代谢综合征也经常发生，并且是心血管疾病发病的危险因素，如何权衡 ADT 的优点与弊端，优化治疗方案是未来研究的方向。

## 小 结

- ADT 治疗有效性的生物学基础是前列腺癌细胞中无处不在的雄激素受体及肿瘤细胞生长需要依靠雄激素受体的原理。
- 雄激素剥夺治疗分为去势及雄激素受体阻断治疗，前者分为手术去势及药物去势两种，雄激素受体阻断剂也称抗雄激素药物，分为非类固醇类及类固醇类药物两种，建议在使用 GnRH-As 之前给予 2~4 周或同时使用雄激素受体拮抗剂用以阻断睾酮对外周雄激素受体的刺激作用。
- ADT 可以改善进展期前列腺癌患者的生活质量，但是否可以延长患者的长期生存目前尚不明确。
- ADT 联合内、外放疗及作为手术后的辅助治疗应用较为广泛，对于低剂量内放疗来说，术前新辅助或术后辅助内分泌治疗未发现有优势。而对于中高危前列腺癌来说，近距离联合内分泌或外放疗是推荐的选择。对于根治术后淋巴结阳性，临床复发的患者即刻内分泌治疗具有显著的延长 OS 的作用，而对于生化复发是否具有同样作用尚不明确。
- ADT 会导致潮热、骨病并发症、性功能障碍、代谢及其他方面副作用，对于较为严重的副作用，治疗前给予预防性用药可以缓解症状的发生，改善生活质量。
- 关于联合雄激素阻断、持续性雄激素阻断或者间歇性雄激素阻断的优劣目前仍有争议，目前认为持续性雄激素阻断"不劣效于"间歇性雄激素阻断，而联合雄激素阻断治疗可能在改善患者长期生存方面起作用。

（肖 博）

## 参考文献

[1] Huggins C，Hodges C V. Studies on prostatic cancer. I. The effect of castration，of estrogen and of androgen injection on serum phosphatases in metastatic carcinoma of the prostate. 1941 [J]. J Urol, 2002, 167 (2 Pt 2)：948-951，952.

[2] Sharifi N，Gulley J L，Dahut W L. Androgen deprivation therapy for prostate cancer [J]. JAMA，2005，294 (2)：238-244.

[3] Mcleod D G. Hormonal therapy：historical perspective to future directions [J]. Urology, 2003，61 (2 Suppl 1)：3-7.

[4] Fujii Y，Yonese J，Kawakami S，et al. Equivalent and sufficient effects of leuprolide acetate and goserelin acetate to suppress serum testosterone levels in patients with prostate cancer [J]. BJU Int, 2008, 101 (9)：1096-1100.

[5] Engel J B，Schally A V. Drug Insight：clinical use of agonists and antagonists of luteinizing-hormone-releasing hormone [J]. Nat Clin Pract Endocrinol Metab，2007，3 (2)：157-167.

[6] Limonta P，Montagnani M M，Moretti R M. LHRH analogues as anticancer agents：pituitary and extrapituitary sites of action [J]. Expert Opin Investig Drugs，2001，10 (4)：709-720.

[7] van Poppel H，Nilsson S. Testosterone surge：rationale for gonadotropin-releasing hormone blockers？[J]. Urology，2008，71 (6)：1001-1006.

[8] Kuhn J M，Billebaud T，Navratil H，et al. Prevention of the transient adverse effects of a gonadotropin-releasing hormone analogue (buserelin) in metastatic prostatic carcinoma by administration of an antiandrogen (nilutamide) [J]. N Engl J Med, 1989, 321 (7)：413-418.

[9] Bubley G J. Is the flare phenomenon clinically significant？[J]. Urology, 2001, 58 (2 Suppl 1)：5-9.

[10] Tomlins S A，Mehra R，Rhodes D R，et al. Integrative molecular concept modeling of prostate cancer progression [J]. Nat Genet, 2007，39 (1)：41-51.

[11] Gelmann E P. Molecular biology of the androgen receptor [J]. J Clin Oncol，2002，20 (13)：3001-3015.

[12] Bubley G J，Carducci M，Dahut W，et al. Eligibility and response guidelines for phase II clinical trials in androgen-independent prostate cancer：recommendations from the Prostate-Specific Antigen Working Group [J]. J Clin Oncol, 1999, 17 (11)：3461-3467.

[13] Oefelein M G，Feng A，Scolieri M J，et al. Reassessment of the definition of castrate levels of testosterone：implications for clinical decision making [J]. Urology, 2000, 56 (6)：1021-1024.

[14] Krupski T L，Smith M R，Lee W C，et al. Natural history of bone complications in men with prostate carcinoma initiating androgen deprivation therapy [J]. Cancer, 2004, 101 (3)：541-549.

[15] Shahinian V B，Kuo Y F，Freeman J L，et al. Risk of fracture after androgen deprivation for prostate cancer [J]. N Engl J Med, 2005, 352 (2)：154-164.

[16] Fowler F J，Mcnaughton C M，Walker C E，et al. The impact of androgen deprivation on quality of life after radical prostatectomy for prostate carcinoma [J]. Cancer, 2002, 95 (2)：287-295.

[17] Smith M R. Androgen deprivation therapy for prostate cancer：new concepts and concerns [J]. Curr Opin Endocrinol Diabetes Obes, 2007，14 (3)：247-254.

[18] Higano C. Androgen deprivation therapy：monitoring and managing the complications [J]. Hematol Oncol Clin North Am, 2006, 20 (4)：909-923.

[19] Shahani S，Braga-Basaria M，Basaria S. Androgen deprivation therapy in prostate cancer and metabolic risk for atherosclerosis [J]. J Clin Endocrinol Metab, 2008, 93 (6)：2042-2049.

[20] Lu-Yao G L，Albertsen P C，Moore D F，et al. Survival following primary androgen deprivation therapy among men with localized

prostate cancer [J]. JAMA, 2008, 300 (2): 173-181.

[21] Loblaw D A, Mendelson D S, Talcott J A, et al. American Society of Clinical Oncology recom- mendations for the initial hormonal management of androgen-sensitive metastatic, recurrent, or progressive prostate cancer [J]. J Clin Oncol, 2004, 22 (14): 2927-2941.

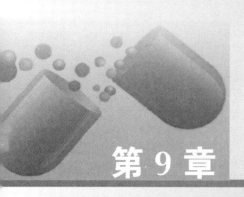

# 第 9 章　前列腺癌化疗药物的临床药理学和药物遗传学

## 本章提纲

据统计，2013年美国前列腺癌新发病患者数达238 590人，占男性所有恶性肿瘤的28%，死亡人数达29 720人；2008年欧洲新发前列腺癌患者数达382 000人，死亡患者数达90 000余名[1-2]。这些死亡病例大多是转移性去势抵抗性前列腺癌（castration resistant prostate cancer，CRPC）患者，其中，大部分患者在死亡前有希望接受化疗。然而，直至2004年，随着多西他赛被批准为转移性去势难治性前列腺癌的标准用药时，化疗药才被有效应用于CRPC的治疗中。与米托蒽醌联合泼尼松等药物的姑息治疗方案相比，应用基于多西他赛的治疗方案，仅可使患者的生存期延长约2～3个月。而雌二醇氮芥在治疗转移性CRPC中仅有有限的疗效。其他化疗药物，如多柔比星（阿霉素）、五氟尿嘧啶、顺铂等对多种不同类型的肿瘤都较为有效的药物，也被用于治疗CRPC，但收效甚微。

目前，评价这些化学药物治疗疗效的指标较少，其生存率及治疗效果通常也具有很大的个体差异性，因此基于遗传学、形态学、生理学以及人口统计学等参数的差异，在不同人群的治疗过程中或多或少会有疗效及毒性上的不同。此外，在某些病例中，我们也发现了因个体差异性导致的药代动力学上的显著差异，个体化的治疗剂量可能会对疗效有所改善。这一章节主要概述当前用于前列腺癌治疗的主要的细胞毒性化疗药物，包括多西他赛、雌氮芥、米托蒽醌和赛特铂等药物的作用机制、临床药理学、个体差异性及药物遗传学等方面的内容[3]。

# 9.1 前列腺癌化疗药物的作用机制

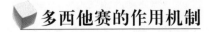

## 多西他赛的作用机制

多西他赛是一种细胞毒性药物，它是紫衫烷家族中的一员，它可以通过p53非依赖机制促使细胞凋亡。p53非依赖机制与抑制微管解聚和抑制抗凋亡信号通路相关，而微管在细胞骨架的形成以及有丝分裂纺锤体的运动中起着至关重要的作用，而多西他赛则可结合β-微管蛋白，从而促进微管的聚合并抑制其解聚，因此可打乱其正常动力学过程，最终导致细胞周期停滞在G2/M期并造成细胞凋亡。有报道称，多西他赛较泰素有双倍的微管亲和力。

此外，多西他赛还可在体外诱导Bcl-2磷酸化，而Bcl-2的磷酸化与半胱天冬酶的活化以及细胞正常抗凋亡活性的丧失有关。此外，磷酸化的Bcl-2还可以使Bax（凋亡分子）失去抑制从而诱导细胞凋亡。多西他赛还有其他的一些促凋亡机制，包括P27kip1诱导、Bcl-xL的抑制、上调P53基因以及抗血管生成等，也相当重要。相关方面的数据提示，多西他赛单药方案对转移性前列腺癌有效。

## 米托蒽醌的作用机制

米托蒽醌是一种半合成蒽环类衍生物，属于蒽环类抗生素。虽然鲜有证据证明它具有客观的抗肿瘤活性，但临床应用发现其有一定的抗肿瘤作用。作为抗肿瘤药，它们有许多不同的生物学作用。这些药物发挥抗肿瘤效应的主要机制是它们可以抑制拓扑异构酶Ⅱ（TOPOⅡ），从而使DNA修复受抑制。米托蒽醌能够通过插入DNA而抑制DNA复制和DNA依赖性的RNA合成，也能够通过抑制核内的解旋酶而抑制DNA复制，还能通过还原反应导致醌物质的形成从而破坏细胞组分[4]。然而，米托蒽醌比其他蒽环类药物的活性明显要低，因此不易形成自由基中间产物，从而使米托蒽醌导致心脏中毒的可能性更低，因而给予更大剂量的米托蒽醌并不会导致心力衰竭的危险性增加。米托蒽醌还能够与DNA结合，并在内质网、细胞质以及低极性的与细胞膜一致的环境中聚集[5]。与其他细胞毒药物不同，米托蒽醌的细胞毒性是细胞周期非依赖性的，其对增殖和非增殖的细胞的杀伤性是相同的。因为米托蒽醌疗效缓和，米托蒽醌联合甾体类药物已被用于治疗 CRPC，但是此种治疗并没有提高预期寿命[6-7]。

## 雌二醇氮芥的作用机制

雌二醇氮芥，是一种来源于 17β-雌二醇类磷酸盐的氮芥衍生物，在转移性前列腺癌的治疗中疗效有限。在一项治疗 CRPC 的前瞻性随机研究中，每日口服 560mg 雌莫司汀，在缓解症状和延长生存时间方面并不优于安慰剂组。临床前期研究显示，雌二醇氮芥能够抑制微管并与核质结合，然后结合其他作用于微管的药物如长春碱、多西他赛和紫杉醇类（泰素），以此发挥其细胞毒作用。雌二醇氮芥最初用来治疗激素依赖性的癌症，人们认为其可以通过氮芥-氨基甲酸酯部分结合激素受体，从而在核内介导 DNA 烷基化[8]。有趣的是，雌二醇氮芥的烷基化活性很低，而完整的雌二醇氮芥不能结合激素受体。研究表明，雌二醇氮芥水解掉其氮芥部分后，可使雌二醇的水平升高，而升高的雌二醇则可以与雌激素受体相结合[9]。与米托蒽醌相似，雌二醇氮芥也有一系列可以抑制前列腺癌细胞生长的生物学效应，包括直接的细胞毒性、抑制有丝分裂、促进凋亡、阻断酪氨酸激酶、与核基质蛋白相互作用、微管解聚、抑制 DNA 合成、抑制拓扑异构酶Ⅱ、形成氧自由基、破坏凋亡调节因子（如 Bcl-2）、活化死亡结构域受体等。

## 赛特铂的作用机制

赛特铂，和其他铂类化疗药（顺铂、卡铂、奥沙利铂）一样，能够与 DNA 结合，并能够与相邻的嘌呤碱基形成链内或

链间的交联，从而使 DNA 模板变形并阻碍 DNA 复制。这些化合物还能在 DNA 上形成单一的加合物，并与蛋白上的活性硫基、氨基、羟基或其他基团结合，也可以与其他细胞因子结合，从而形成 DNA-蛋白质和其他类型的复合物。这种 DNA 结合方式常可导致细胞周期停滞于 G2 期，并激活多种细胞内信号通路，如参与 DNA 损伤修复、细胞周期停滞和凋亡途径等[10]。

赛特铂的主要活性代谢产物（JM118）与顺铂十分相似[11]，主要的区别是 JM118 有环己胺结构，顺铂相应部位为胺，而环己胺结构使赛特铂能够非对称性地结合在 DNA 上。虽然 JM118 仍然能够与 DNA 形成上述提到的交联物[12]，但加合物可形成不同的 DNA 构象，并被细胞内的"机器"进行不同的加工。例如，赛特铂加合物能逃避错配修复（MMR）途径，而这一途径与对顺铂的抗性有关。然而，主要的赛特铂-DNA 加合物的 X 线晶体结构，与顺铂、奥沙利铂十分相似，这些加合物都能经核苷酸切除修复（NER）途径而被有效地修复[13]。

# 9.2 前列腺癌化疗药物的药代动力学及其药效动力学

## 多西他赛的药代动力学和药效动力学

当多西他赛的血浆浓度在 5～1000ng/ml 的范围内时，HPLC-MS（高效液相色谱分析法）可对其进行分析[14]。另外，还有一些方法可用于非结合多西他赛的水平及其载体——聚山梨醇酯 80 的浓度的测量[15]，并可进行复杂的药代动力学的测定[16]。在大部分个体中，多西他赛在静脉中的分布

可达到 $30\sim100L/m^2$，这和它接近 98% 的药物蛋白结合率相一致。有研究发现，在使用多西他赛治疗的患者中，聚山梨醇酯 80 的浓度可导致非结合多西他赛的比例增加 50%[17-18]，从而使患者多西他赛的暴露率增高，并使中性粒细胞减少症的发生率增加。据报道，聚山梨醇酯 80 可以和一些蛋白质形成胶束复合体，如人血白蛋白及 α1-酸性糖蛋白等，从而使多西他赛的结合达到饱和，在其他药物的研究中也发现了类似的机制[19]；此外，也可通过血浆酯酶快速降解聚山梨醇酯 80，其产生的油酸可介导蛋白替代结合多西他赛。进入人体后的多西他赛，大约 75% 可经连续羟基化反应形成相关的非活性代谢物，包括一个羟基多西他赛、两个立体羟基噁唑烷酮以及一个噁唑烷酮代谢物，它们分别被称为 M1~M4，这些代谢产物主要通过细胞色素 P450 CYP3A4/5 作用于其叔丁基侧链的 C13 碳而形成。多西他赛可结合血浆中的白蛋白、α-酸性糖蛋白（AAG）以及脂蛋白，其后主要在肝代谢，并通过肝胆途径清除，主要经分泌入胆汁排泄，并有约 5%~10% 经尿排泄。

另外，CYP3A 酶在多西他赛的代谢过程中也具有非常重要的作用。相关研究发现，在缺乏 Cyp3a 基因簇的小鼠中，多西他赛清除率下降了 7 倍[20]；还有研究发现，带有特定功能的或高表达 Cyp3a 等位基因的个体，其多西他赛清除率可提高约 64%~75%。

多西他赛及其代谢产物，均可经 ABCB1、ABCC2 以及 OATP1B3 等转运蛋白转运而穿过多种生物屏障。有研究提出：多西他赛经 OATP1B3 蛋白转运入肝，并被 CYP3A4/5 灭活，再通过 ABCB1 及 ABCC2 转运而经肝胆途径清除，并经 ABCB1 蛋白介导而参与肝肠循环。这种代谢及转运特点在外周组织包括血-脑屏障、血-神经屏障、造血系统，甚至在肿瘤自身诱导的多

重耐药中已有发现[21]。此外，这些编码上述酶类以及转运体的基因都被一些核受体所调节，包括孕烷 X 受体（PXR，NR1I2）、组成型雄烷受体（CAR，NR1I3）等，这些核受体可以结合多种物质并调节基因表达。CYP1B1 也可以产生雌激素活性物质，并通过影响多西他赛与微管的相互作用以及与多西他赛共价结合而降低其效能[22]。

## 米托蒽醌的药代动力学和药效动力学

患急性淋巴细胞白血病的患者，在经过每周 $5mg/m^2$ 的米托蒽醌治疗 3 周后，米托蒽醌的疗效出现了很大的个体差异。一个人群中的 PK 模型证明，米托蒽醌清除率的个体差异约为 46%[23]。而对于 CRPC 患者，米托蒽醌的主要用法是，每三周给予 $12mg/m^2$ 的米托蒽醌同时联用甾体类药物如泼尼松，有研究表明，该药与小剂量泼尼松（10mg/d 口服）联用能明显缓解症状。在两项前瞻性随机临床试验中，一项比较米托蒽醌联合泼尼松或单用泼尼松，一项比较米托蒽醌联合氢化可的松或单用氢化可的松，结果显示，联合方案能明显改善患者的多项生活质量参数（包括疼痛等），但在生存时间上却无显著差异。米托蒽醌进入体内后分布迅速，并能广泛地渗入组织，约 78% 的米托蒽醌与蛋白质相结合。虽然米托蒽醌有多种代谢产物，但是对于两个主要的单羧酸和双羧酸代谢产物已经进行了相关的研究。米托蒽醌的主要代谢途径包括：肝胆代谢（约 25%，超过 5 天）和尿液排泄（约 6%~11%，65% 以原型排出）。

米托蒽醌能被表达 ATP 结合盒转运子的细胞排出，这些结合盒转运子包括 ABCB1（MDR1，P-glycoprotein）、ABCC1（MRP1）、ABCC2（MRP2）和 ABCG2（BCRP，MXR，

ABCP）等[24]；也能够被某些特定的细胞以特定机制主动纳入，而该机制目前还没有被阐明。这些转运子在肝细胞和肾细胞中表达，它们能够调节米托蒽醌的清除途径，而且这些转运子中也有一些能够限制蒽环类药物对特定组织（如造血干细胞）的渗透，从而限制其毒性。另外，前列腺癌在肿瘤的进展过程中，会时常上调ATP-结合盒（ABC）转运子，如ABCB1和AB-CG2。而主动药物转运子的过表达可导致多药耐药从而引起细胞对米托蒽醌的抵抗。这些转运子的过表达，似乎与延长的化学去势、获得性米托蒽醌药物抵抗、正常的和肿瘤干细胞逃避细胞毒性的能力有关[25]。还有一种可能，下调某个非典型的纳入机制也可以导致米托蒽醌的药物抵抗，虽然这还有待于进一步探究。目前，调节米托蒽醌代谢的具体途径还没有被阐明。

## 雌二醇氮芥的药代动力学和药效动力学

对前列腺癌患者，磷酸雌二醇氮芥（雌莫司汀）的口服用量大约每日560mg。药物摄入后，大部分磷酸雌二醇氮芥保存在体内。磷酸雌二醇氮芥很可能在碱性磷酸酶的作用下，被快速去磷酸化而形成雌二醇氮芥，而碱性磷酸酶几乎在所有的组织中均有分布，因此，口服雌二醇氮芥会导致严重的首过消除效应。同样，由于大部分药物都被转化成其他的代谢产物，因此完整磷酸雌二醇氮芥的口服生物利用度是低的（44%～75%）。此后，去磷酸化的雌二醇氮芥被氧化形成一个雌酮结合的氮芥氨基甲酸酯群（雌酮氮芥），之后氨基甲酸酯-酯键被氨基甲酸酯酶水解形成雌酮和游离的氨基甲酸酯氮芥。这些代谢过程，除了雌酮氮芥的形成之外，均可以在前列腺中发生，从而产生如前所述的抗癌效应。

口服给药后，雌酮氮芥是血浆中的主要代谢产物，其浓度比雌二醇氮芥高10～16倍，但是在肿瘤中，雌酮氮芥是雌二醇氮芥的两倍，而且雌二醇氮芥的抗肿瘤活性比雌酮氮芥高。雌二醇氮芥能够作用于前列腺，可能是由于雌二醇氮芥结合蛋白（EMBP）能够在前列腺组织中表达[26]。应用单次剂量的磷酸雌二醇氮芥（420mg）后，2～3h可达雌酮氮芥的血浆峰浓度（$C_{max}$），约为310～475$\mu$g/ml，其在血浆中的半衰期大约为14h[27]。被氨基甲酸酯酶代谢后，产生的雌激素使雌二醇的水平升高，其效果与传统的雌二醇治疗相似。和内源性雌激素的代谢相似，雌二醇氮芥产生的雌激素经肝胆代谢和泌尿系统排出，但由于严重的组织滞留，其代谢率较低[27]。雌二醇氮芥还能够使性激素结合球蛋白（SHBG）的水平升高，使血浆皮质激素转运蛋白和皮质醇水平升高，并可以通过垂体抑制促肾上腺皮质激素（ACTH），进而导致黄体激素减少。

## 赛特铂的药代动力学和药效动力学

口服赛特铂后，可经胃肠道黏膜吸收，并迅速经脱乙酰作用形成主要的活性代谢产物JM118，经过这一过程的铂类大约占摄入总量的20%～40%[28]。脱乙酰作用事实上是十分迅速的，在体外的全血条件下，赛特铂的半衰期仅为6.3min，其后便可形成JM118和其他至少五种代谢产物。大部分（约62%）的赛特铂与红细胞结合，约38%的赛特铂存在于血浆中。对于血浆中的赛特铂，约71%的铂类与蛋白结合（尤其是白蛋白），而剩余的29%铂类则处于游离状态[29]。

赛特铂的毒性与卡铂相似从而可以在某种程度上取代毒性更高的顺铂（因其具有较高的剂量限制性毒性，包括肾和胃肠道毒性）。此外，赛特铂还有比其他铂类药物（如顺铂、卡铂、奥沙利铂）要高得多的生物利用度。赛特铂还能在一定程度上克服对顺铂的抵抗机制，这主要还是因为赛特铂可以逃避某些特定途径，而正是这些途径赋予人类细胞以药物抵抗性[30]。其机制目前已基本明确：某些细胞虽然可以强行表达铜排出转运子 ATP7A 和 ATP7B 从而导致其对 JM118 的抗性，但是在那些不表达铜-铁摄取转运子 CRT1 的细胞中，赛特铂是有活性的。而如前所述，JM118 能够逃避 MMR 途径，一些肿瘤细胞系还可以上调修复途径以抵抗顺铂的细胞毒性，并且能够获得部分对 JM118 的抗性。但因为 JM118 和顺铂均能经 NER 途径以相同的机制所去除，而结合于特定基因时，JM-118 的损伤又是可修复的，因此对 JM118 的部分抗性，可能仅仅是因其逃避了 MMR 途径。此外，对赛特铂或者是 JM118 的抗性，可能会受上调的谷胱甘肽和增加的细胞内解毒机制的调节。

与其他铂类化合物不同，JM118 在前列腺癌细胞中的 $IC_{50}$ 约为 $0.5\sim1.0\mu mol/L$，奥沙利铂在有功能性雄激素受体的细胞（如 LNCaP）中的细胞毒性稍高，在雄激素非依赖性的细胞（如 PC3 和 DU145）中，JM118 的活性与顺铂相似。然而，顺铂和其他以铂类为基础的治疗方案在 CRPC 患者的治疗中还未被证实有明显的临床效果。相关的临床研究发现，应用赛特铂联合泼尼松与单用泼尼松治疗，对 CRPC 患者的整体生存率的影响并没有明显差异，即赛特铂仅起缓解作用[31]。然而，赛特铂可以增加人体对紫杉醇的敏感性，并可以和多西他赛起协同作用。而且，赛特铂能够逃避前列腺癌细胞对多西他赛的抵抗机制，如上调多药抵抗转运子（AB-CB1、ABCC1/2），这些转运子可以去除多西他赛但不能去除赛特铂。另外，虽然目前有临床试验使用多西他赛和赛特铂联合用药治疗患者，但是联合应用多西他赛和赛特铂的临床效果是否能弥补单用赛特铂

治疗激素抵抗性前列腺癌的不良效果还有待进一步研究。

## 9.3 前列腺癌化疗药物的药物遗传学

### 多西他赛的药物遗传学

多个关于多西他赛药物遗传学的研究已经完成了，所研究的基因包括 CYP3A4/5、ABCB1、ABCC2、ABCG2、SLCO1B3、CYP1B1 等。下面将对这些研究进行总结。

有多项研究对 CYP3A* 1B 和 CYP3A5* 3C 的多态性与多西他赛药代动力学间的相关性进行了评估。虽然近期的证据提示这些单核苷酸多态性（single nucleotide polymor-phism，SNP）可能在考虑到 CYP3A4/5 单体型这一方面时是重要的，但事实上这方面的大部分研究结果还是阴性的。Baker 等人发现，带有被命名为 CYP3A4/5* 2 的 CYP3A4* 1B（即 rs2740574 变异型）和 CYP3A5* 1A 等位基因（即 CYP3A5* 3C 野生型；rs776746）的携带者，其在多西他赛清除率上有 64% 的提高并且在另一个 CYP3A4/5 底物——咪达唑仑的清除率中有 46% 的增加[32]。由于 CYP3A4* 1B 等位基因带来的 CYP3A4 表达的增加伴随着那些未带有 CYP3A5* 3 无效等位基因的患者肝中表达的 CYP3A5，从而使那些带有 CYP3A4/5* 2 单体型的个体（n＝5）事实上可能在肝有更高水平的 CYP3A 表达。另外一个对高加索人的研究提示，其和那些带有 CYP3A4* 1B 和 CYP3A5* 1A 等位基因且多西他赛清除率有 75% 增加的个体具有相似的结果，但这一关系却来源于一个只有 4 个患者的清除率的数据。需要十分注意的是由于在非高加索人群中的单体型是一种与众不同的形式，因此上面所提到的发现不能用于推测其他世界地区的人群，而未来的研究如果

要评估这个单体型也必须要把种族间的遗传变异性考虑在内。CYP3A4/5 单体型可能与药物底物的清除率或治疗效果有更好的联系，然而，大部分发生在这些研究之前的对高加索人群的研究，并没有评估到这一作用。由于 CYP3A4/5 的单型性或这些单核苷酸多态性在亚洲人群中的低出现率，这些研究结果在亚种人群中的作用相对较低。非洲裔美国人也有一种不同的单体型组织，在这一种族的人群中还没有发现 CYP3A4/5 单核苷酸多态性和多西他赛的 PK/PD 之间的关系。总之，在高加索人群中，CYP3A4/5 的单体型结构可能是这些酶和多西他赛的 PK/PD 之间药物遗传学关系的重要决定因素，而 CYP3A4/5 单体型和多西他赛 PK/PD 的关系在世界范围内的多个人群中的研究目前还仍然很欠缺。

ABCB1、ABCC2、ABCG2 及 SLCO1B3 等基因主要编码多西他赛的主动转运蛋白，包括 ABCB1、ABCC2、ABCG2 和 OATP1B3 等[33]。由于药物在体内的分布（包括进出血-脑/神经屏障，造血细胞和干细胞等）都涉及多西他赛的转运，因此多西他赛治疗中对于主动转运蛋白的药物遗传学研究都非常复杂。因此，上述的这些转运蛋白都有可能决定局部的多西他赛的药物水平，也就是说，这个途径中的遗传变异可能会以不同的形式影响多个组织或器官对多西他赛的效果。

更早的研究发现，ABCB1 的多态性和多西他赛、咪达唑仑的清除率以及多西他赛的毒性有关。当然，还有一些研究发现多西他赛的药代动力学和 ABCB1 单核苷酸多态性之间并无关联。虽然 Kimchi-Sarfaty 等人发表了让人信服的证据证明 ABCB1 单体型和蛋白折叠与表达有关，而且其表达模式是十分确定的，即任意个体 ABCB1 SNP 是单独作用的，但是还有两项研究已经探讨了 ABCB1 SNP 在 1236C＞T，2677G＞T/A，和 3435C＞T 等多个位点的联合作用。那些对 ABCB1 在 1236C＞T、2677G＞T/A、3435C＞T 位点的单独作用的和双体型联合作用的单核苷酸多态性的研究发现，只接受多西他赛治疗并且带有 1236C-2677G-3435C 连锁基因的 CRPC 患者在总体生存率上有改善，然而带有 2677T-3435T 双体型的患者在治疗后有更短的中位生存期。有意思的是，带有 2677T-3435T 单体型的患者也有和这些疾病更加严重的患者一样的更高的 PSA 水平。此外，带有特定 ABCB1 双体型的患者有可能会出现对多西他赛更具耐药性的肿瘤或多西他赛清除率上的变化。但是，在这项研究中却并没有发现在由多西他赛治疗的一组患者中，其和清除率具有相关性，而其他研究发现其和多西他赛的治疗效果之间的作用是与药代动力学相互独立的。

目前最新的研究发现，多西他赛联合沙利度胺（非 ABCB1 底物）可能促进早发神经病变的进展，而在单用多西他赛治疗的患者中并没有发现这样的关系。这很有可能是由于沙利度胺也能导致神经病变，从而在联合用药的情况下导致更严重的神经系统的负担。因此，在这些患者中，由 ABCB1 SNPS 引起的多西他赛在神经组织的外排的变化可能促使神经疾病的发生。此后，在 2677T-3435T 单体型纯合子的患者中也发现了中性粒细胞减少症的程度增加的倾向。这项研究提示 ABCB1 SNPs 可以导致去势难治性前列腺癌的患者的存活率及药物毒性的变化，并且也论证了单体型分析对于确定多西他赛定位基因的多态性与临床疗效之间的关系的重要性。另一项研究针对多种恶性肿瘤的高加索患者包括 24 个前列腺癌患者的多西他赛清除率数据，研究了 ABCB1（1236C＞T，2677G＞T/A，3435C＞T），ABCC2（-1019A＞G，-24C＞T，1249G＞A，IVS26-34C＞T，3972C＞T，4544G＞A）和 SLCO1B3（334T＞G，439A＞G，699G＞A，767G＞

C，1559A＞C，1679T＞C）的个体基因型和单体型上的差异。和前面的研究一致的是，无论是基因型还是单体型都和多西他赛的药代动力学无关[34-35]。

其他已知的转运蛋白及其基因的相关研究相对较少。尽管和多西他赛的药代动力学有关的ABCC2多态性和独立性或单体型之间并无关联，但是亚洲人群中ABCC2 rs12762549的SNPs和多西他赛引起的中性粒细胞减少症却是相关的。相似的结果也在SLCO1B3的SNPs中被发现。有趣的是，虽然并没有研究将前列腺癌患者的SLCO1B3 SNPs和多西他赛的效果联系起来，但在前列腺癌晚期的患者中SLCO1B3（OATP1B3）的蛋白产物是上调的。此外有研究发现，对CRPC患者使用多西他赛和长春瑞滨联合治疗或者多西他赛和雌莫司汀联合治疗后，患者生存率的提高是由ABCG2 Q141K的多态性引起的。而某些患者的药物排出泵的效能低下会使药物的效能提高，从而提高了其生存率。然而，因为多西他赛并不是ABCG2的底物，所以ABCG2可能是通过外排其他底物从而降低多西他赛的效能，也或者通过Q141K SNP导致的ABCG2泵效能降低从而改变与癌症进展相关的某个底物（如PhIP等）的排出情况。

很早就有研究发现CYP1BA与多西他赛治疗存在着某种关联，早期的研究表明，CYP1B1可能直接可以代谢多西他赛，不过后来又有一项相当可信的研究否定了其真实性。然而，CYP1B1在前列腺癌中确实是高表达的，并且看起来确实是由于多西他赛的治疗引起的。而近期发表的几项研究表明，CYP1B1 L432V（CYPAB1*3）等位基因可能与前列腺癌中多西他赛的治疗效率有关，这可能是因为携带CYPAB1*3等位基因的个体，其雌激素的代谢效率更高，从而导致活性雌激素代谢产物的水平提高，其能通过使微管蛋白脱稳定并直接

使多西他赛形成加合物，从而拮抗多西他赛的作用；事实上，在前列腺癌患者的尿液中，CYP1B1雌激素代谢产物的水平更高，但仍需要进一步的研究来在临床上和实验上证实这些结论。

另外，还有一些研究试图将多西他赛药代动力学与亚洲人群中PXR、CAR及HNF4α等核受体的多态性联系起来。这些研究的基本原理是核受体与多西他赛相结合，从而促使多西他赛代谢和转运相关基因的表达升高。因此，这些核受体对多西他赛分布相关基因的整体调节十分重要。虽然并没有研究发现它们与多西他赛PK之间的关系，但却发现HNF4α的Met49Val SNP与中性粒细胞恢复的减慢有关。同一个研究也发现，HNF4α Met49Val和CAR Pro180Pro均是野生型的患者，其中性粒细胞下降比例与基线相比降低了近16%。因此，虽然PXR和CAR是多态的，但是这些基因的SNP与多西他赛在不同个体中的效果差异并没有明显的联系。然而，HNF4α能调控细胞生长和存活的基因的遗传变异可能与多西他赛治疗过程中中性粒细胞的稳固性有关，这可能是由PXR/CAR的变异引起的。但上述观点及其分子机制仍需要进一步的研究来证实与阐明。

## 米托蒽醌的药物遗传学

ABCG2 421C＞A（Q141K）变异可以使ABCG2的表达量下降。多个独立的研究均证明，Q141K的多态性可导致体外细胞对米托蒽醌的敏感性相较于野生型蛋白提高约2~5倍。ABCG2 34G＞A（V12M）等位基因使ABCG2的定位范围减少，从而导致蛋白的功能减少，而一小部分（约2%）的日本人携带ABCG2 376C＞T（Q126stop）的变异，其可导致蛋白截短，并使ABCG2的功能完全丧失。在PA137和Flp-ln-293细胞的表达中，与野生型等位基因相比，V12M多态性与米托蒽醌的

敏感性的升高并无明显的关系，但是，用米托蒽醌处理 LLC-PK1 细胞后，V12M 多态性可引起 ABCG2 的作用丧失[36]。有推测表明，Q126stop 的蛋白截短，可以使 ABCG2 的表达量大幅度降低，从而使米托蒽醌的敏感性增加，不过暂时还没有数据能够支持这一观点。对其他等位基因的探究仅仅局限于某个区域的小部分人群或者仅在癌细胞的细胞系中，但它们与米托蒽醌的临床疗效之间是否有关系却仍不清楚。进一步讲，虽然我们已经找到 ABC 转运子的多态性与多种抗肿瘤药物的药代动力学之间的关系，ABCG2 和 ABCB1 的 mRNA 水平与米托蒽醌在癌症治疗中的疗效的关系，而且 ABCG2 甚至首次被发现是癌细胞系出现米托蒽醌抵抗的中介者，但是，关于转运子多态性和米托蒽醌药理学之间的联系，目前的相关研究还很少。

## 雌二醇氮芥的药物遗传学

雌二醇氮芥的药物遗传学方面的研究目前还不多，某些临床试验表明，联合应用多西他赛和雌二醇氮芥可取得更好的疗效，这可能主要与 ABCG2 Q141K 相关，但其具体的机制还不十分明确[37]。在儿茶酚-O-甲基转移酶（COMT）处的 V158M 多态性，与前列腺癌的患者的 PSA-无进展生存期有关，这主要是前列腺癌中的雌二醇氮芥代谢产生的雌激素使微管稳定物质 2-甲氧雌二醇（2-ME）的形成减少而导致的。此外，还存在另一种可能：前列腺内儿茶酚雌激素结合减少，从而阻止它们氧化成致癌的醌类和半醌类。雌二醇氮芥可以导致外周性水肿和食欲减退[38]，有研究发现，这主要和前列腺癌患者的 7 型 17β-羟化类固醇脱氢酶（HSD17B7）基因的多态性有关，但我们对 HSD17B7 及其在类固醇产生或性激素形成中的作用研究并不深入，因此其具体的机制目前还不清楚。

# 9.4 前列腺癌化疗药物药理学差异的非遗传来源

## 多西他赛药理学差异的非遗传来源

多西他赛的个体差异可体现在多个方面：首先，多西他赛清除率在个体间约有 10% 的差异[39]，而女性比男性的药物清除率低约 10%～35%[40-41]；第二，多西他赛的全身药物暴露量也具有广泛差异；第三，由于多西他赛特有的药代动力学和（或）药物分布，其对不同个体的毒性也存在差异；第四，用药后，患者的疾病进展和死亡时间也有不同程度的差异。

目前，已在多种疾病、多种人群中对多西他赛药代动力学的个体差异进行了研究，结果表明：肝功能、性别、年龄和血浆蛋白水平（尤其是 a-酸性糖蛋白，AAC）是决定其药代动力学（PK）以及药效学（PD）的重要指标。虽然对其他因素的研究较少，但可以推测仍有许多因素可影响多西他赛的药代动力学以及药效学，如药物的联合使用、伴随疾病、饮食等[42]。

相关的药代动力学模型表明，决定多西他赛个体间清除率（CL，L/h）差异的主要因素包括：体表面积（BSA，$m^2$），年龄（AGE，年），a-酸性糖蛋白水平（AAG，g/L），白蛋白水平（g/L）以及肝功能（ALB）失调影响下的多西他赛的清除率（HEP12）等。它们的关系可用如下等式说明：

$$CL = BSA(22.1 - 3.55AAG - 0.095AGE + 0.2245ALB) \cdot (1 - 0.334HEP12)$$

而根据以上模型，我们可以看出，多西他赛与血清蛋白的结合和肝功能，在决定多西他赛药代动力学的差异性中尤其重要[43-44]。

肝功能异常可导致多西他赛清除率下降，这很大程度上都要归因于活性 CYP3A 的含量下降，在晚期肝功能失调的患者中尤为明显。然而，前列腺癌患者的肝转移并不常见，因此肝损害并非这种疾病的特征。

相关研究发现，在促炎症反应通路的作用下，a-酸性糖蛋白水平在特定类型癌症患者中具有高度的变异性，因而，α-酸性糖蛋白水平也被认为是导致多西他赛与血浆蛋白结合存在差异的重要因素。有些人曾提出，前列腺的炎症可导致前列腺癌的发生，而 α-酸性糖蛋白则在疾病的病因学中起到一定的作用。也有很多人倾向于认为，转移性前列腺癌患者的 α-酸性糖蛋白水平是增高的，尽管非洲裔美国人和高加索人也比其他人种的 α-酸性糖蛋白水平高[45]。然而，α-酸性糖蛋白水平是否是临床上晚期前列腺癌多西他赛治疗的重要的协变量还不清楚，尽管这种关系已经在非小细胞肺癌中被证明过了。此后又有研究证实，经去势治疗前列腺癌患者比未经去势治疗患者多西他赛清除率高 50%，从而导致中性粒细胞缺乏事件的可能性上升。因此对于男性患者，激素也是可以影响多西他赛代谢的因素之一。

由于白蛋白、α-酸性糖蛋白和 CYP3A 都是来源于肝的，虽然 α-酸性糖蛋白水平可能会比较高，但在大部分晚期前列腺癌的患者中，它们的水平并没有太大的变化。此外，要强调一点，由于男性的多西他赛清除率比女性高，而男性转移性前列腺癌患者的多西他赛清除率比非去势的患者高，因此肝功能的差异对前列腺癌来说可能并不像对其他疾病一样那么重要。但在一些少见的肝功能严重异常的患者中，情况可能会有所不同。

肾功能也被认为是决定多西他赛药代学、药效学的重要因素，如此少的多西他赛几乎都能通过尿液被清除。的确，晚期肾病的患者和没有肾衰竭的患者同时接受 $65mg/m^2$ 的多西他赛治疗时，有相似的药

代动力学特征。然而，目前还没有能够证实这一说法的大样本的证据。

针对多西他赛治疗中年龄与药代动力学/药效学参数的关系，人们设计了多项研究：一项研究发现，应用最高剂量（$75mg/m^2$）的多西他赛，可导致中性粒细胞缺乏症发生的比例在老年人群（16%）比年轻人群（0%）高[46]，但事实上，多西他赛的药代动力学并没有变化；另一项研究发现，多西他赛的药物毒性在老年患者中也有增加，而药代动力学仍然没有变化。但是上述的研究只评估了很少的老年患者（n≤26），而接受单药治疗的老年前列腺癌患者（n≤6）则更少。此外，这些研究都是和一个清除率正好和年龄相关的更大的药代动力学研究相对照而得出的结论。另外，还有一些研究曾评估患有小细胞肺癌的老年患者，发现多西他赛的剂量为 $30\sim60mg/m^2$ 时，无论单用还是与顺铂合用，患者都具有良好的耐受性。因此，或许年龄可能与多西他赛的个体间差异有关联，但其可能只与药代动力学有一定的关系[47-48]。

## 米托蒽醌药理学差异的非遗传来源

肝功能不全的患者中，米托蒽醌的清除率是降低的，因此，对肝功能中至重度不全的患者，应调整米托蒽醌的用量。由于年龄大于 60 岁具有相似反应的急性淋巴细胞白血病的患者都能很好地耐受高剂量（$80mg/m^2$，2 天）和低剂量（$12mg/m^2$，1～3 天）的米托蒽醌治疗，因此，米托蒽醌的毒性和效果在老年患者中并没有特别差异。

## 雌二醇氮芥药理学差异的非遗传来源

一项针对雌二醇氮芥的药理学差异来源的研究对口服雌二醇氮芥后又摄入了钙（如牛奶和抗酸药）的个体进行了观察，发

现钙能够明显地抑制胃肠道对雌二醇氮芥的吸收，与此同时雌二醇氮芥和雌酮氮芥在肿瘤（胶质瘤和星形细胞瘤）中的积聚也被明显抑制。其他对雌二醇氮芥药理学非遗传性差异的相关研究目前还较少。

## 赛特铂药理学差异的非遗传来源

赛特铂能抑制多种细胞色素 P450 酶，如 CYP1A1、CYP1A2、CYP2A6、CYP2C8、YP2D6、CYP2E1 和 CYP3A4 等[49]。其主要机制为非竞争性抑制，而且 IC50 较低（睾酮和紫杉醇的代谢产物形成分别需约 $1.0\mu mol/L$）。然而，文献中对潜在的药物-药物、基因-药物相互作用研究甚少。不过，既然赛特铂能抑制如此多的药物代谢相关酶，此类的相互作用将会使其与其他药物的联合用药变得十分复杂。

## 小　结

- 前列腺癌的化疗药物可以通过多种机制抑制或杀灭肿瘤细胞，包括抑制微管解聚及抗凋亡；抑制拓扑异构酶Ⅱ（TOPOⅡ）使 DNA 修复受抑制；结合激素受体，核内介导 DNA 烷基化；结合 DNA 改变其模板从而阻碍其复制等。
- 多种化疗药物因其作用机制及吸收方式的不同具有不同的药代动力学和药效动力学特征，它们可通过细胞色素 P450 的羟基化反应、与蛋白质结合、去磷酸化氧化水解、脱乙酰化等多种作用反应及 CYP3A 等多种酶类的催化和相应的转运蛋白的转运而代谢，发挥抗肿瘤效应同时带来肝、肾、胃肠道、血液系统毒性。
- 由于 CYP3A4/5、ABCB1、ABCC2、ABCG2、SLCO1B3、CYP1B1 等基因多态性及多位点的单核苷酸多态性等遗传变异，使前列腺癌的化疗药物基于其相应基因的相应变异而具有不同程度的疗效及毒性差异。
- 年龄、α-酸性糖蛋白水平、白蛋白水平以及肝功能、肾功能、钙等非遗传因素可以使化疗药物在不同个体中的代谢有不同程度的差异，最终导致药物抗肿瘤效果及毒副作用的差异性。

（郭任博）

## 参考文献

[1] Petrylak D P, Tangen C M, Hussain M H, et al. Docetaxel and estramustine compared with mitoxantrone and prednisone for advanced refractory prostate cancer [J]. The New England journal of medicine, 2004, 351 (15): 1513-1520.

[2] Tannock I F, De Wit R, Berry W R, et al. Docetaxel plus prednisone or mitoxantrone plus prednisone for advanced prostate cancer [J].

The New England journal of medicine, 2004, 351 (15): 1502-1512.

[3] Pienta K J. Preclinical mechanisms of action of docetaxel and docetaxel combinations in prostate cancer [J]. Seminars in oncology, 2001, 28 (4 Suppl 15): 3-7.

[4] Myers C E, Mcguire W P, Liss R H, et al. Adriamycin: the role of lipid peroxidation in cardiac toxicity and tumor response [J]. Science, 1977, 197 (4299): 165-167.

[5] Vibet S, Maheo K, Gore J, et al. Differential

subcellular distribution of mitoxantrone in relation to chemosensitization in two human breast cancer cell lines [J]. Drug metabolism and disposition: the biological fate of chemicals, 2007, 35 (5): 822-828.

[6] Berry W, Dakhil S, Modiano M, et al. Phase III study of mitoxantrone plus low dose prednisone versus low dose prednisone alone in patients with asymptomatic hormone refractory prostate cancer [J]. The Journal of urology, 2002, 168 (6): 2439-2443.

[7] Tannock I F, Osoba D, Stockler M R, et al. Chemotherapy with mitoxantrone plus prednisone or prednisone alone for symptomatic hormone-resistant prostate cancer: a Canadian randomized trial with palliative end points [J]. Journal of clinical oncology: official journal of the American Society of Clinical Oncology, 1996, 14 (6): 1756-1764.

[8] Sandberg A A. Metabolic aspects and actions unique to Estracyt [J]. Seminars in oncology, 1983, 10 (3 Suppl 3): 3-15.

[9] Muechler E K, Kohler D. Interaction of the cytotoxic agent estramustine phosphate (Estracyt) with the estrogen receptor of the human uterus [J]. Gynecol Oncol, 1979, 8 (3): 330-338.

[10] O'neill C F, Koberle B, Masters J R, et al. Gene-specific repair of Pt/DNA lesions and induction of apoptosis by the oral platinum drug JM216 in three human ovarian carcinoma cell lines sensitive and resistant to cisplatin [J]. British journal of cancer, 1999, 81 (8): 1294-1303.

[11] Benedetti M, Malina J, Kasparkova J, et al. Chiral discrimination in platinum anticancer drugs [J]. Environmental health perspectives, 2002, 110 Suppl 5: 779-782.

[12] General recommendations on immunization. Recommendation of the Immunization Practices Advisory Committee [J]. Annals of internal medicine, 1983, 98 (5 Pt 1): 615-622.

[13] Reardon J T, Vaisman A, Chaney S G, et al.

Efficient nucleotide excision repair of cisplatin, oxaliplatin, and Bis-aceto-ammine-dichloro-cyclohexylamine-platinum (IV) (JM216) platinum intrastrand DNA diadducts [J]. Cancer Res, 1999, 59 (16): 3968-3971.

[14] Parise R A, Ramanathan R K, Zamboni W C, et al. Sensitive liquid chromatography-mass spectrometry assay for quantitation of docetaxel and paclitaxel in human plasma [J]. Journal of chromatography B, Analytical technologies in the biomedical and life sciences, 2003, 783 (1): 231-236.

[15] Mortier K A, Lambert W E. Determination of unbound docetaxel and paclitaxel in plasma by ultrafiltration and liquid chromatography-tandem mass spectrometry [J]. Journal of chromatography A, 2006, 1108 (2): 195-201.

[16] Sparreboom A, Zhao M, Brahmer J R, et al. Determination of the docetaxel vehicle, polysorbate 80, in patient samples by liquid chromatography-tandem mass spectrometry [J]. Journal of chromatography B, Analytical technologies in the biomedical and life sciences, 2002, 773 (2): 183-190.

[17] Baker S D, Li J, Ten Tije A J, et al. Relationship of systemic exposure to unbound docetaxel and neutropenia [J]. Clinical pharmacology and therapeutics, 2005, 77 (1): 43-53.

[18] Minami H, Kawada K, Sasaki Y, et al. Pharmacokinetics and pharmacodynamics of protein-unbound docetaxel in cancer patients [J]. Cancer science, 2006, 97 (3): 235-241.

[19] Reynolds J A. The role of micelles in protein—detergent interactions [J]. Methods in enzymology, 1979, 61: 58-62.

[20] Van Herwaarden A E, Wagenaar E, Van Der Kruijssen C M, et al. Knockout of cytochrome P450 3A yields new mouse models for understanding xenobiotic metabolism [J]. The Journal of clinical investigation, 2007, 117 (11): 3583-3592.

[21] Ieiri I, Takane H, Otsubo K. The MDR1

(ABCB1) gene polymorphism and its clinical implications [J]. Clinical pharmacokinetics, 2004, 43 (9): 553-576.

[22] Sissung T M, Danesi R, Price D K, et al. Association of the CYP1B1*3 allele with survival in patients with prostate cancer receiving docetaxel [J]. Molecular cancer therapeutics, 2008, 7 (1): 19-26.

[23] Launay M C, Iliadis A, Richard B. Population pharmacokinetics of mitoxantrone performed by a NONMEM method [J]. Journal of pharmaceutical sciences, 1989, 78 (10): 877-880.

[24] Schurr E, Raymond M, Bell J C, et al. Characterization of the multidrug resistance protein expressed in cell clones stably transfected with the mouse mdr1 cDNA [J]. Cancer Res, 1989, 49 (10): 2729-2733.

[25] Allen J D, Schinkel A H. Multidrug resistance and pharmacological protection mediated by the breast cancer resistance protein (BCRP/ABCG2) [J]. Molecular cancer therapeutics, 2002, 1 (6): 427-434.

[26] Kreis W, Budman D R, Calabro A. Unique synergism or antagonism of combinations of chemotherapeutic and hormonal agents in human prostate cancer cell lines [J]. British journal of urology, 1997, 79 (2): 196-202.

[27] Gunnarsson P O, Forshell G P. Clinical pharmacokinetics of estramustine phosphate [J]. Urology, 1984, 23 (6 Suppl): 22-27.

[28] Raynaud F I, Mistry P, Donaghue A, et al. Biotransformation of the platinum drug JM216 following oral administration to cancer patients [J]. Cancer chemotherapy and pharmacology, 1996, 38 (2): 155-162.

[29] Carr J L, Tingle M D, Mckeage M J. Rapid biotransformation of satraplatin by human red blood cells in vitro [J]. Cancer chemotherapy and pharmacology, 2002, 50 (1): 9-15.

[30] Kelland L R, Abel G, Mckeage M J, et al. Preclinical antitumor evaluation of bis-acetato-ammine-dichloro-cyclohexylamine platinum (IV): an orally active platinum drug [J]. Cancer Res, 1993, 53 (11): 2581-2586.

[31] Yagoda A, Petrylak D. Cytotoxic chemotherapy for advanced hormone-resistant prostate cancer [J]. Cancer, 1993, 71 (3 Suppl): 1098-1109.

[32] Daly A K. Significance of the minor cytochrome P450 3A isoforms [J]. Clinical pharmacokinetics, 2006, 45 (1): 13-31.

[33] Kiyotani K, Mushiroda T, Kubo M, et al. Association of genetic polymorphisms in SLCO1B3 and ABCC2 with docetaxel-induced leukopenia [J]. Cancer science, 2008, 99 (5): 967-972.

[34] Hamada A, Sissung T, Price D K, et al. Effect of SLCO1B3 haplotype on testosterone transport and clinical outcome in caucasian patients with androgen-independent prostatic cancer [J]. Clin Cancer Res, 2008, 14 (11): 3312-3318.

[35] Mizuarai S, Aozasa N, Kotani H. Single nucleotide polymorphisms result in impaired membrane localization and reduced atpase activity in multidrug transporter ABCG2 [J]. International journal of cancer Journal international du cancer, 2004, 109 (2): 238-246.

[36] Tamura A, Wakabayashi K, Onishi Y, et al. Re-evaluation and functional classification of non-synonymous single nucleotide polymorphisms of the human ATP-binding cassette transporter ABCG2 [J]. Cancer science, 2007, 98 (2): 231-239.

[37] Hahn N M, Marsh S, Fisher W, et al. Hoosier Oncology Group randomized phase II study of docetaxel, vinorelbine, and estramustine in combination in hormone-refractory prostate cancer with pharmacogenetic survival analysis [J]. Clin Cancer Res, 2006, 12 (20 Pt 1): 6094-6099.

[38] Zahid M, Saeed M, Lu F, et al. Inhibition of catechol-O-methyltransferase increases estrogen-DNA adduct formation [J]. Free radical biology & medicine, 2007, 43 (11): 1534-1540.

[39] Baker S D, Sparreboom A, Verweij J. Clini-

cal pharmacokinetics of docetaxel：recent developments［J］. Clinical pharmacokinetics，2006，45（3）：235-252.

［40］ Baker S D，Verweij J，Cusatis G A，et al. Pharmacogenetic pathway analysis of docetaxel elimination［J］. Clinical pharmacology and therapeutics，2009，85（2）：155-163.

［41］ Rathkopf D，Carducci M A，Morris M J，et al. Phase II trial of docetaxel with rapid androgen cycling for progressive noncastrate prostate cancer［J］. Journal of clinical oncology：official journal of the American Society of Clinical Oncology，2008，26（18）：2959-2965.

［42］ Strother R M，Sweeney C. Lessons learned from development of docetaxel［J］. Expert opinion on drug metabolism & toxicology，2008，4（7）：1007-1019.

［43］ Clarke S J，Rivory L P. Clinical pharmacokinetics of docetaxel［J］. Clinical pharmacokinetics，1999，36（2）：99-114.

［44］ De Marzo A M，Marchi V L，Epstein J I，et al. Proliferative inflammatory atrophy of the prostate：implications for prostatic carcinogenesis［J］. The American journal of pathology，1999，155（6）：1985-1992.

［45］ Ward A M，Cooper E H，Houghton A L. Acute phase reactant proteins in prostatic cancer［J］. British journal of urology，1977，49（5）：411-418.

［46］ Ten Tije A J，Verweij J，Carducci M A，et al. Prospective evaluation of the pharmacokinetics and toxicity profile of docetaxel in the elderly［J］. Journal of clinical oncology：official journal of the American Society of Clinical Oncology，2005，23（6）：1070-1077.

［47］ Bruno R，Vivier N，Veyrat-Follet C，et al. Population pharmacokinetics and pharmacokinetic-pharmacodynamic relationships for docetaxel［J］. Investigational new drugs，2001，19（2）：163-169.

［48］ Takigawa N，Segawa Y，Kishino D，et al. Clinical and pharmacokinetic study of docetaxel in elderly non-small-cell lung cancer patients［J］. Cancer chemotherapy and pharmacology，2004，54（3）：230-236.

［49］ Ando Y，Shimizu T，Nakamura K，et al. Potent and non-specific inhibition of cytochrome P450 by JM216，a new oral platinum agent［J］. British journal of cancer，1998，78（9）：1170-1174.

# 第 10 章  米托蒽醌

## 本章提纲

米托蒽醌是美国氰胺公司药用研究部门在 20 世纪 70 年代发明的一种蒽醌衍生物。通过在小鼠中注射杂交瘤，利用小鼠的自身免疫得到米托蒽醌。米托蒽醌对增殖或不增殖的细胞都有毒性。

自从 1987 年首次应用于急性非淋巴性白血病治疗后（ANLL-现被称为 AML），米托蒽醌继续用于治疗复发的 AML。但联合应用阿糖胞苷，反应率在第一次复发时为 50%～60%[1]，在用 MEC（米托蒽醌、依托泊苷和阿糖胞苷）时可以达到 55%[2]。在 1996 年，米托蒽醌和皮质醇联合应用于晚期的激素抵抗性前列腺癌（CRPC）。

## 10.1　作用机制

米托蒽醌是蒽环类衍生物，为合成的蒽环类抗肿瘤药物，结构与阿霉素相近，其作用机制与其他蒽醌类药物相似，主要作用为嵌入 DNA 和形成交叉键联，从而影响 DNA 的合成，是一种周期非特异性抗肿瘤药物。尽管目前其作用机制不明确，但明确的是，米托蒽醌可以影响双链 DNA，使其双链打开并抑制核酸的合成，通过扰乱模板和其空间结构来抑制 DNA 和 RNA 合成[3]，从而达到抗肿瘤的作用。另外，通过结合 DNA 拓扑异构酶Ⅱ并抑制尿嘧啶与 RNA 的结合，以及抑制胸腺嘧啶与 DNA 的结合，从而导致 DNA 裂解，并且这种作用在整个细胞周期都有效[4]。米托蒽醌与部分蒽环类药物有交叉抗药性，但与其他多数抗肿瘤药不发生交叉抗药性，同时，米托蒽醌与某些抗肿瘤药有协同作用，如：阿糖胞苷、氟尿嘧啶、氨甲蝶呤、长春新碱、环磷酰胺、塞替派、达卡巴嗪（甲氮咪胺）和顺铂等。

## 10.2　药理学

### 分布

米托蒽醌能迅速分配到各组织并与其广泛结合，以后缓慢释放，以肝、骨髓、心肺等为多。在血浆浓度为 26～455ng/ml 的浓度范围内，米托蒽醌的血浆蛋白结合率是 78%，并且其结合率不受其本身浓度的影响，而且不受苯妥英、阿霉素、氨甲蝶呤、泼尼松、肝素以及阿司匹林的影响。米托蒽醌的半衰期为 1.1～3.1h，α 半衰期为 6～12min，β 半衰期是 1.1～3.1h[5-6]。

### 代谢

米托蒽醌主要经肝代谢，通过胆汁由粪便排出。6%～11%经肾排泄，排泄物主要为原形药，亦有少量代谢产物。

米托蒽醌在肝中有两种复杂的代谢方式：一种是一元羧酸衍生物代谢，另一种是二元羧酸衍生物代谢[7]，这些代谢都有杀伤细胞的作用。肝功能异常及老年人体内米托蒽醌的清除率比正常人及年轻人有所降低，提示在对严重肝损伤及老年人用药时，需要减少剂量，但目前没有具体的标准。

### 排泄

米托蒽醌的肾清除率在 26.2～70ml/min 之间。5 天的检测发现，11%或更小浓度的药物可以在尿液中检测到[5,8]。由于如此小的肾清除率，所以，对于肾功能异常的患者，无需调整米托蒽醌的用药剂量。18.3%的药物通过胆道排泄。最重要的是，25%的药物可以在粪便中检测到。最终的清除半衰期是 23～215h，在肝功能损伤时，清除半衰期会延长，所以应该降低剂量。

由于米托蒽醌广泛存在于组织而不是血液中，所以，血液透析等方法无法去除体内的米托蒽醌。

## 药物相互作用

尽管米托蒽醌与某些抗肿瘤药有协同作用，如：阿糖胞苷、氟尿嘧啶、氨甲蝶呤、长春新碱、环磷酰胺、塞替派、达卡巴嗪（甲氮咪胺）和顺铂等，但研究表明，米托蒽醌与其他抗肿瘤药物联用时，可能会加重对骨髓的抑制作用，与阿霉素联用时可加重心脏毒性，故用药时应谨慎。

早期研究证明，米托蒽醌不能与免疫抑制性化疗药物同时使用，因其可导致严重甚至致命的感染[9-10]，在米托蒽醌用药期间也不能使用活病毒及细菌性的疫苗，至少在经历米托蒽醌 3 个月洗脱期以后才可以应用[11]。激素依赖型患者应避免服用当归及黑升麻。

## 10.3 安全性和预防措施

在早期的研究中，大部分报告中的米托蒽醌副作用为恶心、呕吐或者胃炎。患者少有腹痛、便秘、憋气、感染、乏力、易疲劳等症状。小部分患者会有食欲减少或指甲的变化。总之，米托蒽醌的不良反应多于阿霉素。现今，在美国的药物包装中有五条警告：①米托蒽醌应该在医生的监督下服用。米托蒽醌在美国的用药安全机构中被认为是一种值得高度警惕的药物，如果用药失误可导致严重不良后果。在肝功能异常的患者中剂量应适量减少。对儿童用药的安全及剂量尚无标准。②米托蒽醌应该缓慢地静脉输注。不能用皮下注射、肌内注射、动脉内注射。如果治疗时药物溢出可以导致局部组织的损伤。鞘膜内注射容易导致永久性损伤。③除了治疗急性非淋巴细胞白血病，米托蒽醌不能用于中

性粒细胞低于 $1500/mm^3$ 的患者。为了检测骨髓抑制的发生，应常规地检测外周血的细胞数。④米托蒽醌可能有心脏毒性，可有心悸、期前收缩（早搏）及心电图异常。心脏毒性可以发生在治疗的任何时段，当剂量累积增加时心脏毒性的风险也相应增加。米托蒽醌治疗过程中发生的充血性心力衰竭（congestive heart failure，CHF）可能会导致患者死亡。因此，应该密切观察所有患者的有关心脏症状及体征，在应用米托蒽醌之前应结合患者的病史对患者进行评估。射血分数（LVEF）低于 50% 的患者不能用米托蒽醌治疗。在治疗过程中，出现 LVEF 低于 50% 的患者也尽量不要增加米托蒽醌的剂量。另外，米托蒽醌的累积浓度不宜超过 $140mg/m^2$，因为在肿瘤患者中，米托蒽醌的累积浓度超过 $140mg/m^2$ 时，充血性心力衰竭出现的频率为 2.6%。有心脏病史、伴有放疗或此前应用过其他蒽醌类药物的患者应用米托蒽醌会增加心脏毒性的概率。⑤也有报道称应用米托蒽醌可以继发急性髓性白血病（AML）。在 1774 名乳腺癌患者应用米托蒽醌及其他细胞毒性药物及放射治疗后，在第 5 年和第 10 年中 AML 发病率分别为 1.1% 和 1.6%[12-13]。当与 DNA 损伤的药物合用时，尤其是在接受了大剂量的细胞毒性和蒽环类药物后，米托蒽醌继发难治性 AML 的概率升高。在前列腺癌中应用米托蒽醌时继发 AML 的概率和乳腺癌相似。

超过 10% 的患者还会有如下的不良反应：①中枢神经系统（CNS）功能紊乱、疲乏感、无力感、发热和头痛；②皮肤病变：脱发及甲床的改变；③内分泌/代谢紊乱：闭经、月经不调、高血糖；④胃肠病变：腹痛、厌食、恶心、便秘、呕吐和体重的改变；⑤泌尿系统病变：尿液的异常和尿道不适；⑥血液系统病变：中性粒细胞减少、白细胞减少、淋巴细胞减少、贫血、血小板减少及淤血；⑦肝脏病变：加

强肝功能检测；⑧肾脏病变：血肌酐升高/BUN 和血尿；⑨呼吸系统病变：咳嗽、呼吸困难、上呼吸道感染；⑩其他：真菌感染和败血症。另外，1%～10%的患者有如下不良反应：①中枢神经系统病变：寒战、焦虑、抑郁和癫痫；②皮肤病变：蜂窝织炎；③内分泌/代谢病变：低钙血症、低钾血症、低钠血症；④胃肠病变：溃疡；⑤泌尿生殖系统病变：阳痿和不育；⑥肝脏病变：肝出血、黄疸；⑦神经肌肉症状：背部疼痛、肌肉疼痛、关节疼痛；⑧眼部症状：结膜炎、视力下降；⑨肾脏病变：肾衰竭和蛋白尿；⑩呼吸系统病变：鼻炎、鼻窦炎和肺炎；⑪其他：出汗。上述的不良反应是基于治疗和剂量而发生及改变的。患者应被告知在注射了米托蒽醌 24h 后可能会出现尿、眼泪、唾液、汗液有异味。米托蒽醌有潜在的生殖毒性，在孕期服用米托蒽醌可以导致胎儿异常，延缓胎儿的发育及造成新生儿畸形。由于米托蒽醌可从乳汁分泌致婴幼儿损伤，选用时应权衡利弊，哺乳妇女最好不用。同时米托蒽醌可表现为剂量限制性毒性，剂量过大可以导致患者白细胞减少、心动过速和骨髓发育不良。对于老年人，老年患者较年轻患者对本品的清除率低，故老年患者应降低用药剂量。

## 10.4 剂量及管理

用于治疗 CRPC 的米托蒽醌的剂量为 $12～14mg/m^2$，联合应用皮质醇每 3 周用药 1 次，每次进行 30min 静脉注射。米托蒽醌不能用于动脉注射，亦不宜用作鞘内注射，因为可能引起截瘫。静脉注射时，用生理盐水或 5%葡萄糖（D5W）稀释米托蒽醌，因为米托蒽醌是发泡剂，所以在用药时应该避免泄露或接触到眼、皮肤、黏膜。静脉注射时，如局部有药液渗漏，

应立即停止输液，选另一静脉滴入，以免发生感染。用药期间应严格检查血象、肝肾功能、心电图，必要时还需测定左心室排血量、超声心动图，在中性粒细胞少于 $1500/mm^3$ 的患者不能应用米托蒽醌。有心脏疾病的患者，用药过程中应密切注意心脏毒性的发生。用药过程中，注意有无咳嗽、气急、水肿等提示心力衰竭的症状。米托蒽醌遇低温可能析出晶体，可将输液瓶置热水中加温，待晶体溶解后使用，同时，米托蒽醌可能使尿液呈现蓝色，不需处理。

### 累积剂量的限制

国外报道，有 4 例患者注射 140～180mg/m² 的米托蒽醌后，由于严重的白细胞减少伴感染死亡，所以其用药剂量要严格控制。

米托蒽醌与阿霉素类似，当剂量达到 80～120mg/m² 或疗程已经超过了 9～12 个月，可能引起心肌病，应注意其剂量。

### 肾功能不全患者的剂量

米托蒽醌的肾清除率很小，所以在肾功能不全的患者中不需要调整剂量[14]。

### 肝功能不全患者的剂量

在肝功能异常的患者中米托蒽醌的清除率大幅度降低，半衰期也加倍。尽管建议减少剂量，但具体的剂量调整需要个体化。

## 10.5 疗效

米托蒽醌在 1996 年联合皮质醇作为治疗 CRPC 的一线用药。在多中心的随机试验中，米托蒽醌与泼尼松联合应用可以减少 CRPC 患者的疼痛并提高其生活质量，但不延长生存期[15]。多西他赛作为 CRPC 一线用药以后，米托蒽醌则成为了二线用药。

## 10.6　治疗地位

在前列腺癌的自然发展中，CRPC 一般发生于患者最后的 2～3 年[16]。对前列腺癌发生转移的患者，欧洲多采用睾丸切除术，而在美国多用减少雄激素生成的药物，而这两种治疗都可以使 75％已发生骨转移和淋巴结转移的患者症状得到改善，但并没有办法阻止其转化为雄激素非依赖的前列腺癌。尽管很多患者伴有严重的并发症，但细胞毒性化疗却可以大幅度延长 CRPC 患者的生存期。

在 20 世纪 90 年代中期应用米托蒽醌及泼尼松缓解 CRPC 患者症状之前，前列腺癌被认为对大部分化疗抵抗。目前为止，三种药物——多西他赛、雌莫司汀和米托蒽醌——已由 FDA 批准可作为 CRPC 的一线用药。米托蒽醌和泼尼松的药效是单用泼尼松药效的两倍以上。作为一种单一药剂，米托蒽醌有安慰剂的作用，并且在老年患者中能获得良好的耐受性。

2004 年，一个大型的试验比较了米托蒽醌和多西他赛在非激素治疗的患者中的疗效。基于这个调查试验的结果，FDA 证实了多西他赛和泼尼松联合应用有助于治疗 CRPC。在生存期试验中，证实多西他赛联合泼尼松的生存期要好于米托蒽醌和泼尼松的组合。然而，在按周给药时，多西他赛并不能显著提高总体生存期，患者大多生活质量较差，通常，患者有内部疾病、疼痛及较高 PSA 水平时，其生存期较短。米托蒽醌联合泼尼松的方案在骨痛缓解和副作用、不良反应发生情况上略优于多西他赛联合泼尼松。当治疗效果不佳时两种方案交替使用能够有效提高治疗效果，多西他赛联合泼尼松可作为米托蒽醌联合泼尼松的挽救方案。

多西他赛、雌莫司汀与米托蒽醌和泼尼松联用可以提高生存期。在 2004 年的试验中，发现其不良反应多为雌莫司汀和多西他赛所引起的心血管和消化系统的不良反应。

在接受了一线药物化疗后，患者可以选择的其他治疗方式很少，且都不是 FDA 所批准的，而实际上，不到半数的 CRPC 患者可以接受二线治疗。2006 年，一个关于"一线治疗为多西他赛，二线治疗为米托蒽醌"的试验，发现米托蒽醌可以使 PSA 水平下降，但仍有较多的与治疗有关的不良反应。因为紫杉醇难治性 CRPC 被认为是停用紫杉醇类药物的 60 天内发展产生的，所以，每日两次的米托蒽醌和 5mg 的泼尼松是最好的二线用药方案。但乳酸脱氢酶的升高和内部脏器的转移预示了 CRPC 患者在二线治疗中会有不好的预后。在一线用药时出现 PSA 反应的患者在二线治疗时出现 PSA 反应的概率是其他患者的 7～8 倍。紫杉醇类药无效的患者，米托蒽醌对其也基本上没有效果。

## 小　结

● 系统化疗应用于伴有远处转移的 CRPC 患者。

● 米托蒽醌联合泼尼松可以减少 CRPC 患者的疼痛并提高其生活质量，但不延长其生存期。

● 相对于一线用药多西他赛，米托蒽醌作为二线用药治疗 CRPC。治疗必须基于患者的肿瘤特征、有效率、药物毒性耐受等来制定个体化的方案，从而提高生存期。

（盛正祚）

## 参考文献

[1] Paciucci P A, Dutcher J P, Cuttner J, et al. Mitoxantrone and ara-C in previously treated patients with acute myelogenous leukemia [J]. Leukemia, 1987, 1 (7): 565-567.

[2] Spadea A, Petti M C, Fazi P, et al. Mitoxantrone, etoposide and intermediate-dose Ara-C (MEC): an effective regimen for poor risk acute myeloid leukemia [J]. Leukemia, 1993, 7 (4): 549-552.

[3] Lown J W, Hanstock C C, Bradley R D, et al. Interactions of the antitumor agents mitoxantrone and bisantrene with deoxyribonucleic acids studied by electron microscopy [J]. Molecular pharmacology, 1984, 25 (1): 178-184.

[4] Tewey K M, Rowe T C, Yang L, et al. Adriamycin-induced DNA damage mediated by mammalian DNA topoisomerase II [J]. Science, 1984, 226 (4673): 466-468.

[5] Alberts D S, Peng Y M, Bowden G T, et al. Pharmacology of mitoxantrone: mode of action and pharmacokinetics [J]. Investigational new drugs, 1985, 3 (2): 101-107.

[6] Van Belle S J, De Planque M M, Smith I E, et al. Pharmacokinetics of mitoxantrone in humans following single-agent infusion or intra-arterial injection therapy or combined-agent infusion therapy [J]. Cancer chemotherapy and pharmacology, 1986, 18 (1): 27-32.

[7] Savaraj N, Lu K, Manuel V, et al. Pharmacology of mitoxantrone in cancer patients [J]. Cancer chemotherapy and pharmacology, 1982, 8 (1): 113-117.

[8] Ehninger G, Proksch B, Heinzel G, et al. The pharmacokinetics and metabolism of mitoxantrone in man [J]. Investigational new drugs, 1985, 3 (2): 109-116.

[9] Rosenbaum E H, Cohen R A, Glatstein H R. Vaccination of a patient receiving immunosuppressive therapy for lymphosarcoma [J]. Jama, 1966, 198 (7): 737-740.

[10] Kroger A T, Atkinson W L, Marcuse E K, et al. General recommendations on immunization: recommendations of the Advisory Committee on Immunization Practices (ACIP) [J]. MMWR Recommendations and reports: Morbidity and mortality weekly report Recommendations and reports/Centers for Disease Control, 2006, 55 (RR-15): 1-48.

[11] Posner L E, Dukart G, Goldberg J, et al. Mitoxantrone: an overview of safety and toxicity [J]. Investigational new drugs, 1985, 3 (2): 123-132.

[12] Pedersen-Bjergaard J, Andersen M K, Johansson B. Balanced chromosome aberrations in leukemias following chemotherapy with DNA-topoisomerase II inhibitors [J]. Journal of clinical oncology: official journal of the American Society of Clinical Oncology, 1998, 16 (5): 1897-1898.

[13] Pedersen-Bjergaard J, Rowley J D. The balanced and the unbalanced chromosome aberrations of acute myeloid leukemia may develop in different ways and may contribute differently to malignant transformation [J]. Blood, 1994, 83 (10): 2780-2786.

[14] Savaraj N, Lu K, Valdivieso M, et al. Clinical kinetics of 1, 4-dihydroxy-5, 8-bis [(2- [(2-hydroxyethyl) amino] ethyl] amino] -9, 10-anthracenedione [J]. Clinical pharmacology and therapeutics, 1982, 31 (3): 312-316.

[15] Tannock I F, Osoba D, Stockler M R, et al. Chemotherapy with mitoxantrone plus prednisone or prednisone alone for symptomatic hormone-resistant prostate cancer: a Canadian randomized trial with palliative end points [J]. Journal of clinical oncology: official journal of the American Society of Clinical Oncology, 1996, 14 (6): 1756-1764.

[16] Hussain M, Petrylak D, Fisher E, et al. Docetaxel (Taxotere) and estramustine versus mitoxantrone and prednisone for hormone-refractory prostate cancer: scientific basis and design of Southwest Oncology Group Study 9916 [J]. Seminars in oncology, 1999, 26 (5 Suppl 17): 55-60.

# 第 11 章　多西他赛

## 本章提纲

前列腺癌在美国恶性肿瘤中发病率第一，死亡率位于第二，2008年，大约有186320名患者被诊断为前列腺癌，并有28660名患者死于前列腺癌[1]。由于PSA检测手段的普及，可以在早期发现较为局限的肿瘤，而此时，这些患者可以选择的治疗方式较多，如根治性前列腺切除术（开放、腹腔镜和机器人）、体外放射治疗、短程疗法、观察、积极检测等。另外，烧灼技术，例如高强度聚集超声（high-intensity focused ultrasound，HIFU）和冷冻消融技术，也可以用于一些病情较为特殊的患者。

尽管PSA检测手段较为普及，还是有很多患者在发现时已经处于疾病的中晚期，如进展性前列腺癌、前列腺癌的转移或者复发，对这些患者一线治疗手段是内分泌治疗（androgen deprivation therapy，ADT）。早期的ADT多采用手术及药物手段[2-3]，但在18～24个月以后，患者会进展为去势抵抗性（非激素依赖性）前列腺癌（castration-resistant prostate cancer，CRPC)[3]，而此时的治疗手段通常只有姑息治疗。二线治疗为激素治疗，其可以产生PSA反应，合并标准的化疗手段如米托蒽醌和泼尼松可以减轻其症状[4]，然而其并不能改善患者的生存期。2004年一篇研究报道说多西他赛可以提高CRPC患者的生存期。

多西他赛提取自紫杉醇，而紫杉醇来源自太平洋的紫杉树的树皮，其可以稳定细胞内的微管，预防其解聚。在早期的临床研究中发现，其可以对晚期的化疗药物抵抗的乳腺癌、卵巢癌、非小细胞肺癌有疗效[5]。在美国东部肿瘤协作组（ECOG）一项Ⅱ期临床试验中23个患者每3周应用紫杉醇，但没有患者有完全的反应，只有一个人在9个月有部分疗效。在剩余的20个患者中，11个人有稳定的病情，而9名患者病情有进展[6]。

# 11.1 TAX327 临床试验

TAX327是一个国际化的、随机的临床三期试验，对比两种疗法：多西他赛加泼尼松和米托蒽醌加泼尼松来治疗转移的CRPC[4]。入选标准是患者需要有前列腺癌疾病进展且具有不能应用放射治疗的证据，曾经使用过化疗药物而不是雌氮芥和皮质醇的患者不入选。患者被随机分组，第一组患者接受每三周75mg/m² 多西他赛及每天两次的5mg泼松尼的治疗（D3P组）。第二组患者接受每周30mg/m² 的多西他赛及每天两次的5mg泼尼松的治疗（D1P组）。第三组患者接受每三周米托蒽醌12mg/m² 和每天两次泼尼松5mg（MP组）。大约有1006名患者被随机分组。在2004年的报告中提出，在D3P组的患者的生存期平均为18.9个月，MP组的平均生存期为16.5个月，D1P组患者的平均生存期为17.4个月。D3P组患者比MP组患者疼痛有所减轻，两组在PSA反应中都要高于米托蒽醌组。

只有815名患者有评估生活质量改变，这是因为FACT-P的调查问卷并不适用于所有的患者，从而导致误差较大。在一项意向性分析中，生活质量的反应定义为通过16项改进方面及至少三周的观察所得到的生活质量反馈。而这些患者中仅有13%的患者有生活质量改善，MP组高于D3P组和D1P组。在另外一项研究中，应用多西他赛的患者能获得更多的生活改善。

在D3P组中，白细胞减少较为常见。有两名患者死于败血症：一个患者在多西他赛组，另一个患者在米托蒽醌组。心功能减退多见于米托蒽醌组，而多西他赛组心脏不良反应发生率高于米托蒽醌组。尽管如此，米托蒽醌组仍有三名患者死于心脏疾病。

在 2006 年 10 月，继续进行了后续的生存分析试验。结果显示，D3P 组生存期长于米托蒽醌组。D1P 组患者三年生存率高于米托蒽醌组。另外一项试验分析了多西他赛为基础的治疗和米托蒽醌为基础的治疗。然而结果显示，一线化疗药和二线化疗药物并没有特殊的联系。第二阶段的分析在米托蒽醌和激素治疗后给予 D3P 方案，结果显示超过 60% 的患者疼痛减轻，57% 的患者 PSA 水平减少 50% 以上，总的生存期为 15 个月。

总体来说，TAX 327 试验并没有有效地对比出 D3P 和 D1P 的区别。尽管按周用药并不能使生存率升高，但相比于米托蒽醌治疗其极大提高了生存质量。

## 11.2 SWOG 99-16 试验

SWOG 99-16 是和 TAX 试验同时进行的一个多中心、随机非盲试验，基于蒽醌类药物和多西他赛在体外的抗肿瘤效应及多西他赛在一、二期临床试验中的作用[7]。SWOG 99-16 用来比较在米托蒽醌和泼尼松（MP）疗法基础上的多西他赛和雌氮芥（DE）的疗效[8-9]。雌氮芥剂量为 280mg，每日 3 次；在应用 2 天地塞米松后，应用 60mg/m² 的多西他赛。有 152001 名患者接受了每天 2mg 的华法林和 325mg 阿司匹林治疗，事实证明可以减少血栓形成。MP 组患者接受 12mg/m² 米托蒽醌和 5mg bid（每日 2 次）的泼尼松治疗，如果期间发了 3 级及 4 级的不良反应，则适当调整药物剂量。入选的标准是有生化或者应用放射性治疗的进展性转移性 CRPC 患者，且终止治疗 4 周以上且并没有应用雌氮芥、蒽环类药物、米托蒽醌和紫杉醇类药物。大约 770 名患者入选此试验。在试验期间，64% 的 DE 组者死亡，70% MP 组患者死亡。在意向性分析中，多西他赛组患者生存期比米托蒽醌组患者要长。DE 组患者的生存期长于 MP 组。另外，50% 的多西他赛组患者 PSA 降低 50% 以上，而米托蒽醌组只有 27%。多西他赛导致的粒细胞减少引起发热、心血管事件、恶心呕吐、代谢障碍等事件发生更多。

在 2006 年，SWOG 99-16 结果被报道出来，和 TAX 327 不同，SWOG 分组中，其生活质量并无差异[10]。

## 11.3 化疗的最佳时期

虽然多西他赛治疗 CRPC 的疗效较为明确，但治疗的时机选择却仍存在争议，因为 SWOG99-16 和 TAX 327 试验都没有很好地解决这个问题。关于细胞毒性药物的应用时机有两个主要问题：第一，细胞毒性药物是否会延缓或者阻止激素依赖性前列腺癌向 CRPC 转变；第二，细胞毒性药物是否应该在确诊 CRPC 或变为系统疾病时立即应用。

到目前为止，细胞毒性药物可以阻止 CRPC 发展的证据多数为临床前期试验，激素非依赖细胞出现是否早于雄激素消失或疾病发展也不清楚。而当 ADT 启动时，细胞即开始出现激素抵抗，其分子机制为 Bax 以及 Bcl-2 蛋白的调控。在老鼠模型中，在雄激素剥夺后，其 Bax 和 Bcl-2 表达增加，然而几天后即发生了逆转，暗示抑制凋亡的细胞数增加了[11]。在 LNCaP 细胞所形成的小鼠移植瘤模型上，同时给予紫杉醇类药物和激素抑制药物其预后好于序贯疗法，在此实验中，用细胞毒治疗的预后最差。目前基于人体的试验很少，在 2005 年，Hussain 及其同事发现，在应用 3 周多西他赛后，39 名患者有生化指标的复发，其中 32 名患者有 PSA 水平的复发，另外 7 名患者有临床的转移证据，所有入选患者的睾酮水平处于未抑制状态，且接受多西他赛，其中 33 名患者继续接受 4～12 个月的完全雄激素抑制治疗。在应用多西他赛之后，PSA 平均水平为 5.7ng/ml 而且 48.5% 的患者 PSA 水平降低 50%，20% 的患者 PSA 水平降低 75% 以上。在平均应用雄激素阻断 2.3 个月后，33 名患者中 28 名 PSA 水平达到 0.41ng/ml，然而，有另外 5 名患者水平维持在 0.1ng/ml，其中 3 名患者临床转移证据消失。

相对于雄激素依赖的前列腺癌，关于多西他赛治疗 CRPC 的最佳用药时间的试验较少。一般来说，当 PSA 水平升到 ADT、有转移证据或者患者有明显症状时，细胞毒性药物治疗可以应用。一个小型临床三期试验对比检测了米托蒽醌、泼尼松合用或单用泼尼松在 CRPC 中的疗效。尽管米托蒽醌应用于这些患者时，其进展时间延后且 PSA 水平降低，但米托蒽醌并没有导致患者总体生存率的延长。大约 SWOG 99-16 试验中 19% 的患者及 TAX 327 中 21% 没有转移的 CRPC 患者中没有表现出明显症状。另外一个没有症状的 TAX 327 患者，多西他赛并没有使其生存率明显延长[4,12]。

# 11.4 未来紫杉醇联合治疗的方向

## 抑制血管生成药物

众所周知，肿瘤需要新生的血管来保证肿瘤的生长，因此抑制血管生成是治疗肿瘤的一个方向[13]。在早期的紫杉醇研究中，学者们发现紫杉醇可以直接影响肿瘤血管的生成。在 2001 年，Sweeney 及其同事报道了多西他赛抑制脐带静脉上皮细胞（HUVEC）的增长，当血管上皮生长因子（VEGF）或者成纤维细胞生长因子（bF-GF）加入至 HUVEC 培养基中，血管增长

抑制被解除。当应用 VEGF 的单克隆抗体（rhu Mab-VEGF）时，VEGF 和 bFGF 的效应反转。相似的结果在体内 Matrigel 模型中：多西他赛可以直接抑制血管生成，且当加入 VEGF 和 bFGF 时抑制作用消失，rhu Mab-VEG 可以恢复其血管抑制作用[14]。这个研究中，在体内加入其他药物如环磷酰胺、长春碱、紫杉醇和多西他赛，为临床应用抑制血管治疗提供了依据。而且，血清中的 VEGF 水平和 CRPC 患者的较差预后相关。目前 VEGF 单克隆抗体应用在多西他赛治疗 CRPC 患者的方案中。Picus 等利用多西他赛（每 3 周 70mg/m²），雌氮芥 5 天 280mg，口服，每日 3 次，贝伐单抗（15mg/kg），结果发现患者生存期平均为 23 个月。第二个试验评估了联合应用贝伐单抗和多西他赛在单用多西他赛没有效的患者中的疗效。在临床Ⅱ期研究中，应用 10mg/kg 剂量的贝伐单抗和多西他赛（每 3 周 70mg/m²）。所有患者中，有 20 名患者有骨转移。经过治疗后，11 名患者有明显的 PSA 水平降低，4 名患者并没有 PSA 降低。阿伯西普（VEGF trap），是一种含有 VEGF 受体 1 和 2 的蛋白，可以被 IgG1 抗体的 Fc 段识别。在 VENICE 试验中，其试验设计类似于 CALGB 研究，即对比多西他赛联合泼尼松、阿普西伯（6mg/kg）和单用多西他赛和泼尼松的疗效。

免疫调节剂（IMiDst），例如沙利度胺和来那度胺，目前可以与多西他赛合用。IMiDst 可以调剂免疫及抑制炎性反应以配合抗血管效应。前临床研究已经证实来那度胺单用或者和多西他赛合用可以显著导致前列腺癌 PC3 细胞的凋亡。在一个临床Ⅰ期研究中，将低剂量的多西他赛和沙利度胺联合应用，其最大剂量为沙利度胺 100mg 每日 2 次，多西他赛每周 25mg/m²。为进一步证明联合应用的疗效，一个随机临床Ⅱ期试验比较按周使用多西他赛及联

合应用。尽管试验终点是来评估在多西他赛中联合沙利度胺的毒性，而不是观测其生存期差异，但结果显示多西他赛联合沙利度胺平均生存期为 28.9 个月。

最近一项 II 期临床研究评估每日应用沙利度胺 200mg、每周多西他赛（75mg/m²）、每 3 周贝伐单抗（15mg/kg）的疗效。其结果发现有 41 名患者的 PSA 水平降低幅度超过 80%，有 51 名患者的 PSA 水平降低幅度大于 50%。平均无进展生存期为 18.2 个月。有 5 名患者有发热性中性粒细胞减少，有 5 名患者晕厥，3 名患者胃肠穿孔，3 名患者有血栓形成，2 名患者有 3 级出血。

索拉非尼和舒尼替尼是酪氨酸激酶抑制剂，作用于调控细胞分裂、生存和凋亡的细胞通路。他们抗血管生成的作用与 VEGF 受体相似。尽管这两种药物已经被批准应用于其他实性恶性肿瘤，其应用于前列腺癌的试验已启动。舒尼替尼单用及联合应用可以抑制前列腺癌细胞 DU145 和 PC3 增殖[15-16]。一项临床 II 期试验早期报告显示 50% 的患者有 PSA 水平降低，39% 的患者有缓解。目前，此临床 II 期试验正在检测多西他赛和舒尼替尼联合应用的疗效。

## 骨化三醇的联合治疗

骨化三醇 [1，25（OH)₂-D₃] 是维生素 D 的活性状态，用来治疗恶性肿瘤。临床前期的研究证实骨化三醇能够抑制前列腺癌细胞系的分裂，体内及体外试验证实骨化三醇可以增加紫杉醇的疗效[17-19]。尽管相对安全，但骨化三醇可以导致高钙血症。一种形式的骨化三醇 DN-101，可以避免此不良反应。DN-101 被设计应用为按周给药，以至于避免不良反应[20]。在一个临床 II 期试验，按周应用骨化三醇和多西他赛，即一个双盲、随机的临床试验中，对比单用多西他赛及多西他赛-DN-101 联合应用的疗效[21]。结果显示两组平均生存期

为 18.3 个月，两组并没有统计学差异。在调整了血红蛋白及 ECOG 评分结果后，生存分析显示联合应用组生存期延长，且有统计学差异，单用多西他赛组的生存期平均为 16.4 个月，而联合组平均生存期为 24.5 个月。另外，胃肠道毒性和深静脉血栓形成（DVT）的发生率较单用组低。

## 以骨转移为靶向的治疗

骨转移是前列腺癌的毁灭性灾难，因为骨转移和相应的症状对生活质量有较大影响并可导致严重的并发症，因此，以骨转移为靶向的治疗引起了学术界的兴趣，特别是联合应用多西他赛。

内皮素轴的信号转导效应包括有丝分裂、细胞生存、血管收缩和骨组织的稳态平衡。内皮素受体的配体导致骨基质形成以及增殖、侵袭和凋亡。一种骨靶向药物为阿曲生坦。阿曲生坦是内皮素的抑制剂。在临床前期和临床试验中发现，阿曲生坦可以下调骨形成、有丝分裂、血管生成[22-23]。M96-594 试验对比了阿曲生坦的两个剂量（10mg 和 2.5mg）的疗效。尽管，阿曲生坦在短时期肿瘤进展及延长生存期上有较大改善，但长期观测并没改善。然而，血清中的磷酸盐水平和 PSA 水平有所改善[24]。M00-211 试验中，对比了 CRPC 患者应用 10mg 阿曲生坦和安慰剂的疗效，发现阿曲生坦可以提高生活质量[25]。目前一个 SWOG 试验对比多西他赛和泼尼松联合组及多西他赛、泼尼松和阿曲生坦联合组的疗效[26]。

类似于阿曲生坦和内皮素轴，RANK（NF-κB 受体）配体及护骨素信号通路由于可以维持骨组织稳态而受到关注，并在随后发现其与炎症反应和转移相关。2007 年，Luo 等证明一个突变可以阻止 NF-κB 激酶 α 抑制受体的磷酸化[27-28]。在临床上，这个突变可以延迟和阻滞前列腺癌的转移。当 RANK 的配体抑制剂护骨素-Fc 和多西他

赛应用于前列腺癌骨转移的小鼠模型上时，其生存时间显著增加且骨转移灶减小。

硼替佐米是一种二肽硼酸类似物，也作用于 NF-κB 信号通路。在分子水平，硼替佐米可以抑制灭活 IkB 激酶 α 的 26S 蛋白体[29]，类似于多西他赛，硼替佐米可以下调 bcl-2 表达，然而，和多西他赛不同的是，硼替佐米使细胞停于 G1 和 G2 期，而多西他赛使细胞停于 σ2M 期[29-30]。在体内试验中，联合应用硼替佐米和多西他赛可以调整 bcl-2 和 bcl-xL 表达且细胞系对化疗敏感。在临床 I 期和 II 期试验中，单一使用硼替佐米对 CRPC 有疗效。在随后的临床 I 期和 II 期试验中证实，合用 40mg/m² 多西他赛，1.6mg/m² 的硼替佐米是安全的且具有抗肿瘤的活性。

## 紫杉醇-疫苗疗法

以疫苗为基础的疗法是最有前景但技术上最具挑战性的疗法之一。理论上的免疫疗法的优势在于应用身体自身免疫系统而不是化疗，因而可能减少化疗造成的副作用。然而，确认及制作疫苗非常困难。抗原必须表达到一定的量来促使免疫反应发生。疫苗也必须有效且无毒性作用。几种疫苗试剂已经在某些恶性肿瘤中测试。这些抗体是糖蛋白，其应用的是"自身抗原"，如 PSA、MUC-1 和 PSMA。然而，这些疫苗的反应性有限。重组病毒疫苗更加具有免疫原性。在一个临床 2 期试验中，表达 PSA 的重组鸡痘病毒（rF-PSA）和表达 PSA 的重组痘苗病毒（rV-PSA）应用于有临床局部病患的患者。患者分四次接种这两种疫苗，接种一次 rV-PSA 疫苗后，再接种 3 次 rF-PSA 疫苗，在应用"痘苗-禽痘刺激素"战略后，会使 PSA PFS 增加。再接下来的试验中发现，应用"痘苗-禽痘刺激素"战略的患者抗体维持的时间较长。

通过 MHC 分子来激活 T 细胞反应是一个非常复杂的过程，一个二级协同刺激分子，如 B7.1 需要抗原呈递细胞（APC），根据此原理，在一个 II 期临床试验中，28 名患者随机分配于两组中，一组 CRPC 患者应用"痘苗-禽痘刺激素"时同时给予共同刺激因子，另外一组给予多西他赛以进行比较。在 ELISPOT 试验中，特异识别 PSA 的 T 细胞数量上调了 3.33 倍，有意思的是，免疫反应并没有保存抗原的特异性，在应用了疫苗之后，识别其他前列腺癌特异性抗原的 T 细胞也上调了[31]。尽管这个试验没有对比 PFS，只接受疫苗的患者PFS 平均为 1.8 个月，接受联合治疗的患者 PFS 平均为 3.2 个月。因此，在应用新的疫苗时，应该加用多西他赛，因为相对于其他的化疗药如环磷酰胺，多西他赛不会抑制 T 调节细胞而且可以促进 CD8+ 细胞与 CD3 结合[32]。

## 多西他赛和前列腺切除术

对于治疗局限性前列腺癌有很多方法，但大部分患者还是接受了手术切除或放疗，然而 30%～40% 的患者在十年内有 PSA 的水平的复发[33-34]。现今已经有很多检测新辅助疗法和辅助疗法的有效性，然而，到目前为止，这个方法还是有可调查性的[34]。

在一些 I 期和 II 期的临床试验中，观察单独应用多西他赛或合用新辅助疗法的安全性，尽管多西他赛剂量和治疗时间有变化，但这些研究发现新辅助治疗用的多西他赛是安全的且更易耐受，而且并没有导致其他的手术并发症[35-37]。尽管在术后没有完全的病理反应，但这些研究证明在手术前 PSA 的水平是降低的。到目前为止，一个规模最大的临床 II 期研究探寻在前列腺切除之前，多西他赛和去势治疗联合应用的作用。其中有 72 名高危患者入组，其中最后 64 名患者在完成了新辅助治疗后进行了前列腺切除术，并出现了 2 例术后并发症：术后的心肌梗死和深静脉血栓（DVT），而在病理学上，有 4 位患者有局部淋巴结转移，2 名患者分期降低至 T₀期。在 42.7 个月中，30% 的患者有 PSA 水平的复发，但和 PSA 无瘤生存（PSA RFS）无关。尽管 Gleason 评分和分期都与 PSA RFS 有关，但只有 Gleason 评分的关系更密切。3 个患者死于基础疾病，有两名患者在手术时发现有淋巴结转移。在一个正在进行的临床Ⅲ期试验中，将要对比术前联合应用新辅助治疗中的多西他赛-雌氮芥和单独应用前列腺切除术的 5 年 PSA RFS 的水平。尽管一些研究已经检测了辅助放疗和 ADT 在前列腺切除术患者中的疗效，但目前不清楚辅助化疗的作用在前列腺癌中的作用。

###  多西他赛和放疗

不适合或不能做前列腺切除术的高风险局部前列腺患者，大部分经常会接受外放射治疗（EBRT）。EBRT 常规应用新辅助和辅助 ADT。基于多西他赛和 EBRT 可以导致细胞周期的停滞并在 G2 和 M 期引起细胞凋亡的理论，许多假说暗示多西他赛可能使组织细胞对放疗更加敏感。在小鼠乳腺癌模型中，在进行放射治疗前的 48h 给予多西他赛，可以提高肿瘤对放疗的敏感性。在一项Ⅰ期临床试验中，对于接受 70.2Gy 放疗的高风险的局限性肿瘤患者，每周给予其多西他赛，结果显示，20mg/m² 的多西他赛对 EBRT 有靶剂量最小化 MTD 的作用。另外一项临床试验中，20 人入选，有 17 人有 ADT，毒副作用为疲乏、腹泻、尿频和便秘，没有血液系统毒性，有 3 人因并发症退出。

## 小 结

- 多西他赛为基础的治疗方案能够增加 CRPC 患者的生存期，但最佳用药时间仍无定论，正在进行中的试验正在评估最佳的药物以增进疗效。
- 多西他赛与其他药物的联合应用在未来可能为治疗 CRPC 提供新思路。

（盛正祚）

### 参考文献

[1] Jemal A，Siegel R，Ward E，et al. Cancer statistics，2008 [J]. CA：a cancer journal for clinicians，2008，58（2）：71-96.

[2] Loblaw D A，Virgo K S，Nam R，et al. Initial hormonal management of androgen-sensitive metastatic，recurrent，or progressive prostate cancer：2006 update of an American Society of Clinical Oncology practice guideline [J]. Journal of clinical oncology：official journal of the American Society of Clinical Oncology，2007，25（12）：1596-1605.

[3] Lucas A，Petrylak D P. The case for early chemotherapy for the treatment of metastatic disease [J]. The Journal of urology，2006，176（6 Pt 2）：S72-75.

[4] Tannock I F，De Wit R，Berry W R，et al. Docetaxel plus prednisone or mitoxantrone plus prednisone for advanced prostate cancer [J]. The New England journal of medicine，2004，351（15）：1502-1512.

[5] Foa R，Norton L，Seidman A D. Taxol（paclitaxel）：a novel anti-microtubule agent with remarkable anti-neoplastic activity [J]. International journal of clinical & laboratory re-

search, 1994, 24 (1): 6-14.

[6] Roth B J, Yeap B Y, Wilding G, et al. Taxol in advanced, hormone-refractory carcinoma of the prostate. A phase II trial of the Eastern Cooperative Oncology Group [J]. Cancer, 1993, 72 (8): 2457-2460.

[7] Petrylak D P, Tangen C M, Hussain M H, et al. Docetaxel and estramustine compared with mitoxantrone and prednisone for advanced refractory prostate cancer [J]. The New England journal of medicine, 2004, 351 (15): 1513-1520.

[8] Kreis W, Budman D R, Calabro A. Unique synergism or antagonism of combinations of chemotherapeutic and hormonal agents in human prostate cancer cell lines [J]. British journal of urology, 1997, 79 (2): 196-202.

[9] Petrylak D P, Macarthur R, O'connor J, et al. Phase I/II studies of docetaxel (Taxotere) combined with estramustine in men with hormone-refractory prostate cancer [J]. Seminars in oncology, 1999, 26 (5 Suppl 17): 28-33.

[10] Berry W, Dakhil S, Modiano M, et al. Phase III study of mitoxantrone plus low dose prednisone versus low dose prednisone alone in patients with asymptomatic hormone refractory prostate cancer [J]. The Journal of urology, 2002, 168 (6): 2439-2443.

[11] Perlman H, Zhang X, Chen M W, et al. An elevated bax/bcl-2 ratio corresponds with the onset of prostate epithelial cell apoptosis [J]. Cell death and differentiation, 1999, 6 (1): 48-54.

[12] Kreis W, Budman D R, Fetten J, et al. Phase I trial of the combination of daily estramustine phosphate and intermittent docetaxel in patients with metastatic hormone refractory prostate carcinoma [J]. Annals of oncology: official journal of the European Society for Medical Oncology/ESMO, 1999, 10 (1): 33-38.

[13] Folkman J. Tumor angiogenesis: therapeutic implications [J]. The New England journal of medicine, 1971, 285 (21): 1182-1186.

[14] Gasparini G, Longo R, Fanelli M, et al. Combination of antiangiogenic therapy with other anticancer therapies: results, challenges, and open questions [J]. Journal of clinical oncology: official journal of the American Society of Clinical Oncology, 2005, 23 (6): 1295-1311.

[15] Cumashi A, Tinari N, Rossi C, et al. Sunitinib malate (SU-11248) alone or in combination with low-dose docetaxel inhibits the growth of DU-145 prostate cancer xenografts [J]. Cancer letters, 2008, 270 (2): 229-233.

[16] Guerin O, Formento P, Lo Nigro C, et al. Supra-additive antitumor effect of sunitinib malate (SU11248, Sutent) combined with docetaxel. A new therapeutic perspective in hormone refractory prostate cancer [J]. Journal of cancer research and clinical oncology, 2008, 134 (1): 51-57.

[17] Wang Y R, Wigington D P, Strugnell S A, et al. Growth inhibition of cancer cells by an active metabolite of a novel vitamin D prodrug [J]. Anticancer research, 2005, 25 (6B): 4333-4339.

[18] Blutt S E, Polek T C, Stewart L V, et al. A calcitriol analogue, EB1089, inhibits the growth of LNCaP tumors in nude mice [J]. Cancer Res, 2000, 60 (4): 779-782.

[19] Hershberger P A, Yu W D, Modzelewski R A, et al. Calcitriol (1, 25-dihydroxycholecalciferol) enhances paclitaxel antitumor activity in vitro and in vivo and accelerates paclitaxel-induced apoptosis [J]. Clin Cancer Res, 2001, 7 (4): 1043-1051.

[20] Beer T M, Hough K M, Garzotto M, et al. Weekly high-dose calcitriol and docetaxel in advanced prostate cancer [J]. Seminars in oncology, 2001, 28 (4 Suppl 15): 49-55.

[21] Beer T M, Ryan C W, Venner P M, et al. Double-blinded randomized study of high-dose calcitriol plus docetaxel compared with placebo plus docetaxel in androgen-independent prostate cancer: a report from the ASCENT Investigators [J]. Journal of clinical oncolo-

gy: official journal of the American Society of Clinical Oncology, 2007, 25 (6): 669-674.

[22] Bagnato A, Rosano L. The endothelin axis in cancer [J]. Int J Biochem Cell Biol, 2008, 40 (8): 1443-1451.

[23] Carducci M A, Jimeno A. Targeting bone metastasis in prostate cancer with endothelin receptor antagonists [J]. Clin Cancer Res, 2006, 12 (20 Pt 2): 6296s-6300s.

[24] Jimeno A, Carducci M. Atrasentan: a novel and rationally designed therapeutic alternative in the management of cancer [J]. Expert review of anticancer therapy, 2005, 5 (3): 419-427.

[25] Carducci M A, Padley R J, Breul J, et al. Effect of endothelin-A receptor blockade with atrasentan on tumor progression in men with hormone-refractory prostate cancer: a randomized, phase II, placebo-controlled trial [J]. Journal of clinical oncology: official journal of the American Society of Clinical Oncology, 2003, 21 (4): 679-689.

[26] Banerjee S, Hussain M, Wang Z, et al. In vitro and in vivo molecular evidence for better therapeutic efficacy of ABT-627 and taxotere combination in prostate cancer [J]. Cancer Res, 2007, 67 (8): 3818-3826.

[27] Zou Z, Anisowicz A, Hendrix M J, et al. Maspin, a serpin with tumor-suppressing activity in human mammary epithelial cells [J]. Science, 1994, 263 (5146): 526-529.

[28] Luo J L, Tan W, Ricono J M, et al. Nuclear cytokine-activated IKKalpha controls prostate cancer metastasis by repressing Maspin [J]. Nature, 2007, 446 (7136): 690-694.

[29] Dreicer R, Petrylak D, Agus D, et al. Phase I/II study of bortezomib plus docetaxel in patients with advanced androgen-independent prostate cancer [J]. Clin Cancer Res, 2007, 13 (4): 1208-1215.

[30] Cao W, Shiverick K T, Namiki K, et al. Docetaxel and bortezomib downregulate Bcl-2 and sensitize PC-3-Bcl-2 expressing prostate cancer cells to irradiation [J]. World journal of urology, 2008, 26 (5): 509-516.

[31] Arlen P M, Gulley J L, Parker C, et al. A randomized phase II study of concurrent docetaxel plus vaccine versus vaccine alone in metastatic androgen-independent prostate cancer [J]. Clin Cancer Res, 2006, 12 (4): 1260-1269.

[32] Garnett C T, Schlom J, Hodge J W. Combination of docetaxel and recombinant vaccine enhances T-cell responses and antitumor activity: effects of docetaxel on immune enhancement [J]. Clin Cancer Res, 2008, 14 (11): 3536-3544.

[33] Roehl K A, Han M, Ramos C G, et al. Cancer progression and survival rates following anatomical radical retropubic prostatectomy in 3,478 consecutive patients: long-term results [J]. The Journal of urology, 2004, 172 (3): 910-914.

[34] Sonpavde G, Chi K N, Powles T, et al. Neoadjuvant therapy followed by prostatectomy for clinically localized prostate cancer [J]. Cancer, 2007, 110 (12): 2628-2639.

[35] Hussain A, Dawson N, Amin P, et al. Docetaxel followed by hormone therapy in men experiencing increasing prostate-specific antigen after primary local treatments for prostate cancer [J]. Journal of clinical oncology: official journal of the American Society of Clinical Oncology, 2005, 23 (12): 2789-2796.

[36] Garzotto M, Myrthue A, Higano C S, et al. Neoadjuvant mitoxantrone and docetaxel for high-risk localized prostate cancer [J]. Urologic oncology, 2006, 24 (3): 254-259.

[37] Friedman J, Dunn R L, Wood D, et al. Neoadjuvant docetaxel and capecitabine in patients with high risk prostate cancer [J]. The Journal of urology, 2008, 179 (3): 911-915; discussion 915-916.

# 第 12 章　晚期前列腺癌的新型药物治疗

## 本章提纲

化疗时应用多西他赛可以延长去势抵抗性（非激素依赖型）前列腺癌（CRPC）患者的生存率，然而，患者平均生存时间仍低于2年，因此需要开发更好的药物，目前有几种改善预后的药物已经在研究中。在多西他赛中加用新药代表了一个新的治疗模式，但到目前为止，试验结果显示增加药物并不能提高预后。用厄洛替尼或者吉非替尼抑制表皮生长因子受体（epidermal growth factor receptor，EGFR）通路已经在CRPC患者中进行了Ⅱ期临床试验，但结果显示并没有增加多西他赛作为化疗药的疗效[1]。晚期前列腺癌的新型药物治疗涉及其他通路，与前列腺癌的病理状态、维持及进展密切相关，这些通路包括PI3K/AKt通路、mTOR通路、HSP 90通路、胰岛素生长因子1通路和组蛋白乙酰化。虽然目前还不太成熟，但临床前期研究证据显示了这些分子通路的重要性。

# 12.1　PI3激酶/Akt通路

磷酯酰肌醇-3激酶/蛋白激酶B（PI3K/Akt）信号通路是肿瘤、炎症等发生发展过程中一条重要的信号通路。研究发现，在许多肿瘤组织中，PI3K/Akt信号通路过度表达和活化与肿瘤的进展密切相关。上游分子通过与PI3K结合，使其构象发生改变，从而磷酸化激活Akt，Akt的活化能调控其下游分子，参与肿瘤调控通路。近年来，PI3K/Akt信号通路在肿瘤中的重要作用受到众多学者的关注，多种肿瘤组织中检测到PI3K/Akt信号通路的过度活化，因此靶向该信号通路的研究成为研究热点。目前关于靶向PI3K/Akt信号通路的抗肿瘤药物在肿瘤治疗方面的临床试验已经展开，Wortmannin、LY294002等PI3K/Akt信号通路抑制剂有着广阔的临床应用前景。

肿瘤抑制基因编码的同源性磷酸酶-张

力蛋白在10号染色体上缺失的现象在前列腺癌中有很高的发生率，且为PI3K/Akt通路的激活产物。PI3K是一个异构二聚体分子，并拥有众多接受上游信号的亚型，包括，胰岛素样生长因子（insulin-like growth factor，IGF）受体。这些激酶活化PI3K，进一步使Akt活化，Akt转运至细胞核，磷酸化其他蛋白来调控细胞的功能。在前列腺癌组织中并未检测到Akt的突变情况，高表达的Akt可能影响前列腺的生长和进展[2]。Akt活化被证实在低分化前列腺癌中高表达，且可预测其复发[3]。更重要的是，Akt活化也意味着前列腺癌转化为激素非依赖性。在体外实验中，雄激素依赖性细胞系LNCaP在无雄激素的环境中生长，发现其Akt水平升高[4]。在体内移植瘤实验中，较雄激素依赖性细胞，小鼠体内的非激素依赖细胞的Akt表达亦升高。

PI3K/Akt信号通路在抑制肿瘤细胞凋亡，促进肿瘤细胞生长，调节细胞周期及肿瘤的血管生成、侵袭及转移方面发挥重要作用，与肿瘤的生长、血管生成、患者的预后及治疗密切相关。目前靶向PI3K/Akt信号通路各节点的抑制剂及药物吸引了众多学者的关注，相关机制及疗效方面的研究成为热点，PI3K/Akt信号通路抑制剂有较好的临床应用前景。PI3K p85α、p110β亚基以及下游的相关分子作为PI3K/Akt信号转导途径中重要的成员，阻断PI3K的亚基可作为阻断该信号通路的一个重要决策。PI3K的特异性抑制剂Wortmannin、LY294002可拮抗PDK活性从而阻断Akt的活化。PI3K/Akt作为高选择性的PI3K抑制剂，与P110β催化亚基结合而不可逆地抑制PI3K；LY294002则可竞争地、不可逆地抑制PI3K的ATP结合位点，抑制PI3K活性，从而抑制Akt的磷酸化，促进肿瘤细胞的凋亡，抑制其生长。最近，Leung等发现抑制剂NVP-BZ235能共同靶向作用于肾细胞癌细胞株以及乳腺癌 MCF-7 细胞株的 PI3K/Akt 信号通路中的 PI3KP110α 和 mTOR 两种分子，其抑瘤效果比单一 LY294002 好。Ohat 等发现，接种人卵巢癌细胞的裸鼠，经 PI3K 特异性抑制剂处理后，不仅能直接促进肿瘤细胞的凋亡，而且能提高顺铂的化疗疗效，提示 PI3K/Akt 通路参与卵巢癌的发生，且抑制 PI3K/Akt 信号通路对肿瘤的化疗有一定的作用。此外，靶向 PI3K 调节亚基 p85 的结构域（包括 SH2、SH3 结构域等）的特异性抑制剂 PI3K-SH2-OMT 多肽制剂及 LV-1 的报道虽然较少，但其亦有较好的肿瘤抑制作用。除此之外，PI103、GSK2126458 等许多同时靶向 PI3K 和 mTOR 的药物正于 I 期临床试验中。应用 PI3Kp85α siRNA 技术转染人乳腺癌细胞系 MCF-7 细胞、卵巢癌细胞、大肠癌细胞，发现其可抑制肿瘤细胞增殖和诱导细胞凋亡。此外，也有学者研究发现，漆树黄酮、异黄体酮等靶向调节 PI3K/Akt 及其下游信号通路，单独或与临床化疗药物联合使用，能有效地控制黑色素瘤及前列腺癌等肿瘤的生长。目前关于靶向 PI3K/Akt 的抗肿瘤药物单独或联合其他药物在肿瘤治疗方面的研究已经展开，相关临床试验也在进行，其临床抗肿瘤作用有待进一步证实，但针对 PI3K/Akt 信号通路的靶向药物的研发，为肿瘤患者带来了福音。

Akt 和 PI3K 的抑制剂目前应用于临床试验中。哌力福新是一种口服的 Akt 抑制药物，曾经在激素依赖性的前列腺癌患者中进行 II 期临床试验，在明确局部治疗的疗效后，患者的 PSA 水平也升高[5]。20% 的患者有 PSA 水平的降低，但其幅度没超过 50%。应用哌力福新后，PSA 倍增时间没有增加，且 PSA 的进展中位时间是 6.6 个月。这个试验不能很好说明单用哌力福新是否有疗效，其联合内分泌治疗和化疗的临床试验正在进行中。其他 Akt 和 PI3K

受体的药物目前都处于早期的临床试验阶段，并没有在前列腺癌中应用。

## 12.2 mTOR 抑制剂

哺乳动物雷帕霉素靶向基因（mTOR）位于 PI3K 和 Akt 下游，在 PTEN 缺失的肿瘤细胞中激活。mTOR 是一个丝氨酸/苏氨酸激酶，接受上游的生长及营养信号，并磷酸化调控细胞增殖的转录因子（S6K1 和 4E-BP1）。mTOR 抑制剂，如应用坦罗莫司，可证明其在晚期肾癌中有效，早期的临床试验结果显示 Akt 的上调可能收到 mTOR 抑制剂的抑制。表达人来源的 Akt 转基因小鼠在前列腺腹叶生成肿瘤，应用依维莫司——一种 mTOR 抑制剂，可以逆转其分型，其他的临床前期试验显示 mTOR 抑制剂可能提高激素抵抗前列腺癌化疗的敏感性。在 PTEN 缺失的 PC3 细胞中，在应用了雷帕霉素或坦罗莫斯后，其对阿霉素的敏感性提高[6]。

在一个测试 mTOR 的靶向药物的 II 期临床试验中，在新诊断出前列腺癌的患者中检测了依莫维斯的药代动力学。初步的检测结果显示 mTOR 抑制剂的药代动力学可以在前列腺癌组织中利用磷酸化核糖体 S6 蛋白激酶抗体免疫组化检测到。在一个相似的试验中，在新诊断出前列腺癌的患者中检测到口服坦罗莫斯的药代动力学也与其相似。尽管，在应用了坦罗莫斯后，磷酸化的 Akt 和磷酸化的 mTOR 的表达上调，磷酸化核糖体 S6 蛋白激酶抗体检测到 mTOR 的活性降低。这些结果和其他试验结果一致，提示 Akt 的活化可能由 mTOR 所调控，可能是一种潜在的治疗途径。

在一个激素非依赖性前列腺癌患者的 II 期临床试验中，其结果证明在没有接受根治手术的患者中，在两个半月的时间内前列腺癌发生进展。因为大部分的患者对化疗不敏感，这些试验结果并不理想。

## 12.3 HSP90 通路

HSP90 是一类细胞含量丰富、高度保守的分子伴侣，对于众多底物蛋白的稳定和功能十分重要。目前的研究显示，经 HSP90 作用的底物蛋白有 100 多种，其多数可参与信号转导、细胞周期及翻译调控等过程。若其功能被抑制，就可同时抑制多条信号转导通路，故有学者认为，HSP90 可能是肿瘤治疗的一种重要靶蛋白。近年的研究表明，HSP90 不仅存在于细胞内，还可表达于细胞表面，且与肿瘤侵袭密切相关。一些学者应用特异性抗体、小分子抑制剂或与琼脂糖珠相偶联的 geldanamycin，对细胞表面 HSP90 进行抑制后，均可显著抑制肿瘤细胞的侵袭能力，但作用机制尚未阐明。细胞迁移或侵袭是一个高度协调的复杂过程，肿瘤细胞的黏着斑复合物在此过程中处于动态的形成及解聚状态，其重要成分之一是位于胞浆内的酪氨酸激酶非受体蛋白 FAK，它是介导整合素信号传导的关键桥梁蛋白，在肿瘤细胞迁移、侵袭中发挥必不可少的作用。FAK 是 HSP90 众多底物蛋白中的一员。在对内皮细胞研究中显示，HSP90 不仅被募集至活化的血管内皮生长因子（VEGF）受体，而且可调控由 VEGF 介导的 FAK 磷酸化；HSP90 与整合素 avIB3 的相互作用对于 VEGF 受体的活化也是必需的。有研究表明，HSP90 与 FAK 均可表达于肿瘤细胞的伪足突起前缘，应用特异性 HSP90 抑制剂（如 GA、17AAG 和 17DMAG 等），均可显著干扰 FAK 信号转导，促进其蛋白降解，影响黏着斑形成，从而抑制肿瘤转移。肿瘤细胞的 FAK 活性显著升高，激活的 FAK 可以引发其下游多种信号分子的活化，其中包括 Src 激酶。活化的 FAK 与 c-Src 形成复合物，该复合物的表达与前列腺癌细胞的迁移或侵袭能力显著相关。

有研究表明，不但活化的 FAK 能够激活其下游的 c-Src 蛋白，而且激活的 c-Src 亦能影响 FAK 的磷酸化水平。Sidera 等研究发现，乳腺癌细胞表面 HSP90 可与人类表皮生长因子受体 2（human epidermal growth factor receptor-2，HER-2）的细胞外功能域相结合，参与其配体 heregulin 引起的 HER-2 受体活化及信号转导通路 PDK-Akt/MAPK。由此我们推测，细胞表面 HSP90 很可能如同细胞内 HSP90 一样，在细胞表面形成分子伴侣蛋白复合体，发挥其重要的分子伴侣功能，且可调控多种细胞表面蛋白信号转导。对于细胞表面 HSP90 调控细胞内 FAK/c-Src 信号通路的中间信号分子，尚有待进一步研究加以证实。

综上所述，细胞表面 HSP90 被特异性抑制后，在体外可有效抑制高侵袭性前列腺癌细胞的侵袭能力，并显著下调 FAK/c-Src 激酶活性和信号传导，提示细胞表面 HSP90 可能是对肿瘤转移实施防治的一个潜在靶点。体内实验中，用 HSP90 的抑制剂格尔德霉素作为治疗前列腺癌的手段，结果发现 AR 活力缺失以及 AR 蛋白的降解，基于以上结果，证实其在体内对肿瘤有抑制作用。格尔德霉素的衍生物 17-AAG，其毒性更小，已经在前列腺癌患者中应用。然而，在一个有关 17-AAG 的 II 期临床试验中，结果显示并没有使患者 PSA 下降 50% 以上，且进展时间只有 1.8 个月。其他的 HSP90 抑制剂，例如 17-DMAG，目前正在以单用或和其他疗法联合应用的方式治疗前列腺癌。

## 12.4 胰岛素样生长因子通路

前列腺癌由上皮细胞和基质细胞组成，上皮细胞与基质细胞的相互作用在前列腺及前列腺癌的形态发生中至关重要。在正常前列腺，基质细胞可分泌生长因子（growth factor，GF），GF 与上皮细胞表达的相应受体结合，即通过旁分泌作用促进前列腺的形态形成并维持其稳定。在前列腺癌中，上皮细胞可分泌 GF 并表达其受体，通过自分泌作用促进前列腺癌的增殖。在体内外，IGF-1 均具有促进有丝分裂和抗凋亡的作用。在体内，IGF-1 与前列腺上皮细胞膜上的 IGF-1R 结合，发挥促有丝分裂活性。非雄激素依赖性前列腺癌细胞 PC-3 在 IGF-1 缺乏的患者体内增殖率明显低于在 IGF-1 表达的患者体内。LNCap 细胞是一种雄激素依赖的前列腺癌细胞。在无血清培养基中，LNCap 细胞仍可通过自分泌或旁分泌 IGF-1 实现缓慢增殖。IGF-1 的促增殖和抗凋亡作用是通过与 IGF-1R 结合实现的，IGF-1R 过表达可见于多种恶性肿瘤，如前列腺癌、乳腺癌、卵巢癌、结肠癌等。IGF-1R 可表达于正常前列腺、良性前列腺增生组织和大多数前列腺癌细胞。研究表明：大多数前列腺癌转移灶和非雄激素依赖型前列腺癌 IGF-1R 表达较原发灶增加，亦有 IGF-1R 表达下调与非雄激素依赖型前列腺癌形成和转移具有相关性的报道。非雄激素信号在 CRPC 的进展中起到至关重要的作用。在细胞膜相关受体酪氨酸激酶中，胰岛素样生长因子受体（IGF-1R）可能起到关键的作用。IGF 通路调节细胞增殖，抑制细胞凋亡，促进肿瘤细胞侵袭。临床和流行病数据提示血浆 IGF-1 水平升高是前列腺癌进展的一个危险因素，

IGF-1 促进前列腺癌细胞增殖[7]。去除 IGF-1R 信号后可以抑制肿瘤细胞的增殖及侵袭[8]。更重要的是，一些雄激素依赖的细胞系可以增加 IGF-1 和 IGF-1R 的表达。因此，IGF 信号轴可能是未来治疗 CRPC 的一个重要靶点。

IGF-1 是细胞生长、增殖、分化、凋亡等过程的重要调节因子，因此，对于一些持续分泌和高表达 IGF-1R 的恶性肿瘤，阻断其信号传导通路就可能抑制肿瘤生长。近年来，随着肿瘤靶向治疗的发展，各种生长因子受体已成为肿瘤治疗的新靶点。IGF-1R 符合成为药物靶点的条件：①通过抑制 IGF-1 与 IGF-1R 结合，阻断 IGF-1R 及其下游信号通路，能有效抑制多种细胞系的增殖反应；②阻断 IGF-1R 能降低肿瘤细胞对其他生长因子及细胞因子的反应，增加肿瘤细胞对治疗的敏感性，减少促血管生长因子的产生，如血管内皮生长因子（VEGF）等。

目前，阻断 IGF-1R 的作用有多种方法，主要包括 IGF-1R 单克隆抗体（IGF-1RMab）、反义寡核苷酸技术（ASOS）、小分子酪氨酸激酶抑制剂、小干扰 RNA 技术等，其中应用最多的是 IGF-1R 单克隆抗体。已经研制出的 IGF-1R 单克隆抗体主要有 IMC-A12、Mab391、EM164 等，可以通过静脉给药，由于半衰期长，可以充分与受体结合。IGF-1R Mab 作用机制主要为：①直接与 IGF-1R 结合，阻断 IGF-1R 的信号通路，抑制其生物学活性；②结合并激活补体，启动补体介导的细胞毒作用和细胞免疫，从而激活宿主免疫应答功能。研究表明 IGF-1RMab 可抑制 DU-145 前列腺癌细胞 MCF-7 乳腺癌细胞、HT-29 结肠癌细胞等肿瘤细胞的生长，刺激 IGF-1R 活化，导致 IGF-1R 下调，从而对 IGF-1 的刺激产生耐受。IMC-A12 是一种完全人源化 IGF-1R Mab。与 IGF-1R 结合后能有效抑制 IGF-1 活性，而且能迅速诱导 IGF-1R 内

化和降解，从而阻断 IGF-1R 及其下游信号转导。试验表明：在体内，IMC-A12 可以抑制激素非依赖性前列腺癌细胞 LuCap35V 和激素依赖性前列腺癌细胞 LuCap35 的生长，且无明显的细胞毒性。目前，IMC-A12 已进入临床 I 期试验。

抑制 IGF-1R 活性也可以通过结合抗体和使受体失活来完成。利用抗人 IgG1 抗体、IMC-A12 抗体，可以抑制配体依赖受体的活性且目前正进行相关的研究。IGF-1 抑制剂的毒性试验表明其可能交叉抑制胰岛素受体并引起相应的高血糖症。

而具体应用在前列腺癌中，则可以通过如下几种方式抑制 IGF-1 轴的靶点。第一，耗尽激活通路的配体。这个方法可能通过生长激素通路减少 IGF-1 分泌，增加 IGF-1 结合蛋白或用抗体结合 IGF 分子来抑制 IGF-1 通路。可以降低 IGF-1 水平的生长因子类似物已应用于 CRPC，而且发现其与 PSA 水平相关。Lantreotide 可降低 20%CRPC 患者的 PSA50% 以上[9]。Octreotide，与多西紫杉醇联合应用可以降低 60%患者的 PSA50% 以上[10]。更多的试验目前正在测试。第二，受体的活性被抑制。小分子酪氨酸激酶抑制剂及受体的抗体可能抑制受体的活性。目前这些药物正在进行 II 期临床试验。内消旋去双氢愈创木酸（NDGA）从木溜油中提取出来可以抑制 IGF-1R 酪氨酸激酶的活性，在体外试验中可以抑制雄激素依赖细胞的增殖能力。在一个 I 期临床试验中，NDGA 应用于局部治疗而 PSA 仍升高的患者。11 个患者中有一个患者有 PSA 降低 50% 以上，其他患者 PSA 升高时间被推迟，但由于转氨酶升高而终止。进一步的研究正在进行中。

# 12.5 组蛋白去乙酰化酶

组蛋白乙酰化酶（Histone acetyltrans- ferases，HAT）的主要功能是激活特定基因的转录过程，其作用对象包括：①非组蛋白类，HAT 通过乙酰化转录因子（如 TP53、E2F1、GATA1 等），促进转录因子和 DNA 的结合与转录；②组蛋白类（主要为 1-13 和 H4），HAT 将乙酰辅酶 A 上的乙酰基转移到组蛋白 N 端赖氨酸残基的氨基上，中和组蛋白上的正电荷，减弱组蛋白和 DNA 磷酸基团的吸引力，使二者之间的结合变得疏松，开放染色质，有利于靶基因启动子区和转录因子的结合，完成转录过程的激活。而组蛋白去乙酰化酶（Histone deacetylases，HDAC）的作用方式与 HAT 是相反的，即脱去组蛋白赖氨酸残基上的乙酰基，恢复组蛋白原本所带的正电荷，增加组蛋白与 DNA 的相互吸引力，使二者结合紧密，使得转录调控元件不易接近启动子区，从而抑制基因转录的进行。目前人类中的 HDAC 主要分为 4 类：第一类包括 HDAC1、2、3 和 8；第二类包括 HDAC4、5、6、7、9、10；第三类包括 SIRT1 至 SIRT7；第四类目前仅有 HDAC11。组蛋白乙酰化与去乙酰化分别参与基因转录的激活与抑制，当平衡被打破时，会对肿瘤的形成产生直接或间接的影响，其中 HDAC 与前列腺癌的发生和发展有着密切的关系：HDAC1、2、3 可通过引起某些特殊区域（因易位、突变、缺失而发生改变）的乙酰化状态紊乱，导致肿瘤的发生；HDAC4 可与 YY1 相互作用形成复合体，通过 HOXB13 基因乙酰化而阻遏该基因的转录，使得 HOXB13 表达含量下降而无法发挥抑制前列腺癌生长的功能，为肿瘤的形成提供了有利条件。

目前研究发现，包括前列腺癌在内的许多恶性肿瘤中 HDAC 呈高活性状态，这与肿瘤的形成有着密切的关系，而 HDACI 的产生对于前列腺癌的治疗有着重大的意义，主要作用包括：引起细胞周期阻滞、促进细胞凋亡、增加组蛋白乙酰化进而激活特定抑癌基因等。基因的转录依赖于转录因子、DNA的相互作用以及染色体的结构组分，如组蛋白，因此组蛋白的乙酰化可以调节转录。组蛋白的去乙酰化分类：①细胞核及转录的抑制；②胞浆及细胞核中大蛋白的去乙酰化；③HDAC6特异性组蛋白去乙酰化。抑制组蛋白的去乙酰化，导致的高度乙酰化可使一些被沉默的基因表达。临床前期对组蛋白去乙酰化抑制剂的评估提示其有潜力抑制前列腺癌的活性，尽管目前其导致细胞凋亡的机制尚不明确。HDAC抑制剂的毒性可能有不同的机制。一个可能重要的通路是乙酰化和热休克蛋白的降解，使得雄激素受体与细胞核的直接通路打开。

罗米地辛（FK228）可以抑制第一类的HDAC及HSP90的功能，这证实了前期的治疗前列腺癌的临床试验的有效性。体内移植瘤模型显示了在应用罗米地辛后，其肿瘤生长速度减慢，且有潜力与多西他赛药物联合应用[11-12]。罗米地辛单用的II期临床试验结果显示在21名入组患者中有一名出现局部反应，而总体的PSA反应率在7%左右，一些患者病情趋于稳定。

伏立诺他（SAHA）在早期试验中显示对前列腺癌有效，有意思的是，在非雄激素依赖的前列腺癌细胞中，例如PC3，其恶性程度降低，且对伏立诺他敏感[13]。一个单用伏立诺他的二期临床试验并没有证明其疗效。对于已经接受过其他治疗的患者，伏立诺他会在短时间内造成肿瘤的进展，且有相当的毒性。伏立诺他联合应用内分泌治疗药物的临床试验正在进行，基于早期的试验结果，推测内分泌治疗与伏立诺他联合可能有效[14]，其他的HDAC抑制剂，例如LBH589和贝利斯他也正在进行相应的临床试验。

## 小　结

● 早期的研究已经证实多种生化途径可能对前列腺癌的发生发展有着重要的作用，而且许多通路已经开发出相应的药物。

● 但没有一种药物目前疗效非常确切，在未来还有很长的路要走。

（盛正祚）

### 参考文献

[1] Canil C M，Moore M J，Winquist E，et al. Randomized phase II study of two doses of gefitinib in hormone-refractory prostate cancer: a trial of the National Cancer Institute of Canada-Clinical Trials Group [J]. Journal of clinical oncology: official journal of the American Society of Clinical Oncology，2005，23（3）: 455-460.

[2] Majumder P K，Sellers W R. Akt-regulated pathways in prostate cancer [J]. Oncogene，2005，24（50）: 7465-7474.

[3] Malik S N，Brattain M，Ghosh P M，et al. Immunohistochemical demonstration of phospho-Akt in high Gleason grade prostate cancer [J]. Clin Cancer Res，2002，8（4）: 1168-1171.

[4] Murillo H，Huang H，Schmidt L J，et al. Role of PI3K signaling in survival and progression of LNCaP prostate cancer cells to the androgen refractory state [J]. Endocrinology，2001，142（11）: 4795-4805.

[5] Chee K G，Longmate J，Quinn D I，et al. The AKT inhibitor perifosine in biochemically

recurrent prostate cancer: a phase II California/Pittsburgh cancer consortium trial [J]. Clinical genitourinary cancer, 2007, 5 (7): 433-437.

[6] Grunwald V, Degraffenried L, Russel D, et al. Inhibitors of mTOR reverse doxorubicin resistance conferred by PTEN status in prostate cancer cells [J]. Cancer Res, 2002, 62 (21): 6141-6145.

[7] Chan J M, Stampfer M J, Giovannucci E, et al. Plasma insulin-like growth factor-I and prostate cancer risk: a prospective study [J]. Science, 1998, 279 (5350): 563-566.

[8] Wu J D, Odman A, Higgins L M, et al. In vivo effects of the human type I insulin-like growth factor receptor antibody A12 on androgen-dependent and androgen-independent xenograft human prostate tumors [J]. Clin Cancer Res, 2005, 11 (8): 3065-3074.

[9] Maulard C, Richaud P, Droz J P, et al. Phase I-II study of the somatostatin analogue lanreotide in hormone-refractory prostate cancer [J]. Cancer chemotherapy and pharmacology, 1995, 36 (3): 259-262.

[10] Koutsilieris M, Mitsiades C S, Bogdanos J, et al. Combination of somatostatin analog, dexamethasone, and standard androgen ablation therapy in stage D3 prostate cancer patients with bone metastases [J]. Clin Cancer Res, 2004, 10 (13): 4398-4405.

[11] Lai M T, Yang C C, Lin T Y, et al. Depsipeptide (FK228) inhibits growth of human prostate cancer cells [J]. Urologic oncology, 2008, 26 (2): 182-189.

[12] Zhang Z, Stanfield J, Frenkel E, et al. Enhanced therapeutic effect on androgen-independent prostate cancer by depsipeptide (FK228), a histone deacetylase inhibitor, in combination with docetaxel [J]. Urology, 2007, 70 (2): 396-401.

[13] Marrocco D L, Tilley W D, Bianco-Miotto T, et al. Suberoylanilide hydroxamic acid (vorinostat) represses androgen receptor expression and acts synergistically with an androgen receptor antagonist to inhibit prostate cancer cell proliferation [J]. Molecular cancer therapeutics, 2007, 6 (1): 51-60.

[14] Rowinsky E K, Youssoufian H, Tonra J R, et al. IMC-A12, a human IgG1 monoclonal antibody to the insulin-like growth factor I receptor [J]. Clin Cancer Res, 2007, 13 (18 Pt 2): 5549s-5555s.

# 第 13 章　铂类药物在前列腺癌中的应用

## 本章提纲

多西他赛目前是治疗去势抵抗性前列腺癌（CRPC）患者一线药物。然而，在多西他赛治疗后，没有统一的二线药物。近期的研究表明单独使用铂类药物或者联合应用紫杉醇类药物可能有非常重要的临床意义。尽管之前人们认为铂类药物在CRPC中鲜有疗效，多用于姑息治疗。然而，最新发现的铂类类似物，例如沙铂和皮卡铂在CRPC中有活性，而且近期正在进行相应的临床试验。

目前，前列腺癌进展至激素抵抗的机制尚不清楚。一个可能的机制是神经内分泌影响了进展至CRPC的转化[1]。近期的研究可以更好地阐明神经内分泌因素在前列腺癌中的生物学活性。尽管一些研究认为神经内分泌系统可能影响铂类的化疗疗效，但是否存在铂类敏感性前列腺这个亚型目前仍缺乏证据。

铂类药物在30年前被发现后，很快应用于临床，并在几种恶性肿瘤有良好的效果。1978年，FDA批准铂类药物应用于睾丸癌中，而到现在，睾丸癌的治愈率达到了90%。1988年，FDA批准卡铂应用于卵巢癌，卡铂目前仍然是治疗卵巢癌的药物，并与多西他赛进行联合应用，使得卵巢癌的生存期及治愈率都得到了极大的改善。在1999年2月，NCI做了一个关于临床研究的声明，声明中提到在历经一系列的随机大型双盲的临床试验后，肯定了铂类药物在治疗子宫颈癌中的地位，这些结果证实在局部放疗中加用铂类药物可以使子宫颈癌的治愈率升高。近些年来，NSABP开始了一项Ⅲ期临床试验来进一步证实铂类药物在恶性肿瘤中的作用。在铂类药物治疗下，很多患者的恶性肿瘤得到了遏制，并大大延长了他们的生存期。

铂类药物有许多种，并在一些临床应用中有不同的种类。在睾丸癌中，在治疗过程中多给予顺铂治疗，并且其联合治疗也在众多的肿瘤模型中得到了验证。在卵巢癌中，铂类药物和多西他赛的联合应用显示了其更有疗效，且减少了对血细胞的毒性。在子宫颈癌及其他的局部晚期恶性肿瘤，顺铂可以与局部放疗进行联合治疗。基础实验结果显示，无论在体外实验或是体内实验，顺铂都可以增加局部放疗的疗效。由此，在开发新的铂类药物时，也不能忽视铂类药物的联合治疗情况。

尽管临床上铂类药物的发展比较迅速，应用范围也在不断扩大，但铂类药物一个重大的缺陷在于肿瘤细胞的耐药性。研究表明，在长期应用铂类药物或者重复应用铂类药物时，肿瘤细胞可能会出现耐药性。而产生耐药性的机制是多种多样的，这其中包括药物进入肿瘤细胞的量的减少，在与靶细胞进行作用之前就已经发挥了作用，肿瘤细胞对DNA损伤的修复机制，或者DNA损伤的肿瘤细胞对铂类药物的敏感性降低。这些对铂类药物耐药的细胞对于整体形成耐药现象具有非常重要的作用。

## 13.1 神经内分泌分化

神经内分泌分化是一个前列腺癌的组织学特征，并使其成为上皮性恶性肿瘤的一个特例。然而，神经内分泌分化引起的概念引起了学术界的争论，因此，仍需大量实验进行确认。

在正常前列腺的上皮中含有上皮分泌细胞、基底细胞和神经内分泌细胞。神经内分泌细胞有神经元样的形态和内分泌的功能，包括生物胺和神经肽。它们广泛分布于正常前列腺组织但是从HE染色中不容易从周围组织中分辨出来。通过免疫组化方法分辨神经内分泌分化的标志物，如嗜铬素A、突触素和烯醇酶，是较为敏感和特异的方法。神经内分泌细胞在正常前列腺组织中的功能并不明确。神经内分泌细胞在前列腺癌中也有表达，非常罕见的是前列腺癌组织全部由神经内分泌肿瘤细胞构成。依据肿瘤细胞的形态学特征、大量的坏死组织、有丝分裂的频率，这些肿瘤都可以归类于小细胞癌[2-4]和大细胞神经内分泌癌或者良性肿瘤[5-7]。这些神经内分泌肿瘤是前列腺上皮恶性肿瘤的亚型，所占比例不到1%。大部分前列腺癌表现出分泌细胞的特征，比如雄激素受体的存在和PSA的分泌。神经内分泌分化在前列腺癌中通常指的是罕见的神经内分泌细胞或者一些呈巢状分布的神经内分泌分化[8]。通过这个概念，所有的前列腺癌都有一定程度的神经内分泌分化。

神经内分泌细胞，不像前列腺癌的非神经内分泌肿瘤细胞，不表达雄激素受体（AR）而没有雄激素依赖性。因此，有假说认为，导致 AR 阳性的分泌性肿瘤细胞可能对激素治疗敏感，但神经内分泌肿瘤对激素治疗不敏感。在激素治疗后的神经内分泌细胞通过分泌某种分子，建立起激活雄激素抵抗的旁路，导致肿瘤的复发。因此，前列腺癌的细胞基因异质性可以解释激素治疗的失败。很多研究表明 ADT 可能导致神经内分泌分化进而导致 CRPC。例如，神经内分泌可以导致高分化的局限性肿瘤。而且，循环系统中的 CgA，一种前列腺神经内分泌细胞的产物，在前列腺癌中的表达要高于在良性前列腺细胞中的表达。前列腺癌患者，其血清中 CgA 与疾病的临床分期有关，而且可能导致激素的抵抗。通过免疫组化方法，CgA 的表达是肿瘤进展的一个独立预测指标。在激素抵抗疾病中，血清 CgA 含量是一个判断预后的重要分子，而不受 PSA 水平的影响。Gleason 评分和其基因表达可以预测前列腺癌根治术的结果。

前列腺癌中的神经内分泌分化和化疗之间并没有太多的研究。不像非神经内分泌的肿瘤，神经内分泌细胞更容易导致化疗的耐药现象。有趣的是，在 CRPC 患者中高表达的 CgA 与化疗的疗效有关，但与总体的生存期无关。

神经内分泌分化的功能目前在体外及体内有相关的研究。神经内分泌细胞分泌氨基酸、神经肽及细胞因子[9]，非神经内分泌细胞经常表达受体来和相应的神经内分泌产物结合[10-14]。在体内，许多神经内分泌细胞的产物刺激前列腺癌细胞的增殖。例如，IL-8，在体外实验中，可以促进前列腺癌细胞的增殖。神经内分泌细胞分泌 IL-8 和非神经内分泌细胞表达 IL-8 的受体 CXCR1[15]，暗示神经内分泌可能是导致前列腺癌发展的一个因素[16]。Deeble 等发现通过连续活化 AMP 依赖的蛋白激酶 A 可以诱导 LNCaP 细胞表现出神经内分泌功能，且可以促进 LNCaP 细胞增殖[17]。在 CWR22 移植瘤模型中，在去势后，增加神经内分泌细胞可以促进细胞增殖。在转基因鼠的前列腺癌移植瘤模型及 PTEN 敲除小鼠中，在去势后，加入神经内分泌细胞后可以使前列腺癌复发[18-19]。LNCaP 移植瘤模型中，肿瘤一般不会在去势的宿主发生，但植入了小鼠神经内分泌细胞后，LNCaP 细胞所形成的肿瘤可以存活。在没有去势的小鼠中，相同的神经内分泌细胞可以使 LNCaP 细胞转移及侵袭能力增加[20]。

既然神经内分泌细胞对激素非依赖的前列腺癌有促进作用，也可能会导致 CRPC 的复发等，因此，神经内分泌机制提供了一种新的治疗靶点。众所周知，铂类化疗药物是治疗神经内分泌分化的药物，与依托泊苷或者依立替康合用，铂类药物可以对小细胞肺癌有效，而且是一线用药[21]。小细胞型的前列腺癌的发病率较低，但和大部分其他小细胞恶性肿瘤有相似之处。对于大部分在就诊时已经发生转移的患者，其治疗手段大多包括顺铂及依托泊苷。

如果神经内分泌作用在将来被证实了，

针对神经内分泌细胞的化疗手段可能是一种有效治疗前列腺癌的方法。

## 13.2 治疗前列腺癌的铂类一线药物

### 单用顺铂和卡铂

铂类药物分为单用和与紫杉醇合用的两种研究方法。在 PSA 评估之前，顺铂是最常用的药物。在 1979 年，Yagoda 等单用顺铂检测了在 25 名患者中的疗效。12% 的患者有局部疗效，按照国家前列腺癌计划的标准，有 24 名患者的病情并没有进展。在之后的一个研究中，18 名患者并没有明显的疗效，因此研究者认为这种治疗手段可能没有效果。在 1993 年的一篇综述中，Yagoda 和 Petrylak 报告了使用顺铂的 209 名患者中，有 12% 有局部的疗效[22]。再后来的研究中，应用了更大的剂量，结果在转移的部位，如肝、肺、淋巴结和骨，出现了肉眼可见的疗效。

卡铂是一种第二代的铂类化疗药物。在美国东部肿瘤协作组（Eastern Cooperative Oncology Group，ECOG）的研究中，他们利用卡铂治疗 29 名患者，结果显示 20% 的患者有局部的疗效，24 名有骨转移的患者中有一名患者有 50% 的疗效，而 3 名患者有临床疗效。然而，研究者得出结论认为这个疗效不显著，而且使用的剂量不够大。

在 PSA 的时代，卡铂的疗效通常用 PSA 降低来评估。Canobbio 等利用 PSA 和磷酸盐的治疗来计算，发现有 17% 的疗效[23]。Miglietta 等进行一项有 35 名患者参与的研究，发现 28% 的患者 PSA 水平降低幅度大于 50%，而且持续的中位数为 6.6 个月[24] 的临床受益。另外，在 2006 年的前列腺癌会议中，Castagneto 等报道了

27 名 CRPC 患者每周利用 $150mg/m^2$ 的卡铂，持续 3 或 4 周，结果发现 26.9% 的患者 PSA 下降大于 50%。

### 顺铂及卡铂的联合应用

在 CRPC 患者中，顺铂与其他药物合用是有效的。在一个 II 期临床试验中，顺铂与阿霉素合用，发现 24% 患者症状有所改善[25]。另外的实验涉及：5-FU 与阿霉素、锶-89[26]、依托泊苷与吡柔比星、米托蒽醌、雌氮芥和依托泊苷、骨化三醇与地塞米松。

在一个 III 期临床试验中，对比合用锶-89 及单用锶-89 的疗效。70 名具有骨痛的 CRPC 患者治疗 2 个月。结果发现，锶-89 合用顺铂的患者中 91% 有疗效，而单用锶-89 的患者 63% 有效。对骨转移的疗效为 64%（合用），27%（单用）。但生存期没有统计学差异。

多西他赛现在作为标准化疗药物，一系列的临床试验将卡铂与多西他赛联合应用。II 期临床试验结果显示 60%～100% CRPC 患者其 PSA 的下降超过 50%，药物客观反应率为 45%～65%。这些结果进一步揭示了卡铂可作为 CRPC 患者的二线药物。然而，这次临床试验的对象选择性较强，因此是否能应用于所有患者仍不确切。

## 13.3 新铂类药物

最近，许多临床试验在 CRPC 患者中检测各种铂类药物的类似物。奥沙利铂，是一种细胞毒性铂类的类似物，在铂类抵抗细胞中应用时有阳性效果。Droz 等在 54 名 CRPC 患者中评估奥沙利铂和 5-FU 的合用疗效。11 名患者有 PSA 水平的降低，在已经接受化疗的患者中，其下降率超过了 50%。

皮卡铂是一种新的铂类药物，它的另外一个名字是 D19466，是铂类药物的一种混合复合物，其抑制肿瘤活性来自于有关 DNA 合成药物，对 GG 和 AG 之间的线性碱基进行相应的作用。皮卡铂影响了 c-myc 基因的表达，而 c-myc 是一种原癌基因，其作用在于对肿瘤细胞的凋亡及细胞增殖产生生物学作用。在基础实验中，皮卡铂显示了广泛的应用范围，对一些药物进行辅助并克服这些药物的耐药性。

在分析了铂类药物在耐药细胞中的研究后，对铂类药物的溶解性、稳定性等进行改进，并合成一种新的药物，即皮卡铂。这种药物有 7 个环状结构，用于稳定化合物，其拥有良好的溶解性，在水中也非常稳定，因此，被选作新一类的铂类药物。

在基础研究中，在体外实验中证实皮卡铂可以影响 DNA 加合物，皮卡铂通过形成 Pt-GG 及 Pt-AG 的交叉链接，并形成 GG 和 AG 的加合物。皮卡铂可以将相近的重叠基因分成对，这可能受到加合物形成机制的影响。在形成加合物的机制中，皮卡铂、顺铂、卡铂等之间都有较大的区别。

皮卡铂引起的 DNA 损伤可能影响肿瘤细胞的一些特定基因的表达。研究者通过探究皮卡铂在 c-myc 通路中的作用，而 c-myc 通路可以调节肿瘤细胞的增殖分化及凋亡。在肿瘤细胞中，皮卡铂可以增加 c-myc 的表达，但并不影响 c-Hras 的表达，说明，铂类药物可能影响特定基因的表达。总之，这些结果揭示了皮卡铂的作用机制可能与顺铂相似，即利用铂原子结合 DNA 碱基中的氮原子。由此，可以影响肿瘤细胞中的 DNA 表达，并改变 DNA 的转录及翻译。

皮卡铂在肿瘤中的临床应用也渐渐得到了认可，皮卡铂相对于顺铂，其对小鼠及人的前列腺癌细胞系的毒性作用更强。在体内实验中，证实其治疗 P388 白血病有效。在小鼠移植瘤模型中，发现在最大剂量时，皮卡铂的疗效高于甚至超过了顺铂。此外，在一些恶性肿瘤中，如胃癌、卵巢癌、睾丸癌的细胞系中，顺铂容易产生耐药性，尤其是卵巢癌及睾丸癌。在对顺铂敏感的睾丸癌、胃癌、卵巢癌细胞系中，皮卡铂与顺铂具有相似的半数致死量，并抑制肿瘤细胞的增殖。在顺铂耐药的细胞系中，在睾丸癌细胞系没有发现有对皮卡铂耐药的现象，在卵巢肿瘤中有部分耐药现象，而在胃癌中则全部耐药。在体内实验中，移植瘤模型中应用顺铂及皮卡铂，则发现在耐药的肿瘤细胞中，皮卡铂抑制肿瘤的能力要高于顺铂。

研究者在另外两种肿瘤模型中评估了皮卡铂的疗效。发现在胚胎恶性肿瘤中对皮卡铂具有耐药性，而在小细胞肉瘤细胞中则没有耐药性。谷氨酰胺的缺失也并没有影响到细胞对皮卡铂的敏感性，因此谷氨酰胺不是影响皮卡铂疗效的药物。在对顺铂有耐药性的人非小细胞肺癌细胞系中，皮卡铂具有一定的疗效，但仍有耐药性，非小细胞肺癌细胞系 H209，对顺铂有耐药性，在增加谷氨酰胺的水平后，可以减少顺铂的积累，在加用了皮卡铂后，DNA 的改变也减少。然而，H209 仍然对皮卡铂及其他铂类药物有一定的耐药性。

在非小细胞肺癌及卵巢癌细胞系中探讨皮卡铂与 5-氟尿嘧啶的相互作用，在短时间应用 5-氟尿嘧啶及皮卡铂后，5-氟尿嘧啶出现了药物抑制反应，在延长给药时间后，则会出现额外的细胞毒性效应。因此，联合应用 5-氟尿嘧啶和皮卡铂可以在体外增加细胞毒性效应。

对皮卡铂的临床药理疗效的临床研究主要探讨在临床应用中，皮卡铂的敏感性、特异性等。

Groningen 在体外实验结果显示皮卡铂具有抑制肿瘤的作用后，进行了 I 期临床试验。11 名患者入选，这其中有 10 名患者之前曾经接受过化疗。皮卡铂的用法为静脉注射，剂量为 $30\sim60mg/(m^2\cdot72h)$，4周为一个疗程。血小板减少症是剂量的抑制因素。患者最大耐受剂量为 $60mg/(m^2\cdot72h)$，在 4 名患者中出现了 4 级的血小板减少。白细胞减少、贫血、粒细胞减少症、恶心、呕吐等症状也出现在患者中。一个曾经接受过其他铂类药物（如卡铂、顺铂等）治疗的卵巢癌患者，出现了持续了 6 个月的临床效应。Ⅱ期临床试验证明，推荐的剂量为 $45mg/(m^2\cdot72h)$。另外一个Ⅰ期临床试验中，同样是静脉注射皮卡铂，四周为一疗程。一共有 25 名患者收入组，其中，16 名患者在此之前接受过化疗治疗。皮卡铂在 2ml 的生理盐水中稀释后通过静脉注射给药。血小板减少症同样为剂量的抑制因素。最后的结果与之前的结果相似。

在 Breitz 等主持的一个Ⅰ期临床试验中，$120mg/m^2$ 的皮卡铂与 $75mg/m^2$ 的多西他赛和波尼松联合应用。59% 的患者有 PSA 水平的降低。在 2008 年，Breitz 等进行了一个Ⅱ期临床试验，利用 $120mg/m^2$ 的皮卡铂与 $75mg/m^2$ 的多西他赛联合应用 3 周，并同时加用 5mg 的波尼松。现在数据表明 59% 的患者的 PSA 水平下降大约 50%。

铂类药物在其他顺铂抵抗的患者（包括卵巢癌及肺癌的患者）中，正在进行实验。铂类化合物 ZD-043，可以抑制铂类抵抗的肿瘤细胞。另外，洛铂也有此类效果。

尽管目前的试验使得铂类新药物可能成为二线用药，但仍需证据。

## 13.4 铂类药物为治疗 CRPC 的二线用药

对二线用药没有特别的规定，因此，患者在临床试验中持有优先权。铂类药物目前用于多西他赛耐药的 CRPC 患者。沙铂和卡铂为目前临床试验的新药。

在一个Ⅲ期临床试验中，在 950 名有转移的 CRPC 患者中评估二线药物沙铂和波尼松合用及单用波尼松的疗效。6 个月之后，联合用药组有 30% 的患者有效而波尼松单药组为 17%，12 个月之后，联合用药组显示 17% 患者有效而波尼松单药组为 7%。但并没有提高生存期。

Ross 等进行了一个Ⅱ期临床试验。34 名患者应用多西他赛及卡铂，结果显示 6 名患者的 PSA 水平降低至 50% 以上。2007 年，Nakabayashi 等报道了一个回归性的研究，评估多西他赛/卡铂分别作为一线及二线用药治疗 CRPC 的患者。结果显示，合用多西他赛及卡铂的患者 PSA 下降大于 50% 者为 88%，而多西他赛单药组为 20%，同时生存期中位数为 17.7 个月及 14.9 个月。结果说明在传统多西他赛疗法中加入卡铂作为二线用药效果较好。

## 小 结

- 铂类药物是治疗恶性肿瘤常用的经典药物之一。
- 铂类的单用及联合使用可作为治疗前列腺癌的二线药物。
- CPRC 的某些亚型可能对铂类药物更加敏感。

（盛正祚）

## 参考文献

［1］ Di Sant'agnese P A. Neuroendocrine differenti-ation in human prostatic carcinoma ［J］. Hu-man pathology, 1992, 23 (3): 287-296.

［2］ Yao J L, Madeb R, Bourne P, et al. Small cell carcinoma of the prostate: an immunohis-tochemical study ［J］. The American journal of surgical pathology, 2006, 30 (6): 705-712.

［3］ Wang W, Epstein J I. Small cell carcinoma of the prostate. A morphologic and immunohisto-chemical study of 95 cases ［J］. The American journal of surgical pathology, 2008, 32 (1): 65-71.

［4］ Evans A J, Humphrey P A, Belani J, et al. Large cell neuroendocrine carcinoma of pros-tate: a clinicopathologic summary of 7 cases of a rare manifestation of advanced prostate canc-er ［J］. The American journal of surgical pa-thology, 2006, 30 (6): 684-693.

［5］ Lim K H, Huang M J, Yang S, et al. Pri-mary carcinoid tumor of prostate presenting with bone marrow metastases ［J］. Urology, 2005, 65 (1): 174.

［6］ Reyes A, Moran C A. Low-grade neuroendo-crine carcinoma (carcinoid tumor) of the pros-tate ［J］. Archives of pathology & laboratory medicine, 2004, 128 (12): e166-8.

［7］ Ghannoum J E, Delellis R A, Shin S J. Pri-mary carcinoid tumor of the prostate with con-current adenocarcinoma: a case report ［J］. In-ternational journal of surgical pathology, 2004, 12 (2): 167-70.

［8］ Abrahamsson P A, Wadstrom L B, Alumets J, et al. Peptide-hormone-and serotonin-im-munoreactive tumour cells in carcinoma of the prostate ［J］. Pathology, research and prac-tice, 1987, 182 (3): 298-307.

［9］ Abdul M, Anezinis P E, Logothetis C J, et al. Growth inhibition of human prostatic carci-noma cell lines by serotonin antagonists ［J］. Anticancer research, 1994, 14 (3A): 1215-20.

［10］ Dizeyi N, Bjartell A, Nilsson E, et al. Ex-pression of serotonin receptors and role of sero-tonin in human prostate cancer tissue and cell lines ［J］. Prostate, 2004, 59 (3): 328-36.

［11］ Aprikian A G, Han K, Chevalier S, et al. Bombesin specifically induces intracellular cal-cium mobilization via gastrin-releasing peptide receptors in human prostate cancer cells ［J］. Journal of molecular endocrinology, 1996, 16 (3): 297-306.

［12］ Magni P, Motta M. Expression of neuropep-tide Y receptors in human prostate cancer cells ［J］. Annals of oncology : official jour-nal of the European Society for Medical On-cology / ESMO, 2001, 12 Suppl 2 (S27-9.

［13］ Wu G, Burzon D T, Di Sant'Agnese P A, et al. Calcitonin receptor mRNA expression in the human prostate ［J］. Urology, 1996, 47 (3): 376-81.

［14］ Van Leenders G J, Aalders T W, HULS-BERGEN-VAN DE KAA C A, et al. Ex-pression of basal cell keratins in human pros-tate cancer metastases and cell lines ［J］. The Journal of pathology, 2001, 195 (5): 563-70.

［15］ Huang J, Yao J L, Zhang L, et al. Differ-ential expression of interleukin-8 and its re-ceptors in the neuroendocrine and non-neuro-endocrine compartments of prostate cancer ［J］. The American journal of pathology, 2005, 166 (6): 1807-15.

［16］ Evangelou A I, Winter S F, Huss W J, et al. Steroid hormones, polypeptide growth factors, hormone refractory prostate cancer, and the neuroendocrine phenotype ［J］. Jour-nal of cellular biochemistry, 2004, 91 (4): 671-83.

［17］ Deeble P D, Cox M E, Frierson H F, JR., et al. Androgen-independent growth and tu-morigenesis of prostate cancer cells are en-hanced by the presence of PKA-differentiated neuroendocrine cells ［J］. Cancer Res, 2007, 67 (8): 3663-72.

［18］ Kaplan-lefko P J, Chen T M, Ittmann M M, et al. Pathobiology of autochthonous prostate cancer in a pre-clinical transgenic mouse mod-el ［J］. Prostate, 2003, 55 (3): 219-37.

[19] Liao C P, Zhong C, Saribekyan G, et al. Mouse models of prostate adenocarcinoma with the capacity to monitor spontaneous carcinogenesis by bioluminescence or fluorescence [J]. Cancer Res, 2007, 67 (15): 7525-33.

[20] Uchida K, Masumori N, Takahashi A, et al. Murine androgen-independent neuroendocrine carcinoma promotes metastasis of human prostate cancer cell line LNCaP [J]. Prostate, 2006, 66 (5): 536-45.

[21] Noda K, Nishiwaki Y, Kawahara M, et al. Irinotecan plus cisplatin compared with etoposide plus cisplatin for extensive small-cell lung cancer [J]. The New England journal of medicine, 2002, 346 (2): 85-91.

[22] Yagoda A, Petrylak D. Cytotoxic chemotherapy for advanced hormone-resistant prostate cancer [J]. Cancer, 1993, 71 (3 Suppl): 1098-109.

[23] Canobbio L, Guarneri D, Miglietta L, et al. Carboplatin in advanced hormone refractory prostatic cancer patients [J]. European journal of cancer, 1993, 29A (15): 2094-6.

[24] Miglietta L, Cannobbio L, Boccardo F. Assessment of response to carboplatin in patients with hormone-refractory prostate cancer: a critical analysis of drug activity [J]. Anticancer research, 1995, 15 (6B): 2825-8.

[25] Citrin D L, Hogan T F. A phase II evaluation of adriamycin and cis-platinum in hormone resistant prostate cancer [J]. Cancer, 1982, 50 (2): 201-6.

[26] Mertens W C, Porter A T, Reid R H, et al. Strontium-89 and low-dose infusion cisplatin for patients with hormone refractory prostate carcinoma metastatic to bone: a preliminary report [J]. Journal of nuclear medicine : official publication, Society of Nuclear Medicine, 1992, 33 (8): 1437-43.

# 第 14 章　微管靶向药物

## 本章提纲

## 14.1 介绍

在细胞生理学中，微管细胞骨架在前列腺癌的治疗中是非常有效的靶点，因此许多相关针对可溶性微管的药物不断研发出来。可以将与微管相互作用的分子分为两大类：通过优先结合 α/β 微管蛋白的异构二聚体或者药物为第一类（解聚或者不稳定的药剂），来阻止微管的形成。第二类药物与之相反，微管处于稳定的状态。使微管解聚的药物包括长春碱、长春新碱、长春瑞滨、软海绵素、海兔毒素、雌氮芥、2-甲氧雌二醇（2-ME）、秋水仙碱和考布他汀[1-2]。使微管稳定的药物包括：紫杉醇、多西紫杉醇、埃博霉素，这其中包括最近埃博霉素 B 的类似物，伊沙匹隆和其他化学成分相似但结构不同的类似物，例如圆皮海绵内酯、eleutherobins、sarcodictyins、laulimalide、rhazinilam 等[2]。

## 14.2 微管细胞骨架：结构、功能及微管的动力学

由于真核细胞中微管及微管蛋白的重要作用，针对微管及微管蛋白的药物现在不断被研究中。微管及微管蛋白的作用包括有丝分裂、减数分裂、细胞运动、细胞形态的维持、胞内的有机物运输[3-4]。微管，顾名思义，是一种中空的管道，通过α/β 的微管异构蛋白的多聚形成。这些微管异构蛋白经过头尾相接的方式形成线性的丝状物，即原纤维，12～13 个原纤维继而形成中空的微管。在其横断面，可以观察到原纤维围绕着中空的管道呈圆形排列。原纤维的排列有结构的极性特征。微管二聚体的 α 亚单位在多聚体的"负极"。在细胞中，微管的负极和在细胞核周围的微管

组织中心（MTOC 或者中心体）相连，在细胞的周围形成正极的网状结构。

通过聚合反应，α 和 β 亚基组成微管的二聚体。GTP 结合和水解对于组装和动力学非常重要。

## 14.3 微管解聚药物

微管解聚药物目前分为三类：①竞争性抑制长春碱的药物；②竞争性抑制秋水仙素结合的药物；③抑制长春碱与肌球蛋白结合，但并不竞争性抑制。

长春碱，是一类提取自长春花的化合物。长春碱可与肌球蛋白相互作用[1-2,5]。它们结合在β-肌动蛋白中，被称为长春花区。在高浓度下，长春碱可以抑制微管的聚合。目前证据比较明显证明长春碱可以和可溶性的肌球蛋白相连[6]。可以结合在可溶性的肌球蛋白这一特性导致长春碱对肌球蛋白的结合力增加。目前比较明确的是，长春碱结合于微管末端有 16～17 个高亲和力的结合位点。在高浓度中，长春碱可以降低结合率[2]。

通过高浓度长春碱可以抑制微管的合成，继而阻止肌球蛋白结合长春碱。另外，此长春碱的水平可以结合可溶性的肌球蛋白，而抑制微管的形成。最终，在一个高浓度下，长春碱低亲和力结合在微管的表面，继而开启解聚[2]。

秋水仙碱与微管蛋白及微管相互作用，为一种以微管为目标的药物，其机制为抑制微管的作用。目前相关的证据表明秋水仙碱结合于微管蛋白是一种缓慢的抑制微管功能的过程，秋水仙碱将微管抑制在某一阶段，并结合于微管蛋白并难以分离。

肽类药物及非肽类药物，如多拉司他汀，是从印度洋一种海洋生物中提取出来的小型线性肽类蛋白，并可以与微管蛋白进行结合。尽管与长春碱的作用相似，但

肽类药物显示出在细胞中可以积累到更高的水平且在细胞中保存时间更长，并显示出一定的细胞毒性。

## 14.4  紫杉醇类药物及其他微管稳定药物的机制

1967，Monroe Wall 从紫杉树皮中提取了一种化合物，并命名为"taxol"，其本质为一种醇类。1979 年，Horwits 和她的同事发现它能够增加微管组装的速率及规模，并可以稳定细胞中微管。第一项实验证实紫杉醇可以抑制 HeLa 细胞的分裂。既往研究，例如，秋水仙碱和长春花碱可以封闭细胞的有丝分裂，与它们不同，紫杉醇可以导致微管的重组。

这种稳定微管的能力提示紫杉醇可以增加微管的组织并稳定现存的微管。这些假说已经被几个前期实验所证实[7]。缺少紫杉醇的话，聚合在 3～4min 后才开始，而如果有紫杉醇的话，聚合会立即发生[8]，甚至在缺失 MAPs 及 GTP 的情况下，依然会有聚合。紫杉醇也可以影响微管的结构，减少微丝的数目[9]。

沉淀法评估紫杉醇结合微管蛋白能力时发现，足叶草毒素与长春碱可以抑制紫杉醇结合至微管蛋白[10-11]。

与微管解聚药物相反，高浓度的紫杉醇的多聚体可以使微管的形成增加，而目前被认为是微管稳定的标准。当紫杉醇浓度降到 10nm 以下，就不会出现先前的多聚体效应且只有小部分紫杉醇位点被结合[12]。稳定微管的药物，包括紫杉醇和埃博霉素，导致多极化的纺锤丝，但并不能维持一个非整倍的不正常的有丝分裂[12-13]。相反，非稳定性药物如长春花碱，并不能在低浓度引起非整倍性分裂[13]。

## 14.5  特素与微管的相互作用

早期研究通过亲和力实验证实特素可以特异性地结合于 β 亚基。当特素类似物具有光敏作用时，有关 β 亚基可以和特素特异性结合。这些实验结果导致光敏的 β 微管成为含有氨基酸残基的多肽 1-31、217～233 及 Arg 282。最终，通过应用不同的光学类似物实验发现其结合位点的规律[14]。

## 14.6  非紫杉醇的微管稳定药物

特素和紫杉醇临床成功治疗肿瘤患者给我们一些微管稳定化合物的提示，其反应产生的与紫杉醇没有关系的产物也具有稳定微管的意义。埃博霉素是第一个被广泛应用的药物，其有 A、B 两种类型——从分枝杆菌中分离出来的聚酮化合物。与紫杉醇一起应用，发现埃博霉素可以聚合形成微管，并抑制细胞的有丝分裂。与特素相比，埃博霉素在促进微管形成上更有效。埃博霉素提示微管稳定剂存在，并从一种海绵中提取物中得到了证实。类似于埃博霉素，圆皮海绵内酯可以在体外促进微管的聚合及有丝分裂的抑制。随后的实验发现先导化合物，一种来自于西澳大利亚海岸藻类的提取物可以与 laulimalide——一种来自海绵的提取化合物反应[15]。这些化合物可以稳定并竞争性抑制紫杉醇与微管的结合，而 laulimalide 比较特殊，它不像其他紫杉醇类药物结合于 β 肌球蛋白上，而是结合在 α 肌球蛋白上[16]。

## 14.7 微管稳定性的作用及其药物动力学

筛选对微管药物有耐药性的细胞系可以用来探究药物的动力学及药物的敏感性，由于微管解聚药物是首先发现并应用于临床中的，因此在早期实验中主要为微管解聚药物。这些筛选出来的具有耐药性的细胞系在微管发生基因的突变，改变了蛋白的出胞方式并影响了药物在细胞内的浓度。随着特素的出现，以及其在临床上的成功应用，其耐药性也引起了世界范围内的兴趣，并筛选出对特素耐药的细胞系，继而筛选出对其他微管药物耐药的细胞系，用于研究药物的特异性及特异性的靶点，从而提高药物的疗效。然而，在大多数的耐药性细胞系中，影响药物结合的突变目前并不明确。考虑到这个结果发生的原因，可能是微管为细胞内必备的蛋白且这些突变可能仍然可以有代偿的机制以维持细胞的功能。

有两个模型帮助我们来了解微管药物的耐药性及微管的稳定性与动力学的重要意义。第一个假说是在正常的环境下，微管的稳定性或者多聚性可以在某一范围内保持。根据这个模型，对微管靶向药物的内在敏感性是依赖于微管解聚及多聚功能的。因此，在高水平的多聚体微管细胞中，更加容易使用微管稳定性药物来达到治疗目的，而此类细胞也对微管稳定药物更加敏感。应该注意的一点是，类似于特素这一类药物，可以特异性地结合于微管（而不是二聚体的微管），在细胞内，如果有更稳定的多聚体存在的话，也即有更多的药物结合位点，则也将对特素更加敏感。相反地，如果细胞内并没有特别稳定或者多聚的微管存在，可能会对某些药物，如特素进行耐药，但对解聚的药物更加敏感（如长春碱，其作用在于解聚微管和微管的二聚体）。

这个模型也提供了一个解释为什么一些特素耐药的细胞的生长需要低特素浓度，这些细胞需要低的特素浓度来稳定微管。在这些"药物依赖细胞"中，当特素在细胞中达到一定程度后，可能会发生突变[17]。

通过观察，在较低的药物浓度下，微管稳定药物及微管解聚药物影响微管的动力学，而不影响微管多聚体的体积，并得出第二种模型。在模型中及相关的类似物显示，微管蛋白的稳定性（一种微管）对药物的敏感性非常重要，微管的动力学对药物敏感性也非常重要：增加微管的动力学，可以抑制对微管稳定性药物的敏感性。因此，在特素耐药的细胞系中，其具有较高动力的微管，因此导致其对特素耐药。

## 14.8 在去势抵抗性前列腺癌中的埃博霉素的应用

埃博霉素是一种大环内酯类药物，从纤维堆囊菌中分离出来。在临床中，这些非紫杉醇的微管稳定药物包括埃博霉素B、伊沙匹隆、BMS-310705、ZK-EPO和KOS-862。与紫杉醇药物类似，埃博霉素可以促进微管的稳定并导致细胞停滞于G2/M期，最终导致细胞的凋亡。然而，埃博霉素与紫杉醇类药物也是有差别的，与紫杉醇药物结合于β-微管蛋白不同，埃博霉素表现了另外一种完全不同的影响微管的机制。

## 14.9 卡巴他赛——一种治疗晚期CRPC的新紫杉醇类药物

卡巴他赛是一种来自于紫杉醇的半合成

化合物。在基础实验中，体外实验结果显示卡巴他赛不仅仅可以促进微管蛋白的聚合、并拥有与多西他赛相同的效力来稳定微管，而且卡巴他赛也证明其在 P-糖蛋白的过表达肿瘤细胞中，具有比多西他赛更强的细胞毒性。卡巴他赛可以抑制 P-糖蛋白药物与外输泵的结合。其他的有关卡巴他赛的基础实验研究表明在 DU145 细胞小鼠移植瘤模型中，卡巴他赛具有明显的抗肿瘤作用。

临床Ⅰ期及Ⅱ期试验证实卡巴他赛在实体瘤中具有一定的抗肿瘤作用，这些肿瘤包括对多西他赛耐药及转移性的 CRPC 患者中的肿瘤，而在这些患者中，中性粒细胞减少症是主要的剂量抑制因素。在 2010 年 6 月，美国食品和药物管理局批准了卡巴他赛作为一种二线用药，并结合泼尼松治疗转移性 CPRC 患者（此患者之前接受过多西他赛的治疗）。在此机构的统计中，通过 6 个月的观察，发现卡巴他赛具有一定疗效。这些结果来自于一个三期的 TYOPIC 临床试验，此试验包括 755 名转移性 CRPC 患者（此患者之前接受过多西他赛的治疗）。他们随机给予卡巴他赛（$25mg/m^2$）或者米托蒽醌（$12mg/m^2$）的药物，并结合泼尼松龙治疗（单用及联合应用）。结果显示，卡巴他赛的中位生存期为 15.1 个月，而米托蒽醌组为 12.7 个月，并具有统计学意义。最常见的不良反应是中性粒细胞减少症、白细胞减少症、贫血、发热性中性粒细胞减少、腹泻、疲劳及无力。最常见的致命性不良反应是感染和肾衰竭。粒细胞集落刺激因子（G-CSF）可能是减少卡巴他赛引起的中性粒细胞减少症风险的因素，因此可以应用于临床。

卡巴他赛在临床上的批准应用，为晚期的前列腺癌患者提供了新的治疗选择，在此之前他们没有太多的选择。

## 小 结

- 微管是一种 α，β-微管蛋白的异构二聚体，并形成真核细胞的细胞骨架，在细胞中有重要的生理作用，如有丝分裂。
- 目前有多种药物影响微管蛋白并具有治疗前列腺癌的作用。
- 已有一系列的新药用于治疗各种前列腺癌，包括转移性的 CRPC。

（盛正祚）

## 参考文献

[1] Hamel E，Covell D G. Antimitotic peptides and depsipeptides [J]. Current medicinal chemistry Anti-cancer agents，2002，2（1）：19-53.

[2] Jordan M A，Margolis R L，HIMES R H，et al. Identification of a distinct class of vinblastine binding sites on microtubules [J]. Journal of molecular biology，1986，187（1）：61-73.

[3] Desai A，Mitchison T J. Microtubule polymerization dynamics [J]. Annu Rev Cell Dev Biol，1997，13：83-117.

[4] Sharp D J，Rrgers G C，Scholey J M. Microtubule motors in mitosis [J]. Nature，2000，407（6800）：41-47.

[5] Jordan B，Charest A，Dowd J F，et al. Genome complexity reduction for SNP genotyping analysis [J]. Proc Natl Acad Sci U S A，2002，99（5）：2942-2947.

［6］ Wilson L，Jordan M A，Morse A，et al. Interaction of vinblastine with steady-state microtubules in vitro ［J］. Journal of molecular biology，1982，159（1）：125-149.

［7］ Schiff P B，Horwitz S B. Taxol stabilizes microtubules in mouse fibroblast cells ［J］. Proc Natl Acad Sci U S A，1980，77（3）：1561-1565.

［8］ Schiff P B，Horwitz S B. Taxol assembles tubulin in the absence of exogenous guanosine 5′-triphosphate or microtubule-associated proteins ［J］. Biochemistry，1981，20（11）：3247-3252.

［9］ Diaz J F，Valruesta J M，CHACON P，et al. Changes in microtubule protofilament number induced by Taxol binding to an easily accessible site. Internal microtubule dynamics ［J］. J Biol Chem，1998，273（50）：33803-33810.

［10］ Parness J，Horwitz S B. Taxol binds to polymerized tubulin in vitro ［J］. The Journal of cell biology，1981，91（2 Pt 1）：479-487.

［11］ Rao S，Aberg F，Nieves E，et al. Identification by mass spectrometry of a new alpha-tubulin isotype expressed in human breast and lung carcinoma cell lines ［J］. Biochemistry，2001，40（7）：2096-2103.

［12］ Chen J G，Horwitz S B. Differential mitotic responses to microtubule-stabilizing and -destabilizing drugs ［J］. Cancer Res，2002，62（7）：1935-1938.

［13］ Torres K，Horwitz S B. Mechanisms of Taxol-induced cell death are concentration dependent ［J］. Cancer Res，1998，58（16）：3620-3626.

［14］ Nogales E，Wolf S G，Downing K H. Structure of the alpha beta tubulin dimer by electron crystallography ［J］. Nature，1998，391（6663）：199-203.

［15］ Mooberry S L，Tien G，Hernandez A H，et al. Laulimalide and isolaulimalide，new paclitaxel-like microtubule-stabilizing agents ［J］. Cancer Res，1999，59（3）：653-660.

［16］ Pineda O，Farras J，Maccari L，et al. Computational comparison of microtubule-stabilising agents laulimalide and peloruside with taxol and colchicine ［J］. Bioorganic & medicinal chemistry letters，2004，14（19）：4825-4829.

［17］ Minotti A M，Barlow S B，Cabrai F. Resistance to antimitotic drugs in Chinese hamster ovary cells correlates with changes in the level of polymerized tubulin ［J］. J Biol Chem，1991，266（6）：3987-3994.

# 第 15 章 抗血管生成治疗的原则

## 本章提纲

## 15.1 肿瘤血管生成的研究

对肿瘤血管生成的研究可以追溯到 1939 年，Ide 和他的同事注意到生长的肿瘤周围有密集的新生血管。随后人们发现，血管生成对于肿瘤的不断生长十分重要，如果没有新生血管，肿瘤只能生长至直径 2~3mm。一旦肿瘤细胞能够获得自身的血液供应，就会继续生长并发生转移，这就是所谓的"血管生成切换"。

在 19 世纪 70 年代的早期及中期，Judah Folkman 的团队对血管生成在肿瘤生物学中所起的作用研究得较为透彻[1]。早期的几项研究指出，肿瘤细胞周围聚集着与血管生成有关的体液诱导因子[2]。接下来，碱性成纤维细胞生长因子（bFGF）和血管内皮生长因子（VEGF）陆续被分离出来，进一步激发了学术界对血管生成通路的研究兴趣。

尽管 VEGF 对于 VEGF 受体的激活非常重要，目前血管生成的模式为肿瘤细胞、细胞外基质和内皮细胞共同参与促血管生成或抑制血管生成因子的相互作用，而这些因子目前认为是缺氧微环境诱导产生的[3-5]。

一些研究证实了血管生成标志物与前列腺癌转移、高 Gleason 评分和临床结局的关系，由此看出血管生成可能在前列腺癌中也扮演了举足轻重的作用。Weidner 的研究表明，相对于没有转移的病例，出现转移患者的前列腺癌组织中微血管密度（microvessel density，MVD）显著升高[6-7]。Borre 在 1998 年对 221 名前列腺癌患者中位随访 15 年，确诊时肿瘤组织中的 MVD 水平与肿瘤分期、分级和疾病特异性生存期在统计学上显著相关。而且，转移性前列腺癌患者血清中 VEGF 受体水平也明显升高。血清 VEGF 水平也被认为是转移性前列腺癌独立预后的影响因子。最后，VEGF 表达的关键介质——缺氧诱导因子（HIF），在前列腺癌组织中也呈高表达。基于这些研究，抑制血管生成被认为是前列腺癌的治疗策略之一[8]。

## 15.2 应抗血管生成药物用范围

在美国，大约 80% 的前列腺癌患者就诊时还没有远处转移，对于这类患者，治疗方式包括主动监测、放疗和手术。手术的疗效很确切，但是标准耻骨后根治性前列腺癌切除术后 10 年生化复发率约为 32%。对于那些接受治疗性外照射治疗的 T1-T2 期患者，10 年的生化复发率约为 60%。

对于那些进展的或者诊断即为转移性前列腺癌的患者，雄激素剥夺治疗（androgen deprivation therapy，ADT）的疗效值得肯定[9-10]。有证据表明越早接受雄激素阻断，越能获得较长的生存期。同时，减少了病理性骨折、脊髓压迫和尿道梗阻的发生率，生活质量也会改善。不幸的是，对雄激素阻断治疗反应的中位持续时间为 14~20 个月。也有一些二线的激素治疗方法，但是大多数患者最终会发展为去势抵抗性前列腺癌。

2004 年，有两项 III 期临床试验证明，较以米托蒽醌为基础的治疗方案，应用多西他赛联合泼尼松或者雌二醇氮芥治疗 CRPC 患者，有较好的总生存时间及生活质量获益[11-13]。FDA 已经批准多西他赛 q3W＋泼尼松，每日 1 次的治疗方案，同时这一方案也成为治疗转移性 CRPC 新药临床试验的对照方案。接受多西他赛治疗的 CRPC 患者的中位生存时间为 18~20 个月。

应用多西他赛后仍然出现进展的 CRPC 患者预后极差，中位生存时间是 6~

10 个月[14-18]。很明显，这类患者亟需更有效的治疗手段，目前以血管生成通路为靶点的治疗手段成为热点。目前抗血管生成药物的应用范围主要为多西他赛治疗失败的 CRPC 患者。未来，抗血管生成药物会在各期前列腺癌患者中广泛应用[19]。

## 15.3　抗血管生成药物举例

基础和临床研究都表明抑制血管生成可以抑制肿瘤的进展和转移。有以下几种方式可以抑制血管生成：抑制促血管生成因子，比如 VEGF；抑制促血管生成因子的受体，比如 VEGF 受体；提高抗血管生成因子的水平；直接杀死肿瘤相关的血管内皮细胞[3,19-20]。

在一项对存档血清样本的回顾性分析中，VEGF 水平是前列腺癌生存率的独立相关因素。同时，VEGF 抗体可减缓前列腺异体种植生长率，尤其在联合应用化疗时效果更明显。这些研究结果催生了 CALGB90006 Ⅱ期临床试验，即在多西他赛和雌莫司汀基础上加用贝伐单抗治疗男性雄激素抵抗性前列腺癌（CRPC）。结果显示，在接受治疗的 79 名患者中，81% 的患者 PSA 下降水平超过 50%，中位无疾病进展时间为 9.7 个月，中位生存时间为 21 个月[1,21-25]。其他联合应用多西他赛和贝伐单抗的Ⅲ期临床试验也获得了可喜的结果[26-29]。这些临床试验促成了Ⅱ期随机研究设计（CALGB90401），即每 3 周应用多西他赛 75mg/m² 和泼尼松 10mg/d，联合每 3 周应用贝伐单抗 15mg/kg 或给予相应安慰剂对照，评估贝伐单抗的治疗效果。这项试验的首要研究终点是总生存率，累计有 1020 名转移性 CRPC 患者参加了该试验[30]。

沙利度胺最早在 20 世纪 60 年代用于治疗早孕反应，随后发现其有致畸作用。

目前沙利度胺的致畸作用尚不清楚，但已证实其代谢产物可能通过抑制促血管生成信号如 VEGF、成纤维细胞生长因子、IL-6 和 TNF-α 等多种途径抑制血管生成[31-32]。临床前研究显示沙利度胺具有 T 细胞共刺激活性和免疫调节作用。Ⅰ/Ⅱ期临床试验应用大剂量沙利度胺单药方案发现仅有 18% 的 PSA 下降。但是，在一项比较每周应用多西他赛联合低剂量沙利度胺和单用多西他赛的Ⅱ期临床试验中，结果显示联合用药组在 PSA 反应、疾病进展时间和总生存率方面优于单药组。尽管这项试验并未发现其与标准方案存在统计学差异，沙利度胺的临床活性和可控的毒性促使人们研究更有效的沙利度胺类似物用于联合治疗，目前正在进行临床评估[33-34]。在一项最近的Ⅱ期临床研究中，联合应用沙利度胺、贝伐单抗和多西他赛，有 80% 的患者获得了 PSA 反应。但是，神经毒性是该疗法的一个不容忽视的副作用。

沙利度胺的毒性包括深静脉血栓形成、镇静、神经病变、便秘和乏力。新型沙利度胺类似物具有免疫调节特性，能减少神经毒性且仍具有免疫调节功能和抗血管生成效应，甚至具有直接促凋亡功能[35-36]。来那度胺和 CC-4047 是第二代制剂，较第一代制剂有更强的 TNF-α 抑制作用，其临床试验已经开始进行。比如一些Ⅰ期和Ⅱ期研究已经发现来那度胺的 PSA 反应和部分影像学反应，不管是单药应用还是联合应用多西他赛或酮康唑。应用沙利度胺或者来那度胺的Ⅱ期试验目前还没有开展[37-38]。近来对酪氨酸激酶抑制剂（TKIs）的研究兴趣与日俱增，这类药物可以阻滞血管生成因子的靶点，比如 VEGF 或者 PDGF 受体。其中一种药物为索拉非尼，为口服的 RAF 激酶、VEGF 受体和 PDGF 受体的抑制剂[39-40]。在Ⅱ期临床试验中将索拉非尼应用于转移的 CRPC 患者中，发现该药可以阻止影像学进展，并且在一些患者中可见骨转移灶的缩小，但是没有发现该药物可以显著影响 PSA 水平。

## 15.4 药物的疗效评估

目前在多数临床试验中使用的评估实体肿瘤对治疗反应的系统叫做实体瘤疗效评价标准（Response Evaluation Criteria In Solid Tumors，RECIST）[41-43]。这个系统主要依赖于 CT 和磁共振成像，测量各个病灶的最长径，然后将所有病灶的最长径相加，得到基础最长径之和。经过治疗，所有的病灶都消失定义为完全反应（complete response，CR）。所有病灶的最长径之和较基础最长径之和缩小＞30％称为部分反应（partial response，PR）。疾病稳定（stable disease，SD）定义为病灶既没有缩小到 PR 的程度，也没有增大到疾病进展（progressive disease，PD）的程度[44-45]。所有病灶的最长径之和增加＞20％称为 PD。

RECIST 系统已经成功地用于评价传统细胞毒性药物的治疗反应，癌细胞是其治疗的主要靶点，而肿瘤体积的缩小是最直接的反应[46-48]。但是，在抗血管生成治疗中，主要的治疗靶点不是癌细胞而是血管内皮细胞，那么最直接的治疗反应就不尽相同。比如，经过抗血管生成治疗后，疾病稳定（SD）很常见，肿瘤组织会变得疏松、坏死和形成空洞，但是肿瘤的体积却没有明显变化[49-50]。因此，应用 RECIST 系统会低估抗血管生成治疗的效力，就像在应用索拉非尼和贝伐单抗治疗转移性肾透明细胞癌的临床试验中，很显著地延长了无进展生存期，但是却没有显著的客观反应率。

因此，研究一种针对抗血管生成治疗的新的评价系统变得合情合理，可以将功能性的以及细胞学的标准同传统的影像学标准整合，进行更准确的评估[49-53]。最近认为应用动态对比增强灌注 CT 成像可以有效地评估抗血管生成治疗中肿瘤的血流情况和肿瘤血管的通透性、毛细血管表面渗透面积和毛细血管内血流量[54-55]。但是，仍需建立一个针对抗血管生成治疗的更准确的评估系统[56]。

## 小 结

- 研究证实了血管生成标志物与前列腺癌转移、高 Gleason 评分和临床结局的关系，由此看出血管生成在前列腺癌发展中也扮演举足轻重的作用，基于这些研究，抑制肿瘤血管生成是前列腺癌的治疗策略之一。
- 目前抗血管生成治疗药物的范围主要为多西他赛治疗失败的 CRPC 患者。
- 抑制血管生成的药物机制：抑制促血管生成因子受体，提高抗血管生成因子的水平，直接杀死肿瘤相关的内皮细胞。
- 目前在多数临床试验中使用的对实体肿瘤治疗反应评估系统为实体瘤疗效评价标准（RECIST）。

（安立哲）

## 参考文献

[1] Folkman J. Antiangiogenesis in cancer therapy—endostatin and its mechanisms of action [J]. Exp Cell Res，2006，312（5）：594-607.

[2] Folkman J，Kalluri R. Cancer without disease [J]. Nature，2004，427（6977）：787.

[3] Ferrara N，Gerber H P，Lecouter J. The biology of VEGF and its receptors [J]. Nat Med，2003，9（6）：669-676.

[4] Strohmeyer D，Rossing C，Bauerfeind A，et al. Vascular endothelial growth factor and its correlation with angiogenesis and p53 expression in prostate cancer [J]. Prostate，2000，45（3）：216-224.

[5] Mazzucchelli R，Montironi R，Santinelli A，et al. Vascular endothelial growth factor expression and capillary architecture in high-grade PIN and prostate cancer in untreated and androgen-ablated patients [J]. Prostate，2000，45（1）：72-79.

[6] Weidner N，Semple J P，Welch W R，et al. Tumor angiogenesis and metastasis—correlation in invasive breast carcinoma [J]. N Engl J Med，1991，324（1）：1-8.

[7] Weidner N，Carroll P R，Flax J，et al. Tumor angiogenesis correlates with metastasis in invasive prostate carcinoma [J]. Am J Pathol，1993，143（2）：401-409.

[8] Zhong H，Semenza G L，Simons J W，et al. Up-regulation of hypoxia-inducible factor 1alpha is an early event in prostate carcinogenesis [J]. Cancer Detect Prev，2004，28（2）：88-93.

[9] Lissbrant I F，Stattin P，Wikstrom P，et al. Tumor associated macrophages in human prostate cancer：relation to clinicopathological variables and survival [J]. Int J Oncol，2000，17（3）：445-451.

[10] Hida K，Hida Y，Amin D N，et al. Tumor-associated endothelial cells with cytogenetic abnormalities [J]. Cancer Res，2004，64（22）：8249-8255.

[11] Kuniyasu H，Troncoso P，Johnston D，et al. Relative expression of type IV collagenase，E-cadherin，and vascular endothelial growth factor/vascular permeability factor in prostatectomy specimens distinguishes organ-confined from pathologically advanced prostate cancers [J]. Clin Cancer Res，2000，6（6）：2295-2308.

[12] Sweeney C J，Miller K D，Sledge G J. Resistance in the anti-angiogenic era：nay-saying or a word of caution? [J]. Trends Mol Med，2003，9（1）：24-29.

[13] Carmeliet P，Dor Y，Herbert J M，et al. Role of HIF-1alpha in hypoxia-mediated apoptosis，cell proliferation and tumour angiogenesis [J]. Nature，1998，394（6692）：485-490.

[14] Sidky Y A，Borden E C. Inhibition of angiogenesis by interferons：effects on tumor- and lymphocyte-induced vascular responses [J]. Cancer Res，1987，47（19）：5155-5161.

[15] Brouty-Boye D，Zetter B R. Inhibition of cell motility by interferon [J]. Science，1980，208（4443）：516-518.

[16] Dvorak H F，Gresser I. Microvascular injury in pathogenesis of interferon-induced necrosis of subcutaneous tumors in mice [J]. J Natl Cancer Inst，1989，81（7）：497-502.

[17] Bono A V，Celato N，Cova V，et al. Microvessel density in prostate carcinoma [J]. Prostate Cancer Prostatic Dis，2002，5（2）：123-127.

[18] Borre M，Offersen B V，Nerstrom B，et al. Microvessel density predicts survival in prostate cancer patients subjected to watchful waiting [J]. Br J Cancer，1998，78（7）：940-944.

[19] Rak J，Yu J L，Klement G，et al. Oncogenes and angiogenesis：signaling three-dimensional tumor growth [J]. J Investig Dermatol Symp Proc，2000，5（1）：24-33.

[20] Holash J，Maisonpierre P C，Compton D，et al. Vessel cooption，regression，and growth in tumors mediated by angiopoietins

and VEGF [J]. Science, 1999, 284 (5422): 1994-1998.

[21] Black W C, Welch H G. Advances in diagnostic imaging and overestimations of disease prevalence and the benefits of therapy [J]. N Engl J Med, 1993, 328 (17): 1237-1243.

[22] Borre M, Nerstrom B, Overgaard J. Association between immunohistochemical expression of vascular endothelial growth factor (VEGF), VEGF-expressing neuroendocrine-differentiated tumor cells, and outcome in prostate cancer patients subjected to watchful waiting [J]. Clin Cancer Res, 2000, 6 (5): 1882-1890.

[23] Dameron K M, Volpert O V, Tainsky M A, et al. Control of angiogenesis in fibroblasts by p53 regulation of thrombospondin-1 [J]. Science, 1994, 265 (5178): 1582-1584.

[24] West A F, O'Donnell M, Charlton R G, et al. Correlation of vascular endothelial growth factor expression with fibroblast growth factor-8 expression and clinico-pathologic parameters in human prostate cancer [J]. Br J Cancer, 2001, 85 (4): 576-583.

[25] Sherif Z A, Nakai S, Pirollo K F, et al. Downmodulation of bFGF-binding protein expression following restoration of p53 function [J]. Cancer Gene Ther, 2001, 8 (10): 771-782.

[26] Meyer G E, Yu E, Siegal J A, et al. Serum basic fibroblast growth factor in men with and without prostate carcinoma [J]. Cancer, 1995, 76 (11): 2304-2311.

[27] Lehrer S, Diamond E J, Mamkine B, et al. Serum interleukin-8 is elevated in men with prostate cancer and bone metastases [J]. Technol Cancer Res Treat, 2004, 3 (5): 411.

[28] Oliner J, Min H, Leal J, et al. Suppression of angiogenesis and tumor growth by selective inhibition of angiopoietin-2 [J]. Cancer Cell, 2004, 6 (5): 507-516.

[29] Lawler J. Thrombospondin-1 as an endogenous inhibitor of angiogenesis and tumor growth [J]. J Cell Mol Med, 2002, 6 (1): 1-12.

[30] Ingber D, Fujita T, Kishimoto S, et al. Synthetic analogues of fumagillin that inhibit angiogenesis and suppress tumour growth [J]. Nature, 1990, 348 (6301): 555-557.

[31] Sivridis E, Giatromanolaki A, Papadopoulos I, et al. Thymidine phosphorylase expression in normal, hyperplastic and neoplastic prostates: correlation with tumour associated macrophages, infiltrating lymphocytes, and angiogenesis [J]. Br J Cancer, 2002, 86 (9): 1465-1471.

[32] Abdulkadir S A, Carvalhal G F, Kaleem Z, et al. Tissue factor expression and angiogenesis in human prostate carcinoma [J]. Hum Pathol, 2000, 31 (4): 443-447.

[33] Hanahan D, Folkman J. Patterns and emerging mechanisms of the angiogenic switch during tumorigenesis [J]. Cell, 1996, 86 (3): 353-364.

[34] Duque J L, Loughlin K R, Adam R M, et al. Plasma levels of vascular endothelial growth factor are increased in patients with metastatic prostate cancer [J]. Urology, 1999, 54 (3): 523-527.

[35] Du Z, Fujiyama C, Chen Y, et al. Expression of hypoxia-inducible factor 1alpha in human normal, benign, and malignant prostate tissue [J]. Chin Med J (Engl), 2003, 116 (12): 1936-1939.

[36] Trojan L, Thomas D, Knoll T, et al. Expression of pro-angiogenic growth factors VEGF, EGF and bFGF and their topographical relation to neovascularisation in prostate cancer [J]. Urol Res, 2004, 32 (2): 97-103.

[37] Relf M, Lejeune S, Scott P A, et al. Expression of the angiogenic factors vascular endothelial cell growth factor, acidic and basic fibroblast growth factor, tumor growth factor beta-1, platelet-derived endothelial cell growth factor, placenta growth factor, and pleiotrophin in human primary breast cancer

and its relation to angiogenesis [J]. Cancer Res, 1997, 57 (5): 963-969.

[38] Sund M, Hamano Y, Sugimoto H, et al. Function of endogenous inhibitors of angiogenesis as endothelium-specific tumor suppressors [J]. Proc Natl Acad Sci U S A, 2005, 102 (8): 2934-2939.

[39] Lindahl P, Johansson B R, Leveen P, et al. Pericyte loss and microaneurysm formation in PDGF-B-deficient mice [J]. Science, 1997, 277 (5323): 242-245.

[40] Udagawa T, Fernandez A, Achilles E G, et al. Persistence of microscopic human cancers in mice: alterations in the angiogenic balance accompanies loss of tumor dormancy [J]. FASEB J, 2002, 16 (11): 1361-1370.

[41] Kerbel R S, Yu J, Tran J, et al. Possible mechanisms of acquired resistance to anti-angiogenic drugs: implications for the use of combination therapy approaches [J]. Cancer Metastasis Rev, 2001, 20 (1-2): 79-86.

[42] Taylor S, Folkman J. Protamine is an inhibitor of angiogenesis [J]. Nature, 1982, 297 (5864): 307-312.

[43] Ravi R, Mookerjee B, Bhujwalla Z M, et al. Regulation of tumor angiogenesis by p53-induced degradation of hypoxia-inducible factor 1alpha [J]. Genes Dev, 2000, 14 (1): 34-44.

[44] Murphy C, Mcgurk M, Pettigrew J, et al. Nonapical and cytoplasmic expression of interleukin-8, CXCR1, and CXCR2 correlates with cell proliferation and microvessel density in prostate cancer [J]. Clin Cancer Res, 2005, 11 (11): 4117-4127.

[45] Teodoro J G, Parker A E, Zhu X, et al. p53-mediated inhibition of angiogenesis through up-regulation of a collagen prolyl hydroxylase [ J ]. Science, 2006, 313 (5789): 968-971.

[46] Folkman J, Merler E, Abernathy C, et al. Isolation of a tumor factor responsible for angiogenesis [J]. J Exp Med, 1971, 133 (2): 275-288.

[47] Streubel B, Chott A, Huber D, et al. Lymphoma-specific genetic aberrations in microvascular endothelial cells in B-cell lymphomas [J]. N Engl J Med, 2004, 351 (3): 250-259.

[48] Papetti M, Herman I M. Mechanisms of normal and tumor-derived angiogenesis [J]. Am J Physiol Cell Physiol, 2002, 282 (5): C947-C970.

[49] Maeshima Y, Manfredi M, Reimer C, et al. Identification of the anti-angiogenic site within vascular basement membrane-derived tumstatin [J]. J Biol Chem, 2001, 276 (18): 15240-15248.

[50] Mehta R, Kyshtoobayeva A, Kurosaki T, et al. Independent association of angiogenesis index with outcome in prostate cancer [J]. Clin Cancer Res, 2001, 7 (1): 81-88.

[51] Nyberg P, Xie L, Kalluri R. Endogenous inhibitors of angiogenesis [J]. Cancer Res, 2005, 65 (10): 3967-3979.

[52] Wikstrom P, Lissbrant I F, Stattin P, et al. Endoglin (CD105) is expressed on immature blood vessels and is a marker for survival in prostate cancer [ J ]. Prostate, 2002, 51 (4): 268-275.

[53] O'Reilly M S, Boehm T, Shing Y, et al. Endostatin: an endogenous inhibitor of angiogenesis and tumor growth [J]. Cell, 1997, 88 (2): 277-285.

[54] Naumov G N, Bender E, Zurakowski D, et al. A model of human tumor dormancy: an angiogenic switch from the nonangiogenic phenotype [J]. J Natl Cancer Inst, 2006, 98 (5): 316-325.

[55] Crum R, Szabo S, Folkman J. A new class of steroids inhibits angiogenesis in the presence of heparin or a heparin fragment [J]. Science, 1985, 230 (4732): 1375-1378.

[56] Holmgren L, O'Reilly M S, Folkman J. Dormancy of micrometastases: balanced proliferation and apoptosis in the presence of angiogenesis suppression [J]. Nat Med, 1995, 1 (2): 149-153.

# 第 16 章　血管生成相关基因变异型与前列腺癌

## 本章提纲

近年来，血管内皮生长因子（VEGF）-A受体的酪氨酸激酶抑制剂和免疫调节剂对血管生成过程中的不同层面加以阻断，治疗效果有了很大的提升，是近年来比较受关注的靶向治疗药物[1]。前列腺癌的相关研究已经证实前列腺癌组织中血管的生成随恶性程度增高而增加。因此，抗血管生成药物的临床研究蓬勃展开[2]。

# 16.1 VEGF 基因变异型与前列腺癌

临床实践表明，前列腺癌患者单纯使用贝伐珠单抗，并不能发挥理想的效果，而只有与其他药物联合使用时才能有效降低 PSA 水平。贝伐珠单抗是以 VEGF-A 为作用靶点的单克隆抗体，通过阻断 VEGF-A 与受体的结合，进而抑制血管生成[3]。而沙利度胺单独或与多西他赛或贝伐珠单抗联合用药可以明显提高治疗的反应率并且降低 PSA 水平＞50％[4]。沙利度胺的抗血管生成的分子机制尚不清楚，但是其对去势抵抗性前列腺癌（castration resistant prostate cancer，CRPC）的有效性已在体外实验与动物实验中得到充分证实[5]。这些令人鼓舞的结果促使我们考虑应用雷利度胺——沙利度胺的类似物[6]，雷利度胺具有与沙利度胺相似的效果和更好的耐受性[7-9]。

目前已开发出几种酪氨酸激酶抑制剂且纳入临床试验进行疗效评价[10]。VEGF 与 EGF 通过与受体结合，激活受体胞质区的酪氨酸激酶发挥作用[11]。索拉非尼可以抑制 VEGFR2、VEGFR3 和血小板衍生因子受体（PDGF）-b 的信号转导作用，尽管一些研究中 PSA 水平的变化与治疗反应率不一致[12-13]。PSA 水平的变化和实体瘤的疗效评价标准（RECIST）表明了索拉非尼在 CRPC 治疗上的有效性。其他的酪氨酸激酶抑制剂，像 AZD2171（泛 VEGFR 抑制剂）与舒尼替尼，EMD121974 与 RAD001 作为潜在的前列腺癌血管生成的治疗靶点，其治疗效果也在评价过程中[14]。

基因多态性是自然界中普遍存在的[15]。这些多态性可能是某一个碱基的替代、插入或缺失，虽然大部分突变属于不影响基因表达的同义突变，仍然有一些 SNPs 单核苷酸多态性可能会影响某些基因的表达，这些外显率不高的多态性在决定个体差异方面具有重要的作用[15]。比如不同人对于疾病的易感性和患病严重程度的差异，以及对于药物治疗的反应不同。某些多态性自身或者与环境因素共同作用可能会通过血管生成的信号通路增加某些肿瘤的易感性，所以，鉴定这些血管生成基因的多态性对于加强肿瘤血管生成机制的研究、相应肿瘤的危险度分级及检测、新的治疗策略的选择、疾病的预后大有裨益[15]。

目前关于血管生成基因 VEGF 的基因多态性研究相对较少，而且研究结论经常不一致，可能的原因包括：研究群体过小，疾病分类的差异，种族的差异，回顾性研究设计的差异，多态性研究位点的不同以及缺乏基因组分析验证技术等等。显然，对于多基因疾病采取单基因的研究方法进行关联研究的价值是十分有限的，因而，对于基因变异进行多基因的综合分析可以提高对于疾病的预测能力。一项针对 VEGF、基质金属蛋白酶 9（MMP9）对于前列腺癌发病风险的涉及四个肿瘤血管新生基因的多态性联合研究，结果显示：高危前列腺癌组相对于低危前列腺癌组基因型具有明显的基因累积效应，即前列腺癌的发病风险随高危基因型数量的增加而增高[16]。同样的，血小板反应蛋白 1（TSP-1）虽然其本身与前列腺癌的风险没有明确的相关性，但是通过与 VEGF 基因多态性累加，导致前列腺癌的发病风险升高[16]。另外，基于前列腺癌患者的病理分级和临床分期的预后与基因多态性协同效应的相关性分析，可以得出 VEGF 与 TSP-1 的密切相互作用具有增加其发展成为高侵袭性基因型的风险[17]。以上结果提示：相关基因型的相互作用可能增加前列腺癌发病风险和前列腺癌侵袭性[18]。另外研究显示：VEGF 单个基因内部的变异同样具有预测前列腺癌的发病风险和肿瘤侵袭性的作用。这个研究显示 VEGF-1154G＞A 与前列腺癌的发病风险呈负相关关系（OR＝0.27），而 VEGF-1154A 等位基因的存在似乎与高级别肿瘤的发生具有一定的相关性（OR＝0.37），VEGF-634（GC＋CC）基因组合型明显提高前列腺癌的发病风险（OR＝1.95），而 VEGF-634C 等位基因与高分级前列腺癌的高侵袭性表型具有明显的相关性（OR＝3.48），相反，VEGF-1154A/-634G 单体型与前列腺癌的发病风险和肿瘤的组织学分级呈现明显的负相关（OR＝0.48），综上所述，我们可以得出：VEGF 基因内部的多态性和基因单体型均可以影响前列腺癌的发病风险[19-21]。

## 16.2　内皮抑制素基因变异型与前列腺癌

另外一个重要的肿瘤血管生成的抑制因子——内皮抑制素水平的降低或者功能受损可能导致肿瘤的恶性度增高或者预后变差。D104N 错义突变［天冬氨酸（D）突变成（N）］可以形成 MseI 基因的限制性位点[22]。关于 D104N 单核苷酸多态性与前列腺癌的相关性的研究显示：拥有 D104N 错义突变的杂合子个体比纯合子个体罹患前列腺癌的风险会增加 2.5 倍（OR，2.4），动物模型中内皮素突变型稳定表达 N104 蛋白，而既往研究证实 104 位点在进化过程中高度保守，由此可推测包含此基因上的 DNA 片段可能存在一个与未

知受体相互作用的位点，而 N104 突变使得内皮抑制素的功能丧失[22]。在 98 例白人前列腺癌组织进行的 D104N 基因多态性分析中显示，纯合子 4349G/G（104D/D）的发生频率与杂合子 4349G/A（104D/N）的发生频率分别为 83.67％，16.33％。没有发现 4349A/A（104N/N）的纯合子个体，通过基因频数的 Fisher's exact test 显示 D104N 的突变型与前列腺癌的分级、PSA 水平、临床分期无关，在无复发生存率与总生存率上二者也没有明显的差别[23]。这项研究显示在白人前列腺癌患者中，内皮抑制素基因多态性与疾病的侵袭性没有明确的相关性[23]。

## 16.3　HIF 基因变异型与前列腺癌

缺氧诱导因子-1a（HIF-1a）调节低氧导致的细胞应激反应并且在正常氧含量的条件下迅速以 VHL 基因介导的泛醌化的形式降解，虽然 HIF-1a 的稳定化被认为是 VHL 基因相关肿瘤发病的分子基础，而 HIF-1a 稳定化相关突变迄今尚无报道[24]。通过 PCR 技术与 DNA 测序技术在转移性雄激素非依赖性前列腺癌 HIF-1a 氧依赖区域检测到的突变情况进行的研究显示：在一例患者的体细胞中，582 号密码子中脯氨酸被丝氨酸替代的突变 P582S 被检测到，并且通过 HIF-1a 调节的报告基因的研究结果表明随着突变体 HIF-1a 的表达增高，其所调节的报道基因的转录活性也随之升高，而且由铁螯合物介导的 HIF-1a 突变体的过表达导致 HIF-1a 羟基化的水平也明显下降，而且 HIF-1a 突变体在正常氧供条件下的稳定性要强于低氧条件下[24]。P582S 突变可能是很多肿瘤中 HIF1-a 活性增强的机制，显然，这个突变体可以增强肿瘤的易感性和生物学侵袭性。另外一项关于雄激

素非依赖前列腺癌与 HIF1-a 蛋白稳定性增强的研究筛选了 1072 例前列腺癌患者与 1271 例对照组病例，并对其中的 HIF1-a 基因编码区域非同义替换多态性 P582S C＞T 和 A588T G＞A 进行了分析[24]。这项研究还涉及了胰岛素样生长因子结合蛋白（IGFBP-3），IGFBP-3 在肿瘤微环境的低氧相关的炎症性血管生成中表达更为集中，而且体内实验的相关数据显示 IGFBP-3 有直接的 IGF 非依赖的抑制血管生成的效应，P582S 与 A588T 基因多态性与前列腺癌发病率（总体、转移性、致命性）无关[25]。然而，纯合子 HIF-1aP582S CC 野生型中 IGFBP-3 的表达水平较高并且使得前列腺癌的发病风险降低了 28%，转移或致命性的前列腺癌发病率降低了 53%。而 A588T 基因多态性在所研究的群体中阳性率太低而无法进行相互作用的分析，所以，虽然 P582S 基因多态性与 IGFBP-3 的相互作用值得进一步的研究以评价其作用，但是，上述所筛选的两个 HIF-1a 基因多态性与前列腺癌无直接相关性[25]。

# 16.4 PDGF/PDGFR 基因变异型与前列腺癌

虽然目前没有关于 PDGF 与 PDGFR 突变型在前列腺癌进程中扮演角色的相关报道，但是一些间接性证据证实了 PDGF 与 PDGFR 的参与，因此 PDGF 产生的变异或者 PDGFR 表达水平的差异可能在前列腺癌的生物学行为中扮演重要的角色[26]。在体外实验中，前列腺癌细胞系 PC3 和 DU145 均表达 PDGFR-a、PDGFR-b 基因，同时这些细胞系还合成和分泌 PDGF 样蛋白，而无法对 PDGF 刺激进行反应性的有丝分裂，且无法同$^{125}$I 标记的 PDGF 结合表明两种细胞系缺乏 PDGF 受体，前列腺癌细胞分泌的 PDGF 样蛋白通过旁分泌模式

在癌细胞的细胞外基质中的血管生成过程中发挥着重要作用[27]。

有学者应用 VEGF 酪氨酸激酶受体抑制剂 SU5416 与 PDGF 酪氨酸激酶受体抑制剂 SU6668 联合放疗在上皮细胞 HUVEC 与前列腺癌细胞系 PC3 进行了一系列体内外实验[2]。联合抑制两种信号通路相对于单独抑制一种信号通路肿瘤细胞凋亡增加，增殖减弱，克隆形成能力减弱，同时也使得上皮细胞的迁移和血管生成能力下降，且进一步的放射治疗可以使效果增强，并在 BALB/c 裸鼠皮下成瘤实验进一步验证了上述结果，而且 20% 的必需放射剂量与最大有效剂量的抗血管生成药物在局部肿瘤控制上具有相似的效果[2]。可见放疗联合双信号通路的药物治疗较联合单一信号通路的药物治疗具有更加明显的肿瘤生长抑制效果。在肿瘤血管生成方面，放疗也可以在药物已处理组中明显降低肿瘤血管生成密度（CD31 计数）和肿瘤细胞增殖能力（Ki-67 指数），值得注意的是，PC3 肿瘤模型对于肿瘤血管生成抑制药物反应良好。有趣的是，放疗介导的上皮细胞中四种 PDGF 亚型的上调导致了放疗介导的促肿瘤生存效应。而 SU6668 药物的加入降低了放疗副作用，这些治疗模式可以使得放疗结合 PDGF 抑制治疗的综合治疗模式在前列腺癌的治疗上获得更好的效果[2]。

目前，前列腺癌骨转移的趋化因子尚不清楚，而迁移到骨骼的肿瘤细胞其 PI3K/AKT 信号通路可以被骨髓因子显著激活，而无骨转移潜能的前列腺癌细胞对于骨髓的反应轻微。为了进一步了解 PDGF 与其受体在肿瘤生物学与侵袭能力方面的作用，通过逐级增加紫杉醇浓度培养筛选出多药耐药的 PC3-MM2-MDR 细胞株，植入 80 例裸鼠胫骨中进行了研究[1]。植入两周后，这些裸鼠被随机分到对照组、紫杉醇组、伊马替尼组，以及紫杉醇联合伊马替尼组，持续 10 周，虽然体外实验显

示 PC3-MM2-MDR 细胞株对伊马替尼和紫杉醇耐药，但是，联合应用伊马替尼与紫杉醇，裸鼠体内骨肿瘤发生率、中位肿瘤重量、骨降解程度、淋巴结转移率的下降均有统计学意义。伊马替尼组具有相似的效果，应用伊马替尼可以抑制 PDGFR 在肿瘤细胞和肿瘤相关细胞中的磷酸化，而且可以提高肿瘤相关上皮细胞而非肿瘤细胞的凋亡水平，应用伊马替尼或者与紫杉醇联合应用可以降低平均肿瘤血管生成密度从而提高肿瘤细胞的凋亡水平，这些有意思的结果似乎提示，在前列腺癌骨转移过程中肿瘤相关上皮细胞是伊马替尼的作用靶点而不是肿瘤细胞本身[1]。尽管临床前的研究数据非常诱人，但是问题的关键是要筛选真正可以受益于抗 PDGFR 药物的临床患者，通过大样本前列腺癌特征性筛选 PDGFR-b 来进行研究且已发表的五项前列腺癌表达微阵列研究结果显示：在 100 例局限性前列腺癌患者中没有检测到 PDG-FR-b 表达水平的增加，5％的局限性前列腺癌与 16％的转移性前列腺癌中，PDG-FR-b 呈现中度或高度表达。PDGFR-b 的 cDNA 的表达水平在 10000 例转录样本中同样进行了检测，并且据此进行了分层，同时为了进行基因表达的监管性分析，还检测了与 PDGFR-b 基因作用相关的一系列基因，如 PDGF 的上游效应器 Egr1（4.2 倍的上调），α甲酰基 CoA 消旋酶和 v-Maf 以及神经母细胞瘤生成抑制剂（2.2 倍的下调）。研究结果提示可能只有小部分前列腺癌患者受益于单独 PDGFR 抑制剂治疗[1]。

## 16.5 MMP/TNF 基因变异型与前列腺癌

MMP1 的启动子区域显示有 1G/2G 的基因多态性变异，这个变异是位于 1607 碱基对的单核苷酸多态性（SNP），即一个鸟苷酸的插入所构成的 5'-GGAT-3' 序列，这个序列是 Ets 转录因子家族成员的核心结合位点[3]。一个在土耳其人中进行的有 55 例前列腺癌患者和 43 例健康对照组的小样本人群研究显示：1G/2G 基因型出现的频率相似，与 1G/1G 基因型相比，2G/2G 和 1G/2G 基因型与前列腺癌的发病与转移均无关，MMP1 启动子区域的 2G 等位基因多态性不能明显改变前列腺癌的发病风险[3]。另外，炎症被认为可以增加前列腺癌的发病风险，而肿瘤坏死因子（TNF）作为炎症过程中重要的中介因子，其与前列腺癌的关系尚不清楚，PLCO 癌症筛查实验与 II 期肿瘤预防营养研究中包含 2321 例前列腺癌与 2560 例对照人群的关于 TNF 单核苷酸多态性（SNP）巢式对照研究显示：在 PLCO 研究中，没有任何 TNF 单核苷酸多态性与前列腺癌的发病风险相关性，而 II 期肿瘤预防营养研究中两个高度相关的变异体（rs1799724 和 rs1800610）相关性非常明显。在归纳分析中，没有任何单一的 TNF 单核苷酸多态性（SNP）与前列腺癌的发病风险相关，尽管一些研究结果显示 TNF 因子单核苷酸多态性在前列腺癌中的边缘性作用，但是整体并没有强有力的结果证明前列腺癌的风险与 TNF 单核苷酸多态性（SNP）的相关性[3]。

前列腺癌的罹患风险受遗传与环境双重因素的影响，血管生成基因的单核苷酸多态性（SNP）可能在某种程度上影响前列腺癌的发生与发展的进程，然而，肿瘤血管生成是一个多因素、多因子参与的过程[5]。虽然已有的一些研究可以拓展我们对肿瘤的了解，不过，对于确定基因多态性与肿瘤之间的相关性进行更多设计合理和大规模的随机对照研究仍然是十分必要的。很多基因多态性相关的蛋白质分子在不同的肿瘤通路上发挥着作用，并最终影响着肿瘤的发生进展。目前，VEGF、MMP、PA 系统与 TNF 基因最有希望成为肿瘤血管生成程度与范围的相关标志物，在寻求功能性血管生成相关基因多态性的同时，运用流行病学方法检测基因多态性与疾病表型的相关性也是亟待解决的问题[4]。

# 小 结

● 前列腺癌的发病是由基因与环境因素共同影响的结果。

● 肿瘤血管生成基因的多态性可以部分解释前列腺癌患者肿瘤血管生成的个体化差异。

（胡凤战）

## 参考文献

[1] Longoria RL，Cox MC，Figg WD. Antiangiogenesis：a possible treatment option for prostate cancer. Clin Genitourin Cancer，2005，4（3）：197-202.

[2] van Moorselaar RJ，Voest EE. Angiogenesis in prostate cancer：its role in disease progression and possible therapeutic approaches. Mol Cell Endocrinol，2002，197 (1-2)：239-250.

[3] Aragon-Ching JB，Dahut WL. The role of angiogenesis inhibitors in prostate cancer. Cancer J，2008，14（1）：20-25.

[4] Figg WD，Dahut W，Duray P，et al. A randomized phase II trial of thalidomide，an angiogenesis inhibitor，in patients with androgen-independent prostate cancer. Clin Cancer Res，2001，7（7）：1888-1893.

[5] Di LG，Figg WD，Fossa SD，et al. Combination of bevacizumab and docetaxel in docetaxel-pretreated hormone-refractory prostate cancer：a phase 2 study. Eur Urol，2008，54（5）：1089-1094.

[6] Figg WD，Arlen P，Gulley J，et al. A randomized phase II trial of docetaxel（taxotere）plus thalidomide in androgen-independent prostate cancer. Semin Oncol，2001，28（4 Suppl 15）：62-66.

[7] Dahut WL，Gulley JL，Arlen PM，et al. Randomized phase II trial of docetaxel plus thalidomide in androgen-independent prostate cancer. J Clin Oncol，2004，22（13）：2532-2539.

[8] Aragon-Ching JB，Li H，Gardner ER，et al. Thalidomide analogues as anticancer drugs. Recent Pat Anticancer Drug Discov，2007，2（2）：167-174.

[9] Shah SR，Tran TM. Lenalidomide in myelodysplastic syndrome and multiple myeloma. Drugs，2007，67（13）：1869-1881.

[10] Steinbild S，Mross K，Frost A，et al. A clinical phase II study with sorafenib in patients with progressive hormone-refractory prostate cancer：a study of the CESAR Central European Society for Anticancer Drug Research-EWIV. Br J Cancer，2007，97（11）：1480-1485.

[11] Wilhelm S，Carter C，Lynch M，et al. Discovery and development of sorafenib：a multikinase inhibitor for treating cancer. Nat Rev Drug Discov，2006，5（10）：835-844.

[12] Chi KN，Ellard SL，Hotte SJ，et al. A phase II study of sorafenib in patients with chemo-naive castration-resistant prostate cancer. Ann Oncol，2008，19（4）：746-751.

[13] Dahut WL，Scripture C，Posadas E，et al. A phase II clinical trial of sorafenib in androgen-independent prostate cancer. Clin Cancer

Res，2008，14（1）：209-214.

［14］ Ryan CJ，Stadler WM，Roth B，et al. Phase I dose escalation and pharmacokinetic study of AZD2171，an inhibitor of the vascular endothelial growth factor receptor tyrosine kinase，in patients with hormone refractory prostate cancer（HRPC）. Invest New Drugs，2007，25（5）：445-451.

［15］ Balasubramanian SP，Brown NJ，Reed MW. Role of genetic polymorphisms in tumour angiogenesis. Br J Cancer，2002，87（10）：1057-1065.

［16］ Jacobs EJ，Hsing AW，Bain EB，et al. Polymorphisms in angiogenesis-related genes and prostate cancer. Cancer Epidemiol Biomarkers Prev，2008，17（4）：972-977.

［17］ Sfar S，Saad H，Mosbah F，et al. Combined effects of the angiogenic genes polymorphisms on prostate cancer susceptibility and aggressiveness. Mol Biol Rep，2009，36（1）：37-45.

［18］ Sfar S，Hassen E，Saad H，et al. Association of VEGF genetic polymorphisms with prostate carcinoma risk and clinical outcome. Cytokine，2006，35（1-2）：21-28.

［19］ Onen IH，Konac E，Eroglu M，et al. No association between polymorphism in the vascular endothelial growth factor gene at position-460 and sporadic prostate cancer in the Turkish population. Mol Biol Rep，2008，35（1）：17-22.

［20］ McCarron SL，Edwards S，Evans PR，et al. Influence of cytokine gene polymorphisms on the development of prostate cancer. Cancer Res，2002，62（12）：3369-3372.

［21］ Langsenlehner T，Langsenlehner U，Renner W，et al. Single nucleotide polymorphisms and haplotypes in the gene for vascular endothelial growth factor and risk of prostate cancer. Eur J Cancer，2008，44（11）：1572-1576.

［22］ Iughetti P，Suzuki O，Godoi PH，et al. A polymorphism in endostatin，an angiogenesis inhibitor，predisposes for the development of prostatic adenocarcinoma. Cancer Res，2001，61（20）：7375-7378.

［23］ Li HC，Cai QY，Shinohara ET，et al. Endostatin polymorphism 4349G/A（D104N）is not associated with aggressiveness of disease in prostate［corrected］cancer. Dis Markers，2005，21（1）：37-41.

［24］ Fu XS，Choi E，Bubley GJ，et al. Identification of hypoxia-inducible factor-1alpha（HIF-1alpha）polymorphism as a mutation in prostate cancer that prevents normoxia-induced degradation. Prostate，2005，63（3）：215-221.

［25］ Li H，Bubley GJ，Balk SP，et al. Hypoxia-inducible factor-1alpha（HIF-1alpha）gene polymorphisms，circulating insulin-like growth factor binding protein（IGFBP）-3 levels and prostate cancer. Prostate，2007，67（12）：1354-1361.

［26］ Sitaras NM，Sariban E，Bravo M，et al. Constitutive production of platelet-derived growth factor-like proteins by human prostate carcinoma cell lines. Cancer Res，1988，48（7）：1930-1935.

［27］ Timke C，Zieher H，Roth A，et al. Combination of vascular endothelial growth factor receptor/platelet-derived growth factor receptor inhibition markedly improves radiation tumor therapy. Clin Cancer Res，2008，14（7）：2210-2219.

# 第 17 章 贝伐单抗在进展期前列腺癌中的应用

## 本章提纲

前列腺癌是在老年男性中发病率较高的恶性肿瘤。在一些欧美国家，前列腺癌早已超过肺癌的发病率，位居首位，其在美国男性因癌症死亡中位列第一位。而在我国，由于现代人们生活方式、饮食习性的不断变化和老年男性构成比越来越大，前列腺癌的发病率也呈现不断上升的势头，并且发病年龄逐渐呈现年轻化趋势。临床上虽然前列腺癌根治术能够治疗早期前列腺癌，然而多数患者发现时多伴有远处转移尤其是骨转移的发生，而错过了最佳的治疗时机，故手术去势或者药物去势治疗仍然是临床上治疗晚期前列腺癌的标准治疗方案。一般去势抵抗性前列腺癌对于多西他赛的反应适中，因而需要给予附加的其他治疗措施。目前认为只有联合应用多西他赛与泼尼松才可以提高去势抵抗性前列腺癌的生存率。而肿瘤血管生成被认为是前列腺癌增长与转移的前奏，故而临床已经采用了单克隆抗体或者小分子抑制剂等，阻断肿瘤血管生成信号通路，分子靶向抑制肿瘤血管生成，这些分子直接作用于上皮细胞或者涉及细胞黏附、增殖、生存等受体而发挥作用[1]。

# 17.1　肿瘤血管生成机制

血管生成对于实体瘤的生长和转移十分重要，而肿瘤细胞能分泌血管内皮生长因子（VEGF），来诱导血管生成。研究表明，VEGF在调节正常和异常的血管生成中起着关键的作用。对于<1~2mm的微小肿瘤，通过被动扩散就可获得生长所需的氧和营养，而肿瘤进一步生长就需要血管形成，当肿瘤生长到一定程度时，其周围缺氧的环境可以诱导肿瘤VEGF mRNA的表达，从而刺激血管生成。贝伐单抗（Bevacizumab, rhuMAb-VEGF, 商品名：阿瓦斯丁，Avastin）是一种重组的血管内皮生长因子单克隆抗体，是世界上首个获批上市的VEGF抑制剂。通过抑制能够刺激新血管形成的VEGF，使肿瘤组织无法获得所需的血液、氧和其他养分而最终"饿死"，达到抑制肿瘤生长和转移的功效。肿瘤细胞为了生存必须获得稳定的氧气与营养成分的供应以支持其代谢需要，仅仅依靠已有的正常的血管系统，肿瘤的直径也只能长到2mm大小左右。病理性血管生成源自正常维系脉管系统稳定的调节过程的紊乱，虽然侵入正常组织的有害血管的大量生成在区域上比较局限，但是由生长因子所介导的"血管生成开关"可以在很大程度上提高肿瘤组织的营养和氧的供应。肿瘤血管生成的过程始于肿瘤组织分泌的VEGF与其他促血管生成因子定植于已有的周围血管上皮细胞并激活血管生成瀑布，最终导致新的血管的萌发[1]。VEGF在肿瘤血管生成中居于中枢性角色，很多环境中的因子可以刺激VEGF的表达，如：低氧，低pH值，激素，生长因子EGF，TGF-β，bFGF，PDGF，IGF-1和细胞因子IL-1-α、IL-6。另外，肿瘤源性突变体如p53、p73、src、ras、vHL、Bcr-Abl等也可以刺激VEGF的表达。VEGF结合并激活其受体，引起其下游信号通路改变。这些上皮细胞下游信号通路的改变可以抑制细胞凋亡，刺激分裂，以及运动相关的细胞骨架改变。

VEGF家族具有相似模体结构分子，这个家族包括PlGF、VEGF-B、VEGF-C、VEGF-D和病毒源性VEGF-E（发现于副痘病毒属的羊痘疮病毒），并且不同的家族成员与几种VEGF受体结合并且所作用的信号通路特征各不相同。VEGFR1（Flt-1）、VEGFR2（Flk-1，KDR）与VEGFR3（Flt-4）具有相似的结构特征并且在配体结合后以同源二聚体形式结合发挥作用，而VEGFR-1的剪切形式具有可溶性并且不与膜受体结合进而发挥VEGF信号通路的负性调节因子。神经素——另一个受体家族,可能作为 VEGFR 的共受体而使 VEGF 与 VEGFR2 相互作用,VEGFR1 是 PLGF、VEGF-B、VEGF-A 的共同受体,但其作用机制目前尚不清楚。VEGFR1 与可溶性 VEGFR1 剪切体很相似,很可能作为虚假受体而存在。VEGFR2 是 VEGF-C、VEGF-D 和 VEGF 的共同受体,并且是 VEGF 促细胞分裂和肿瘤血管生成的主要中介因子,VEGFR-3 只与 VEGF-C、VEGF-D 相互作用并且与下游的淋巴管生成相关[1]。众所周知,肿瘤的生长与转移依赖血管新生,因此,肿瘤血管系统是理想的抗肿瘤治疗的靶标。在临床前的研究模型中,抑制 VEGF 信号通路或其与其他化疗及放疗相结合的治疗模式在延缓肿瘤进展方面具有协同作用。VEGF 在很多肿瘤中高表达,并且与肿瘤的恶性进展密切相关,抑制肿瘤血管新生的关键因子 VEGF 信号通路的治疗方法日益受到青睐。贝伐单抗是具有高特异性与高亲和力的重组人源单克隆抗体,具有很强的 VEGF 中和作用。通过与 VEGFR 结合,贝伐单抗在上皮细胞表面可以有效地阻止 VEGFR-1（Flt-1）、VEGFR-2（KDR）的活化和下游信号通路的激活。贝伐单抗的半衰期大约为 20 天（范围从 11 天到 50 天不等)[2]。贝伐单抗通过绑定和抑制血管内皮生长因子的活性,来抑制内皮细胞的增殖及新生血管的生成,从而破坏供给癌细胞营养的新生血管。此外,贝伐单抗可以使血管正常化,包括恢复血管正常的结构、功能,以及纠正肿瘤血流流向的杂乱、渗漏现象;从而使得化疗药物能够更好地进入瘤体内部,起到更有效的抗肿瘤作用。这里有一点需要注意,临床前和早期临床研究表明 VEGF 抑制剂的耐药现象发生得很快,故而最好是用纯化 VEGF 抑制剂如贝伐单抗参与联合化疗。

## 17.2 前列腺癌治疗中靶向作用于肿瘤血管生成的作用原理

下一步,我们要探讨的是关于靶向治疗前列腺癌肿瘤血管生成的基本原理[3]。贝伐单抗是 Genetech 公司开发的一种重组人源化单克隆 IgG1 抗体,它与血管内皮生长因子 VEGF 高亲和力结合,通过抑制新生血管的形成,减少肿瘤的血供、氧供和其他营养物质的供应而抑制肿瘤生长。临床试验显示,贝伐单抗与抗肿瘤方案联合治疗癌症,可明显提高生存率、显著延长患者的生存期。贝伐单抗通过与 VEGF 高亲和力结合,拮抗后者的生理活性而发挥抗肿瘤作用。研究表明：VEGF 是一种能与内皮细胞高度结合的糖蛋白,在肿瘤细胞中表达增加,血清和血浆中 VEGF 水平的高低与肿瘤的预后和转移风险密切相关。贝伐单抗通过抑制 VEGF 的活性,包括内皮细胞促有丝分裂活性、提高血管通透性和其他促血管生成活性,通过抑制新生血管的形成,减少肿瘤的血供、氧供和其他营养物质的供应而抑制肿瘤生长。小鼠模型试验结果显示,抗 VEGF 抗体给药可阻断人肿瘤移植物的生长,减少转移灶的数量和体积。与单独用药相比,贝伐单抗与化学药物合用时可提高抗肿瘤作用。Gordon 等进行的临床试验发现贝伐单抗的药代动力学符合线性动力学特征。25 例患者的给药剂量为 0.1～10.0mg/kg,0.1mg/kg 和 10mg/kg 剂量组的平均 Cmax 分别为 2.80μg/ml 和 284μg/ml。所有剂量组的平均清除率为 2.75～9.29ml/(kg·d),平均 $t_{1/2}$ 为 21d。给药前,患者血清 VEGF 基线浓度范围为 20～281pg/ml,给药后非结合型血清 VEGF 浓度下降,贝伐单抗剂量≥0.3mg/kg 时即下降到检测限以下。Margolin 等对 104 例患者给予氟尿嘧啶（5-Fu）/亚叶酸（LV）（每周给药 1 次，共给药 4 周，6 周为 1 个治疗周期）或 5-Fu/LV＋贝伐单抗（每 2 周 5 或 10ml/kg）治疗，结果贝伐单抗的平均清除率为（2.79±0.764）ml/（kg·d），平均 $t_{1/2}$ 为（12.00±3.31）d。贝伐单抗与多柔比星、卡铂和紫杉醇合用，或与 FU/LV 合用，贝伐单抗的药代动力学参数以及患者体内 VEGF 浓度均不受影响，平均 $t_{1/2}$ 为 13d。Hsei 等对有关临床试验数据进行了综合分析，结果表明贝伐单抗的药代动力学特征符合二室模型。贝伐单抗静脉给药，剂量为 0.1～10.0mg/kg，4～24 周，平均清除率为 239ml/（kg·d），中央室的平均分布体积为 3260ml，初始和消除 $t_{1/2}$ 分别为 1.85d 和 18.60d。

抑制肿瘤血管生成可以抑制原发灶肿瘤细胞的生长并且可以防止其进一步扩散转移。当 30 多年前人类发现肿瘤细胞的进展需要依托肿瘤血管新生来支持其增殖时，通过抑制肿瘤血管新生来抑制肿瘤增长和阻断其扩散的方法便层出不穷[4-6]。相应的，可能被现代药物所靶向阻断的肿瘤血管生成因子也一一被发现，如：VEGF、PD-ECGF、bFGF、PDGF、IGFs、血管生成素、血小板反应蛋白、血管促生蛋白以及整合素等。另外，早期的一些研究显示：肿瘤血管新生程度的指标——微血管密度计数，与乳腺癌、肺癌、膀胱癌、前列腺癌等很多实体肿瘤的远处转移密切相关，并且与患者的预后呈现负相关的关系[7]。Weidner 等报道的 74 例根治性前列腺癌患者中的组织标本的上皮细胞应用Ⅷ因子相关的抗原染色显示：在术后 30～50 个月中位随访期的每 200 个视野计数的肿瘤微血管密度中，74 例患者中的 29 例有转移发生，转移患者的微血管计数为 76.8 个每 200 个视野（中位，66；SD，44.6）远远

高于 45 例非转移发生患者的 39.2 个微血管数每 200 个视野（中位，36；SD，18.6）（$P$＜0.0001），这表明肿瘤微血管形成可以作为前列腺癌转移发生的预测因子[8-11]。另外，肿瘤血管新生明显增加也仅仅限于同一患者的侵袭性肿瘤区域，其肿瘤周边相对正常组织的血管生成情况明显不同[12]。上述观察结果进一步证实了肿瘤血管新生可作为前列腺癌的治疗靶点[13]。伴随着治疗实体肿瘤所应用的细胞毒药物的耐药性的不足之处很有可能随联合应用抗肿瘤血管生成药物而得到弥补[14]，这是因为肿瘤生成的受体保守性以及联合应用抗肿瘤血管生成药物通过正常化血管与提高肿瘤内组织液压力而提高药物的运输进而提高细胞毒药物的效力[15-17]。这些靶向阻断肿瘤血管生成的药物，在治疗前列腺癌中通过直接作用于上皮细胞等细胞上的相关受体，以贝伐单抗为代表的小分子药物在治疗前列腺癌中涉及肿瘤细胞的黏附、增殖和迁移[18]。

## 17.3　VEGF 靶向抑制

VEGF 是近年来发现的一种高度特异性的促血管内皮细胞生长的因子。它是一种相对分子质量为 3.4 万～4.5 万的糖蛋白，由两个相对分子质量各为 1.7 万～2.2 万的不同亚单位组成的二聚体。VEGF 通过与血管内皮细胞表面受体特异性结合发挥生物学效应。其主要的生物学功能是促进内皮细胞增殖、新生血管形成、改变细胞外基质和增加血管通透性。VEGF 家族包括：VEGF-A、VEGF-B、VEGF-C、VEGF-D 和胎盘生长因子。它们都拥有 8 个相隔排列、完全保守、以二硫键维持二聚体的三维空间结构的半胱氨酸残基。VEGF 家族的 3 个受体分别由 3 个基因编码。实体肿瘤的生长与正常的组织一样，

伴随着血管的生成。肿瘤生长和转移的形态学基础是肿瘤血管生成,它不但向肿瘤提供充分的营养,而且还向机体输出肿瘤细胞,导致肿瘤细胞的恶性生长和转移。当实体肿瘤超过 2mm,就必须依靠新生血管,才能满足肿瘤生长和转移的需要。人类大多数肿瘤中观察到了 VEGF 水平的增加,这些肿瘤包括前列腺癌、肺癌、乳腺癌、甲状腺癌、胃肠道肿瘤、肾癌、膀胱癌、卵巢癌、子宫颈癌、血管肉瘤以及胶质细胞瘤。因此,抗 VEGF 治疗在实体肿瘤的治疗中有很好的应用前景,这对提高临床恶性肿瘤的诊治水平有着重要的意义。肿瘤之间的血管形成是一个非常复杂的过程,以阻碍前列腺癌血管生成为目标的抗血管生成治疗方式也越来越受到重视。该治疗方式主要涉及以下方面:①影响肿瘤血管生成的分子,如 ras 蛋白;②影响肿瘤血管内皮细胞存活的因子(VEGF、整合素、血管蛋白-1)或作用于血管内皮细胞 MMPS。贝伐单抗作为一种新型的人类单克隆抗体,通过竞争性地与 VEGF 结合,从而减少 VEGF 与其相应受体(Flt-1 和 KDR)结合,Flt-1 和 KDR 主要位于内皮细胞表面。贝伐单抗在临床应用的情况如何呢?VEGF 在前列腺癌的发病与疾病进展过程中发挥着重要的角色,Flk-1/KDR 受体存在于前列腺癌并且与其病理分级密切相关,VEGF 存在于局限性与转移性前列腺癌患者血浆中,并且其表达量与肿瘤的进展密切相关[19-20]。在去势抵抗性前列腺癌患者的血浆和尿液中的 VEGF 水平对于患者预后(生存率)具有独立的预测作用[21]。体内及原位的分子分析显示,去势治疗可以使实体肿瘤缩小及 VEGF 水平下降[22-24]。雄激素替代的永久性去势治疗的大鼠,其 VEGF 水平可以增加 8 倍[25-26]。而在 Shionogi 鼠雄激素依赖性乳腺肿瘤,去势治疗可以使肿瘤缩小并且在治疗一周内使 VEGF 水平大幅度下

降。一旦肿瘤在缺乏雄激素的条件下复发,VEGF 便成为肿瘤血管生成的主要始动因子[27-28]。

## 17.4 贝伐单抗在临床中应用的效果

临床前期的前列腺癌肿瘤模型中,VEGF 抗体可以明显抑制肿瘤的增长,在前列腺癌移植瘤中,VEGF 的口服制剂(ZD6474)较睾丸切除术具有更强的抑制肿瘤增殖的效果,但是只有两种治疗手段联合应用时,才可以启动肿瘤坏死[29-31]。在已有的肿瘤研究中,雄激素非依赖的前列腺癌细胞系 AT-1 移植于成年非去势的大鼠前列腺腹侧的移植瘤中,ZD6474 可以明显降低肿瘤血管密度,降低肿瘤氧含量,促进肿瘤细胞凋亡,进而抑制前列腺癌的增长。相似的效应见于去势治疗中,这些研究提示,ZD6474 与去势治疗可能具有相似的作用机制,它们对于肿瘤的生长抑制具有协同作用[32]。

贝伐单抗已被美国 FDA 批准为一线和二线的结直肠癌(CRC)治疗药物,非小细胞肺癌(NSCLC)以及 HER2 阴性的乳腺癌的一线治疗。结直肠癌的标准治疗方案 ironotecan 即 5 氟尿嘧啶(5FU)甲酰四氢叶酸与贝伐单抗联合应用可以延长患者 5 个月的生存期[33]。在二线治疗背景下,联合应用贝伐单抗与 FOLFOX-4 较单独应用 FOLFOX-4 可以提高患者 17% 的总生存率和降低 26% 的相对死亡风险。上述研究的价值在于它是第一个显示贝伐单抗可以明确提高以奥沙利铂为基础的标准治疗方案临床效力的Ⅲ期临床研究。而将贝伐单抗应用于不可切除的、局限高级别的、复发性或者转移性的非小细胞肺癌的一线治疗,是基于在统计学上联合应用贝伐单抗、顺铂与紫杉醇较单独应用顺铂与紫杉醇可以

明显提高患者总生存率的结论。而将其应用于乳腺癌的治疗，则是由于联合应用紫杉醇与贝伐单抗后在无进展生成期方面存在差异[34]。关于贝伐单抗副作用的相关研究主要来源于结直肠癌相关研究，具体有出血（2%～9.3%）、血栓栓塞（0%～19%）、蛋白尿（1%～28%）、血压增高（7%～25%）以及肠壁穿孔（0%～3.3%）。

另外，在遗传性肾细胞癌和大多数散发肾透明细胞癌中 von Hippel-Lindau（vHL）抑癌基因突变，导致低氧诱导因子a降解能力下降，使血管内皮生长因子过量分泌。James 等依据上述机制，对贝伐单抗治疗转移性肾癌进行了一项随机、双盲、Ⅱ期临床对照试验。共 116 名患者入组，40 人归入安慰剂组，37 人归入低剂量贝伐单抗组（3mg/kg），39 人归入高剂量贝伐单抗组（10mg/kg）。中位随访期 27 个月。中位无疾病进展生存期高剂量贝伐单抗组为 4.8 个月，安慰剂组为 2.5 个月，低剂量贝伐单抗组为 3.0 个月，高剂量组同安慰剂组比较有统计学意义；其中 4 名患者获得客观缓解（部分缓解），均为高剂量组中患者，各治疗组生存期无明显差异；主要毒副作用为可逆性高血压和蛋白尿，患者可以耐受。Elaarj 等对贝伐单抗联合反应停治疗转移性肾细胞癌进行了初步临床研究，未获得客观缓解，无疾病进展生存期，贝伐单抗联合反应停组与单用反应停组间无统计学差异，两组毒副作用相近。癌症与白血病小组 B 正在进行一项贝伐单抗联合 IFN-α 治疗转移性肾细胞癌的Ⅰ期临床随机对照试验，计划纳入 700 名患者，IFN-α 用法为 900 万单位，每周三次，贝伐单抗用法为 10mg/kg 静脉注射，每周两次，IFN-α 单药组患者中位生存期为 13 个月，而贝伐单抗联合 IFN-α 治疗有望使患者中位生存期达到 17 个月。

贝伐单抗是人源化的鼠来源的抗人单克隆 VEGF 抗体，它可以抑制 VEGF-A 的

几种主要亚型[35]。一系列的Ⅱ期和Ⅲ期比较单独使用一种治疗药物与联合应用贝伐单抗的临床试验显示贝伐单抗对于治疗前列腺癌成效显著并且很可能与其他治疗药物存在协同效应。但是，在一个临床Ⅱ期研究中，通过对 15 例去势抵抗性前列腺癌患者应用每 2 周一次 10mg/kg 剂量的 rhuMAb VEGF，在共进行了 12 周 6 次输注的附加治疗后 15 例患者没有可供评价的客观的完全或者部分的治疗反应率[36]。没有一例患者的血清 PSA 水平有＞50% 的下降，只有 4 例患者的血清 PSA 水平有＜50% 的下降（27%）。肿瘤的中位进展期是 3.9 个月，PSA 的中位进展期是 2 个月。6/15 的患者出现中度无力症状，虽然无法确定是否与 rhuMAb VEGF 相关，2 例患者应用后出现了严重的低钠血症。至少在这个研究群体中单独应用 rhuMAb VEGF，此剂量与此治疗方案对于前列腺癌的治疗无明显的作用。基于 rhuMAb VEGF 联合应用细胞毒性药物安全性方面的优势以及在其他恶性肿瘤中卓有成效的治疗效果，细胞毒性药物成为了 rhuMAb VEGF 联合应用治疗前列腺癌的首选[37]。CALGB 在 79 例去势抵抗的转移性前列腺癌患者中开展了一项探究贝伐单抗在与雌二醇氮芥和多西他赛的作用的临床Ⅱ期研究（CALGB 90006）。试验患者的耐受性很好，但有一例患者由于肠系膜静脉栓塞死亡，一例发生与试验无关的乙状结肠憩室穿孔而导致死亡，2 例患者有中枢神经系统出血以及另外 2 例患者分别有肺栓塞和深静脉血栓形成。总的不良反应发生率方面，加入贝伐单抗较之前的两种治疗药物并没有增加。仅有中性粒细胞减少与感染例数的增加。颇为重要的是这次 CALGB 进行的三联药物治疗组合较其之前进行的将卡铂加入多西他赛和雌二醇氮芥的治疗组合显示出更好的治疗效果。这表现在治疗后 PSA 水平降低率 81%（之前为 68%），中位疾病进

展 9.7 个月（之前为 8.1 个月），中位 PSA 失效期 9.9 个月（之前为 9 个月），总生存期为 21 个月（之前为 18 个月）[38]。DiLorenzo 等人还评价了多西他赛（60mg/m²）与贝伐单抗（10mg/kg）在去势抵抗性前列腺癌中每三周应用一次较多西他赛单种药物疗效的差异。20 例给予足量治疗的患者中，11（55%）例患者的 PSA 水平有较大水平的下降且三分之一的可评价患者显示出部分缓解，有意思的是，之前 4 例对于多西他赛单独治疗无效的患者的 PSA 水平有较大程度的下降，这表明贝伐单抗可以在部分患者体内通过辅助药物传送或者其他尚待阐明的机制逆转多西他赛的耐药性发生。

美国国家癌症研究所（NCI）每 3 周联合应用一次贝伐单抗（15mg/kg），多西他赛（75mg/m²），泼尼松 5mg 每日 2 次，沙利度胺 200mg 每晚服用以及备有血栓预防的临床药物试验方案对高 Gleason 评分与短 PSA 倍增时间为特征的 60 例不良预后的患者进行了治疗评价[39]。结果显示：90% 的患者的 PSA 水平有≥50% 水平的下降，且 88% 的患者在治疗头三个月 PSA 水平有≥30% 的下降，中位进展期是 18.3 个月，中位生存率是 28.3 个月，主要的毒副作用包括：发热性中性粒细胞减少，晕厥，胃肠道穿孔或瘘管形成，血栓形成以及 3 级出血。前期研究的良好结果催生了进一步多西他赛和泼尼松联合应用贝伐单抗或者安慰剂比较的 Ⅲ 期随机双盲对照试验（CALGB 90401），初步的结果显示：两组

的中位生存期无明显差异（22.6 个月 *vs.* 21.6 个月；$P = 0.181$；HR＝0.91）；中位 PFS 生存期，贝伐单抗组好于安慰剂组，结果如下：（9.9 个月 *vs.* 7.5 个月 $P < 0.0001$；HR＝0.77）；二次终点 PSA≥50% 下降率（69.5% *vs.* 53.2%，$P = 0.0002$）；客观缓解率（57.9% *vs.* 53.2%，$P = 0.0113$）。虽然贝伐单抗组治疗效果较优，但其在这些高龄的患者群体所引起的血液系统和非血液系统不良事件的发病率与致死率也高于安慰剂组，无明显生存期优势差异的原因可能是由于研究群体的异质性以及二次化疗对于主要研究结果的影响。因而，更多的随机对照试验亟待进行用于评价抗血管生成药物在转移性去势抵抗性前列腺癌治疗中的作用。

鉴于抑制 VEGF 通路可以增强去势治疗的疗效，我们认为，将贝伐单抗应用于去势敏感性前列腺癌的治疗具有增强临床治疗效果的功能。然而，在将其应用于早期前列腺癌患者的治疗前期，关于其对于患者所带来的其他疾病发病率增高的副作用必须明确，如心血管疾病。即使在最初的 1~4 个月的 GnRH 拮抗剂治疗也可以发现此差别[40]。因而，对于 ADT 治疗后的前列腺癌患者，任何药物的加入都必须将非肿瘤的发病率与死亡率考虑在内。最终，综合权衡贝伐单抗加入到 ADT 治疗中对于雄激素依赖的前列腺癌患者的利弊（即对于提高临床疗效和所附带的毒副作用）至关重要。

# 小 结

- 贝伐单抗与其他细胞毒性抑制剂联合应用时可以增强疗效。
- 贝伐单抗在联合其他药物应用时需要进

一步优化药物使用剂量与疗程以克服治疗所带来的严重毒副作用。

（胡凤战）

## 参考文献

[1] Ferrara N, Gerber H P, Lecouter J. The biology of VEGF and its receptors [J]. Nat Med, 2003, 9 (6): 669-676.

[2] Kim K J, Li B, Winer J, et al. Inhibition of vascular endothelial growth factor-induced angiogenesis suppresses tumour growth in vivo [J]. Nature, 1993, 362 (6423): 841-844.

[3] Fidler I J, Ellis L M. The implications of angiogenesis for the biology and therapy of cancer metastasis [J]. Cell, 1994, 79 (2): 185-188.

[4] Folkman J. Anti-angiogenesis: new concept for therapy of solid tumors [J]. Ann Surg, 1972, 175 (3): 409-416.

[5] Folkman J. Tumor angiogenesis: a possible control point in tumor growth [J]. Ann Intern Med, 1975, 82 (1): 96-100.

[6] Folkman J. Tumor angiogenesis: therapeutic implications [J]. N Engl J Med, 1971, 285 (21): 1182-1186.

[7] Wray C J, Rilo H L, Ahmad S A. Colon cancer angiogenesis and antiangiogenic therapy [J]. Expert Opin Investig Drugs, 2004, 13 (6): 631-641.

[8] Macchiarini P, Fontanini G, Hardin M J, et al. Relation of neovascularisation to metastasis of non-small-cell lung cancer [J]. Lancet, 1992, 340 (8812): 145-146.

[9] Weidner N, Semple J P, Welch W R, et al. Tumor angiogenesis and metastasis—correlation in invasive breast carcinoma [J]. N Engl J Med, 1991, 324 (1): 1-8.

[10] Jaeger T M, Weidner N, Chew K, et al. Tumor angiogenesis correlates with lymph node metastases in invasive bladder cancer [J]. J Urol, 1995, 154 (1): 69-71.

[11] Weidner N, Folkman J, Pozza F, et al. Tumor angiogenesis: a new significant and independent prognostic indicator in early-stage breast carcinoma [J]. J Natl Cancer Inst, 1992, 84 (24): 1875-1887.

[12] Weidner N, Carroll P R, Flax J, et al. Tumor angiogenesis correlates with metastasis in invasive prostate carcinoma [J]. Am J Pathol, 1993, 143 (2): 401-409.

[13] Siegal J A, Yu E, Brawer M K. Topography of neovascularity in human prostate carcinoma [J]. Cancer, 1995, 75 (10): 2545-2551.

[14] Folkman J, Browder T, Palmblad J. Angiogenesis research: guidelines for translation to clinical application [J]. Thromb Haemost, 2001, 86 (1): 23-33.

[15] Kerbel R S. Inhibition of tumor angiogenesis as a strategy to circumvent acquired resistance to anti-cancer therapeutic agents [J]. Bioessays, 1991, 13 (1): 31-36.

[16] Jain R K. Normalization of tumor vasculature: an emerging concept in antiangiogenic therapy [J]. Science, 2005, 307 (5706): 58-62.

[17] Gerber H P, Ferrara N. Pharmacology and pharmacodynamics of bevacizumab as monotherapy or in combination with cytotoxic therapy in preclinical studies [J]. Cancer Res, 2005, 65 (3): 671-680.

[18] Epstein R J. VEGF signaling inhibitors: more pro-apoptotic than anti-angiogenic [J]. Cancer Metastasis Rev, 2007, 26 (3-4): 443-452.

[19] Ferrara N. Role of vascular endothelial growth factor in the regulation of angiogenesis [J]. Kidney Int, 1999, 56 (3): 794-814.

[20] Ferrara N, Davis-Smyth T. The biology of vascular endothelial growth factor [J]. Endocr Rev, 1997, 18 (1): 4-25.

[21] Ferrer F A, Miller L J, Lindquist R, et al. Expression of vascular endothelial growth factor receptors in human prostate cancer [J]. Urology, 1999, 54 (3): 567-572.

[22] Duque J L, Loughlin K R, Adam R M, et al. Measurement of plasma levels of vascular endothelial growth factor in prostate cancer patients: relationship with clinical stage, Gleason score, prostate volume, and serum prostate-specific antigen [J]. Clinics (Sao

Paulo），2006，61（5）：401-408.

[23] Duque J L，Loughlin K R，Adam R M，et al. Plasma levels of vascular endothelial growth factor are increased in patients with metastatic prostate cancer [J]. Urology, 1999，54（3）：523-527.

[24] Ferrer F A，Miller L J，Andrawis R I，et al. Vascular endothelial growth factor (VEGF) expression in human prostate cancer：in situ and in vitro expression of VEGF by human prostate cancer cells [J]. J Urol, 1997，157（6）：2329-2333.

[25] George D J，Halabi S，Shepard T F，et al. Prognostic significance of plasma vascular endothelial growth factor levels in patients with hormone-refractory prostate cancer treated on Cancer and Leukemia Group B 9480 [J]. Clin Cancer Res，2001，7（7）：1932-1936.

[26] Bok R A，Halabi S，Fei D T，et al. Vascular endothelial growth factor and basic fibroblast growth factor urine levels as predictors of outcome in hormone-refractory prostate cancer patients：a cancer and leukemia group B study [J]. Cancer Res，2001，61（6）：2533-2536.

[27] Joseph I B，Nelson J B，Denmeade S R，et al. Androgens regulate vascular endothelial growth factor content in normal and malignant prostatic tissue [J]. Clin Cancer Res，1997，3（12 Pt 1）：2507-2511.

[28] Jain R K，Safabakhsh N，Sckell A，et al. Endothelial cell death，angiogenesis，and microvascular function after castration in an androgen-dependent tumor：role of vascular endothelial growth factor [J]. Proc Natl Acad Sci U S A，1998，95（18）：10820-10825.

[29] Kirschenbaum A，Wang J P，Ren M，et al. Inhibition of vascular endothelial cell growth factor suppresses the in vivo growth of human prostate tumors [J]. Urol Oncol，1997，3（1）：3-10.

[30] Borgstrom P，Bourdon M A，Hillan K J，et al. Neutralizing anti-vascular endothelial growth factor antibody completely inhibits angiogenesis and growth of human prostate carcinoma micro tumors in vivo [J]. Prostate, 1998，35（1）：1-10.

[31] Melnyk O，Zimmerman M，Kim K J，et al. Neutralizing anti-vascular endothelial growth factor antibody inhibits further growth of established prostate cancer and metastases in a pre-clinical model [J]. J Urol，1999，161（3）：960-963.

[32] Hammarsten P，Halin S，Wikstom P，et al. Inhibitory effects of castration in an orthotopic model of androgen-independent prostate cancer can be mimicked and enhanced by angiogenesis inhibition [J]. Clin Cancer Res，2006，12（24）：7431-7436.

[33] Hurwitz H，Fehrenbacher L，Novotny W，et al. Bevacizumab plus irinotecan，fluorouracil，and leucovorin for metastatic colorectal cancer [J]. N Engl J Med，2004，350（23）：2335-2342.

[34] Sandler A，Gray R，Perry M C，et al. Paclitaxel-carboplatin alone or with bevacizumab for non-small-cell lung cancer [J]. N Engl J Med，2006，355（24）：2542-2550.

[35] Presta L G，Chen H，O'Connor S J，et al. Humanization of an anti-vascular endothelial growth factor monoclonal antibody for the therapy of solid tumors and other disorders [J]. Cancer Res，1997，57（20）：4593-4599.

[36] Savarese D M，Halabi S，Hars V，et al. Phase II study of docetaxel，estramustine，and low-dose hydrocortisone in men with hormone-refractory prostate cancer：a final report of CALGB 9780. Cancer and Leukemia Group B [J]. J Clin Oncol，2001，19（9）：2509-2516.

[37] Oh W K，Halabi S，Kelly W K，et al. A phase II study of estramustine，docetaxel，and carboplatin with granulocyte-colony-stimulating factor support in patients with hormone-refractory prostate carcinoma：Cancer and Leukemia Group B 99813 [J]. Cancer，2003，98（12）：2592-2598.

［38］ Di Lorenzo G，Figg W D，Fossa S D，et al. Combination of bevacizumab and docetaxel in docetaxel-pretreated hormone-refractory prostate cancer：a phase 2 study ［J］. Eur Urol，2008，54（5）：1089-1094.

［39］ Ning Y M，Gulley J L，Arlen P M，et al. Phase II trial of bevacizumab, thalidomide, docetaxel，and prednisone in patients with metastatic castration-resistant prostate cancer ［J］. J Clin Oncol，2010，28（12）：2070-2076.

［40］ Keating N L，O'Malley A J，Smith M R. Diabetes and cardiovascular disease during androgen deprivation therapy for prostate cancer ［J］. J Clin Oncol，2006，24（27）：4448-4456.

# 第 18 章 沙利度胺及其类似物

## 本章提纲

沙利度胺是由德国的 Chemie Gruenthal 公司在 20 世纪 50 年代开发的口服止吐镇静剂，早期广泛用于除美国外很多国家的孕妇的早期呕吐镇吐中，由于缺乏足够的前期临床研究结果，后在 1961 年发现沙利度胺具有导致海豹肢畸形的致畸作用，之后其退出市场。事隔 30 年之后，D'Amato 等人的研究报道认为沙利度胺具有抗血管生成的作用[1]。他们推测沙利度胺具有在胚胎发育过程中抑制肢芽中的血管生成的作用，并且在鸡、兔等的动物实验中证实了这一假设。但值得注意的是，沙利度胺的抗血管生成作用的体内代谢机制现仍不清楚[1-2]。而且，沙利度胺尚有抑制环氧合酶-2（COX-2）的作用并在免疫调节和抗炎活动中扮演着重要的角色[3]。很多研究已表明：肿瘤血管生成与早期激素依赖性前列腺癌与晚期转移性前列腺癌均密切相关。因此，应用沙利度胺治疗前列腺癌及其他实体肿瘤引起了医疗界的极大兴趣[4-6]。

沙利度胺（thalidomide）商品名为反应停，化学名称为 α-酞胺哌啶酮，是一种合成性谷氨酸衍生物。1956 年作为镇静药广泛应用于失眠及妊娠反应等的治疗，后因严重的致畸性即"反应停事件"而撤出市场。1997 年沙利度胺获 FDA 批准用于治疗麻风结节性红斑，并于 2006 年获得 FDA 授权，与地塞米松联合应用于治疗多发性骨髓瘤。由于沙利度胺的严重致畸性，其处方权受到 Celgene's S. T. E. P. S. 项目的严格限制和监控[7]。这些措施包括最大程度降低胎儿暴露的应用登记制度；男性患者在应用时伴随用药的关于其利弊的咨询制度以及在性交时为了避免含有沙利度胺进入女性体内而采取的性交时必须戴乳胶避孕套等等。

但是沙利度胺的药理作用是非常广泛的，除了对神经系统具有镇静作用，研究人员还将其用于对皮肤病、风湿性疾病以及癌症的治疗研究，1965 年以色列皮肤病学家将沙利度胺用于治疗麻风结节性红斑并获得了良好的疗效。20 世纪 90 年代，研究人员逐渐发现沙利度胺具有抗血管新生活性，并且在多种肿瘤的治疗中进行了研究。目前，沙利度胺及其衍生物来那度胺在治疗多发性骨髓瘤方面显示出明显的疗效，已经通过了 FDA 的审批，并且沙利度胺已经成为复发和难治性多发性骨髓瘤的标准治疗的一部分。但是，在治疗实体瘤、血液恶性肿瘤以及其他炎性疾病方面，沙利度胺的作用仍然是国内外科研人员所热衷研究的项目。

# 18.1 沙利度胺单独使用进行治疗

沙利度胺及其衍生物对细胞因子的激活和细胞介导的免疫反应都具有强大的调节作用，其主要通过抑制 TNF-α 而发挥作用。沙利度胺还能够通过抑制 IκB 激酶而阻止转录因子 NF-κB 的激活，NF-κB 是 TNF-α 和 IL-8 重要的调节剂。除了 TNF-α，还有一些其他的细胞因子如 COX-2、IL-1β、TGF-β 和 IL-6 也受沙利度胺类药物的调节，并且可能在免疫调节过程中发挥着重要的作用。同对 TNF-α 的调节机制类似，沙利度胺类药物也能够抑制 IL-12 的分泌，而 IL-12 的分泌将促进 T 细胞和 NK 细胞的增殖，因此沙利度胺类药物有可能成为肿瘤疫苗和其他免疫疗法的有效佐剂。并且，IL-12 还能够刺激 IFN-γ 的生成，这两种细胞因子都具有明显的抗肿瘤活性和抗血管生成的活性。免疫反应过程需要一些辅助因子如 B7 和 CD28 作为共刺激信号，才能产生 T 细胞效应，沙利度胺及其衍生物在这些共刺激信号缺失的情况下也能够促使产生 $CD8^+$ T 细胞效应。此外，沙利度胺还影响 Th1 和 Th2 之间的平衡，这种作用至少部分是通过对 IL-4、IL-5 和

IFN-γ 的调节实现的。沙利度胺衍生物 CC-4047 在小鼠移植肿瘤模型中显示出了持久的、肿瘤特异性的 Th1 型免疫活性。这提示了沙利度胺类药物可以开发成为肿瘤疫苗佐剂，或者在 CD4⁺ 介导的免疫缺陷条件下（如 HIV）作为免疫反应的调节剂而使用。

20 世纪 90 年代早期，研究人员发现沙利度胺具有强大的抗新生血管形成的作用，并且这一作用是其导致胎儿畸形的一个重要机制。借助该机制，研究人员将其应用于恶性肿瘤的治疗并取得了可喜的进展，沙利度胺主要是通过抑制来自肿瘤细胞的 VEGF 和 bFGF 的分泌而产生抗肿瘤效应的，VEGF 和 bFGF 是强大的促肿瘤细胞分裂因子，并且在多种恶性肿瘤中过表达。在小鼠的淋巴瘤和直肠癌移植模型中，沙利度胺显示出了减少肿瘤微血管形成的作用，并且对直肠癌的抗新生血管效应与 TNF-α 的抑制效应或内皮细胞的增殖无关，表现出剂量或浓度依赖性。沙利度胺类药物还对血液恶性肿瘤具有直接的抗增殖作用，这一作用同其免疫调节的作用无关。其促细胞凋亡的效应在死亡受体信号途径的多个阶段都有明显的表现，包括使 TNF 相关凋亡诱导配体（Trail）增强、抑制凋亡蛋白-2、提高对 Fas 诱导的敏感性以及激活 caspase-8 等。最近，Thadani 等发现沙利度胺能够改变 c-Myb 和 Pim-1 信号途径，实验证实，接触了沙利度胺的人类 K562 细胞，其 Pim-1 蛋白表达和磷酸化的 c-myb 蛋白表达都有所降低。该实验还提示了沙利度胺可能是通过增加活性氧（ROS）的产生而影响 c-myb 信号通路的。

那么沙利度胺单一用药的效果如何呢？美国国家癌症研究所在 63 例去势抵抗性前列腺癌（CRPC）患者中开展了一项开放式、随机的临床Ⅱ期研究[8]。50 例患者为小剂量组（200mg/d），13 例患者为高剂量组（1200mg/d），由于过度镇静和疲劳感

等副作用，很多高剂量组患者无法耐受 200mg/d 以上剂量而不得不早早终结实验，结果显示：在高剂量组的 13 例患者中没有一例 PSA 值持续降低达到 50%，只有 28% 的患者获得＞40% 的 PSA 值下降，4 例患者的 PSA 水平下降＞50% 但仅保持了 150 多天，鉴于之前沙利度胺可提高前列腺癌细胞 PSA 表达水平的结果，这次研究的结果值得进一步探究[9]。同时，CT 与骨扫描结果显示部分缓解率（PR）为零。组织活检结果揭示的微血管计数与肿瘤血管生成标志物（VEGF 与 bFGF）与部分缓解率（PR）没有明显相关性，不过，循环中的 bFGF 在接受了 4 个多月沙利度胺治疗的患者中明显下降。Figg 等报道中提到：沙利度胺主要的毒副作用包括便秘、眩晕、疲乏、水肿以及情绪波动。Molloy 等在此次试验中详细阐述了沙利度胺引起的神经病变，即在接受此次沙利度胺试验超过 6 个月的 8 例患者中，3 例表现为明显的临床与电生理上的感知神经系统病变[10]。并且这 3 例患者在接受 9 个月临床试验后均有明显的外周神经系统病变的症状。Drake 等人开展的又一项针对 20 例去势难治性前列腺癌（CRPC）患者的临床Ⅱ期研究得出了与上述 Figg 等所得结论类似的结果[11]。

综上所述，我们可以得知 Drake 与 Figg 研究所涉及的患者均为经过大量前期治疗与严重肿瘤负荷的晚期前列腺癌患者。然而，肿瘤血管生成抑制剂治疗肿瘤的机制不是可以使肿瘤疾病逆转，而是使肿瘤进展停滞。因而，在肿瘤疾病早期应用沙利度胺治疗被认为可能对疾病本身与患者更为有益。最近一项在经过局限激素剥夺治疗后的 D0 期雄激素依赖性前列腺癌的沙利度胺（200mg/d）与安慰剂临床Ⅲ期随机双盲交叉对照试验进一步阐述了这个问题[12]。结果显示：虽然对睾酮水平正常化没有明显影响，但是沙利度胺对 PSA 水平的降低效果明显，即沙利度胺组 PSA 中位

进展时间为17.1个月而安慰剂组的相应时间为6.6个月（$P=0.0002$），同样，延长沙利度胺的使用也可引起外周神经系统病变。

针对肿瘤微环境以及肿瘤与周围相对正常基质的相互作用的治疗可以阻滞肿瘤的进展是目前肿瘤研究的热点领域。Efstathiou等对18例在根治性前列腺癌切除术前12周应用200～600mg/d剂量的沙利度胺治疗的患者进行研究，对沙利度胺对肿瘤微环境的作用进行了评价[13]。经过12周起始剂量200mg/d的沙利度胺治疗，血清PSA水平在18例患者中的17例出现了平均42%的下降。上述指标在沙利度胺使用患者的肿瘤组织与癌旁正常基质中均较未使用沙利度胺组明显降低。这些结果提示沙利度胺很可能通过降低肿瘤组织表型的侵袭性而发挥作用。

## 18.2 沙利度胺在药物联合治疗中的应用

沙利度胺（thalidomide，THD）是一种合成性谷氨酸衍生物。现多认为沙利度胺主要是通过抑制血管内皮生长因子（VEGF）的水平起到抑制肿瘤血管生成的作用，但具体的抗肿瘤机制尚未明确。连接蛋白（Connexin，Cx）的基因是编码蛋白的基因家族成员，具有共同的基因结构，碱基序列有40%～60%的同源性，结构相似。Cx基因家族编码的蛋白质是介导细胞间缝隙连接通讯的基本结构和功能单位。细胞分化恶变成癌细胞后普遍存在Cx基因表达缺陷和其介导的细胞缝隙连接通讯功能异常，高转移能力细胞系间的缝隙连接通讯功能明显低于低转移能力细胞系间的缝隙连接功能（gap junctional intercellular communication，GJIC）。GJIC的恢复可抑制肿瘤细胞的生长和正常细胞的恶性表型

转化。Cx43蛋白包括4个疏水的跨膜区，中间的亲水段形成2个胞外环和1个胞内环，氨基末端（N）和羧基末端（C）均位于细胞质内。肿瘤细胞中Cx43的表达降低甚至缺失会导致细胞间通讯异常，使肿瘤细胞逃避机体内环境的监视和调控。在胃肠道恶性肿瘤、子宫内膜癌、睾丸癌等多种肿瘤中通过上调Cx43基因表达，能够恢复GJIC，抑制肿瘤的生成。细胞凋亡是程序性细胞死亡的一种方式，被细胞内一系列相关的分子所调控。研究显示前列腺癌细胞的细胞间通讯的异常与前列腺癌的转移关系极为密切。总结正常前列腺、良性前列腺增生和前列腺癌组织中Cx43的表达规律，发现前列腺癌组织中Cx43蛋白表达及强度下降，推测前列腺癌细胞的GJIC水平普遍下降，从而导致了异常或不能控制的上皮生长增殖和分化，进而促进了恶性表型的进展。Xing等认为Cx43蛋白改变引起的细胞间隙连接通讯受损可能引起前列腺癌细胞逃避旁观者杀伤效应。Wang等研究发现增加Cx43表达能够增加前列腺癌细胞株LNCaP对肿瘤坏死因子的反应性，促进肿瘤细胞凋亡。Daniel等发现前列腺癌细胞的迁徙运动和细胞间缝隙连接通讯关系密切，恢复细胞的间隙连接通讯机制，则利于细胞的增殖，分化按正常的基因程序进行。不同浓度沙利度胺干预前列腺癌细胞后，细胞中Cx43mRNA及蛋白的表达水平上升，细胞间GJIC功能恢复或增强，并呈现浓度依赖性和时间依赖性。进一步阐明了沙利度胺对前列腺癌的作用机制。Cx43mRNA及蛋白的表达水平上升，前列腺癌细胞的GJIC功能恢复，从而恢复重建细胞监视和调控肿瘤细胞的生长和分化，抑制肿瘤侵袭生长——这可能是沙利度胺抗肿瘤的机制之一，也表明Cx43蛋白有可能是沙利度胺抗肿瘤机制的靶点之一。

在长期应用沙利度胺治疗肿瘤的病例中，心律失常的副作用比较常见，主要表

现为窦性心动过缓、房室传导阻滞等。在人类心脏组织中，Cx43 在心房、心室都有大量分布。进一步研究发现，心力衰竭患者中 Cx43 发生了规律性变化，早期 Cx43 增加，晚期 Cx43 减少并伴有分布异常。目前推测可能机制是沙利度胺改变了心肌细胞中的 Cx43 所构成的细胞缝隙连接数量及分布，从而导致一系列心脏副作用，为沙利度胺对 Cx43 的作用提供了间接证据。Bertsch 等研究发现 Cx43 可在细胞内发生磷酸化。纤维源细胞生长因子、血管内皮细胞生长因子均可通过激活 MAPK 途径诱发 Cx43 的磷酸化，而这种磷酸化能够中断细胞缝隙连接的细胞间通道作用。这表明沙利度胺对 Cx43 作用机制复杂，可能是多种通路的共同作用结果。

2004 年，基于多西他赛联合应用泼尼松较米托蒽醌联合泼尼松可以明显提高前列腺癌患者的生存率，以及之前研究报道多西他赛单独使用或者联合应用雌二醇氮芥对 CRPC 效果明显的结果，FDA 批准多西他赛与泼尼松联合应用治疗晚期去势抵抗性前列腺癌（CRPC）[14-17]。1999 年，一线治疗方案中涉及了一项在去势难治性前列腺癌患者进行的多西他赛联合应用沙利度胺与单独应用多西他赛疗效比较的临床 II 期研究[18]。25 例患者每 4 周中的 3 周每周静脉注射 30mg/m² 的多西他赛，50 例患者在上述治疗措施基础上外加 200mg/d 的沙利度胺口服。中位随访期 26.4 个月，联合用药组 PSA 下降＞50％的比例大于单一应用多西他赛组（联合用药组为 53％，单一用药组为 37％）；18 个月的总生存率在联合用药组大于单一用药组（68.2％ vs. 42.9％）；中位无进展生存期在联合用药组长于单一应用多西他赛组（5.9 个月 vs. 3.7 个月）。遗憾的是，以上指标在统计学上无明显差异。而且，在联合用药组出现了令人关切的血栓栓塞事件，43 例首先用药的患者中 12 例出现了静脉血栓形成、一

过性脑缺血、卒中等。相反，单一应用多西他赛组没有出现血栓栓塞性问题，低分子量肝素（LMWH）的加入阻滞了联合用药组血栓栓塞性问题的进一步发展。此后将沙利度胺联合常规细胞毒性化疗药物的实验很多，其中一项研究将雌二醇氮芥加入沙利度胺与多西他赛的三联用药方案[19]。20 例转移性 CRPC 前列腺癌患者参与了此次临床 II 期研究，PFS 期为 7.2 个月，18 例患者表现为 PSA＞50％水平的下降，10 例包含软组织病变的患者中 2 例出现 CT 层面上的部分缓解，很多患者（17/20）需要减少至少一种药物的使用剂量，65％的患者表现为 3 到 4 级的毒副作用。尽管采用低分子量肝素预防性用药以防止血栓栓塞形成，仍然有 2 例患者出现了血栓栓塞事件。由此看来，沙利度胺加入到雌二醇氮芥与多西他赛的联合用药三联疗法的必要性尚需大样本随机临床试验证明。上述三联疗法在社区为基础的 17 例 CRPC 患者中同样也进行了临床试验，用药剂量为 100～200mg/d，其中有 10 例患者的 PSA 水平下降＞50％，RECIST 标准显示有 1 例患者部分缓解，7 例患者病情趋于稳定。但经过 6 个月的治疗，这些部分缓解或病情稳定的患者重新趋于恶化。而且，尽管采用了华法林预防性用药，仍然有 3 名患者出现了致命性的深静脉血栓形成，服用 200mg/d 剂量的患者过半因为毒副作用要求减量，显然，这种联合疗法，较之前的多西他赛或者雌二醇氮芥的疗效没有提高，尤其是在考虑其毒副作用之后。

Mathew 等开展了另外一个类似于上述疗法的 I/II 期临床试验，即用紫杉醇替代多西他赛来研究沙利度胺的最大耐受剂量[20]。实验设计沙利度胺剂量为 600mg/d，紫杉醇 100mg/m²（3～10 天），雌二醇氮芥 140mg（每天三次，第 1～5 与第 8～12 天）。不过实际上绝大多数患者因为药物引起的嗜睡或疲劳而不能耐受沙利度胺超过

400mg/d 的剂量，最终 76% 的可评价病情的患者 PSA 水平下降＞50%，18 名患者中有 5 名患者的病情出现了可测的客观缓解，有趣的是，64% 的对于之前多西他赛治疗抵抗的患者出现了 PSA 水平＞50% 的下降。而且，所有患者的中位进展期为 3 个月，中位生存期为 13.6 个月，3/4 级的毒副作用包括中性粒细胞减少，疲劳，呼吸困难与血栓栓塞性事件（尽管已经应用低剂量华法林与阿司匹林预防性用药）。鉴于在本疗法中沙利度胺应用进程早期与累积的毒副作用，Mathew 等推荐沙利度胺的应用剂量不要超过 200mg/d。另外，一项联合应用沙利度胺与紫杉醇和多柔比星的小型临床试验在 CRPC 患者中也进行了类似的研究[21]。沙利度胺的最大耐受量在此患者群中为 300mg/d，这个疗法在经过严格治疗的患者中同样效果显著，这表现在 9 名可评价临床疗效的患者中都至少获得了稳定病情的疗效，而且其中 5 名患者 PSA 水平下降超过 50%，3/4 级严重的毒副作用主要是中性粒细胞减少。

Romero 等最近尝试对经过常规化疗后出现进展的患者给予口服地塞米松与沙利度胺进行治疗[22]。因为之前曾有关于单纯类固醇激素对此类患者有效的报道。在联合应用沙利度胺与地塞米松的 39 名患者中，中位无进展生存期是 84 天，26% 的患者 PSA 水平至少降低了 50%，并且无影像学上或者临床上进展的迹象。另外的 14 名患者虽然 PSA 水平略有下降，但是在 12 周后病情发生了进展。这种治疗方案总体来说疗效较差而且还发生了 5 例血栓栓塞性事件以及明显的外周神经系统病变。Di Lorenzo 等对 16 名严格治疗后的 CRPC 患者进行了沙利度胺与环磷酰胺联合应用的 I 期临床研究[23-28]。由于在 200mg/d 的治疗组中出现了 3 级的外周神经系统病变与血栓栓塞性事件的毒副作用，因而，沙利度胺的最大耐受量最后调整到 100mg/d。

鉴于之前关于环磷酰胺可以延长沙利度胺半衰期并增加其药物作用强度的报道，如此低的最大耐受量令人毫不奇怪。但是，在 13 名可评价疗效的患者中，只有 2 名患者 PSA 水平下降超过 50%[29-30]。

粒细胞集落刺激因子（GM-CSF）单独使用对于 CRPC 患者有一定的疗效，在 22 例 CRPC 患者中进行的 GM-CSF 与沙利度胺联合用药的临床研究中，所有患者的 PSA 水平均有下降，23% 的患者 PSA 水平下降超过 50%，此外，两名有软组织病变的患者病变在客观上明显变小[31]。随后研究者进行了包含激素依赖性前列腺癌患者的临床 II 期研究，在 20 名可评价疗效的患者中，18 名患者 PSA 水平均有不同程度的下降（中位数为 59%，范围 26%～89%），中位缓解持续时间为 11 个月[32]。另外，Laber 等报道，在 2 例 CRPC 患者身上进行的临床 I 期研究中，100mg/d 沙利度胺、卡培他滨、替莫唑胺联合应用均出现了明显的部分缓解，不过对于其疗效和治疗方案尚待进一步商榷[33]。一项涉及 60 例转移性 CRPC 患者的沙利度胺联合用药方案的临床 II 期研究获得了鼓舞人心的结果[34]。这个方案包括每日 100mg 的沙利度胺与 10mg 的泼尼松；每 3 周一次的多西他赛（$75mg/m^2$）与贝伐单抗（15mg/kg）。90% 的患者接受治疗后 PSA 下降水平≥50%，88% 的患者在治疗后的前 3 个月 PSA 水平下降≥30%。中位进展时间与中位总生存时间分别为 18.3 个月与 28.2 个月。显而易见，贝伐单抗、沙利度胺与多西他赛联合使用在不增加毒副作用的同时明显提高了临床疗效。

## 18.3　沙利度胺及其类似物来那度胺的应用

与此同时，以降低毒副作用、提高抗

血管生成和抗肿瘤作用的沙利度胺的许多类似物也纷纷问世[35]，以降低其致畸作用，提高 TNF-α 抑制效果以及消除对代谢的需要。其中，沙利度胺的新一代衍生物来那度胺（lenalidomide/revlimid）颇为引人注目，它是在沙利度胺结构基础上新研发的一种化合物，化学结构与沙利度胺相似。在水中的溶解度较沙利度胺大，在水溶液中稳定性较沙利度胺强，半衰期也比沙利度胺长。通过动物实验，显示其在药理浓度或常规剂量下无毒性、致畸、致突变性，并具有潜在的抗癌能力。来那度胺的确切作用机制目前尚没有完全清楚，但是来那度胺所具有的免疫调节及抗血管新生、抗癌潜力已经得到证实，其对细胞内多种生物途径都有影响。Agliano A 等人将 BNKL 患者的原始骨髓瘤细胞注射入严重联合免疫缺陷小鼠体内，成功复制了原位 BNKL 小鼠模型，给予来那度胺治疗后发现，荷瘤小鼠外周血、骨髓、脾 BNKL 细胞显著减少，来那度胺发挥了细胞毒及诱导瘤细胞凋亡的双重作用。同时检测到与凋亡相关的 Caspase-3 的高表达，显示来那度胺诱导凋亡的作用与 Caspase-3 有关。Mitsiades 等发现来那度胺可以直接诱导 MM 细胞凋亡或抑制其生长，改变 MM 细胞对骨髓基质细胞的黏附，抑制细胞因子 IL-6 及 VEGF 在骨髓中生成，刺激 NK 细胞杀伤 MM 活性。其通过激发 Caspase-8 活性来加强 MM 细胞对由 Fas 诱导的凋亡的敏感性。各种体内与体外实验已经验证了来那度胺的抑制肿瘤细胞迁移与肿瘤血管生成的效果。2006 年，FDA 批准来那度胺与地塞米松联合用于多发性骨髓瘤的治疗[36]。2002 年，研究者对来那度胺的口服应用进行了临床 I 期研究[37]。35 例前列腺癌患者服用剂量为每天一次，每次从 5mg 到 20mg 不等，剂量经过数次调整，最后确定为在 28 天循环中的前 21 天中，从 15mg/d 增加到 40mg/d。最常见的 1～2 级毒副作用包括疲劳、恶心、皮疹、瘙痒、嗜中性粒细胞减少与外周神经系统病变，其中嗜中性粒细胞减少症是最常见的 3/4 级毒副作用。虽然有 9 例患者达到了病情稳定，但是 PSA 水平无明显下降。为了进一步探究其在临床上对于前列腺癌的治疗效果，2006 年在已有生化复发迹象的手术或者放疗后的前列腺癌患者中开展了一项随机、双盲的临床试验，患者根据来那度胺的服用量被随机分为 5mg/d 与 25mg/d 两组。另外一项在初次化疗的前列腺癌患者身上评价毒副作用与效果的临床 II 期研究在 2008 年初开始，以 28 天为一个治疗周期，用药 21 天且 25mg/d。但截至 2008 年 9 月，这两项研究仍在进行患者招募[37]。

基于免疫激活可以增强酮康唑在初次化疗的去势抵抗性前列腺癌患者中的作用，来那度胺与酮康唑联合应用治疗前列腺癌临床试验正在评价中。治疗周期为 28 天，在前 21 天给予来那度胺口服 25mg/d，酮康唑为 400mg 每次，每日 3 次持续用药。毒副作用为最常见的疲劳感，18 例可评价的患者中有 10 例 PSA 出现了＞50% 水平的下降。4 例具有可测指标的患者中，3 例表现为部分缓解，1 例肿瘤体积缩小伴疾病病情指标稳定[38]。Moss 等参照沙利度胺与多西他赛联合应用方案的结果对来那度胺与多西他赛联合应用治疗的剂量进行了探索。2007 年年初，多西他赛调整后剂量为每 3 周 75mg/m²，来那度胺用量为 20mg/d（1～14 天）。患者最大耐受量在此次试验中并未得出，且并未发现剂量依赖性的毒副作用。19 名患者中 9 名患者的 PSA 水平下降＞50%，13 例可评价疗效的患者中，12 例出现了部分缓解或者病情趋于稳定[38]。

综上所述，沙利度胺具有潜在的治疗早期与晚期前列腺癌的应用价值，尤其与细胞毒性药物或者抗血管生成药物联合应用时其作用表现更为突出，并且这一作用可能通过多种不同的机制作用于肿瘤微环境。目前已知来那度胺与酮康唑联合应用治疗前列腺癌的效果最好。来那度胺与沙利度胺在治疗前列腺癌时需要明确各自不同的联合应用药物，进而达到最佳的治疗效果。

## 小 结

● 沙利度胺在前列腺癌的治疗中表现出了巨大的应用价值，尤其是与细胞毒性药物或抗血管生成药物联合应用时。

● 沙利度胺与其类似物来那度胺在临床试验中均表现出了明显的治疗效果，不过两者发挥作用的分子机制很有可能不同。

（胡凤战）

## 参考文献

[1] D'Amato RJ, Loughnan MS, Flynn E, et al. Thalidomide is an inhibitor of angiogenesis. PRoc Natl Acad Sci U S A, 1994, 91 (9): 4082-4085.

[2] Bauer KS, Dixon SC, Figg WD. Inhibition of angiogenesis by thalidomide requires metabolic aCTivation, which is species-dependent. Biochem Pharmacol, 1998, 55 (11): 1827-1834.

[3] Lepper ER, Smith NF, Cox MC, et al. Thalidomide metabolism and hydrolysis: mechanisms and implications. Curr Drug Metab, 2006, 7 (6): 677-685.

[4] Lissbrant IF, Lissbrant E, Damber JE, et al. Blood vessels are regulators of growth, diagnostic markers and therapeutic targets in PRostate cancer. Scand J Urol Nephrol, 2001, 35 (6): 437-452.

[5] Siegal JA, Yu E, Brawer MK. Topography of neovascularity in human PRostate carcinoma. Cancer, 1995, 75 (10): 2545-2551.

[6] Weidner N, Carroll PR, Flax J, et al. Tumor angiogenesis correlates with metastasis in invasive PRostate carcinoma. Am J Pathol, 1993, 143 (2): 401-409.

[7] Uhl K, Cox E, Rogan R, et al. Thalidomide use in the US: experience with PRegnancy testing in the S. T. E. P. S. PRogramme. Drug Saf, 2006, 29 (4): 321-329.

[8] Figg WD, Arlen P, Gulley J, et al. A randomized phase II trial of docetaxel (taxotere) plus thalidomide in androgen-independent PRostate cancer. Semin Oncol, 2001, 28 (4 Suppl 15): 62-66.

[9] Dixon SC, Kruger EA, Bauer KS, et al. Thalidomide up-regulates PRostate-specific antigen secretion from LNCaP cells. Cancer Chemother Pharmacol, 1999, 43 Suppl: S78-84.

[10] Molloy FM, Floeter MK, Syed NA, et al. Thalidomide neuropathy in patients treated for metastatic PRostate cancer. Muscle Nerve, 2001, 24 (8): 1050-1057.

[11] Drake MJ, Robson W, Mehta P, et al. An open-label phase II study of low-dose thalidomide in androgen-independent PRostate cancer. Br J Cancer, 2003, 88 (6): 822-827.

[12] Figg WD, Hussain MH, Gulley JL, et al. A double-blind randomized crossover study of oral thalidomide versus placebo for androgen dependent PRostate cancer treated with intermittent androgen ablation. J Urol, 2009, 181 (3): 1104-13; discussion 1113.

[13] Efstathiou E, Troncoso P, Wen S, et al. Initial modulation of the tumor microenvironment accounts for thalidomide aCTivity in PRostate cancer. Clin Cancer Res, 2007, 13 (4): 1224-1231.

［14］ Tannock IF，de Wit R，Berry WR，et al. Docetaxel plus PRednisone or mitoxantrone plus PRednisone for advanced PRostate cancer. N Engl J Med，2004，351 (15)：1502-1512.

［15］ Petrylak DP，Macarthur RB，O'Connor J，et al. Phase I trial of docetaxel with estramustine in androgen-independent PRostate cancer. J Clin Oncol，1999，17 (3)：958-967.

［16］ Petrylak DP，Tangen CM，Hussain MH，et al. Docetaxel and estramustine compared with mitoxantrone and PRednisone for advanced refraCTory PRostate cancer. N Engl J Med，2004，351 (15)：1513-1520.

［17］ Picus J，Schultz M. Docetaxel (Taxotere) as monotherapy in the treatment of hormone-refraCTory PRostate cancer：PReliminary results. Semin Oncol，1999，26 (5 Suppl 17)：14-18.

［18］ TNF-α WL，Gulley JL，Arlen PM，et al. Randomized phase II trial of docetaxel plus thalidomide in androgen-independent PRostate cancer. J Clin Oncol，2004，22 (13)：2532-2539.

［19］ Figg WD，Li H，Sissung T，et al. PRe-clinical and clinical evaluation of estramustine，docetaxel and thalidomide combination in androgen-independent PRostate cancer. BJU Int，2007，99 (5)：1047-1055.

［20］ Mathew P，Logothetis CJ，Dieringer PY，et al. Thalidomide/estramustine/paclitaxel in metastatic androgen-independent PRostate cancer. Clin Genitourin Cancer，2006，5 (2)：144-149.

［21］ Amato RJ，Sarao H. A phase I study of paclitaxel/doxorubicin/thalidomide in patients with androgen- independent PRostate cancer. Clin Genitourin Cancer，2006，4 (4)：281-286.

［22］ Romero S，Stanton G，DeFelice J，et al. Phase II trial of thalidomide and daily oral dexamethasone for treatmnt of hormone refraCTory PRostate cancer PRogressing after chemotherapy. Urol Oncol，2007，25 (4)：284-290.

［23］ Akakura K，Suzuki H，Ueda T，et al. Pos-sible mechanism of dexamethasone therapy for PRostate cancer：supPRession of circulating level of interleukin-6. PRostate，2003，56 (2)：106-109.

［24］ Berry W，Dakhil S，Modiano M，et al. Phase III study of mitoxantrone plus low dose PRednisone versus low dose PRednisone alone in patients with asymptomatic hormone refraCTory PRostate cancer. J Urol，2002，168 (6)：2439-2443.

［25］ Kantoff PW，Halabi S，Conaway M，et al. Hydrocortisone with or without mitoxantrone in men with hormone-refraCTory PRostate cancer：results of the cancer and leukemia group B 9182 study. J Clin Oncol，1999，17 (8)：2506-2513.

［26］ Saika T，Kusaka N，Tsushima T，et al. Treatment of androgen-independent PRostate cancer with dexamethasone：a PRospeCTive study in stage D2 patients. Int J Urol，2001，8 (6)：290-294.

［27］ Storlie JA，Buckner JC，Wiseman GA，et al. PRostate specific antigen levels and clinical response to low dose dexamethasone for hormone-refraCTory metastatic PRostate carcinoma. Cancer，1995，76 (1)：96-100.

［28］ Tannock IF，Osoba D，Stockler MR，et al. Chemotherapy with mitoxantrone plus PRednisone or PRednisone alone for symptomatic hormone-resistant PRostate cancer：a Canadian randomized trial with palliative end points. J Clin Oncol，1996，14 (6)：1756-1764.

［29］ Di LG，Autorino R，De LaurentIIs M，et al. Thalidomide in combination with oral daily cyclophosphamide in patients with PRetreated hormone refraCTory PRostate cancer：a phase I clinical trial. Cancer Biol Ther，2007，6 (3)：313-317.

［30］ Chung F，Wang LC，Kestell P，et al. Modulation of thalidomide pharmacokinetics by cyclophosphamide or 5，6-dimethylxanthenone-4-acetic acid (DMXAA) in mice：the role of tumour necrosis faCTor. Cancer Chemother Pharmacol，2004，53 (5)：377-383.

［31］ Dreicer R，Klein EA，Elson P，et al. Phase II trial of GM-CSF＋thalidomide in patients with androgen-independent metastatic PRostate cancer. Urol Oncol，2005，23（2）：82-86.

［32］ Amato RJ，Hernandez-McClain J，Henary H. Phase 2 study of granulocyte-macrophage colony-stimulating faCTor plus thalidomide in patients with hormone-naive adenocarcinoma of the PRostate. Urol Oncol，2009，27（1）：8-13.

［33］ Laber DA，Khan MI，Kloecker GH，et al. A phase I study of thalidomide，capecitabine and temozolomide in advanced cancer. Cancer Biol Ther，2007，6（6）：840-845.

［34］ Ning YM，Gulley JL，Arlen PM，et al. Phase II trial of bevacizumab，thalidomide，docetaxel，and PRednisone in patients with metastatic castration-resistant PRostate cancer. J Clin Oncol，2010，28（12）：2070-2076.

［35］ Aragon-Ching JB，Li H，Gardner ER，et al. Thalidomide analogues as anticancer drugs. Recent Pat Anticancer Drug Discov，2007，2（2）：167-174.

［36］ Dredge K，Horsfall R，Robinson SP，et al. Orally administered lenalidomide（CC-5013）is anti-angiogenic in vivo and inhibits endothelial cell migration and Akt phosphorylation in vitro. Microvasc Res，2005，69（1-2）：56-63.

［37］ TNF-α WL，Aragon-Ching JB，Woo S，et al. Phase I study of oral lenalidomide in patients with refraCTory metastatic cancer. J Clin Pharmacol，2009，49（6）：650-660.

［38］ Mathew P，Tannir N，Tu SM，et al. A modular Phase I study of lenalidomide and paclitaxel in metastatic castration-resistant PRostate cancer following PRior taxane therapy. Cancer Chemother Pharmacol，2010，65（4）：811-815.

# 第 19 章　探索中的血管生成抑制

## 本章提纲

肿瘤血管新生是一个涉及促血管生成因子作用于内皮细胞，之后其突破基底膜，迁移到细胞外基质并进一步增殖重组形成新生血管的复杂过程[1]。靶向阻断肿瘤血管生成涉及血管生成级联的多条不同的信号通路，即直接作用于内皮细胞或者间接降低促血管新生因子或阻断其与相应内皮细胞表面受体的结合，显然，阻断一个因子与一个以上的效果往往是不同的[2]。肿瘤血管新生被认为是前列腺癌进展与转移的关键一环，由此，作为肿瘤研究热点的靶向阻断肿瘤血管新生近年来得到了蓬勃的发展。这包括阻断前列腺癌细胞生长、增殖、存活通路如 VEGF，酪氨酸激酶家族、细胞因子家族以及相关细胞外基质血管生成抑制药物等，虽然精确衡量这些药物的抗血管生成活性目前仍然无法实现。但自从 Judah Folk-man 博士发现肿瘤的生长需要新生血管为其提供营养之后，靶向抑制肿瘤血管新生成为近几十年来肿瘤研究中最有前途的领域之一[3]。

几乎所有的实体恶性肿瘤均有以改变体内稳态机制为基础的肿瘤内部或者周围基质的肿瘤血管新生[4]。目前代表性的探索性治疗的肿瘤血管生成抑制剂是贝伐单抗——阻断 VEGF 作用的单克隆抗体，FDA 已经批准其联合化疗药物用于治疗转移性肺癌、结肠癌与乳腺癌[5]。已有的试验表明单一用药效果有限，而联合应用化疗药物可以明显提高治疗效果；这可能是由于贝伐单抗可以促进肿瘤血管正常化从而有利于化疗药物更好地作用于肿瘤细胞。同样，转移性前列腺癌也表现为肿瘤血管新生活性的提高，因而靶向阻断前列腺癌的肿瘤血管新生也对晚期前列腺癌意义重大[6-10]。

## 19.1 前列腺癌中肿瘤血管生成的相关证据

早期的相关研究表明肿瘤中异常血流形成与微血管密度计数（MVD）增加一样，都可以衡量肿瘤血管新生的程度——而这与很多恶性肿瘤如黑色素瘤、乳腺癌、肺癌、膀胱癌的复发与转移密切相关[10-16]。循环血液中高水平的 VEGF 与其他可溶性生长因子与前列腺癌的预后不良关系密切[17-18]，因而很多探究肿瘤血管新生在前列腺癌中角色的研究试图将进展风险与肿瘤血管新生的程度相关联。利用内皮细胞Ⅷ相关抗原的免疫组化染色技术进行的一项在前列腺癌根治术后的 74 例恶性前列腺癌患者标本中检测到的微血管密度计数（MVD）显示：29 例发生转移的前列腺癌病例平均 MVD 值明显高于未转移的患者。另一个通过血管假性血友病因子（vWF）显示内皮细胞的免疫组化染色技术对 64 例根治性前列腺癌患者切除标本进行了连续的平均和最大 MVD 计数，其中最大 MVD 计数作为独立的预测因子与前列腺癌患者的预后生存率密切相关[19]。另外还有其他几项研究也报道了 MVD 作为前列腺癌疾病特异性生存情况预测因子的研究，这些研究涉及 MVD 单独或者与标准预后因子结合预测前列腺癌疾病扩展的情况[20-22]。

前列腺癌细胞同样也表达如肿瘤血管生成相关因子、基底膜降解相关因子、VEGF 相互作用分子、内皮细胞活化过程相关分子等[23]。例如，VEGF mRNA 和其蛋白质分子在高转移潜能前列腺癌细胞变异体 LNCaP-LN3 表达水平高于低转移潜能变异株 LNCaP-Pro5[24]。虽然在这项研究中并未发现 bFGF 表达水平增高，但是在其他的体外试验研究中普遍发现对于 bFGF 刺激后肿瘤血管生成效应的提高，无论是单独使用或者是联合 VEGF[25-26]。其他在前列腺癌细胞中发现表达水平上调的因子包括 HIF-1[27-30]、COX-2[31]、尿激酶型纤维蛋白溶酶原激活物[32-33]、基质金属蛋白酶类[34-36]以及细胞因子类如 IL-8 与 TNF[37-39]。其他涉及肿瘤血管生成信号级联的功能异常的信号通路包括介导抑癌基因 PTEN 失活发挥作用的 Ras/Raf/Mek/Erk 与 PI3/AKT 等也已被详细阐述[40-42]，这些信号通路和分子的变化最终导致肿瘤血管生成增强与细胞异常增生[43-44]。众多肿瘤血管新生相关通路与分子靶标的阐明为进一步在前列腺癌中进行肿瘤血管新生抑制的研究注入了强大的动力。

## 19.2 探索中的抗血管生成抑制剂

### 靶向作用于 VEGF 与 VEGFR 家族

VEGF 受体与配体家族作用机制包括多种可以最终导致细胞增殖、内皮细胞迁移以及与新形成脉管系统存活有关的各种不同的信号通路[45-46]。其中已有 7 个成员被报道[47-49]。VEGF-A 同型异构体是目前已经研究比较成熟的肿瘤血管生成介质，而贝伐单抗作为人源化的 IgG 单克隆抗体可以阻断所有的 VEGF-A 型异构体[47-51]。一项早期的单独使用贝伐单抗治疗前列腺癌的临床试验显示：每 2 周 10mg/kg 的剂量应用 70 天后，15 例受试者中 8 例患者没有明显的疾病缓解与 PSA 水平的下降，即没有客观或者部分治疗反应，仅有 4 例患者有＜50％的 PSA 水平下降。虽然单独使用贝伐单抗效果不太理想，不过临床试验 CALGB 90006 的结果显示，联合使用贝伐单抗与化疗药物多西他赛与雌二醇氮芥的疗效令人欢欣鼓舞。CALGB 90006 试验包含 79 名患者，可观测的 PSA 反应率是 77％，44％的患者获得了部分缓解，32％的患者疾病达到了 6 周的稳定。另外一项 CALGB 90401 主要研究两组应用于初次化疗的转移性去势抵抗性前列腺癌患者的总生存率（OS）的差别（多西他赛联合泼尼松组 vs. 多西他赛联合泼尼松与贝伐单抗组）；主要的结果显示尽管加入贝伐单抗可以明显提高 PFS、可观察的疾病反应率以及降低 PSA 水平，但是不能提高 OS，反而导致发病率与病死率的提高。美国国家癌症研究所开展的临床试验方案如下：每 3 周贝伐单抗剂量为 15mg/kg，多西他赛 75mg/m² 以及每天沙利度胺剂量为 200mg，泼尼松 10mg 附加适量的抗血栓形成药物。这项临床Ⅱ期研究共收集 60 例转移性去势抵抗性前列腺癌患者，中位年龄值为 66 岁（44～79 岁），中位 Gleason 评分为 8 分，研究时 PSA 中位水平为 99ng/ml（范围 6.0～4399ng/ml），研究前 PSA 倍增时间是 1.6 个月（0.3～18.2 个月，81％＜3 个月）[52]。接受此种联合治疗方案的 90％患者的 PSA 水平下降≥50％，中位进展期为 18.3 个月，中位生存期是 28.2 个月，且此四种药物联合使用方案耐受性较好，毒副作用在可控的范围内。尽管 CALGB 90401 实验研究结果令人沮丧，但总体来说，抗血管生成治疗在晚期前列腺癌的治疗中仍然不可或缺，进一步关于确定治疗转移性前列腺癌的组合方案并且阐明抗血管生成作为治疗靶点作用的研究亟待进行。

最为有效的 VEGF-R 抑制剂是一种诱饵受体融合蛋白，这种蛋白包含 VEGFR1 与 VEGFR2 的胞外段，并且融合到 IgG1 分子的 Fc 段的恒定区[53]。早期的研究应用截断的可溶性 VEGFR1 抑制剂，虽然在抑制 VEGF 的生物活性与肿瘤血管新生方面同样有效，但其药代动力学类型明显变差，即药物浓度更容易过高，需要监测的频率更多[54-55]。阿柏西普（aflbercept）通过基因工程技术对 VEGF Trap Ig 区域的改进，进而形成一种与细胞外基质具有微小交互的作用的融合蛋白，最终在不影响其肿瘤抑制效果的同时改善其药代动力学状况[53]。一项联合应用 aflbercept 与多西他赛（75mg/m²）的临床Ⅰ期剂量递增研究已有了初步的报道，6mg/kg 剂量的阿柏西普联合应用于多西他赛并未增加相关的毒副作用。

##  靶向作用于肿瘤血管生成的受体酪氨酸激酶

抗肿瘤血管生成涉及靶向作用于酪氨酸激酶受体的治疗，酪氨酸激酶作为调节多种细胞过程的关键酶在调节肿瘤生长、增殖与生存的信号转导过程中发挥重要作用[56]。VEGF 与 VEGFR2 的结合通过受体自体磷酸化激活酪氨酸激酶和后续的细胞内信号级联反应，从而提高并维持肿瘤血管生成[57-58]。因此，探索靶向作用于这些酪氨酸激酶受体的小分子抑制剂已经开始用于前列腺癌治疗中。其中索拉非尼作为 Raf 激酶与酪氨酸激酶等多激酶抑制剂作用于 VEGF-R、PDGF-R、干细胞因子受体受到关注，且临床前期的动物模型已经发现了索拉非尼抑制作用导致的细胞凋亡增加[59-60]。索拉非尼使得 Ras/Raf/Mitogen（Map）激酶功能的丧失与前列腺癌进展密切相关，这为其在前列腺癌治疗中的应用提供了理论依据。已有一些应用索拉非尼治疗转移性去势抵抗性前列腺癌的结果显示其治疗反应温和，单纯以 PSA 水平的变化作为衡量标准明显不合时宜[61-63]。一项计划纳入 46 人的研究中 22 人初步的研究结果显示：无任何一例 PSA 水平下降＞50％。不过，奇怪的是，在两例病例中发现了 PSA 升高水平与前列腺骨转移损失灶病情改善的不一致性，而且作为另外一种前列腺癌生物标志物的磷酸化细胞外信号调节激酶（Erk）与治疗反应同样存在不一致性。另外一个包含 57 例转移性去势抵抗性前列腺癌患者的试验以 PSA 水平作为评价指标，其无进展生存期（PFS）为 12 周。其中 8 例具有可测指标的患者，4 例患者获得了病情稳定（SD）；47 例患者根据 PSA 反应，11 例获得了 PSA 意义上的病情稳定

（SD），另外 2 例患者 PSA 水平下降＞50％。这些试验表明索拉非尼在降低 PSA 水平上具有立竿见影的效果。舒尼替尼是另外一个靶向作用于 VEGFR1 与 VEGFR2 的小分子抑制剂，而且可以同时抑制 PDGF-R、c-kit 与 RET 激酶[64]。而舒尼替尼已经在与多西他赛联合应用的临床前期研究中显示出抗肿瘤的作用[65]。

另外一种抑制所有 VEGF 受体的高效、应用前景广阔的 ATP 竞争性小分子药物 AZD2171（西地尼布）已经应用于高度恶性的实体肿瘤的研究中，高血压是其最常见的剂量限制性毒副作用[66]。在前列腺癌患者身上应用 AZD2171 进行的临床 I 期剂量递增研究已经完成。与索拉非尼的结果类似，药物中断治疗后的短短 30 天内，PSA 水平在 4 例患者中检测到明显的下降[67]，而且有一例患者实现了客观缓解。美国国家癌症研究所目前正在应用 AZD2171 作为二线治疗药物用于多西他赛失效的转移性去势抵抗性前列腺癌患者，现正进行临床 II 期研究。主要治疗终点是依据临床与放射学指标达到 30％ 的患者获得 6 个月的无进展生存期。尽管与 PSA 水平存在不一致性，在已有的囊括 18 例患者的研究群体身上，发现了淋巴结以及其他转移灶的缩小。11 例具有可测量指标的患者中，2 例实现了部分缓解。DCE-MRI 在应用 AZD2171 部分患者检测到了与临床反应相关的循环与血管性的变化。此外，坦度替尼是抑制 FLT3（FMS 样酪氨酸激酶-3）、c-KIT 与血小板源性生长因子受体酪氨酸激酶（PDGF receptor tyrosine kinases）自身磷酸化的小分子化合物，并由此介导抑制细胞增殖与凋亡，其也有望应用于前列腺癌的治疗。

## 靶向作用于细胞外基质、细胞因子、细胞-基质黏附分子

随着对于细胞外基质、细胞因子与细

胞-基质黏附研究的深入，越来越多的研究者认识到纤维生长因子（FGF）、转化生长因子（TGF）、表皮细胞激活因子、基质成纤维细胞等肿瘤微环境中的各种组分，均具有促进肿瘤血管新生的作用[68-69]。据此，医学家们对沙利度胺与其类似物在前列腺癌中的抗血管新生与免疫调节作用进行了广泛而深入的研究，并取得了不错的结果[70-72]。沙利度胺及其类似物来那度胺已经在实体肿瘤中进行了研究，并且与多西他赛联合应用于前列腺癌的治疗实验中[73]。此次开放性临床Ⅰ期研究在 2 个剂量水平上应用多西他赛即每 3 周 60mg/m$^2$ 与 75mg/m$^2$，泼尼松每次 5mg，来那度胺的剂量水平为 10mg、15mg、20mg 和 25mg。13 例具有可评价病情的患者中，5 例实现了部分缓解（PR38.5%），7 例患者获得了病情稳定（SD 53.9%）。另外一个联合应用来那度胺与多西他赛用于实体肿瘤治疗的临床Ⅰ期研究结果显示，9 例前列腺癌患者，5 例获得了病情稳定（SD）且其 PSA 水平获得了 32%～95% 水平的下降。5,6-二甲基磺醌醋酮（DMXAA）是一种可以直接引起肿瘤细胞凋亡与坏死或间接通过 TNF 进而阻断肿瘤血管新生作用的制剂[74]。一项应用于前列腺癌患者多西他赛为每 3 周 75mg/m$^2$，使用或者不使用 DMXAA 每 21 天 1200mg/m$^2$ 剂量的治疗方案完成了对于 DMXAA 疗效的随机对照临床Ⅱ期试验。试验结果为 DMXAA 组有 62.5% 的前列腺癌患者在前 3 个月获得了 30% 水平的 PSA 水平的下降，相比较而言，对照组即单独使用多西他赛组只有 47.4% 的患者获得了相似的效果。

整合素家族是维护基底膜完整性的不可或缺的组分，其细胞外基质的组成结构是由 α 与 β 亚单位组成的跨膜异二聚体，其中 αVβ3 与 αVβ5 是已知最早的靶向抑制内皮细胞-基质相互作用与肿瘤血管新生的整合素[75]。整合素家族通过其精氨酸-甘氨酸-天冬氨酸（RGD）序列与多种配体结合发挥作用，这些配体包括：层粘连蛋白，纤维蛋白原，纤维连接蛋白，血小板反应素，基质金属蛋白酶-2，以及成纤维细胞生长因子-2。阻断整合素发挥作用的几种方法正在研发中，包括单克隆抗体、合成性多肽与包含 RGD 序列的模拟肽。

西仑吉肽（EMD121974）——已进行过应用于初次化疗的无症状的转移性去势前列腺癌临床Ⅱ期临床试验研究的合成性多肽分子目前正在进一步研发应用中。此次研究的主要终点是 6 个月的客观无进展率且不以 PSA 水平作为衡量标准。应用 Simon 双阶段设计方案，试验患者用药方案为 6 周一周期，每周 2 次静脉注射并分为 500mg 与 2000mg 两组进行研究，27% 的 500mg 剂量组与 36% 的 2000mg 剂量组获得的最佳的客观反应为病情稳定。生物学标志物（如 N-末端肽）并未出现明显的变化，据此，第二阶段的试验患者招募没有继续进行。接着，又对基质金属蛋白酶（MMPs）在前列腺癌进展中的角色进行了研究[76]。研究内容涉及部分通过 MMP 调节肿瘤血管新生的内皮抑制素[77]、TNP-470[78] 以及可能的 2-甲氧雌二醇[79]。但是在前列腺癌中研究的结果显示这些作用机制的药物并没有明显的临床意义。

总而言之，靶向阻断肿瘤血管新生的相关研究在肿瘤研究领域生机勃勃，这源于早先的研究结果证实联合应用这些靶向药物与细胞毒性化疗药物可以在不增加毒副作用的基础上提高疗效。一些尚待解决的问题与挑战包括重新定义治疗效果的衡量标准，尤其是在 PSA 水平被证明是一个不适宜的代表疾病进展或治疗反应的标准之后。而寻找合适的反应治疗效果与疾病进展的生物标志物目前仍在进行研究并需要进一步临床上的验证，可供选择的替代物包括促血管新生循环因子水平、循环肿瘤细胞或内皮细胞，以及功能影像学评价标准 DCE-MRI。而且，伴随这些抗肿瘤血管新生药物的诞生，对于这些药物的耐药抗药性也慢慢增多。已有的观念认为内皮细胞具有遗传学上的稳定性，因而不会产生耐药抗药性。不过最近的研究显示，一些发生细胞遗传学突变的内皮细胞可以具有耐药抗药的特性[80]。因此，越来越多的研究认识到耐药抗药性机制的多样性以及在选用相应治疗策略时了解这种机制具有重要意义。

## 小 结

● 实验表明这些血管生成抑制物联合应用其他肿瘤治疗药物如细胞毒性药物可以在提高疗效的同时不增加毒副作用。

● 血管生成抑制治疗抵抗在治疗中已经慢慢显现出来，而对于其抵抗机制的进一步探究有助于克服抗血管生成治疗抵抗性的发生。

（胡凤战）

## 参考文献

[1] Folkman J, Watson K, Ingber D, et al. Induction of angiogenesis during the transition from hyperplasia to neoplasia [J]. Nature, 1989, 339 (6219): 58-61.

[2] Folkman J. Angiogenesis: an organizing principle for drug discovery? [J]. Nat Rev Drug Discov, 2007, 6 (4): 273-286.

[3] Folkman J. Tumor angiogenesis: therapeutic implications [J]. N Engl J Med, 1971, 285 (21): 1182-1186.

[4] Fidler I J. Modulation of the organ microenvironment for treatment of cancer metastasis [J]. J Natl Cancer Inst, 1995, 87 (21): 1588-1592.

[5] Cohen M H, Gootenberg J, Keegan P, et al. FDA drug approval summary: bevacizumab plus FOLFOX4 as second-line treatment of colorectal cancer [J]. Oncologist, 2007, 12 (3): 356-361.

[6] Hurwitz H I, Fehrenbacher L, Hainsworth J D, et al. Bevacizumab in combination with fluorouracil and leucovorin: an active regimen for first-line metastatic colorectal cancer [J]. J Clin Oncol, 2005, 23 (15): 3502-3508.

[7] Hurwitz H, Fehrenbacher L, Novotny W, et al. Bevacizumab plus irinotecan, fluorouracil, and leucovorin for metastatic colorectal cancer [J]. N Engl J Med, 2004, 350 (23): 2335-2342.

[8] Jain R K. Normalization of tumor vasculature: an emerging concept in antiangiogenic therapy [J]. Science, 2005, 307 (5706): 58-62.

[9] Sandler A, Gray R, Perry M C, et al. Paclitaxel-carboplatin alone or with bevacizumab for non-small-cell lung cancer [J]. N Engl J Med, 2006, 355 (24): 2542-2550.

[10] Weidner N, Semple J P, Welch W R, et al. Tumor angiogenesis and metastasis—correlation in invasive breast carcinoma [J]. N Engl J Med, 1991, 324 (1): 1-8.

[11] Srivastava A, Laidler P, Hughes L E, et al. Neovascularization in human cutaneous melanoma: a quantitative morphological and Doppler ultrasound study [J]. Eur J Cancer Clin Oncol, 1986, 22 (10): 1205-1209.

[12] Macchiarini P, Fontanini G, Hardin M J, et al. Relation of neovascularisation to metastasis of non-small-cell lung cancer [J]. Lancet, 1992, 340 (8812): 145-146.

[13] Srivastava A, Laidler P, Davies R P, et al.

The prognostic significance of tumor vascularity in intermediate-thickness (0.76~4.0 mm thick) skin melanoma. A quantitative histologic study [J]. Am J Pathol, 1988, 133 (2): 419-423.

[14] Jaeger T M, Weidner N, Chew K, et al. Tumor angiogenesis correlates with lymph node metastases in invasive bladder cancer [J]. J Urol, 1995, 154 (1): 69-71.

[15] Weidner N, Folkman J, Pozza F, et al. Tumor angiogenesis: a new significant and independent prognostic indicator in early-stage breast carcinoma [J]. J Natl Cancer Inst, 1992, 84 (24): 1875-1887.

[16] Weidner N, Carroll P R, Flax J, et al. Tumor angiogenesis correlates with metastasis in invasive prostate carcinoma [J]. Am J Pathol, 1993, 143 (2): 401-409.

[17] Borre M, Nerstrom B, Overgaard J. Association between immunohistochemical expression of vascular endothelial growth factor (VEGF), VEGF-expressing neuroendocrine-differentiated tumor cells, and outcome in prostate cancer patients subjected to watchful waiting [J]. Clin Cancer Res, 2000, 6 (5): 1882-1890.

[18] Shariat S F, Anwuri V A, Lamb D J, et al. Association of preoperative plasma levels of vascular endothelial growth factor and soluble vascular cell adhesion molecule-1 with lymph node status and biochemical progression after radical prostatectomy [J]. J Clin Oncol, 2004, 22 (9): 1655-1663.

[19] Offersen B V, Borre M, Overgaard J. Immunohistochemical determination of tumor angiogenesis measured by the maximal microvessel density in human prostate cancer [J]. APMIS, 1998, 106 (4): 463-469.

[20] Borre M, Offersen B V, Nerstrom B, et al. Microvessel density predicts survival in prostate cancer patients subjected to watchful waiting [J]. Br J Cancer, 1998, 78 (7): 940-944.

[21] Bostwick D G, Wheeler T M, Blute M, et al. Optimized microvessel density analysis improves prediction of cancer stage from prostate needle biopsies [J]. Urology, 1996, 48 (1): 47-57.

[22] Borre M, Bentzen S M, Nerstrom B, et al. Tumor cell proliferation and survival in patients with prostate cancer followed expectantly [J]. J Urol, 1998, 159 (5): 1609-1614.

[23] Nicholson B, Theodorescu D. Angiogenesis and prostate cancer tumor growth [J]. J Cell Biochem, 2004, 91 (1): 125-150.

[24] Balbay M D, Pettaway C A, Kuniyasu H, et al. Highly metastatic human prostate cancer growing within the prostate of athymic mice overexpresses vascular endothelial growth factor [J]. Clin Cancer Res, 1999, 5 (4): 783-789.

[25] Pepper M S, Ferrara N, Orci L, et al. Potent synergism between vascular endothelial growth factor and basic fibroblast growth factor in the induction of angiogenesis in vitro [J]. Biochem Biophys Res Commun, 1992, 189 (2): 824-831.

[26] Gaudric A, N'Guyen T, Moenner M, et al. Quantification of angiogenesis due to basic fibroblast growth factor in a modified rabbit corneal model [J]. Ophthalmic Res, 1992, 24 (3): 181-188.

[27] Kimbro K S, Simons J W. Hypoxia-inducible factor-1 in human breast and prostate cancer [J]. Endocr Relat Cancer, 2006, 13 (3): 739-749.

[28] Zhong H, Agani F, Baccala A A, et al. Increased expression of hypoxia inducible factor-1alpha in rat and human prostate cancer [J]. Cancer Res, 1998, 58 (23): 5280-5284.

[29] Zhong H, Chiles K, Feldser D, et al. Modulation of hypoxia-inducible factor 1alpha expressionby the epidermal factor/phosphatidylinositol3-kinase/PTEN/AKT/FRAP pathway in human prostate cancer cells: implications for tumor angiogenesis and therapeutics [J]. Cancer Res, 2000, 60 (6): 1541-

1545.

[30] Zhong H，De Marzo A M，Laughner E，et al. Overexpression of hypoxia-inducible factor 1alpha in common human cancers and their metastases［J］. Cancer Res，1999，59 (22)：5830-5835.

[31] Liu X H，Kirschenbaum A，Yao S，et al. Upregulation of vascular endothelial growth factor by cobalt chloride-simulated hypoxia is mediated by persistent induction of cyclooxygenase-2 in a metastatic human prostate cancer cell line［J］. Clin Exp Metastasis，1999，17 (8)：687-694.

[32] Hollas W，Hoosein N，Chung L W，et al. Expression of urokinase and its receptor in invasive and non-invasive prostate cancer cell lines［J］. Thromb Haemost，1992，68 (6)：662-666.

[33] Hoosein N M，Boyd D D，Hollas W J，et al. Involvement of urokinase and its receptor in the invasiveness of human prostatic carcinoma cell lines［J］. Cancer Commun，1991，3 (8)：255-264.

[34] Nagakawa O，Murakami K，Yamaura T，et al. Expression of membrane-type 1 matrix metalloproteinase (MT1-MMP) on prostate cancer cell lines［J］. Cancer Lett，2000，155 (2)：173-179.

[35] Trudel D，Fradet Y，Meyer F，et al. Membrane-type-1 matrix metalloproteinase, matrix metalloproteinase 2，and tissue inhibitor of matrix proteinase 2 in prostate cancer: identification of patients with poor prognosis by immunohistochemistry［J］. Hum Pathol，2008，39 (5)：731-739.

[36] Trudel D，Fradet Y，Meyer F，et al. Significance of MMP-2 expression in prostate cancer: an immunohistochemical study［J］. Cancer Res，2003，63 (23)：8511-8515.

[37] Ferrer F A，Miller L J，Andrawis R I，et al. Angiogenesis and prostate cancer: in vivo and in vitro expression of angiogenesis factors by prostate cancer cells［J］. Urology，1998，51 (1)：161-167.

[38] Inoue K，Slaton J W，Eve B Y，et al. Interleukin 8 expression regulates tumorigenicity and metastases in androgen-independent prostate cancer［J］. Clin Cancer Res，2000，6 (5)：2104-2119.

[39] Ferrer F A，Miller L J，Andrawis R I，et al. Vascular endothelial growth factor (VEGF) expression in human prostate cancer: in situ and in vitro expression of VEGF by human prostate cancer cells［J］. J Urol，1997，157 (6)：2329-2333.

[40] Gioeli D，Mandell J W，Petroni G R，et al. Activation of mitogen-activated protein kinase associated with prostate cancer progression［J］. Cancer Res，1999，59 (2)：279-284.

[41] Erlich S，Tal-Or P，Liebling R，et al. Ras inhibition results in growth arrest and death of androgen-dependent and androgen-independent prostate cancer cells［J］. Biochem Pharmacol，2006，72 (4)：427-436.

[42] Gioeli D. Signal transduction in prostate cancer progression［J］. Clin Sci (Lond)，2005，108 (4)：293-308.

[43] Malik S N，Brattain M，Ghosh P M，et al. Immunohistochemical demonstration of phospho-Akt in high Gleason grade prostate cancer［J］. Clin Cancer Res，2002，8 (4)：1168-1171.

[44] Giri D，Ittmann M. Inactivation of the PTEN tumor suppressor gene is associated with increased angiogenesis in clinically localized prostate carcinoma［J］. Hum Pathol，1999，30 (4)：419-424.

[45] Hicklin D J，Ellis L M. Role of the vascular endothelial growth factor pathway in tumor growth and angiogenesis［J］. J Clin Oncol，2005，23 (5)：1011-1027.

[46] Ferrara N. VEGF and the quest for tumour angiogenesis factors［J］. Nat Rev Cancer，2002，2 (10)：795-803.

[47] Yamazaki Y，Morita T. Molecular and functional diversity of vascular endothelial growth factors［J］. Mol Divers，2006，10 (4)：515-527.

［48］Neufeld G，Cohen T，Gengrinovitch S，et al. Vascular endothelial growth factor（VEGF） and its receptors［J］. FASEB J，1999，13 （1）：9-22.

［49］Epstein R J. VEGF signaling inhibitors： more pro-apoptotic than anti-angiogenic［J］. Cancer Metastasis Rev，2007，26（3-4）： 443-452.

［50］Presta L G，Chen H，O'Connor S J，et al. Humanization of an anti-vascular endothelial growth factor monoclonal antibody for the therapy of solid tumors and other disorders ［J］. Cancer Res，1997，57（20）：4593- 4599.

［51］Kerbel R S. Tumor angiogenesis［J］. N Engl J Med，2008，358（19）：2039-2049.

［52］Ning Y M，Gulley J L，Arlen P M，et al. Phase II trial of bevacizumab，thalidomide， docetaxel，and prednisone in patients with metastatic castration-resistant prostate cancer ［J］. J Clin Oncol，2010，28（12）：2070- 2076.

［53］Holash J，Davis S，Papadopoulos N，et al. VEGF-Trap：a VEGF blocker with potent antitumor effects［J］. Proc Natl Acad Sci U S A，2002，99（17）：11393-11398.

［54］Ferrara N，Chen H，Davis-Smyth T，et al. Vascular endothelial growth factor is essential for corpus luteum angiogenesis［J］. Nat Med，1998，4（3）：336-340.

［55］Gerber H P，Vu T H，Ryan A M，et al. VEGF couples hypertrophic cartilage remode- ling，ossification and angiogenesis during en- dochondral bone formation［J］. Nat Med， 1999，5（6）：623-628.

［56］Arora A，Scholar E M. Role of tyrosine ki- nase inhibitors in cancer therapy［J］. J Phar- macol Exp Ther，2005，315（3）：971-979.

［57］Parikh A A，Ellis L M. The vascular endo- thelial growth factor family and its receptors ［J］. Hematol Oncol Clin North Am，2004， 18（5）：951-971.

［58］Bergsland E K. Vascular endothelial growth factor as a therapeutic target in cancer［J］.

Am J Health Syst Pharm，2004，61（21 Suppl 5）：S4-S11.

［59］Wilhelm S，Carter C，Lynch M，et al. Dis- covery and development of sorafenib：a mul- tikinase inhibitor for treating cancer［J］. Nat Rev Drug Discov，2006，5（10）：835-844.

［60］Yu C，Bruzek L M，Meng X W，et al. The role of Mcl-1 downregulation in the proapop- totic activity of the multikinase inhibitor BAY 43-9006［J］. Oncogene，2005，24（46）： 6861-6869.

［61］Steinbild S，Mross K，Frost A，et al. A clinical phase II study with sorafenib in pa- tients with progressive hormone-refractory prostate cancer：a study of the CESAR Cen- tral European Society for Anticancer Drug Re- search-EWIV［J］. Br J Cancer，2007，97 （11）：1480-1485.

［62］Dahut W L，Scripture C，Posadas E，et al. A phase II clinical trial of sorafenib in andro- gen-independent prostate cancer［J］. Clin Cancer Res，2008，14（1）：209-214.

［63］Chi K N，Ellard S L，Hotte S J，et al. A phase II study of sorafenib in patients with chemo-naive castration-resistant prostate cancer ［J］. Ann Oncol，2008，19（4）：746-751.

［64］Chow L Q，Eckhardt S G. Sunitinib：from rational design to clinical efficacy［J］. J Clin Oncol，2007，25（7）：884-896.

［65］Guerin O，Formento P，Lo N C，et al. Su- pra-additive antitumor effect of sunitinib mal- ate（SU11248，Sutent）combined with do- cetaxel. A new therapeutic perspective in hor- mone refractory prostate cancer［J］. J Cancer Res Clin Oncol，2008，134（1）：51-57.

［66］Drevs J，Siegert P，Medinger M，et al. Phase I clinical study of AZD2171，an oral vascular endothelial growth factor signaling inhibitor，in patients with advanced solid tumors［J］. J Clin Oncol，2007，25（21）： 3045-3054.

［67］Ryan C J，Stadler W M，Roth B，et al. Phase I dose escalation and pharmacokinetic study of AZD2171，an inhibitor of the vascular endothelial growth factor receptor tyrosine kinase, in patients with hormone refractory prostate cancer (HRPC) [J]. Invest New Drugs, 2007, 25 (5): 445-451.

[68] Hepburn P J, Griffiths K, Harper M E. Angiogenic factors expressed by human prostatic cell lines: effect on endothelial cell growth in vitro [J]. Prostate, 1997, 33 (2): 123-132.

[69] Janvier R, Sourla A, Koutsilieris M, et al. Stromal fibroblasts are required for PC-3 human prostate cancer cells to produce capillary-like formation of endothelial cells in a three-dimensional co-culture system [J]. Anticancer Res, 1997, 17 (3A): 1551-1557.

[70] Figg W D, Arlen P, Gulley J, et al. A randomized phase II trial of docetaxel (taxotere) plus thalidomide in androgen-independent prostate cancer [J]. Semin Oncol, 2001, 28 (4 Suppl 15): 62-66.

[71] Dahut W L, Gulley J L, Arlen P M, et al. Randomized phase II trial of docetaxel plus thalidomide in androgen-independent prostate cancer [J]. J Clin Oncol, 2004, 22 (13): 2532-2539.

[72] Franks M E, Macpherson G R, Figg W D. Thalidomide [J]. Lancet, 2004, 363 (9423): 1802-1811.

[73] Tohnya T M, Ng S S, Dahut W L, et al. A phase I study of oral CC-5013 (lenalidomide, Revlimid), a thalidomide derivative, in patients with refractory metastatic cancer [J]. Clin Prostate Cancer, 2004, 2 (4): 241-243.

[74] Rustin G J, Bradley C, Galbraith S, et al. 5, 6-dimethylxanthenone-4-acetic acid (DMXAA), a novel antivascular agent: phase I clinical and pharmacokinetic study [J]. Br J Cancer, 2003, 88 (8): 1160-1167.

[75] Stupp R, Ruegg C. Integrin inhibitors reaching the clinic [J]. J Clin Oncol, 2007, 25 (13): 1637-1638.

[76] Madigan M C, Kingsley E A, Cozzi P J, et al. The role of extracellular matrix metalloproteinase inducer protein in prostate cancer progression [J]. Cancer Immunol Immunother, 2008, 57 (9): 1367-1379.

[77] Kim Y M, Jang J W, Lee O H, et al. Endostatin inhibits endothelial and tumor cellular invasion by blocking the activation and catalytic activity of matrix metalloproteinase [J]. Cancer Res, 2000, 60 (19): 5410-5413.

[78] Logothetis C J, Wu K K, Finn L D, et al. Phase I trial of the angiogenesis inhibitor TNP-470 for progressive androgen-independent prostate cancer [J]. Clin Cancer Res, 2001, 7 (5): 1198-1203.

[79] Dahut W L, Lakhani N J, Gulley J L, et al. Phase I clinical trial of oral 2-methoxyestradiol, an antiangiogenic and apoptotic agent, in patients with solid tumors [J]. Cancer Biol Ther, 2006, 5 (1): 22-27.

[80] Hida K, Hida Y, Amin D N, et al. Tumor-associated endothelial cells with cytogenetic abnormalities [J]. Cancer Res, 2004, 64 (22): 8249-8255.

# 第 20 章　前列腺癌骨转移的病理生理学

## 本章提纲

骨转移是某些实体瘤的常见并发症，乳腺癌和前列腺癌最常发生骨受累。骨骼是前列腺癌最常见的转移部位，约 90% 晚期前列腺癌患者都有骨转移。而且，一旦肿瘤转移至骨，目前几乎无法治愈，并导致患者在疾病显著发病前死亡。前列腺癌骨转移导致骨的细胞外基质更新周转率显著增加，这是前列腺癌骨转移的基本特征。骨转移可导致疼痛、病理性骨折、神经压迫综合征和高钙血症，目前的治疗方法主要为姑息疗法。虽然一个世纪前，Peget 提出了"种子和土壤"的假说，但目前在这方面知识仍然比较贫乏。然而，最近几年在阐明某些信号通路、上皮-间质转化（EMT）、肿瘤细胞和骨组织之间的相互作用，以及某些蛋白因子在骨转移的发展中的作用方面也取得了快速进展。前列腺癌的骨转移是一系列复杂而有序发生的事件，开发新的、以生物学为基础的骨转移治疗

方法依赖于对前列腺癌与骨相互作用关系的深入理解。

## 20.1　前列腺癌骨转移的过程

骨转移是个复杂的过程，有多种细胞和因子参与，一般可以分为两个过程，即播散和种植（图 20-1）。前者表现出与肿瘤其他部位转移的相似性，而后者则体现了前列腺癌好发生骨种植的特异性。在原发肿瘤的发生和发展中，获得基因型和表型特征的肿瘤细胞的某些克隆能够与局部微环境相互作用。例如，肿瘤细胞释放血管内皮生长因子（VEGF）来启动血管生成，从而增加了肿瘤的血液供应[1]。基质细胞含有丰富的蛋白因子直接作用于肿瘤细胞

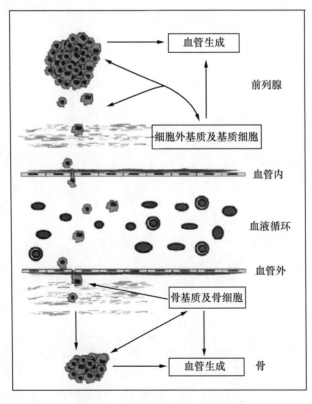

图 20-1　前列腺癌骨转移示意图

从而刺激肿瘤的生长和传播。另一方面，一些基质细胞衍生因子直接诱导血管生成，从而促进侵袭性肿瘤的生长和传播。一个很好的例子就是由间质细胞分泌的肝细胞生长因子（HGF），它与血管的生成和肿瘤细胞的传播有关，使肿瘤细胞间的黏附被降解，从而导致一些肿瘤细胞从肿瘤基质分离（分离），然后再侵入细胞外基质（侵入），其中包括运动、迁移和细胞外基质的降解。一些肿瘤细胞会穿透血管，进入循环（血管内）。这些肿瘤细胞从原发部位迁移并播散时，会被免疫系统和血液流动的机械应力破坏，而有些肿瘤细胞最终存活并离开血液循环（渗出），通过细胞黏附并再次穿透血管。一旦肿瘤细胞从血液循环逃脱并得以生存，它们便种植在另一个站点（包括骨）成为了继发性肿瘤。这一复杂的过程也需要多种因素和过程，如肿瘤细胞的侵袭、血管生成、肿瘤细胞和骨的局部微环境之间的相互作用。

## 20.2　前列腺癌骨转移的倾向性

为什么骨是前列腺癌最常见的转移部位呢？

 ### 前列腺的解剖学特点

前列腺癌的血供可以提供肿瘤细胞从前列腺到某些骨骼血源性传播的捷径。前列腺周围有丰富的静脉丛，并与脊柱的静脉（Batson 静脉丛）回流相通，Batson 静脉丛具有压力低，容积大，与腔静脉、肺静脉、肋间静脉等存在广泛交通的特点，因此前列腺癌细胞途经 Batson 静脉丛可直接进入椎体与肋骨。这是晚期前列腺癌常见腰骶部脊柱转移的原因之一。统计学分析表明，受累部位是循序渐进的，如果不

易受累部位发生了骨转移，则大都合并易受累部位骨转移的发生。然而，解剖学无法解释为什么前列腺癌也会转移到中轴骨、颅骨和肋骨。

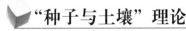 ### "种子与土壤" 理论

佩吉特的"种子和土壤"理论从不同角度提供了一些线索。"种子"（肿瘤细胞）可能在前列腺癌的进展过程中得到某种潜能，这些肿瘤细胞可能已获得了特定的遗传表型，或者活化的特异性细胞因子和蛋白酶，这些因素介导了骨转移的过程。在前列腺癌骨转移灶中已经发现骨形成蛋白（BMPs）和 TGF-β 表达增加。"种子"也能够比其他器官的内皮细胞更有效地附着在骨内皮细胞之上。研究发现，在前列腺癌原始细胞系和骨转移灶的前列腺癌细胞中，蛋白酶活化受体（PAR1，凝血酶受体）和整合素 $\alpha V\beta 3$ 表达增加，它们可能通过促进肿瘤细胞对血管壁的附着和外渗促进骨转移。此外，由肿瘤细胞分泌的血管内皮生长因子（VEGF）也可能通过促进血管生成和成骨细胞的活化从而有助于骨转移。

在另一方面，骨也为"种子"提供了肥沃的"土壤"。成骨细胞合成的骨基质富含细胞因子和非胶原蛋白，这可能会吸引前列腺肿瘤细胞，并使它们得以存活和增殖[2]。例如，骨基质中丰富的骨形成蛋白和 TGF-β 可促进骨转移，此外，骨连接素、骨桥蛋白、骨钙素、骨涎蛋白也可以调节前列腺癌细胞的特性并促进其侵袭和发展，包括促进它们的迁移、浸润和扩散[3]。骨成熟最常发生于富含小梁骨，如椎骨、股骨近端、跟骨和桡骨末端，在骨转变过程中，会释放或通过骨吸收和骨生成产生细胞因子和非胶原蛋白（NCPS），生成一个肥沃的"土壤"，这也为解释骨转移的可能位置提供了一个新的视角。

根据"种子与土壤"学说的观点，骨

释放的因子可能特异性地吸引前列腺癌细胞向骨运动和转移。而且，癌细胞必须附着于骨的细胞外基质和实质细胞，转移灶才得以建立，才有癌细胞的增殖和新生血管形成。

## 20.3 前列腺肿瘤细胞和骨的相互作用

转移过程的下一步骤是前列腺癌细胞与骨微环境成分之间的相互作用。临床影像学上，前列腺癌骨转移被描述为典型的成骨性表现，即骨硬化。然而，几乎所有的肿瘤转移至骨都会产生骨质溶解。研究表明，前列腺癌发生骨转移时，溶骨性和成骨性表现是共存的，骨中前列腺癌细胞的存在刺激骨基质的周转更新，骨基质周转更新包括骨基质降解和骨基质形成。骨质溶解是新骨形成和肿瘤细胞增殖生长的必要条件。

### 骨的形成与吸收

骨形成和骨吸收是骨骼发育、骨骼动态平衡、成熟骨转变、骨折及其他疾病尤其是骨转移过程中的关键过程。骨形成（成骨）的过程包括三个主要步骤：产生胞外有机基质（骨质），骨质矿化，骨重塑。有两类因素参与了骨的形成和吸收：①全身激素/因素，其中包括甲状旁腺素、1,25-二羟基维生素 $D_3$、甲状腺素（T4）和前列腺素；②局部因素，如骨形态发生蛋白（骨形成蛋白）、TGF-β、胰岛素样生长因子（IGF）、白细胞介素（IL）-1、IL-6[4]。

成骨细胞、骨细胞和破骨细胞的细胞活动是骨形成和骨吸收过程中所必需的。成骨细胞合成骨基质的胶原前体，同时调控其矿化。随着骨形成过程的进行，成骨细胞驻留在周围矿化基质内的微小空间（空隙）成为骨细胞。为了满足骨骼生长和机械功能的要求，骨通过破骨细胞和成骨细胞进行动态重构。骨破坏和骨形成之间的平衡被打破时便会发生病变。目前了解最清楚的成骨细胞和破骨细胞之间的分子旁路是 RANK 和 RANKL。RANK 是表达于破骨细胞前体细胞的跨膜受体，而 RANKL 由成骨细胞表达，可以结合 RANK 诱导破骨细胞形成[5]。这个过程可以被骨保护素（OPG）阻断，它是一种 RANKL 的可溶性竞争受体[6-7]，由基质细胞、B 淋巴细胞、树突状细胞和成骨细胞分泌。这种旁路似乎也是骨对某些激素或局部因素包括甲状旁腺素、1,25-二羟基维生素 $D_3$、雌激素、IL-11 和前列腺素 E2 响应的机制[8]。

### 肿瘤源性成骨因子主要促进前列腺癌的成骨转移

骨转移包括溶骨性或成骨性，这种分类其实表示了正常骨重建的连续过程发生失调的两个极端。患者可有溶骨性、成骨性转移或含有两者混合性病变。大多数乳腺癌骨转移主要是溶骨性病变。相反，前列腺癌骨转移主要是成骨性变[9]。在成骨性骨转移中，骨吸收和骨形成之间的平衡被打破从而倾向于后者。患者常有严重的骨痛和骨折。与研究溶骨性转移的模型相比，研究成骨性转移的模型非常少。其中决定发生溶骨性或成骨性转移的发病机制仍不清楚。然而，在成骨性病变中已经发现了一些癌细胞分泌的因子，如血小板衍生生长因子（PDGF）、胰岛素样生长因子（IGFs）、成纤维细胞生长因子（FGFs）、血管内皮生长因子、Wingless 和 NT-1（WNT1）、甲状旁腺激素相关蛋白（PTHrP）、尿激酶型纤溶酶原激活剂（uPA）、前列腺特异性抗原（PSA）、内皮素-1（ET-1）和骨形态发生蛋白。

PDGF 是一种二聚多肽生长因子，其

亚基 A 和 B 可以组成 AA、BB 和 AB 亚型。BB 同工型是一种强效成骨因子，能够通过促进成骨细胞的迁移和增殖而引起成骨性病变。

胰岛素样生长因子系统包括两个配体（IGF-Ⅰ和 IGF-Ⅱ），两个受体和七个结合蛋白（IGFBPs）[10]。胰岛素样生长因子可以促进成骨细胞有丝分裂，增加骨基质沉积并减少胶原的降解。有证据表明 IGF-1 在前列腺癌转移过程中可以作为成骨细胞刺激因子。首先，血清 IGF-Ⅰ水平已经发现与前列腺癌发病风险相关；其次，骨转移患者的血浆 IGFBP-3 水平是降低的，而前列腺癌患者的 IGFBP-2 水平升高。虽然高 IGF-Ⅰ水平和低 IGFBP-3 水平可以预测发展中高级别前列腺癌的风险，一个最近的研究表明，对于成骨细胞参与前列腺癌转移，IGF-Ⅰ 既非必要也不是充分条件[11]。胰岛素样生长因子系统在前列腺癌骨转移中的作用还需要进一步研究。

FGFs，其酸性（FGF-1）和碱性（FGF-2）形式都在前列腺癌细胞中表达，两者都能够促进成骨细胞的增殖，而 FGF-2 尚能够抑制破骨细胞的形成。骨转移与 FGFs 之间的相互作用仍不清楚。

血管内皮生长因子已被证实可以通过直接活化成骨细胞和促进血管生成而间接促进骨形成。前列腺癌骨转移过程中 VEGF 水平升高。

在高级别转移性前列腺癌的癌细胞中 WNT1 水平升高[12]。在骨转移过程中，由前列腺癌细胞产生 WNT，通过旁分泌的方式诱导成骨细胞活动。WNT 拮抗剂 DKK1 可以抑制 WNT 信号。WNT，信号在成骨细胞被抑制，从而抑制成骨功能并导致溶骨性表型。在骨转移的早期产生 DKK-1，使成骨 WNT 被抑制，从而有利于转移部位的骨溶解。随着转移的发展，DKK-1 的表达降低，使成骨细胞的 WNT 活性暴露，并最终导致转移部位骨硬化的发生。

PTHrP 是溶骨性因子，在前列腺癌的骨转移灶中含量很高。然而，即使在 PTHrP 高表达的转移性肿瘤中，成骨性病变仍然占主导地位[13-14]。这个矛盾的可能原因是，PTHrP 的终末片段——NH-2 与 ET-1 有较强的序列同源性，从而能够通过激活 ETAR 刺激新骨形成[15]。PTHrPs 的成骨碎片是前列腺特异性抗原（PSA）的裂解产物，这就能部分从分子学上解释为何 PTHrP 阳性的前列腺癌骨转移具有成骨表型。

uPA 也与成骨性转移有关。uPA 由前列腺癌细胞产生，在成骨性骨转移中表达增加。uPA 可切割并激活 TGF-β，它是由成骨细胞产生的。TGF-β 可以调节成骨细胞和破骨细胞的分化而且能够调节肿瘤细胞本身的生长[16]。uPA 刺激成骨细胞的增殖也可能与水解的 IGF 结合蛋白和游离 IGF 水平增加有关。

PSA 是一种激肽释放酶的丝氨酸蛋白酶，它由前列腺癌细胞分泌，常规作为前列腺癌进展的标志物。PSA 不仅可以切割 PTHrP 成骨性 PTHrP 片段，也能激活骨生成因子如 TGF-β。与 uPA 相似，PSA 也可以切割 IGFBP-3，从而使 IGF-Ⅰ 能够结合其受体，刺激成骨细胞增殖。

MDA-BF-1 是 ErbB3 的生长因子受体 45-kDa 的分泌形式。免疫组织化学分析表明，MDA-BF-1 表达在转移至骨的前列腺癌细胞中，而不是原发肿瘤的肿瘤细胞（例如，局限于前列腺的前列腺癌）。此外，在转移到肝、肾上腺、肺的前列腺癌细胞中没有发现 MDA-BF-1。其功能是通过由成骨细胞所表达的受体介导的。进一步的功能研究表明，MDA-BF-1 介导前列腺癌细胞和骨之间的特异性相互作用，并协助介导前列腺癌骨转移的成骨性病变。

ET-1 是一个众所周知的血管收缩剂，并且也是一个成骨细胞的促有丝分裂因子[17]。在成骨病变中 ET-1 的血清水平升高。在雄激素非依赖性的高级别前列腺癌中常见 ET-1 升高。骨接触增加也可以促进 ET-1 的表达。ET-1 有可能是成骨性转移的中心介质。它通过内皮素 A 受体（ETAR）介导其对骨形成的影响。一种 ETAR 拮抗剂（阿曲生坦）已被证实能够防止小鼠模型的成骨性转移，并减少男性高级别期前列腺癌骨病的发病率[18]。ET-1 能促进前列腺癌细胞增殖，增强其他生长因子包括胰岛素样生长因子-Ⅰ、血小板衍生生长因子和表皮生长因子的促有丝分裂作用。最近的证据表明，ET-1 能够通过抑制 WNT 信号通路抑制剂 DKK1 而激活 WNT 信号通路来促进成骨细胞增殖和新骨形成[19]。

## 前列腺癌成骨性转移的恶性循环

在前列腺癌成骨性转移的发展过程中，肿瘤细胞、成骨细胞和骨基质之间相互作用构成由成骨细胞介导的骨转移的"恶性循环"（图 20-2）。在骨转移的早期，前列腺癌细胞产生成骨因子如 ET-1、BMPs 和 PDGF 来激活成骨细胞。从祖细胞分化而来的成骨细胞生成新的基质促进骨形成。然而，这种未经矿化的新的基质为肿瘤细胞提供了更肥沃的、富含生长因子和 NCPs 的"土壤"。这些因素有助于前列腺癌细胞在骨微环境中存活和增殖，然后前列腺癌细胞进一步激活成骨细胞。除了这种恶性循环之外，在某些阶段，肿瘤源性因子和成骨细胞表达的 RANKL 可以激活破骨细胞，导致某种程度的骨吸收，从而为成骨性病变提供更大的空间。骨吸收过程中从骨基质中释放的细胞因子和 NCPs 也可以通过促进前列腺癌细胞和成骨细胞的增殖来加强此"恶性循环"。

## 溶骨性活动在前列腺癌骨转移中的作用

目前已经发现成骨性转移也包括大量骨溶解现象。溶骨现象本身以及骨破坏过

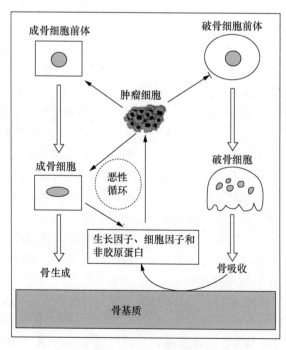

图 20-2 前列腺癌成骨性转移的恶性循环

程中从骨基质中释放的因子都促进了成骨性病变的恶性循环。以成骨性病变为主的前列腺癌患者体内，血液和尿中骨吸收标志物往往升高。临床试验已经表明，阻断破骨细胞的骨吸收能够减少前列腺癌患者的骨骼相关事件。在骨转移的小鼠模型中，在早期肿瘤侵袭的位点破骨细胞的数量明显增加。由骨微环境内的前列腺癌细胞产生的细胞因子，如 RANKL、PTHrP、IL-1、IL-6 和 IL-11，可以直接或间接促进破骨细胞生成。在骨吸收过程中破骨细胞释放多种生长因子，它们以无活性的形式储存在骨基质中。肿瘤细胞可能能够激活生长因子，以维持其生存和增殖，因此它是建立骨转移灶的关键。另一方面，标准的前列腺癌治疗方法——雄激素阻断疗法，增加了溶骨性骨吸收和骨流失。由雄激素剥夺导致的骨吸收增加更为骨转移的发展提供了更加肥沃的土壤。骨吸收抑制剂，如双膦酸盐可以防止骨质丢失，也可能减少骨骼转移。总之，成骨细胞和破骨细胞共同作用促使了前列腺癌细胞的骨沉降和生长。

## 骨形态发生蛋白（BMPs）在前列腺癌骨转移中的关键作用

BMPs 属于 TGF-β 超家族，它含有丰富的骨基质，是最强大的骨诱导因子。BMPs 除由成骨细胞合成并存储在骨基质外，也可由前列腺癌细胞分泌，其在前列腺癌中的异常表达常可提示疾病的进展程度[20]。原发性前列腺癌和转移性前列腺癌的 BMP 表达表型不同，并识别不同的信号通路下游的 BMP 受体。大多数正常前列腺组织中可以检测到相对高水平的 BMPs 及其受体。随着原发肿瘤的进展，除 BMP-6 表达水平升高外，其余 BMPs 表达皆下降。在激素敏感的前列腺癌细胞系和正常前列腺上皮细胞系中，雄激素可以诱导 BMP-7、GDF15、BMPR-IB 的表达，而对于 BMP-6 则没有看到相同的雄激素诱导的效应。

BMPs 和 BMP 相关分子的异常表达也具有一定的预后价值。BMP 的表达水平与原发性前列腺癌的发生和发展有明确而密切的关系，同时它也促进了骨转移的发生和发展。例如，在原发性前列腺癌和骨转移病灶中 BMP-6 保持高水平表达，相反，BMP-7 和 GDF15 在正常前列腺和在原发性前列腺癌中的表达水平较低，而在骨转移病灶中重新高表达，其表达水平比骨转移灶周围的正常骨组织中的表达水平还要高[21]。除了前列腺癌细胞侵袭的直接刺激外，某些 BMPs 也是血管生成因子，从而间接地通过血运途径促进骨转移灶的发展。综上所述，BMPs 显然在前列腺癌骨转移、骨形成的恶性循环中发挥关键作用。一方面，前列腺癌细胞产生 BMPs，激活和诱导导致成骨性病变的成骨细胞的活动，另一方面，成骨细胞合成的 BMPs 或从骨基质中释放的 BMPs 又促进了前列腺癌细胞的生长和侵袭，从而使肿瘤细胞生成更多的 BMPs。

在骨转移的溶骨性病变也偶尔会有 BMPs 参与，一些间质因素如肝细胞生长因子会影响 BMP 受体在前列腺癌细胞中的表达。在体内骨肿瘤模型中，将载瘤体暴露于 Noggin（BMPs 的拮抗剂），通过涉及成骨和溶骨的机制减少了骨病变的大小。BMP 的拮抗剂——Noggin 和 follostatin，也是决定细胞对 BMPs 反应的关键因素。有趣的是，这些拮抗剂的表达，也许可以通过自分泌或旁分泌反馈环路来调节 BMPs 本身。一个很好的例子是 BMP-7，在同一细胞中，其内源性表达水平与 Noggin 和 follostatin 密切相关。这些结果表明了 BMPs 及其抗体在骨转移过程中所起到的关键作用。

## 20.4 肿瘤标志物

随着对前列腺癌骨转移机制认识的不断

深入，与骨基质相关的标志物正逐步受到重视。尿中骨基质降解标志物在前列腺癌骨转移患者中明显升高，如小型胶原片段，新骨形成标志物如血清碱性磷酸酶、血清I型前胶原羧端肽原及血清骨钙素也相应升高。部分骨基质相关标志物用于监测病程进展的同时，也可用于药物疗效的评价。二磷酸盐是一种主要抑制溶骨的药物，大量研究表明此类药物可以直接作用于肿瘤细胞和成骨细胞。目前临床中二磷酸盐在乳腺癌、前列腺癌的治疗中均具有较好的疗效，对于大部分晚期前列腺癌骨转移患者，二磷酸盐能够有效缓解转移所造成的骨痛。二磷酸盐能显著降低骨质溶解标志物的水平，而对新骨形成标志物影响不大。此外，骨基质相关标志物水平也可以用来反映相关激素治疗效果。与此同时，与骨转移相关的其他相关分子标志物业已成为前列腺癌研究的热点，如细胞周期蛋白（cyclin）D1是细胞周期进程调节蛋白，其过表达可能与前列腺癌由激素依赖性向激素非依赖性转化有关。研究发现与原发癌相比，前列腺癌骨转移中细胞周期蛋白表达显著增高，其过表达说明肿瘤细胞具有较强的增殖能力。甲状旁腺激素相关蛋白（parathyroid hormone-related protein, PTHrP）是一种具有 140 个氨基酸的蛋白质，在溶骨性骨转移过程中发挥了重要作用。研究发现 PTHrP 表达多见于前列腺癌原发灶，而 PTHrP 受体表达则多见于前列腺癌转移灶，刺激 PTHrP 受体会导致蛋白水解酶产生，从而促进骨基质降解[22-23]。前列腺干细胞抗原（prostate stem cell antigen, PSCA）是一种具有 123 个氨基酸的糖蛋白，相对特异性地表达于前列腺基底细胞上皮层，并且由于其与不成熟淋巴细胞表面标志物的干细胞抗原-2 具有同质性，目前被认为是前列腺干细胞-始祖细胞的标志物。

# 小　结

- 高级别前列腺癌骨转移风险很高，转移性肿瘤细胞（"种子"）和骨微环境（"土壤"）之间的相互作用构成了恶性循环，最终导致骨转移病灶的发展。
- 转移性前列腺癌的细胞，经由易感性基因（如 BMP-6）和（或）从环境中获得的刺激，从而能够在骨发生病变。
- 骨基质（微环境）有利于前列腺癌细胞的适应。其涉及骨基质本身，其中基质成分和各种骨细胞衍生因子吸引并促进前列腺癌细胞的迁移和种植、骨转变、老化和雄激素剥夺，促进骨基质释放促转移蛋白因子也增强了这个过程。

- 前列腺癌细胞在骨发生变化，以适应新的环境。一旦前列腺癌细胞种植在骨骼，它们产生成骨因子，激活骨吸收和骨形成，最后导致成骨病变的形成。随后的骨形成和骨吸收产生更多的因子，以进一步促进该过程，所有这些步骤构成前列腺癌骨转移的恶性循环。
- 前列腺癌骨转移是一系列复杂而有序的过程，其临床表现及转归也不尽相同。遗传学和分子生物学研究正努力寻找敏感及有效的判断肿瘤发生、进展和转移的遗传标志，以便指导治疗方案的选择。同时对骨转移分子机制的深入研究也为前列腺癌治疗的发展奠定了基础。

（杨庆亚）

# 参考文献

［1］ Dai J，Kitagawa Y，Zhang J，et al. Vascular endothelial growth factor contributes to the prostate cancer-induced osteoblast differentiation mediated by bone morphogenetic protein ［J］. Cancer Res，2004，64（3）：994-999.

［2］ Hasegawa K，Turner C H，Burr D B. Contribution of collagen and mineral to the elastic anisotropy of bone ［J］. Calcif Tissue Int，1994，55（5）：381-386.

［3］ Vaananen H K，Zhao H，Mulari M，et al. The cell biology of osteoclast function ［J］. J Cell Sci，2000，113（Pt 3）：377-381.

［4］ Hofbauer L C，Dunstan C R，Spelsberg T C，et al. Osteoprotegerin production by human osteoblast lineage cells is stimulated by vitamin D，bone morphogenetic protein-2，and cytokines ［J］. Biochem Biophys Res Commun，1998，250（3）：776-781.

［5］ Lum L，Wong B R，Josien R，et al. Evidence for a role of a tumor necrosis factor-alpha（TNF-alpha）-converting enzyme-like protease in shedding of TRANCE，a TNF family member involved in osteoclastogenesis and dendritic cell survival ［J］. J Biol Chem，1999，274（19）：13613-13618.

［6］ Simonet W S，Lacey D L，Dunstan C R，et al. Osteoprotegerin：a novel secreted protein involved in the regulation of bone density ［J］. Cell，1997，89（2）：309-319.

［7］ Tsuda E，Goto M，Mochizuki S，et al. Isolation of a novel cytokine from human fibroblasts that specifically inhibits osteoclastogenesis ［J］. Biochem Biophys Res Commun，1997，234（1）：137-142.

［8］ Hofbauer L C，Dunstan C R，Spelsberg T C，et al. Osteoprotegerin production by human osteoblast lineage cells is stimulated by vitamin D，bone morphogenetic protein-2，and cytokines ［J］. Biochem Biophys Res Commun，1998，250（3）：776-781.

［9］ Munk P L，Poon P Y，O'Connell J X，et al. Osteoblastic metastases from breast carcinoma with false-negative bone scan ［J］. Skeletal Radiol，1997，26（7）：434-437.

［10］ Pirtskhalaishvili G，Nelson J B. Endothelium-derived factors as paracrine mediators of prostate cancer progression ［J］. Prostate，2000，44（1）：77-87.

［11］ Perkel V S，Mohan S，Baylink D J，et al. An inhibitory insulin-like growth factor binding protein（In-IGFBP）from human prostatic cell conditioned medium reveals N-terminal sequence identity with bone derived In-IGFBP ［J］. J Clin Endocrinol Metab，1990，71（2）：533-535.

［12］ Hall C L，Bafico A，Dai J，et al. Prostate cancer cells promote osteoblastic bone metastases through Wnts ［J］. Cancer Res，2005，65（17）：7554-7560.

［13］ Cornish J，Callon K E，Lin C，et al. Stimulation of osteoblast proliferation by C-terminal fragments of parathyroid hormone-related protein ［J］. J Bone Miner Res，1999，14（6）：915-922.

［14］ Karaplis A C，Vautour L. Parathyroid hormone-related peptide and the parathyroid hormone/parathyroid hormone-related peptide receptor in skeletal development ［J］. Curr Opin Nephrol Hypertens，1997，6（4）：308-313.

［15］ Perez-Martinez F C，Alonso V，Sarasa J L，et al. Immunohistochemical analysis of low-grade and high-grade prostate carcinoma：relative changes of parathyroid hormone-related protein and its parathyroid hormone 1 receptor，osteoprotegerin and receptor activator of nuclear factor-kB ligand ［J］. J Clin Pathol，2007，60（3）：290-294.

［16］ Goltzman D，Karaplis A C，Kremer R，et al. Molecular basis of the spectrum of skeletal complications of neoplasia ［J］. Cancer，2000，88（12 Suppl）：2903-2908.

［17］ Leroy B E，Nadella M V，Toribio R E，et al. Canine prostate carcinomas express markers of urothelial and prostatic differentiation ［J］. Vet Pathol，2004，41（2）：131-140.

［18］ Jimeno A，Carducci M. Atrasentan：targe-
ting the endothelin axis in prostate cancer
［J］. Expert Opin Investig Drugs，2004，13
（12）：1631-1640.

［19］ Nelson J B，Carducci M A. The role of endo-
thelin-1 and endothelin receptor antagonists in
prostate cancer ［J］. BJU Int，2000，85
Suppl 2：45-48.

［20］ Hullinger T G，Taichman R S，Linseman D
A，et al. Secretory products from PC-3 and
MCF-7 tumor cell lines upregulate osteopon-
tin in MC3T3-E1 cells ［J］. J Cell Biochem，
2000，78 （4）：607-616.

［21］ Bentley H，Hamdy F C，Hart K A，et al.
Expression of bone morphogenetic proteins in
human prostatic adenocarcinoma and benign
prostatic hyperplasia ［J］. Br J Cancer，
1992，66 （6）：1159-1163.

［22］ Iwamura M，Abrahamsson P A，Foss K A，
et al. Parathyroid hormone-related protein：a
potential autocrine growth regulator in human
prostate cancer cell lines ［J］. Urology，
1994，43 （5）：675-679.

［23］ Deftos L J. Prostate carcinoma：production
of bioactive factors ［J］. Cancer，2000，88
（12 Suppl）：3002-3008.

# 第 21 章  骨转移治疗的放射性药物

## 本章提纲

骨靶向放射性治疗药物已被确认为治疗去势抵抗性前列腺癌骨转移患者安全有效的治疗措施,已经被 FDA 批准用于临床的骨转移治疗放射性药物包括$^{153}$钐-EDT-MP、$^{89}$氯化锶、$^{32}$磷。虽然安慰剂对照的随机分组试验证实这些药物在延缓 CRPC 进展方面的确有效,但是在 CRPC 患者身上如何使将与其他已知有活性的药物搭配使用目前仍未达成共识。包括市场规律在内的多种因素阻碍了这些药物的临床使用。新的骨靶向治疗同位素$^{223}$镭目前正处于研发当中,并且在 CRPC 患者身上进行多国联合进行的安慰剂对照随机分组试验正处于Ⅲ期临床试验的计划当中。在已有的小规模随机对照试验中,联合应用骨靶向治疗药物与化疗药物在延长生存期方面取得了不错的效果,不过仍需大规模的临床试验以及与不同化疗药物组合的联合应用验证并改善其效果。

Friedell 与 Storaasli 在 60 年前将$^{32}$P 应用于乳腺癌骨转移患者的治疗,开启了放射性同位素的骨靶向治疗[1]。而应用放射性磷元素治疗前列腺癌骨转移患者的研究最早可以追溯到 20 世纪 50 年代。如今,骨转移性病患的治疗可以应用的 FDA 已经批准的放射性药物包括$^{153}$Sm-EDTMP、$^{89}$氯化锶、$^{32}$P,它们的理化性质与作用机制各异,唯一的共同点是 β 粒子选择性作用于骨转移病灶。美国肿瘤协会估计仅 2008 年在美国就有 28 660 例患者死于转移性前列腺癌[2],而骨转移是去势抵抗性前列腺癌最显著的临床特征,因而在这些死亡的患者中绝大部分会发生骨转移。已有的系统性评价前列腺癌骨转移与软组织转移病变的各种临床研究显示 84%～92% 的前列腺癌患者可以检测到骨转移病变,而软组织转移病变(主要是淋巴结转移)仅可在 39%～44% 的患者中探测到。而且更为重要的是,在这些大规模多中心的研究中,超过三分之一的患者在化疗治疗初期就会发生影响自身功能的骨痛事件的发生。由此可见,无论是从放射学还是临床症状,骨转移与去势抵抗性前列腺癌密切相关并且是 CRPC 患者显著的临床症状之一[3-4]。

## 21.1　骨转移的临床表现

虽然前列腺癌骨转移趋向性的机制仍在争议当中,但其骨转移趋化性长久以来备受关注并且值得进一步深入研究[5]。而且有意思的是,相比其他实体肿瘤而言,前列腺癌骨转移发生率远远高于其软组织转移的发生率。显然,前列腺癌的骨转移情况明显不同于其他常见的转移性恶性肿瘤,如肺癌、结肠癌、乳腺癌等,这类恶性肿瘤的骨转移仅为广泛播散性转移灶的一小部分。另外一个前列腺癌骨转移相对独有的特征是其占据主导地位的是成骨细胞生长模式,虽然很多肿瘤也表现成骨生长的表现,但前列腺癌在成骨生长模式上表现更为一致。鉴于目前骨转移靶向治疗药物选择性作用于成骨细胞的周围基质而非溶骨性病变,因此,这为其在骨转移性去势抵抗性前列腺癌中的应用进一步增加了理论依据。

骨转移的临床表现包括局灶性与系统性症状。疼痛是最常见的局灶性症状,但是病理性骨折与脊髓压迫作为前列腺癌骨转移的严重并发症在去势抵抗性前列腺癌患者中发病率也很高。病理性骨折、脊髓压迫、骨转移灶的放射治疗、外科治疗及继发于骨痛的抗肿瘤治疗的调整统一被称为骨相关事件(SREs)。虽然仍然备受争议,FDA 已经批准 SREs 作为注册性临床试验研究的相对终点事件并已被大量的临床研究用于评价前列腺癌骨转移患者的治疗情况[6]。值得注意的是,评价老年前列腺癌患者的骨痛不可以简单化。流行病学研究显示在美国每年单因背部疼痛就有

6000 万的门诊量[7]，在这些患者当中骨骼肌肉系统疼痛很常见，如关节炎、肌痉挛、坐骨神经痛等等，而且新发骨痛在没有经过详细的问诊与影像学检查之前不能轻易诊断为肿瘤骨转移引起的疼痛。即在没有放射性影像学转移证据的支持下，骨痛通常归因于非肿瘤原因引起的疼痛。而在骨转移肿瘤放射性证据的存在下，疼痛可能或者不可能与病因相关。已有的研究数据显示骨转移病灶可以在症状出现 4 个月前通过骨扫描被检测到，因此，疼痛并不一定就是所检测到的骨转移病灶所引起的[8]。衡量来源于骨转移灶疼痛的程度与其他恶性肿瘤介导的疼痛区别并不明显，应用于临床研究的评分系统包括 McGill-Melzack 调查问卷，Brief Pain Inventory（BPI），Visual Analog Scale（VAS），Pain Descriptor Scales 等等。疼痛必须是患者自我陈述，具有可重复性，可量化性才可以满足要求。

骨转移性肿瘤的常见系统性并发症包括高钙血症与贫血。高钙血症在诸如多发性骨髓瘤等溶骨性疾病中是比较常见的临床症状，而在前列腺癌骨转移患者当中，由于前列腺癌骨转移成骨性的特征而使得高钙血症很少见。贫血在晚期高级别前列腺癌患者中发生较多值得关注，其形成原因包括肿瘤骨转移侵袭骨髓，雄激素剥夺疗法，弥散性血管内凝血（DIC），以及一些促炎因子和化疗同样也参与了前列腺癌患者贫血的发生[9-10]。病因虽然繁杂，但是贫血对于晚期疾病预后的重要性已经经过了多因素分析的研究与证实[11]。即相比那些没有贫血或者血红蛋白含量几乎正常的患者，具有严重贫血情况的患者其预期寿命明显较短。虚弱无力、体力下降、食欲下降、体重下降以及不定期出现的发热并不是前列腺癌骨转移的特征性临床表现，但对于预示晚期前列腺癌的到来仍然具有一定的价值。

## 21.2 骨转移靶向治疗药物的物理特性与作用机制

用于骨转移治疗的放射性药物之前被认识的形象过于单一。实际上不同骨转移治疗的放射性药物在颗粒释放、半衰期、活力上具有很大的差异。在美国已经上市的三种同位素骨转移治疗药物均为 β 粒子放射源，但各自的能量、半衰期以及骨穿透深度各不相同。其中[153]Sm-EDTMP 治疗平均能量最低（0.22MeV），半衰期最短（1.9 天）；[89]Sr 半衰期更长（50.5 天）并伴有更高的能量释放（0.58MeV）；[32]P 释放的 β 粒子能量最高 0.71MeV（同时伴有最大的骨穿透深度），其半衰期约为 14 天；[223]Radium（[223]Rd）是第一种进入晚期临床试验阶段的 α 粒子放射性药物，其半衰期为 11.4 天，且包括氡、钋、铅、铋、铊等复杂衰变链。α 粒子放射性药物诸如[223]Rd 组织穿透能力较 α 粒子弱（范围通常＜100mm），但由于其具有较高的线性能量传递能力而使其对于肿瘤细胞及其周围支持基质细胞的细胞毒性更大[12]。通过静脉内给药途径，骨靶向治疗放射性药物优先结合于前列腺癌骨转移病灶使得药物浓度在骨转移病灶的浓度比正常骨组织高 2～120 倍[13-14]。[32]P 虽然在早期药效研究后已经渐渐被遗忘但其可以追踪并沉积在富含羟基磷灰石结晶等无机磷酸盐的重塑构型的骨转移病灶中[15]。EDTMP[153]Sm 螯合剂归巢到转移性骨病损处成骨细胞沉积的新生骨质，同时必须在 EDTMP 和它的磷酸基团的辅助下，[153]Sm 才得以集中在成骨细胞病损处[14]。

[89]Sr 与[223]Rd 是钙离子同系物并且沉积于存在活跃钙离子沉积的新生骨区域[13]。

这些骨转移治疗放射性药物一旦定植于骨矿物基质，便可导致直接的骨转移肿瘤细胞与相关基质细胞的 DNA 损伤。因为肿瘤微环境对于肿瘤与基质相互作用以及肿瘤生长至关重要，所以药物对于间质改变的治疗作用自然不可低估。其他一些尚未被 FDA 批准的核素治疗骨转移肿瘤药物由于尚处于研发阶段并未进入临床应用阶段，故不在此赘述。

## 21.3 现有的骨靶向放射性治疗药物应用指南

目前国家癌症综合治疗网络（NCCN）的骨转移治疗放射性药物的应用指南推荐，系统性骨转移放射性药物疗法应用于去势手术后疾病进展引起的骨痛的缓解。但无论是 NCCN 还是其他相关指南在涉及去势抵抗性转移性前列腺癌患者如何有序使用骨转移治疗放射性药物或其他活性药物方面并未明确说明。不过现有的指南与 FDA 的应用说明将骨靶向放射性治疗药物明确限制在单一治疗骨痛缓解上，然而，随着相关大量联合理疗临床试验研究的进展，骨转移治疗的放射性药物很可能会不仅仅局限于目前临床姑息性治疗的范畴之内[16-19]。

## 21.4 骨靶向放射性治疗药物的适应证与禁忌证

目前已有的骨靶向放射性治疗药物的适应证主要包括骨转移性肿瘤疾病引起的疼痛，显然，这需要明确的影像学诊断以明确疼痛是骨转移性肿瘤引起。而且，已有的临床试验评价这类药物的使用时需要影像学明确证实的骨转移性肿瘤。核素骨扫描是检测骨转移性肿瘤的常规显像方法，无法明确辨别时可以进一步应用其他影像学检测方法进行鉴别，当核素骨扫描检测到成骨性病损时，即可以作为骨转移性药物治疗的指征。对于骨转移治疗的放射性药物而言，骨溶解性病变的应用尚少，虽然血液中碱性磷酸酶的增高有助于确诊，但由于其缺乏特异性，因此，在临床上较少应用实验室检查诊断骨转移性疾病引起的骨痛。N-端肽等骨转换因子在临床上针对此类疾病的诊断也尚未应用。一旦疼痛性骨转移性肿瘤得到确诊，骨靶向放射性治疗药物就可以作为备选方案，不过在临床实践中尚要考虑疾病对于其他治疗方法是否适用和是否可以及时获得使用。对于初次进行激素治疗的前列腺癌患者，首选的治疗方法仍然是标准雄激素剥夺疗法。而对于有明显非骨转移的软组织转移灶时，骨靶向放射性药物显然也不合适。针对大多数单一骨转移病灶患者而言，外放射治疗方案相对更合理且效果更好[20-21]，肿瘤骨转移病灶出现脊髓压迫、病理性骨折或者怀疑有高风险病理性骨折时，骨转移性放射性药物治疗也不适合。总而言之，骨转移治疗的放射性药物的理想适应证是去势抵抗性前列腺癌伴多发骨转移灶及微小软组织转移灶。从安全的角度考虑，完善的血液系统功能与相应放射性核素排泄系统功能的正常应该在决定应用骨转移治疗放射性药物之前充分考虑到，$^{153}$Sm-EDTMP 通过尿液排泄，$^{89}$Sr 通过尿液与粪便排出体外，所以，在应用骨转移治疗放射性药物前，应当综合考虑肌酐清除率与血液学指标做出决定。

## 21.5 关于 $^{89}$Sr 的随机化与重复剂量研究概述

之前关于 $^{89}$Sr 的临床实验大部分是小

规模、回顾性、非随机化的，并且在报道上仅仅以摘要的形式陈述。最近应用[89]Sr治疗 38 例骨转移性肿瘤的观察性研究综述出版，在这篇纲要性的文章中，虽然没有给出确定性的结论，但这篇文章强调了大规模随机化的反复给药试验性研究的重要性。欧洲肿瘤研究与治疗协会开展了一项关于[89]Sr 与局域放射疗法在具有骨转移性 CRPC 患者中对比性应用的综合性研究[22]。203 例患者被随机分为 150MBq（~4mCi）[89]Sr 与外放射组，外放射组的剂量范围为 4~43Gy，中位剂量为 20Gy。疼痛评价根据 WHO 疼痛 5 分法及所需要的止痛类型与频率进行（应用或不应用鸦片制剂、规律或不规律用药）。客观的疼痛反应大约只记录了每个患者治疗组的 1/3，然而，完整的疼痛管理计划并没有得以实施而且疼痛程度的客观进展时间大约为 3 个月。对于有治疗反应的患者来说大约为 4.5 个月，统计学上比较有或无治疗反应的患者并无明显差异。PSA 水平在 13% 的接受放射性药物治疗患者中下降了 50%，同时，外放射治疗组同等 PSA 水平下降人数为 10%。18.4% 的放射性治疗药物患者组出现了疼痛反跳，对应的外放射治疗组为 8.2%。应用[89]Sr 治疗的患者组的生存率在局部外放射治疗措施前败下阵来，两组的中位生存期为 7.2 个月 *vs.* 11.0 个月，两组生存率差异有统计学意义（$P = 0.0457$）。应用 89Sr 的毒副作用较弱，所有的患者中仅有 1 例出现了 3 级的血小板减少症，而其所带来的生存期缩短的危害虽然在其他实验中并未见诸报端，但本次临床试验本身的确是评价[89]Sr 治疗效果的有代表性的最大规模随机试验之一。

最大的一项前瞻性随机化评价放射性药物在英国 284 例症状性骨转移性 CRPC 患者中进行，这些患者被随机分为单剂量[89]Sr（200MBq）与外放射治疗组[23]。在这项研究中，治疗终点清晰的分类包括已知位点疼痛指数，新出现的疼痛位点，外放射照射姑息性治疗的需求，生存期。外放射治疗分为局灶照射与半身照射，有意思的是，静脉内放射性药物治疗与外放射治疗在疼痛缓解上并无明显差异（61%~66% 的患者达到了疼痛缓解），然而，在 89Sr 治疗组患者，新发疼痛点较接受外放射治疗组明显要少。另外，在接受放射性药物治疗的患者中，需要后续姑息性放射治疗的患者较局灶外放射治疗组要少（2 例 *vs.* 12 例），两组生存期均较短且比较一致。临床上的毒副作用虽然较轻，但是接受[89]Sr 治疗之后，患者白细胞与血小板水平平均下降了 30%~40%。

一项研究纳入了 126 例加拿大前列腺癌患者，开展双盲安慰剂随机对照试验，联合应用外放射与辅助放射性药物治疗 CRPC 骨转移性肿瘤疼痛。这些患者在最明显的骨痛点接受局灶性放射性治疗后被随机分为单剂量安慰剂与[89]Sr 治疗组[24]。在此项研究中，治疗性锶以单次注射的形式给予 400MBq（10.8mCi）——2.5 倍于 FDA 批准的使用剂量。治疗终点包括开始使用止痛剂，新发骨转移性疼痛位点，生存期以及初始转移灶疼痛程度的减轻。应用这些指标衡量的结果显示，使用[89]Sr 组 3 个月后的止痛剂消费量明显较安慰剂组小。17% 的放射性药物使用组的患者可以停止使用止痛剂，安慰剂组只有 2% 的患者可以停止使用止痛剂。另外，放射性药物使用组新发转移性疼痛位点 3 个月治疗后明显较少，同时进行的生活质量分析也显示[89]Sr 治疗组在疼痛缓解与身体活动度提高等指标上明显优于安慰剂组。但是在生存期与初始指定位点的疼痛减轻程度上，两组并无明显差异。在[89]Sr 治疗组出现 4 级血小板减少症副作用的患者有 10.4%，但在本次实验中并未提及血小板的恢复时间。Lewington 等人通过在 32 例骨转移性 CRPC 患者身上进行的[89]Sr 与安慰剂对照小规模随机试验结果显示所有患者均有骨转移性肿瘤疾病引起的疼痛[25]。这些患者在单次单剂量用药 5 周后进行了评价，结果 32 例中只有 26 例可以进行评价。这项研究总结出 $^{89}Sr$ 可以提高骨转移性肿瘤引起的疼痛的缓解率，不足之处在于缺乏疼痛评估方法学与评估时间点的限制以及并无止痛需求的定量评价标准。另外一个小规模随机试验在 49 例骨转移性前列腺癌患者身上通过按月间隔性三次剂量给予 $^{89}Sr$（2mCi）或安慰剂进行对照研究[26]。在此次研究中，患者的疼痛状况并没有明显改善，不足之处是没有止痛剂消费量的监督。研究者总结为在试验方案中的 $^{89}Sr$ 剂量或者治疗方案并不能有效缓解骨痛，不过放射性药物治疗组的生存期长于安慰剂治疗组，虽然结果并未重复出来。Kasalicky 与 Krajska 报道了 76 例患有不同肿瘤的放射性治疗药物 $^{89}Sr$ 剂量重复给药方案的临床治疗研究方案[27]。在这项研究中，36% 的患者患有前列腺癌，他们分别被给予 2～5 次剂量，具体用药间隔不详，具体毒副作用在这项于捷克共和国开展的研究中并未详细记录，但毒性较为局限。无一例患者的血小板或者白细胞出现基线>50% 水平的下降。盲法与安慰剂对照并未使用，中等程度的治疗效果出现在 41% 的患者中，完全或明显的治疗效果出现在 47.5% 的患者。Pons 等人从中提取出 16 人进行非盲研究，这些患者第一次与第二次给药平均时间间隔为 7 个月，其中 63% 的患者疼痛缓解表现为临床良好，3 例患者接受了三次剂量，且并未出现明显的毒副作用[28]。

## 21.6 关于 $^{153}Sm-EDTMP$ 随机化与重复给药研究的结果

为了检测 $^{153}Sm-EDTMP$ 的临床治疗效果，一项安慰剂对照的临床Ⅲ期前瞻性随机多中心双盲试验进行了相关研究。这种放射性治疗药物之前并未与外放射治疗或另外一种放射性药物进行过临床治疗效果的对照研究[29]。入组这项临床Ⅲ期研究的 118 名患者包括 68% 的前列腺癌患者，18% 的乳腺癌患者以及其他患有多种恶性肿瘤性疾病的患者。所有入组患者均有骨扫描阳性的疼痛性骨转移性病灶，这些患者被随机给予两种 $^{153}Sm-EDTMP$ 剂量（0.5mCi/kg 或 1mCi/kg）以及相类似的另外一种非放射性化合物（$^{152}Sm-EDTMP$），疼痛评分通过患者每日登记记录与医生评价。这种放射性药物在治疗开始后 4 周内对于放射性药物治疗组无反应的患者与接受安慰剂的患者是开放性的，并在满足适用要求的前提下，安慰剂组患者接受 1mCi/kg 剂量的放射性药物。这项临床试验设计上虽然有交叉接受治疗的优势，但是结果是使得所有放射性药物治疗无反应的患者治疗 4 周后在统计学上无法与安慰剂组进行对照研究。根据患者的疼痛评分，1mCi/kg 剂量 $^{153}Sm-EDTMP$ 在 1～4 周内显著减轻病痛，72% 的患者在治疗后 4 周内疼痛评分明显降低，并且在 43% 的患者中至少持续了 16 周，相应的止痛药物消耗量也明显下降。0.5mCi/kg 组在疼痛减轻上效果较差，在 FDA 的报告中，1mCi/kg 剂量被批准为骨转移性肿瘤引起疼痛的治疗剂量。短暂的 3 级血小板与白细胞减少分别出现在 3% 与 14% 的 1mCi/kg 剂量 $^{153}Sm-EDTMP$ 组患者当中，两种血液成分恢复基线的时间大约用了 8 周，中位血小板最低点是基线的 45%，而中位白细胞下降水平约为基线的 51%。Sartor 等发表了第二个多中心安慰剂与 $^{153}Sm-EDTMP$ 随机对照试验[30]。这次试验纳入 152 例骨转移性 CRPC 患者作为研究对象，分为 $^{152}$samarium-EDTMP（$n=51$）与 1mCi/kg 剂量 $^{153}Sm-EDTMP$（$n=101$）组，并进行了为期 16 周的随访。研究设计在交叉性上同第一次临床试验，反应终点是受试者根据 VAS 疼痛评价系统 2 次/天记录疼痛程度，止痛药物消费量也每天记录。受试者每周接受一次会面并根据需要进行止痛药物量的调整。明显的疼痛缓解情况即疼痛评分的下降出现在骨转移性放射性治疗药物治疗后第 3 周与第 4 周。血小板与白细胞的平均数目谷点分别是 127 000/$\mu$l 与 3800/$\mu$l，血小板与白细胞水平的下降始于治疗后的 1～2 周，数目谷点出现在 3～5 周，恢复到正常水平大约在 8 周之后。治疗过程仅在盲法研究期间 95％的患者身上出现 2 级或更轻微的毒副作用，但并无 4 级血小板或白细胞毒副作用出现。

Sartor 等人也发表了关于在明确诊断为转移性前列腺癌的 202 例患者中[153]Sm-EDTMP 重复给药的临床研究结果[31]。这项研究的主要目的是评价在之前已经参与过相应药物随机对照试验患者中重复应用[153]Sm-EDTMP 的安全性。参与研究的患者并不是正式要求重复使用这些放射性药物，而是在符合使用标准且他们被视为的确可以从中获益才可能给予他们相应的使用剂量的药物。受试者的疼痛分级在基线期、用药之后的 4 周、8 周后通过 VAS 评分系统进行评价，但这些受试者并不接受盲法，同样也无安慰剂对照而无法达到最佳评判标准。最终 202 例患者中的 55 例接受了 1mCi/kg 剂量的重复应用[153]Sm-EDT-MP 治疗方案。3 级水平的血小板下降分别出现在第一次、第二次、第三次给药之后的 11％、12％、17％的患者当中，3 级白细胞减少出现在不足 7％的初始与重复给药的患者当中，并且与重复给药无关。在效力方面，疼痛评分的下降在第一次、第二次、第三次给药治疗 4 周之后分别在 70％、63％、80％的患者中出现，第二次给药后，疼痛评分下降在 4 周与 8 周后具有统计学上的意义。对于接受第三次药物

剂量治疗的患者，疼痛评分下降仅在 4 周后有统计学上的意义。骨靶向性放射性治疗药物[153]Sm-EDTMP 重复给药的安全性与耐受性在初次接受内分泌治疗的骨转移性前列腺癌患者中进行了试验，试验结果显示可行的药物剂量与方案是每 16 周 2mCi/kg 剂量，给药三次[32]。另外一些与[153]Sm-EDTMP 相关的重复给药试验包括 Morris 等人在 CRPC 患者身上开展的与化疗药多西他赛联合用药方案，有趣的是，联合应用多西他赛与每 6 周输注三次 1mCi/kg 剂量[153]Sm-EDTMP 的治疗方案相比预期毒副作用较小[17]。

## 21.7  正在研发中的同位素药物——[223]Rd

经过在大鼠身上进行的临床前期研究之后，Nilsson 与他的同事在 25 例具有骨转移发生的乳腺癌与前列腺癌患者身上进行了评估[223]Rd 安全性的单剂量临床I期研究，毒副作用在试验 8 周之后进行了分析[33]。以 5 名患者为一组的递增用药剂量为 46kBq/kg、93kBq/kg、163kBq/kg、213kBq/kg 与 250kBq/kg。依据欧洲肿瘤研究与治疗协会（EORTC）QLQ-C30 调查问卷所提供的疼痛评价标准显示：试验 1 周、4 周与 8 周后，52％、60％、56％的患者出现疼痛状况的改善。应用这些治疗剂量的毒副作用较为轻微，尽管 10/25 的患者出现了腹泻的情况，9/25 的患者发生了疼痛的反跳现象。在患者身上发生的瞬时骨髓抑制处于可接受的范围之内而且发生状况较为缓和（最高剂量的 1/5 患者发生了 3 级中性粒细胞减少症，但无任何患者发生 3 级血小板减少症）。接着，Nilsson 与其同事最近发表了他们的 II 期随机化安慰剂对照多中心的、关于[223]Rd 在症状性转移性去势抵抗性前列腺癌患者中应用的临床研究结果。此次临床研究虽然规

模较小，但由于是第一次随机化研究 α 粒子发射器的临床试验，在此详细阐述给大家。试验设计如下：安慰剂组（$n=30$）与 $^{223}$Rd 治疗组（$n=33$）患者均为骨转移性去势抵抗性前列腺癌患者。所有患者首先均在骨转移灶最疼的部位接受姑息性外放射治疗（治疗面积上不超过 400cm$^2$）接着辅以安慰剂或者 $^{223}$Rd 放射性药物治疗。接受放射性治疗的患者在 12 周的时间内每 4 周接受四次 50kBq/kg 剂量的 $^{223}$Rd 注射。每 2 周检测一次骨标志物与 PSA 水平，直至最后一次注射后 4 周。之后改为 6、9、12 个月之后各检测一次。骨相关事件（SREs）与骨碱性磷酸酶（bALP）水平为首要的研究终点。次级研究终点包括 PSA 进展时间、毒副作用以及总生存期。疼痛评价每 2 周由挪威版本的 BPI 标准进行分析。试验结果显示，bALP 水平在 $^{223}$Rd 试验组下降了 65.6%，而在对照组则增加 9.3%。中位骨相关事件发生时间在 $^{223}$Rd 治疗组为 14 周，对照组发生时间为 11 周，试验组中位 PSA 水平改变为 -24%（$^{223}$Rd 治疗组较基线在最后一次注射后下降），安慰剂组中位 PSA 水平改变为 +45%。PSA 中位进展时间在 $^{223}$Rd 治疗组为 26 周而在安慰剂组为 8 周。$^{223}$Rd 治疗组中位生存期为 65.3 周而对照组为 46.4 周（$P=0.066$）。在两组基线特征平衡之后治疗组较对照组生存期的延长颇具吸引力。相应的临床Ⅲ期试验目前正在欧洲开展并很快扩展到亚洲、南美与加拿大。这次Ⅲ期试验主要研究对象是不适合进行化疗的 750 例骨转移 CRPC 患者，主要的治疗终点是总生存期。寻求联合应用 $^{223}$Rd 与放疗敏感性化疗药物进行的临床Ⅰ/Ⅱ期研究也在筹备阶段。

## 21.8 各种放射性治疗药物临床应用效果比较

Baczyk 等人发表了 $^{89}$Sr 与 $^{153}$Sm 唯一一直接的比较随机化试验，这次试验在波兰的一个研究中心的 100 名患者中进行，60% 患有前列腺癌，40% 患有乳腺癌[34]。试验之前患者所接受的治疗并未详细研究，$^{89}$Sr 的使用剂量为 150MBqs，$^{153}$Sm-EDTMP 的使用剂量为 37MBq/kg。10 分的 VAS 疼痛评分系统与止痛剂使用量联合应用进行疼痛评价。中位基线 VAS 评分为 7（范围 5~10 分）。治疗后 VAS 评分为 0~1 记录为"完全有效"，VAS 评分为 2~4 记录为"部分有效"，治疗反应仅在治疗后 2 个月单次时间评价一次。在前列腺癌患者中，$^{89}$Sr 治疗组中有 33% 获得了完全的治愈反应，$^{153}$Sm-EDTMP 治疗组中有 40% 的患者获得完全治愈的反应，两组均有 20% 的患者无治疗效果，其余的患者获得了部分缓解，根据 VAS 评分，用药 2 个月后的总的治疗有效率为 80%。而两组的止痛剂使用量各自分别为 45% 与 55%。毒副作用并没有特别地加以记录，不过由 $^{89}$Sr 治疗引起的 3 例严重全血细胞减少症与 $^{153}$Sm-EDTMP 治疗引起的 2 例严重全血细胞减少症发生在试验性治疗过程中。

印度一家研究所单中心进行并发表了关于 $^{89}$Sr 与 $^{32}$P 治疗效果比较的临床试验[35]。31 名患有前列腺癌并发骨转移的患者分别用 $^{89}$Sr（15 名患者）与 $^{32}$P 进行治疗，两种药物各自的口服剂量为 $^{32}$P 12mCi 与 $^{89}$Sr 4mCi。治疗前的基线疼痛分数为 5~10 分，治疗后 $^{32}$P 组 7/16 的患者疼痛消失，$^{89}$Sr 组 7/15 的患者疼痛消失，疼痛减轻 ≥50% 程度出现在 14/16 使用 $^{32}$P 治疗的患者以及 14/15 使用 $^{89}$Sr 治疗的患者。两种药物治疗组平均疼痛缓解期为 10 周，且两种药物的毒副作用差别不大，均未出现明显的中性粒细胞减少症。虽然此次研究规模较小，但其并未显示出新兴与传统放射性药物治疗效果的差异。Liepe 与 Kotzerke 在德国进行了一次单中心的比较并评价 $^{188}$Re-HEDP、$^{186}$Re-HEDP、$^{153}$Sm-EDTMP 与 $^{89}$Sr 四种放射性治疗药物作用于 79 例患者（18 例乳腺癌，61 例 CRPC 患者）疗效的临床试验[36]。这项临床研究虽为非随机研究，但每周进行 VAS 评分与止痛剂应用情况的统计。31 名患者应用[188]Re-HEDP 进行治疗，[186]Re-HEDP 与[153]Sm-EDTMP 各用于 15 名患者的治疗，18 例患者应用[89]Sr 进行治疗。遗憾的是对于治疗反应的分析由于非随机化、非盲法、缺少安慰剂对照以及乳腺癌与前列腺癌患者治疗时并未区分开来而受到影响。不同治疗药物的反应率与反应时间不清晰。不过，可以确定的结果是：在各组中均有大约 70% 的患者获得疼痛缓解，15% 的患者获得疼痛的完全缓解。毒副作用也仅仅局限于血液系统的相关反应（19% 的患者出现了疼痛反跳），只有一例患者表现为 3 级血小板减少症，没有患者出现 3 级中性粒细胞减少现象。

## 21.9 放射性治疗药物与化疗药物联合应用的效果

[89]Sr 与化疗联合应用治疗 CRPC 的效果已在数个临床试验中进行过评价，其中最大最具有应用潜力的是 Tu 等人联合[89]Sr 与多柔比星所做的单中心 II 期随机试验[37]。103 例骨转移性 CRPC 患者接受 KAVE 化疗方案，其中 72 例患者参与了随后的联合应用放射性药物与化疗药物的随机对照试验。KAVE 化疗方案包括酮康唑、多柔比星、长春碱与雌二醇氮芥。上述 72 例患者都是能够耐受 KAVE 化疗方案并且没有进展期肿瘤，从而进一步接受六次剂量的[89]Sr（4mCi）或安慰剂对照联合应用多柔比星[20mg/(m² · week)]。在[89]Sr 联合化疗组，无进展生存时间（13 vs. 7 个月）与中位总生存时间（28 个月 vs. 19 个月）明显延

长，但是，其 4 级中性粒细胞减少症也更常见，但两组的血小板减少情况类似。同时，为了确证上述试验结果，类似多中心随机化试验设计（MDA-3410/CTSU）的研究正在进行当中，目前为止，尚未任何结果，且试验对象入组的进程也比预想中慢很多。[89]Sr（150MBq）单一疗法与其联合应用铂类化疗药物的治疗方案在具有明显疼痛性骨转移性肿瘤的 70 例 CRPC 患者中开展临床试验[16]。联合用药组的用药程序为[89]Sr 治疗前后连续 11 天铂类化疗药物的三次单独注射（总剂量为 50mg/m²）。在此次单中心的研究中，预先设定的研究终点是骨痛缓解 2 个月、新发骨痛、影像学上发现的新发肿瘤骨转移以及是否存活。这些联合性治疗策略治疗 2 个月后 91% 的患者骨痛症状得到明显缓解，而单一治疗方法仅有 63% 的患者得到缓解。联合性治疗较单一治疗措施的无新发疼痛部位的中位生存期延长（4 个月 vs. 2 个月），骨转移性病灶的进展出现在 27% 联合治疗的患者，而相对应的单一[89]Sr 治疗组为 64%。总生存期上无统计学意义上的明显差异，而相应的两组的毒副作用都较轻微，均未出现 3 级及以上的严重血小板减少或者中性粒细胞减少症状。

Morris 等人最近在世界上首次发表了关于[153]Sm-EDTMP 与多西他赛联合应用治疗 CRPC 患者的 I 期临床研究结果。3~6 名患者组成的研究小组以剂量递增的形式进行治疗（临床试验前应用紫衫类化疗药物患者并未排除）。各组的区分通过相应的多西他赛剂量递增——65mg/m²、70mg/m²、75mg/m² 以及[153]Sm-EDTMP 0.5mCi/kg、0.75mCi/kg、1mCi/kg 的使用剂量。除 6 人治疗组放射性药物为 9 周一个治疗周期外，其余药物使用均为 6 周一个治疗周期。多西他赛的给药时间为第 1 天与第 22 天，放射性[153]Sm-EDTMP 的给药时间为每个治疗周期的前 1 天到第 1 天。尽管有 6 名患

者由于长时间的血小板减少症退出试验，但联合用药方案总体耐受良好，即使两种药物均使用足量（[153]Sm-EDTMP 为 1mCi/kg，多西他赛为 75mg/m²）并重复给药仍无明显的剂量限制性毒副作用。有趣的是，一些对于多西他赛治疗抵抗的患者对于联合治疗方案有反应（根据 PSA 标准），这意味着两种药物可能存在治疗的协同作用。因此，为了更好地理解这种联合治疗方案的治疗潜能而进行进一步的相关随机临床试验是大势所趋。

Tu 等人设计了与之前的[89]Sr 研究不同的研究设计，这项研究中的伴有骨转移性病变的 CRPC 患者均在四个疗程的多西他赛与雌二醇氮芥巩固性治疗之后，病情获得稳定与缓解[37]。43 例患者参与了此次试验，多西他赛的使用剂量为每周 20mg/m²，并联合[153]Sm-EDTMP（1mCi/kg）使用持续 6 周[18]。PSA 的反应率为 77%，疼痛缓解率为 69%，药物应用情况为至少 34 例患者（81%）在所计划的 6 周注射多西他赛方案中完成 5 周疗程。巩固性的多西他赛联合[153]Sm-EDTMP 治疗耐受性较好，表现

为无发热性中性粒细胞减少症发生，而且只有 2 例（5%）快速可逆性 3 级血小板减少症发生。中位生存期为 29 个月，一年生存率为 77%，2 年生存率为 56%。这些生存数据超过了试验的预期，但为了取得更完全的可信度，大规模、多中心的随机试验需要在后续进行。

## 21.10　放射性治疗药物目前应用的现状

尽管 FDA 已经批准了骨转移放射性治疗药物的应用，并且前瞻性的随机安慰剂对照试验也支持其应用，但其应用受制于各种因素而较局限，其中包括市场应用的相关原因，比如化疗药物与放射性药物报销流程的不同。另外，尽管一些研究的证据相反，对于放射性治疗药物干扰后续化疗药物剂量的担心不绝于耳，并且被视为一个潜在的重要的骨转移治疗放射性药物的限制因素[19]。

## 小　结

- 骨转移治疗放射性药物治疗效果确切，尤其是联合应用化疗或其他肿瘤治疗药物。
- 由于市场性相关因素与放射性药物可能干扰其他药物使用剂量等的影响，骨转移治疗放射性药物仍然在很多方面使用受限。

（胡凤战）

## 参考文献

[1] Friedell H L, Storaasli J P. The use of radioactive phosphorus in the treatment of carcinoma of the breast with widespread metastases to bone [J]. Am J Roentgenol Radium Ther, 1950, 64 (4): 559-575.

[2] Jemal A, Siegel R, Ward E, et al. Cancer statistics, 2008 [J]. CA Cancer J Clin, 2008, 58 (2): 71-96.

[3] Petrylak D P, Tangen C M, Hussain M H, et al. Docetaxel and estramustine compared with mitoxantrone and prednisone for advanced refractory prostate cancer [J]. N Engl J Med,

2004，351（15）：1513-1520.

[4] Tannock I F，de Wit R，Berry W R，et al. Docetaxel plus prednisone or mitoxantrone plus prednisone for advanced prostate cancer［J］. N Engl J Med，2004，351（15）：1502-1512.

[5] Loberg R D，Logothetis C J，Keller E T，et al. Pathogenesis and treatment of prostate cancer bone metastases：targeting the lethal phenotype［J］. J Clin Oncol，2005，23（32）：8232-8241.

[6] Saad F，Gleason D M，Murray R，et al. A randomized，placebo-controlled trial of zoledronic acid in patients with hormone-refractory metastatic prostate carcinoma［J］. J Natl Cancer Inst，2002，94（19）：1458-1468.

[7] Licciardone J C. The epidemioloGy and medical management of low back pain during ambulatory medical care visits in the United States［J］. Osteopath Med Prim Care，2008，2：11.

[8] Newling D W，Denis L，Vermeylen K. Orchiectomy versus goserelin and flutamide in the treatment of newly diagnosed metastatic prostate cancer. Analysis of the criteria of evaluation used in the European Organization for Research and Treatment of Cancer—Genitourinary Group STudy 30853［J］. Cancer，1993，72（12 Suppl）：3793-3798.

[9] Strum S B，Mcdermed J E，Scholz M C，et al. Anaemia associated with androgen deprivation in patients with prostate cancer receiving combined hormone blockade［J］. Br J Urol，1997，79（6）：933-941.

[10] Spivak J L. The anaemia of cancer：death by a thousand cuts［J］. Nat Rev Cancer，2005，5（7）：543-555.

[11] Halabi S，Small E J，Kantoff P W，et al. Prognostic model for predicting survival in men with hormone-refractory metastatic prostate cancer［J］. J Clin Oncol，2003，21（7）：1232-1237.

[12] Ritter M A，Cleaver J E，Tobias C A. High-LET radiations induce a large proportion of non-rejoining DNA breaks［J］. NaTure，1977，266（5603）：653-655.

[13] Ben-Josef E，Maughan R L，VASan S，et al. A direct measurement of strontium-89 activity in bone metastases［J］. Nucl Med Commun，1995，16（6）：452-456.

[14] Goeckeler W F，Edwards B，Volkert W A，et al. Skeletal localization of samarium-153 chelates：potential therapeutic bone agents［J］. J Nucl Med，1987，28（4）：495-504.

[15] Vinjamuri S，Ray S. Phosphorus-32：the forgotten radiopharmaceutical?［J］. Nucl Med Commun，2008，29（2）：95-97.

[16] Sciuto R，Festa A，Rea S，et al. Effects of low-dose cisplatin on 89Sr therapy for painful bone metastases from prostate cancer：a randomized clinical trial［J］. J Nucl Med，2002，43（1）：79-86.

[17] Morris M J，Pandit-Taskar N，Carrasquillo J，et al. Phase I sTudy of samarium-153 lexidronam with docetaxel in castration-resistant metastatic prostate cancer［J］. J Clin Oncol，2009，27（15）：2436-2442.

[18] Fizazi K，Beuzeboc P，Lumbroso J，et al. Phase II trial of consolidation docetaxel and samarium-153 in patients with bone metastases from castration-resistant prostate cancer［J］. J Clin Oncol，2009，27（15）：2429-2435.

[19] Tu S M，Kim J，Pagliaro L C，et al. Therapy tolerance in selected patients with androgen-independent prostate cancer following strontium-89 combined with chemotherapy［J］. J Clin Oncol，2005，23（31）：7904-7910.

[20] Wu J S，Monk G，Clark T，et al. Palliative radiotherapy improves pain and reduces functional interference in patients with painful bone metastases：a quality assurance sTudy［J］. Clin Oncol（R Coll Radiol），2006，18（7）：539-544.

[21] Steenland E，Leer J W，van Houwelingen H，et al. The effect of a single fraction compared to multiple fractions on painful bone metastases：a global analysis of the Dutch Bone Metastasis STudy［J］. Radiother On-

col，1999，52（2）：101-109.

[22] Oosterhof G O，Roberts J T，de Reijke T M，et al. Strontium（89）chloride versus palliative local field radiotherapy in patients with hormonal escaped prostate cancer：a phase III sTudy of the European Organisation for Research and Treatment of Cancer，Genitourinary Group [J]. Eur Urol，2003，44（5）：519-526.

[23] Quilty P M，Kirk D，Bolger J J，et al. A comparison of the palliative effects of strontium-89 and external beam radiotherapy in metastatic prostate cancer [J]. Radiother Oncol，1994，31（1）：33-40.

[24] Porter A T，Mcewan A J，Powe J E，et al. Results of a randomized phase-III trial to evaluate the efficacy of strontium-89 adjuvant to local field external beam irradiation in the management of endocrine resistant metastatic prostate cancer [J]. Int J Radiat Oncol Biol Phys，1993，25（5）：805-813.

[25] Lewington V J，Mcewan A J，Ackery D M，et al. A prospective，randomised double-blind crossover sTudy to examine the efficacy of strontium-89 in pain palliation in patients with advanced prostate cancer metastatic to bone [J]. Eur J Cancer，1991，27（8）：954-958.

[26] Buchali K，Correns H J，Schuerer M，et al. Results of a double blind sTudy of 89-strontium therapy of skeletal metastases of prostatic carcinoma [J]. Eur J Nucl Med，1988，14（7-8）：349-351.

[27] Kasalicky J，Krajska V. The effect of repeated strontium-89 chloride therapy on bone pain palliation in patients with skeletal cancer metastases [J]. Eur J Nucl Med，1998，25（10）：1362-1367.

[28] Pons F，Herranz R，Garcia A，et al. Strontium-89 for palliation of pain from bone metastases in patients with prostate and breast cancer [J]. Eur J Nucl Med，1997，24（10）：1210-1214.

[29] Serafini A N，Houston S J，Resche I，et al. Palliation of pain associated with metastatic bone cancer using samarium-153 lexidronam：a double-blind placebo-controlled clinical trial [J]. J Clin Oncol，1998，16（4）：1574-1581.

[30] Sartor O，Reid R H，Hoskin P J，et al. Samarium-153-Lexidronam complex for treatment of painful bone metastases in hormone-refractory prostate cancer [J]. UroloGy，2004，63（5）：940-945.

[31] Sartor O，Reid R H，Bushnell D L，et al. Safety and efficacy of repeat administration of samarium Sm-153 lexidronam to patients with metastatic bone pain [J]. Cancer，2007，109（3）：637-643.

[32] Higano C S，Quick D P，Bushnell D，et al. Safety analysis of repeated high doses of samarium-153 lexidronam in men with hormone-naive prostate cancer metastatic to bone [J]. Clin Genitourin Cancer，2008，6（1）：40-45.

[33] Nilsson S，Larsen R H，Fossa S D，et al. First clinical experience with alpha-emitting radium-223 in the treatment of skeletal metastases [J]. Clin Cancer Res，2005，11（12）：4451-4459.

[34] Baczyk M，Czepczynski R，Milecki P，et al. 89Sr versus 153Sm-EDTMP：comparison of treatment efficacy of painful bone metastases in prostate and breast carcinoma [J]. Nucl Med Commun，2007，28（4）：245-250.

[35] Nair N. Relative efficacy of 32P and 89Sr in palliation in skeletal metastases [J]. J Nucl Med，1999，40（2）：256-261.

[36] Liepe K，Kotzerke J. A comparative sTudy of 188Re-HEDP，186Re-HEDP，153Sm-EDTMP and 89Sr in the treatment of painful skeletal metastases [J]. Nucl Med Commun，2007，28（8）：623-630.

[37] Tu S M，Millikan R E，MengisTu B，et al. Bone-targeted therapy for advanced androgen-independent carcinoma of the prostate：a randomised phase II trial [J]. Lancet，2001，357（9253）：336-341.

# 第 22 章 双膦酸盐在预防和治疗骨转移方面的应用

## 本章提纲

大部分进展性前列腺癌患者最终都会出现骨转移，最常转移的部位有脊柱、骨盆和肋骨。前列腺癌发生骨转移后，会导致骨代谢紊乱，出现成骨细胞和破骨细胞活动增强，从而在影像学上出现硬化性或成骨性病变。病理性的破骨细胞活动，往往伴随着骨相关事件、疾病进展，甚至死亡。前列腺癌骨转移的疾病负担很重，因为患者往往表现为严重骨痛，甚至发生病理性骨折、脊柱不稳、脊髓压迫。

唑来膦酸是一种强有效的静脉用双膦酸盐。在去势抵抗性前列腺癌和骨转移患者中，唑来膦酸可以降低骨相关事件的发生率，但具体的有效率和治疗周期还有待进一步研究，唑来膦酸能否预防骨转移也不得而知。我们还需要通过更多的临床试验去探讨其治疗的有效率、具体剂量以及治疗周期。

Denosumab 是一种完全人源化的免疫球蛋白单克隆抗体，能高亲和力地与核因子 κB 受体活化因子配体（RANKL）特异结合。目前有三个关于 Denosumab 的前列腺癌临床试验研究，探讨其能否预防前列腺癌导致的骨折、骨转移和骨相关事件的发生。

## 22.1 前列腺癌患者骨转移的临床表现

### 骨的生理

破骨细胞是一种由单核/巨噬细胞分化来的组织特异性巨噬细胞，可以结合骨质，再以囊泡的形式吸收，通过细胞溶酶（最重要的两种酶：抗酒石酸酸性磷酸酶和组织蛋白酶）将其破坏；而成骨细胞则可以产生新的骨质。破骨细胞和成骨细胞的动态活动使整个骨骼系统不断地进行重塑，从而维持骨骼的更新与稳定[1]。

核因子 kB 受体活化因子（以下简称 RANK）信号途径在非成熟或成熟破骨细胞中发挥着最核心的调节作用，当然还有其他 24 个基因位点也被证实参与了破骨细胞活动的调节。这个信号途径包括 RANK 配体和它的两个受体：RANK 和骨保护素。RANK 通过与破骨细胞前体表面的 RANK 配体结合而活化，从而发生基因转录，并使破骨细胞前体分化为成熟的多核破骨细胞。如果成熟的破骨细胞表面发生类似的 RANK 活化，则可以使细胞寿命延长，还可以增强破骨细胞的骨吸收过程。而骨保护素则作为 RANK 配体的诱骗性受体，与 RANK 配体竞争性结合，从而对 RANK 的活化发挥抑制作用。

### 前列腺癌骨转移的病理生理过程

对发生前列腺癌骨转移的患者进行骨穿刺活检，发现肿瘤累及的部位成骨细胞和破骨细胞都增生活跃。破骨细胞可以侵蚀骨小梁，而成骨细胞则可以产生硬化性编织骨加以替换。尽管编织骨在影像学上更稠密，但这样的成骨性转移削弱了骨的稳定性，增加了骨折风险[2]。

有许多血、尿的实验室检查结果可以反映骨转移时成骨细胞和破骨细胞活动的增加。尿中氨基末端肽（NTx）就可以反映破骨细胞对骨胶原的破坏，血中骨特异性碱性磷酸酶（BAP）则能反映成骨细胞活动。而前列腺癌骨转移患者中，这两个指标都显著升高[3]。因为血清碱性磷酸酶（AP）与 BAP 相关性较好，现在多选择测定血清碱性磷酸酶[4]。

这些实验室检查结果可以用来评估患者的预后，或检测对治疗的反应。在实体肿瘤发生骨转移的患者中，尿中 NTx 和血中 BAP 越高，则骨相关事件的发生率越高，临床进展和死亡的风险也相应越高。而当破骨细胞或是 RANK 配体受抑制时，反映骨吸收的指标即尿中 NTx 会发生大幅下降[5]。在临床试验中，可以根据这些指标来确定治疗剂量，选择治疗方案。当然，这还没有应用到实际的临床诊疗中。

## 骨转移的临床表现

骨转移可以造成骨折、脊髓压迫，但骨痛仍然是骨转移患者最常见的临床表现。雄激素剥夺治疗（androgen deprivation therapy，ADT），作为前列腺癌骨转移最主要的治疗方式，可以加快骨转换[6-7]，使骨密度降低[6-11]，从而增加骨折风险[12-14]。前列腺癌导致的病理性骨折最常见于椎体，除此之外，也发生于骨盆、肋骨和长骨。而骨转换时，新形成的骨发生钙质沉积，往往会造成低钙血症，但多没有明显症状。ADT还会导致轻度正细胞正色素性贫血[15]。

## 22.2 双膦酸盐在前列腺癌患者中的应用

焦磷酸盐是正常骨必不可少的组成部分，而双膦酸盐在化学结构上与其相似[16]，中心碳原子与两个膦酸盐基团相连，构成了双膦酸盐的基本结构 P-C-P，而这也是产生活性的必要条件，各药的作用强度则取决于 C 原子上其他侧链的类型。双膦酸盐可以与骨结合，抑制破骨细胞的活动，从而发挥治疗作用。

带负电荷的膦酸盐基团与阳离子如钙离子等有很强的亲和力，因此很容易被吸收入骨，但不同的双膦酸盐与阳离子亲和力则区别很大。双膦酸盐可以抵抗水解作用，当破骨细胞以胞吞作用将其吸收后，可以抑制破骨细胞的作用甚至诱发凋亡[17]。含氮的双膦酸盐（阿仑唑奈、利塞膦酸盐、伊班膦酸盐和唑来膦酸）可以抑制法尼基焦磷酸的合成，而后者是在破骨细胞活动中发挥关键作用的甲戊二羟酸途径中的关键酶[18]。

因为对法尼基焦磷酸抑制作用的不同，各双膦酸盐对破骨细胞的抑制强度也不同，它们的活性强弱如下：依替膦酸＝氯膦酸盐＜帕米膦酸盐＜阿仑唑奈＜伊班膦酸盐＜利塞膦酸盐＜唑来膦酸[18]。唑来膦酸是所有双膦酸盐中活性最高的，在临床前研究中证实，其强度是氯膦酸盐或帕米膦酸盐的 100 倍。

## 双膦酸盐在骨转移癌中的应用

1995 年，帕米膦酸盐被 FDA 批准用于预防乳腺癌骨转移和多发性骨髓瘤患者骨相关事件的发生。后来，进行了三项关于唑来膦酸的随机对照临床试验，试验涵盖了 3000 多名各种骨转移癌患者，结果比较乐观[19-21]。因此唑来膦酸也在 2002 年被批准用于预防各种实体肿瘤骨转移（乳腺癌、肺癌和前列腺癌）和骨髓瘤患者骨相关事件的发生。在去势抵抗性前列腺癌患者中，唑来膦酸已被证实可以减少骨相关事件（skeletal-related events，SREs）的发生[21]。但对于激素敏感性前列腺癌和未发生骨转移的患者，则不推荐使用唑来膦酸。

## 双膦酸盐在去势抵抗性前列腺癌患者治疗中的应用

在美国，唑来膦酸被批准用于预防去势抵抗性前列腺癌患者骨相关事件（SREs）的发生。在 Zometa039 研究中，唑来膦酸被证实可以预防 SREs 的发生，而帕米膦酸盐和氯膦酸盐则不能。

Zometa039 是一项随机、安慰剂对照的临床研究，它选取了 643 名去势抵抗性前列腺癌患者和无症状或仅有轻微症状的前列腺癌骨转移患者。该研究将患者随机分为安慰剂组和试验组，试验组给予唑来膦酸治疗（剂量为 4mg 或 8mg，每 3 周一次，共持续 15 个月）。这些前列腺癌患者的初始治疗由他们的经治医生决定，而 ADT 则必须贯彻始终。试验观察的指标为两组患者中发生骨相关事件（SREs）的比例，在本试验中 SREs 包括病理性骨折、脊髓压迫、需要接受手术治疗或放疗的骨质破坏、需要接受抗肿瘤药治疗的严重骨痛[21]。

最初试验组中设计了两个不同剂量的队列（4mg 与 8mg），但考虑到药物的肾毒性，在试验最终完成前，对此前的设计方案进行了微调，包括：①药物注射时间由 5min 延长为 15min；②8mg 剂量下调为 4mg。在所有参与试验的 643 名患者中，共有 14 名患者出现了 3 级以上的血肌酐升高（4mg 试验组中 7 名，8mg/4mg 试验组中 5 名，安慰剂组中 2 名），但没有患者接受透析治疗。

经过 15 个月的研究，发现 4mg 唑来膦酸组的患者 SREs 发生率（33.2%）比安慰剂组（44.2%）更低（$P=0.02$）。而综合考虑其他类似的试验，我们发现 4mg 唑来膦酸组的患者首次出现 SREs 的中位时间（488 天）与安慰剂组（321 天）相比，要明显延长（$P=0.009$）[22]。但又同时发现，唑来膦酸对患者的总体生存没有显著影响，4mg 唑来膦酸组的中位生存时间（546 天），与安慰剂组相比（464 天），仅有轻度延长（$P=0.091$）。研究结束后 24 个月，我们再次随访发现，随访期间唑来膦酸组的 SREs 发生率与安慰剂组相比，下降了 36%（$P=0.002$）[22]。由于这些研究结果，唑来膦酸才被批准用于治疗去势抵抗性前列腺癌和前列腺癌骨转移患者。

此后，又进行了两个多中心的随机、安慰剂对照的临床试验（Protocol 032 和 INT 05），主要用于评估帕米膦酸盐（90mg 静脉内给药，每 3 周一次，共 27 周）的作用。这两项试验，一共选取了 350 名患者，试验评价的指标有：疼痛评分、

止痛药的使用、SREs 在患者中的发生率。但结果显示，帕米膦酸盐组和安慰剂组相比，这些指标都没有统计学上的差异。但在帕米膦酸盐组患者中，反映骨吸收过程的尿 NTx 出现了轻度下降，当然其下降的程度（50%）明显小于接受唑来膦酸治疗的患者（70%）。我们分析，帕米膦酸盐之所以无法预防 SREs 的发生，可能与其对破骨细胞活动的抑制强度较小有关[23]。

NCICPr06 研究则选取了多名去势抵抗性前列腺癌患者和有症状的前列腺癌骨转移患者，这是一项随机双盲对照试验。患者均使用米托蒽醌（12mg/m² 静脉内给药，每 3 周一次）和泼尼松（5mg 每日 2 次口服），而一组患者同时使用氯膦酸盐（1500mg 静脉内给药，每 3 周一次）。试验的主要终点定义为疼痛的减轻，包括疼痛程度评分减少 20%，或止痛药的使用量减少 50%。在总共 209 名患者中，约 77% 患者在试验之初即有轻度疼痛，试验结束后发现在主要终点即疼痛的减轻上，试验组（46%）与对照组（39%）相比并没有统计学上的差异（$P=0.54$）。而在次要终点上，包括总体生存期、生活质量、无进展生存期，试验组与对照组相比也没有明显的统计学差异[24]。

## 双膦酸盐在激素敏感性前列腺癌患者治疗中的应用

目前已经完成的关于双膦酸盐在激素敏感性前列腺癌患者中应用的研究只有 MRC PR05 试验，该试验对前列腺癌骨转移患者分别口服氯膦酸盐（2080mg Qd），与安慰剂的临床效果进行了比较。这是一项双盲、安慰剂对照的研究，涵盖了 311 名患者，其中最长的治疗时间达到 3 年。主要终点是骨相关症状的无进展生存期，这个指标与前面所述的 SREs 类似，但 SREs 主要侧重于影像学改变，而骨相关症状的无进展生存期则比较偏重于临床表现。

该试验以总体生存期作为次要终点。在试验中位时间达到 59 个月后，发现治疗组与安慰剂组相比，骨相关症状的无进展生存期（HR 0.79，95％ CI 0.61～1.02，$P=0.066$）与总体生存期（HR 0.80，95％ CI 0.62～1.03，$P=0.082$）均没有明显的改善。而治疗组的患者其胃肠道副作用的发生率更高（HR 1.71，95％ CI 1.21～2.41；$P=0.002$）[25]。有意思的是，亚组分析发现，治疗开始的时间越早，治疗效果越好。

CALGB/CTSU 90202 是一项随机、双盲、安慰剂对照的 III 期临床试验，目标患者人数为 680 人，旨在研究唑来膦酸对激素敏感性前列腺癌骨转移患者 SREs 的预防作用。所有入选的患者在初始进行 ADT 的 3 个月内，必须同时服用唑来膦酸。这项研究有很重大的意义，因为此前还尚无关于激素敏感性前列腺癌患者的类似研究，而且研究中使用的是唑来膦酸，是效果最好的一种双膦酸盐。

## 双膦酸盐对前列腺癌患者骨转移的预防

有两项随机对照试验，都发现双膦酸盐对前列腺癌患者骨转移的预防没有太大作用。第一项是 Pr04 试验，选取了 508 名未发生骨转移的前列腺癌患者，随机分为试验组（口服氯膦酸盐 2080mg 每日 1 次）和安慰剂组，最长试验时间达到 5 年，中位随访时间也接近 10 年。所有患者入选之初，临床分期都是 T2～T4，且未发生骨转移。试验结果显示，试验组和安慰剂组相比，骨转移的发生并没有明显区别（氯膦酸盐 80 例发生骨转移，安慰剂组 68 例发生骨转移；HR = 1.22；95％ CI 0.88～1.68），两组间总体生存期也没有明显区别（氯膦酸盐组 130 例死亡，安慰剂组 127 例死亡，HR = 1.02，95％ CI 0.80～1.30）。患者对氯膦酸盐的耐受性也较好，仅出现

轻度胃肠道反应和轻度乳酸脱氢酶升高[26]。这些研究的设计和随访都很规范，但美中不足的是，氯膦酸盐是一种效果相对比较弱的双膦酸盐。

还有一项是 Zometa 704 研究，主要用来评估唑来膦酸能否延缓去势抵抗性前列腺癌患者骨转移的发生。在该研究中，以下三种情形被认定为接受 ADT 时出现疾病进展：①PSA 水平连续 3 次升高（每两次测定间隔超过 2 周）；②入选研究后 10 个月内，PSA 出现升高；③PSA 值超过其最低值 150％。该研究将患者随机分为唑来膦酸组（4mg 静脉内给药，每 4 周 1 次）和安慰剂组。研究原本计划入选 991 名患者，但统计了 398 名患者后发现，结局（即骨转移）的发生率较低，因此该研究于 2002 年 9 月被停止。在该研究中，唑来膦酸组与安慰剂组相比，发生骨转移的时间基本没有差异，但结局发生率较低且入选患者较少，都是该研究的不足之处。

Zometa 704 研究结束得较早，但通过已完成的安慰剂组 201 名患者的治疗，我们总结了一些关于前列腺癌 PSA 复发者疾病自然史的一些信息，其无骨转移生存期的中位时间是 30 个月，2 年后随访发现大约 33％的患者发生骨转移。而对首次发生骨转移的时间和总体生存期最有预测价值的指标则是：基础 PSA 值和 PSA 上升速率[27]。

尽管这两项研究的结果都比较令人失望，但可以指导以后的研究设计。结局发生率较低、无骨转移的生存期较长，提示研究者们需要入选更多的样本、随访更长的时间，保证所得结果具有更高的统计学效力，目前设计的三项关于 Denosumab 的研究就计划总共入选 4500 名患者。

## 双膦酸盐的安全性

目前已有多项临床试验证实，唑来膦酸（4mg 静脉内给药，每 3～4 周 1 次）可

以降低去势抵抗性前列腺癌和前列腺癌骨转移患者 SREs 的发生率，但没有证据支持唑来膦酸在激素敏感性前列腺癌患者中的应用[28]。因为双膦酸盐使用广泛、且用药时间较长，所以我们必须谈一谈它的安全性问题。

双膦酸盐有两个主要的副作用：急性期反应和低钙血症。急性期反应主要发生于注射药物的当天，表现为自限性的流感样症状，以及发热、恶心和呕吐等[29]。为了预防双膦酸盐引发的无症状性低钙血症，推荐在治疗期间服用钙剂和维生素 D。而除此之外，双膦酸盐还有两个最严重的副作用：急性肾衰竭和下颌骨坏死。

双膦酸盐的肾毒性表现差异很大，轻者仅有轻度血肌酐升高，重者需要接受血液透析治疗。在一项早期研究中，对接受双膦酸盐治疗期间发生了肾衰竭的患者进行了肾穿刺活检，镜下显示：急性肾小管坏死、小管细胞变性、刷状缘消失及细胞凋亡[30]。FDA 也曾报道 72 例（治疗剂量 4mg/注射时间 15min）在治疗期间出现副作用的病例，这些患者初始血肌酐值为 1.7mg/dl（0.6~5.2mg/dl），在开始接受唑来膦酸治疗后平均 56 天发生肾衰竭[31]。在出现肾衰竭的患者中，有大约 1/4 的人在首次使用唑来膦酸后即出现了肾功能的恶化。

考虑到对肾功能的影响，多推荐唑来膦酸剂量不超过 4mg，每次注射时间需超过 15min。如果在使用唑来膦酸后 2 周内，血肌酐正常但较基础值升高 0.5mg/dl 以上，或较基础值升高 1.0mg/dl 以上，则建议停用唑来膦酸，直到血肌酐值与基础值相差不超过 10%。而诺华制药公司于 2009 年 10 月发表的一篇文章 *Full prescribing information* 则推荐：对于 GFR 小于 60ml/min 的患者，需要降低唑来膦酸的剂量[32]。

最早两个关于下颌骨坏死的病例报道分别发表于 2003 年和 2004 年[33-34]。根据默克公司的调查，使用口服双膦酸盐（如阿仑唑奈）的患者，下颌骨坏死的发生率很低，其年发生率约 0.7/100 000 人[35]。而目前关于静脉用双膦酸盐的回顾性研究发现，其下颌骨坏死的发生率波动于 0.8%~12%[36]。另一项大型回顾性研究则显示，接受静脉用双膦酸盐治疗后出现下颌骨坏死的患者，其治疗剂量更大，治疗时间也往往更长（$P<0.0001$）。此外，多因素的 Cox 比例风险回归分析表明，拔牙操作（$P<0.0001$）和接受唑来膦酸治疗（$P=0.0004$）都是下颌骨坏死的重要危险因素[37]。

目前在临床试验中，双膦酸盐的最长治疗期限达到了 24 个月，但在临床指南中，关于前列腺癌骨转移患者接受双膦酸盐治疗的合适期限，尚没有明确的规定。

美国口腔颌面外科医师协会在 2007 年发表了一篇关于双膦酸盐所致下颌骨坏死的文章。在文中，该协会建议在接受双膦酸盐治疗前，进行口腔检查，并治疗相关口腔疾患（如拔除患牙，在拔牙后 14~21 天再接受双膦酸盐治疗）；而治疗中若进行了口腔手术，则需停用双膦酸盐至少 3 个月，期间需避免针对口腔的有创操作。而对于已经发生了下颌骨坏死的患者，则需根据其严重程度采取不同的治疗。早期患者，只需口服消毒液，如 0.12% 醋酸氯己定；中期患者需全身应用抗生素；而进展期患者往往会有疼痛，需进行外科清创并辅以抗生素治疗。还有学者主张，仅靠抗生素治疗往往很难治愈下颌骨坏死，需要同时接受保守的外科治疗如激光治疗等[38]。

## 22.3　Denosumab

目前被批准用于治疗前列腺癌骨转移患者骨相关症状的药物仅有唑来膦酸，但还有很多作用于骨的非双膦酸盐药物正处于研发阶段。下面就介绍目前比较热门的一种药物——Denosumab。它是一种完全人源化的免疫球蛋白单克隆抗体，能高亲和力地和核因子 kB 受体活化因子配体（RANKL）特异结合，是 RANKL 的抑制剂，目前正在进行Ⅲ期临床试验。

核因子 kB 受体活化因子（RANK）与破骨细胞的分化、功能发挥及生存都有着紧密的联系，因此也是破骨细胞相关疾病药物研发中的一个重要靶点。Denosumab 可以特异性地抑制 RANK 配体，已经有早期临床试验证实，该药对良性和恶性骨疾病均有效。该药是通过皮下注射给药，可以高亲和力地与破骨细胞表面 RANK 配体发生特异性结合。即使只给药一次，也可以使 84% 患者的骨转换指标即尿中 NTx 水平下降，且下降时间可持续 6 个月。在一项 Denosumab 在乳腺癌骨转移和多发性骨髓瘤中应用的早期临床试验中，应用两种最高剂量的 Denosumab 后，1 天内即可出现尿中 NTx 水平下降，且可持续 84 天；这两种最高剂量的 Denosumab 的半衰期分别是 33.3 天和 46.3 天[39]。

Denosumab 已经被初步证实可以用于治疗绝经后骨质疏松和乳腺癌骨转移和多发性骨髓瘤造成的骨损害。关于 Denosumab 在前列腺癌中的应用，目前有三项不同研究旨在开发三个不同的适应证：①预防 ADT 导致的骨质疏松和骨折；②预防去势抵抗性前列腺癌患者发生骨转移；③预防去势抵抗性前列腺癌骨转移患者 SREs 的发生。这三项研究共入选了 4500 名患者。

Amegen protocol 147 试验的入选标准为：接受 ADT 期间出现 PSA 升高的前列腺癌患者，且未发生骨转移。该试验仅探究具有较高骨转移风险的前列腺癌患者［PSA≥8ng/dl，和（或）PSA 倍增时间≤10 个月］，试验入选了 1400 名患者，将其随机分为 Denosumab 组和安慰剂组，主要终点为无骨转移生存期。

Amegen protocol 103 试验的入选标准则为：前列腺癌骨转移患者，且在 ADT 期间发生疾病进展。该试验计划入选 1700 名患者，并试图证明 Denosumab 优于唑来膦酸。试验将入选患者分为 Denosumab 组和唑来膦酸组（选取目前的标准治疗方案作为阳性对照），主要终点为首次发生 SREs（病理性骨折、需要接受放疗或手术治疗的骨质破坏、脊髓压迫）的时间。

科学家们对 Denosumab 在前列腺癌患者中的应用寄予了厚望，已有的研究也证实 Denosumab 不会造成肾毒性和下颌骨坏死，但尚需要更进一步的研究去探讨 Denosumab 的有效性和毒性。

## 22.4 如何预防 ADT 治疗期间出现的骨质疏松和骨折

在世界范围内，骨折是一个很重的疾病负担[40]，大约有 1/3 髋部骨折发生于男性[41]。而在男性中造成继发性骨质疏松的常见原因无外乎以下几种：性腺功能低下、长期使用糖皮质激素、酗酒[42]。而导致性腺功能低下的首要人群，便是接受 ADT 的前列腺癌患者。

ADT 是转移性前列腺癌患者最主要的治疗方式[43]，包括手术去势即双侧睾丸切除术和药物去势，及 GnRH 拮抗剂。GnRH 拮抗剂通常还可用于局部进展性前列腺癌接受放疗时辅助用药，及非转移前列腺癌复发后的治疗。接受 ADT 后，会导致骨密度下降，从而增加男性骨折风险[44]。

有多种双膦酸盐（帕米膦酸[45-46]、唑来膦酸[47-48]和阿仑唑奈[49-50]）已被证实，可以增加前列腺癌患者在接受 ADT 期间的骨密度，并降低骨代谢标志物。也有其他几个不同类型的药物尚处于研究阶段。例如雷洛昔芬和托瑞米芬，作为选择性雌激素受体调节剂，也可增加前列腺癌患者在接受 ADT 期间的骨密度，并降低骨代谢标志物[50-51]。

但关于这些药物能否降低前列腺癌患者接受 ADT 期间的骨折风险，尚缺乏有力的数据支持。目前已经完成了托瑞米芬和 Denosumab 与骨密度/骨折发生率之间关系的Ⅲ期临床研究，但最终结果尚未出炉。Amgen protocol 138 试验便旨在探索 Denosumab 与骨密度/骨折发生率之间的关系，该试验入选了 1468 名患者，随机分为 Denosumab 组和安慰剂组。试验的入选标准

为：正接受 ADT 的前列腺癌患者，且有较高的骨折风险［高龄和（或）较低的骨密度］。试验终点为：骨密度改变和发生骨折。

而目前有一项关于托瑞米芬的多中心Ⅲ期临床试验正在开展中，试验旨在探究托瑞米芬能否预防骨折的发生，它入选了 1392 名患者，入选标准为 50 岁及以上的男性，将其随机分为托瑞米芬组（口服 80mg Qd）和安慰剂组。根据目前已经完成的 197 例样本，发现托瑞米芬组患者中所有检测部位的骨密度均有增加[52]。

## 小 结

- 进展性前列腺癌患者可出现骨转移，导致严重骨痛、骨折和脊髓压迫，是一项很重的疾病负担。
- 双膦酸盐被 FDA 批准用于前列腺癌骨转移的治疗。唑来膦酸已成为预防去势抵抗性前列腺癌发生 SREs 的标准疗法。但关于双膦酸盐在非转移前列腺癌或激素敏感性前列腺癌中的应用，尚处于研究阶段。
- 人体对双膦酸盐的耐受性尚可，但其仍有一系列副作用，包括常见副作用，如自限性的急性期反应，和罕见但较严重

的副作用（急性肾衰竭、下颌骨坏死）。
- Denosumab 作为一种完全人源化的免疫球蛋白单克隆抗体，能高亲和力地和核因子 kB 受体活化因子配体（RANKL）特异结合，是 RANKL 的抑制剂。关于 Denosumab 在前列腺癌中的应用，目前有三项不同研究旨在开发三个不同的适应证：①预防 ADT 导致的骨质疏松和骨折；②预防去势抵抗性前列腺癌患者发生骨转移；③预防去势抵抗性前列腺癌骨转移患者 SREs 的发生。

（顿耀军）

## 参考文献

[1] Boyle W J, Simonet W S, Lacey D L. Osteoclast differentiation and activation [J]. Nature, 2003, 423 (6937): 337-342.

[2] Clarke N W, McClure J, George N J. Osteoblast function and osteomalacia in metastatic prostate cancer [J]. Eur Urol, 1993, 24 (2): 286-290.

[3] Demers L M, Costa L, Lipton A. Biochemical markers and skeletal metastases [J]. Cancer, 2000, 88 (12 Suppl): 2919-2926.

[4] Cook R J, Coleman R, Brown J, et al. Markers of bone metabolism and survival in men with hormone-refractory metastatic prostate cancer [J]. Clin Cancer Res, 2006, 12

(11 Pt 1)：3361-3367.

[5] Bekker P J，Holloway D L，Rasmussen A S，et al. A single-dose placebo-controlled study of AMG 162, a fully human monoclonal antibody to RANKL, in postmenopausal women [J]. J Bone Miner Res, 2004, 19 (7)：1059-1066.

[6] Maillefert J F，Sibilia J，Michel F，et al. Bone mineral density in men treated with synthetic gonadotropin-releasing hormone agonists for prostatic carcinoma [J]. J Urol, 1999, 161 (4)：1219-1222.

[7] Smith M R，McGovern F J，Zietman A L，et al. Pamidronate to prevent bone loss during androgen-deprivation therapy for prostate cancer [J]. N Engl J Med, 2001, 345 (13)：948-955.

[8] Berruti A，Dogliotti L，Terrone C，et al. Changes in bone mineral density, lean body mass and fat content as measured by dual energy x-ray absorptiometry in patients with prostate cancer without apparent bone metastases given androgen deprivation therapy [J]. J Urol, 2002, 167 (6)：2361-2367, 2367.

[9] Daniell H W，Dunn S R，Ferguson D W，et al. Progressive osteoporosis during androgen deprivation therapy for prostate cancer [J]. J Urol, 2000, 163 (1)：181-186.

[10] Diamond T，Campbell J，Bryant C，et al. The effect of combined androgen blockade on bone turnover and bone mineral densities in men treated for prostate carcinoma: longitudinal evaluation and response to intermittent cyclic etidronate therapy [J]. Cancer, 1998, 83 (8)：1561-1566.

[11] Smith M R，Eastham J，Gleason D M，et al. Randomized controlled trial of zoledronic acid to prevent bone loss in men receiving androgen deprivation therapy for nonmetastatic prostate cancer [J]. J Urol, 2003, 169 (6)：2008-2012.

[12] Shahinian V B，Kuo Y F，Freeman J L，et al. Risk of fracture after androgen deprivation for prostate cancer [J]. N Engl J Med, 2005, 352 (2)：154-164.

[13] Smith M R，Lee W C，Brandman J，et al. Gonadotropin-releasing hormone agonists and fracture risk: a claims-based cohort study of men with nonmetastatic prostate cancer [J]. J Clin Oncol, 2005, 23 (31)：7897-7903.

[14] Smith M R，Boyce S P，Moyneur E，et al. Risk of clinical fractures after gonadotropin-releasing hormone agonist therapy for prostate cancer [J]. J Urol, 2006, 175 (1)：136-139, 139.

[15] Strum S B，McDermed J E，Scholz M C，et al. Anaemia associated with androgen deprivation in patients with prostate cancer receiving combined hormone blockade [J]. Br J Urol, 1997, 79 (6)：933-941.

[16] Santini D，Vespasiani G U，Vincenzi B，et al. The antineoplastic role of bisphosphonates: from basic research to clinical evidence [J]. Ann Oncol, 2003, 14 (10)：1468-1476.

[17] Fisher J E，Rogers M J，Halasy J M，et al. Alendronate mechanism of action: geranylgeraniol, an intermediate in the mevalonate pathway, prevents inhibition of osteoclast formation, bone resorption, and kinase activation in vitro [J]. Proc Natl Acad Sci U S A, 1999, 96 (1)：133-138.

[18] Russell R G，Xia Z，Dunford J E，et al. Bisphosphonates: an update on mechanisms of action and how these relate to clinical efficacy [J]. Ann N Y Acad Sci, 2007, 1117：209-257.

[19] Rosen L S，Gordon D，Kaminski M，et al. Zoledronic acid versus pamidronate in the treatment of skeletal metastases in patients with breast cancer or osteolytic lesions of multiple myeloma: a phase III, double-blind, comparative trial [J]. Cancer J, 2001, 7 (5)：377-387.

[20] Rosen L S，Gordon D，Tchekmedyian S，et al. Zoledronic acid versus placebo in the treatment of skeletal metastases in patients with lung cancer and other solid tumors: a phase III, double-blind, randomized trial—

the Zoledronic Acid Lung Cancer and Other Solid Tumors Study Group [J]. J Clin Oncol, 2003, 21 (16): 3150-3157.

[21] Saad F, Gleason D M, Murray R, et al. A randomized, placebo-controlled trial of zoledronic acid in patients with hormone-refractory metastatic prostate carcinoma [J]. J Natl Cancer Inst, 2002, 94 (19): 1458-1468.

[22] Saad F, Gleason D M, Murray R, et al. Long-term efficacy of zoledronic acid for the prevention of skeletal complications in patients with metastatic hormone-refractory prostate cancer [J]. J Natl Cancer Inst, 2004, 96 (11): 879-882.

[23] Small E J, Smith M R, Seaman J J, et al. Combined analysis of two multicenter, randomized, placebo-controlled studies of pamidronate disodium for the palliation of bone pain in men with metastatic prostate cancer [J]. J Clin Oncol, 2003, 21 (23): 4277-4284.

[24] Ernst D S, Tannock I F, Winquist E W, et al. Randomized, double-blind, controlled trial of mitoxantrone/prednisone and clodronate versus mitoxantrone/prednisone and placebo in patients with hormone-refractory prostate cancer and pain [J]. J Clin Oncol, 2003, 21 (17): 3335-3342.

[25] Dearnaley D P, Sydes M R, Mason M D, et al. A double-blind, placebo-controlled, randomized trial of oral sodium clodronate for metastatic prostate cancer (MRC PR05 Trial) [J]. J Natl Cancer Inst, 2003, 95 (17): 1300-1311.

[26] Mason M D, Sydes M R, Glaholm J, et al. Oral sodium clodronate for nonmetastatic prostate cancer—results of a randomized double-blind placebo-controlled trial: Medical Research Council PR04 (ISRCTN61384873) [J]. J Natl Cancer Inst, 2007, 99 (10): 765-776.

[27] Smith M R, Kabbinavar F, Saad F, et al. Natural history of rising serum prostate-specific antigen in men with castrate nonmeta-

static prostate cancer [J]. J Clin Oncol, 2005, 23 (13): 2918-2925.

[28] Major P P, Cook R J, Chen B L, et al. Survival-adjusted multiple-event analysis for the evaluation of treatment effects of zoledronic Acid in patients with bone metastases from solid tumors [J]. Support Cancer Ther, 2005, 2 (4): 234-240.

[29] Zojer N, Keck A V, Pecherstorfer M. Comparative tolerability of drug therapies for hypercalcaemia of malignancy [J]. Drug Saf, 1999, 21 (5): 389-406.

[30] Markowitz G S, Fine P L, Stack J I, et al. Toxic acute tubular necrosis following treatment with zoledronate (Zometa) [J]. Kidney Int, 2003, 64 (1): 281-289.

[31] Chang J T, Green L, Beitz J. Renal failure with the use of zoledronic acid [J]. N Engl J Med, 2003, 349 (17): 1676-1679, 1676-1679.

[32] Young L, Lawes F, Tordoff J, et al. Access to prescribing information for paediatric medicines in the USA: post-modernization [J]. Br J Clin Pharmacol, 2009, 67 (3): 341-346.

[33] Marx R E. Pamidronate (Aredia) and zoledronate (Zometa) induced avascular necrosis of the jaws: a growing epidemic [J]. J Oral Maxillofac Surg, 2003, 61 (9): 1115-1117.

[34] Ruggiero S L, Mehrotra B, Rosenberg T J, et al. Osteonecrosis of the jaws associated with the use of bisphosphonates: a review of 63 cases [J]. J Oral Maxillofac Surg, 2004, 62 (5): 527-534.

[35] Pongchaiyakul C, Auraiwan K, Kotruchin P, et al. Bisphosphonate-related osteonecrosis of the jaws (ONJ): a report of two cases [J]. J Med Assoc Thai, 2007, 90 (11): 2494-2498.

[36] Wang E P, Kaban L B, Strewler G J, et al. Incidence of osteonecrosis of the jaw in patients with multiple myeloma and breast or prostate cancer on intravenous bisphospho-

nate therapy [J]. J Oral Maxillofac Surg, 2007, 65 (7): 1328-1331.

[37] Hoff A O, Toth B B, Altundag K, et al. Frequency and risk factors associated with osteonecrosis of the jaw in cancer patients treated with intravenous bisphosphonates [J]. J Bone Miner Res, 2008, 23 (6): 826-836.

[38] Vescovi P, Manfredi M, Merigo E, et al. Early surgical approach preferable to medical therapy for bisphosphonate-related osteonecrosis of the jaws [J]. J Oral Maxillofac Surg, 2008, 66 (4): 831-832.

[39] Body J J, Facon T, Coleman R E, et al. A study of the biological receptor activator of nuclear factor-kappaB ligand inhibitor, denosumab, in patients with multiple myeloma or bone metastases from breast cancer [J]. Clin Cancer Res, 2006, 12 (4): 1221-1228.

[40] Ebeling P R. Clinical practice. Osteoporosis in men [J]. N Engl J Med, 2008, 358 (14): 1474-1482.

[41] Seeman E. The structural basis of bone fragility in men [J]. Bone, 1999, 25 (1): 143-147.

[42] Bilezikian J P. Osteoporosis in men [J]. J Clin Endocrinol Metab, 1999, 84 (10): 3431-3434.

[43] Sharifi N, Gulley J L, Dahut W L. Androgen deprivation therapy for prostate cancer [J]. JAMA, 2005, 294 (2): 238-244.

[44] Greenspan S L. Approach to the prostate cancer patient with bone disease [J]. J Clin Endocrinol Metab, 2008, 93 (1): 2-7.

[45] Smith M R, Eastham J, Gleason D M, et al. Randomized controlled trial of zoledronic acid to prevent bone loss in men receiving androgen deprivation therapy for nonmetastatic prostate cancer [J]. J Urol, 2003, 169 (6): 2008-2012.

[46] Diamond T H, Winters J, Smith A, et al. The antiosteoporotic efficacy of intravenous pamidronate in men with prostate carcinoma receiving combined androgen blockade: a double blind, randomized, placebo-controlled crossover study [J]. Cancer, 2001, 92 (6): 1444-1450.

[47] Smith M R, Eastham J, Gleason D M, et al. Randomized controlled trial of zoledronic acid to prevent bone loss in men receiving androgen deprivation therapy for nonmetastatic prostate cancer [J]. J Urol, 2003, 169 (6): 2008-2012.

[48] Michaelson M D, Kaufman D S, Lee H, et al. Randomized controlled trial of annual zoledronic acid to prevent gonadotropin-releasing hormone agonist-induced bone loss in men with prostate cancer [J]. J Clin Oncol, 2007, 25 (9): 1038-1042.

[49] Greenspan S L, Nelson J B, Trump D L, et al. Effect of once-weekly oral alendronate on bone loss in men receiving androgen deprivation therapy for prostate cancer: a randomized trial [J]. Ann Intern Med, 2007, 146 (6): 416-424.

[50] Smith M R, Fallon M A, Lee H, et al. Raloxifene to prevent gonadotropin-releasing hormone agonist-induced bone loss in men with prostate cancer: a randomized controlled trial [J]. J Clin Endocrinol Metab, 2004, 89 (8): 3841-3846.

[51] Ria R, Scarponi A M, Falzetti F, et al. Loss of bone mineral density and secondary hyperparathyroidism are complications of autologous stem cell transplantation [J]. Leuk Lymphoma, 2007, 48 (5): 923-930.

[52] Smith M R, Malkowicz S B, Chu F, et al. Toremifene increases bone mineral density in men receiving androgen deprivation therapy for prostate cancer: interim analysis of a multicenter phase 3 clinical study [J]. J Urol, 2008, 179 (1): 152-155.

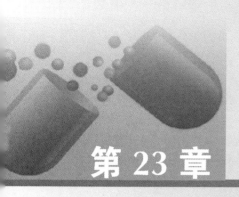

# 第 23 章　内皮素受体作为治疗靶点在 CRPC 中的应用

## 本章提纲

鉴于去势抵抗性前列腺癌（CRPC）预后较差，迫切需要开发新的有效的治疗措施。根据目前对内皮素-1 和内皮素受体（合称为内皮素轴）的相关生物学研究，该轴被认为是 CRPC 一个潜在的治疗靶点。已有相关临床试验证实，针对内皮素 A 亚型的选择性强效拮抗剂具有一定的临床作用，但该药尚未用于前列腺癌的治疗中。这些口服药耐受性较好，若能应用于临床，对 CRPC 患者长期用药将是一个理想的选择。本章主要讲述内容有：内皮素轴的生物学作用，一些能证实其治疗机制的临床前研究以及目前关于该疗法的相关临床试验数据。

## 23.1 内皮素轴

Masashi Yanagisawa 在其博士研究生期间，在《自然》杂志上发表了一篇文章，主要讲述了一个新的多肽的分离与提纯，该多肽被称为内皮素，由 21 个氨基酸残基组成，从猪的主动脉内皮细胞中分离提纯[1]。内皮素是目前已知的最强效的血管收缩剂，其效能是血管紧张素 Ⅱ 的 10 倍，是去甲肾上腺素的 100 倍，对动脉、静脉和微血管均有强烈收缩作用。自从 1988 年被发现以后，目前以内皮素作为关键词的科学文献已经达到 21000 篇了。

该多肽现在被称为内皮素-1（ET-1）。ET 是由 21 个氨基酸残基组成的短链多肽异构体，分子量约为 2.6KD，其结构中包含有 4 个半胱氨酸组成的 2 对二硫键和由一个疏水性的氨基酸组成的六肽末端。ET 有三种异构体，可分为 ET-1、ET-2、ET-3 以及 sarafotoxins（从以色列一种穴居蝰蛇的毒液中分离）[2]。3 种 ET 均包含有 1 个螺旋和 2 个二硫键的桥接。ET-1、ET-2 结构相似，ET-3 在第 6 位氨基酸位点和 ET-1、ET-2 不同。其中 ET-1 的生物学效应最强，

也是目前研究最为深入的一种。ET-1 基因位于人第 6 号染色体，长度约为 6.8kb，包含 5 个外显子及 4 个内含子，成熟 mRNA 长度约为 2.2kb。在哺乳动物体内，ET-1 的半衰期小于 1min。而 ET-1 是从由 39 个氨基酸组成的多肽前体（即大 ET-1），经内皮素转化酶将其 C 末端进行酶切后得到的[3]。ET-1 在其生物合成中，其基因首先转录成不均一 RNA，经剪切后合成相应的 ET-1 前体原 mRNA，由胞核进入胞质，在羟肽酶作用下形成含 38 个氨基酸残基的大内皮素-1，最后通过内皮素转换酶作用形成含 21 个氨基酸残基的成熟 ET-1。ET-1 的降解有两种机制：①被一种 100kDa 大小的膜联合金属蛋白酶（neprilysin，NEP）降解；②ETBR 介导的 ET-1 清除作用。

内皮素是通过其与受体结合而起到生物学作用的。内皮素受体属于 G 蛋白偶联受体（G-protein linked receptor，GPCR）超家族。GPCR 由 7 个疏水跨膜 a-螺旋结构、一个胞外被糖基化的 N 末端和一个胞内的 C 末端组成。G 蛋白是由 α、β、γ 三个亚单位形成的异源三聚体 G 蛋白。根据 α 亚单位基因序列的同源性可分为 4 类：Gets 家族、Gai 家族、Gaq 家族和 Gal2 家族。每一类 G 蛋白都能激活其下游的多种效应器。譬如：Gas 家族能激活腺苷酸环化酶的活性；Gai 家族能抑制腺苷酸环化酶的活性和激活 $Ca^{2+}$ 离子通道的活性；Gaq 家族能激活磷脂酶 C 的活性，磷脂酶 C 能水解二磷酸磷脂酰肌醇为两种第二信使物质：三磷酸肌醇和二酰甘油；Gaq 和 Getl2 能激活细胞内重要的转换分子，例如丝裂原活化蛋白激酶（MAPK）和多种早期基因。内皮素受体有 3 种：内皮素受体 A（ET$_A$）、内皮素受体 B（ET$_B$）、内皮素受体 C（ET$_C$）。在哺乳动物体内只有 ET$_A$ 和 ET$_B$，两者的同源序列达 68%。两种受体的生理作用不同，取决于它们不同的 C 末端序列。ET$_A$ 对 ET-1 和 ET-2 的亲和力更

强，而对 ET-3 的亲和力较弱，其对三种 ET 的亲和力依次为 ET-1＞ET-2＞ET-3，介导血管生成、细胞增殖、肿瘤转移、抑制凋亡等；而 $ET_B$ 对 3 种 ET 的亲和力依次 ET-1＝ET-2＞ET-3，介导细胞凋亡、抗血管生成、内皮素清除等。

$ET_A$ 和 $ET_B$ 受体的这种功能差异，或许可以解释内皮素受体拮抗剂的治疗作用。目前开发了很多针对 $ET_A$ 的选择性拮抗剂，但这些物质大多数仍可以与 $ET_B$ 受体结合，而 $ET_A$ 的特异性拮抗剂，如 ZD4054，则不与 $ET_B$ 受体结合。

ET-1 最初是从内皮细胞分离的，但现在已经证实，很多种类的细胞都可以产生 ET-1，而 ET-1 也被证实存在于血浆、脑脊液、尿液、乳汁、羊水等体液中[4]。在人体精液中也大量存在着 ET-1，而且接受了输精管结扎术的男性精液中也富含 ET-1，这表明该 ET-1 来源于前列腺和（或）精囊[5]。而且精液中 ET-1 的浓度几乎是各种体液中最高的。

前列腺小管上皮细胞可产生 ET-1，可能与前列腺基质的收缩性有关[6-7]。体外实验证实，ET-1 对来源于前列腺的平滑肌细胞有促有丝分裂的作用[8]。ET-1 对前列腺的作用可能以旁分泌的途径实现，因为 $ET_A$ 受体和 $ET_B$ 受体都被证实存在于正常人体前列腺中[6]。

# 23.2 内皮素轴与前列腺癌

## 内皮素-1（ET-1）与前列腺癌

ET-1 在血浆和精液中的浓度差异，容易使人想起 PSA，PAS 在精液中以毫克计算，而在血浆中以纳克计算。在进展性前列腺癌中，血 PSA 值明显升高，那是否 ET-1 的水平也会有同样的趋势呢？为了验证这个假说，我们分别测定了正常男性、局限性前列腺癌患者和 CRPC 患者血中 ET-1 水平，结果发现 CRPC 患者血中 ET-1 水平明显高于另外两组[9]。血中 ET-1 水平的升高也许只是冰山一角，局部组织中的 ET-1 浓度可能数倍于血中 ET-1 浓度（血中 ET-1 半衰期只有 3.5min，这种稳态机制控制着血中 ET-1 浓度）[10]。CRPC 患者体内 ET-1 的升高可能表明其降解酶（中性肽链内切酶 24.11，即 NEP）活性下降或表达减少。非雄激素依赖的前列腺癌细胞系和接受了雄激素去除治疗的前列腺癌患者的癌细胞内，NEP 水平都显著下降[11]。几乎所有前列腺癌细胞系都能表达 ET-1 mRNA 并能产生该蛋白[12]。而在人体组织中，几乎所有的局限前列腺癌，以及 CRPC 死亡患者的原发和转移病变，对其活检组织进行免疫组化试验时，都显示 ET-1 阳性[13]。

细胞因子和生长因子通过前列腺上皮与基质间的相互作用，也可促进 ET-1 的分泌。用白介素-1α、白介素-1β、肿瘤坏死因子、转化生长因子 β-1 或表皮生长因子等刺激人前列腺癌细胞系 PC3 和 DU145，可发现 ET-1 和其前体大 ET-1 的产生量都明显增加[12,14]。

## 内皮素受体与前列腺癌

在正常前列腺组织内，$ET_A$ 受体和 $ET_B$ 受体都有表达，而且发挥了一定的功能。与其他组织器官内的分布一样（即 $ET_A$ 受体多集中于基质，而 $ET_B$ 受体则分布于管腔细胞），前列腺细胞也是如此：前列腺基质成分中 $ET_A$ 受体的结合较突出，而 $ET_B$ 受体的结合则在前列腺的管腔上皮细胞中较明显[15]。而在人前列腺癌细胞系中，却未检测到 $ET_B$ 受体的结合[13]。这种 $ET_B$ 受体的下调表达可能反映了 $ET_B$ 受体基因即 EDNRB（存在于前列腺癌和各种恶性肿瘤中）的过度甲基化。富含 CpG 的序列，即 CpG 岛，存在于 *EDNRB* 的 5′ 调节区域中，而 CpG 岛的甲基化则可导致转录水平的下降。在初步的试验中，发现超甲基化存在于 5/5 的人前列腺癌细胞系中、15/21 局限性前列腺癌组织中、8/14 转移性前列腺癌组织中，以及大约 70% 所有接受检测的样本中[16]。随后的研究证实，*EDNRB* 超甲基化可能与前列腺癌分期和分级升高有关[17]。而利用 southern-blot 分析，在正常前列腺组织中未发现 *EDNRB* 超甲基化，但有学者利用更敏感的 PCR 反应，在良性前列腺增生（BPH）组织中发现了 *EDNRB* 超甲基化[16,18]。这表明 *EDNRB* 超甲基化并不仅存在于前列腺癌中，故不能作为前列腺癌的生物学标记。而在结肠癌、膀胱癌、鼻咽癌和肺癌中也同样检测到了 *EDNRB* 超甲基化，也许 $ET_B$ 受体下调在癌症发生中发挥了更广泛的作用[19-21]。

$ET_A$ 的表达升高被证实与前列腺癌的进展有关。在 Dunning 前列腺癌系统中，与非肿瘤源性的 G 细胞系相比，$ET_A$ 受体的结合在转移性 MLL 细胞系中升高了 7 倍，而在非转移性 AT-1 细胞系中升高了 3 倍（MLL、AT-1 和 G 细胞系是三种鼠源性前列腺癌细胞系）[22]。对 51 份人体前列腺癌样本进行了 $ET_A$ 的免疫组化研究，发现其阳性率为 71%，而前列腺癌骨转移标本，该比例则为 100%。Gleason 8～10 分的前列腺癌组织，以及突破了前列腺包膜的癌组织，其免疫组化的 $ET_A$ 阳性率也明显升高[23]。有一项大型研究，检测了 140 份局限性前列腺癌样本，72% 的样本呈现 $ET_A$ 高表达，而当病理分期和分级更高时，$ET_A$ 表达也随之上调。前列腺癌根治性切除后出现 PSA 复发的患者与术后 5 年内无病生存的患者相比，$ET_A$ 的表达也显著升高[24]。这些研究都表明，内皮素受体的表达，是前列腺癌的一个重要预后因子，而且可以借此选择那些可能从内皮素受体拮抗剂治疗中获益的患者。

# 23.3　内皮素的生物学作用

## 内皮素对体外癌细胞的作用

有多种上皮癌可表达 ET-1，尤其那些有局部促结缔组织增生反应的癌组织中，如胰腺癌、结肠癌、乳腺癌等[25]。此外，有多种癌细胞可在 ET-1 刺激下进行增殖，且该增殖呈剂量依赖性，在卵巢癌中这些现象尤为明显，这可能是通过自分泌途径实现的[26-27]。ET-1 对前列腺癌细胞系有促有丝分裂的作用，但这种作用很弱。与 ET-1 或肽类生长因子如表皮生长因子单独作用于癌细胞相比，当两种物质共同发挥作用时，可显著促进细胞增殖[28]。这种协同作用，可能是因为 ET-1 在肽类生长因子转录激活中发挥了重要作用[29]。

目前普遍认为 CRPC 的进展是由细胞凋亡功能缺陷所致。而 ET-1 可抑制各种良性或恶性细胞系的细胞凋亡，包括前列腺癌细胞系。例如，用紫杉醇对鼠源性前列腺癌细胞系 MLL 进行治疗时，可导致细胞凋亡，而当 ET-1 存在时，细胞死亡数量则明显减少。ET-1 的这种抗凋亡作用，可以被 $ET_A$ 受体拮抗剂阻断，这表明该作用由 $ET_A$ 受体所介导[30]。在转染了 $ET_A$ 高表达载体的人前列腺癌细胞系中，发现 ET-1 可抑制由紫杉醇或多西他赛引发的细胞凋亡，而该抑制作用可被受体拮抗剂阻断。体内试验发现，与单用 $ET_A$ 受体拮抗剂或多西他赛或未接受治疗相比，联合应用 $ET_A$ 受体拮抗剂和多西他赛，可显著抑制肿瘤生长。这一类似现象也被证实存在于其他体内前列腺癌组织和体外前列腺癌细胞系中[31]。类似地，$ET_A$ 受体拮抗剂可加强缺氧诱导因子抑制剂 2-甲氧基雌二醇的细胞毒性作用[32]。这些数据都显示，开展 $ET_A$ 受体拮抗剂与细胞毒性药物联合应用的相关临床试验是非常有必要的。

ET-1 抑制细胞凋亡的机制是什么？ET-1 可诱导 AKT 的表达，从而导致前凋亡蛋白 Bad 的磷酸化和失活[33]。ET-1 还可以减少前凋亡蛋白 Bad、Bak 和 Bax 的表达。相反，前列腺癌细胞中 $ET_B$ 的再表达则可引起凋亡，使上述前凋亡蛋白的表达水平升高，并增加癌细胞对紫杉醇的敏感性。

## 内皮素与肿瘤细胞增殖

ET 系统并非是一个简单直线性的胞内信号级联放大系统，而是能与其同源的 GPCR 相结合并触发一系列网状改变的多信号传导途径，包括活化 PLC、提高胞内 $Ca^{2+}$ 水平、激活蛋白激酶 C 和 MAPK 等，它们能通过协同作用和（或）联合作用将有丝分裂信号传递至细胞内并促进细胞增殖。如表皮生长因子受体（epidermal growth factor receptor，EGFR）可作为转导蛋白，与内皮素受体信号转导途径密切相关。有研究发现 ET-1 可以激活磷脂酰肌酶 3 激酶（phosphoinositide 3-kinase，PI3K）介导的 AKT 活化，提示 ET 系统能够激活一系列复杂的网状信号通路，精确调节细胞的生长。ET-1 能刺激多种肿瘤细胞 DNA 合成和细胞增殖，如前列腺癌细胞、颈部癌细胞、卵巢癌细胞等。此外，ET-1 还是一种促有丝分裂剂，在前列腺癌细胞株中，选择性 ET 受体拮抗剂可明显抑制前列腺癌细胞的自发生长，而 ET 受体拮抗剂却不能，表明 ET-1 可能仅通过 ET 受体调节前列腺癌细胞的增殖。Kopetz 等的研究表明：ET-1 可以单独发挥促有丝分裂作用，还可以与其他众多生长因子协同放大而促进肿瘤细胞有丝分裂，如表皮生长因子（epidermal growth factor，EGF）、碱性成纤维细胞生长因子（basic fibroblast growth factor，bFGF）、胰岛素样生长因子（insulin-like growth facter，IGF）、血小板衍生性生长因子（transforming growth factor，PDGF）、转化生长因子（transforming growth factor，TGF）和白细胞介素（IL-6）等。特异性 ETa 受体拮抗剂 ZD4054 降低 ET-1 诱导的 EGFR 转活。EGFR 抑制剂吉非替尼也能显著抑制 EGF 及 ET-1 诱导的 EGFR 磷酸化，却不能完全减少 ET-1 下游靶点的活化。联合应用 ZD4054 和吉非替尼能够提高 EGFR、MAPK 和 AKT 的磷酸化水平，说明这些相互作用的信号蛋白在其中起重要作用。联合用药可以明显减少肿瘤细胞的增殖、浸润、血管内皮生长因子的产生，从而提高细胞凋亡的发生，暗示联合应用这两种药物可以阻止多种由 EGFR 和 ET 受体激活的信号转导途径，有可能成为新的肿瘤治疗方法。

## 内皮素与骨转移

晚期前列腺癌发生骨转移时，其骨病变通过成骨细胞产生，为成骨性病变，而 ET-1 是成骨细胞的一个强效刺激因子。成骨细胞表面有丰富的 $ET_A$ 受体，其表面密度（大约每个细胞上 $10^5$ 个）远高于前列腺癌细胞[34]。正是因为 ET-1 对成骨细胞的作用，目前认为 ET-1 可能与前列腺癌的进展有关。在运用 WISH 细胞系（一个能产生强效成骨病变的人羊膜细胞系）的成骨肿瘤模型中，发现 WISH 细胞系可产生大量 ET-1。将 ET-1 过表达的 cDNA 转染 WISH 细胞系时，可产生新的克隆，该克隆可产生生物活性更强（原细胞系的 18 倍）的 ET-1。在这个模型中，将这些 ET-1 过表达的新 WISH 细胞系植入裸鼠下肢，可形成更多新生骨[35]。而当同时应用选择性 $ET_A$ 受体拮抗剂后，这些新生骨的产生量会下降。这一现象，也在另一项体内模型中被证实，即 ET-1 也在乳腺癌的成骨性转移中发挥着关键作用[36]。接受了 $ET_A$ 受体拮抗剂治疗的动物，其成骨性病变明显少于对照组。

根据以上结果，形成了一个关于前列腺癌进展的假说：转移性前列腺癌细胞可以分泌 ET-1，从而改变骨微环境并促进肿瘤生长，形成一个恶性循环，造成前列腺癌的进展。在这一假说模型中，ET-1 可以刺激成骨细胞的增殖、新骨的产生，从而导致成骨性病变的形成。为保持正常骨质的平衡，破骨细胞活化增加，以吸收过量的骨质。因为骨富含各种生长因子，这种骨质重吸收势必会释放出大量生长因子，并作用于前列腺癌细胞，促进癌生长。而 $ET_A$ 受体拮抗剂或许可以打破这一循环。

## 内皮素与疼痛

被以色列穴居蝰蛇咬伤后，可产生明显的局部和全身反应，这些效应是由毒液里面的 sarafotoxin 所介导的。因为 sarafotoxin 是内皮素家族的一员，那么当 ET-1 应用于各种动物模型时会产生疼痛和痛觉过敏也就不足为奇了，例如，将 ET-1 注入人体肱动脉内，便会产生明显的疼痛反应[37]。很多进展性前列腺癌骨转移患者会经受严重的疼痛，可能也是因为前列腺癌细胞产生了大量的 ET-1。

ET-1 导致疼痛的机制目前尚不清楚，而且这种疼痛难以被常规剂量的环氧合酶抑制剂（如吲哚美辛、布洛芬）所控制，这提示：特异性作用于 ET-1 的物质，如 $ET_A$ 受体拮抗剂或许可以减轻这种疼痛[38]。ET-1，作为一种疼痛介质，不仅可以直接作用于痛觉末梢，还可以增强其他疼痛介质的致痛作用[39]。在一个新的癌痛小鼠模型中，发现可在骨内产生 ET-1 的肿瘤，要比不能产生 ET-1 的肿瘤其疼痛强度高很多，而 $ET_A$ 受体拮抗剂正好可以阻断这种作用[40]。

有以上临床前研究的结果为基础，而

且可获得强效的选择性的 $ET_A$ 受体拮抗剂，因此以 ET-1 为治疗靶点，将 $ET_A$ 受体拮抗剂应用于前列腺癌患者，不失为一种可行的治疗策略。

## 23.4 阿曲生坦（ABT-627）

Abbott 实验室是探索新的心血管药物的众多制药公司之一，它研制出了 ABT-627。该药是目前已知的最强效且选择性最高的 $ET_A$ 受体拮抗剂。ABT-627，又称阿曲生坦，是一个强效（Ki = 0.034nmol/L）、高选择性（1800 倍）的 $ET_A$ 受体拮抗剂，在体内、体外模型中均可阻断 ET-1 的生物学作用[41-42]。阿曲生坦被研制成一种口服药，其口服耐受性较好，适合每天服用，半衰期大约 25h。单剂量阿曲生坦在正常男性志愿者中的药代动力学显示：其终末半衰期为 20～25h，且组织分布非常广泛。因为阿曲生坦的血管活性，其副作用也主要表现为：暂时性头痛、鼻炎和恶心。在随后的癌症临床试验中也证实，阿曲生坦不会导致肝毒性和血液系统毒性[43]。

## I 期临床试验

目前已开展两项关于阿曲生坦的 I 期临床试验，主要为了评价阿曲生坦在 CRPC 患者和其他难治性腺癌患者中的安全性和其药代动力学特性[44-45]。在两项研究中，患者均接受为期 28 天的治疗，并逐日增加阿曲生坦的口服剂量（2.5～90mg），符合延展试验的条件。与正常男性志愿者的 I 期试验类似，这两项试验中患者主要的副作用也表现为：头痛、鼻炎和外周水肿。在一项试验中，剂量相关的副作用（头痛）在剂量达到 75mg 时出现[44]；在另一些研究中，在 2.5～95mg 的区间内，没有发现最大耐受剂量[45]。

在 CRPC 患者 28 天的治疗过程中，

PSA 水平保持稳定或下降了 68%（15/22），其下降水平波动于 5%～95%，而且阿曲生坦剂量与 PSA 下降水平没有明显的相关性。在 70% 的需要接受镇痛治疗的患者中，阿曲生坦可减轻其疼痛（以视觉模拟评分 VAS 来衡量）。这些结果虽然只是从小的开放标签试验中获得，而且没有使用安慰剂对照，但其结果仍然很重要。

 **II 期临床试验**

### M96-500

多项临床前研究都发现 ET-1 在疼痛中的作用，在 I 期临床试验中也证实阿曲生坦可减轻一些患者的疼痛。以此为基础，研究者设计了一项 II 期临床试验，旨在研究阿曲生坦能否减轻前列腺癌患者的疼痛。这项双盲安慰剂对照的试验选取了 131 名转移性 CRPC 患者，这些患者都伴有强烈疼痛，需使用阿片类镇痛药。患者被随机分为 3 组，43 名入选安慰剂组，40 名入选 2.5mg 阿曲生坦组，剩下 48 名则入选 10mg 阿曲生坦组。在原计划的 84 天治疗期结束前，共 81 名患者（62%）没能继续进行试验，这也说明疾病进展比较快。在主要终点（疼痛在 12 周内减轻）上，阿曲生坦组与安慰剂组没有显著的统计学差异。然而在阿曲生坦组，疼痛有缓解趋势，其镇痛药的用量没有增加：与基线水平相比，10mg 阿曲生坦组的患者其平均 VAS 疼痛评分下降了 8%，而安慰剂组的患者其平均 VAS 疼痛评分比基线水平增加了 8%。如果运用简明疼痛评估量表（BPI），在 12 周时，10mg 阿曲生坦组在 BPI 其中两个项目上分值要优于安慰剂组（$P \leqslant 0.05$），分别是：疼痛对与他人关系的影响（$P = 0.031$）、过去 24h 内疼痛最剧烈的程度（$P = 0.030$）。

### M96-594

为了探究阿曲生坦在延缓疾病进展中的作用，研究者又设计了另一项随机双盲、安慰剂对照的 II 期临床试验，试验对象主要是无症状的转移性 CRPC 患者[46]。在这项试验中，288 名患者被随机分为安慰剂组、2.5mg 阿曲生坦组和 10mg 阿曲生坦组。主要终点是出现疾病进展的时间，疾病进展定义为：产生新的病变、出现需要使用阿片类药物的疼痛、出现需要干预的疾病相关症状。次要终点包括：出现 PSA 进展的时间、骨标志物的改变和生活质量。在接受 10mg 阿曲生坦治疗的患者中，出现疾病进展的中位时间是 183 天，而在安慰剂组，出现疾病进展的中位时间是 137 天（$P = 0.13$）。在可评估的 244 名患者中，10mg 组阿曲生坦（196 天）与安慰剂组（129 天）相比，其疾病进展有了显著延缓（$P = 0.021$）。而阿曲生坦更是显著延缓了 PSA 进展（$P = 0.002$）：10mg 阿曲生坦组出现 PSA 进展的中位时间为 155 天，几乎是安慰剂组出现 PSA 进展的中位时间（71 天）的 2 倍。与前述临床试验一样，阿曲生坦耐受性好，主要出现头痛、水肿和鼻炎等副作用。达到了试验终点的患者可进入阿曲生坦的开放标签试验，该试验因交叉混入了安慰剂，要优于其他生存分析。此前的临床前研究提示了 ET 轴在癌症所致成骨性病变中的作用，基于此，该试验也研究了骨沉积标志物（碱性磷酸酶、骨碱性磷酸酶）和骨吸收标志物（N-末端肽、C-末端肽、脱氧吡啶酚胺）[47]。基线水平时，骨沉积标志物与骨吸收标志物都明显高于正常值（1.4～2.7 倍）。在安慰剂组，出现疾病进展时，两类标志物都明显上升（$P < 0.001$）。而阿曲生坦达到一定剂量时，这两类标志物可保持稳定，说明阿曲生坦可使疾病进展所致的骨破坏过程中断。这些发现都强有力地证明了阿曲生坦最适用

于前列腺癌骨转移患者。

 ## 已完成的Ⅲ期临床试验

### M00-211

为了在更大规模的人群中验证阿曲生坦可延缓疾病进展，研究者又设计了阿曲生坦的Ⅲ期临床试验（M00-211）。鉴于10mg阿曲生坦的有效率更高且不增加药物副作用，该Ⅲ期临床试验仅设计了安慰剂组和10mg阿曲生坦组。另一项区别是，该试验对疾病进展采取更客观的评价，最大限度减少了PSA偏倚。Ⅱ期临床试验中仅在出现了临床进展时才进行影像学检查，而在这项M00-211的Ⅲ期临床试验中，每隔3个月便进行骨扫描和轴位MRI检查。除了这两点区别，主要终点（疾病进展）、次要终点（PSA进展、骨代谢标志物、生活质量）和入选标准（无症状的转移性CRPC患者）则都相同。

这项多国参与的临床试验，共入选了809名患者，其中安慰剂组401名，10mg阿曲生坦组408名[48]。与安慰剂组相比，阿曲生坦组并不能降低疾病进展的风险（HR, 0.89；95%CI, 0.76～1.04；$P=$0.136）。而符合方案集分析（安慰剂组329名，10mg阿曲生坦组342名）则提示10mg阿曲生坦组可降低疾病进展的风险（HR, 1.26；95%CI 1.06～1.50；$P=$0.007）。10mg阿曲生坦组在次要终点（PSA进展、骨代谢标志物、生活质量）上也优于安慰剂组。

在一项根据假说设计的试验中，按照转移灶的部位将患者分为三组：仅有骨转移、仅有软组织转移、骨和软组织均有转移，以此探究是否有某组对阿曲生坦反应更佳。与临床前研究和早期临床试验的结果一样，出现骨转移（不管有无软组织转移）的患者，其使用10mg阿曲生坦与使用安慰剂相比，疾病进展的延缓最为显著。

考虑到入选该试验的患者85%都已出现了骨转移，上述结果与大部分CRPC患者都相关，也影响着后续的临床试验设计和$ET_A$受体拮抗剂的临床应用。

### M00-244

此外，还开展了一项新的随机双盲、安慰剂对照的Ⅲ期临床试验（M00-244）。试验入选标准为在接受内分泌治疗过程中出现PSA升高的前列腺癌患者，且临床或影像学均未提示转移。该试验旨在探究10mg阿曲生坦是否可以延缓这部分患者的疾病进展[49]。试验共入选了941名患者，将其随机分为10mg阿曲生坦组（467名）和安慰剂组（474名）。主要终点是出现疾病进展的时间，将前列腺癌出现转移定义为疾病进展。次要终点是出现PSA进展的时间、骨代谢标志物的改变、PSA倍增时间和总体生存时间。

阿曲生坦组出现疾病进展的中位时间（764天）比安慰剂组（671天）延长了93天，但两者之间并没有统计学差异。此外，在出现疾病进展的时间上，地域差异非常明显，在美国阿曲生坦组出现疾病进展的中位时间为590天，而在非美国地区（加拿大、欧洲、非洲），该时间为847天。而且阿曲生坦组终止试验的比例（33.2%）要高于安慰剂组（25.9%）。在美国，终止试验的比例（40.8%）也要高于非美国地区（21.9%）。阿曲生坦可以延长PSA倍增时间、延缓骨碱性磷酸酶的升高。阿曲生坦的中位总体生存时间为1477天，安慰剂组是1403天，但我们需要谨慎考虑这些数据，因为54%的安慰剂组患者随后入选了一项开放标签试验，并接受了阿曲生坦治疗。

## 正在进行的Ⅲ期临床试验

美国西南肿瘤组织已经启动了一项CRPC患者的Ⅲ期临床试验，旨在比较多西他赛联合阿曲生坦，与多西他赛、安慰剂之间的疗效差别。主要试验终点是比较组间的总体生存时间和无疾病进展生存时间。该试验计划入选 930 名患者，于 2006 年 8 月开始，计划于 2010 年 6 月完成。该试验的依据是，多项临床前研究都发现 ET<sub>A</sub> 受体拮抗剂与细胞毒性药物具有协同作用。

已经完成的 II 期和 III 期临床试验都证实了阿曲生坦对 CRPC 患者的作用，而且还发现阿曲生坦可以降低骨代谢标志物，这表明该药物可影响前列腺癌骨转移的成骨活动。然而，上述两项 III 期临床试验，包括 M00-211 的设计、M00-244 的实施都有一定的缺陷。考虑到安慰剂组患者在开放标签的延展试验中，又接受了阿曲生坦治疗，导致无法准确评估总体生存率。而上述结果正好与此前关于 ZD4054（一种 ET<sub>A</sub> 受体拮抗剂）的 II 期临床试验所得出的 "ET<sub>A</sub> 受体拮抗剂可改善总体生存率" 的结论相反[50]。

## 小 结

- ET 轴可作为 CRPC 患者治疗的靶点，尤其是发生了骨转移的患者。
- 关于 ET-1、ETA 受体和 ETB 受体的临床前研究表明，ET 轴在前列腺癌的进展中发挥了重要的作用。
- 目前关于 ETA 受体拮抗剂在 CRPC 患者中的临床试验，可以支持进一步的研究。临床前研究和 I 期、II 期、III 期临床试验的结果，都支持对 ETA 受体拮抗剂的探究。
- 尽管还有很多问题无法解答，但正在进行的 III 期临床试验会让我们了解这一疗法对 CRPC 患者的真正疗效。

（顿耀军）

## 参考文献

[1] Yanagisawa M，Kurihara H，Kimura S，et al. A novel potent vasoconstrictor peptide produced by vascular endothelial cells [J]. Nature，1988，332 (6163)：411-415.

[2] Inoue A，Yanagisawa M，Kimura S，et al. The human endothelin family：three structurally and pharmacologically distinct isopeptides predicted by three separate genes [J]. Proc Natl Acad Sci U S A，1989，86 (8)：2863-2867.

[3] Kimura S，Kasuya Y，Sawamura T，et al. Conversion of big endothelin-1 to 21-residue endothelin-1 is essential for expression of full vasoconstrictor activity：structure-activity relationships of big endothelin-1 [J]. J Cardio-vasc Pharmacol，1989，13 Suppl 5：S5-S7，S18.

[4] Battistini B，D'Orleans-Juste P，Sirois P. Endothelins：circulating plasma levels and presence in other biologic fluids [J]. Lab Invest，1993，68 (6)：600-628.

[5] Casey M L，Byrd W，MacDonald P C. Massive amounts of immunoreactive endothelin in human seminal fluid [J]. J Clin Endocrinol Metab，1992，74 (1)：223-225.

[6] Prayer-Galetti T，Rossi G P，Belloni A S，et al. Gene expression and autoradiographic localization of endothelin-1 and its receptors A and B in the different zones of the normal human prostate [J]. J Urol，1997，157 (6)：2334-2339.

[7] Langenstroer P，Tang R，Shapiro E，et al.

Endothelin-1 in the human prostate: tissue levels, source of production and isometric tension studies [J]. J Urol, 1993, 150 (2 Pt 1): 495-499.

[8] Saita Y, Yazawa H, Koizumi T, et al. Mitogenic activity of endothelin on human cultured prostatic smooth muscle cells [J]. Eur J Pharmacol, 1998, 349 (1): 123-128.

[9] Nelson J B, Hedican S P, George D J, et al. Identification of endothelin-1 in the pathophysiology of metastatic adenocarcinoma of the prostate [J]. Nat Med, 1995, 1 (9): 944-949.

[10] Nelson J B, Opgenorth T J, Fleisher L A, et al. Perioperative plasma endothelin-1 and Big endothelin-1 concentrations in elderly patients undergoing major surgical procedures [J]. Anesth Analg, 1999, 88 (4): 898-903.

[11] Papandreou C N, Usmani B, Geng Y, et al. Neutral endopeptidase 24. 11 loss in metastatic human prostate cancer contributes to androgen-independent progression [J]. Nat Med, 1998, 4 (1): 50-57.

[12] Granchi S, Brocchi S, Bonaccorsi L, et al. Endothelin-1 production by prostate cancer cell lines is up-regulated by factors involved in cancer progression and down-regulated by androgens [J]. Prostate, 2001, 49 (4): 267-277.

[13] Nelson J B, Chan-Tack K, Hedican S P, et al. Endothelin-1 production and decreased endothelin B receptor expression in advanced prostate cancer [J]. Cancer Res, 1996, 56 (4): 663-668.

[14] Le Brun G, Aubin P, Soliman H, et al. Upregulation of endothelin 1 and its precursor by IL-1beta, TNF-alpha, and TGF-beta in the PC3 human prostate cancer cell line [J]. Cytokine, 1999, 11 (2): 157-162.

[15] Kobayashi S, Tang R, Wang B, et al. Localization of endothelin receptors in the human prostate [J]. J Urol, 1994, 151 (3): 763-766.

[16] Nelson J B, Lee W H, Nguyen S H, et al. Methylation of the 5′CpG island of the endothelin B receptor gene is common in human prostate cancer [J]. Cancer Res, 1997, 57 (1): 35-37.

[17] Yegnasubramanian S, Kowalski J, Gonzalgo M L, et al. Hypermethylation of CpG islands in primary and metastatic human prostate cancer [J]. Cancer Res, 2004, 64 (6): 1975-1986.

[18] Jeronimo C, Henrique R, Campos P F, et al. Endothelin B receptor gene hypermethylation in prostate adenocarcinoma [J]. J Clin Pathol, 2003, 56 (1): 52-55.

[19] Pao M M, Tsutsumi M, Liang G, et al. The endothelin receptor B (EDNRB) promoter displays heterogeneous, site specific methylation patterns in normal and tumor cells [J]. Hum Mol Genet, 2001, 10 (9): 903-910.

[20] Lo K W, Tsang Y S, Kwong J, et al. Promoter hypermethylation of the EDNRB gene in nasopharyngeal carcinoma [J]. Int J Cancer, 2002, 98 (5): 651-655.

[21] Cohen A J, Belinsky S, Franklin W, et al. Molecular and physiologic evidence for 5′CpG island methylation of the endothelin B receptor gene in lung cancer [J]. Chest, 2002, 121 (3 Suppl): 27S-28S.

[22] Godara G, Cannon G W, Cannon G J, et al. Role of endothelin axis in progression to aggressive phenotype of prostate adenocarcinoma [J]. Prostate, 2005, 65 (1): 27-34.

[23] Gohji K, Kitazawa S, Tamada H, et al. Expression of endothelin receptor a associated with prostate cancer progression [J]. J Urol, 2001, 165 (3): 1033-1036.

[24] Godara G, Pecher S, Jukic D M, et al. Distinct patterns of endothelin axis expression in primary prostate cancer [J]. Urology, 2007, 70 (1): 209-215.

[25] Kusuhara M, Yamaguchi K, Nagasaki K, et al. Production of endothelin in human cancer cell lines [J]. Cancer Res, 1990, 50 (11): 3257-3261.

［26］ Shichiri M，Hirata Y，Nakajima T，et al. Endothelin-1 is an autocrine/paracrine growth factor for human cancer cell lines ［J］. J Clin Invest，1991，87 (5)：1867-1871.

［27］ Nelson J，Bagnato A，Battistini B，et al. The endothelin axis：emerging role in cancer ［J］. Nat Rev Cancer，2003，3 (2)：110-116.

［28］ Brown K D，Littlewood C J. Endothelin stimulates DNA synthesis in Swiss 3T3 cells. Synergy with polypeptide growth factors ［J］. Biochem J，1989，263 (3)：977-980.

［29］ Daub H，Weiss F U，Wallasch C，et al. Role of transactivation of the EGF receptor in signalling by G-protein-coupled receptors ［J］. Nature，1996，379 (6565)：557-560.

［30］ Akhavan A，McHugh K H，Guruli G，et al. Endothelin receptor A blockade enhances taxane effects in prostate cancer ［J］. Neoplasia，2006，8 (9)：725-732.

［31］ Banerjee S，Hussain M，Wang Z，et al. In vitro and in vivo molecular evidence for better therapeutic efficacy of ABT-627 and taxotere combination in prostate cancer ［J］. Cancer Res，2007，67 (8)：3818-3826.

［32］ Mabjeesh N J，Shefler A，Amir S，et al. Potentiation of 2-methoxyestradiol-induced cytotoxicity by blocking endothelin A receptor in prostate cancer cells ［J］. Prostate，2008，68 (6)：679-689.

［33］ Nelson J B，Udan M S，Guruli G，et al. Endothelin-1 inhibits apoptosis in prostate cancer ［J］. Neoplasia，2005，7 (7)：631-637.

［34］ Takuwa Y，Ohue Y，Takuwa N，et al. Endothelin-1 activates phospholipase C and mobilizes Ca2 + from extra- and intracellular pools in osteoblastic cells ［J］. Am J Physiol，1989，257 (6 Pt 1)：E797-E803.

［35］ Nelson J B，Nguyen S H，Wu-Wong J R，et al. New bone formation in an osteoblastic tumor model is increased by endothelin-1 overexpression and decreased by endothelin A receptor blockade ［J］. Urology，1999，53

(5)：1063-1069.

［36］ Yin J J，Mohammad K S，Kakonen S M，et al. A causal role for endothelin-1 in the pathogenesis of osteoblastic bone metastases ［J］. Proc Natl Acad Sci U S A，2003，100 (19)：10954-10959.

［37］ Dahlof B，Gustafsson D，Hedner T，et al. Regional haemodynamic effects of endothelin-1 in rat and man：unexpected adverse reaction ［J］. J Hypertens，1990，8 (9)：811-817.

［38］ Raffa R B，Schupsky J J，Lee D K，et al. Characterization of endothelin-induced nociception in mice：evidence for a mechanistically distinct analgesic model ［J］. J Pharmacol Exp Ther，1996，278 (1)：1-7.

［39］ Davar G，Hans G，Fareed M U，et al. Behavioral signs of acute pain produced by application of endothelin-1 to rat sciatic nerve ［J］. Neuroreport，1998，9 (10)：2279-2283.

［40］ Peters C M，Lindsay T H，Pomonis J D，et al. Endothelin and the tumorigenic component of bone cancer pain ［J］. Neuroscience，2004，126 (4)：1043-1052.

［41］ Opgenorth T J，Adler A L，Calzadilla S V，et al. Pharmacological characterization of A-127722：an orally active and highly potent ETA-selective receptor antagonist ［J］. J Pharmacol Exp Ther，1996，276 (2)：473-481.

［42］ Verhaar M C，Grahn A Y，Van Weerdt A W，et al. Pharmacokinetics and pharmacodynamic effects of ABT-627，an oral ETA selective endothelin antagonist，in humans ［J］. Br J Clin Pharmacol，2000，49 (6)：562-573.

［43］ Samara E，Dutta S，Cao G，et al. Single-dose pharmacokinetics of atrasentan，an endothelin-A receptor antagonist ［J］. J Clin Pharmacol，2001，41 (4)：397-403.

［44］ Carducci M A，Nelson J B，Bowling M K，et al. Atrasentan，an endothelin-receptor antagonist for refractory adenocarcinomas：safety and pharmacokinetics ［J］. J Clin Oncol，2002，20 (8)：2171-2180.

[45] Zonnenberg B A，Groenewegen G，Janus T J，et al. Phase I dose-escalation study of the safety and pharmacokinetics of atrasentan：an endothelin receptor antagonist for refractory prostate cancer [J]. Clin Cancer Res，2003，9 (8)：2965-2972.

[46] Carducci M A，Padley R J，Breul J，et al. Effect of endothelin-A receptor blockade with atrasentan on tumor progression in men with hormone-refractory prostate cancer：a randomized，phase II，placebo-controlled trial [J]. J Clin Oncol，2003，21 (4)：679-689.

[47] Nelson J B，Nabulsi A A，Vogelzang N J，et al. Suppression of prostate cancer induced bone remodeling by the endothelin receptor A antagonist atrasentan [J]. J Urol，2003，169 (3)：1143-1149.

[48] Carducci M A，Saad F，Abrahamsson P A，et al. A phase 3 randomized controlled trial of the efficacy and safety of atrasentan in men with metastatic hormone-refractory prostate cancer [J]. Cancer，2007，110 (9)：1959-1966.

[49] Nelson J B，Love W，Chin J L，et al. Phase 3，randomized，controlled trial of atrasentan in patients with nonmetastatic，hormone-refractory prostate cancer [J]. Cancer，2008，113 (9)：2478-2487.

[50] Rosano L，Di Castro V，Spinella F，et al. ZD4054，a specific antagonist of the endothelin A receptor，inhibits tumor growth and enhances paclitaxel activity in human ovarian carcinoma in vitro and in vivo [J]. Mol Cancer Ther，2007，6 (7)：2003-2011.

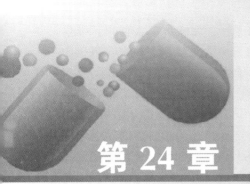

# 第 24 章　骨化三醇和维生素 D 类似物

## 本章提纲

骨化三醇是人体内维生素 D 最重要的代谢活性产物，可促进胃肠道对钙的吸收。最近的临床和基础研究都表明，维生素 D 在肿瘤发生和进展中可能发挥着重要作用。大量的流行病学数据表明，维生素 D 与前列腺癌的发生有关；也有很多临床前数据和临床数据揭示，维生素 D 受体的配体在前列腺癌中可发挥抗肿瘤作用。因此，研发维生素 D 受体的配体以治疗早期前列腺癌和进展性前列腺癌，已成为当前的研究热点。在本章中，我们将主要讨论维生素 D 在前列腺癌危险因素和治疗中的作用。

# 24.1 维生素 D 与前列腺癌的流行病学

## 前列腺癌危险因素

越来越多的研究表明，低维生素 D 水平是前列腺癌的危险因素。前列腺癌比较传统的危险因素有：高龄、非裔人种、北半球人群。而这些危险因素有一个共同的特点便是低维生素 D 水平，从而可以得出一个假说：维生素 D 在维持前列腺上皮细胞正常表型中发挥着重要作用。

而低维生素 D 水平与前列腺癌之间的关系，尚无定论。北半球人群前列腺癌发病率更高。因此研究者猜想，对日光中紫外线的暴露量更少使得内源性维生素 D 合成减少，从而导致前列腺癌发病率升高[1]。英国的一项病例对照研究发现紫外线暴露量越多，前列腺癌发病率越低[2]。而美国的一项研究则认为，紫外线暴露量与前列腺癌死亡率之间只有微弱的联系[3]。有研究者对维生素 D 缺乏症发病率较低的人群进行了 25-羟基维生素 D 水平的检测，结果未发现维生素 D 水平与前列腺癌发病之间

有明显的关系[4]。北欧国家人群中，维生素 D 显著缺乏则要更普遍，而来自当地的研究均提示维生素 D 水平越低，前列腺癌发病率越高；但是有一项研究持相反的结论。有两项研究表明，低 1,25-羟基维生素 D 水平可能导致进展性前列腺癌发生率升高[4-5]。但另外两项相对小规模的研究则提示 1,25-羟基维生素 D 水平与总体前列腺癌发生率无关[6-7]。而目前的研究也未发现增加维生素 D 摄入量可以预防前列腺癌[8]。一项出版于 2008 年的 Meta 分析（汇总了来自 45 个国家共 26，000 名患者），也未发现维生素 D 使用量对前列腺癌的保护作用（RR＝1.16；95％CI＝0.98～1.38)[9]。

很多研究都发现，饮食与前列腺癌之间的关系可能都是通过维生素 D 起作用。2004 年有一项综合了 11 个病例对照研究的 Meta 分析报道：高牛奶摄入与前列腺癌发病的比值比为 1.68[10]。Cross 等人发现，前列腺癌细胞中 1-α 羟化酶活性的缺失可以解释上述这些流行病学发现，正常的前列腺上皮细胞或结肠癌细胞可以表达 1-α 羟化酶[11]，能将 25-羟基维生素 D 转变为 1,25-二羟基维生素 D。而当癌发生后，这种功能将会缺失。这种功能的缺失可导致前列腺癌对 25-羟基维生素 D 发生抵抗，并对循环中 1,25-二羟基维生素 D 通过维生素 D 受体所介导的作用产生依赖。而循环中 1,25-二羟基维生素 D 的水平受 25-羟基维生素 D 水平调控，除非 25-羟基维生素 D 水平严重缺乏。如果这个假说成立，那么 25-羟基维生素 D 水平以及影响它的一些行为（接受日光、维生素 D 补充物）则会对前列腺癌产生轻度的作用。与此同时，高奶制品摄入和高钙摄入则导致循环中 1,25-二羟基维生素 D 水平显著减少[12]。而 1,25-二羟基维生素 D 水平的减少可以解释前列腺癌发生率的增加。Beer 等发现人类前列腺癌标本中普遍表达维生素 D 受体（VDR），如果在进行前列腺癌根治性切除前接受了高剂量的 1,

25-二羟基维生素 D 治疗，则可显著减少前列腺癌中 VDR 的表达[13]。

VDR 和维生素 D 结合蛋白（DBP）的水平也在前列腺癌患者中都表现出种族差异。一项关于 VDR 和 DBP 的单核苷酸多态性的病例对照研究发现，拥有至少一个变异的等位基因 VDR-5132C 的非裔美国人，其前列腺癌发病率更高（OR＝1.83；95％CI：1.02～3.31）[14]。而 VDR 的遗传变异并不仅限于非裔人群。Torkko 等在西班牙人和非西班牙裔高加索人中发现，VDR 的突变与 5-α 还原酶的突变一样，都可引起前列腺癌发病率的升高[15]。这些数据还有其他一些研究结论都表明了维生素 D 信号转导在前列腺癌发生中的重要作用，当然，尚需要更进一步的研究去揭示维生素 D 是通过什么转导途径来影响癌发生的。

## 前列腺癌结局

据有些研究者报道，部分癌症其诊断和治疗的季节以及血中维生素 D 水平是癌症预后的重要预测因子，而这就包括前列腺癌。Zhou 等发现，在夏季被诊断并接受外科治疗的非小细胞肺癌患者比冬季的患者拥有更长的无复发生存期。而最显著的差异就在于，夏季接受手术的患者比冬季接受手术的患者有更多的维生素 D 摄入量（HR＝0.33，95％ CI：0.15～0.74）。而季节对癌症总体生存期的影响，也同样被提及[16]。在挪威的一项包含了 115 096 名乳腺癌、结肠癌和前列腺癌患者的研究中，Robsahm 等发现那些在夏季和秋季诊断的患者，与在春季和冬季诊断的患者相比，有更低的疾病致死率[17]。对前列腺癌，在夏季诊断的患者其死亡率可减少 20％～30％。Lagunova 等在挪威人群中进行了关于前列腺癌的特异性分析，发现在夏季和秋季诊断为前列腺癌的患者比春季和冬季诊断的患者有更低的危险度（死亡相对危险度 0.8，95％CI：0.75～0.85）[18]。该研究调控了紫外线的照射量、皮肤鳞状上皮癌的发生率和鱼的摄入量。作者认为这种结果的产生可能与不同季节的维生素 D 摄入量不同有关。虽然还没有开展针对前列腺癌的维生素 D 补充物治疗、手术治疗、放疗之间的前瞻性研究，但以上这些回顾性的数据一样令人惊喜。

# 24.2 维生素 D 抗肿瘤作用的机制：临床前研究

## 维生素 D 信号转导

维生素 D 信号转导涉及到受体介导的基因和非基因途径。VDR 作为传统基因反应的媒介，是一种类固醇激素受体，发挥着配体激活转录因子的作用[19]。VDR 在与维甲酸 X 受体（有时是维甲酸 A 受体）形成异质二聚体后，可与许多基因的调节区域中维生素 D 反应元件（VDRE）[20]作用。在共激活复合物的帮助下，VDR 异质二聚体与 RNA 多聚酶复合物相互作用，并启动基因转录。目前被认识到具有功能性 VDRE 的基因越来越多，包括许多骨相关基因，例如骨钙蛋白、骨桥蛋白、骨唾液酸相关蛋白、NF-κB 配体的受体激活因子（RANKL）、Runx2/Cbfa1、肿瘤坏死因子 α、甲状旁腺素、甲状旁腺素相关蛋白、胰岛素受体、胰岛素诱导基因-2、碳酸酐酶 II、人生长激素、钙结合蛋白 calbindin-D28k 和 d9k、果糖 1,6-二磷酸酶、细胞周期调节蛋白 P21、GADD-45、IGFBP-3、25-羟基维生素 $D_3$、24-羟化酶、细胞色素 P450-3A4（CYP3A4）、有机阴离子转运蛋白 MRP3、表皮生长因子受体（EGFR）、c-fos、磷脂酶 C，以及许多调控细胞黏附和细胞分化的基因，例如纤维连接蛋白、β3 整合蛋白、外皮蛋白。有意思的是，上述许多基因都与前列腺癌或前列腺癌的转移有关。除了这些传统的基因反应，维生素 D 也可引发快速的非转录信号传递，从而导致小肠细胞对钙磷摄取的增加以及肾近曲小管上皮细胞和骨骼肌细胞上钙离子依赖性钾离子通道和电压依赖性钙离子通道/氯离子通道的开放。快速的维生素 D 引发的非基因信号传递也包括蛋白激酶 C 的调控，有丝分裂原激活蛋白激酶（MAPK），蛋白脂肪酶 A 和前列腺素，环腺苷酸（cAMP）和蛋白激酶 A，磷脂酰肌醇 3-激酶（PI-3K）/Akt，以及神经酰胺途径。最终这些反应调节细胞生长、分化和凋亡。当然，细胞的生长、分化和凋亡也可以通过质膜 VDR 的易位、细胞内 VDR 及其他未知的受体所调控。

## 维生素 D 作用谱

自从 Abe 报道骨化三醇可诱导髓系白血病细胞的终末分化后[21]，相继又有很多研究者报道了它在体内和（或）体外对多种人体肿瘤细胞的作用，包括膀胱癌，乳腺癌，结肠癌，子宫内膜癌，肾癌，肺癌，胰腺癌，前列腺癌，软组织肉瘤，骨肿瘤，神经母细胞瘤，胶质细胞瘤，黑色素瘤，鳞状上皮癌及其他。VDR 几乎表达于所有人体组织，因此维生素 D 信号转导的重要作用应体现在各个器官系统中。

## 24.3　维生素 D 的抗肿瘤机制

在临床前研究中已经揭示了很多维生素 D 的抗肿瘤机制，考虑到维生素 D 作用于多种不同的基因，因此维生素 D 在不同的实验条件和不同的肿瘤模型中，其抗肿瘤作用机制很可能也不相同。对人体来讲，

维生素 D 存在多种抗肿瘤机制还是很重要的，而实际上在不同疾病中维生素 D 也发挥着不同的机制，甚至在同一疾病的不同时期其作用机制也不相同。

## 分化和抑制增殖

维生素 D 对细胞增殖的抑制（在很多肿瘤模型中与细胞分化相关）已经被广泛研究。在多种细胞系中，维生素 D 所引起的生长停止发生于细胞周期的 G1 期。在许多肿瘤模型中，G1 期生长停止可能与周期蛋白依赖性激酶（CDK）抑制因子 P27[KiP1] 与 P21[Waf1] 的转录激活有关。这些效应还没有被观察到，例如在 PC-3 前列腺癌细胞系中，P27[KiP1] 的表达在 24h 后增多，而在 72h 后降低，表明这可能是一个双相的时间依赖性的反应。与 P21 不同，P27 的诱导缺乏 VRDE，可能是通过 NF-Y 和 SP1 介导。因此，剩余的效应可能发生在蛋白质稳定性水平。在人角质细胞和多种临床前肿瘤模型中[22]，也报道了维生素 D 可以导致 Rb 蛋白的去磷酸化。维生素 D 还可以抑制其他一些促有丝分裂信号，包括 ERK/MAPK 途径，c-myc，EGFR 以及胰岛素样生长因子（IGF）系统。维生素 D 还可以诱导转化生长因子-β（TGF-β）。这些效应在不同的肿瘤模型中表现不同。尽管在多种实验系统中细胞分化与生长抑制相关，但这种相关性并未被普遍发现，细胞分化甚至能发生在对维生素 D 诱导的生长停止产生抵抗的细胞中。维生素 D 在 LNCaP 细胞系中可刺激长链脂肪酸 CoA 连接酶 3（FACL3）的表达，从而抑制脂肪酸合成酶（FAS）的表达。FACL3 的表达上调以及继发的 FAS 抑制，都与维生素 D 的抗细胞增殖作用有关[23]。有意思的是，维生素 D 对 LNCaP 细胞系的生长抑制作用可以被 FACL3 抑制剂显著减弱。此外，在缺乏雄激素的情况下，维生素 D 无法调控 FACL3 的表达，这表明维生素 D 引起的 FACL3 表

达上调是通过雄激素受体通路所介导[24]。就前列腺癌来讲，雄激素通路对维生素 D 在人前列腺癌细胞中介导的生长抑制发挥着重要作用。在 LNCaP 细胞系和 CWR22R 细胞系中，维生素 D 可以诱导雄激素受体表达。当雄激素受体通路被抗雄激素药物、RNA 干扰或雄激素受体的靶向药物阻断后，维生素 D 所介导的生长抑制会有所减弱[25]。

## 凋亡

维生素 D 可诱导细胞凋亡已在多种前列腺癌模型中被证实。维生素 D 在前列腺癌和其他多种癌细胞类型中，可以下调抗凋亡蛋白 Bcl-2 的表达。在多种细胞系中，维生素 D 介导的细胞凋亡并不依赖于 P53 的状态，尽管在这种情况下关于 P53 的作用尚未达成共识。在前列腺癌细胞系 LN-CaP 和 ALVA-31 以及乳腺癌细胞系 MCF-7 中，维生素 D 可以通过半胱氨酸蛋白酶非依赖性机制，刺激细胞色素 c 从线粒体释放。维生素 D 的前凋亡作用可能涉及 IGF 受体的表达下调，MEK 激酶-1 的表达上调，鞘磷脂神经酰胺神经节苷脂 GD3 信号通路的激活，Akt 的表达下调，TNF-α 的刺激，TGF-β 通路的诱导，以及细胞内钙的动员。而维生素 D 诱导的卵巢癌细胞凋亡，则通过端粒酶表达下调来实现。尽管维生素 D 的前凋亡作用已在多种实验条件下被证实，但这些效应并未被普遍发现，也有研究报道维生素 D 可以诱导凋亡抑制。例如，对人初始角质形成细胞，维生素 D 可以抑制紫外线 B 诱导的凋亡、Jun 激酶活化以及白细胞介素-6 产生[26]。

## 血管新生和侵袭性

许多研究者已报道维生素 D 在多种临床前肿瘤模型中的抗血管新生特性和抗侵袭性。血管内皮生长因子所导致的肿瘤源性内皮细胞的增殖以及内皮细胞的出芽、延伸，在体外血管新生模型中均可以被维生素 D 抑制。其抗血管新生特性已在小鼠肿瘤模型中被确认。在啮齿类动物前列腺癌模型中，使用维生素 D 治疗可以减少癌转移，而利用前列腺癌和其他多种肿瘤模型进行的体外试验也表明，维生素 D 可以减弱癌的侵袭性。血浆蛋白酶和金属蛋白酶活性的抑制、α6 和 β4 整合蛋白表达的降低，E-钙黏着蛋白表达的上升，肌腱蛋白-C 的抑制都可能解释维生素 D 的抗侵袭特性。

## 24.4 骨化三醇、维生素 D 类似物与其他抗肿瘤药物联合应用的临床前研究

## 类固醇

体内和体外试验证实：地塞米松可以强化维生素 D 的抗肿瘤作用。在鳞状细胞癌中，地塞米松可以增加 VDR 蛋白水平以及配体结合[27]。地塞米松可以增加维生素 D 诱导的细胞周期停滞和细胞凋亡。维生素 D 与类固醇联合使用时，对 p-Erk1/2 和 p-Akt 激酶水平及肿瘤源性内皮细胞生长的抑制作用要比单用维生素 D 时强[27]。

## 细胞毒性化疗

在临床前模型中，VDR 配体与多种化疗药的联合使用会产生附加的或超附加的作用。在前列腺癌模型中，VDR 配体的联合使用会增强多西他赛、紫杉醇、铂类和米托蒽醌的抗肿瘤作用。在动物模型中，紫杉醇和米托蒽醌的上述作用也得到了证

实。在其他几种肿瘤类型中，也有上述类似的报道。然而，关于 VDR 配体与化疗药联合作用的机制尚不明确。

## 维甲酸受体配体

VDR 与维甲酸 X 受体形成异质二聚体，因此两者的配体，可以起到生长抑制的协同作用[28]。维生素 D 与维甲酸联合使用可以产生诱导细胞凋亡和抑制血管新生的协同作用[29]。RAR 配体和 VDR 配体都可以作用于 IGFBP-3，这可以解释两者的协同作用[30]。目前已证实，9-cis 维甲酸与骨化三醇联合使用可以抑制前列腺癌细胞的端粒酶反转录，而两者单独作用于前列腺癌细胞，则不会产生这样的效应[31]。这种协同作用可能是因为维甲酸、维生素 D 都可以激活靶基因 P21。

## 他莫西芬

在 Sprague-Dawley 小鼠中，他莫西芬可以抑制 NMU 诱导的乳房肿瘤形成，而 VDR 配体可以显著增强这种抑制作用[32]。利用 MCF-7 细胞系在体内和体外试验均证实，VDR 配体与他莫西芬的联合使用可以增强细胞凋亡[33]。值得注意的是，目前的研究提示 MCF-7 细胞系对维生素 D 的敏感性与对抗雌激素药的敏感性相反，这表明这两类药物的序贯或同时使用，将会非常有意思[34]。

## 非甾体类抗炎药（NSAIDs）

对 LNCaP 细胞系同时使用 VDR 配体和布洛芬，在没有双氢睾酮时可产生附加的生长抑制作用，而在双氢睾酮刺激的条件下，可以产生生长抑制的协同作用。VDR 配体和布洛芬都可以减少细胞周期 G1 到 S 期转换并增强细胞凋亡[35]。对接受骨化三醇治疗的 LNCaP 细胞系进行 cDNA 分析，发现骨化三醇可以使控制前列腺素合成的 COX-2 基因表达下调，而使前列腺素失活的 15-前列腺素脱氢酶基因则表达上调[36]。骨化三醇与非甾体类抗炎药（NSAIDs）可以协调抑制 LNCaP 细胞生长[37]。

## 放疗

在多种肿瘤模型中，维生素 D 都可以诱导 P21 表达，而 P21 的表达也可使细胞对放射治疗更加敏感[38]。在多种肿瘤模型中也正是 VDR 配体可以强化放疗诱导的细胞凋亡，而这种相互作用可能与神经酰胺合成增加有关[39]。

## 24.5 骨化三醇与维生素 D 类似物的临床试验

骨化三醇已经批准用于临床，主要适用于肾衰竭患者，因为这部分患者无法充分激活维生素 D 的储存形式。骨化三醇在临床上容易获得，这使得研究者将其用于肿瘤研究变得非常可行。体外试验证实，骨化三醇只有在超过生理浓度时才能发挥抗肿瘤作用，因此 I 期临床试验的目标便是增大骨化三醇的使用剂量。

## I 期临床试验

最早在前列腺癌上开展的临床试验主要是为了确定骨化三醇的标准替代剂量。Osborn 等对 11 名去势抵抗性前列腺癌（CRPC）患者采取每天给药的方式，使骨化三醇给药剂量逐渐升高。当骨化三醇每天给药剂量在 $0.5\mu g \sim 15\mu g$ 时，没有观察到明显的 PSA 反应。考虑到高钙血症的风险，就没有批准进一步扩大骨化三醇的剂量[40]。Gross 等对 7 名 PSA 升高但未接受去势治疗的患者采取了类似的研究，也依然没有观察到 PSA 反应，但是该治疗可影响 PSA 动力学（即与治疗前相比，PSA 倍增时间减少）。也是考虑到高钙血症的风险，禁止骨化三醇剂量超过 2.5μg/d。

隔日给药：有人设计了这样的试验，对骨化三醇隔日进行皮下注射，这主要是为了验证两个假说：给药途径和给药模式都可以减少骨化三醇的钙毒性发生。因为高钙血症属于剂量限制性毒性，应用上述方法便可以加大骨化三醇的剂量，每天 10μg 是目前测试的最大剂量[41]。当应用到 8μg 剂量时，骨化三醇的峰值血药浓度在 0.7nmol/L 左右。

每周给药：一项给药剂量逐渐变化的研究中发现，每周进行一次口服给药，骨化三醇的峰值血药浓度在 3.6～6.0nmol/L，并且不会产生剂量限制性毒性。在该研究中，骨化三醇剂量最高测试到了 2.8μg/kg，然而，当骨化三醇给药剂量超过 0.48μg/kg 时，骨化三醇的峰值血药浓度（Cmax）和血药浓度 - 时间曲线下面积（AUC）不会出现线性增加[42]。这是首次关于骨化三醇市售制剂的非线性药代动力学报道，而这一发现随后为 Muindi 等人证实[43]。这种药代动力学限制，以及口服胶囊规格多为 0.25μg 和 0.5μg，从而导致治疗时需口服大量的胶囊，这促使一种新型高剂量的骨化三醇口服剂型的问世，即 DN-101。当进行单剂量给药时，DN-101 的 Cmax 和 AUC 在一定范围内都随给药剂量增加（15～165μg）而成比例增加[44]。因此，该研究中所达到的 Cmax（给药剂量 165μg 时 Cmax 达到了 14.9nmol/L）超过了以往任何研究[43]。在初步的关于每周给药的报道中，当每周给药在 60μg 时，观察到了 2 级自限性高钙血症。最终，每周给药 45μg 被推荐作为Ⅱ期每周给药试验的最佳剂量[45]。然而，如果按照更通用的标准去界定剂量限制性毒性（例如应用新标准，就是 3 级高钙血症而不是 2 级高钙血症）或者 DN-101 与某种能降低血钙的药物同时

使用，那么在上述基础上再额外增加 DN-101 每周给药剂量也是可行的。

每周 3 天给药：另一种每周给药的方法是：每周有 3 天连续使用骨化三醇。在联合使用骨化三醇和紫杉醇的Ⅰ期临床试验中，每周连续用药 3 天，每天剂量达到 38μg 时，不会产生剂量限制性毒性，而当应用到最大剂量时，骨化三醇 Cmax 波动于 1.4～3.5nmol/L。而在骨化三醇与唑来膦酸联合使用（用药量增加时附加使用地塞米松）的临床试验中，也评估了与上述类似的给药方案[46]。当每周连续使用 3 天骨化三醇，每天给药剂量达到 30μg 时，并没有产生剂量限制性毒性，而其中有 3 个患者因为实验室检查指标异常而减少了骨化三醇的使用剂量。结果并没有观察到对这两种药物的反应，而 7 个患者中的 1 个患者在初始用药方案发生改变时附加使用了地塞米松，从而观察到了对骨化三醇和唑来膦酸的反应。

每 3 周用药：如果初始应用骨化三醇来改变肿瘤对化疗的反应，则给药间隔更久也可能有效，尤其是化疗时给药间隔很久。Tiffany 等测试了每 3 周给药 1 次的方案，为 60μg 骨化三醇，在多西他赛和雌二醇氮芥用药前 24h 给药[47]。该研究采用了降阶梯方案，也证实 60μg 骨化三醇可以安全应用。有 55% 此前未接受化疗的患者和 9% 此前接受过多西他赛化疗的患者对上述治疗有反应，但该研究就显示治疗反应来说，论证强度不大。

在Ⅰ期临床试验中，多个研究者都证实逐渐增加骨化三醇剂量且采用间歇给药的方案是完全可行的。实际上，因为口服给药需要太多的胶囊以及目前骨化三醇市售制剂的非线性药代动力学特点，最大给药剂量有所限制，因而目前大多数研究都没能确定骨化三醇的最大耐受剂量。而 DN-101 口服剂型克服了以上两个弊端，并已得到广泛的研究证实其效果。

**Ⅱ期临床试验**

骨化三醇单药治疗：每周 1 次骨化三醇已被测试作为单药治疗用于去势敏感性前列腺癌，而与多西他赛联合用药则用于去势抵抗性前列腺癌。有人对接受根治性前列腺癌切除术或放疗后发生生化复发的患者进行了一项了非随机化的研究，骨化三醇每周剂量为 0.5μg/kg 时，在中位生存时间 10 月内，患者都可以安全耐受[48]。该研究中，PSA 减少量没有超过 50%，但与治疗前相比，PSA 有轻度减少且 PSA 倍增时间延长。Trump 等人开展了另一项以骨化三醇作为 CRPC 初始治疗的研究[49]。在该研究中，骨化三醇通过口服给药，以每周为基准，周一、周二、周三，三天连续给药，每次给药 8μg，上述方案持续 4 周，随后 4 周每次给药 10μg，再接下来 4 周每次给药 12μg。而在该方案中，每周的周日同时应用 4mg 地塞米松。在总共 43 名患者中，19% 患者生化指标获得缓解（PSA 下降≥50%；中位减少 64%；变化范围 55%～92%，该缓解持续了超过 28 天。而其中一个患者 PSA 水平下降了 73%，但因为患者在治疗后 6 周发生与治疗无关的肺栓塞死亡，而未能观测到 PSA 的持续下降。只有 4 名患者血浆钙水平大于 11.0mg/dl。骨化三醇的生化缓解率与单用地塞米松相似，但其耐受性更好。尽管以上这些研究揭示了骨化三醇的抗肿瘤特性，但还需一项随机试验来确定骨化三醇的临床重要性。

骨化三醇与多西他赛的联合用药：上述这些重要的研究成果导致 ASCENT（AIPC 中骨化三醇提高泰素帝疗效）的发展，这是一项安慰剂对照的多中心随机试验，将患者随机分为两组，一组每周接受多西他赛（36mg/m²）和 DN-101 的联合治疗，另一组则接受多西他赛和安慰剂的联合治疗[50-51]。该研究共入组 250 名美籍和加拿大籍患者。DN-101 在使用多西他赛前 24h 给药，该用药持续 3 周，每 4 周为 1 个治疗周期。该研究的主要试验终点是两组的 PSA 缓解（指 PSA 下降超过 50%）都超过 50%。在 6 周内，DN-101 组中有 58% 的患者出现了 PSA 缓解，而安慰剂组有 49% 患者出现 PSA 缓解（P=0.16）。总体上，DN-101 组和安慰剂组分别有 63% 和 52% 的患者出现了 PSA 水平的下降，P=0.07。多因素分析显示，校正了基础血色素和体力状态后，DN-101 组的患者死亡风险比 0.67（P=0.04）。Beer 等人注意到 DN-101 组并没有得出中位生存期，但他们预测 DN-101 组中位生存期为 24.5 个月，而安慰剂组为 16.4 个月。该试验的主要终点是 PSA 缓解率而非总体生存期，因此在 2006 年启动了一项Ⅲ期临床研究（AS-CENT-2），旨在评估生存期，截至 2007 年 11 月共入组 900 名患者（计划入组 1200 名患者），而上述研究结果还尚未发表。考虑到目前前列腺癌化疗领域的进展，该研究将多西他赛（每周一次）与 DN-101 联合用药，以及单用多西他赛（每 3 周一次）进行了比较，然而考虑到两种方案在死亡率的不平衡，很早就被 DSMB 叫停了。Attia 等人[52]在一项Ⅱ期临床研究中报道了一种骨化三醇的替代药物。在该研究中，去势抵抗性前列腺癌患者被随机分为两组，一组接受多西他赛单药治疗（在 28 天的治疗周期中分别在第 1 天、第 8 天、第 15 天静脉给药，剂量为 35mg/m²），另一组接受多西他赛和度骨化醇（1α-羟基维生素 D₂，Hec-torol，Genzyme）的联合治疗，度骨化醇需每天口服给药（剂量为 10μg）。度骨化醇是一项不具有活性的激素原，可被肝脏代谢转化为具有活性的 1α，25-双羟基维生素 D₂ 和 1α，24-双羟基维生素 D₂[53]，早期的临床研究发现，使用该药，高钙血症的发生率更低[54]。在该研究中，70 名患者被随机分到两组，联合使用了度骨化醇的一组 PSA 缓解率更高，但并没有统计学差异（46.7% *vs.* 39.5%，$P=0.560$），无进展中位生存期也没有明显的差异（6.17 个月 *vs.* 6.20 个月，$P=0.764$）。

骨化三醇与卡铂的联合用药：有一项小型的 Ⅱ 期临床研究调查了骨化三醇（剂量为 $0.5\mu g/kg$）与卡铂（AUC＝7，对于此前接受过放疗的患者，则 AUC＝6）的联合应用[55]。该研究中，PSA 缓解率不到 10%，药物毒性也不显著。该结果并不十分乐观，可能是因为骨化三醇给药频率太低，或者前列腺癌对卡铂产生耐药，也可能是因为该研究样本量太小（17 例）。另一项 Ⅱ 期临床研究由 Flaig 等人开展，联合应用了卡铂、地塞米松和骨化三醇这三种药物[56]。在该研究中，去势抵抗性前列腺癌患者首先接受每天 1mg 地塞米松的初始治疗，5 周后每天同时接受 $0.5\mu g$ 骨化三醇的治疗（保证血钙浓度低于 10.1mg/dl）；而在接受 2 周骨化三醇的治疗后，开始每周应用卡铂（AUC＝2）。该用药方案最初应用时，并不能被很好地耐受，因此用药方案改成前 4 周每周应用 1 次卡铂，再停药 2 周，6 周为 1 个治疗周期。在 34 名接受治疗的患者中，13 名出现了 PSA 缓解；值得注意的是，2 名患者死于心肌梗死，4 名患者出现了 3 级中性粒细胞减少症。

骨化三醇与米托蒽醌的联合用药：Chan 等人也测试了 DN-101 与米托蒽醌联合用药的安全性和有效性[57]。该研究中，每 21 天为一个治疗周期，第一天口服 $180\mu g$DN-101，第二天静脉使用米托蒽醌 $12mg/m^2$，且每天口服泼尼松 10mg，最多连续口服 12 个周期。在总共 19 名患者中，有 5 名患者（26%，95%CI：9%～51%）PSA 水平下降超过 50%；PSA 进展的中位时间为 16 周（95%CI 6～26 周）；总体生存期为 16 月（95%CI 6～26 个月）；47%（95%CI：21%～73%）患者接受了镇痛

剂治疗。该用药方案的毒性与仅应用米托蒽醌和地塞米松时的毒性类似，但生命质量分析则提示身体功能的下降，且疲乏、失眠和腹泻的发生率升高。该用药方案是有效的，但尚需进一步评估何时应用到以多西他赛为基础的化疗中。

其他骨化三醇类似物：尽管大部分关于 VDR 配体的临床试验都是以骨化三醇来开展，但还有另外一种方法，便是设计一种骨化三醇的类似物，从而减少骨化三醇所致钙毒性的干扰。最普遍的方法是对骨化三醇分子的侧链进行修饰，依照此法已经化学合成了很多种药物。这些复合物与骨化三醇在蛋白结合、对 VDR 亲和力和药物代谢上有一点区别，但可以减少钙毒性的发生。许多骨化三醇类似物已经进入临床试验，有一部分是用在前列腺癌上。在结束 Ⅰ 期临床试验的评估后[58]，西奥骨化醇（EB1089）开始进行 Ⅱ 期临床评估，给药方案为每天 $10\mu g$，主要用于胰腺癌和肝细胞癌。结果在胰腺癌患者上没有观察到客观的反应[59]，而在 33 名不可切除的肝细胞癌患者上，有 2 名患者获得了部分缓解，且持续达 29 个月[60]。而对局部进展性或皮肤转移性乳腺癌患者局部使用卡泊三醇软膏，14 名患者中有 3 名出现了一定的反应[61]。在一项 $1\alpha$-羟基维生素 $D_2$ 的 Ⅰ 期临床试验中，25 名去势抵抗性前列腺癌患者中有 2 名产生了部分反应[62]。为了避免发生剂量限制性的高钙血症和肾功能不全，最终将 $12.5\mu g$ 作为 Ⅱ 期临床试验的剂量。一项 Ⅱ 期试验对使用该用药方案的 26 名雄激素非依赖性前列腺癌患者进行了随访。研究者期望该药将发挥抗肿瘤的作用，因此试验的主要终点是无进展生存期。中位进展时间为 12 周（平均 9 周），而其中一个患者病情稳定长达 2 年以上。维生素 $D_3$ 类似物 ILX23-7553 已进入 Ⅰ 期临床试验，每 14 天为一个治疗周期，连续 5 天使用该药［剂量为 $45\mu g/(m^2 \cdot d)$］，而该剂量是

安全的。而该试验因为需要口服的胶囊太多而没能继续下去。因此，建议开发出新的高剂量胶囊，使高剂量药物应用于临床试验成为可能[63]。

# 24.6 总结

各项流行病学资料和临床前研究数据都表明，以 VDR 作为前列腺癌治疗的靶点会非常有效。但目前开展的临床试验都是关于骨化三醇的，而骨化三醇是 VDR 最自然的配体。因为可以预见到的高钙血症，每天进行大剂量骨化三醇单药治疗显然是不可行的。因此便衍生出各种各样的间歇给药方案，而间歇给药被证实可以增大骨化三醇剂量并延长其暴露时间。还有一种方案便是设计一种骨化三醇类似物，兼具抗肿瘤特性却又避免了钙毒性。有多种类似物进入了临床试验，但在前列腺癌中其研究尚不如骨化三醇广泛。而目前的单药

研究也多集中于安全性，对单药骨化三醇或类似物有确切反应的报道也较罕见，而能导致疾病稳定或者减慢血浆 PSA 上升速率的报道则较多。尽管这与 VDR 配体具有抗肿瘤特性的假说吻合，但目前这些研究样本量都较小，且未加控制，因此难以得出确切的结论。要想得到关于单药 VDR 配体治疗的确切结论，还需要更大样本量的随机前瞻性临床试验。有些分子决定簇决定了肿瘤对骨化三醇是敏感还是抵抗，了解这些有助于挑选可能从骨化三醇治疗中获益的肿瘤类型。目前，关于骨化三醇和其他类似物的 I 期和 II 期临床数据都证实，它们具有较好的安全性且能发挥细胞毒性作用，而关于治疗的功效尚需进一步的试验。在上述这些药物中，只有 DN-101 进入了 III 期临床试验。尽管 ASCENT-2 早期即被叫停，但最终的结果为维生素 D 导向的疗法在前列腺癌的治疗中到底发挥着什么样的作用提供了进一步的认识。

# 小 结

- 低维生素 D 水平是前列腺癌的重要危险因素；
- 维生素 D 通过诱导分化和抑制增值、促进凋亡、抑制血管新生和减弱侵袭性来发挥抗肿瘤机制；
- 骨化三醇、维生素 D 类似物与其他治疗手段（类固醇、细胞毒性化疗、维甲酸受体配体、他莫西芬、非甾体类抗炎药、放疗）的联合使用对前列腺癌

有一定的治疗效果；
- 各项流行病学资料和临床前研究数据都表明，以 VDR 作为前列腺癌治疗的靶点会非常有效；而关于骨化三醇和其他类似物的 I 期和 II 期临床数据都证实，它们具有较好的安全性且能发挥细胞毒性作用，而关于治疗的功效尚需进一步的试验。

（顿耀军）

# 参考文献

[1] Hanchette C L, Schwartz G G. Geographic patterns of prostate cancer mortality. Evidence for a protective effect of ultraviolet radiation [J]. Cancer, 1992, 70 (12): 2861-2869.

[2] Luscombe C J, French M E, Liu S, et al. Prostate cancer risk: associations with ultraviolet radiation, tyrosinase and melanocortin-1 receptor genotypes [J]. Br J Cancer, 2001, 85 (10): 1504-1509.

[3] Grant W B. An estimate of premature cancer mortality in the U. S. due to inadequate doses of solar ultraviolet-B radiation [J]. Cancer, 2002, 94 (6): 1867-1875.

[4] Corder E H, Guess H A, Hulka B S, et al. Vitamin D and prostate cancer: a prediagnostic study with stored sera [J]. Cancer Epidemiol Biomarkers Prev, 1993, 2 (5): 467-472.

[5] Gann P H, Ma J, Hennekens C H, et al. Circulating vitamin D metabolites in relation to subsequent development of prostate cancer [J]. Cancer Epidemiol Biomarkers Prev, 1996, 5 (2): 121-126.

[6] Jacobs E T, Giuliano A R, Martinez M E, et al. Plasma levels of 25-hydroxyvitamin D, 1, 25-dihydroxyvitamin D and the risk of prostate cancer [J]. J Steroid Biochem Mol Biol, 2004, 89-90 (1-5): 533-537.

[7] Platz E A, Leitzmann M F, Hollis B W, et al. Plasma 1, 25-dihydroxy- and 25-hydroxyvitamin D and subsequent risk of prostate cancer [J]. Cancer Causes Control, 2004, 15 (3): 255-265.

[8] Chan J M, Giovannucci E, Andersson S O, et al. Dairy products, calcium, phosphorous, vitamin D, and risk of prostate cancer (Sweden) [J]. Cancer Causes Control, 1998, 9 (6): 559-566.

[9] Huncharek M, Muscat J, Kupelnick B. Dairy products, dietary calcium and vitamin D intake as risk factors for prostate cancer: a meta-analysis of 26, 769 cases from 45 observational studies [J]. Nutr Cancer, 2008, 60 (4): 421-441.

[10] Qin L Q, Xu J Y, Wang P Y, et al. Milk consumption is a risk factor for prostate cancer: meta-analysis of case-control studies [J]. Nutr Cancer, 2004, 48 (1): 22-27.

[11] Cross H S, Bareis P, Hofer H, et al. 25-Hydroxyvitamin D (3) -1alpha-hydroxylase and vitamin D receptor gene expression in human colonic mucosa is elevated during early cancerogenesis [J]. Steroids, 2001, 66 (3-5): 287-292.

[12] Giovannucci E. Dietary influences of 1, 25 (OH) 2 vitamin D in relation to prostate cancer: a hypothesis [J]. Cancer Causes Control, 1998, 9 (6): 567-582.

[13] Beer T M, Myrthue A, Garzotto M, et al. Randomized study of high-dose pulse calcitriol or placebo prior to radical prostatectomy [J]. Cancer Epidemiol Biomarkers Prev, 2004, 13 (12): 2225-2232.

[14] Kidd L C, Paltoo D N, Wang S, et al. Sequence variation within the 5' regulatory regions of the vitamin D binding protein and receptor genes and prostate cancer risk [J]. Prostate, 2005, 64 (3): 272-282.

[15] Torkko K C, van Bokhoven A, Mai P, et al. VDR and SRD5A2 polymorphisms combine to increase risk for prostate cancer in both non-Hispanic White and Hispanic White men [J]. Clin Cancer Res, 2008, 14 (10): 3223-3229.

[16] Zhou W, Suk R, Liu G, et al. Vitamin D is associated with improved survival in early-stage non-small cell lung cancer patients [J]. Cancer Epidemiol Biomarkers Prev, 2005, 14 (10): 2303-2309.

[17] Robsahm T E, Tretli S, Dahlback A, et al. Vitamin D3 from sunlight may improve the prognosis of breast-, colon- and prostate cancer (Norway) [J]. Cancer Causes Control, 2004, 15 (2): 149-158.

[18] Lagunova Z, Porojnicu A C, Dahlback A, et al. Prostate cancer survival is dependent on

season of diagnosis [J]. Prostate, 2007, 67 (12): 1362-1370.

[19] Mangelsdorf D J, Thummel C, Beato M, et al. The nuclear receptor superfamily: the second decade [J]. Cell, 1995, 83 (6): 835-839.

[20] Carlberg C, Saurat J H. Vitamin D-retinoid association: molecular basis and clinical applications [J]. J Investig Dermatol Symp Proc, 1996, 1 (1): 82-86.

[21] Abe E, Miyaura C, Sakagami H, et al. Differentiation of mouse myeloid leukemia cells induced by 1 alpha, 25-dihydroxyvitamin D3 [J]. Proc Natl Acad Sci U S A, 1981, 78 (8): 4990-4994.

[22] Hershberger P A, Modzelewski R A, Shurin Z R, et al. 1, 25-Dihydroxycholecalciferol (1, 25-D3) inhibits the growth of squamous cell carcinoma and down-modulates p21 (Waf1/Cip1) in vitro and in vivo [J]. Cancer Res, 1999, 59 (11): 2644-2649.

[23] Qiao S, Tuohimaa P. Vitamin D3 inhibits fatty acid synthase expression by stimulating the expression of long-chain fatty-acid-CoA ligase 3 in prostate cancer cells [J]. FEBS Lett, 2004, 577 (3): 451-454.

[24] Qiao S, Tuohimaa P. The role of long-chain fatty-acid-CoA ligase 3 in vitamin D3 and androgen control of prostate cancer LNCaP cell growth [J]. Biochem Biophys Res Commun, 2004, 319 (2): 358-368.

[25] Bao B Y, Hu Y C, Ting H J, et al. Androgen signaling is required for the vitamin D-mediated growth inhibition in human prostate cancer cells [J]. Oncogene, 2004, 23 (19): 3350-3360.

[26] De Haes P, Garmyn M, Degreef H, et al. 1,25-Dihydroxyvitamin D3 inhibits ultraviolet B-induced apoptosis, Jun kinase activation, and interleukin-6 production in primary human keratinocytes [J]. J Cell Biochem, 2003, 89 (4): 663-673.

[27] Yu W D, Mcelwain M C, Modzelewski R A, et al. Enhancement of 1,25-dihydroxyvitamin D3-mediated antitumor activity with dexamethasone [J]. J Natl Cancer Inst, 1998, 90 (2): 134-141.

[28] Koga M, Sutherland R L. Retinoic acid acts synergistically with 1, 25-dihydroxyvitamin D3 or antioestrogen to inhibit T-47D human breast cancer cell proliferation [J]. J Steroid Biochem Mol Biol, 1991, 39 (4A): 455-460.

[29] Guzey M, Sattler C, Deluca H F. Combinational effects of vitamin D3 and retinoic acid (all trans and 9 cis) on proliferation, differentiation, and programmed cell death in two small cell lung carcinoma cell lines [J]. Biochem Biophys Res Commun, 1998, 249 (3): 735-744.

[30] Peehl D M, Feldman D. Interaction of nuclear receptor ligands with the Vitamin D signaling pathway in prostate cancer [J]. J Steroid Biochem Mol Biol, 2004, 92 (4): 307-315.

[31] Ikeda N, Uemura H, Ishiguro H, et al. Combination treatment with 1alpha, 25-dihydroxyvitamin D3 and 9-cis-retinoic acid directly inhibits human telomerase reverse transcriptase transcription in prostate cancer cells [J]. Mol Cancer Ther, 2003, 2 (8): 739-746.

[32] Anzano M A, Smith J M, Uskokovic M R, et al. 1 alpha, 25-Dihydroxy-16-ene-23-yne-26, 27-hexafluorocholecalciferol (Ro24-5531), a new deltanoid (vitamin D analogue) for prevention of breast cancer in the rat [J]. Cancer Res, 1994, 54 (7): 1653-1656.

[33] Welsh J. Induction of apoptosis in breast cancer cells in response to vitamin D and antiestrogens [J]. Biochem Cell Biol, 1994, 72 (11-12): 537-545.

[34] Christensen G L, Jepsen J S, Fog C K, et al. Sequential versus combined treatment of human breast cancer cells with antiestrogens and the vitamin D analogue EB1089 and evaluation of predictive markers for vitamin D treatment [J]. Breast Cancer Res Treat, 2004, 85 (1): 53-63.

[35] Gavrilov V，Steiner M，Shany S. The combined treatment of 1，25-dihydroxyvitamin D3 and a non-steroid anti-inflammatory drug is highly effective in suppressing prostate cancer cell line (LNCaP) growth [J]. Anticancer Res，2005，25 (5)：3425-3429.

[36] Moreno J，Krishnan A V，Feldman D. Molecular mechanisms mediating the anti-proliferative effects of Vitamin D in prostate cancer [J]. J Steroid Biochem Mol Biol，2005，97 (1-2)：31-36.

[37] Moreno J，Krishnan A V，Swami S，et al. Regulation of prostaglandin metabolism by calcitriol attenuates growth stimulation in prostate cancer cells [J]. Cancer Res，2005，65 (17)：7917-7925.

[38] Hsiao M，Tse V，Carmel J，et al. Functional expression of human p21 (WAF1/CIP1) gene in rat glioma cells suppresses tumor growth in vivo and induces radiosensitivity [J]. Biochem Biophys Res Commun，1997，233 (2)：329-335.

[39] Demasters G A，Gupta M S，Jones K R，et al. Potentiation of cell killing by fractionated radiation and suppression of proliferative recovery in MCF-7 breast tumor cells by the Vitamin D3 analog EB 1089 [J]. J Steroid Biochem Mol Biol，2004，92 (5)：365-374.

[40] Osborn J L，Schwartz G G，Smith D C，et al. Phase II trial of oral 1，25-dihydroxyvitamin D (calcitriol) in hormone refractory prostate cancer [J]. Urol Oncol，1995，1 (5)：195-198.

[41] Smith D C，Johnson C S，Freeman C C，et al. A Phase I trial of calcitriol (1，25-dihydroxycholecalciferol) in patients with advanced malignancy [J]. Clin Cancer Res，1999，5 (6)：1339-1345.

[42] Beer T M，Munar M，Henner W D. A Phase I trial of pulse calcitriol in patients with refractory malignancies：pulse dosing permits substantial dose escalation [J]. Cancer，2001，91 (12)：2431-2439.

[43] Muindi J R，Peng Y，Potter D M，et al. Pharmacokinetics of high-dose oral calcitriol：results from a phase 1 trial of calcitriol and paclitaxel [J]. Clin Pharmacol Ther，2002，72 (6)：648-659.

[44] Beer T M，Javle M，Lam G N，et al. Pharmacokinetics and tolerability of a single dose of DN-101，a new formulation of calcitriol，in patients with cancer [J]. Clin Cancer Res，2005，11 (21)：7794-7799.

[45] Beer T M，Javle M，Lam G N，et al. Pharmacokinetics and tolerability of a single dose of DN-101，a new formulation of calcitriol，in patients with cancer [J]. Clin Cancer Res，2005，11 (21)：7794-7799.

[46] Morris M J，Smaletz O，Solit D，et al. High-dose calcitriol，zoledronate，and dexamethasone for the treatment of progressive prostate carcinoma [J]. Cancer，2004，100 (9)：1868-1875.

[47] Tiffany N M，Ryan C W，Garzotto M，et al. High dose pulse calcitriol，docetaxel and estramustine for androgen independent prostate cancer：a phase I/II study [J]. J Urol，2005，174 (3)：888-892.

[48] Beer T M，Lemmon D，Lowe B A，et al. High-dose weekly oral calcitriol in patients with a rising PSA after prostatectomy or radiation for prostate carcinoma [J]. Cancer，2003，97 (5)：1217-1224.

[49] Trump D L，Potter D M，Muindi J，et al. Phase II trial of high-dose，intermittent calcitriol (1，25 dihydroxyvitamin D3) and dexamethasone in androgen-independent prostate cancer [J]. Cancer，2006，106 (10)：2136-2142.

[50] Beer T M，Eilers K M，Garzotto M，et al. Weekly high-dose calcitriol and docetaxel in metastatic androgen-independent prostate cancer [J]. J Clin Oncol，2003，21 (1)：123-128.

[51] Beer T M，Ryan C W，Venner P M，et al. Double-blinded randomized study of high-dose calcitriol plus docetaxel compared with placebo plus docetaxel in androgen-independent

prostate cancer: a report from the ASCENT Investigators [J]. J Clin Oncol, 2007, 25 (6): 669-674.

[52] Attia S, Eickhoff J, Wilding G, et al. Randomized, double-blinded phase II evaluation of docetaxel with or without doxercalciferol in patients with metastatic, androgen-independent prostate cancer [J]. Clin Cancer Res, 2008, 14 (8): 2437-2443.

[53] Upton R A, Knutson J C, Bishop C W, et al. Pharmacokinetics of doxercalciferol, a new vitamin D analogue that lowers parathyroid hormone [J]. Nephrol Dial Transplant, 2003, 18 (4): 750-758.

[54] Sjoden G, Smith C, Lindgren U, et al. 1 alpha-Hydroxyvitamin D2 is less toxic than 1 alpha-hydroxyvitamin D3 in the rat [J]. Proc Soc Exp Biol Med, 1985, 178 (3): 432-436.

[55] Beer T M, Garzotto M, Katovic N M. High-dose calcitriol and carboplatin in metastatic androgen-independent prostate cancer [J]. Am J Clin Oncol, 2004, 27 (5): 535-541.

[56] Flaig T W, Barqawi A, Miller G, et al. A phase II trial of dexamethasone, vitamin D, and carboplatin in patients with hormone-refractory prostate cancer [J]. Cancer, 2006, 107 (2): 266-274.

[57] Chan J S, Beer T M, Quinn D I, et al. A phase II study of high-dose calcitriol combined with mitoxantrone and prednisone for androgen-independent prostate cancer [J]. BJU Int, 2008, 102 (11): 1601-1606.

[58] Gulliford T, English J, Colston K W, et al. A phase I study of the vitamin D analogue EB 1089 in patients with advanced breast and colorectal cancer [J]. Br J Cancer, 1998, 78 (1): 6-13.

[59] Evans T R, Colston K W, Lofts F J, et al. A phase II trial of the vitamin D analogue Seocalcitol (EB1089) in patients with inoperable pancreatic cancer [J]. Br J Cancer, 2002, 86 (5): 680-685.

[60] Dalhoff K, Dancey J, Astrup L, et al. A phase II study of the vitamin D analogue Seocalcitol in patients with inoperable hepatocellular carcinoma [J]. Br J Cancer, 2003, 89 (2): 252-257.

[61] Bower M, Colston K W, Stein R C, et al. Topical calcipotriol treatment in advanced breast cancer [J]. Lancet, 1991, 337 (8743): 701-702.

[62] Liu G, Oettel K, Ripple G, et al. Phase I trial of 1alpha-hydroxyvitamin d (2) in patients with hormone refractory prostate cancer [J]. Clin Cancer Res, 2002, 8 (9): 2820-2827.

[63] Wieder R, Novick S C, Hollis B W, et al. Pharmacokinetics and safety of ILX23-7553, a non-calcemic-vitamin D3 analogue, in a phase I study of patients with advanced malignancies [J]. Invest New Drugs, 2003, 21 (4): 445-452.

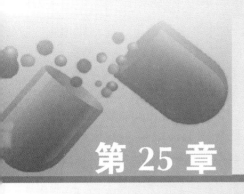

# 第 25 章　肿瘤免疫学、免疫疗法和疫苗

## 本章提纲

尽管大部分前列腺癌患者在接受初始治疗后都可以治愈，但约40%患者在治疗后会出现前列腺癌复发。对这部分复发患者，激素治疗可以获益，而当患者出现去势抵抗或转移时，则可以从化疗中获益。尽管存在这些有效的治疗方法，但还需其他一些辅助疗法。目前已利用多种手段开发了针对前列腺癌细胞的治疗性肿瘤疫苗，可以增强人体对肿瘤的免疫，并已在早期的临床试验中显现出效果。目前有多种类型的针对前列腺癌的肿瘤疫苗，包括载体介导的、抗原呈递细胞介导的以及全肿瘤细胞疫苗。有一些疫苗已进入Ⅱ期临床试验并已被证实有一定的临床作用。此外，在各种临床前和临床模型研究中已证实，肿瘤疫苗与标准疗法可以兼容，并具有协同效应。一些关于前列腺癌免疫治疗的Ⅲ期临床试验目前正处于计划阶段或正在开展。未来的免疫治疗试验将主要集中于如何甄别最有可能从肿瘤疫苗治疗中获益的患者群体，以及确定合适的治疗终点。

## 25.1 肿瘤疫苗在前列腺癌治疗中的基本原理

2004年FDA批准多西他赛作为转移性去势抵抗性前列腺癌（CRPC）的治疗药物，尽管这在前列腺癌的治疗史上是一个重要进展，但还需要其他辅助治疗手段[1-2]。前列腺癌患者接受初始治疗后复发者，首选激素治疗，若出现去势抵抗，则选用化疗[3]。目前在去势敏感性前列腺癌和CRPC患者中均研究了治疗性肿瘤疫苗的使用，以此探究疫苗在治疗中的作用，以及疫苗在与目前常规疗法联合使用时所发挥的作用。

从许多方面来说，前列腺癌都是实施免疫疗法（激活针对肿瘤细胞的免疫力）

的理想对象。在大部分情况下，前列腺癌复发是通过血浆PSA水平上升来检测到，这主要是因为肿瘤体积较小且在影像学上难以检测到。前列腺癌大多生长缓慢，有充足的时间可以刺激人体免疫系统从而产生针对前列腺癌细胞的足够强的免疫反应[4]。有一些基因产物是前列腺癌所特有的，可以成为免疫治疗最合适的靶点[5-6]。大多数前列腺癌患者体内，可以识别肿瘤相关抗原（TAAs）的细胞毒性T细胞水平都很低，而这一反应可以被治疗性肿瘤疫苗的免疫刺激作用放大[7]。而且以前列腺组织所特有的TAAs为作用靶点不会产生很严重的临床副作用。

## 25.2 免疫治疗的靶点：肿瘤相关抗原（TAAs）

肿瘤疫苗最理想的靶点是TAAs，TAAs仅存在于肿瘤细胞中，或与正常组织相比，TAAs在肿瘤细胞中过量表达。PSA是一个分子量为34kD的蛋白质，仅在前列腺癌细胞和正常前列腺上皮细胞中表达，这使得PSA成为许多前列腺癌疫苗的首选靶点[8-9]。前列腺特异性膜抗原（PSMA）是一个分子量为100kD的跨膜糖蛋白，可以表达于原发性前列腺癌和转移性前列腺癌细胞中[8-10]。PSMA最显著的特征便是，当接受雄激素剥夺治疗后，PSMA的表达量会增加[11]。另一个可以作为潜在疫苗靶点的TAA是前列腺酸性磷酸酶（PAP），PAP是一个分子量为102kD的糖蛋白，在前列腺癌细胞中过量表达，在疾病进展中发挥了重要的作用[12-13]。

## 25.3 增强抗原呈递

开发一种有效的前列腺癌疫苗还面临

着很多挑战。尽管前列腺癌有多种可作为免疫治疗靶点的 TAAs，但它们的免疫原性都较差。而一个有效的疫苗必须克服这些障碍。

研究发现细胞因子可以有效增加 T 细胞数目，并且可以增强抗原呈递细胞（APCs）识别 TAAs 的能力。在激活的细胞免疫系统中，APCs（例如树突细胞）被激活，将抗原呈递给 T 细胞，从而导致靶向细胞毒性 T 细胞对肿瘤细胞的破坏。

在免疫治疗中，粒细胞-巨噬细胞集落刺激因子（GM-CSF）是重要的佐剂。GM-CSF 可以刺激 APCs 的生长和成熟，并帮助 APCs 迁移到接种区域，借此来提高免疫应答[14-16]。有一些早期的临床试验，检测 GM-CSF 单药能否作为一个非特异的免疫刺激剂而发挥一定的临床疗效[17]。目前更多的研究证实，在接种区域注射 GM-CSF 可以增强靶向免疫应答[18-20]。还有其他一些策略，将 GM-CSF 基因转导至肿瘤细胞中，从而产生 GM-CSF 选择性全肿瘤细胞疫苗[21]。

另一种可以增强 T 细胞的 APCs 活化的机制便是使用协同刺激分子。在抗原呈递的关键时期，APCs 利用其主要组织相容性复合体（MHC）将抗原借由 T 细胞受体（TCR）呈递给 T 细胞。而各种辅助分子或协同刺激分子的相互作用对 T 细胞的激活也很重要，尤其是当 TAA 的免疫原性很差时。若没有协同刺激分子，免疫原性很弱的抗原会导致 T 细胞失能甚至凋亡[22]。在痘苗病毒疫苗中，将协同刺激分子进行转基因也应该被包括在将 TAA 转基因到载体的范畴内。当上述以痘苗病毒疫苗感染 APCs 后，会导致 TAA 表达，并利用 MHC 呈递给 T 细胞。将编码协同刺激分子的一个或多个基因转到疫苗上后，会在 APC 表达这些协同刺激分子，从而增强疫苗的作用。

# 25.4 前列腺癌联合治疗的一部分：肿瘤疫苗

为了提高早期和晚期前列腺癌的治疗效果，已有很多研究者将肿瘤疫苗与其他疗法联合用于前列腺癌。传统的治疗方法可能会改变肿瘤的免疫表型，并增加细胞毒性 T 细胞的活性[23]。而这对于前列腺癌来讲无疑是非常重要的，目前根据前列腺癌分期不同，可选择雄激素剥夺治疗（ADT），放疗和化疗。

## 雄激素剥夺治疗

仅接受激素治疗的前列腺癌复发患者往往不会产生明显症状。为了延缓症状的发生，就需要采取更加激进的治疗手段，也势必会产生更大的副作用。证据表明 ADT 能增加这些前列腺癌患者的免疫应答[24]。有一项研究评估了接受 ADT 前和开始 ADT 后的前列腺组织，结果显示前列腺组织在治疗后 1～3 周有 T 细胞浸润，而从前列腺组织中分离出的 T 细胞也呈现出限制性的抗体，这提示了局部的寡克隆反应[25]。另一项研究发现，雄激素受体拮抗剂氟他胺减弱了高铁的 T 细胞抑制[26]。其他研究提示 ADT 减弱了对前列腺 TAAs 的免疫耐受，促进了胸腺的生长并增强了 T 细胞库[27-29]。以上这些研究成果都预示着，ADT 与肿瘤疫苗联合治疗将会很有前景。

## 放疗

前列腺局部放疗可以作为早期前列腺癌的根治手段，也可以用于根治性前列腺切除术后前列腺癌复发的补救治疗手段[30]。但放疗有一个潜在缺点就是，对于较大肿瘤中心部位的细胞，其只能接受到亚致死量的放疗剂量，从而导致这些细胞在初始治疗后继续存活。临床前研究已证实，低剂量放疗可以增加前列腺特定的膜抗原，包括 MHC Ⅰ 类抗原分子，TAAs 和 Fas 配体，而这些抗原可以增强肿瘤疫苗所诱导的细胞毒性 T 细胞应答反应[31-33]。放疗对前列腺癌细胞所产生的这些效应开启了肿瘤疫苗作为前列腺癌辅助治疗的研究，或许有些高危前列腺癌患者能从这种增强的免疫监测中获益[34]。

## 联合化疗

对大多数转移性癌，包括转移性前列腺癌来说，化疗不是一个治愈性手段，这使得化疗联合肿瘤疫苗具有很大的潜在价值，因为这可以延缓疾病发展、延长总体生存期。特定的化疗药物可以增强 TAAs 和 MHC Ⅰ 类分子的表达，而上述两者都可以使肿瘤细胞对肿瘤疫苗所诱导的细胞毒性 T 细胞应答反应更敏感[35-38]。此外，化疗导致细胞裂解，而在这种背景下，肿瘤疫苗所引发的免疫应答激活可将各种抗原暴露在免疫系统下，使得针对 TAAs 的免疫应答不具有疫苗靶向性，即所谓抗原级联[39]。临床前研究也进一步证实了化疗的其他优点，例如可以增加免疫治疗的作用。柔红霉素可以增加巨噬细胞的数目和活力，而体外试验也证实多西他赛可以增加前炎性细胞因子[40-42]。多西他赛还被证实可以增强对肿瘤疫苗的 CD8 应答，增加对 TAAs 的免疫应答，尤其是那些相较抗原级联中其他 TAAs 而言对肿瘤疫苗具有靶向特异性的 TAAs。在鼠科动物肿瘤治疗模型中的研究也表明，多西他赛联合肿瘤疫苗比上述两种治疗方法单用要更有效。其他一些化疗药（例如环磷酰胺）可以减少调节性 T 细胞的水平和抑制作用，从而增强免疫应答并加强肿瘤疫苗的作用[43-44]。

化疗与肿瘤疫苗联合应用最大的缺点便是化疗可能杀死因肿瘤疫苗产生的免疫细胞。然而，目前的临床证据表明许多化疗与肿瘤疫苗是可以兼容的。一项针对转移性 CRPC 患者的 Ⅱ 期临床试验，比较了多西他赛与以 PSA 为靶点痘苗病毒疫苗的联合应用，和单用肿瘤疫苗之间的疗效区别，研究开始 3 月后，发现两组患者针对肿瘤疫苗的免疫应答是相同的，这表明化疗并不会降低针对肿瘤疫苗的免疫应答[45]。

## 序贯化疗

已有大量的临床证据表明肿瘤疫苗可以启动针对 TAAs 的动态免疫应答，而随后的化疗可以增强这种作用。一项 Ⅰ 期临床试验入组了 17 名患者，对其使用以细胞色素 P450B1（P450B1 在多种肿瘤中过量表达）为靶点、以质粒/微粒子介导的肿瘤疫苗治疗研究，结果发现其中 5 名患者产生了比预想的针对补救性化疗更强的免疫应答，且持续达 12 个月[46]。在另一项针对非小细胞肺癌的研究中，29 名接受以 P53 为靶点以腺病毒介导的肿瘤疫苗治疗的患者中，有 61.9% 的患者对免疫治疗后使用的补救性化疗产生了客观反应，这一比例比预想的要高[47]。而在前列腺癌的临床试验中也发现了上述现象。在接受全肿瘤细胞疫苗 GVAX 的 34 名转移性 CRPC 患者中，其中 13 名患者随后又接受了以紫杉烷为基础的化疗，其平均总体生存期为 35.2 个月，而那些未接受序贯化疗的患者期平均生存期为 17.2 个月[48]。尽管上述研究都显示了肿瘤疫苗后再接受序贯化疗的优势，但还需更进一步的随机化试验来评估这些特定序贯方案的疗效。

## 抗 CTLA-4 抗体

对大部分免疫原性较弱的抗原（例如 TAAs）而言，仅有来自 T 细胞受体的信号尚不足以激活 T 细胞[49]。为了激活针对靶抗原的 T 细胞，还需 T 细胞表面 CD28 与 APC 表面 B7 结合产生第二信号。CT-

LA-4 主要是在 T 细胞激活后 2～3 天表达于 T 细胞表面，它也可以与 B7 结合。这种高亲合力的结合会产生负性信号，可以有效中止正在进行的免疫应答。有实验表明，敲剪掉 CTLA-4 的小鼠无法中止免疫应答，最终各个器官都出现了针对自体组织的 T 细胞的大量浸润，小鼠生存 2～3 周后便死亡，据此可以看出 CTLA-4 在免疫应答中的关键调节作用[50]。因此，可以阻止 CT-LA-4 信号传递的拮抗性抗体有可能可以增强 T 细胞的扩增。

研究表明，多种鼠科动物肿瘤模型都对抗 CTLA-4 抗体产生排斥，这提示 CT-LA-4 阻断剂将会成为肿瘤治疗的一种潜在手段[51]。然而，CTLA-4 阻断剂也可能促进调节性 T 细胞的生长。最近的一项研究显示，抗 CTLA-4 抗体单独治疗可以按比例地增加肿瘤内调节性 T 细胞和效应 T 细胞的数量，CTLA-4 阻断剂与肿瘤疫苗联合治疗则可以更大程度上增加效应 T 细胞的数量，而仅应用 CTLA-4 阻断剂则会诱发肿瘤排斥[52]。此外，相比于肿瘤特异性效应 T 细胞数量，其功能强度更重要，因为只有高亲和力的肿瘤特异性 T 细胞可以有效杀死肿瘤细胞[53]。抗 CTLA-4 抗原与肿瘤疫苗联合使用，较单独使用肿瘤疫苗而言，不仅可以增加肿瘤特异性效应 T 细胞的数量，还可以最大限度增加这些 T 细胞的亲合力[53]。目前已开发出多种抗 CTLA-4 抗体，且临床前模型也证实肿瘤疫苗可以增强抗 CTLA-4 的抗肿瘤活性[54-56]。已有多项研究对抗 CTLA-4 抗体与肿瘤疫苗联合使用治疗恶性肿瘤（包括前列腺癌）进行了评估[57-59]。

## 25.5 不同肿瘤疫苗类型

目前已有多种不同类型的前列腺癌肿瘤疫苗正在进行临床研究中，其中有 3 种疫苗类型在临床研究中应用最广泛，它们分别代表着三种不同的设计策略。

## 载体介导的肿瘤疫苗

靶向免疫治疗的目标便是集中免疫系统作用于免疫原性较弱的 TAAs，例如 PSA。痘苗病毒疫苗可以将编码 TAAs 的基因转到 APCs 上，从而在 APC 表面表达并利用主要组织相容性复合体（MHC）呈递 TAAs、激活 T 细胞。要开发重组的痘苗病毒载体，必须先合成包含能编码 TA-As 的转基因的重组质粒，然后将质粒转染进选定的真核细胞系中，再利用野生型痘苗病毒感染该细胞系。当痘苗病毒在细胞内进行繁殖时，一小部分病毒便会包含重组质粒。而质粒中标志物的表达有助于识别包含了重组质粒的痘苗病毒。然后，这些痘苗病毒载体会被分离并被扩增用做肿瘤疫苗[60]。

利用痘苗病毒作为肿瘤疫苗的输送载体有很多优势。将痘苗病毒注射到皮下组织会产生针对外来蛋白的炎症反应，接着发生的趋化作用会使 APCs 迁移到注射区域。因此，痘苗病毒中转基因所产生的重组蛋白产物，与拥有免疫佐剂的裸蛋白相比，有更强的免疫原性[61-62]。还有其他多种因素也决定了痘苗病毒是肿瘤疫苗理想的输送载体。痘苗病毒感染 APCs 尤其是树突细胞的能力比较强。当痘苗病毒中同时包含协同刺激分子时，APCs 的作用会大大增强[63-65]。大型痘苗病毒基因组使得将大量 DNA（包括协同刺激分子和多种抗原的转基因）转移到宿主细胞成为了可能[66]。痘病毒已在人体安全应用超过了五十年，通过痘苗病毒转移的所有基因都是在细胞质中进行处理，根本不可能整合到或者扰乱宿主 DNA。此外，在翻译过程中只有痘苗病毒酶被利用。痘苗病毒也非常容易进行皮下注射，且不需要进行太多的准备。

一项关于以 PSA 为靶抗原的痘苗病毒

疫苗的Ⅰ期临床研究，收入了 42 名转移性 CRPC 患者，它涉及了五个逐步升级的剂量。患者在 3 个月时间内每月接受一次重组的痘病毒治疗（rV-PSA 治疗，即包含针对 PSA 的转基因）。其中扩展阶段的一部分，有一组患者在接种区域也接受了 GM-CSF 治疗。结果表明肿瘤疫苗可以安全耐受，也没有产生剂量限制性毒性，而最常见的副作用是一过性发热、疲乏和注射区域反应。此外，在 5 名接受评估的患者中，有 3 名患者 PSA 特异性 T 细胞数目上升，这提示肿瘤疫苗已产生了靶向免疫应答[67]。

决定痘苗病毒疫苗有效性的其中一个关键因素，便是不同种类的痘苗病毒疫苗所引起的针对 TAAs 的最大免疫应答不同。目前已根据该特点去改进以 PSA 为靶抗原的痘苗病毒疫苗。痘病毒免疫原性较高，在初次接种后便会产生较强的免疫应答，而当再次接触痘病毒后，则会被针对病毒衣壳蛋白的抗体快速中和，而这会减弱以痘病毒介导的疫苗感染 APCs 的能力[67-69]。因此在初始接种痘病毒后，还必须再使用第二个痘苗病毒载体进行加强才能维持免疫应答。鸡痘病毒载体，也能感染 APCs，但只能产生早期病毒基因产物而不能产生病毒衣壳蛋白。这种特征使得鸡痘病毒无法在哺乳动物体内复制，宿主免疫系统也不能产生大量有效的针对鸡痘病毒疫苗的中和抗体[70-71]。这种多样化的初始-加强免疫策略已在临床前模型和Ⅰ期临床试验中得到证实[71-72]。随后的随机试验发现，与仅接种鸡痘病毒或在接种痘病毒前接种鸡痘病毒的患者相比，那些在初始接种痘病毒（rV-PSA）后再采用鸡痘病毒（RF-PSA）加强的患者，其发生 PSA 进展的时间有所延长[73-74]。

有许多试验已将以 PSA 为靶抗原的痘苗病毒疫苗与传统疗法联合用于前列腺癌的治疗。有临床前研究表明，放疗可以增加肿瘤细胞对免疫治疗的敏感性，基于此开展了一项研究。该研究将 30 名局限性前列腺癌患者按照 2∶1 的比例随机分为两组，前者接受放疗和肿瘤疫苗治疗，后者仅接受放疗。患者接受初始的牛痘疫苗（rV-PSA）和包含协同刺激分子 B7.1（rV-B7.1）的重组牛痘疫苗，并且每月注射重组鸡痘病毒疫苗（rF-PSA）进行加强，一共接种 8 次疫苗。所有疫苗接种时都以低剂量 IL-2 和 GM-CSF 作为免疫佐剂。而在第 4 月和第 6 月之间进行放射治疗。联合治疗组 19 名患者中，有 17 名患者完成了全部 8 次接种，并且在放疗结束后发现 PSA 特异性 T 细胞出现 3 倍升高，而仅接受放疗的一组，其 PSA 特异性 T 细胞数量没有明显变化（$P=0.0005$）。一项随访研究显示，与肿瘤疫苗相比，相同剂量的 IL-2 可以产生相同水平的免疫反应[75]。一项Ⅱ期临床随机研究目前正在进行，主要为了评估包含三种协同刺激分子的痘苗病毒疫苗（以下简称 PSA-TRICOM）与钐-153（$^{153}$Sm）的联合治疗，和仅接受 $^{153}$Sm 治疗相比，在转移性 CRPC 患者尤其是骨转移患者的区别。$^{153}$Sm 已被 FDA 批准用于 CRPC 发生骨转移的患者，可用来缓解疼痛，它主要由放射性钐和一种四磷酸螯合剂共同构成，而该螯合剂可与骨转移性病变相结合。该研究主要是为了评估在有良好免疫应答的前提下，针对转移性肿瘤的局部放疗（局部结合的 $^{153}$Sm）的疗效到底如何[76]。

另一项临床试验则入组了 42 名非转移性 CRPC 患者，主要为了比较激素治疗与以 PSA 为靶点的痘苗病毒疫苗的疗效。激素治疗组采用了尼鲁米特，是一种雄激素受体拮抗剂，而肿瘤疫苗组则先进行 rR-PSA 和 rV-B7.1 的联合疫苗治疗，接着每月接种 rF-PSA 进行加强。不管是采用哪种治疗方式，只要患者 PSA 水平出现升高，而影像学上未出现肿瘤转移的证据，便可以接受初始治疗以外的其他治疗。肿瘤疫苗组的患者，其出现 PSA 进展的中位时间是 9.9 个月，而尼鲁米特组，该时间为 7.6 月。该研究结果显示了联合治疗的优势，尤其是当更早进行免疫治疗时。对于其中 8 位被随机分到尼鲁米特组，后来又加上免疫治疗的患者，其入组后发生进展的中位时间为 15.9 个月，而开始联合治疗后发生进展的中位时间为 5.2 个月。而对于其中 12 位先开始免疫治疗后来又加上尼鲁米特联合治疗的患者，其入组后发生发展的中位时间为 13.9 个月，开始联合治疗后发生发展的中位时间则为 13.9 个月[77]。随后的生存分析则提示，免疫治疗组的患者与尼鲁米特组患者相比，总体生存状况要更好（免疫治疗组中位总体生存时间 5.1 年 *vs.* 尼鲁米特组中位总体生存时间 3.4 年；$P = 0.13$）。而对于那些侵袭性更低（Gleason 评分 $\leqslant 7$；$P = 0.033$），PSA 水平更低（PSA $< 20ug/ml$；$P = 0.013$），以及既往接受过放疗（$P = 0.018$）的患者来说，从免疫治疗中的生存获益要更大。这种生存上的获益可能与患者在肿瘤分期更早时就接受了免疫治疗有关，而联合治疗的患者也有类似生存上的获益。对于先接受免疫治疗随后又加上尼鲁米特的患者，其中位总体生存时间为 6.2 年，而先接受尼鲁米特随后再加上免疫治疗的患者，其中位总体生存时间则为 3.7 年（$P = 0.045$）[78]。目前还正准备开展一项针对非转移性 CRPC 患者的临床试验，主要是为了确认雄激素受体拮抗剂（氟他胺）与以 PSA 为靶点的二代痘苗病毒疫苗联合治疗，与仅接受雄激素受体拮抗剂相比之下的优势[79]。

## 25.6  PSA-TRICOM

更多的与痘苗病毒疫苗相关的临床前研究表明，多种协同刺激分子可以通过一个载体输送。有一种包含了三种协同刺激分子的结构称为 TRICOM，主要包括了 B7.1、细胞内黏附分子 ICAM-1、白细胞功能相关抗原 LFA-3 这三种分子的转基因。体内体外的试验也都表明，TRICOM 可以显著增强 T 细胞活化，而这与其中一种或两种协同刺激分子有关[80]。一项针对转移性 CRPC 患者的 I 期临床研究显示，先接受 rV-PSA-TRICOM 治疗，此后每月接种 rF-PSA-TRICOM 进行加强，患者也可以很好地耐受。此外，接受 PSA-TRICOM 治疗的患者在治疗后 PSA 特异性 T 细胞数量也有显著升高，且 15 名患者中有 9 名 PSA 升高速率有所下降[81]。

也有两项 II 期临床研究提供了接受 PSA-TRICOM 治疗可以改善总体生存的初步证据。一项企业赞助的针对 PSA-TRICOM 的 II 期临床试验，纳入了 125 名转移性 CRPC 患者（Gleason 评分 $\leqslant 7$），以 2：1 的比例随机分为两组，前者接受免疫治疗，后者仅接受空的鸡痘病毒载体以做对照。免疫治疗组先接种 rV-PSA-TRICOM，随后每月接种 rF-PSA-TRICOM 进行加强，而对照组则皮下注射鸡痘病毒。主要试验终点是出现进展的时间，骨扫描和 CT 扫描出现新的病变或原有病变扩大都可以视为进展。而该试验未能达到主要试验终点，但结果提示免疫治疗组中位总体生存时间为 24.4 个月，而对照组中位总体生存时间为 16.3 个月。这表明，尽管两组发生疾病的时间相似，但对于接受 PSA-TRICOM 治疗的患者来说，还是会有更长期的获益[82]。

在另一项由国家癌症中心（NCI）开展的与 PSA-TRICOM 相关的 II 期临床研究中，有 32 名转移性 CRPC 患者都先接种了 rV-PSA-TRICOM，随后每月接种 rF-PSA-TRICOM 进行加强。在该试验中，47% 的患者 PSA 上升速率有所下降，而 38% 的患者 PSA 水平有下降，在进行免疫评估的 29 名患者中，其中 13 名患者的 PSA 特异性 T

细胞有超过 2 倍的升高，而其中 5 名患者 PSA 特异性 T 细胞有超过 6 倍的升高，这可能意味着总体生存期的提高（$P = 0.055$）[83]。所有入组的患者中位总体生存时间为 26.6 个月，这要好于另一项针对多西他赛的试验中接近 18 月的中位总体生存时间的情况，而该试验也使得多西他赛被批准用于转移性去势抵抗性前列腺癌的治疗。所有患者的总体生存时间也与采用 Halabi 列线图所预测的时间相比较，而 Halabi 列线图所预测的时间主要是基于七个基线参数（表明了疾病的体积和侵袭性），这些参数是根据 1991—2001 年参与癌症和白血病 B 研究组的 1101 名转移性 CRPC 分析得到，他们接受了化疗或二线激素治疗[84]。对于那些预期生存时间小于 18 个月的患者来讲，接受 PSA-TRICOM 对于生存期只有轻度的提高（14.6 个月 vs. 12.3 个月）。而当患者预后更好时（预期生存时间≥18 月），则采用 PSA-TRI-COM 治疗与采用标准疗法相比，其疗效有了显著的提高，在治疗 44.6 个月后还未观测到中位总体生存期，而 Halabi 所预测的总体生存期为 20.9 个月。尽管这只是一项小研究，但它提供了一项证据，即接受免疫治疗的转移性 CRPC 患者，其总体生存期与根据接受化疗或二线激素治疗的患者所预测出的总体生存期基本相似。此外，这些数据表明更加惰性的前列腺癌接受免疫治疗，能比从接受化疗或二线激素治疗中获得更大的好处。目前正在开展随访研究，以验证这个假说。

## 🔲 抗原呈递细胞疫苗：Sipuleu-cel-T

另一项接受肿瘤疫苗治疗的方法并不依赖于体内的抗原刺激，而是依赖于移除的抗原呈递细胞 APCs，可以在体外利用抗原刺激 APCs，然后将这些激活的 APCs 回输到血液中。Sipuleucel-T 疫苗是从外周血单核

细胞中开发，在体外将其暴露于前列腺癌抗原，加工过程需 48h。树突细胞、T 细胞、B 细胞、NK 细胞都是从白细胞去除术后的患者血中选择分离得到。这些 APCs 紧接着被加工，然后体外暴露于 PA2024，PA2024 是人类 PAP 与 GM-CSF 的重组蛋白，可以导致 APC 激活的成熟。多余的抗原会在溶液中被清除掉，APCs 会被浓缩于 250ml 乳酸林格钠液中，再被回输到患者体内[85-86]。

一项 I 期临床研究在 12 名可评估的转移性 CRPC 患者中证实了该方法的安全性和有效性。患者会接受两次细胞输注，相隔超过 2 个月，输注的细胞如前所述，选取在体外暴露于 PA2024 的自体 APCs。细胞输注后，患者会接受三次剂量阶梯升高（0.3mg，0.6mg，1.0mg）的皮下 PA2024 注射，每次皮下注射间隔 1 月。结果发现该肿瘤疫苗可以良好耐受，且主要的副作用包括：发热、寒战、疲乏、注射区域反应。其中 3 名患者有 PSA 水平减低，且经 GM-CSF 和 PAP 刺激后 T 细胞增殖达到基线 10 倍水平。然而，注射 PA2024 并不能增强细胞免疫反应[87]。

也有一项 I/II 期临床研究在非转移性 CRPC 患者中开展。12 名患者参与了剂量阶梯升高（最大剂量 $2 \times 10^9$ 有核细胞/m²）的 I 期试验，又有 19 名患者加入 II 期试验。所有患者在第 0 周，第 4 周，第 8 周输注细胞，而病情稳定的患者在第 24 周继续输注细胞。所有剂量患者均能较好地耐受，而发热则是最常见的副作用。有 6 名患者 PSA 水平下降超过 25%，且其中 3 名患者下降水平更是超过 50%。在 I 期试验中，基于 PSA 水平的中位疾病进展时间为 12 周，而 II 期试验中该时间为 29 周，这提示患者在更高剂量下预后更好。针对 PAP 的免疫反应出现在 38% 的患者中，而这些患者出现疾病进展的时间也更长[88]。在另一项关于转移性 CRPC 患者的 II 期临床试验中，19 名可评估的患者在第 0 周，第 2 周接受 Sipuleucel-T 疫苗，第 4 周，第 8

周，第 12 周则皮下注射 PA2024。患者可以较好地耐受该疗法，且只有罕见的 3/4 级输注相关毒性（寒战、疲乏、发热、不适、呕吐、呼吸困难和心动过速）。在该研究中，3 名患者 PSA 水平下降超过 25%，甚至有 1 名患者 PSA 水平 221ng/ml，在第 24 周降到测不出的水平。对所有患者来讲，中位进展时间为 16.9 周。免疫分析也提示初始治疗 4 周后，可增强在体外对 PA2024 的反应。PSA 水平下降最显著的患者，在入组 96 周后免疫反应增强[89]。

有两项关于转移性 CRPC 患者的 III 期安慰剂对照临床研究，以 2∶1 的患者将患者随机分到 Sipuleucel-T 疫苗组和安慰剂组，研究的结果很乐观但尚不确切。两项研究都是在第 0 周，第 2 周，第 4 周时输注 Sipuleucel-T，若 8 周后患者出现病情进展（影像学上出现新的病变或疼痛增加），则可接受交叉治疗。两项研究的主要试验终点都是出现进展的时间[90-91]。第 1 项试验报告了 82 名接受 Sipuleucel-T 疫苗治疗的 82 名患者和接受安慰剂治疗的 45 名患者（其中 24 名患者后来又接受 Sipuleucel-T 治疗作为交叉）的疗效。尽管 Sipuleu-cel-T 组发生进展的时间更迟（16.6 周 *vs.* 10 周；$P = 0.052$），但该试验仍未能达到主要试验终点。而 Sipuleucel-T 组患者，相较安慰剂组，其总体生存期有 4.5 个月的延长（25.9 个月 *vs.* 21.4 个月，$P = 0.01$）。而在第 36 周时，这种总体生存期的优势则更明晰，因为 Sipuleucel-T 组生存率有 34%，而安慰剂组只有 11%（$P = 0.005$）。这一项 III 期临床试验未能达到主要试验终点（发生进展的时间），在其未能发现 Sipuleucel-T 生存优势时，另一项 III 期临床试验已经很早结束了。而该研究涉及了 85 名患者（65 名接受 Sipuleucel-T 治疗，33 名接受安慰剂治疗），结果发现发生进展的时间或生存期并无明显区别。考虑这些结果的不一致，食品和药物监督管理局 FDA 决定等待目前正在进行的一项 III 期临床试验的结果，该试验入组了 500 名转移性 CRPC 患者。研究的终点是总体生存期，而且当死亡数达到 360 人时才可以分析，估计在 2008 年第 4 季度可以进行暂时的结果分析[92]。另外还有一项正在进行的 III 期临床试验，在局限性前列腺癌患者进行根治性前列腺切除术后，再在新佐剂的背景下使用上述疫苗[93]。

## 25.7　全肿瘤细胞疫苗

###  GVAX

GVAX 是一种同种异体的细胞免疫治疗，并不具有患者特异性。GVAX 包含两种已被编码 GM-CSF 的基因转染的前列腺癌细胞系（LNCaP 和 PC-3，均是从转移性前列腺癌病变中衍生而来；转染过程最初是利用逆转录病毒载体完成，但随后的研究证实腺病毒载体可导致 GM-CSF 分泌量更多）。转染后细胞则暴露于致死剂量的 γ 射线中，可以使 DNA 变性并阻止细胞复制，同时能保证 GM-CSF 继续分泌。当 GVAX 注射入人体后，这些细胞可以导致局部的免疫反应，其分泌的 GM-CSF 可作为重要的佐剂促进 APCs 的趋化、成熟和激活。这些 APCs 接下来呈递 TAAs，并激活局部淋巴结中的 CD4+ 和 CD8+ T 细胞，从而导致抗原特异性的 T 细胞反应。考虑到每个患者的免疫系统处理全肿瘤细胞都是不同的，因此作为疫苗靶点的 TAAs 应该因患者而异。

一项 I 期临床研究首次评估了全肿瘤细胞疫苗的概念，疫苗从 11 名在接受根治性前列腺切除术时已发现转移的前列腺癌患者的自体细胞提取得到。将前列腺癌自体细胞转染使其表达 GM-CSF，再进行照射后才用于治疗。11 名患者中有 8 名在体外培养时自体细胞有足够的扩增，可以满足治疗的要求。这些自体细胞都能较好地为患者所耐受，注射区域反应和流感样症状是最常见的副作用。尽管有些患者产生了 B 细胞和 T 细胞反应，但更进一步的研究提示自体细胞并无太大的作用[94]。

随后的临床试验采用的是能分泌 GM-CSF 的 PC-3 和 LNCaP 前列腺癌细胞系。一项 Ⅰ/Ⅱ 期临床研究以根治性前列腺切除术后 PSA 升高的患者（去势敏感性、非转移性或 D0 期前列腺癌）为研究对象。入组的 21 名患者都完成了 8 周的治疗，每周皮下注射全肿瘤细胞疫苗（$1.2 \times 10^8$ 个细胞，所有剂量中 PC-3 细胞系和 LNCaP 细胞系均占相同的比例）。同样，流感样症状和注射区域反应也是最常见的副作用。只有 1 名患者 PSA 水平下降超过 50%，而 17 名患者在完成 20 周治疗后 PSA 升高速率有所下降（$P < 0.001$）。从免疫的角度来讲，接种区域的活检提示局部可见 APCs 的募集，而患者体内针对异源性肿瘤细胞上五种不同抗原的抗体水平均有升高。此外，最佳的 PSA 反应与针对 LNCaP 抗原产生高浓度抗体的一致的[95]。

而两项剂量阶梯上升的关于 GVAX 的研究也已经开展。其中一项研究以 $5.0 \times 10^8$ 个细胞作为初始剂量，此后每 2 周注射 $1.0 \times 10^8$ 个细胞作为加强，一直持续 6 个月。该研究一共入组 55 名患者，其中 21 名为非转移性 CRPC 患者，34 名为无症状的转移性 CRPC 患者。对于非转移性 CRPC 患者，发生 PSA 进展的中位时间和骨扫描出现新发病变的中位时间分别为 3.9 个月和 5.9 个月。对于转移性 CRPC 患者，发生 PSA 进展的中位时间和骨扫描出现新发病变的中位时间则分别为 2.6 个月和 3.0 个月。在转移性 CRPC 患者组，最后入组的 10 名患者每两周注射 $3.0 \times 10^8$ 个细胞（而不是 $3.0 \times 10^8$ 个细胞）作为加强。转移性 CRPC 的总体生存期为 26.2 个月，然而，以更高剂量细胞加强的患者其总体生存期（34.9 个月）要比以低剂量细胞加强的患者总体生存期（24.0 个月）长，这提示采用更高剂量的细胞治疗会有更大的获益。

在一项关于 GVAX 的研究中，有 80 名转移性 CRPC 患者，以三种不同的剂量水平和方案治疗了 6 个月（低剂量：每月注射 $1.0 \times 10^8$ 或 $2.0 \times 10^8$ 个细胞；中剂量：每 2 周注射 $2.0 \times 10^8$ 个细胞；高剂量：每两周注射 $3.0 \times 10^8$ 个细胞或初始剂量为 $5.0 \times 10^8$ 个细胞，此后每 2 周注射 $3.0 \times 10^8$ 个细胞作为加强）。该研究尚未达到最大耐受剂量，也出现了此前所报道的一些副作用，如流感样症状、头痛以及注射区域反应。其中 1 名患者 PSA 水平下降超过 50%，且持续 3.9 个月，有 15 名患者 PSA 水平基本保持稳定（下降小于 50%～升高小于 25%），且持续至少 90 天。而在不同的剂量水平之间，PSA 反应并无显著的区别。出现 PSA 进展的时间分别为：低剂量 2.8 个月，中剂量 2.2 个月，高剂量 2.5 个月。尽管 35% 的患者病情稳定，但无一例出现客观缓解反应。而低剂量组总体生存期为 23.1 个月，中剂量组总体生存期为 20 个月，相比之下，高剂量组总体生存期为 35 个月。此外，高剂量组总体生存期也比 Halabi 所预测的生存期 22 个月要更长[96]。有一项研究将 GVAX 和抗 CTLA-4 单克隆抗体 ipilimumab 联合使用。该研究中，GVAX 的初始剂量为 $5.0 \times 10^8$ 个细胞，随后 24 周每 2 周注射 $3.0 \times 10^8$ 个细胞进行加强，而在这 24 周内 ipilimumab 的剂量每月逐渐上升（0.3mg/kg，1mg/kg，3mg/kg 或 5mg/kg）。除了注射区域反应和流感样症状，联合治疗还出现了免疫介导的副作用即垂体炎，高剂量组 6 名患者中有 5 名都出现了该副作用。免疫反应与临床反应一致，这 5 名患者在 6.7～23.1 个月内，PSA 下降水平均超过 50%。有 4 名患者在至少 3 月内骨扫描未见明显变化。在高剂量组也可见树突状细胞和 T 细胞激活。基于这些初步的发现，该试验又扩大了入组患者数量，即入组 16 名患者来进一步验证其安全性与有效性。

有两项关于 GVAX 的期临床试验目前正在进行。这两项试验的试验终点都是总体生存期[97]。VITAL-1 开展于 2004 年，主要是比较 GVAX 与标准的多西他赛和泼尼松疗法在无症状转移性 CRPC 患者中的区别。VITAL-1 共入组约 600 名患者 VITAL-2 开展于 2005 年，主要选取出现疾病相关疼痛的转移性 CRPC 患者。上述 600 名患者被随机分到 GVAX 和多西他赛组或多西他赛加泼尼松组。有报道提示该研究因为疫苗与化疗组相比所未预见的毒性而被叫停，目前仍在调查中。

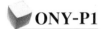
## ONY-P1

另一项正处于临床研究阶段的全肿瘤细胞疫苗是 ONY-P1（Onyvax LTd，伦敦，英国），它包括以前列腺癌 TAAs 为靶点的三种细胞系（LNCaP, P4E6 和 OnyCap-23）。初步的研究提示皮内注射该疫苗并使用分枝杆菌作为佐剂，患者可以良好耐受且可以产生免疫反应[98]。最近的一项 II 期临床研究在 26 名无骨转移的 CRPC 患者中开展。最初的两次给药每 2 周进行 1 次，并使用卡介苗（BCG）作为佐剂。随后，每次单独注射疫苗，且每次给药间隔 1 月，一直持续 12 个月。42% 的患者 PSA 上升速率在统计学上有显著的下降，这与免疫反应相符[99]。一项关于 ONY-P1 的多中心安慰剂对照 II 期临床研究目前已完成入组，而 NCI 目前也正在开展另一项 II 期临床研究，该研究主要探究在去势敏感性前列腺癌患者接受限制性 ADT 后对 ONY-P1 的使用。

# 25.8 未来的研究方向

## 调节性 T 细胞消减

调节性 T 细胞通过维持一定程度的自身耐受、减少自身免疫，来调节人体的免疫反应[100-102]。调节性 T 细胞占循环中 $CD4^+$ T 细胞的 5%～10%，可以抑制细胞毒性 T 细胞的激活和增殖；疫苗可以刺激针对 TAAs 的细胞毒性 T 细胞，而调节性 T 细胞有可能限制疫苗的有效性[103-104]。此外，动物研究提示，随着肿瘤负荷增加，肿瘤内和外周血中的调节性 T 细胞数量与活性会增加[105-106]。在癌症患者中也发现了这一点，而高水平的调节性 T 细胞往往与较差的预后相关[107-110]。

在临床前模型中的实验已证实，选择性清除调节性 T 细胞可以保证肿瘤特异性免疫反应[111-112]。目前多种消减调节性 T 细胞的方法都尚处于研究阶段[111-113]。低剂量的化疗药环磷酰胺已被证实可以选择性减少调节性 T 细胞的数量和功能，并同时保证细胞毒性 T 细胞不受影响[114]。此外，调节性 T 细胞可以表达 CD25，是 IL-2 的高亲和力受体。最近几年，为了达到中和调节性 T 细胞的目的，已开发出多种抗体来选择性作用于该标志物[115-117]。随着对调节性 T 细胞功能的更加了解，有可能开发新的技术来阻断其调节作用，进而可以在癌症治疗中增强疫苗的有效性。

# 25.9 在临床背景下评估疫苗

对转移性 CRPC 患者的疾病反应进行客观评估无疑是困难的。大约 60% 的患者只出现骨转移，这可以通过全身骨扫描发现。不幸的是，在全身骨扫描上出现完全反应是极其罕见的，但目前还没有关于部分反应的统一标准。而且，放射性核素摄取增加也可见于骨愈合（可能是治疗反应）、创伤、进展性疾病等多种情况。只有大约 40% 的患者有可评估的软组织疾病（主要是淋巴结转移）。因此，标准的评估方法不适用于以疫苗为基础的治疗模式。而标准的化疗药则通过实体肿瘤反应评估标准（RECIST）进行评估，该标准主要侧重于通过肿瘤大小来评估临床效果[118-119]。一篇总结了多篇关于这三种类型疫苗临床试验的文章指出，尽管出现早期疾病进展，但依然可以达到改善总体生存期而体现临床疗效，当然这种观点并没有将迅速发展的免疫反应考虑进去。

在免疫治疗试验中的一个复杂因素是，淋巴结的消长可能代表疫苗引发的治疗改变，且会被误以为是疾病的进展[120-122]。此外，尽管采用 RECIST 评价标准出现了早期疾病进展，但随后的治疗可能会采用免疫反应。随后的治疗也可以通过消除调节性 T 细胞或将新的 TAAs（通过化疗介导的细胞裂解或治疗诱发的肿瘤表型改变而产生）暴露于免疫系统，来加强免疫反应。为了决定疫苗的潜在临床效用，以后的临床试验需要将患者随机分为标准疗法后接受疫苗治疗和仅接受标准治疗，以此来探究序贯治疗的优势[123]，并以生存期作为主要试验终点。

基于以上临床试验的结果，似乎有一部分特定的患者与其他患者相比，能从前列腺癌疫苗中获得更大的临床疗效，这是关于 FDA 批准开展临床试验以及未来临床试验设计等问题的一个重要考虑因素。一个有指导性的例子便是曲妥单抗（用于治疗 Her-2 阳性乳腺癌），若将其用于所有类型前列腺癌，则一定无法得到 FDA 批准。类似地，识别出可以从前列腺癌疫苗中得到更大临床疗效的亚组人口的特征，毫无疑问会成为未来临床试验的热点。临床试验中所代表的患者群体，既往接受过多种治疗或有着很大的疾病负担，不是评估疫苗临床疗效的合适群体[124]。这也是为什么前列腺癌——作为一个主要靠 PSA 早期检测、疾病负担很低的惰性疾病，对于阐明疫苗在癌症治疗中重要作用方面有更广阔前景的原因。

## 小 结

- 肿瘤疫苗可以增加识别肿瘤相关抗原（TAAs）的细胞毒性 T 细胞水平，从而在前列腺癌的治疗中发挥重要作用；
- 前列腺特异性抗原（PSA）、前列腺特异性膜抗原（PSMA）、前列腺酸性磷酸酶（PAP）均是前列腺癌免疫治疗的潜在靶点；
- 肿瘤疫苗与其他治疗方法（雄激素剥夺治疗、放疗、联合化疗、序贯化疗、抗 CTLA-4 抗体）联合使用可以增强前列腺癌的治疗效果；
- 载体介导的肿瘤疫苗目前在前列腺癌临床研究中应用较广；
- TRICOM 包括了三种协同刺激分子（B7.1、细胞内黏附分子-1、白细胞功能相关抗原-3），PSA-TRICOM 可用于转移性 CRPC 的治疗；
- 目前尚处于研究阶段的肿瘤疫苗还包括全肿瘤细胞疫苗 GVAX 和 ONY-P1；
- 未来肿瘤免疫治疗的方向将集中于消减调节性 T 细胞。

（顿耀军）

## 参考文献

[1] Tannock I F，de Wit R，Berry W R，et al. Docetaxel plus prednisone or mitoxantrone plus prednisone for advanced prostate cancer [J]. N Engl J Med，2004，351（15）：1502-1512.

[2] Petrylak D P，Tangen C M，Hussain M H，et al. Docetaxel and estramustine compared with mitoxantrone and prednisone for advanced refractory prostate cancer [J]. N Engl J Med，2004，351（15）：1513-1520.

[3] Sharifi N，Gulley J L，Dahut W L. Androgen deprivation therapy for prostate cancer [J]. JAMA，2005，294（2）：238-244.

[4] Coffey D S，Isaacs J T. Prostate tumor biology and cell kinetics—theory [J]. Urology，1981，17（Suppl 3）：40-53.

[5] Rhodes D R，Barrette T R，Rubin M A，et al. Meta-analysis of microarrays：interstudy validation of gene expression profiles reveals pathway dysregulation in prostate cancer [J]. Cancer Res，2002，62（15）：4427-4433.

[6] Fong L，Small E J. Immunotherapy for prostate cancer [J]. Semin Oncol，2003，30（5）：649-658.

[7] Chakraborty N G，Stevens R L，Mehrotra S，et al. Recognition of PSA-derived peptide antigens by T cells from prostate cancer patients without any prior stimulation [J]. Cancer Immunol Immunother，2003，52（8）：497-505.

[8] Oesterling J E. Prostate specific antigen：a critical assessment of the most useful tumor marker for adenocarcinoma of the prostate [J]. J Urol，1991，145（5）：907-923.

[9] Madan R A，Gulley J L，Arlen P M. PSA-based vaccines for the treatment of prostate cancer [J]. Expert Rev Vaccines，2006，5（2）：199-209.

[10] Murphy G P，Elgamal A A，Su S L，et al. Current evaluation of the tissue localization and diagnostic utility of prostate specific membrane antigen [J]. Cancer，1998，83（11）：2259-2269.

[11] Wright G J，Grob B M，Haley C，et al. Upregulation of prostate-specific membrane antigen after androgen-deprivation therapy [J]. Urology，1996，48（2）：326-334.

[12] Veeramani S，Yuan T C，Chen S J，et al. Cellular prostatic acid phosphatase：a protein tyrosine phosphatase involved in androgen-independent proliferation of prostate cancer [J]. Endocr Relat Cancer，2005，12（4）：805-822.

[13] Vihko P，Virkkunen P，Henttu P，et al. Molecular cloning and sequence analysis of cDNA encoding human prostatic acid phosphatase [J]. FEBS Lett，1988，236（2）：275-281.

[14] Disis M L，Bernhard H，Shiota F M，etal. Granulocyte-macrophage colony-stimulating factor：an effective adjuvant for protein and peptide-based vaccines [J]. Blood，1996，88（1）：202-210.

[15] Dranoff G，Jaffee E，Lazenby A，et al. Vaccination with irradiated tumor cells engineered to secrete murine granulocyte-macrophage colony-stimulating factor stimulates potent，specific，and long-lasting anti-tumor immunity [J]. Proc Natl Acad Sci U S A，1993，90（8）：3539-3543.

[16] Morrissey P J，Bressler L，Park L S，et al. Granulocyte-macrophage colony-stimulating factor augments the primary antibody response by enhancing the function of antigen-presenting cells [J]. J Immunol，1987，139（4）：1113-1119.

[17] Small E J，Reese D M，Um B，et al. Therapy of advanced prostate cancer with granulocyte macrophage colony-stimulating factor [J]. Clin Cancer Res，1999，5（7）：1738-1744.

[18] Aarts W M，Schlom J，Hodge J W. Vector-based vaccine/cytokine combination therapy to enhance induction of immune responses to a self-antigen and antitumor activity [J]. Cancer Res，2002，62（20）：5770-5777.

[19] Grosenbach D W，Barrientos J C，Schlom J，et al. Synergy of vaccine strategies to amplify

antigen-specific immune responses and antitumor effects [J]. Cancer Res, 2001, 61 (11): 4497-4505.

[20] Kass E, Panicali D L, Mazzara G, et al. Granulocyte/macrophage-colony stimulating factor produced by recombinant avian poxviruses enriches the regional lymph nodes with antigen-presenting cells and acts as an immunoadjuvant [J]. Cancer Res, 2001, 61 (1): 206-214.

[21] Ward J E, Mcneel D G. GVAX: an allogeneic, whole-cell, GM-CSF-secreting cellular immunotherapy for the treatment of prostate cancer [J]. Expert Opin Biol Ther, 2007, 7 (12): 1893-1902.

[22] Wingren A G, Parra E, Varga M, et al. T cell activation pathways: B7, LFA-3, and ICAM-1 shape unique T cell profiles [J]. Crit Rev Immunol, 1995, 15 (3-4): 235-253.

[23] Gulley J L, Madan R A, Arlen P M. Enhancing efficacy of therapeutic vaccinations by combination with other modalities [J]. Vaccine, 2007, 25 Suppl 2: B89-B96.

[24] Aragon-Ching J B, Williams K M, Gulley J L. Impact of androgen-deprivation therapy on the immune system: implications for combination therapy of prostate cancer [J]. Front Biosci, 2007, 12: 4957-4971.

[25] Mercader M, Bodner B K, Moser M T, et al. T cell infiltration of the prostate induced by androgen withdrawal in patients with prostate cancer [J]. Proc Natl Acad Sci U S A, 2001, 98 (25): 14565-14570.

[26] Matejuk A, Hopke C, Vandenbark A A, et al. Middle-age male mice have increased severity of experimental autoimmune encephalomyelitis and are unresponsive to testosterone therapy [J]. J Immunol, 2005, 174 (4): 2387-2395.

[27] Goldberg G L, Sutherland J S, Hammet M V, et al. Sex steroid ablation enhances lymphoid recovery following autologous hematopoietic stem cell transplantation [J].

Transplantation, 2005, 80 (11): 1604-1613.

[28] Drake C G, Doody A D, Mihalyo M A, et al. Androgen ablation mitigates tolerance to a prostate/prostate cancer-restricted antigen [J]. Cancer Cell, 2005, 7 (3): 239-249.

[29] Sutherland J S, Goldberg G L, Hammett M V, et al. Activation of thymic regeneration in mice and humans following androgen blockade [J]. J Immunol, 2005, 175 (4): 2741-2753.

[30] Lin A M, Small E J. Prostate cancer update: 2007 [J]. Curr Opin Oncol, 2008, 20 (3): 294-299.

[31] Chakraborty M, Abrams S I, Camphausen K, et al. Irradiation of tumor cells up-regulates Fas and enhances CTL lytic activity and CTL adoptive immunotherapy [J]. J Immunol, 2003, 170 (12): 6338-6347.

[32] Garnett C T, Palena C, Chakraborty M, et al. Sublethal irradiation of human tumor cells modulates phenotype resulting in enhanced killing by cytotoxic T lymphocytes [J]. Cancer Res, 2004, 64 (21): 7985-7994.

[33] Friedman E J. Immune modulation by ionizing radiation and its implications for cancer immunotherapy [J]. Curr Pharm Des, 2002, 8 (19): 1765-1780.

[34] Gulley J L, Arlen P M, Bastian A, et al. Combining a recombinant cancer vaccine with standard definitive radiotherapy in patients with localized prostate cancer [J]. Clin Cancer Res, 2005, 11 (9): 3353-3362.

[35] Abdalla E E, Blair G E, Jones R A, et al. Mechanism of synergy of levamisole and fluorouracil: induction of human leukocyte antigen class I in a colorectal cancer cell line [J]. J Natl Cancer Inst, 1995, 87 (7): 489-496.

[36] Fisk B, Ioannides C G. Increased sensitivity of adriamycin-selected tumor lines to CTL-mediated lysis results in enhanced drug sensitivity [J]. Cancer Res, 1998, 58 (21): 4790-4793.

[37] Aquino A, Prete S P, Greiner J W, et al.

Effect of the combined treatment with 5-flu-orouracil, gamma-interferon or folinic acid on carcinoembryonic antigen expression in colon cancer cells [J]. Clin Cancer Res, 1998, 4 (10): 2473-2481.

[38] Matsuzaki I, Suzuki H, Kitamura M, et al. Cisplatin induces fas expression in esophageal cancer cell lines and enhanced cytotoxicity in combination with LAK cells [J]. Oncology, 2000, 59 (4): 336-343.

[39] Garnett C T, Schlom J, Hodge J W. Combination of docetaxel and recombinant vaccine enhances T-cell responses and antitumor activity: effects of docetaxel on immune enhancement [J]. Clin Cancer Res, 2008, 14 (11): 3536-3544.

[40] Orsini F, Pavelic Z, Mihich E. Increased primary cell-mediated immunity in culture subsequent to adriamycin or daunorubicin treatment of spleen donor mice [J]. Cancer Res, 1977, 37 (6): 1719-1726.

[41] Maccubbin D L, Wing K R, Mace K F, et al. Adriamycin-induced modulation of host defenses in tumor-bearing mice [J]. Cancer Res, 1992, 52 (13): 3572-3576.

[42] Chan O T, Yang L X. The immunological effects of taxanes [J]. Cancer Immunol Immunother, 2000, 49 (4-5): 181-185.

[43] Lutsiak M E, Semnani R T, De Pascalis R, et al. Inhibition of CD4 (+) 25+ T regulatory cell function implicated in enhanced immune response by low-dose cyclophosphamide [J]. Blood, 2005, 105 (7): 2862-2868.

[44] Ercolini A M, Ladle B H, Manning E A, et al. Recruitment of latent pools of high-avidity CD8 (+) T cells to the antitumor immune response [J]. J Exp Med, 2005, 201 (10): 1591-1602.

[45] Arlen P M, Gulley J L, Parker C, et al. A randomized phase II study of concurrent docetaxel plus vaccine versus vaccine alone in metastatic androgen-independent prostate cancer [J]. Clin Cancer Res, 2006, 12 (4): 1260-1269.

[46] Gribben J G, Ryan D P, Boyajian R, et al. Unexpected association between induction of immunity to the universal tumor antigen CYP1B1 and response to next therapy [J]. Clin Cancer Res, 2005, 11 (12): 4430-4436.

[47] Antonia S J, Mirza N, Fricke I, et al. Combination of p53 cancer vaccine with chemotherapy in patients with extensive stage small cell lung cancer [J]. Clin Cancer Res, 2006, 12 (3 Pt 1): 878-887.

[48] Small E J, Sacks N, Nemunaitis J, et al. Granulocyte macrophage colony-stimulating factor—secreting allogeneic cellular immunotherapy for hormone-refractory prostate cancer [J]. Clin Cancer Res, 2007, 13 (13): 3883-3891.

[49] Mueller D L, Jenkins M K, Schwartz R H. Clonal expansion versus functional clonal inactivation: a costimulatory signalling pathway determines the outcome of T cell antigen receptor occupancy [J]. Annu Rev Immunol, 1989, 7: 445-480.

[50] Waterhouse P, Penninger J M, Timms E, et al. Lymphoproliferative disorders with early lethality in mice deficient in Ctla-4 [J]. Science, 1995, 270 (5238): 985-988.

[51] Leach D R, Krummel M F, Allison J P. Enhancement of antitumor immunity by CTLA-4 blockade [J]. Science, 1996, 271 (5256): 1734-1736.

[52] Quezada S A, Peggs K S, Curran M A, et al. CTLA4 blockade and GM-CSF combination immunotherapy alters the intratumor balance of effector and regulatory T cells [J]. J Clin Invest, 2006, 116 (7): 1935-1945.

[53] Zeh H R, Perry-Lalley D, Dudley M E, et al. High avidity CTLs for two self-antigens demonstrate superior in vitro and in vivo antitumor efficacy [J]. J Immunol, 1999, 162 (2): 989-994.

[54] Hodge J W, Chakraborty M, Kudo-Saito C, et al. Multiple costimulatory modalities enhance CTL avidity [J]. J Immunol, 2005,

174（10）：5994-6004.

[55] Egen J G，Kuhns M S，Allison J P. CTLA-4：new insights into its biological function and use in tumor immunotherapy [J]. Nat Immunol，2002，3（7）：611-618.

[56] Allison J P，Chambers C，Hurwitz A，et al. A role for CTLA-4-mediated inhibitory signals in peripheral T cell tolerance? [J]. Novartis Found Symp，1998，215：92-98，98-102，186-190.

[57] van den Eertwegh A J，Versluis J，van den Berg H P，et al. Combined immunotherapy with granulocyte-macrophage colony-stimulating factor-transduced allogeneic prostate cancer cells and ipilimumab in patients with metastatic castration-resistant prostate cancer：a phase 1 dose-escalation trial [J]. Lancet Oncol，2012，13（5）：509-517.

[58] van den Eertwegh A J，Versluis J，van den Berg H P，et al. Combined immunotherapy with granulocyte-macrophage colony-stimulating factor-transduced allogeneic prostate cancer cells and ipilimumab in patients with metastatic castration-resistant prostate cancer：a phase 1 dose-escalation trial [J]. Lancet Oncol，2012，13（5）：509-517.

[59] van den Eertwegh A J，Versluis J，van den Berg H P，et al. Combined immunotherapy with granulocyte-macrophage colony-stimulating factor-transduced allogeneic prostate cancer cells and ipilimumab in patients with metastatic castration-resistant prostate cancer：a phase 1 dose-escalation trial [J]. Lancet Oncol，2012，13（5）：509-517.

[60] Essajee S，Kaufman H L. Poxvirus vaccines for cancer and HIV therapy [J]. Expert Opin Biol Ther，2004，4（4）：575-588.

[61] Kass E，Schlom J，Thompson J，et al. Induction of protective host immunity to carcinoembryonic antigen（CEA），a self-antigen in CEA transgenic mice，by immunizing with a recombinant vaccinia-CEA virus [J]. Cancer Res，1999，59（3）：676-683.

[62] Kantor J，Abrams S，Irvine K，et al. Specific immunotherapy using a recombinant vaccinia virus expressing human carcinoembryonic antigen [J]. Ann N Y Acad Sci，1993，690：370-373.

[63] Hodge J W，Grosenbach D W，Rad A N，et al. Enhancing the potency of peptide-pulsed antigen presenting cells by vector-driven hyperexpression of a triad of costimulatory molecules [J]. Vaccine，2001，19（25-26）：3552-3567.

[64] Zhu M，Terasawa H，Gulley J，et al. Enhanced activation of human T cells via avipox vector-mediated hyperexpression of a triad of costimulatory molecules in human dendritic cells [J]. Cancer Res，2001，61（9）：3725-3734.

[65] Palena C，Zhu M，Schlom J，et al. Human B cells that hyperexpress a triad of costimulatory molecules via avipox-vector infection：an alternative source of efficient antigen-presenting cells [J]. Blood，2004，104（1）：192-199.

[66] Moss B. Genetically engineered poxviruses for recombinant gene expression，vaccination，and safety [J]. Proc Natl Acad Sci U S A，1996，93（21）：11341-11348.

[67] Gulley J，Chen A P，Dahut W，et al. Phase I study of a vaccine using recombinant vaccinia virus expressing PSA（rV-PSA）in patients with metastatic androgen-independent prostate cancer [J]. Prostate，2002，53（2）：109-117.

[68] Etlinger H M，Altenburger W. Overcoming inhibition of antibody responses to a malaria recombinant vaccinia virus caused by prior exposure to wild type virus [J]. Vaccine，1991，9（7）：470-472.

[69] Kundig T M，Kalberer C P，Hengartner H，et al. Vaccination with two different vaccinia recombinant viruses：long-term inhibition of secondary vaccination [J]. Vaccine，1993，11（11）：1154-1158.

[70] Konishi E，Pincus S，Paoletti E，et al. Avipox virus-vectored Japanese encephalitis virus

第 25 章 · 肿瘤免疫学、免疫疗法和疫苗

vaccines: use as vaccine candidates in combination with purified subunit immunogens [J]. Vaccine, 1994, 12 (7): 633-638.

[71] Hodge J W, Mclaughlin J P, Kantor J A, et al. Diversified prime and boost protocols using recombinant vaccinia virus and recombinant non-replicating avian pox virus to enhance T-cell immunity and antitumor responses [J]. Vaccine, 1997, 15 (6-7): 759-768.

[72] Marshall J L, Hoyer R J, Toomey M A, et al. Phase I study in advanced cancer patients of a diversified prime-and-boost vaccination protocol using recombinant vaccinia virus and recombinant nonreplicating avipox virus to elicit anti-carcinoembryonic antigen immune responses [J]. J Clin Oncol, 2000, 18 (23): 3964-3973.

[73] Kaufman H L, Wang W, Manola J, et al. Phase II randomized study of vaccine treatment of advanced prostate cancer (E7897): a trial of the Eastern Cooperative Oncology Group [J]. J Clin Oncol, 2004, 22 (11): 2122-2132.

[74] Kaufman H L, Wang W, Manola J, et al. Phase II randomized study of vaccine treatment of advanced prostate cancer (E7897): a trial of the Eastern Cooperative Oncology Group [J]. J Clin Oncol, 2004, 22 (11): 2122-2132.

[75] Lechleider R J, Arlen P M, Tsang K Y, et al. Safety and immunologic response of a viral vaccine to prostate-specific antigen in combination with radiation therapy when metronomic-dose interleukin 2 is used as an adjuvant [J]. Clin Cancer Res, 2008, 14 (16): 5284-5291.

[76] Elias E G, Zapas J L, Mccarron E C, et al. Sequential administration of GM-CSF (Sargramostim) and IL-2 +/− autologous vaccine as adjuvant therapy in cutaneous melanoma: an interim report of a phase II clinical trial [J]. Cancer Biother Radiopharm, 2008, 23 (3): 285-291.

[77] Arlen P M, Gulley J L, Todd N, et al. An-tiandrogen, vaccine and combination therapy in patients with nonmetastatic hormone refractory prostate cancer [J]. J Urol, 2005, 174 (2): 539-546.

[78] Madan R A, Gulley J L, Schlom J, et al. Analysis of overall survival in patients with nonmetastatic castration-resistant prostate cancer treated with vaccine, nilutamide, and combination therapy [J]. Clin Cancer Res, 2008, 14 (14): 4526-4531.

[79] Wang J, Milton D R, He L, et al. Comparison of locoregional versus extended locoregional radiation volumes for patients with nonmetastatic gastro-esophageal junction carcinomas [J]. J Thorac Oncol, 2015, 10 (3): 518-526.

[80] Hodge J W, Sabzevari H, Yafal A G, et al. A triad of costimulatory molecules synergize to amplify T-cell activation [J]. Cancer Res, 1999, 59 (22): 5800-5807.

[81] Arlen P M, Skarupa L, Pazdur M, et al. Clinical safety of a viral vector based prostate cancer vaccine strategy [J]. J Urol, 2007, 178 (4 Pt 1): 1515-1520.

[82] Shinohara N. [Bisphosphonate against patients with hormone refractory prostate cancer] [J]. Nihon Rinsho, 2011, 69 Suppl 5: 576-580.

[83] Levy Y, Thiebaut R, Montes M, et al. Dendritic cell-based therapeutic vaccine elicits polyfunctional HIV-specific T-cell immunity associated with control of viral load [J]. Eur J Immunol, 2014, 44 (9): 2802-2810.

[84] Halabi S, Small E J, Kantoff P W, et al. Prognostic model for predicting survival in men with hormone-refractory metastatic prostate cancer [J]. J Clin Oncol, 2003, 21 (7): 1232-1237.

[85] Rini B I. Technology evaluation: APC-8015, Dendreon [J]. Curr Opin Mol Ther, 2002, 4 (1): 76-79.

[86] Patel P H, Kockler D R. Sipuleucel-T: a vaccine for metastatic, asymptomatic, androgen-independent prostate cancer [J]. Ann

259

Pharmacother，2008，42（1）：91-98.

[87] Burch P A，Breen J K，Buckner J C，et al. Priming tissue-specific cellular immunity in a phase I trial of autologous dendritic cells for prostate cancer [J]. Clin Cancer Res，2000，6（6）：2175-2182.

[88] Small E J，Fratesi P，Reese D M，et al. Immunotherapy of hormone-refractory prostate cancer with antigen-loaded dendritic cells [J]. J Clin Oncol，2000，18（23）：3894-3903.

[89] Burch P A，Croghan G A，Gastineau D A，et al. Immunotherapy（APC8015，Provenge）targeting prostatic acid phosphatase can induce durable remission of metastatic androgen-independent prostate cancer：a Phase 2 trial [J]. Prostate，2004，60（3）：197-204.

[90] Small E J，Schellhammer P F，Higano C S，et al. Placebo-controlled phase III trial of immunologic therapy with sipuleucel-T（APC8015）in patients with metastatic，asymptomatic hormone refractory prostate cancer [J]. J Clin Oncol，2006，24（19）：3089-3094.

[91] Small E J，Schellhammer P F，Higano C S，et al. Placebo-controlled phase III trial of immunologic therapy with sipuleucel-T（APC8015）in patients with metastatic，asymptomatic hormone refractory prostate cancer [J]. J Clin Oncol，2006，24（19）：3089-3094.

[92] Gardner T A，Elzey B D，Hahn N M. Sipuleucel-T（Provenge）autologous vaccine approved for treatment of men with asymptomatic or minimally symptomatic castrate-resistant metastatic prostate cancer [J]. Hum Vaccin Immunother，2012，8（4）：534-539.

[93] Mark D，Samson D J，Bonnell C J，et al. Outcomes of Sipuleucel-T Therapy [M]. Rockville（MD）：Agency for Healthcare Research and Quality（US），2011.

[94] Simons J W，Mikhak B，Chang J F，et al. Induction of immunity to prostate cancer antigens：results of a clinical trial of vaccination with irradiated autologous prostate tumor cells engineered to secrete granulocyte-macrophage colony-stimulating factor using ex vivo gene transfer [J]. Cancer Res，1999，59（20）：5160-5168.

[95] Simons J W，Carducci M A，Mikhak B，et al. Phase I/II trial of an allogeneic cellular immunotherapy in hormone-naive prostate cancer [J]. Clin Cancer Res，2006，12（11 Pt 1）：3394-3401.

[96] Higano C S，Corman J M，Smith D C，et al. Phase 1/2 dose-escalation study of a GM-CSF-secreting，allogeneic，cellular immunotherapy for metastatic hormone-refractory prostate cancer [J]. Cancer，2008，113（5）：975-984.

[97] Ward J E，Mcneel D G. GVAX：an allogeneic，whole-cell，GM-CSF-secreting cellular immunotherapy for the treatment of prostate cancer [J]. Expert Opin Biol Ther，2007，7（12）：1893-1902.

[98] Eaton J D，Perry M J，Nicholson S，et al. Allogeneic whole-cell vaccine：a phase I/II study in men with hormone-refractory prostate cancer [J]. BJU Int，2002，89（1）：19-26.

[99] Michael A，Ball G，Quatan N，et al. Delayed disease progression after allogeneic cell vaccination in hormone-resistant prostate cancer and correlation with immunologic variables [J]. Clin Cancer Res，2005，11（12）：4469-4478.

[100] Sakaguchi S，Sakaguchi N，Asano M，et al. Immunologic self-tolerance maintained by activated T cells expressing IL-2 receptor alpha-chains（CD25）. Breakdown of a single mechanism of self-tolerance causes various autoimmune diseases [J]. J Immunol，1995，155（3）：1151-1164.

[101] Morse M A，Clay T M，Mosca P，et al. Immunoregulatory T cells in cancer immunotherapy [J]. Expert Opin Biol Ther，2002，2（8）：827-834.

[102] Sakaguchi S. Regulatory T cells：key con-

trollers of immunologic self-tolerance [J].
Cell, 2000, 101 (5): 455-458.

[103] Piccirillo C A, Shevach E M. Cutting edge:
control of CD8＋ T cell activation by CD4＋
CD25＋ immunoregulatory cells [J]. J Im-
munol, 2001, 167 (3): 1137-1140.

[104] Woo E Y, Yeh H, Chu C S, et al. Cutting
edge: Regulatory T cells from lung cancer
patients directly inhibit autologous T cell
proliferation [J]. J Immunol, 2002, 168
(9): 4272-4276.

[105] Fu T, Shen Y, Fujimoto S. Tumor-specific
CD4 (＋) suppressor T-cell clone capable of
inhibiting rejection of syngeneic sarcoma in
A/J mice [J]. Int J Cancer, 2000, 87
(5): 680-687.

[106] Ghiringhelli F, Larmonier N, Schmitt E,
et al. CD4＋CD25＋ regulatory T cells sup-
press tumor immunity but are sensitive to
cyclophosphamide which allows immunother-
apy of established tumors to be curative [J].
Eur J Immunol, 2004, 34 (2): 336-344.

[107] Curiel T J, Coukos G, Zou L, et al. Spe-
cific recruitment of regulatory T cells in
ovarian carcinoma fosters immune privilege
and predicts reduced survival [J]. Nat Med,
2004, 10 (9): 942-949.

[108] Sato E, Olson S H, Ahn J, et al. Intraepi-
thelial CD8＋ tumor-infiltrating lymphocytes
and a high CD8＋/regulatory T cell ratio are
associated with favorable prognosis in ovari-
an cancer [J]. Proc Natl Acad Sci U S A,
2005, 102 (51): 18538-18543.

[109] Kawaida H, Kono K, Takahashi A, et al.
Distribution of CD4＋CD25high regulatory
T-cells in tumor-draining lymph nodes in pa-
tients with gastric cancer [J]. J Surg Res,
2005, 124 (1): 151-157.

[110] Woo E Y, Chu C S, Goletz T J, et al.
Regulatory CD4 (＋) CD25 (＋) T cells in
tumors from patients with early-stage non-
small cell lung cancer and late-stage ovarian
cancer [J]. Cancer Res, 2001, 61 (12):
4766-4772.

[111] Tanaka H, Tanaka J, Kjaergaard J, et al.
Depletion of CD4＋ CD25＋ regulatory cells
augments the generation of specific immune
T cells in tumor-draining lymph nodes [J].
J Immunother, 2002, 25 (3): 207-217.

[112] Jones E, Dahm-Vicker M, Simon A K, et
al. Depletion of CD25＋ regulatory cells re-
sults in suppression of melanoma growth and
induction of autoreactivity in mice [J].
Cancer Immun, 2002, 2: 1.

[113] Schabowsky R H, Madireddi S, Sharma R,
et al. Targeting CD4＋CD25＋FoxP3＋ reg-
ulatory T-cells for the augmentation of canc-
er immunotherapy [J]. Curr Opin Investig
Drugs, 2007, 8 (12): 1002-1008.

[114] Motoyoshi Y, Kaminoda K, Saitoh O, et al.
Different mechanisms for anti-tumor effects of
low- and high-dose cyclophosphamide [J]. On-
col Rep, 2006, 16 (1): 141-146.

[115] Strassburg A, Pfister E D, Arning A, et
al. Basiliximab reduces acute liver allograft
rejection in pediatric patients [J]. Trans-
plant Proc, 2002, 34 (6): 2374-2375.

[116] Furtado G C, Curotto D L M, Kutchukhidze
N, et al. Interleukin 2 signaling is required
for CD4 (＋) regulatory T cell function
[J]. J Exp Med, 2002, 196 (6): 851-857.

[117] Neuhaus P, Clavien P A, Kittur D, et al.
Improved treatment response with basilix-
imab immunoprophylaxis after liver trans-
plantation: results from a double-blind ran-
domized placebo-controlled trial [J]. Liver
Transpl, 2002, 8 (2): 132-142.

[118] Therasse P, Arbuck S G, Eisenhauer E A,
et al. New guidelines to evaluate the re-
sponse to treatment in solid tumors. Europe-
an Organization for Research and Treatment
of Cancer, National Cancer Institute of the
United States, National Cancer Institute of
Canada [J]. J Natl Cancer Inst, 2000, 92
(3): 205-216.

[119] Therasse P, Eisenhauer E A, Verweij J.
RECIST revisited: a review of validation
studies on tumour assessment [J]. Eur J

Cancer，2006，42（8）：1031-1039.

[120] Gulley J L，Arlen P M，Tsang K Y，et al. Pilot study of vaccination with recombinant CEA-MUC-1-TRICOM poxviral-based vaccines in patients with metastatic carcinoma ［J］. Clin Cancer Res，2008，14（10）：3060-3069.

[121] Jones R L，Cunningham D，Cook G，et al. Tumour vaccine associated lymphadenopathy and false positive positron emission tomography scan changes ［J］. Br J Radiol，2004，77（913）：74-75.

[122] Loveland B E，Zhao A，White S，et al. Mannan-MUC1-pulsed dendritic cell immu-notherapy：a phase I trial in patients with adenocarcinoma ［J］. Clin Cancer Res，2006，12（3 Pt 1）：869-877.

[123] Schlom J，Arlen P M，Gulley J L. Cancer vaccines：moving beyond current paradigms ［J］. Clin Cancer Res，2007，13（13）：3776-3782.

[124] von Mehren M，Arlen P，Gulley J，et al. The influence of granulocyte macrophage colony-stimulating factor and prior chemo-therapy on the immunological response to a vaccine（ALVAC-CEA B7.1）in patients with metastatic carcinoma ［J］. Clin Cancer Res，2001，7（5）：1181-1191.

# 第 26 章 Sipuleucel-T：自体细胞免疫疗法在转移性 CRPC 患者中的应用

## 本章提纲

目前对于无症状或轻微症状的转移性去势抵抗性前列腺癌（CRPC）患者，可选择的治疗方法较少。二线激素治疗在中位3个月时间内有效，但并不能延长患者的生存期。到目前为止，多西他赛是唯一被FDA批准的可用于转移性CRPC患者的药物，可以延长患者的生存期。Sipuleucel-T是一项自体细胞免疫疗法。在一项初始的Ⅲ期临床研究中，并没有发现该疗法对主要试验终点即疾病进展时间有显著的影响，但与对照组相比，该疗法可以将患者的中位生存期延长4.5个月。随后开展了一项关于Sipuleucel-TⅢ期临床研究，该研究入组了512名无症状或轻微症状CRPC患者，结果显示Sipuleucel-T组与对照组相比，可使中位生存期延长4.1个月。Sipuleucel-T最普遍的副作用表现为寒战、疲乏、发热、背痛、恶心、关节疼痛和头痛。Sipuleucel-T可以改善生存期、副作用少，且治疗周期短（4周），这使得该疗法成为针对无症状转移性CRPC患者比较有吸引力的治疗方法。

美国癌症协会2006年统计结果显示，前列腺癌患者约为23.4万，其中因病死亡2.7万；2007年前列腺癌患者约为21.9万，其中因病死亡2.7万；而2009年在美国也有多达27360人死于前列腺癌，尽管关于前列腺癌的检测和治疗方法一直在改进，但是该数字从1989年以后一直没有较大的变化[1]。每年新诊断的前列腺癌患者为192000人，而在所有因癌症死亡的男性患者中，前列腺癌位居第二[1]。我国1997年进行的一项30个省、市、自治区共187所医院参与的住院患者调查显示，前列腺癌尽管不是常见病，仅占住院患者的1.45%（1389例/95749例），但与30年前相比，其增加趋势明显。我国前列腺癌发病率和死亡率远低于西方国家。现有治疗手段〔手术和（或）放化疗〕可治愈大多数前列腺原发癌病灶，但复发病例达20%～30%，且最终不少病例进展为激素抵抗型前列腺癌。事实上大多数前列腺癌死亡病例均为CRPC引起的转移病灶所致。对于局限性前列腺癌，一线治疗包括根治性前列腺切除术和放疗[2]。如果前列腺癌治疗后复发，主要表现为PSA水平升高且影像学上没有转移证据，则可以开始进行雄激素剥夺治疗，包括睾丸切除术或采用LHRH激动剂进行激素治疗。如果雄激素剥夺治疗时间足够长，大部分激素敏感性的非转移性前列腺癌患者会发展成去势抵抗性前列腺癌患者。美国前列腺癌的发病率目前已超过肺癌，在危害男性健康的肿瘤中位居第一位。因此，前列腺癌的治疗需要更新颖、更有效且相对不良反应较少的系统疗法。

多西他赛是第一个经FDA批准用于转移性CRPC的药物，因其可以改善转移性CRPC患者的生存期[3]。由Tannock和同事们开展的TAX327研究表明，在有症状和无症状的转移性CRPC患者中，多西他赛和泼尼松联合治疗与米托蒽醌和泼尼松联合治疗相比，可以使中位生存期延长2.4个月，正是该研究使得多西他赛获得FDA批准[4]。在该研究中，26%的患者出现了严重的副作用。一项关于多西他赛和雌氮芥的Ⅲ期临床试验也证实，试验组与米托蒽醌和泼尼松联合治疗组相比，中位生存期可延长1.9个月，且在56%的患者中可出现3～5级毒性反应[5]。

尽管化疗药可以改善生存期，但是考虑到化疗的毒性反应，许多没有严重症状的转移性CRPC患者都选择推迟或放弃化疗[6]，而且没有证据表明推迟多西他赛的治疗是有害的[7]。无症状或轻微症状的转移性CRPC患者，对于研究低度毒性的新药十分适合。对于免疫治疗，这部分人群也十分适合，因为一般需要数周到数月才能产生足够的免疫反应。

已经有多种针对前列腺癌的免疫性方

法被研究过[8]。目前，Sipuleucel-T（Prov-enge，APC8015）是一种针对前列腺癌的自体细胞免疫治疗，已于 2010 年 4 月被 FDA 批准，而这也是基于一项关于无症状或轻微症状的转移性 CRPC 的Ⅲ期临床试验结果[9]。其他针对前列腺癌的有效的免疫治疗包括 Prostvac VF（编码 PSA 和协同刺激分子的减毒活病毒）、GVAX、转染了 GM-CSF 的前列腺癌细胞系。这一章将主要描述关于 Sipuleucel-T 的最新临床数据。

## 26.1　Sipuleucel-T 细胞免疫治疗

　　肿瘤细胞与正常细胞不同，其内在的、固有特点致使人体免疫系统通常难以将其识别和杀灭。前列腺癌癌细胞又为弱抗原性，因此，可帮助人体免疫系统有效提高识别和杀灭肿瘤细胞能力的方法是较为理想的治疗方案。免疫治疗的探索道路有挫折也有收获。如早期采用向肿瘤组织注射可刺激人体产生免疫应答的微生物，以激发系统免疫能力、杀灭肿瘤细胞；目前临床常用的对早期、非侵袭性膀胱癌的方法是膀胱灌注卡介苗（BCG）疗法；最新的免疫治疗采用自体或同种异体的肿瘤细胞疫苗、树突细胞疫苗及痘病毒疫苗等。免疫型或疫苗型治疗策略显示了临床攻克前列腺癌的新希望。在之前研究成果和对免疫调节机制不断深入的基础上，一种名为 Sipuleucel-T 的免疫治疗产品应运而生。本品的设计目的是：刺激 T 细胞，提高对前列腺酸性磷酸酶（PAP，一种大多数前列腺组织特异性表达的抗原）的免疫应答。设计原理是：PAP 与粒细胞-巨噬细胞集落刺激因子（GM-CSF）相结合，组成的融合蛋白 PA2024 再与自身的抗原递呈细胞（APC）共同培养，即获得本品。

其中结合了 GM-CSF 的融合蛋白 PA2024 能促使 APC 具有高效的装载和处理抗原能力，可提高机体对肿瘤细胞的免疫应答，达到识别和杀灭肿瘤细胞的目的。

　　APC 在人体免疫应答中具有重要作用，如追踪抗原、表达共刺激分子等。APC 可激活 B 淋巴细胞、巨噬细胞及单核细胞，其中树突细胞（DC）是最关键的抗原呈递者，可发动对肿瘤细胞的免疫攻击。DC 在小鼠的脾和淋巴结中首次被发现，之后研究进一步提示其在 T、B 淋巴细胞启动、处理和识别外源性抗原中具有重要的作用。GM-CSF 具有刺激 APC、加强 APC 分化和存活，甚至处理抗原的强大能力。临床前试验显示，接种 GM-CSF 基因修饰肿瘤细胞的大鼠，较接种未行基因修饰处理肿瘤细胞的大鼠存活率更高。另一项研究利用转基因技术，使小鼠高表达 GM-CSF，也得到类似效果。多项临床研究，如针对黑色素瘤和前列腺癌，采用外源性 GM-CSF 刺激机体免疫系统，均显示该治疗方案具有可行性。

　　体液和细胞免疫系统中最关键的是 APC，尤其 DC 可能是最有潜力的 APC 细胞之一，其能启动 T 细胞介导的免疫反应。γ-干扰素（INF-γ）、肿瘤坏死因子（TNF-α）、白介素 IL-12 及 GM-CSF 等细胞因子均能在体内调节 DC 功能。其中 GM-CSF 是多条免疫途径中较重要的调节因子，是 DC 强有力的刺激因子。20 世纪 90 年代中期，多项针对小鼠肿瘤模型的研究提示，GM-CSF 转导肿瘤疫苗治疗可有效抑制肿瘤生长，提高小鼠存活率。近年小鼠肿瘤模型研究结果显示，DC 表达 GM-CSF 可引起特异性细胞毒性应答，由于前列腺癌患者约 95% 会出现 PAP 升高，且其特异性表达于前列腺组织，故其为前列腺癌免疫疗法靶抗原的良好选择。

　　Sipuleucel-T 目前已经通过 FDA 批准用于治疗前列腺癌。Sipuleucel-T 疗效的发挥主要基于抗原呈递细胞（APCs）对合适靶抗原的有效呈递。Sipuleucel-T 由装载了重组前列腺抗原蛋白 PA2024 的自体 APCs 组成，PA2024 可刺激患者针对前列腺癌的自身免疫反应。PA2024 是一个将前列腺酸性磷酸酶（PAP）再连接上 GM-CSF 的融合蛋白。PAP 是前列腺抗原，可表达于 95% 以上的前列腺癌患者[10-11]，也在多种实验动物模型中被证实是一种有效的靶抗原[12-13]。

Sipuleucel-T 的准备包括获取外周血单核细胞，再将它们于体外装载 PA2024 抗原。外周血单核细胞包括大量自体 APCs，数目在 $10^8 \sim 10^9$ 之间[14]。通过体外操作将来源于进展性前列腺癌患者处于免疫抑制环境中的 APCs 清除，再将 APCs 直接暴露于 PAP 抗原，从而产生更强的免疫激活[15-16]。尽管 Sipuleucel-T 激活的具体机制尚不完全清楚，但将激活的自体 APCs 回输到患者体内，可以刺激免疫系统攻击并杀灭肿瘤细胞。

每批 Sipuleucel-T 都是取自患者自身的外周血单核细胞，需 $1.5 \sim 2.0$ 倍体积血液再经白细胞去除术后获得。自体 APCs 需要在体外与 PA2024 培养接近 40h。细胞被充分清洗，最终的细胞产物悬浮于乳酸林格液中，并在完成白细胞去除术后 3 天输注入人体。

Sipuleucel-T 剂量和给药方法：①只为自身使用；②在约 2 周间隔给予 3 次，一般在第 0、2、4 周进行静脉内用药；③患者预先给予口服对乙酰氨基酚和一种抗组胺如苯海拉明；④输注前，确认患者身份与输注袋上标记的患者身份符合；⑤不要输注过期的 Sipuleucel-T；⑥在大约 60min 期间静脉输注 Sipuleucel-T，不要用细胞过滤器；⑦有急性输注反应时中断或减慢输注，依赖于反应的严重性。Sipuleucel-T 剂型和规格如下：每次给予的 Sipuleucel-T 最少含 500 万用 PAPGM-CSF 活化的自体 CD54＋细胞，悬浮在密封的 250ml 乳酸钠林格注射液中，USP 患者-特异性输注袋中。

使用 Sipuleucel-T 无明确禁忌证，使用时需注意以下事项：①Sipuleucel-T 完全意向自身使用；②用 Sipuleucel-T 治疗患者中曾观察到急性输注反应；在急性输注反应事件中，可以减低输注速率，或停止输注，取决于反应的严重性；需要时应药物治疗。严密监查患者心/肺情况；③Sipuleucel-T 不常规检验传播传染病和可能传播疾病至处理产品的卫生保健专业人员，应遵循普遍注意事项；④尚未研究与 Sipuleucel-T 同时使用化疗和免疫抑制药物。

## 26.2 Sipuleucel-T 的临床功效

许多动物实验，均以动物肿瘤模型为研究对象，对其注射 APC/DC，使用 GM-CSF 作为刺激因子，都能达到良好的效果。GM-CSF 可刺激特异性细胞毒性 T 淋巴细胞，随后的临床研究也证实了该结论。报道的首项临床研究 u71 在梅奥诊所开展，该研究纳入 13 例转移性 CRPC 患者，接受 APC8015 注射，结果显示，患者耐受性良好，仅少数患者出现轻微（1～2 级）且一过性发热、寒战、肌肉痛和疲劳等不良反应。有 3 例患者的 PSA 水平下降达 50% 以上，所有患者对治疗均产生免疫应答。之后针对加州大学 31 例 CRPC 患者的 Ⅰ 和 Ⅱ 期临床研究，所有病例均对 APC8015 产生免疫应答，但肿瘤细胞出现免疫应答者仅为 20%（通过检测 PSA 水平判断）。

### Ⅰ/Ⅱ 期临床研究

为了评估 Sipuleucel-T 的安全性并探索其合适的剂量，已开展了八项 Ⅰ/Ⅱ 期临床研究，一共入组 223 名前列腺癌患者[17-21]。大部分研究都是在 CRPC 患者中进行单药治疗，只有 Beinar 等人和 Rini 等人所开展的研究是个例外，Beinar 等人主要评估 Sipuleucel-T 在根治后 PSA 水平继续升高的前列腺癌患者中的应用，而 Rini 等人则评估了 Sipuleucel-T 和贝伐单抗联合治疗在 22 名根治后复发（表现为 PSA 水平升高）的非转移雄激素敏感性前列腺癌患者中的应用。

对于 Sipuleucel-T 刺激免疫反应的能力，已在多种实验中通过 T 细胞增殖和（或）干扰素-$\gamma$ 酶联免疫斑点法来测定。在上述每种实验中，接受 Sipuleucel-T 治疗的 90%～100% 患者都出现了免疫抗原所诱导的 T 细胞刺激现象。

# 在 CRPC 患者中已完成的Ⅲ期临床研究

目前已完成 3 项关于 Sipuleucel-T 在转移性 CRPC 患者中应用的临床试验。D9901 和 D9902A 的设计思路是一样的，都是前瞻性多中心随机双盲对照研究，入组人群为无症状转移性 CRPC 患者。这些研究的主要试验终点是出现疾病进展的时间（TTP），而预先就分析到需要经过 36 个月的随访才能得出总体生存期的数据。D9902B 则是一项在有症状或轻微症状的转移性 CRPC 患者中开展的前瞻性随机双盲多中心对照试验，其主要试验终点是总体生存期。

## D9901 研究

D9901（NCT00005947）研究共入选了 127 名患者，以 2∶1 的比例将其随机分到对照组和治疗组，对照组主要输注未与抗原共同培养的单核细胞，且所有 127 名患者都是意向性治疗（ITT）人群。该研究的主要试验终点是 TTP，以骨扫描、CT 或临床事件的发生作为衡量疾病进展的标准。结果发现，治疗组疾病进展的风险下降 31%（$P=0.052$；log-rank 检验；HR 0.69），治疗组和对照组的中位 TTP 分别为 11.7 周和 10.0 周。3 年的 ITT 分析显示，随机分到 Sipuleucel-T 组的患者其死亡率减少 41%（$P=0.010$，log-rank 检验；HR 0.58）。Sipuleucel-T 组和对照组的中位总体生存期分别为 25.9 个月和 21.4 个月，相比之下延长了 4.5 个月。此外，在第 36 个月时 34% 的 Sipuleucel-T 组患者还存活，而对照组只有 11% 的患者存活（$P=0.005$）。最后，在对一些基线预后因素（乳酸脱氢酶，PSA，骨转移灶数目，体重指数，癌灶所处区域）做出调整后，Sipuleucel-T 仍能显示出治疗作用。

这些患者中，接近 60% 的人随后都接受了化疗，而两组接受多西他赛治疗的人数也差不多（Sipuleucel-T 组 37% 的人数和对照组 49% 的人数）。此外，两组相比，开始进行化疗的时间并没有区别，且经过多西他赛使用的调整后，Sipuleucel-T 的治疗作用仍然存在。所以，治疗组在生存期上的延长很可能不是因为多西他赛或其他化疗药所导致的。

D9901 研究中有一部分亚组患者评估了针对 PA2024 的免疫反应。与基线水平相比，Sipuleucel-T 组患者因免疫抗原引起的 T 细胞增殖有了 8 倍的升高（$P<0.001$，Wilcoxon 秩和检验）。

## D9902A 研究

D9902A 研究在设计思路上与 D9901 研究一致。基于从 D9901 研究中得到的初步疾病进展数据，且在获得 D9901 研究的总体生存期数据之前，开展了 D9902A 研究，该研究共入组 98 名患者（65 名采用 Sipuleucel-T 治疗，33 名为对照组）。在两组之间，TTP 没有显著的差别。而与对照组相比，Sipuleucel-T 组的死亡率降低了 21%，但并没有统计学差异（$P=0.031$；log-rank 检验；HR 0.79）。Sipuleucel-T 组中位生存期为 19.0 个月，而对照组的中位生存期则为 15.7 个月。在使用由 D9901 数据所开发的探索性 Cox 多元回归模型对基线预后因素进行调整后，Sipuleucel-T 的治疗作用仍然存在。在研究开始后 36 个月，对照组有 21% 的患者存活，而 Sipuleucel-T 组则有 32% 的患者仍然存活。

基于相同的试验设计、入选标准和一致的治疗效果，对 D9901 研究和 D9902A 研究的数据进行了探索性整合分析。通过分析发现，Sipuleucel-T 可减少死亡风险，且可以改善生存期。

### D9902B 研究

D9902B 研究（NCT00065442）采用 2∶1 的分配比例，随机将 341 名患者分到 Sipuleucel-T 组，将 171 名患者分到对照组，所有 512 名患者都属于 ITT 人群。D9902B 研究的主要试验终点是总体生存期，次要生存期则是根据影像学评估得到的 TTP。在该研究中，Sipuleucel-T 组死亡风险降低 22.5%（$P = 0,032$；HR 0.775），且中位生存期与对照组相比提高了 4.1 个月（Sipuleucel-T 组 25.8 个月 *vs.* 对照组 21.7 个月）[22]。Sipuleucel-T 组出现客观疾病进展的中位时间为 14.6 周（3.7 个月），而对照组该时间为 14.4 周（3.6 个月）（$P = 0.628$；HR 0.951）。此外，在 36 个月时 31.9% 的 Sipuleucel-T 组患者尚存活，而对照组只有 23.0% 的患者存活。而基于 20 项基线特征所划分的 Sipuleucel-T 亚组患者，依然能显示出一致的治疗效果。在对 Sipuleucel-T 治疗后是否接受多西他赛治疗进行调整后，依然能观察到治疗效果（$P = 0.03$；HR 0.78）。根据包含了在数据截止与研究完成之间额外 18 名死亡人数的分析显示，在 36.5 个月的随访时间内，Sipuleucel-T 的治疗可以改善生存期（$P = 0.02$；HR 0.76）。而所报道的 Sipuleucel-T 副作用主要有：寒战、发热和头痛[22]。

## Sipuleucel-T 在转移性 CRPC 患者治疗中的发展历史

D9901 和 D9902 等Ⅲ期临床研究，其最初目的是评估 Sipuleucel-T 在无症状转移性 CRPC 患者中延缓疾病进展的能力，即主要试验终点 TTP。此外，预先计划在对所有患者随访 36 个月后分析生存期。在 2002 年，当对 D9901 研究进行初步分析后，并没有达到疾病进展终点。基于这一结果，D9902 研究很早就停止了。该研究被重新命名为 D9902A 研究。D9901 和 D9902A 研究中所有项目都仍在被继续追踪。根据 D9901 研究中所得到的知识，设计了一项新的Ⅲ期临床研究 D9902B，且取得了 FDA 的特殊评估协议的同意。根据 D9901 和 D9902A 研究所获得的总体生存期数据，在 2006 年提出了生物许可证批准申请。在 2007 年 5 月 Sipuleucel-T 获得批准前，FDA 要求得到 D9902B 研究的额外临床数据。在 2009 年 11 月，Dendreon 提出了生物制剂许可证申请的附录，并在 2010 年 4 月获得了 FDA 关于 Sipuleucel-T 用于治疗无症状或轻微症状转移性 CRPC 患者的申请。

## 正在进行的随机研究

还有一项额外的随机研究 P-11 目前正在进行。P-11 的主要研究对象是根治后出现 PSA 水平升高的无转移激素敏感性前列腺癌患者。P-11 已经完成入组，所统计项目已经关闭，但还在继续追踪关于安全性和远处转移、生存期等次要试验终点的项目。该试验的试验终点包括：生化复发、PSA 倍增时间、安全性、发生远处转移的时间以及总体生存期。

## 26.3 安全性和耐受性

在 Sipuleucel-T 的Ⅰ/Ⅱ期临床研究

中，尚未达到最大耐受剂量。且在 Sipuleucel-T 组中，最常见的副作用发生率超过 15%，包括寒战、疲乏、发热、背痛、恶心、关节疼痛和头痛。在 67.4% 的 Sipuleucel-T 组患者中，这些副作用都只是轻度或中度。此外，Sipuleucel-T 组有 23.6% 的患者出现了严重副作用（3 级），有 4.0% 的患者出现了威胁生命的副作用（4 级），有 3.3% 的患者出现了致命的副作用（5 级），而对照组中该数值分别为 25.1%、3.3% 和 3.6%。而 Sipuleucel-T 组最常见（≥2%）的 3~5 级副作用主要是背痛和寒战。Sipuleucel-T 组中脑血管事件的发生率为 3.5%，对照组则是 2.6%。

## 26.4  讨论

对于无症状或轻微症状的转移性 CRPC 患者，其治疗手段是个体化的。尽管多西他赛可以在一定程度上改善生存期，但其往往有较严重的毒性。尽管化疗可以改善生存期，但内科医师和患者经常不愿意进行化疗，多使用二线激素治疗。尽管关于二线激素治疗所引起的 PSA 水平变化和许多客观反应已有变化，但尚无证据表明二线激素治疗可以提高生存期。

自从 Sipuleucel-T 被 FDA 批准后，无症状或轻微症状的 CRPC 患者延长生存期便有了一种新的治疗选择，不仅治疗周期短，且毒性较低。因为 Sipuleucel-T 治疗后 PSA 水平通常不会下降，影像学也不会有所改善，因此很难衡量个体患者是否从 Sipuleucel-T 治疗中获益。随着生物治疗技术的发展，有可能识别出最可能从 Sipuleucel-T 治疗中获益的患者。目前，内科医师需在患者接受 Sipuleucel-T 治疗后，根据具体的临床情况，选择合适的后续治疗。目前的数据显示，Sipuleucel-T 治疗不会妨碍随后的化疗。因为 Sipuleucel-T 要在临床试验以外的条件下使用，需从这部分前列腺癌患者免疫治疗的使用中学到很多新的东西。曾经一度人们对免疫治疗应用于实体肿瘤缺乏信心，对于免疫治疗应用于转移癌则更是如此。然而，Sipuleucel-T 和其他免疫治疗药物的临床试验结果改变了这一认知。P-11 Ⅲ期临床试验主要对象为根治性前列腺切除术后出现生化复发的激素敏感性前列腺癌患者，他们在接受 Sipuleucel-T 治疗或对照组治疗后再接受 ADT，该研究的结果会对未来癌灶体积较小或疾病自然史更早的疾病的临床研究有所启发。此外，受 Sipuleucel-T 与贝伐单抗联合应用的初步研究所启示，Sipuleucel-T 可与其他药物进行联合或序贯使用。

## 小 结

- Sipuleucel-T 由装载了重组前列腺抗原蛋白 PA2024 的自体 APCs 组成，PA2024 可刺激患者针对前列腺癌的自身免疫反应。
- Sipuleucel-T 是一种针对前列腺癌的自体细胞免疫治疗，已被 FDA 批准而且是基于一项关于无症状或轻微症状的转移性 CRPC 的Ⅲ期临床试验结果。
- Sipuleucel-T 为 CRPC 患者提供了一种治疗周期短且毒性较低的新的治疗选择。

（顿耀军）

## 参考文献

[1] Jemal A，Siegel R，Ward E，et al. Cancer statistics，2009 [J]. CA Cancer J Clin，2009，59 (4)：225-249.

[2] Cookson M S，Aus G，Burnett A L，et al. Variation in the definition of biochemical recurrence in patients treated for localized prostate cancer：the American Urological Association Prostate Guidelines for Localized Prostate Cancer Update Panel report and recommendations for a standard in the reporting of surgical outcomes [J]. J Urol，2007，177 (2)：540-545.

[3] Dagher R，Li N，Abraham S，et al. Approval summary：Docetaxel in combination with prednisone for the treatment of androgen-independent hormone-refractory prostate cancer [J]. Clin Cancer Res，2004，10 (24)：8147-8151.

[4] Tannock I F，de Wit R，Berry W R，et al. Docetaxel plus prednisone or mitoxantrone plus prednisone for advanced prostate cancer [J]. N Engl J Med，2004，351 (15)：1502-1512.

[5] Petrylak D P，Tangen C M，Hussain M H，et al. Docetaxel and estramustine compared with mitoxantrone and prednisone for advanced refractory prostate cancer [J]. N Engl J Med，2004，351 (15)：1513-1520.

[6] Wasson J H，Fowler F J，Barry M J. Androgen deprivation therapy for asymptomatic advanced prostate cancer in the prostate specific antigen era：a national survey of urologist beliefs and practices [J]. J Urol，1998，159 (6)：1993-1996，1996-1997.

[7] Berthold D R，Pond G R，Soban F，et al. Docetaxel plus prednisone or mitoxantrone plus prednisone for advanced prostate cancer：updated survival in the TAX 327 study [J]. J Clin Oncol，2008，26 (2)：242-245.

[8] Drake C G. Prostate cancer as a model for tumour immunotherapy [J]. Nat Rev Immunol，2010，10 (8)：580-593.

[9] Small E J，Schellhammer P F，Higano C S，et al. Placebo-controlled phase III trial of immunologic therapy with sipuleucel-T (APC8015) in patients with metastatic，asymptomatic hormone refractory prostate cancer [J]. J Clin Oncol，2006，24 (19)：3089-3094.

[10] Haines A M，Larkin S E，Richardson A P，et al. A novel hybridoma antibody (PASE/4LJ) to human prostatic acid phosphatase suitable for immunohistochemistry [J]. Br J Cancer，1989，60 (6)：887-892.

[11] Goldstein N S. Immunophenotypic characterization of 225 prostate adenocarcinomas with intermediate or high Gleason scores [J]. Am J Clin Pathol，2002，117 (3)：471-477.

[12] Valone F H，Small E，Mackenzie M，et al. Dendritic cell-based treatment of cancer：closing in on a cellular therapy [J]. Cancer J，2001，7 Suppl 2：S53-S61.

[13] Nguyen-Pham T N，Yang D H，Nguyen T A，et al. Optimal culture conditions for the generation of natural killer cell-induced dendritic cells for cancer immunotherapy [J]. Cell Mol Immunol，2012，9 (1)：45-53.

[14] Small E J，Fratesi P，Reese D M，et al. Immunotherapy of hormone-refractory prostate cancer with antigen-loaded dendritic cells [J]. J Clin Oncol，2000，18 (23)：3894-3903.

[15] Rosenberg S A. Shedding light on immunotherapy for cancer [J]. N Engl J Med，2004，350 (14)：1461-1463.

[16] Zou W. Immunosuppressive networks in the tumour environment and their therapeutic relevance [J]. Nat Rev Cancer，2005，5 (4)：263-274.

[17] Burch P A，Breen J K，Buckner J C，et al. Priming tissue-specific cellular immunity in a phase I trial of autologous dendritic cells for prostate cancer [J]. Clin Cancer Res，2000，6 (6)：2175-2182.

[18] Burch P A，Croghan G A，Gastineau D A，et al. Immunotherapy (APC8015，Provenge) targeting prostatic acid phosphatase can induce durable remission of metastatic androgen-independ-

ent prostate cancer：a Phase 2 trial ［J］. Prostate，2004，60（3）：197-204.

［19］ Beinart G，Rini B I，Weinberg V，et al. Antigen-presenting cells 8015（Provenge）in patients with androgen-dependent，biochemically relapsed prostate cancer ［J］. Clin Prostate Cancer，2005，4（1）：55-60.

［20］ Rini B I，Weinberg V，Fong L，et al. Combination immunotherapy with prostatic acid phosphatase pulsed antigen-presenting cells（provenge）plus bevacizumab in patients with serologic progression of prostate cancer after definitive local therapy ［J］. Cancer，2006，107（1）：67-74.

［21］ Higano C S，Schellhammer P F，Small E J，et al. Integrated data from 2 randomized，double-blind，placebo-controlled，phase 3 trials of active cellular immunotherapy with sipuleucel-T in advanced prostate cancer ［J］. Cancer，2009，115（16）：3670-3679.

［22］ Kantoff P W，Higano C S，Shore N D，et al. Sipuleucel-T immunotherapy for castration-resistant prostate cancer ［J］. N Engl J Med，2010，363（5）：411-422.

# 第 27 章 GM-CSF 基因转导的前列腺癌疫苗

## 本章提纲

前列腺癌免疫治疗在过去的十年中已进行过相关的多项研究。这些方法包括特定肽段疫苗,树突细胞来源的疫苗,全肿瘤细胞自体与异体移植疫苗,碳水化合物疫苗与痘病毒疫苗。据统计,目前大约有1200名前列腺癌患者接受了Ⅰ,Ⅱ,或Ⅲ期临床试验疫苗的试验性研究治疗。在本章主要介绍前列腺癌肿瘤疫苗治疗策略的一部分——GM-CSF 基因转导的前列腺癌疫苗(GVAX)的研究领域,主要包括:临床研究前期的基本原理与依据,临床研究进展,肿瘤耐受机制相关知识的了解,临床研究的相关挑战以及关于 GVAX 未来研究方向的挑战等方面,不过关于 GVAX 在晚期前列腺癌患者的大量临床数据的收集与解读尚待未来抗肿瘤免疫疗法的研究与进展。

## 27.1 GM-CSF 基因转导的前列腺癌疫苗(GVAX)临床前期研究的治疗原理

前列腺癌占美国男性所有诊断恶性肿瘤病例数的约 1/3 以及死亡病例数的 10%[1]。尽管在上个十年中前列腺癌患者的死亡率已经大幅度下降,2008 年仍然有 28 000 名男性死于晚期前列腺癌。PSA 筛查减少前列腺癌死亡率的同时也提高了局限性前列腺癌的检出率。虽然严格通过 PSA 筛查与直肠指诊,30%～40%接受局部治疗后前列腺癌患者疾病会复发或者发生转移。

近年来,尽管前列腺癌的临床治疗技术(如机器人辅助前列腺根治性切除术、IMRT 以及主动观察等待等)突飞猛进[2,3],但这些局限性干预治疗措施依然对于已经发生转移的前列腺癌束手无策,新

的针对转移性晚期前列腺癌的治疗方式仍处于迫切需要当中。前列腺癌作为一个兼具挑战性与驱动性的问题,给主动特异性免疫治疗(即前列腺癌疫苗的研发)提供了广阔的发展空间。另外,虽然经过 40 多年的实验研究,但是细胞毒性药物在前列腺癌的治疗上并未如睾丸肿瘤、淋巴瘤、乳腺癌与结直肠癌那样取得明显的延长生存期效果。相对而言,前列腺癌的免疫治疗更具有理论上的优势,这表现在前列腺癌肿瘤细胞生长速度较慢,临床过程较长,这使得至少在理论上机体可以具有足够的时间被激发出系统性免疫应答以治疗肿瘤。接受前列腺癌根治性治疗后的中度或低度生化复发风险的患者发展成为转移性前列腺癌的时间大概需要 8 年[4]。很少有可以提供这么明显的疾病间期以进行临床治疗研究的临床肿瘤学情况,不过前提是这些患者在门诊治疗的耐受性较好才行。如果将来有一天针对前列腺癌的免疫治疗有效且存在这种有效的治疗方法,那么这段时间将是辅助性免疫治疗的理想阶段。对于复发性前列腺癌患者的标准治疗模式是雄激素剥夺疗法(ADT),不过大部分接受 ADT 治疗后的患者最终都会变得雄激素去势抵抗。在生存期方面,大部分去势抵抗性前列腺癌患者的中位生存时间在疾病早期接受系统性 ADT 或者接受抗肿瘤性化疗后可以从治疗前的平均 12 个月提高到 17～18 个月[5-6]。除了针对激素抵抗性前列腺癌患者使用一线的以多西他赛为基础的化疗药物之外,标准的前列腺癌治疗包括在合适的时机运用临床研究性药物进行临床试验性治疗。而肿瘤疫苗治疗策略目的在于打破肿瘤的治疗耐受并且依靠患者自身对前列腺癌细胞产生稳定、持久、强效的抗肿瘤免疫力。这种治疗策略在过去 15 年的时间成为前列腺癌研究的热点,并且以肿瘤疫苗为代表的治疗方式已经被认为是一种新的前列腺癌治疗方法。

在 PubMed 上可以检索到 775 篇有关全世界前列腺癌疫苗免疫疗法的研究论文，这些文章的数目仅次于像"前列腺癌与 p53 基因"这样几乎家喻户晓的文章。过去的十年里，利用 GM-CSF 基因转导的全前列腺癌细胞疫苗治疗策略（GVAX）已经在临床试验中进行了一系列验证治疗，该策略有如下的学术理论研究基础。W. Somerset Maugham 认为：每一例发生转移性前列腺癌患者的前列腺癌细胞均发生了遗传性改变，即规避患者自身免疫系统或者发生免疫耐受，更准确的说是"免疫中立"，这种改变也是所有免疫治疗相关研究在临床上所必须要克服的情况。而为打破针对前列腺癌细胞相关抗原的"免疫中立"所做的相关研究也促进了 GVAX 的相关临床研究的发展。从医疗历史上可以看到，疫苗可能在传染性疾病领域最为熟悉，并且在此领域它们的内容也相当丰富。虽然已有的史料记载显示在 16 世纪时的非洲游牧部落已有通过接种羊痘预防疾病，疫苗接种似乎起源于 11 世纪的中国或者印度——通过将患有天花而后自愈的牛身上的结痂磨成粉并接种到小儿身上预防天花[7]。疫苗接种通常是利用减毒全病原体或者病原体来源的免疫原实施从而诱导机体产生特异免疫应答。

虽然肿瘤细胞提供潜在的独特的肿瘤相关抗原并由此产生肿瘤杀伤性的免疫作用，但肿瘤细胞规避宿主自身肿瘤免疫反应或许是恶性肿瘤常见及核心的标志。前列腺癌细胞在产生免疫原及抗原呈递能力很弱。前列腺癌自身抗体在患者体内检测不出。另外，在 85% 的原位肿瘤灶与 100% 的转移灶主要组织相容性抗原（MHCⅠ）表达缺陷[10]。与其他我们已经确定的 MHCⅠ表面抗原呈递缺陷一样，成功的免疫治疗策略需要克服前列腺癌细胞免疫原性弱的不足。一种优化肿瘤抗原呈递的方法就是利用细胞因子于抗原识别与

免疫反应，从而驱使前列腺癌相关抗原得以更有效的呈递[11]。细胞因子"头对头"筛查可以初步明确哪些因子能提高前列腺癌的免疫原性，从而更有可能予以应用。Dranoff 开展的研究第一次对黑色素瘤疫苗模型中基因导入技术表达的个别细胞因子进行了系统性的比较。与 IL-2，IL-4 以及其他免疫调节性分子相比，GM-CSF 是最有潜力的激活由树突细胞参与的抗原处理与呈递的细胞因子信号[12]。

1957 年 Prehn 与 Main 在 JNCI 杂志上报道了一篇应用于小鼠身上产生抗肿瘤免疫反应的试验性全肿瘤细胞疫苗[8]。对于新兴的肿瘤疫苗研究领域，这篇报道的贡献具有开创性，Prehn 与 Main 第一次证实全细胞肿瘤疫苗的免疫原性可以通过先前 γ 射线照射获得极大的提高。而且他们在发现 T 细胞、B 细胞以及固有免疫应答系统可以对肿瘤相关抗原产生免疫作用的分子和细胞机制之前 30 年，发现自体肿瘤细胞可以作为免疫原使用。1975 年，约翰霍普金斯大学研究员 Branne 与 Coffey 发现即使在晚期前列腺癌患者，自身也可以识别其肿瘤细胞相关的抗原[9]。约翰霍普金斯的研究员应用前列腺癌细胞的质膜作为免疫原用在迟发型超敏反应中。自体性肿瘤细胞疫苗的研发断断续续地开展于整个 20 世纪，不同的细菌佐剂在一些病例中予以使用。在细胞因子基因完成克隆与应用重组细胞因子于肿瘤疫苗之前，完成基本的诱导抗肿瘤免疫反应的起始几乎都是不可能的；肿瘤疫苗的病毒性肿瘤溶解剂作用以及其与卡介苗（BCG）和 C 型棒状杆菌以及其他免疫佐剂联用、作为激动剂使用后，其在肿瘤疫苗作用位点产生抗原呈递反应。

这些在 GM-CSF 基因转导的肿瘤疫苗作用机制方面的研究也涉及树突细胞作为弱免疫原性肿瘤导入额外免疫力的关键分子。由 GM-CSF 基因转导的肿瘤细胞旁分泌的 GM-CSF 能够提高树突细胞趋向免疫

接种位点的迁移能力,激活细胞内部的抗原吞噬机制,并且可以增强抗原肽的呈递作用。树突细胞是免疫系统最强的抗原呈递细胞,GM-CSF 同时对多系祖细胞具有促生长与成熟的效果,并且可以激发其他已经成熟免疫细胞参与抗原处理与呈递的作用,例如巨噬细胞与中性粒细胞[13]。由 GM-CSF 激发的树突细胞可以在接种位点的引流淋巴结通过呈递树突细胞处理的肿瘤相关抗原给 CD4+ 辅助性与 CD8+ 细胞毒性 T 细胞以增强肿瘤疫苗的免疫原性[14]。由主动获得性免疫作用与肿瘤相关抗原联合产生的细胞毒性 T 细胞得以达到系统性肿瘤杀伤性免疫反应,并且从起始接种引流淋巴结遍布全身。在 20 世纪 90 年代初,Dranoff 等人首次应用一个鼠黑色素瘤模型描述了这种具有前景的治疗方法的特征[12]。接受 GM-CSF 基因转导的肿瘤疫苗的小鼠获得了 100% 的免疫保护作用,这表现为可跨过接种即时(接种后 7 天)与接种后(接种后几个月)的生存挑战。这些小鼠同样也具备抵抗预先设计的肿瘤并且形成了强效 CD4+ 与 CD8+ T 细胞依赖的针对其他弱免疫原性肿瘤的系统性免疫力。

为了减轻肿瘤细胞的恶性程度,对基因转导肿瘤疫苗进行辐射照射是必要的。未经过辐射照射的 GM-CSF 基因转导的鼠肿瘤疫苗仍然可以在动物体内恶性生长;经过辐照后,GM-CSF 基因转导弱免疫原性的肿瘤疫苗表现了最大程度的抗肿瘤免疫力。值得注意的是,致死剂量照射的肿瘤疫苗同样可以提高肿瘤疫苗的免疫原性。Dunnin 等在前列腺癌模型中进行的大量 GM-CSF 基因转导肿瘤疫苗研究,同样导致了类似的免疫记忆、保护性免疫力与治愈性效果[15-17]。另外的一项研究显示,注射 GM-CSF 基因转导的肿瘤疫苗的实验动物的表现明显好于注射可溶性 GM-CSF 联合肿瘤疫苗的实验动物。这些结果表明在接种位点的旁分泌 GM-CSF 与系统性大剂量注射 GM-CSF 相比,是更好的招募树突细胞和其他抗原呈递细胞、提高免疫原性与肿瘤杀伤力的方式。

体外 GM-CSF 基因转导的肿瘤细胞具有抗肿瘤免疫治疗作用的理论最先在肾癌患者身上进行了临床 I 期试验证实,之所以选择肾细胞癌是源于其相对较容易产生自体源性的肿瘤免疫治疗作用分子,手术后切除的肿瘤细胞经 GM-CSF 基因工程介导即可形成具有治疗作用的疫苗[18]。包含有人类 GM-CSF cDNA 的复制缺陷型的逆转录病毒载体 MFG 在基因工程中被用于介导。这个临床试验显示了其应用的安全性,但是其免疫反应持续时间很短,而且 18 例患者中只有 1 例患者有临床反应。与未经基因转导而后接受辐射照射的肾癌疫苗接种位点相比,GM-CSF 基因转导的肿瘤疫苗产生了相应的几乎与临床前期等效的鼠动物模型抗原呈递细胞。同时,患者体内在接受接种疫苗之后也针对非转导辐射自体肿瘤细胞产生了明显的迟发型超敏反应。然而,在涉及肿瘤疫苗细胞对于辐照与转导效率的可行性方面,概念性实验研究的结果很清楚,即患者自身移植用肿瘤细胞的极大的不稳定性。确定统一的肿瘤疫苗使用细胞剂量与 GM-CSF 分泌剂量,并用于临床 II 期研究的自体肿瘤疫苗进行多中心研究均被认为是非常困难的。利用前列腺癌全细胞肿瘤疫苗提高免疫原性是个待解决的问题,并且从未试验过,目前 Simons 等人首先进行了自体的、辐照性的前列腺癌 GM-CSF 基因转导疫苗研究。

## 27.2 GVAX 临床研究进展

初步的临床 I 期基因治疗试验中,8 名具有完整免疫能力的前列腺癌受试者接受了自体移植来源的手术切除后经逆转录病毒体外 GM-CSF 转导、辐照后的肿瘤细胞疫苗试验性治疗。原位培养的自体来源的肿瘤疫苗成功地使 11 例患者中的 8 例达到了实验要求标准（73%）。随之的副作用包括瘙痒、红斑疹与接种位点肿胀。接种组织位点组织活检显示接种 3 天后树突细胞与巨噬细胞浸润于前列腺癌肿瘤细胞疫苗中，接种肿瘤疫苗激活 T 细胞与 B 细胞针对前列腺癌抗原的免疫反应。根据迟发型变态反应评价的对于自体未经 GM-CSF 基因转导的 T 细胞反应，在接种后的 8 名患者中 7 例表现明显，而接种前仅为 2 例患者。活跃迟发型超敏反应位点活检显示浸润的效应细胞包括 CD45RO$^+$ T 细胞，脱颗粒嗜酸性粒细胞和与之相一致的 Th1 与 Th2 T 细胞激活，接种位点在自体移植肿瘤细胞附近与迟发型超敏反应位点处，嗜酸性粒细胞血管炎比较明显，介导的 B 细胞反应也较为明显。8 名预防接种患者当中提取到了含有前列腺细胞中识别 26kDa，31kDa，与 150kDa 多肽提取物的 3 名患者的血浆，150kDa 多肽在 LNCaP 与 PC-3 前列腺癌细胞中表达，同时也在正常前列腺上皮细胞中表达，遗憾的是，未检测到针对 PSA 的抗体。这些数据表明针对人类前列腺癌细胞的 T 细胞与 B 细胞免疫反应都可以由 GM-CSF 基因转导、经辐照的前列腺癌疫苗激活。然而，大量技术性的困难诸如原位自体来源前列腺癌细胞的制备与扩增是此种治疗方法临床应用的巨大障碍。

在这项研究中，11 例接受试验性治疗的患者中 3 名无法获得足够的用于疫苗试验的肿瘤细胞。另外，个体化制备肿瘤疫苗需要大量的人手并且用于临床 II 期试验尚不成熟，而且自体来源的前列腺癌疫苗扩展的成功似乎与肿瘤的级别与临床分期无关。此外，自体源性的肿瘤细胞的变异阻止了肿瘤疫苗的可繁殖性与免疫原强度，这些细胞被吞噬之后其表面肿瘤细胞抗原由专门的抗原呈递细胞（如树突细胞）与

巨噬细胞进行处理。换言之，已经接受辐射照射的 GM-CSF 基因转导的肿瘤细胞表达与转移性细胞共同享有肿瘤相关抗原，并为患者原始肿瘤病灶抗原负荷提供抗原来源与平台。这种概念导致了基于细胞的免疫治疗产物可以由同种异体前列腺癌细胞系合适的刺激性细胞因子（如 GM-CSF）基因转导产生。同种异体源性细胞系已经用于一系列肿瘤类型（如胰腺癌、乳腺癌、肺癌和前列腺癌）的研究中[18-21]。还有，同种异体源性肿瘤疫苗可以从已经经过充分准备并允许肿瘤疫苗大规模生产研发生产。同种异体源性细胞的利用的好处还在于肿瘤相关抗原可以通过"交叉启动"机制经内源性抗原呈递细胞进行处理并呈递给 T 细胞与 B 细胞。从而在大规模 II 期或 III 期临床试验中，患者不必非要 HLA 配对成功才可以考虑进行实验。而且，体外基因转导同种异体肿瘤疫苗的大批量扩增使用也使得预防接种的剂量递增使用与时间重复得以实现，并且在培养上较自体来源细胞更为稳定。在自体来源的 GM-CSF 基因转导的肿瘤疫苗实验中重复提升的预防接种在大多数患者中由于原代培养肿瘤疫苗细胞的耗竭而无法实现。

约翰霍普金斯大学国家肿瘤研究所 NCI S. P. O. R. E. 前列腺癌研究中心进行了同种异体 GM-CSF 基因转导的前列腺癌疫苗临床 I/II 期的学术性的概念验证性实验。此次临床实验的目的是确定 GVAX 的副作用、免疫效能以及经辐照后同种异体表达 GM-CSF 前列腺癌细胞免疫治疗的临床益处[22]。初次接受激素治疗且前列腺癌生化复发的患者被选为试验对象，此次临床 I/II 期实验在无放射性转移的患者身上进行，而且这些患者在接受微生物召回抗原时可以表现为迟发型超敏皮肤反应的活性。这些患者尚未接受首次放射治疗，他们接受的实验治疗方案是皮下注射 8 周 1.2 × 10$^8$ GM-CSF 基因转导的、经辐照的肿瘤

细胞（$6×10^7$ LNCaP 细胞系与 $6×10^7$ PC-3 细胞系），每周注射一次。两种细胞系接受的基因转导疫苗载体为 MFG-GM-CSF，但患者并未给予加强接种剂量。21 例免疫活性的患者接受了肿瘤疫苗接种。毒副反应包括局部注射位点反应、皮肤瘙痒与流感样症状。所有出现毒副反应的患者均在门诊予以医疗，其中一名患者出现了 7 个月的 PSA 部分反应期，这名患者癌胚抗原（CEA）水平在接种初期出现了明显的上升，并且于 PSA 反应期间下降到正常水平。这名患者与其他接受预防接种的患者均未出现抗 PSA 抗体或其他自身免疫的血清学迹象。第一次治疗 20 周后，21 名患者中的 16 名（76%）的 PSA 反应速率较预防接种前水平出现了明显的统计学意义上的下降（$P<0.001$）。注射位点活组织检查显示皮下浸润的细胞包括 CD1a$^+$ 树突细胞与 CD68$^+$ 巨噬细胞，这些情况与之前临床前期和自体源性肿瘤细胞 GM-CSF 基因转导的肿瘤细胞结果类似。接受治疗后，患者出现了至少 5 种已经在 LNCaP 或 PC-3 细胞系表达的新的寡克隆抗体。针对正常前列腺上皮细胞上表达的 250kDa 抗原的高滴度抗体反应（$>1:250$）在一名部分 PSA 缓解的患者中出现。治疗结束后不久，这种抗体的滴度开始下降，接着患者出现了 PSA 意义上的生化复发。非特异的前列腺癌免疫治疗安全背景性较高且免疫活性较高，上述这些发现使得进一步确定剂量、疗程与效力评价显得必要。载体研究也随之继起，AAV 为基础的载体取代了之前复制缺陷的逆转录病毒载体 MFG。另外，转染过的同种异体肿瘤疫苗细胞可以通过大型生物处理器扩增，从而患者可以获得单剂量的接种并且有安全的生产流程作保障。公司生产的 IND 基础的 GVAX 肿瘤疫苗是人类前列腺癌细胞系 PC-3 与 LN-CaP 的组合。这两种细胞系可以为在转移位点可能出现的肿瘤相关抗原提供互补性

来源，LNCaP 细胞系来源于前列腺癌转移淋巴结并且表达一系列前列腺上皮抗原（如 PSMA 与 PSA），PC-3 是一个来源于前列腺癌骨转移灶的雄激素非依赖性细胞系并且表达几种肿瘤相关的蛋白酶[23]。两种细胞系均表达 AAV-人源 GM-CSF cDNA 载体基因转导的高剂量的旁分泌、生物活性人源 GM-CSF。

## 27.3 基于学术性探索进行的 GVAX 临床研究的拓展治疗

### II 期研究 G-9803 与 G-0010

两项临床 II 期研究 G-9803 与 G-0010 在具有影像学证据证明的转移性前列腺癌患者当中进一步开展，并扩大 GVAX 临床试验规模以探究 GM-CSF 基因转导的前列腺癌疫苗的临床疗效[22]。G-9803 研究的情况如下：门诊收录 34 例无症状的体质较好的 CRPC 患者，多次接种 GVAX 疫苗，无自身免疫现象发生，持续性主要毒副作用是瘙痒与丘疹红斑，接受治疗后的患者的中位生存期是 26.2 个月 vs. 18 个月（多西他赛组中位生存期）。不过奇怪的是，这些生存期明显获益的患者，他们的 PSA 治疗反应情况并不明显。G-0010 研究是作为 G-9803 研究的后续的随访性研究而开始进行的，其中高剂量的 AAV-GM-CSF 基因转导的 LNCaP 与 PC-3 细胞系联合同种异体疫苗在此次研究中得到了使用。这次研究的目的是为后续的 III 期临床效力研究确定合适的治疗剂量。此次研究的相关情况为：80 名美国 CRPC 患者，分别接受低剂量、中剂量、高剂量的治疗，疫苗特异抗体的量的评价方法是通过在接种前后患者体内血清中疫苗裂解产物的 Western blot 分析

进行检测，以及 CRPC 患者骨转移病灶骨降解程度评估同时用标记 1 型羧基末端端肽进行骨转移活动度检测。每 3 个月进行一次骨扫描，PSA 检测在每次治疗随访中进行，标记 1 型羧基末端端肽作为反应的中间端点衡量此次试验的骨转移活动度，其中 55 名 CRPC 患者中有 34 例（62%）表现为骨转移活动度的稳定或下降，即标记 1 型羧基末端端肽水平的下降同时也表明破骨细胞活动的受抑。骨扫描显示在 72 例患者中的 31 例（43%）病情趋于稳定，另外尚有 2 例表现正常，3 个剂量组治疗后免疫反应情况为高剂量组 87%，中剂量组 72%，低剂量组 40%（$P=0.001$，Kendall Tau-b）。目前来说，这些是首次在临床试验中发现的疫苗治疗后激活针对前列腺癌相关抗原 B 细胞的反应剂量与反应相关程度的数据。80 例患者的数据显示此种肿瘤疫苗耐受性较好，具有剂量依赖的产生免疫原性效果，并且具有明显的临床效力，总之，这些数据进一步补充完善了 G-9803 研究的结果。

## 安全状况

上述的 II 期临床试验的安全性状况表明，注射位点反应是几乎 100% 前列腺癌试验治疗患者接受 GVAX 皮下注射后都会遇见的最常见的毒副反应，出现 3～5 天的红斑与瘙痒是常见的接种后低级别毒副反应，其他的副作用包括接种后疲劳、流感样症状等，但并未发现剂量限制的毒副作用。自身免疫性疾病在长时间接受 GVAX 疫苗的患者中并无临床或实验室迹象的发生。总而言之，这两项小规模、高选择性 II 期临床试验表明更大规模的效力评价试验需要在门诊治疗中开展进行，而且这两项实验的结果也为以后的研究设计与实施提供了依据与原理。

## ▼ III 期临床试验 VITAL-1 与 VITAL-2

两项涉及社区与医疗中心的 III 期临床试验 VITAL-1 与 VITAL-2 开展了关于 GVAX 的 FDA 注册支持研究。这两项研究所涵盖的 CRPC 患者的地区与人口组成研究的临床试验规模更大，实验结果更具有代表性，对于免疫治疗与前列腺癌肿瘤疫苗治疗的新领域来说，阐明 1995 年 GVAX 初次进入临床试验以来所发现的一系列抵抗通路是关键所在，伴随 GM-CSF 基因转导肿瘤细胞疫苗提高肿瘤抗原呈递能力的同时，其他形式的免疫耐受机制仍然难以被克服——即便是强效的基因转导疫苗。特别需要指出的是，调节性 T 细胞通过抑制细胞毒性 T 细胞的活性而达到免疫耐受的效果，同时这些调节性 T 细胞介导的免疫耐受也是保护正常组织免受自身免疫作用伤害的需要，这表现在 46 名 CRPC 患者外周血中调节性 T 细胞 CD4（+）CD25（+）明显较 34 例对照组人群中水平要高[24]。

同样的研究也发现肿瘤患者体内分离出的调节性 T 细胞可以抑制 NK 细胞介导的细胞毒性。这些结果表明前列腺癌可能通过调节性 T 细胞介导的免疫耐受来规避肿瘤免疫杀伤，特异的调节性 T 细胞免疫耐受机制在 GM-CSF 基因转导的前列腺癌疫苗完全展现临床效力之前必须明确并被突破。除了调节性 T 细胞，CTLA-4 蛋白应该是研究最为透彻的肿瘤免疫规避机制分子之一，这个蛋白分子表达于调节性 T 细胞表面并且具有调节 T 细胞增殖与分化的能力，通过抑制激活的细胞毒性 T 细胞的扩增与改变其分化而引起肿瘤免疫逃逸[25]。这些效应部分通过糖代谢与 CTLA-4 耦合的下游 PI3K/Akt 信号通路的改变产生[26]。Foster 等人所做的抗 CTLA-4 抗体临床前期动物肿瘤模型试验的评价也显示此种抗体具有增强抗肿瘤效应的能力[27-28]。

## 27.4 肿瘤耐受与肿瘤疫苗抵抗——新的亟待解决的问题

另外一种相似的治疗策略是将 GVAX 与靶向抑制剂联合作用于 PD1 因子——一种与 B7 家族成员耦合的负性免疫调节受体。与 CTLA-4 相似，PD1 因子也表达于 T 细胞表面并且接受 APC 细胞刺激而激活[29]。PD-1 与配体 PD-L1 的结合减弱了 T 细胞的细胞因子分泌与增殖，并进一步导致 T 细胞凋亡的发生[30-31]。多种肿瘤类型临床前期肿瘤模型抗 PD-L1 抗体的使用均显示成功的、短暂的肿瘤耐受抑制效应[32-33]。虽然 PD-1 呈现异常表达，但其水平与疾病进展相关，并且在肾癌与膀胱癌患者身上显示出与生存率降低具有相关性。在临床局限性前列腺癌患者中，PD-1 表达水平很低，据我们所知，前列腺癌 PD-1 的表达的评测有待于在转移性位点进行，而树突细胞负责将吞噬性肿瘤细胞的肿瘤抗原呈递给 T 细胞，这些表明 GVAX 在治疗前列腺癌的分子靶标可能与前列腺癌患者中肿瘤抗原的耐受密切相关[34-36]。虽然 B7-H3 的准确的功能与作用机制尚未完全阐明，但其似乎具有提高 T 细胞增殖与促进针对同种移植物的免疫反应的效果[37]。在一项源于分泌可溶性鼠源 B7-H3 的 C57BL/6 人 IGG1-Fc 融合段的转基因鼠的研究中，融合细胞对于 T 细胞的细胞周期没有抑制效果，但可以抑制 T 细胞 IL-2 与 IFN-G 的产量，并且较对照组可以明显抑制同种异体免疫效应。上述结果表明 T 细胞的耐受性是由综合性信号介导的[38-39]。CD4 同系物选择性表达于调节性 T 细胞，LAG-3 与 MHC Ⅱ 类受体相结合，并且可

以抑制效应 T 细胞。前房相关免疫偏离（ACAID）是一个介导免疫豁免的眼科病理模型，调节性 T 细胞在 ACAID 鼠模型中可以高频率地表达 LAG-3，并且较非 ACAID 对照组调节性 T 细胞具有较大抑制效应 T 细胞能力。另外，组织源性腺苷介导的外周免疫耐受可以部分由 LAG-3 （＋）调节性 T 细胞通过腺苷受体启动得以提升。这些观察显示 LAG-3 是一个优良的可以使恶性肿瘤获得免疫豁免微环境的分子。在表达抗原的器官与肿瘤中观察到的 T 细胞表达 LAG-3 的上升进一步表明其在促进肿瘤耐受的角色[40-42]。

吲哚胺 2,3 二氧化酶（INDO）是色氨酸代谢过程中催化起始与限速步骤的可诱导酶，并可使针对分泌这种外源性必需氨基酸的微生物被动获得免疫力[43]。INDO 在人类胎盘中表达并且当被同种异体鼠胎儿模型中的 1-甲基色氨酸（1MT）抑制之后会导致母体的排斥与流产，也即该分子作为母体免疫耐受的一种天然角色发挥作用。这种效应是通过抑制 T 细胞的增殖，即由色氨酸缺乏导致的 G1 细胞周期停滞而实现的[44-46]。INDO 抑制与 1MT 在 2007 年进入临床 I 期研究，研究结果显示其可以迟滞自发性乳腺肿瘤在 MMTVneu/HER2 转基因鼠模型中乳腺癌的生长。两种模型中，1MT 单剂治疗的抗肿瘤效果十分有限，但与细胞毒性药物联合使用后可以明显增强。更有意思的是，1MT 可以提高 DC/Lewis 肺中路融合疫苗应用于小鼠 Lewis 肺癌肿瘤模型治疗时的效果[47-49]，这些发现为联合 INDO 靶向小分子治疗与 GVAX 在临床应用的理论依据开拓了新的希望。与上述观点一致，已有的很多临床前期模型已经证明了免疫疗法与 GM-CSF 分泌肿瘤细胞联合化疗具有协同的治疗作用[19,50-51]。未来关于探究抗原呈递角色与潜能进而提高肿瘤疫苗免疫原性的联合治疗方案的研究（诸如联合应用放疗、化疗与

GVAX 在前列腺癌中的研究）是十分紧迫的[52]。

## 小　结

- GM-CSF 基因转导的前列腺癌疫苗（GVAX）的确可以从打破肿瘤免疫耐受等分子机制提高高级别前列腺癌治疗效果。

- 体内和体外多项实验证明 GVAX 联合应用其他药物对于前列腺癌的治疗大有裨益。

（胡凤战）

### 参考文献

[1] Jemal A，Murray T，Ward E，et al. Cancer statistics，2005 [J]. CA Cancer J Clin，2005，55 (1)：10-30.

[2] Stamey T A，Yemoto C M，Mcneal J E，et al. Prostate cancer is highly predictable：a prognostic equation based on all morphological variables in radical prostatectomy specimens [J]. J Urol，2000，163 (4)：1155-1160.

[3] Paulson D F，Moul J W，Walther P J. Radical prostatectomy for clinical stage T1-2N0M0 prostatic adenocarcinoma：long-term results [J]. J Urol，1990，144 (5)：1180-1184.

[4] Pound C R，Partin A W，Eisenberger M A，et al. Natural history of progression after PSA elevation following radical prostatectomy [J]. JAMA，1999，281 (17)：1591-1597.

[5] Petrylak D P，Tangen C M，Hussain M H，et al. Docetaxel and estramustine compared with mitoxantrone and prednisone for advanced refractory prostate cancer [J]. N Engl J Med，2004，351 (15)：1513-1520.

[6] Tannock I F，de Wit R，Berry W R，et al. Docetaxel plus prednisone or mitoxantrone plus prednisone for advanced prostate cancer [J]. N Engl J Med，2004，351 (15)：1502-1512.

[7] Lombard M，Pastoret P P，Moulin A M. A brief history of vaccines and vaccination [J].

Rev Sci Tech，2007，26 (1)：29-48.

[8] Prehn R T，Main J M. Immunity to methylcholanthrene-induced sarcomas [J]. J Natl Cancer Inst，1957，18 (6)：769-778.

[9] Brannen G E，Gomolka D M，Coffey D S. Specificity of cell membrane antigens in prostatic cancer [J]. Cancer Chemother Rep，1975，59 (1)：127-138.

[10] Blades R A，Keating P J，Mcwilliam L J，et al. Loss of HLA class I expression in prostate cancer：implications for immunotherapy [J]. Urology，1995，46 (5)：681-687.

[11] Sanda M G，Restifo N P，Walsh J C，et al. Molecular characterization of defective antigen processing in human prostate cancer [J]. J Natl Cancer Inst，1995，87 (4)：280-285.

[12] Dranoff G，Jaffee E，Lazenby A，et al. Vaccination with irradiated tumor cells engineered to secrete murine granulocyte-macrophage colony-stimulating factor stimulates potent，specific，and long-lasting anti-tumor immunity [J]. Proc Natl Acad Sci USA，1993，90 (8)：3539-3543.

[13] Warren T L，Weiner G J. Uses of granulocyte-macrophage colony-stimulating factor in vaccine development [J]. Curr Opin Hematol，2000，7 (3)：168-173.

[14] Banchereau J，Steinman R M. Dendritic cells and the control of immunity [J]. Nature，

1998，392（6673）：245-252.

[15] Sanda M G，Ayyagari S R，Jaffee E M，et al. Demonstration of a rational strategy for human prostate cancer gene therapy [J]. J Urol，1994，151（3）：622-628.

[16] Vieweg J，Rosenthal F M，Bannerji R，et al. Immunotherapy of prostate cancer in the Dunning rat model：use of cytokine gene modified tumor vaccines [J]. Cancer Res，1994，54（7）：1760-1765.

[17] Moody D B，Robinson J C，Ewing C M，et al. Interleukin-2 transfected prostate cancer cells generate a local antitumor effect in vivo [J]. Prostate，1994，24（5）：244-251.

[18] Simons J W，Jaffee E M，Weber C E，et al. Bioactivity of autologous irradiated renal cell carcinoma vaccines generated by ex vivo granulocyte-macrophage colony-stimulating factor gene transfer [J]. Cancer Res，1997，57（8）：1537-1546.

[19] Emens L A，Reilly R T，Jaffee E M. Breast cancer vaccines：maximizing cancer treatment by tapping into host immunity [J]. Endocr Relat Cancer，2005，12（1）：1-17.

[20] Nemunaitis J，Sterman D，Jablons D，et al. Granulocyte-macrophage colony-stimulating factor gene-modified autologous tumor vaccines in non-small-cell lung cancer [J]. J Natl Cancer Inst，2004，96（4）：326-331.

[21] Laheru D，Jaffee E M. Immunotherapy for pancreatic cancer-science driving clinical progress [J]. Nat Rev Cancer，2005，5（6）：459-467.

[22] Simons J W，Carducci M A，Mikhak B，et al. Phase I/II trial of an allogeneic cellular immunotherapy in hormone-naive prostate cancer [J]. Clin Cancer Res，2006，12（11 Pt 1）：3394-3401.

[23] Groh V，Li Y Q，Cioca D，et al. Efficient cross-priming of tumor antigen-specific T cells by dendritic cells sensitized with diverse anti-MICA opsonized tumor cells [J]. Proc Natl Acad Sci U S A，2005，102（18）：6461-6466.

[24] Wolf A M，Wolf D，Steurer M，et al. Increase of regulatory T cells in the peripheral blood of cancer patients [J]. Clin Cancer Res，2003，9（2）：606-612.

[25] Walunas T L，Bluestone J A. CTLA-4 regulates tolerance induction and T cell differentiation in vivo [J]. J Immunol，1998，160（8）：3855-3860.

[26] Parry R V，Chemnitz J M，Frauwirth K A，et al. CTLA-4 and PD-1 receptors inhibit T-cell activation by distinct mechanisms [J]. Mol Cell Biol，2005，25（21）：9543-9553.

[27] Hurwitz A A，Foster B A，Kwon E D，et al. Combination immunotherapy of primary prostate cancer in a transgenic mouse model using CTLA-4 blockade [J]. Cancer Res，2000，60（9）：2444-2448.

[28] Kwon E D，Hurwitz A A，Foster B A，et al. Manipulation of T cell costimulatory and inhibitory signals for immunotherapy of prostate cancer [J]. Proc Natl Acad Sci U S A，1997，94（15）：8099-8103.

[29] Freeman G J，Long A J，Iwai Y，et al. Engagement of the PD-1 immunoinhibitory receptor by a novel B7 family member leads to negative regulation of lymphocyte activation [J]. J Exp Med，2000，192（7）：1027-1034.

[30] Iwai Y，Ishida M，Tanaka Y，et al. Involvement of PD-L1 on tumor cells in the escape from host immune system and tumor immunotherapy by PD-L1 blockade [J]. Proc Natl Acad Sci U S A，2002，99（19）：12293-12297.

[31] Dong H，Strome S E，Salomao D R，et al. Tumor-associated B7-H1 promotes T-cell apoptosis：a potential mechanism of immune evasion [J]. Nat Med，2002，8（8）：793-800.

[32] Sun J，Xu K，Wu C，et al. PD-L1 expression analysis in gastric carcinoma tissue and blocking of tumor-associated PD-L1 signaling by two functional monoclonal antibodies [J]. Tissue Antigens，2007，69（1）：19-27.

[33] BlaNK C，Brown I，Peterson A C，et al. PD-L1/B7H-1 inhibits the effector phase of tumor rejection by T cell receptor（TCR） transgenic CD8+ T cells［J］. Cancer Res， 2004，64（3）：1140-1145.

[34] Roth T J，Sheinin Y，Lohse C M，et al. B7-H3 ligand expression by prostate cancer：a novel marker of prognosis and potential target for therapy［J］. Cancer Res，2007，67 （16）：7893-7900.

[35] Martin-Orozco N，Wang Y H，Yagita H，et al. Cutting Edge：Programmed death（PD） ligand-1/PD-1 interaction is required for CD8+ T cell tolerance to tissue antigens［J］. J Immunol，2006，177（12）：8291-8295.

[36] Inman B A，Sebo T J，Frigola X，et al. PD-L1（B7-H1）expression by urothelial carcinoma of the bladder and BCG-induced granulomata：associations with localized stage progression［J］. Cancer，2007，109（8）： 1499-1505.

[37] Wang L，Fraser C C，Kikly K，et al. B7-H3 promotes acute and chronic allograft rejection［J］. Eur J Immunol，2005，35（2）： 428-438.

[38] Xu J，Huang B，Xiong P，et al. Soluble mouse B7-H3 down-regulates dendritic cell stimulatory capacity to allogenic T cell proliferation and production of IL-2 and IFN-gamma［J］. Cell Mol Immunol，2006，3（3）： 235-240.

[39] Nurieva R，Thomas S，Nguyen T，et al. T-cell tolerance or function is determined by combinatorial costimulatory signals［J］. EMBO J，2006，25（11）：2623-2633.

[40] Zarek P E，Huang C T，Lutz E R，et al. A2A receptor signaling promotes peripheral tolerance by inducing T-cell anergy and the generation of adaptive regulatory T cells［J］. Blood，2008，111（1）：251-259.

[41] Zhu X，Yang P，Zhou H，et al. CD4 + CD25+ Tregs express an increased LAG-3 and CTLA-4 in anterior chamber-associated immune deviation［J］. Graefes Arch Clin Exp Ophthalmol，2007，245（10）：1549-1557.

[42] Grosso J F，Kelleher C C，Harris T J，et al. LAG-3 regulates CD8+ T cell accumulation and effector function in murine self- and tumor-tolerance systems［J］. J Clin Invest， 2007，117（11）：3383-3392.

[43] Munn D H，Shafizadeh E，Attwood J T，et al. Inhibition of T cell proliferation by macrophage tryptophan catabolism［J］. J Exp Med，1999，189（9）：1363-1372.

[44] Kudo Y，Boyd C A，Spyropoulou I，et al. Indoleamine 2，3-dioxygenase：distribution and function in the developing human placenta ［J］. J Reprod Immunol，2004，61（2）： 87-98.

[45] Munn D H，Zhou M，Attwood J T，et al. Prevention of allogeneic fetal rejection by tryptophan catabolism［J］. Science，1998， 281（5380）：1191-1193.

[46] Mellor A L，Sivakumar J，Chandler P，et al. Prevention of T cell-driven complement activation and inflammation by tryptophan catabolism during pregnancy［J］. Nat Immunol，2001，2（1）：64-68.

[47] Ou X，Cai S，Liu P，et al. Enhancement of dendritic cell-tumor fusion vaccine potency by indoleamine-pyrrole 2，3-dioxygenase inhibitor，1-MT［J］. J Cancer Res Clin Oncol， 2008，134（5）：525-533.

[48] Friberg M，Jennings R，Alsarraj M，et al. Indoleamine 2，3-dioxygenase contributes to tumor cell evasion of T cell-mediated rejection ［J］. Int J Cancer，2002，101（2）：151-155.

[49] Muller A J，Duhadaway J B，Donover P S， et al. Inhibition of indoleamine 2，3-dioxygenase，an immunoregulatory target of the cancer suppression gene Bin1，potentiates cancer chemotherapy［J］. Nat Med，2005， 11（3）：312-319.

[50] Nigam A，Yacavone R F，Zahurak M L，et al. Immunomodulatory properties of antineoplastic drugs administered in conjunction with GM-CSF-secreting cancer cell vaccines［J］.

Int J Oncol，1998，12（1）：161-170.

[51] Emens L A，Jaffee E M. Leveraging the activity of tumor vaccines with cytotoxic chemotherapy [J]. Cancer Res，2005，65（18）：8059-8064.

[52] Harris T J，Hipkiss E L，Borzillary S，et al. Radiotherapy augments the immune response to prostate cancer in a time-dependent manner [J]. Prostate，2008，68（12）：1319-1329.

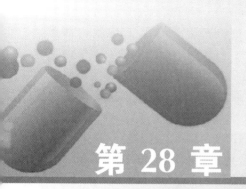

# 第 28 章　CTLA-4 阻断在前列腺癌中的应用

## 本章提纲

众所周知，免疫系统具有免疫监视功能，但近年来研究者们才开始将其应用于抗肿瘤治疗。过去十几年积攒的研究结果，使肿瘤的免疫治疗越来越具有现实可能性。而前列腺癌具有生长速度慢的特点，可为免疫调节提供较为充足的反应时间，从而成为了免疫抗癌治疗的一个理想研究模型。

本章将介绍一种针对细胞毒性T细胞抗原-4（CTLA-4）的阻滞剂被用于晚期前列腺癌治疗经验的相关研究。CTLA-4阻滞剂的作用机制为减弱CTLA-4对T细胞的抑制作用，促进T细胞对肿瘤的免疫应答，通过激发机体免疫监视功能引起肿瘤消退。

## 28.1 CTLA-4阻断应用于前列腺癌治疗的理论基础

在免疫治疗的过程中，激活抗原特异性T细胞是极为关键的一步，而抗原提呈细胞（antigen-presenting cells，APCs）在该过程中扮演着举足轻重的角色。首先，抗原提呈细胞摄入抗原，经处理后与主要组织相容性复合体（major histocompatibility complex，MHC）一同表达在细胞膜上，然后将抗原肽递呈给T淋巴细胞。此递呈过程需要两个信号同时激活，一是T细胞表面的抗原特异性T细胞受体与APC表面的MHC-抗原肽相互识别，二是T细胞表面的CD28与APC表面B7-1（CD80）或B7-2（CD86）相互识别[1-3]。两个信号的同时激活才能使T细胞活化，进一步增殖分化成效应细胞。

然而为了避免过强的自身免疫反应发生，机体存在一种自稳机制。当CD28与B7相互识别引起T细胞活化后，T细胞表面开始表达CTLA-4（CD152）。CTLA-4为CD4$^+$和CD8$^+$T淋巴细胞上的免疫球蛋白超家族成员，表达滞留在T细胞内部（如高尔基体、内质网、分泌颗粒及溶酶体囊泡等），在T细胞激活后快速转移至细胞质及细胞表面。CTLA-4是CD28的同系物，与CD28分子结构具有76％的同源性，两者可竞争性结合B7-1（CD80）和B7-2（CD86）复合物，但CTLA-4对B7的亲和力是CD28的50～200倍[4]。CD28与B7复合物结合可增强T细胞激活及IL-2的产生，而CTLA-4与B7复合物相互作用，可抑制T细胞的激活、干扰IL-2的分泌及IL-2受体的表达，影响细胞周期进展，故该机制可以终止T细胞的活化。

研究者们利用CTLA-4受体表达缺失的转基因小鼠证实了CTLA-4在预防过强免疫应答发生中所起的作用[5-6]。研究者发现这些CTLA-4受体表达缺失的小鼠存在严重的淋巴组织异常增生，表现为多器官的多克隆性淋巴细胞浸润，出生后1月内死亡。进一步研究发现，同时存在CTLA-4受体和CD28受体缺失的小鼠则不发生淋巴组织异常增生[7]。这表明，如果不存在CD28引发的共刺激信号，CTLA-4也就没有必要与B7结合产生抑制信号。

CTLA除了能竞争性抑制CD28分子与B7复合物结合，防止CD28分子促进T细胞激活外，其还能通过与PP2A及SHP2相互作用干扰TCR信号，同时CTLA-4与PI3K结合，并导致AKT磷酸化。此种瀑布效应导致促凋亡因子BAD失活，并上调抗凋亡因子Bcl-xL和Bcl-2，维持免疫耐受。CTLA-4也增加T细胞能动性，逆转由TCR调节的"终止信号"，因此CTLA-4降低了T细胞与APC接触的时间，降低了MHC肽提呈抗原能力及增加了T细胞激活的阈值。

CTLA-4组成性表达于调节性T细胞，即表达CD25分子（IL-2受体α链）的CD4$^+$T细胞亚型。核转录因子Foxp3（forkhead box P3）与调节性T细胞的抑制功能相关，为其特征性标志。CTLA-4 与 CD80/CD86 相结合，导致 IDO（indoleamine 2，3 deoxygenase）上调，IDO 与色氨酸代谢相关。IDO 的活性增加减少了局部组织中色氨酸的供给，同时导致代谢产物犬尿氨酸增加。色氨酸在 T 细胞增殖中是必需的，因此 IDO 的活性增加导致免疫抑制。而且，犬尿氨酸诱导 T 细胞凋亡。色氨酸缺失及犬尿氨酸也可诱导天然 $CD4^+$ $CD25^+$ T 细胞转化成为具有抑制功能的 $CD4^+$ $CD25^+$ $Foxp3^+$ 调节性 T 细胞。

## 28.2 单剂量 CTLA-4 阻断应用于前列腺癌治疗的相关研究

### CTLA-4 抗体的作用机制

CTLA-4 阻断性抗体是作用于 CTLA-4 的人类新型抗体，可防止共刺激分子 CD80 和 CD86 与 CTLA-4 相结合，也可去除 CTLA-4 抑制性信号并释放免疫系统闸门，允许自然免疫反应与肿瘤细胞起作用。因此 CTLA-4 抗体的作用机制是非直接的，是通过增强 T 细胞调节的免疫反应。CTLA-4 抗体导致抗肿瘤反应包括两种机制，一种是干扰肿瘤特异性效应细胞（如 CD8 细胞），CTLA-4 抗体导致其克隆扩增。流式细胞术检测外周血单核细胞中表面标志表达的结果表明，使用抗体后较使用前比较，HLA-DR（T 细胞激活的标志物）在 $CD3^+$ $CD4^+$ 和 $CD3^+$ $CD8^+$ 细胞中表达量明显增加。另一种机制是通过去除肿瘤诱导的调节性 T 细胞，调节性 T 细胞可抑制肿瘤相关抗原的免疫反应。另外，CTLA-4 抗体可增加 Th17 细胞。Th17 细胞是一类不同的 $CD4^+$ T 细胞群，可产生特异性的细胞因子 IL-17 和 IL-22。使用 CTLA-4 抗体

后与预后相关的标志物包括：①绝对淋巴细胞计数（absolute lymphocyte count，ALC）；ALC 大于或等于 1000/ul 可能与临床效果及生存时间相关，预后较好。②诱导性共刺激分子（inducible costimulator，ICOS）。T 细胞免疫球蛋白基因家族成员，与伊匹单抗处理的黑素瘤患者的临床结果相关，并与抗 CTLA-4 抗体调节的适度抗肿瘤反应相关。③$CD8^+$ T 细胞的改变率及 $CD4^+$ T 细胞对调节性 T 细胞的抑制作用的抵抗能力。④$CD4^+$ T 细胞分泌的 IL-17 的频率。⑤高表达 Foxp3 及 IDO，并明显增加肿瘤浸润性淋巴细胞（tumor-infiltrating lymphocytes，TILs）。

### 动物模型

基于前述的发现，研究者们进行了动物试验来探究和证实 CTLA-4 是否具有抗肿瘤的临床实用性。研究结果发现，封闭 CTLA-4 的抗体的确可以引起小鼠肿瘤的消退[8]。研究者将 TRAMP（小鼠前列腺的转基因恶性腺瘤）肿瘤细胞对 C57BL/6 小鼠进行皮下注射，然后再将抗 CTLA-4 抗体注入一部分小鼠体内。观察发现几乎所有注射了抗 CTLA-4 抗体小鼠的 TRAMP 皮下肿瘤均有不同程度的消退。此外，将小鼠的 TRAMP 肿瘤手术切除后，注射抗 CTLA-4 抗体小鼠出现肿瘤远处转移的概率下降了 50%[9]。在这些动物模型中，免疫过度激活导致的自身免疫反应仅限于前列腺炎和白癜风。

另有研究表明，表达 4-1BBL 的肿瘤细胞疫苗结合 CTLA-4 阻断剂，较单独使用组相比较，联合组明显降低小鼠前列腺癌 RM-1 肿瘤并明显增加存活率，联合组导致更高的 CTL，以及混合培养上清中细胞因子 IFN-γ、TNF-α 和 IL-2 的分泌增加。以上结果提示结合 4-1BB 和 CTLA-4 阻断可能为前列腺癌免疫治疗提供了一种新的策略。

## 人体临床试验

在 CTLA-4 阻滞剂在动物模型中获得成功的基础上，研究者构建了人源化的抗 CTLA-4 抗体拟用于人体抗癌治疗研究。伊匹单抗（Ipilimumab）和 Tremelimumab 为两种人 mAb，均可选择性封闭 T 细胞的免疫抑制分子 CTLA-4。两种药物间差异甚微：伊匹单抗为 IgG1 同型的免疫球蛋白，而 Tremelimumab 是非补体结合的 IgG2 同型。Tremelimumab 可用于 D0 期前列腺癌，也可与 CD40mAb 联合使用于转移性黑素瘤，或者单独使用于进展期肝细胞癌及难治的转移性结肠直肠癌。研究表明，655 例Ⅲ期黑色素瘤患者，随机接受 Tremelimumab（15mg/kg 每 12 周）或者经典的化学药物治疗（达卡巴嗪或替莫唑胺），两种方案的总体存活时间及反应率类似。Tremelimumab 并未明显增强疗效，因此药物后来被摒弃。而新泽西施贵宝公司生产的伊匹单抗是现在市面上最具有应用前景的靶向 CTLA-4 受体的抗体。伊匹单抗为重组的人类 IgG1κ mAb，具有 2 条重链及 2 条 kappa 轻链并由二硫键连接。相对分子质量约为 148 000，适宜溶液的 pH 值为 7.0。抗体最先产生于转基因 HuMAb 小鼠（HC2/Kco7）。为了进一步优化其结合的特异性、亲和力及阻断配体结合的能力，采用杂交瘤 10D1（MDX010）产生抗体。如今的抗体来源于重组的中国仓鼠卵巢细胞系，用含有编码轻链和重链的载体转染，使用标准的色谱法及过滤步骤，其表达的抗体序列与 10D1 杂交瘤产生的类似。伊匹单抗已深入研究于不同类型的肿瘤，如黑色素瘤、肾癌、前列腺癌、肺癌、淋巴瘤、胰腺癌和膀胱癌等。鉴于本章的主题，在这里我们主要介绍其在前列腺癌治疗中的研究。

首先，研究者纳入了 14 例转移性去势抵抗性前列腺癌（CRPC）患者进行研究[10]。纳入患者的平均年龄为 70 岁，平均前列腺特异性抗原（PSA）水平为 84.6ng/ml；14 名患者均发生了骨转移，其中 4 名还同时存在软组织转移。该研究中，患者接受了 3mg/kg 的伊匹单抗，并在（12.5±5.3）天的半衰期中能够较好的耐受药物的副作用。2 名患者 PSA 水平下降超过 50%，分别持续了 60 天和 135 天。这两名患者在出现 PSA 回升时再次接受了伊匹单抗治疗，但 PSA 水平并未下降。另外有 8 名患者出现了 PSA 下降但幅度<50%。在此过程中，药物引起的副作用在可接受范围，1 名患者出现了三级皮疹和瘙痒，经全身类固醇治疗后好转。以上结果表明，单次剂量的伊匹单抗治疗是安全的且有一定的抗肿瘤作用。

## 28.3 CTLA-4 阻断联合治疗应用于前列腺癌治疗的相关研究

### CTLA-4 阻断与 GM-CSF 联合治疗

进一步，研究者开始试行药物重复给药或者与其他药物联合治疗。研究者用辐照处理后的肿瘤细胞免疫 TRAMP 小鼠，刺激其分泌粒细胞巨噬细胞集落刺激因子（GM-CSF）[11]，治疗 2 月后发现小鼠的肿瘤发生率明显下降，发生的肿瘤级别较低，且在小管间隙存在炎症细胞浸润。

GM-CSF 作为 APC 的生长因子，可使 CRPC 患者血中的 PSA 水平下降。关于 GM-CSF 与伊匹单抗联合治疗的Ⅰ期临床试验结果已有报道[12]。该研究中，GM-CSF 治疗周期为 28 天，在 1～14 天皮下给予 250μg/m²/天，共持续 4 个周期。在此基础上每 4 周给予伊匹单抗一次，剂量从 0.5mg/kg 开始逐渐递增。在接受目前给予的最高剂量 3mg/kg 的受试者中，50% 患者 PSA 水平下降 >50%，一名患者的肝转移灶在 CT 影像上显示缩小。药物毒性方面，24 名受试者中，3 名发生了三级免疫相关毒性反应：1 名出现三级皮疹（药物剂量 1.5mg/kg），1 名出三级皮疹和垂体功能减退（药物剂量 3mg/kg），1 名出现三级结肠炎（药物剂量 3mg/kg）。研究者还发现，患者接受抗 CTLA-4 抗体治疗的剂量与体内抗原特异性 CD8+ T 细胞的数量存在剂量-效应关系。此外，患者接受抗 CTLA-4 抗体治疗后，循环内的 CD4+ Foxp3+ T 细胞也会增加，该细胞被认为具有免疫抑制作用。一旦伊匹单抗的最大耐受量被确定，Ⅱ 期临床试验即将展开。

## CTLA 阻断与 GVAX 联合治疗

伊匹单抗还可与前列腺癌疫苗 GVAX 联用[13]。GVAX 是一种经辐照处理且分泌 GM-CSF 的前列腺细胞系。伊匹单抗与 GVAX 联合应用的 Ⅰ/Ⅱ 期临床试验正在进行且已有一些报道。12 名受试者每两周接受一次 GVAX 皮下注射，同时每 4 周接受一次伊匹单抗治疗，剂量从 0.3 到 5mg/kg 不等，平均随访时间为 21.2 个月。在 6 名接受 3 或 5mg/kg 伊匹单抗治疗的患者中，5 名患者出现迟发型 PSA 反应，分别持续了 6.7、8.6、9.5、13.8（仍在观察）和 23.1 个月，骨扫描显示 4 名患者病情稳定持续至少 12 个月。毒性反应方面，5 名出现了二到三级的免疫相关毒性反应，其中 1 名出现二或三级下垂体炎，1 名出现三级牙槽炎。

扩大研究队列包括了 16 例患者，伊匹单抗治疗剂量为 3mg/kg，6 名患者完成了全部的治疗，平均随访 6.5 个月，1 例 PSA 水平下降 >50%，另外 3 例 PSA 水平稳定（其中 1 例疼痛缓解）。血清学检查发现，治疗引起了 filamin B、PSMA、NY-ESO-1 等肿瘤反应性抗体水平增高，注射部位的组织活检显示 T 细胞浸润。毒性反应方面，3 名出现了免疫相关毒性反应，包括 1 例一级腹泻，1 例三级肾上腺功能减退和 1 例三级肝炎，经类固醇治疗后均好转。以上结果表明，CTLA-4 阻滞剂联合免疫刺激治疗是有效且相对安全的，并可引起抗原特异性的免疫反应。

## CTLA 阻断与放疗联合治疗

在很久以前人们就发现，放射治疗可以抑制射线照射区域以外的肿瘤生长，被称为远位效应[14]。这种效应给研究者提供了灵感，虽然其中的生物学机制现在仍不清楚，但人们猜想可能与坏死细胞的肿瘤特异性抗原被树突细胞摄取，进而刺激肿瘤特异性 T 细胞活化有关[15-16]。

一个研究证实了上述猜想[16]。选择两侧翼均发生同系乳腺癌的小鼠为研究对象，对一侧肿瘤进行单纯放射治疗，或放射治疗联合树突状细胞生长因子 FlT3-L 治疗，观察另一侧肿瘤的变化。单纯放射治疗的小鼠，未受照射一侧的肿瘤生长不受影响；而放射治疗联合 FlT3-L 治疗的小鼠，其未受照射一侧的肿瘤生长受到抑制；只接受 FlT3-L 治疗而没有接受放疗的小鼠，其肿瘤的生长同样不受影响。此外，在该研究中发现放疗的剂量与治疗效应没有相关性，且该效应是具有肿瘤特异性，FlT-3 联合放疗对其他肿瘤或其他亚型并无作用。Demaria 等关于乳腺癌小鼠模型的研究也发现，外照射治疗（EBRT）联合 CTLA-4 阻滞剂在肿瘤的治疗中有协同作用[16]。

基于上述研究结果，研究者们选择化疗前和化疗后的转移性 CRPC 患者进行临床试验，每 3 周给予伊匹单抗治疗，共 4 次，剂量分别为 3、5 和 10mg/kg[17]。待到 10mg/kg 剂量组结束观察可以耐受，则开始给予之后的受试者联合治疗试验，即在给予第一次伊匹单抗前的 24～48h，对骨转移病灶进行单点或多点（最多为 3 点）放疗。主要结局指标结果显示该治疗安全性较好。迄今为止已报到了 26 例受试者的结果，其中 8 名患者接受 3mg/kg 伊匹单抗治疗，6 名患者接受 5mg/kg 伊匹单抗治疗，6 名患者接受 10mg/kg 伊匹单抗治疗，另外 6 名患者接受联合治疗。6 例患者（23%）的 PSA 下降＞50%，平均持续 140 天（49～269 天）。治疗起效的平均时间为 84 天，最短 41 天，最长 147 天，提示该种治疗起效较慢。1 例接受 10mg/kg 伊匹单抗治疗的患者其转移淋巴结出现了缩小且 PSA 水平下降至正常。然而所有对治疗有反应的患者也都不同程度地出现了免疫相关的毒性反应。9 名患者出现了三级或四级免疫相关毒性反应，包括 6 例腹泻/结肠炎，2 例肝炎和 1 例皮疹，经免疫抑制治疗均好转。但 1 名因结肠炎行免疫抑制治疗的患者在 3 个月后死于机会性感染。伊匹单抗联合放疗的 III 期临床试验正在进行中。

## 28.4 CTLA-4 阻断抗肿瘤治疗的副作用

CTL4-4 阻滞剂引起抗肿瘤反应的同时也造成机体病理损伤，其引起免疫系统过度激活而引发的一系列症状，称为免疫相关毒性反应，又称免疫相关副作用（immune-related adverse events，IRAEs）。IRAEs 的发生率为 64.2%，死亡率小于 1%。最常见的 IRAEs 为皮疹、大肠炎、肝炎、垂体功能减退症、神经损伤等。其他的器官病变可见于约 1% 的患者，如眼葡萄膜炎、肺炎、胰腺炎、自身免疫性肾炎、重症肌无力及其他。大多数 IRAEs 发生于用药初期。迄今为止，皮疹是 CTLA-4 阻滞剂使用后最常见的副作用（47%～68%），通常发生于初次用药后的 3～4 周。

组织学分析显示皮肤内外周血淋巴细胞浸润，免疫组织化学染色显示凋亡的黑素细胞附近存在大量 CD4$^+$ 及 Melan-A 特异性的 CD8$^+$ 淋巴细胞。自身免疫性小肠结肠炎的发生率约为 20%，若未处理，则易发生肠穿孔，死亡率约 5%。主诉包括水样便、腹痛、发热、恶心及呕吐、痔疮等。大肠活组织检查显示中性粒细胞或淋巴细胞浸润，甚至形成肉芽肿。大肠炎患者较无 IRAEs 患者 IL-17 水平明显增高。肝毒性通常无明显症状，伴有转氨酶类及胆红素增加或免疫调节性的肝炎。CTLA-4 阻滞剂处理后还可能发生自身免疫性垂体炎，成像显示 8/9 患者出现垂体体积增大，导致头痛、恶心、呕吐等。这些患者也有垂体炎相关的症状包括乏力、失眠、厌食、低钠血症、甲状腺功能减退及 Addison's 样综合征。近年，发现 3 例多神经根神经炎，即由 CTLA-4 阻滞剂引起的严重并发症。此并发症发生呼吸衰竭后病情迅速进展，很快发生多器官功能衰竭导致患者死亡。早期临床表现主要为腹胀，肠蠕动迟缓甚至阻塞但无腹泻等表现。结肠镜检查显示轻度黏膜水肿及大量淋巴滤泡，因此易误诊为免疫调节失常的大肠炎。

在黑色素瘤的研究中发现，这些副作用的发生与肿瘤的消退存在相关性[18]。Attia 等纳入 56 例转移性黑色素瘤患者，每 3 周给予伊匹单抗治疗 1 次，其中 29 例每次给予伊匹单抗 3mg/kg，27 例第一次给予 3mg/kg，之后每次 2mg/kg。且所有患者同时接受了针对 gp100 黑色素瘤相关抗原的修饰性 HLA-A0201 限制性多肽疫苗治疗。截止报道时，2 名患者出现完全效应（1 例 30 个月，1 例 31 个月）；5 例出现部分效应，分别持续了 4、6、25、26 和 34 个月（且后 3 例在报到时仍有效应）；总的客观反映率为 13%。14 例患者出现了 3 或 4 级 IRAEs。在这 14 例出现 IRAEs 的患者中有 5 例（36%）表现为伊匹单抗有效，而在未出现 IRAEs 的 42 例患者中，仅有 2 例（5%）表现为伊匹单抗有效（$P = 0.008$）。上述结果提示在黑色素瘤中，伊匹单抗抗肿瘤效应与 IRAEs 存在相关性，虽然这种相关性在前列腺癌中尚未被证实，但研究者推测在前列腺癌中也存在该现象。

研究者认为上述毒性反应是由固有免疫引起的。对出现小肠结肠炎的患者行结肠镜检查发现上皮内淋巴细胞增多，主要包括 $CD3^+ CD8^+$ T 细胞、$CD3^+ CD4^+$ 淋巴细胞和嗜酸性粒细胞[18]。对发生皮炎的部位进行活检同样发现了血管旁 $CD3^+ CD8^+$ 和 $CD3^+ CD4^+$ 淋巴细胞浸润。出现急性肝炎患者的肝活检表现为肝小叶的炎症浸润，$CD4^+$ 细胞主要集中在门静脉旁，$CD8^+$ 细胞则集中在肝小叶内。结肠、十二指肠、肝、眼和垂体等受到 T 细胞靶向攻击的非肿瘤器官中并未发现 gp100 抗体，提示这种自身免疫并非由多肽疫苗导致，而与 CTLA-4 阻滞剂打破自身免疫耐受有关。

## 28.4 CTLA-4 阻断治疗应用于前列腺癌治疗的展望

近期有研究者报道了 CTLA-4 阻滞剂识别的前列腺肿瘤免疫抗原。在 TRAMP 模型中，研究者给予非转基因 C57BL/6 近交系小鼠 CTLA-4 阻滞剂联合 GM-CSF 治疗[19]。研究者将肿瘤特异性 T 细胞纯化，将 T 细胞识别的 TRAMP 肿瘤抗原基因命名为 SPAS-1，发现其在晚期原发性 TRAMP 肿瘤中表达增加。将含有其抗原表位 SNC9-Ha 的多肽与树突状细胞一同免疫小鼠可起到抗 TRAMP-C2 肿瘤的作用，提示其很可能为抗原靶向免疫治疗的靶抗原。人体中的 SH3GLB2 被认为与 SPAS-1 具有同源性，且体外试验研究表明其具有

免疫原性。今后，研究者可将 SH3GLB2 相关多肽疫苗与 CTLA-4 阻滞剂联用，以期获得更特异的免疫效应。

此外，如何更好地发挥 CTLA-4 阻滞剂的抗肿瘤作用而避免毒性反应的发生，也是研究热点之一。$CD4^+$ 调节 T 细胞（Tregs）是 T 细胞亚型的一种，具有抗自身免疫、抑制移植排斥反应、调节抗感染免疫反应和抑制抗肿瘤免疫功能。虽然在小鼠和人类体内，其只占所有 $CD4^+$ T 细胞的 3%～10%，但研究者在小鼠肿瘤模型和癌症患者中均发现，Tregs 在血中和癌灶大量聚集，且有研究表明肿瘤中 Tregs 的出现与卵巢癌患者较差的预后有关[20]。在小鼠肿瘤模型中，消耗 Tregs 可降低成瘤率[21]，将消耗 Tregs 与 CTLA-4 阻滞剂治疗联合可增强其抗肿瘤作用[22]，且在前列腺癌患者的 CTLA-4 阻滞剂治疗研究中发现，抗 CTLA-4 抗体应用可增加 Tregs 的数量。由此可以推测，将 CTLA-4 阻滞剂与消耗 Tregs 治疗联合应用可使癌症患者获得更好的抗肿瘤效应。

Tregs 细胞膜表面表达 CD25，其对 IL2 受体具有高度亲和力。地尼白介素是 FDA 批准用于治疗皮肤型 T 细胞淋巴瘤（CTCL，一种表达 IL2 受体的恶性肿瘤）的一种 IL2 融合毒素。在肾细胞癌和卵巢癌患者的组织培养和体内研究中发现，地尼白介素可降低 Tregs 水平[23-24]。化疗尤其是口服环磷酰胺也可起到消耗晚期癌症患者 Tregs 的作用[25]。关于 Tregs 功能和消耗 Tregs 治疗方法的进一步研究可能为 CTLA-4 阻滞剂的临床应用提供帮助。

最近一项研究发现，抗 CTLA-4 抗体治疗并不会导致人体内 Tregs 的消耗，相反可能通过激活效应 T 细胞而调节其功能[26]。由于 Tregs 细胞表面持续性高表达 CTLA-4，使得 CTLA-4 阻滞剂对 Tregs 所起的效应比对效应 T 细胞所起的效应更加明显。低剂量抗体即可引起 Tregs 的扩增，

而高剂量的抗体才能引起效应 T 细胞的扩增。这将为今后 CTLA-4 阻滞剂的剂量选择提供依据。

关于 CTLA-4 阻滞剂的抗肿瘤治疗研究还有许多亟待解决的问题，比如免疫系统在抗肿瘤治疗中所起的作用和如何选择最佳的治疗适应证等等。此外，如何应用免疫调节剂来增强 CTLA-4 阻滞剂的效应亦是研究的热点之一。如果可以找到控制 CTLA-4 阻滞剂副作用同时不影响疗效的方法，CTLA-4 阻滞剂将有望在临床抗肿瘤治疗中发挥重要作用。

## 小 结

- APC 表面的 B7 与 T 细胞表面的 CTLA-4 结合可抑制效应 T 细胞，终止 T 细胞的活化，故 CTLA-4 阻滞剂可促进效应 T 细胞的激活，起到抗肿瘤的作用。
- 单剂量 CTLA-4 阻滞剂的动物试验和临床人体试验均证明其具有较好的安全性和一定的抗肿瘤作用。
- 初步临床试验表明，将 CTLA-4 阻滞剂与 GM-CSF、GVAX、放疗联合可以取得更佳的抗肿瘤效果。
- CTLA-4 阻滞剂抗肿瘤的同时，因过度激活免疫系统，会引起一系列免疫相关毒性反应。
- 进一步研究 CTLA-4 阻滞剂对免疫系统的影响，找到控制副作用且不影响抗肿瘤疗效的联合治疗方法，有望使 CTLA-4 阻滞剂更好的应用于临床抗肿瘤治疗。

（杜依青）

## 参考文献

[1] Frauwirth K A, Thompson C B. Activation and inhibition of lymphocytes by costimulation [J]. J Clin Invest, 2002, 109 (3): 295-299.

[2] Chambers C A, Kuhns M S, Egen J G, et al. CTLA-4-mediated inhibition in regulation of T cell responses: mechanisms and manipulation in tumor immunotherapy [J]. Annu Rev Immunol, 2001, 19: 565-594.

[3] Chen L. Co-inhibitory molecules of the B7-CD28 family in the control of T-cell immunity [J]. Nat Rev Immunol, 2004, 4 (5): 336-347.

[4] Thompson R H, Allison J P, Kwon E D. Anti-cytotoxic T lymphocyte antigen-4 (CTLA-4) immunotherapy for the treatment of prostate cancer [J]. Urol Oncol, 2006, 24 (5): 442-447.

[5] Waterhouse P, Penninger J M, Timms E, et al. Lymphoproliferative disorders with early lethality in mice deficient in Ctla-4 [J]. Science, 1995, 270 (5238): 985-988.

[6] Tivol E A, Borriello F, Schweitzer A N, et al. Loss of CTLA-4 leads to massive lymphoproliferation and fatal multiorgan tissue destruction, revealing a critical negative regulatory role of CTLA-4 [J]. Immunity, 1995, 3 (5): 541-547.

[7] Mandelbrot D A, Mcadam A J, Sharpe A H. B7-1 or B7-2 is required to produce the lymphoproliferative phenotype in mice lacking cytotoxic T lymphocyte-associated antigen 4 (CTLA-4) [J]. J Exp Med, 1999, 189 (2): 435-440.

[8] Kwon E D, Hurwitz A A, Foster B A, et al. Manipulation of T cell costimulatory and inhibitory signals for immunotherapy of prostate cancer [J]. Proc Natl Acad Sci U S A, 1997, 94 (15): 8099-8103.

[9] Kwon E D, Foster B A, Hurwitz A A, et al. Elimination of residual metastatic prostate cancer after surgery and adjunctive cytotoxic T

lymphocyte-associated antigen 4 (CTLA-4) blockade immunotherapy [J]. Proc Natl Acad Sci U S A, 1999, 96 (26): 15074-15079.

[10] Small E J, Tchekmedyian N S, Rini B I, et al. A pilot trial of CTLA-4 blockade with human anti-CTLA-4 in patients with hormone-refractory prostate cancer [J]. Clin Cancer Res, 2007, 13 (6): 1810-1815.

[11] Hurwitz A A, Foster B A, Kwon E D, et al. Combination immunotherapy of primary prostate cancer in a transgenic mouse model using CTLA-4 blockade [J]. Cancer Res, 2000, 60 (9): 2444-2448.

[12] Fong L, Kwek S S, O'Brien S, et al. Potentiating endogenous antitumor immunity to prostate cancer through combination immunotherapy with CTLA4 blockade and GM-CSF [J]. Cancer Res, 2009, 69 (2): 609-615.

[13] Karan D, Van Veldhuizen P. Combination immunotherapy with prostate GVAX and ipilimumab: safety and toxicity [J]. Immunotherapy, 2012, 4 (6): 577-580.

[14] Mole R H. Whole body irradiation: radiobiology or medicine? [J]. Br J Radiol, 1953, 26 (305): 234-241.

[15] Demaria S, Ng B, Devitt M L, et al. Ionizing radiation inhibition of distant untreated tumors (abscopal effect) is immune mediated [J]. Int J Radiat Oncol Biol Phys, 2004, 58 (3): 862-870.

[16] Demaria S, Kawashima N, Yang A M, et al. Immune-mediated inhibition of metastases after treatment with local radiation and CTLA-4 blockade in a mouse model of breast cancer [J]. Clin Cancer Res, 2005, 11 (2 Pt 1): 728-734.

[17] Slovin S F, Higano C S, Hamid O, et al. Ipilimumab alone or in combination with radiotherapy in metastatic castration-resistant prostate cancer: results from an open-label, multicenter phase I/II study [J]. Annals of Oncology, 2013, 24 (7): 1813-1821.

[18] Attia P, Phan G Q, Maker A V, et al. Autoimmunity correlates with tumor regression in patients with metastatic melanoma treated with anti-cytotoxic T-lymphocyte antigen-4 [J]. J Clin Oncol, 2005, 23 (25): 6043-6053.

[19] Fasso M, Waitz R, Hou Y, et al. SPAS-1 (stimulator of prostatic adenocarcinoma-specific T cells) /SH3GLB2: A prostate tumor antigen identified by CTLA-4 blockade [J]. Proc Natl Acad Sci U S A, 2008, 105 (9): 3509-3514.

[20] Kryczek I, Wei S, Zhu G, et al. Relationship between B7-H4, regulatory T cells, and patient outcome in human ovarian carcinoma [J]. Cancer Res, 2007, 67 (18): 8900-8905.

[21] Imai H, Saio M, Nonaka K, et al. Depletion of CD4+ CD25+ regulatory T cells enhances interleukin-2-induced antitumor immunity in a mouse model of colon adenocarcinoma [J]. Cancer Sci, 2007, 98 (3): 416-423.

[22] Tuve S, Chen B M, Liu Y, et al. Combination of tumor site-located CTL-associated antigen-4 blockade and systemic regulatory T-cell depletion induces tumor-destructive immune responses [J]. Cancer Res, 2007, 67 (12): 5929-5939.

[23] Morse M A, Hobeika A C, Osada T, et al. Depletion of human regulatory T cells specifically enhances antigen-specific immune responses to cancer vaccines [J]. Blood, 2008, 112 (3): 610-618.

[24] Dannull J, Su Z, Rizzieri D, et al. Enhancement of vaccine-mediated antitumor immunity in cancer patients after depletion of regulatory T cells [J]. J Clin Invest, 2005, 115 (12): 3623-3633.

[25] Ghiringhelli F, Menard C, Puig P E, et al. Metronomic cyclophosphamide regimen selectively depletes CD4+ CD25+ regulatory T cells and restores T and NK effector functions in end stage cancer patients [J]. Cancer Immunol Immunother, 2007, 56 (5): 641-648.

[26] Kavanagh B, O'Brien S, Lee D, et al. CTLA4 blockade expands Foxp3+ regulatory and activated effector CD4+ T cells in a dose-dependent fashion [J]. Blood, 2008, 112 (4): 1175-1183.

# 第 29 章　前列腺癌的化学预防策略

## 本章提纲

29.1　前列腺癌化学预防研究设计
➤ 常用化学预防制剂
➤ 临床试验研究终点
➤ 临床研究受试群体

29.2　化学预防临床研究项目

29.3　基于 5-α 还原酶抑制剂的化学预防制剂 III 期临床试验研究
➤ 非那雄胺
➤ 度他雄胺

29.4　基于天然饮食成分的化学预防制剂研究
➤ 硒和维生素 E
➤ 番茄红素
➤ 大豆制品

细胞从正常状态转化为恶性癌细胞是一个多阶段的逐渐转变的过程[1-3]。从癌前病变、非侵袭病变进展到侵袭性癌的过程往往需要数年甚至数十年，如何在恶性表型出现之前对其加以预防是一个非常值得研究的课题[4-5]。我们可以通过改变行为习惯去预防，比如戒烟，或者我们可以借助于一些天然或者合成的物质来逆转、抑制、减慢或者预防癌症的形成，即进行"化学预防"[6]。

尽管前列腺癌的治疗水平得到了提高，PSA筛查也逐渐普及，前列腺癌仍是美国男性最常见的癌症，6个人中就有1个在一生中受到前列腺癌的困扰。虽然PSA筛查有助于早期发现前列腺癌，进而提高前列腺患者的存活率，但随之而来的治疗相关并发症和大量的经济花费问题仍是不可避免的，2012年美国预防服务工作组提出PSA筛查是不恰当的，2013版的AUA指南建议仅在55~69岁男性中施行PSA筛查。因为筛查本身存在一定的风险，年龄、种族、家族史等前列腺癌固有高危因素无法改变，对于前列腺癌患者何时给予适当的治疗至今仍是一个复杂的问题，而且前列腺癌本身又是一个进展很慢的疾病，种种因素决定，预防也许是我们减轻前列腺癌负担的最佳策略。

## 29.1 前列腺癌化学预防研究设计

### 常用化学预防制剂

癌症预防药物治疗的目标人群并没有明显的疾病表现，而且其往往需要较长的治疗周期，所以研究者们对化学预防制剂在毒性、便利性和费用方面均有较高的要求。于是研究者们把目光集中在一些具有生物活性的饮食成分上，比如大豆、番茄

红素、维生素D和E、绿茶儿茶酚、3,3′-二吲哚甲烷（DIM）等。已有一些流行病学观察、临床研究和实验动物模型研究发现上述物质对前列腺癌有一定的预防作用[7]。起初，前列腺癌化学预防的研究者们主要针对降低雄激素的敏感性进行研究，近来人们越来越多的关注到慢性炎症在前列腺癌增殖、血管形成和化疗抵抗中的作用，使得化学预防制剂的来源愈发广泛。

### 临床试验研究终点

与癌症治疗药物不同，化学预防制剂的发展会遇到更多的挑战，最大的问题就是受试群体纳入标准的确定和试验终点的选择。由于前列腺癌的自然病程很长，我们必须选择一个中间终点（如生物标志物发生变化的时间）来获得其疗效的初步评价结果[8]。生物标志物主要分为组织病理学指标（如高级别前列腺-上皮内瘤变，HGPIN）、组织的增殖和凋亡指标（如Ki-67和TUNEL）和血清学指标（如PSA）[9]。但应用中间终点的前提是确保试验有良好的对照组，最好是安慰剂对照，否则实验结果将很难解释。

### 临床研究受试群体

虽然合适的癌症治疗研究受试人群纳入标准是明确的，但是确定前列腺癌预防研究的受试人群纳入标准仍是一个挑战。研究者希望纳入具有前列腺癌高危因素的受试者，但事实上所有男性都具有或多或少的高危因素。既然中间终点的生物标志物评估需要组织标本，那么最好选择在其本身常规随访的过程中能够获得前列腺标本的人群作为受试者。故存在以下几种情况的人群是较为合适的：①HPGIN；②阳性家族史；③PSA水平增高但穿刺活检阴性；④"观察等待"的前列腺癌患者；⑤拟行手术治疗的前列腺癌患者。在NCI的支持

下，一些基于上述研究群体的关于前列腺癌化学预防的研究也正在进行中。

## HGPIN 队列

20 世纪 90 年代末，一些小样本研究结果表明前列腺活检中 HGPIN 的检出与癌症风险增高具有相关性，所以 HGPIN 患者需要进行更加密切的随访并行再次前列腺穿刺活检。例如，在约翰霍普金斯进行的一项研究结果表明，245 例首次活检诊断为 HGPIN 的患者中，32.2％的患者再次活检时被诊断为癌症。高级别 PIN 的穿刺位点数目是癌症的唯一独立预测因素，1 或 2 个穿刺点阳性的患者癌症诊断率为 30.2％，3 个穿刺点阳性的患者癌症诊断率为 40％，而＞3 个穿刺点阳性的患者癌症诊断率则高达 75％[10]。正是因为 HGPIN 患者需要密切的随访和再次活检，使得其很适合作为化学预防研究的受试者。NCI 已发起了一些针对这一人群的化学预防研究，包括正在进行的 Ⅲ 期试验，硒代蛋氨酸的安慰剂对照试验和茶多酚 E 的 Ⅱ 期试验。然而近年来一些较大样本量的对照研究结果表明 HGPIN 与癌症诊断率的相关性并没有以前认为的那么强[11]。事实上，近期的研究结果表明，穿刺活检中诊断为 HGPIN 的患者与对照组相比，其在之后的随访穿刺中诊断为癌症的比例并无统计学差异，这一结果使人们开始反思 HGPIN 患者重复穿刺的必要性[12]。

## 阳性家族史队列

流行病学研究表明，具有高外显率的主要遗传易感基因的患者占所有前列腺癌患者的 5％～10％，在早发病例中，这一比例可达 30％～40％[13]。其兄弟具有前列腺癌病史的患者比其父亲有前列腺癌病史的患者具有更高的发病风险[14]，这可能与雄激素相关的基因位于 X 染色体有关。但 NCI 目前为止还没有发起任何针对这一人群的化学预防研究。

## 高 PSA 活检阴性队列

PSA 增高但穿刺活检阴性的患者是另一个化学预防制剂研究的适宜研究对象，这类患者大多会行再次活检，适于获得研究中间终点生物学指标。NCI 已发起一项针对该人群的关于高硒酵母和大豆的化学预防作用的试验研究。

## "观察等待" 队列

由于被列为"观察等待"处理的前列腺癌患者在其随访过程中需常规行前列腺穿刺活检以监测疾病进展，这一患者群也可作为化学预防制剂研究的受试人群。在这一受试人群中，研究者们还可以评估遗传组学和蛋白组学在预测前列腺癌这一复杂疾病的自然病程中所起的作用。NCI 现已发起了针对这一人群的关于高硒酵母，番茄红素和 n-3 脂肪酸的化学预防作用的试验研究。

## 拟手术治疗队列

拟手术治疗的局限性前列腺癌患者由于其具有较完整的临床资料，也是适宜的研究对象之一。该队列的研究中，一般在穿刺活检诊断为前列腺癌至术前的 3～6 周的时间内给予患者化学预防制剂。虽然给药的时间较短，但由于手术时可获得整个前列腺组织，有利于研究者利用中间终点的生物标志物和前列腺组织内的制剂分布等资料来评估制剂的作用。NCI 发起的许多化学预防制剂研究均利用了这一研究群体。

## 29.2 化学预防临床研究项目

NCI 已发起了一系列关于化学预防的

Ⅰ期、Ⅱ期和Ⅲ期临床试验。在2001—2003年间由NCI发起的5项Ⅱ期化学预防研究已完成了数据的搜集和分析。所有5项研究的受试人群均为拟行手术治疗的局限性前列腺癌患者，在其诊断至术前3～6周给予受试者化学预防制剂。主要结局指标为前列腺组织对制剂的生物利用度，次要指标为其他一系列反应制剂效能的中间终点生物标志物，包括评估细胞增殖、凋亡的指标和一些分子通路特异性靶点的指标。

已经完成的5项研究分别检验了塞来昔布、托瑞米芬、1-α羟基维生素D2、依昔舒林和木黄酮的前列腺组织生物利用率和其对一系列生物标志物的影响。这5项研究中的3项采用了随机安慰剂对照设计，2项研究为非安慰剂对照。5项研究中仅有1项（塞来昔布研究）获得了全部的结局数据。由于样本量较小和结果的统计学差异说服力不足，其他4项研究的结果解释存在争议。

上面提到的塞来昔布研究是由约翰霍普金斯大学的Sidney Kimmel癌症中心承担的。这是一项随机安慰剂对照试验研究，在局限性前列腺患者手术前的4～6周给予其塞来昔布或安慰剂。64名受试者被随机纳入塞来昔布试验组（塞来昔布400mg，2次/天）或安慰剂对照组。主要结局指标为前列腺组织内前列腺素（PG）水平。研究者们还测定了前列腺新鲜冰冻组织中COX1mRNA、COX2 mRNA和过氧化DNA碱基水平，以及石蜡包埋组织切片中增殖、凋亡和血管生成相关指标的表达情况。研究结果显示患者的年龄、PSA基线水平、种族和Gleason评分在两组间具有可比性，塞来昔布处理组并未出现严重不良反应。但尽管试验组前列腺组织中塞来昔布水平明显增高，但两组间的PG、COX mRNA和过氧化DNA碱基水平并无明显差异。根据以上结果，研究者认为塞来昔

布400mg，每日2次的化学预防方案对前列腺癌的预防无显著效果。

其余的4项Ⅱ期化学预防研究仅纳入了所需最小样本量的34%～71%，这可能是其结果不具有统计学差异的原因之一。一些研究显示如果加大样本量并延长处理时间，也许一些制剂的作用能够显示出来。例如威斯康星州大学的进行的一项关于1-α羟基维生素D2的研究发现，经过一个月的1-α羟基维生素D2处理后，与对照组相比发生HGPIN的比例明显减少（23 *vs.* 50%，$P=0.15$）。而且对照组和维生素D处理组血浆中的两种与前列腺癌生长相关的蛋白水平存在明显差异，处理组生长因子TGF-β2水平较低（$P=0.07$），而生长因子结合蛋白IGFBP3水平较高（$P=0.04$）。

梅奥诊所的研究者们设计了一项研究评估依昔舒林对Bcl-2、Bax、Par-4、caspase-3和PTEN等凋亡相关分子标志物的影响。舒林酸是一种肿瘤学应用的促凋亡制剂，而依昔舒林作为砜衍生物可能也有一定促凋亡作用。该研究在术前4周开始给予受试者依昔舒林，经4周的处理后，未发现上述凋亡相关指标有所变化。可能是由于纳入研究的时间点不同，研究各组间的Gleason评分存在明显差异。对照组中仅有28%的患者初次诊断穿刺时Gleason评分≥7，而依昔舒林试验组中却有48%的患者在初次诊断穿刺时Gleason评分≥7。这一差异在手术切除标本中仍在存在，对照组中有43%的患者Gleason评分≥7，试验组中则为61%。这种差异很可能对最终的试验结果造成影响。

上述这类拟行手术受试群体的最大优势在于可在术中获得完整的前列腺组织，这对于分析化学预防制剂的生物利用度和其对一些重要信号分子的调节作用是十分重要的。其局限性在于，一是化学预防制剂处理时间过短，二是受试者是在已经确

诊为前列腺癌后才进行化学预防制剂应用的。但无论如何，拟手术治疗这一受试群体仍会继续在化学预防制剂的研究和临床评估中扮演相当重要的角色。

## 29.3 基于 5-α 还原酶抑制剂的化学预防制剂 III 期临床试验研究

双氢睾酮（DHT）在良性和恶性前列腺疾病中均起着非常重要的作用，其也是前列腺癌化学预防的一个重要靶点[15-16]。循环中的睾酮进入前列腺细胞内后在 5-α 还原酶的作用下转变为 DHT[17]。尽管睾酮和 DHT 均可与雄激素受体结合，进而影响核转录，但 DHT 对雄激素受体的亲和性更高，这使得 5-α 还原酶可作为前列腺癌预防的靶点之一。Rennie 等人发现在前列腺基质和上皮内的 5-α 还原酶对 5-α 还原酶抑制剂的活性反应和敏感性是不同的[18]，推测 5-α 还原酶至少存在两种亚型。在良性前列腺增生中，基质型（1 型）5-α 还原酶发挥了重要作用，而在局限性前列腺癌中，基质型和上皮型（2 型）5-α 还原酶均发挥作用[15,19]。

### 非那雄胺

在美国进行的前列腺癌预防研究（PCPT）是第一个大规模前列腺癌预防研究。这一临床 III 期安慰剂对照试验研究评估了一种选择性 2 型 5-α 还原酶抑制剂非那雄胺对健康人的前列腺癌预防作用。1993 至 1996 年间，PCPT 研究组募集了 18882 名受试者，其年龄均在 55 岁以上，PSA ≤ 3ng/ml 且直肠指诊检查未发现异常。受试者被随机纳入试验组或者安慰剂对照组，试验组连续 7 年给予非那雄胺 5mg/ 天，对照组给予等量安慰剂，每年复查 PSA 和直

肠指诊。如 PSA > 4ng/ml 或直肠指诊发现异常则建议受试者行前列腺穿刺活检。由于非那雄胺本身能够使 PSA 降低约 50%，为了保证盲法的实施和两组间接受前列腺穿刺检查策略的一致性，研究者提供经矫正后的 PSA 水平给受试者和负责随访的医生。同时为了避免由于非那雄胺对 PSA 和前列腺体积的影响而导致前列腺癌检出率发生变化，所有受试者在 7 年后的研究终点时均需接受前列腺穿刺活检检查。研究的主要终点指标为 7 年间前列腺癌的检出率，包括 PSA 增高或直肠指检异常及研究终点时穿刺活检发现的前列腺癌。但 PCPT 的不足在于其试验设计并不是用来评估非那雄胺对前列腺癌病死率的影响，而且其样本量较小且随访时间较短[20]。

2003 年 2 月，第三方的数据和安全监测委员会（DSMC）认为，虽然距离原定的试验终点还有 15 个月的时间，但根据已获得的数据，该研究的主要研究终点结论已可得出，即非那雄胺的应用明显降低了前列腺癌的发病风险（24.4% *vs.* 18.4%，*P* < 0.001）。且非那雄胺降低前列腺癌发病风险具有普遍性，在年龄、种族、阳性家族史和高 PSA 高危群体中，该保护作用均具有统计学意义。故依据 DSMC 的建议，这项研究提前终止，受试者揭盲，试验结果公开发表[20]。

尽管非那雄胺会引起一些激素相关的副作用，如勃起功能障碍、射精量减少、性欲减退和男性乳房发育等，但总体来说受试者均能较好的耐受非那雄胺。此外，非那雄胺试验组发生暂时停药的比例较高。Moinpore 等人使用性功能评分表评估非那雄胺对性功能的影响，发现虽然这种影响具有统计学意义，但其临床意义很小且会随着时间的延长而淡化[21]。而且非那雄胺试验组发生前列腺增生、前列腺炎、尿潴留和需 TURP 手术的比例均较低[20]。

虽然基于主要终点指标，非那雄胺对

前列腺癌的发病具有保护作用，但研究结果表明其与高级别（high grade，HG）的前列腺癌有统计学相关性。非那雄胺组有6.4%的受试者诊断为高级别前列腺癌（Gleason 评分 7~10 分），而安慰剂对照组中该比例仅为 5.1%（$P=0.005$）[20]。尽管这一结果对非那雄胺作为预防制剂的应用不利[22]，但非那雄胺与高级别癌症的因果关系有待深入探讨。例如在研究的第 1 年，非那雄胺试验组的高级别癌症检出率增加了 2.5 倍，但其后的 6 年中其高级别癌症检出率并无增加。此外在接受非那雄胺较长时间处理的受试者中，高级别癌症的检出率在两组间并无差异（比如研究终点时的穿刺活检结果），非那雄胺试验组为 92 例，安慰剂对照组为 89 例[20]。

由于并非所有受试者均行前列腺切除术，故 PCPT 研究中采用前列腺穿刺活检标本的 Gleason 评分来评估肿瘤级别。基于非那雄胺会使前列腺体积缩小约 24.1%，研究者指出这可能导致前列腺癌检出率和高级别癌症检出率的偏倚[20]。确实，在 PCPT 研究中的 495 例（约占受试者总数的 25%）诊断为前列腺癌并接受手术治疗的受试者中，Gleason 评分在两组间并无统计学差异[23]。为了进一步探讨非那雄胺对肿瘤级别的影响，研究者对两组中 Gleason 评分≥7 的超过 500 例前列腺穿刺标本进行了再次分析，以癌组织浸润范围代替级别进行侵袭性评估。结果显示与安慰剂对照组相比，非那雄胺组的高级别癌症标本具有较小的肿瘤浸润范围，表现在阳性穿刺点数（非那雄胺组 34% vs. 对照组 38%，$P=0.02$）、双侧病变（22.8% vs. 30.6%，$P=0.05$）、神经侵犯（14.2% vs. 20.3，$P=0.07$）方面，预示着非那雄胺有利于高级别癌症的早期发现[23]。

非那雄胺的应用使得 PSA、直肠指诊和穿刺活检诊断前列腺癌的敏感性发生了变化，这可能一定程度上解释诊断偏差的

出现。比如将能够检出 90.5% 前列腺癌的 PSA 水平作为诊断阈值，那么在非那雄胺试验组，该阈值以上的受试者中有 53% Gleason 评分＞7 分，而在安慰剂对照组中仅有 39.2%[24]。非那雄胺的应用同时也使得直肠指检诊断前列腺癌的敏感性增高，虽然没有达到统计学差异，但直肠指检阳性的受试者中，非那雄胺组中 Gleason 评分＞7 分的比例明显较高[25]。而且，就前列腺切除术标本活检结果 Gleason 评分＞7 和穿刺活检时 Gleason 评分＞7 的一致性而言，非那雄胺试验组一致性明显高于安慰剂对照组（70% vs. 51%，$P=0.01$）[23]。

2013 年研究者报告了 PCPT 的长期随访结果[26]，18 880 例受试者的 20 年随访数据显示，非那雄胺组前列腺癌的检出率为 10.5%（989/9423），安慰剂对照组为 14.9%（1412/9457），即非那雄胺使前列腺癌发病风险降低了 30%（RR=0.7；95% CI：0.65~0.76，$P<0.001$）。尽管非那雄胺组高级别前列腺癌的检出率仍高于对照组，但根据分级行分层分析后该差异没有统计学意义。

总之，PCPT 证明了非那雄胺的应用降低了前列腺癌的发病率。尽管研究结果显示非那雄胺的应用和高级别病变的检出存在相关性，但由于研究中是根据穿刺活检标本而不是手术标本进行 Gleason 评分，难以排除检出偏移的存在。而且进一步的分析显示非那雄胺的应用增加 PSA、DRE 和细针穿刺活检的前列腺癌诊断敏感性，可能因此导致了非那雄胺组中较高的高级别病变检出率[23,27]。尽管现在 FDA 还没有批准非那雄胺可作为前列腺癌预防用药，但由于其同时具有改善排尿功能和 BPH 相关并发症方面的作用，5-α 还原酶抑制剂类药物今后有望应用于前列腺癌预防方面[28]。

## 度他雄胺

另一种 5-α 还原酶抑制剂——度他雄胺

对前列腺癌预防作用的临床研究（Reduction by Dutasteride of Prostate Cancer Events Trial，REDUCE）也是一项随机双盲安慰剂对照研究，试验组给予度他雄胺0.5mg/d，观察其是否具有预防前列腺癌作用。度他雄胺可抑制 1 型和 2 型 5-α 还原酶活性，其降低前列腺内 DHT 的作用强于非那雄胺[29]。度他雄胺抑制 1 型 5-α 还原酶的效能是非那雄胺的 45 倍，抑制 2 型 5-α 还原酶的效能是非那雄胺的 2 倍，其可能成为更有希望的前列腺癌保护剂[15,19]。

REDUCE 在 6 个月内招募了 8108 名年龄 50～75 岁的受试者，其 PSA 水平在2.6～10ng/ml 之间（60 岁以上的受试者在3～10ng/ml 之间）且穿刺活检未发现明显异常。所有受试者均需要在随机化分组后的 24 和 48 月进行一次 10 点前列腺穿刺活检随访。研究的主要结局指标是活检检出前列腺癌的时间，次要结局指标包括前列腺癌活检阳性的穿刺点数目和百分比，以及 Gleason 评分。Gerald Andriole 以摘要的形式在 2009 年 4 月召开的美国泌尿外科协会大会上报告了该项研究的结果。总的来说，在 4 年的研究期间，度他雄胺组的前列腺癌检出率明显低于对照组（RD 减少23.5％，$P < 0.0001$）。不同于 PCPT，该研究中度他雄胺组未发现高级别前列腺癌检出率增高的现象，虽然 GS 在 8～10 的患者在度他雄胺组略多于安慰剂组，但并无统计学意义（安慰剂对照组 19 例，度他雄胺组 29 例，0.6％ vs. 0.9％，$P = 0.15$）。

美国每年有超过 200 000 男性被诊断为前列腺癌，而 5-α 还原剂可以使前列腺癌的发病风险降低四分之一，且能同时减少前列腺增生和尿路并发症的风险，这对于公共卫生将会产生巨大的影响。PCPT 和 REDUCE 研究的继续随访观察及另外一项大规模病例对照研究结果有助于研究者深入分析高级别病变与 5-α 还原酶抑制剂的关系，及确定其最适宜应用的患者。

## 29.4 基于天然饮食成分的化学预防制剂研究

###  硒和维生素 E

硒和维生素 E 前列腺预防研究（Selenium and Vitamin E Cancer Prevention Trial，SELECT）是一项随机安慰剂对照的 Ⅲ 期临床研究，试验组给予 1-硒代蛋氨酸200μg/d 和（或）维生素 E400 IU/d，观察其是否具有前列腺癌预防作用[30]。这项研究的出发点基于两项较早的随机安慰剂对照研究。其中一项研究（癌症营养预防研究）纳入了 1312 例曾患皮肤癌患者，将其随机分配至试验组和对照组，试验组给予高硒酵母 200μg/天。结果发现虽然硒没有降低皮肤癌的发病率，但其使前列腺癌的发病率降低约 63％[31]。另一项研究[32]（α-维生素 E、β-胡萝卜素研究）本是针对吸烟者肺癌发病率的研究，意外发现维生素 E可使前列腺癌的发病率降低 32％，病死率降低 41％。流行病学、临床前期和其他一些临床研究数据均支持硒和（或）维生素 E 具有前列腺癌预防作用的假说。

SELECT 研究中受试者的纳入标准为：年龄 ≥50 岁健康男性，血 PSA ≤4ng/ml 且DRE 阴性。2001 年 7 月至 2004 年 7 月间SELECT 共纳入受试者 35533 名。随机分为 4 组，分别给予硒、维生素 E、硒联合维生素 E 和安慰剂，受试者在入组时采集红细胞、白细胞、血浆和其他组织样本（如脚趾甲）用于今后的相关分析。由于在研究开始时 PSA 和 DRE 作为随访检查项目还没有得到广泛认可，该研究随访过程中并未强制性对受试者进行每年的 PSA 和DRE 检查。但受试者每 6 个月会接受一次依从性和制剂副作用的监测[30]。

SELECT 的主要结局指标时前列腺癌发病率。根据其样本量进行估算，如果单一制剂组比安慰剂组前列腺癌发病率降低 25%，认为其有效的统计学效能为 96%；如果硒联合维生素 E 组较安慰剂组前列腺癌发病率降低 25%，认为其有效的统计学效能为 89%。次要结局指标包括肺、肠等其他癌症发病率、心血管事件、全因死亡率和毒性表现。此外，还对硒和维生素对黄斑变性、慢性阻塞性肺病、阿尔兹海默病和结肠息肉的预防作用进行了亚组分析。2008 年 9 月 15 日 DSMC 对该研究进行了 5 次中的第 2 次期中分析，其认为现有数据显示硒和维生素 E 对前列腺癌没有预防作用，建议研究终止。数据显示，虽然没有统计学意义，但维生素 E 使前列腺癌发病率增加了 13%（$P=0.16$），而且硒也有使 2 型糖尿病风险增加的趋势（$P=0.16$），但是硒联合维生素 E 组中并未发现上述趋势。此外在研究期间并未观测到次要结局指标内事件的发生[33]。

这项研究的结果使我们更加认识到大规模随机对照临床研究的必要性。值得一提的是，SELECT 研究并未终止，大多数受试者同意在终止处理的前提下继续进行该项研究的监测。在此后的 54 464 人-年随访中又检出 521 例前列腺癌，研究者称与对照组相比，单用维生素 E 组中前列腺癌发生风险增加 17%（OR＝1.17；99% CI：1.04～1.36）[34]。

另一项随机对照研究纳入了 619 例高级别前列腺上皮内瘤变的患者，其中的 423 例经随机分组后接受 $200\mu g$ 硒（硒代蛋氨酸形式）或安慰剂处理，结果显示其对前列腺癌的发生风险无明显影响[35]。

## 番茄红素

很多研究结果均提示饮食中含有较多的蔬菜和水果有利于降低前列腺癌风险[36]，研究者推测可能与其抗氧化能力有关[37]。随着年龄增长自由基会逐渐增多，抗氧化剂可保护前列腺细胞免受自由基造成的

DNA 损伤，所以番茄红素有利于人们抵抗年龄相关性的癌症，包括前列腺癌[37]。基于发表的队列研究和一项包含 6 项高质量病例对照研究的 meta 分析结果，美国癌症研究协会认为"富含番茄红素的食物可能有一定的抗前列腺癌作用"[39]。

尽管回顾性研究的结果喜人，但前瞻性研究的结果并不乐观。在 PCPT 的 9559 例受试者中，番茄红素并未降低前列腺癌风险[40-41]。此外血浆中番茄红素的浓度与前列腺癌发生风险亦无相关性。前列腺、肺、直肠和卵巢（PLCO）癌筛查研究也得出了类似的结论，该项研究纳入了约 28000 名受试者，在 1～8 年的随访期内发现血清中番茄红素的水平与其前列腺癌的发生风险无相关性（OR＝1.14；95% CI：0.82～1.58）。一项关于番茄红素联合其他抗氧化剂对前列腺癌复发的影响的临床 II 期研究正在进行，其结果有望为番茄红素用于前列腺癌治疗提供新的方向。

## 大豆制品

豆腐和味噌等大豆制品中含有丰富的植物雌激素——异黄酮。流行病学调查显示，东南亚等以大豆制品为主要食品的地区，前列腺癌的发病率明显低于北美[42]。一项包含了 5 项队列研究和 8 项病例对照研究的 meta 分析总结了大豆摄入量与前列腺癌风险的关系，发现一些种类豆制品的高摄入可降低前列腺癌发病风险[43]。一些小样本量的临床研究也探讨了豆制品与前列腺癌风险的关系。在日本的一项研究中，研究者纳入了 100 名前列腺穿刺活检阴性的男性，受试者被随机分为异黄酮组（40mg）和姜黄素组（100mg）或安慰剂组。6 个月后发现组间 PSA 水平无明显差异[44]。另一项研究纳入了 58 名有前列腺癌风险（存在癌前病变）或诊断为低级别前列腺癌的受试者，接受 6 个月的大豆蛋白处理，结果显示接受大豆蛋白的受试者中

发生前列腺癌的较少（$P=0.01$）[45]。

在过去的几十年中，研究者们在前列腺癌预防领域进行了很多尝试。发现非那雄胺和度他雄胺可降低前列腺癌发病风险，由于剂型和剂量的限制，硒和维生素 E 并未显示出前列腺癌预防作用，番茄红素和豆制品等对前列腺癌的影响仍待进一步研究。NCI 的 I 期/II 期前列腺癌化学预防制剂研究项目也将会为研究者们提供更多的关于前列腺癌预防制剂的代谢、生物利用度和相关中间终点生物学指标的数据。今后的研究重点将包括疫苗、联合用药等新的预防策略的开发，以及有关机制、生物标志物等方面的进一步研究。

## 小 结

- 由于前列腺癌具有发病率高、病程进展慢、治疗花费高等特点，其化学预防制剂的研究具有重要意义。
- NCI 已发起了多项关于前列腺癌化学预防相关的研究，其研究结果将会为今后前列腺癌的预防提供依据。
- 临床 III 期研究结果证实 5-α 还原酶抑制剂非那雄胺和度他雄胺具有降低前列腺癌风险的作用。
- 目前的临床研究暂不支持硒和维生素 E 的具有预防前列腺癌的作用。番茄红素和大豆制品等食物来源成分对前列腺癌的影响有待进一步的深入研究和证实。

（杜依青）

## 参考文献

[1] Lippman S M, Hong W K. Cancer prevention science and practice [J]. Cancer Res, 2002, 62 (18): 5119-5125.

[2] Kinzler K W, Vogelstein B. Lessons from hereditary colorectal cancer [J]. Cell, 1996, 87 (2): 159-170.

[3] Jones P A, Baylin S B. The fundamental role of epigenetic events in cancer [J]. Nat Rev Genet, 2002, 3 (6): 415-428.

[4] Renan M J. How many mutations are required for tumorigenesis? Implications from human cancer data [J]. Mol Carcinog, 1993, 7 (3): 139-146.

[5] Sakr W A. Prostatic intraepithelial neoplasia: A marker for high-risk groups and a potential target for chemoprevention [J]. Eur Urol, 1999, 35 (5-6): 474-478.

[6] Sporn M B, Suh N. Chemoprevention: an essential approach to controlling cancer [J]. Nat Rev Cancer, 2002, 2 (7): 537-543.

[7] Parnes H L, House M G, Kagan J, et al. Prostate cancer chemoprevention agent development: the National Cancer Institute, Division of Cancer Prevention portfolio [J]. J Urol, 2004, 171 (2 Pt 2): S68-S74, S75.

[8] Bostwick D G, Qian J. Effect of androgen deprivation therapy on prostatic intraepithelial neoplasia [J]. Urology, 2001, 58 (2 Suppl 1): 91-93.

[9] De Marzo A M, Marchi V L, Epstein J I, et al. Proliferative inflammatory atrophy of the prostate: implications for prostatic carcinogenesis [J]. Am J Pathol, 1999, 155 (6): 1985-1992.

[10] Kronz J D, Allan C H, Shaikh A A, et al. Predicting cancer following a diagnosis of high-grade prostatic intraepithelial neoplasia on needle biopsy: data on men with more

than one follow-up biopsy [J]. Am J Surg Pathol, 2001, 25 (8): 1079-1085.

[11] Epstein J I, Herawi M. Prostate needle biopsies containing prostatic intraepithelial neoplasia or atypical foci suspicious for carcinoma: implications for patient care [J]. J Urol, 2006, 175 (3 Pt 1): 820-834.

[12] Gokden N, Roehl K A, Catalona W J, et al. High-grade prostatic intraepithelial neoplasia in needle biopsy as risk factor for detection of adenocarcinoma: current level of risk in screening population [J]. Urology, 2005, 65 (3): 538-542.

[13] Langeberg W J, Isaacs W B, Stanford J L. Genetic etiology of hereditary prostate cancer [J]. Front Biosci, 2007, 12: 4101-4110.

[14] Noe M, Schroy P, Demierre M F, et al. Increased cancer risk for individuals with a family history of prostate cancer, colorectal cancer, and melanoma and their associated screening recommendations and practices [J]. Cancer Causes Control, 2008, 19 (1): 1-12.

[15] Tindall D J, Rittmaster R S. The rationale for inhibiting 5alpha-reductase isoenzymes in the prevention and treatment of prostate cancer [J]. J Urol, 2008, 179 (4): 1235-1242.

[16] Parnes H L, Thompson I M, Ford L G. Prevention of hormone-related cancers: prostate cancer [J]. J Clin Oncol, 2005, 23 (2): 368-377.

[17] Bartsch G, Rittmaster R S, Klocker H. Dihydrotestosterone and the concept of 5alpha-reductase inhibition in human benign prostatic hyperplasia [J]. Eur Urol, 2000, 37 (4): 367-380.

[18] Rennie P S, Bruchovsky N, Mcloughlin M G, et al. Kinetic analysis of 5 alpha-reductase isoenzymes in benign prostatic hyperplasia (BPH) [J]. J Steroid Biochem, 1983, 19 (1A): 169-173.

[19] Thomas L N, Douglas R C, Lazier C B, et al. Levels of 5alpha-reductase type 1 and type 2 are increased in localized high grade compared to low grade prostate cancer [J]. J Urol, 2008, 179 (1): 147-151.

[20] Thompson I M, Goodman P J, Tangen C M, et al. The influence of finasteride on the development of prostate cancer [J]. N Engl J Med, 2003, 349 (3): 215-224.

[21] Moinpour C M, Darke A K, Donaldson G W, et al. Longitudinal analysis of sexual function reported by men in the Prostate Cancer Prevention Trial [J]. J Natl Cancer Inst, 2007, 99 (13): 1025-1035.

[22] Scardino P T. The prevention of prostate cancer—the dilemma continues [J]. N Engl J Med, 2003, 349 (3): 297-299.

[23] Lucia M S, Epstein J I, Goodman P J, et al. Finasteride and high-grade prostate cancer in the Prostate Cancer Prevention Trial [J]. J Natl Cancer Inst, 2007, 99 (18): 1375-1383.

[24] Thompson I M, Chi C, Ankerst D P, et al. Effect of finasteride on the sensitivity of PSA for detecting prostate cancer [J]. J Natl Cancer Inst, 2006, 98 (16): 1128-1133.

[25] Thompson I M, Tangen C M, Goodman P J, et al. Finasteride improves the sensitivity of digital rectal examination for prostate cancer detection [J]. J Urol, 2007, 177 (5): 1749-1752.

[26] Thompson I J, Goodman P J, Tangen C M, et al. Long-term survival of participants in the prostate cancer prevention trial [J]. N Engl J Med, 2013, 369 (7): 603-610.

[27] Thompson I M, Ankerst D P, Chi C, et al. Assessing prostate cancer risk: results from the Prostate Cancer Prevention Trial [J]. J Natl Cancer Inst, 2006, 98 (8): 529-534.

[28] Mcconnell J D, Roehrborn C G, Bautista O M, et al. The long-term effect of doxazosin, finasteride, and combination therapy on the clinical progression of benign prostatic hyperplasia [J]. N Engl J Med, 2003, 349 (25): 2387-2398.

[29] Clark R V, Hermann D J, Cunningham G R, et al. Marked suppression of dihydrotestosterone in men with benign prostatic hyper-

plasia by dutasteride, a dual 5alpha-reductase inhibitor [J]. J Clin Endocrinol Metab, 2004, 89 (5): 2179-2184.

[30] Lippman S M, Goodman P J, Klein E A, et al. Designing the Selenium and Vitamin E Cancer Prevention Trial (SELECT) [J]. J Natl Cancer Inst, 2005, 97 (2): 94-102.

[31] Clark L C, Combs G J, Turnbull B W, et al. Effects of selenium supplementation for cancer prevention in patients with carcinoma of the skin. A randomized controlled trial. Nutritional Prevention of Cancer Study Group [J]. JAMA, 1996, 276 (24): 1957-1963.

[32] The effect of vitamin E and beta carotene on the incidence of lung cancer and other cancers in male smokers. The Alpha-Tocopherol, Beta Carotene Cancer Prevention Study Group [J]. N Engl J Med, 1994, 330 (15): 1029-1035.

[33] Lippman S M, Klein E A, Goodman P J, et al. Effect of selenium and vitamin E on risk of prostate cancer and other cancers: the Selenium and Vitamin E Cancer Prevention Trial (SELECT) [J]. JAMA, 2009, 301 (1): 39-51.

[34] Klein E A, Thompson I J, Tangen C M, et al. Vitamin E and the risk of prostate cancer: the Selenium and Vitamin E Cancer Prevention Trial (SELECT) [J]. JAMA, 2011, 306 (14): 1549-1556.

[35] Marshall J R, Tangen C M, Sakr W A, et al. Phase III trial of selenium to prevent prostate cancer in men with high-grade prostatic intraepithelial neoplasia: SWOG S9917 [J]. Cancer Prev Res (Phila), 2011, 4 (11): 1761-1769.

[36] Kristal A R, Arnold K B, Neuhouser M L, et al. Diet, supplement use, and prostate cancer risk: results from the prostate cancer prevention trial [J]. Am J Epidemiol, 2010,

172 (5): 566-577.

[37] Colli J L, Amling C L. Chemoprevention of prostate cancer: what can be recommended to patients? [J]. Curr Urol Rep, 2009, 10 (3): 165-171.

[38] Khan N, Afaq F, Mukhtar H. Cancer chemoprevention through dietary antioxidants: progress and promise [J]. Antioxid Redox Signal, 2008, 10 (3): 475-510.

[39] Chou R, Croswell J M, Dana T, et al. Screening for prostate cancer: a review of the evidence for the U. S. Preventive Services Task Force [J]. Ann Intern Med, 2011, 155 (11): 762-771.

[40] Thompson I J, Kouril M, Klein E A, et al. The Prostate Cancer Prevention Trial: Current status and lessons learned [J]. Urology, 2001, 57 (4 Suppl 1): 230-234.

[41] Thompson I M. Chemoprevention of prostate cancer: lessons learned [J]. BJU Int, 2007, 100 Suppl 2: 15-17.

[42] Messina M. Insights gained from 20 years of soy research [J]. J Nutr, 2010, 140 (12): 2289S-2295S.

[43] Hwang Y W, Kim S Y, Jee S H, et al. Soy food consumption and risk of prostate cancer: a meta-analysis of observational studies [J]. Nutr Cancer, 2009, 61 (5): 598-606.

[44] Ide H, Tokiwa S, Sakamaki K, et al. Combined inhibitory effects of soy isoflavones and curcumin on the production of prostate-specific antigen [J]. Prostate, 2010, 70 (10): 1127-1133.

[45] Hamilton-Reeves J M, Rebello S A, Thomas W, et al. Effects of soy protein isolate consumption on prostate cancer biomarkers in men with HGPIN, ASAP, and low-grade prostate cancer [J]. Nutr Cancer, 2008, 60 (1): 7-13.

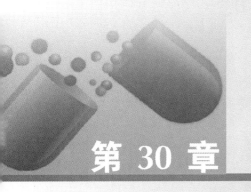

# 第 30 章 饮食与前列腺癌发病率、复发及进展风险的关系

## 本章提纲

## 30.3　临床营养支持治疗

➤ 重视营养有益于癌症治疗

➤ 缓解不良反应的方法

## 30.4　健康的生活方式和饮食习惯建议

## 30.1 背景

前列腺癌的发病率在全球地区间和移民人群间的巨大差异，致使研究人员有强烈的兴趣研究饮食和生活方式对前列腺癌风险的影响。过去几十年，流行病学研究已经确定了一些饮食中影响前列腺癌发病率的风险因素。最新的数据表明，饮食也可能在诊断后发挥作用。总体而言，数据表明，特定的蔬菜（例如，十字花科，番茄，豆类）和营养物质（维生素 E，硒，番茄红素）可能会降低患前列腺癌，而大量摄入钙/含钙丰富的食物/乳制品产品，加工肉类（例如，培根，香肠，热狗）或红肉可能增加前列腺癌风险。

纵观全球，前列腺癌在美洲、西欧、北欧、南非、澳大利亚和新西兰比较常见。亚洲和北非国家的前列腺癌发病率较低。然而，值得注意的是，在一些低风险国家，前列腺癌发病率呈上升趋势。例如，像中国和日本这样的国家在历史上有很低的前列腺癌发病率，有时低于美国 30 倍；然而，在最近的几十年里，这些国家的前列腺癌患者也越来越多。虽然这些国家的发病率仍然低于美国，但他们已经分别在前列腺癌的诊断率和死亡率上发生了戏剧性的 50%～100% 的增长。研究人员推测，这种增长可能是由于这些传统的低风险国家的饮食出现了"西方化"。

另一个导致研究人员研究饮食和生活方式对前列腺癌风险影响的原因是移民现象。一些是研究比较了像中国这样前列腺癌风险较低的国家的居民，和生活在像美国这样风险较高的国家的第一代和第二代移民。通过分析 SEER 数据库中 1973 年—1986 年的数据得出[1]，在上海的中国男性在中国出生而现在居住在美国的华人男性以及在美国出生和生活的华裔男性的前列腺癌发病率分别是 1.8，23，37（每 100 000 例，以世界标准人口矫正）。这些率展示出在一个单一的种族组中的戏剧性差异可归因于原籍国、出生国和当前居住国的差异（请注意，率不能直接与其他人口的率比较，除非规范使用同一个世界标准人口）。在这项研究中，同样的趋势也出现在日本和菲律宾男性当中。这些数据表明，由于文化和国家不同，生活方式因素可能会影响前列腺癌的风险，甚至一个人的一生。

在美国男性中，前列腺癌的发病率高于其他类型的癌症，仅次于皮肤癌。美国大约每五名男性中有一个被诊断为前列腺癌。大多数被诊断为前列腺癌的男性并不会因此死亡。补充和替代医学（CAM）是一种用于补充或替代标准治疗方法的治疗形式。CAM 一般不被视作标准的医疗方法。虽然 CAM 缺少标准医学治疗方法以及长期累积的、细致严谨的研究过程，但近年来的报告证实它们确实是安全和有效的。前列腺癌患者应用 CAM 较为普遍。前列腺癌患者应用的 CAM 疗法包括某些食品、膳食补充剂、草药、维生素及矿物质。调查显示，美国大约 4 成的前列腺癌患者运用 CAM，使用最多的包括锯棕榈萃取物、维生素 E 和硒[2]；加拿大的调查发现 3 成患者使用 CAM，使用最多的是维生素 E、锯棕榈萃取物和番茄红素[2]；英国 25% 的患者运用 CAM，使用最多的是低脂饮食、维生素和番茄红素。绝大多数患者运用 CAM 的主要原因包括增强免疫系统，预防复发和提高生活质量。一些食物和营养素不仅能够预防前列腺的发生、影响发展风险，还可以治疗前列腺癌的一些症状、缓解治疗中的副反应等。

## 30.2 前列腺癌相关的营养研究证据

### 番茄和番茄红素

番茄红素是一种类胡萝卜素，是由多

种水果和蔬菜等植物（包括西红柿、杏、番石榴、西瓜和红柚等）产生的天然色素。膳食中同时摄入脂肪可以促进番茄红素的吸收。加工过的番茄制品中的番茄红素比生番茄中的生物利用度更高，例如番茄酱和番茄膏等[3]。番茄红素抑制雄激素受体在体外前列腺癌细胞中的表达，并与其代谢物一起，降低前列腺癌细胞的增殖，调节细胞周期进程。番茄红素也可影响胰岛素样生长因子（IGF）在前列腺癌细胞中的细胞内途径。

大量体外和动物研究的结果证实，番茄红素对皮肤癌、乳腺癌、肺癌和肝癌有化学预防作用。然而，迄今为止流行病学研究并没有得出关于番茄红素降低癌症风险的一致结论。一些流行病学研究评估了番茄红素摄入量与前列腺癌发病率之间的潜在关系，结果发现番茄红素膳食摄入量高的人患前列腺癌的风险较低。也有研究在分析了健康人与前列腺癌患者的血清番茄红素浓度之后未发现显著差异。有研究将前列腺癌术前 3 周的患者分别给予每日番茄汁意面和设立对照组，结果发现食用番茄汁意面的患者较未食用者血清前列腺特异性抗原（PSA）水平显著降低，且前列腺增生（BPH）和肿瘤组织中细胞凋亡显著增加。人体试验目前规模和数量都非常有限，结果也较为复杂，无法得到绝对性的结论。运用番茄红素对前列腺癌患者的不同阶段的干预（例如，早期，PSA 好转后复发，晚期）进行了临床试验研究，不能得出统一的结论。番茄红素或番茄制品有些时候也会被证实对于前列腺癌预防、进展和治疗方面并无显著影响。可以建议在日常饮食中选择富含番茄红素的食物。鼓励首选食物来源的番茄红素，如有必要可使用营养补充剂来达到推荐摄入总量。

美国食品和药品管理局（FDA）已经接受了美国多家公司的测定结果，其含番茄红素的产品均满足 FDA 的指定的公认安全标准（GRAS）。在临床试验中的前列腺癌患者，尝试剂量范围从每日 10mg 到 120mg，耐受良好，仅偶尔有轻度到中度的胃肠道不适反应，当与餐同食时即可缓解[4]。

# 大豆和豆类

制品在亚洲人的餐桌上非常普遍。大豆及其制品含有大量丰富的抗癌物质，可以抑制癌症的进展。一些研究证实，含有大豆的饮食以及补充剂（60mg 大豆异黄酮）可以降低 PSA 水平，因此对于预防男性前列腺癌有益。当然，并非所有研究的结果都是一致的。建议前列腺癌患者食用大豆、味噌、豆粉、豆浆和豆腐等制品。

大豆异黄酮是研究的核心，它是一种植物雌激素。大豆异黄酮包括染料木素、黄豆苷元和大豆黄素，其中染料木素最多。还可以为身体健康带来一些附加益处，例如降低血胆固醇等。一些临床前研究显示，多种大豆异黄酮的联合作用比单一异黄酮对于癌症转移的治疗效果要更显著。一些动物实验证实了大豆异黄酮与对前列腺癌的预防作用，而另一些得出了相互矛盾的结论。

流行病研究普遍发现，大量摄入未发酵的大豆制品与前列腺癌风险降低有关。不同剂量的大豆异黄酮治疗试验得到不一致的结果，但多无法证明其对前列腺癌抗体（PSA）有明显影响。目前关于人类预防方面的研究很少，无法达成确定的结论。一些临床试验找到了初步的证据显示，大豆蛋白或大豆制品有降低前列腺癌患者 PSA 的作用。

尽管假设大豆异黄酮具有雌激素样作用，可以抑制睾酮诱导的前列腺生长，豆科植物对前列腺癌的影响机制仍不明确。大豆以外的其他豆类与前列腺癌的关系也常常被研究，如膳食纤维、ω-3 脂肪酸、蛋白酶抑制剂和皂苷等成分也具有探讨意义。

前列腺癌患者普遍对于大豆及其制品耐受良好。临床试验中最常见的不良反应为轻微的胃肠症状。

## 🔲 石榴

石榴原产于亚洲（从伊朗到印度北部），是石榴科家族的成员，在全世界广泛种植，如地中海，南洋，东印度群岛，非洲和美国[5]。石榴的历史可以追溯到几个世纪前，自古被药用，并被许多宗教认为是神圣的[6]。和其他水果一样，石榴富含抗氧化成分及其他有益健康的物质。石榴的果是由皮、种子和假种皮（包裹种子的外皮）组成。果皮占果实的 50%，含有大量的生物活性化合物，包括酚类、黄酮类化合物、鞣花单宁，以及钾、镁、钠等矿物质。假种皮主要由水组成，还有酚类和黄酮类化合物。花青素是存在于假种皮中的黄酮类化合物，使果肉和果汁呈红色。抗氧化活性主要源自鞣化单宁。

石榴汁和石榴萃取物中的一些生物活性成分，可以剂量依赖性地抑制体外培养的前列腺癌细胞株的增殖和诱导细胞凋亡。细胞色素 P450 酶的抑制作用及其对胰岛素样生长因子结合蛋白 3（IGFBP-3）的影响已经在体外抗癌活性试验中被确定。啮齿类动物模型的研究表明，石榴汁的摄入可以减缓前列腺癌细胞发展、增长和扩散的速度。

关于石榴汁在男性前列腺癌中作用的唯一充分报道的临床试验表明，平均而言，喝过石榴汁的研究参与者的前列腺特异性抗原倍增时间（PSADT）有显著的延长。Ⅱ期研究证实，不同剂量石榴提取物都与两个治疗组的 PSADT 增加（至少 6 个月的增加）相关，并且没有出现不良反应。

研究表明，石榴对健康有很多益处，包括预防心血管疾病，也有可能对口腔和牙齿健康的有积极影响。虽然目前尚没有

研究探讨石榴在前列腺癌预防和发展中的作用，有一些研究证实石榴汁可以抑制前列腺的进展。目前的临床试验普遍没有发现人体对石榴汁有任何不良反应。因此，鉴于其对于健康有促进作用，推荐选择种类丰富的水果，包括石榴。美国市场上目前已有石榴精华萃取片的产品，用于改善男性前列腺健康。

## 🔲 绿茶

茶自古就在亚洲颇受欢迎。17 世纪开始，茶叶被英国水手带到世界各地。很多研究证实，绿茶对于心血管疾病具有保护作用，也可以预防一些癌症，包括前列腺癌。许多研究认为，绿茶可能的健康益处是源于所谓的多酚类化合物。多酚是一大类植物化学物质，包括儿茶素（抗氧化剂，有助于保护细胞免受自由基造成的损伤）。绿茶中最活跃的也是最大量的儿茶素是表没食子儿茶素没食子酸酯（EGCG）。

实验室体外研究帮我们更好地理解早已证实的绿茶与前列腺癌风险之间的关系。EGCG 作为雄激素拮抗剂，绿茶可以抑制前列腺癌细胞增殖，抑制前列腺癌细胞生成 PSA，促进前列腺癌细胞在体外环境死亡。在一项研究中，将前列腺癌细胞经 $0\sim80\mu mol/L$ 浓度 EGCG 治疗后，无论雄激素是否存在，细胞增殖均被抑制，mRNA 和 PSA 蛋白水平降低[7]。2011 年的一项体外研究将一组前列腺癌细胞于辐射前 30min 处以 EGCG 再进行辐射，结果显示这些细胞的增殖能力显著弱于另一组单纯只暴露于辐射的细胞。动物实验显示，绿茶儿茶酚可以帮助延缓前列腺肿瘤的进展。

日本男性的流行病调查研究普遍没有发现绿茶与前列腺癌发展存在关系，但至少一项研究表明绿茶可以影响晚期前列腺癌的进展。总体来说，人群研究发现绿茶可能会帮助亚洲人群抵御前列腺癌[8]。目前没有其他国家或地区的人群报告结果。

一般来说绿茶是非常安全的，人群耐受性好，不良反应少见且轻微。在前列腺癌的临床试验中，绿茶普遍耐受良好。不良反应常见于空腹和高剂量状况下。最常见的不良反应为头痛、眩晕、轻微的胃肠症状（消化不良、腹痛、腹泻、恶心、呕吐）和皮疹。

## 亚麻籽

亚麻籽是一种营养价值较高的食物，富含 ω-3 脂肪酸，是纤维素、多种维生素和矿物质的理想较好来源。亚麻籽中的 ω-3 脂肪酸与鱼中 ω-3 脂肪酸不同。亚麻籽油是植物来源的 ω-3 多元不饱和脂肪酸，即 α-亚麻油酸（简称 ALA）最丰富的天然来源。医学研究表明，ALA 有预防心脑血管病、抑制癌症和过敏反应、抗炎症、抑制衰老等作用。亚麻籽还富含一种叫做木酚素的植物雌激素，这种植物雌激素目前被证实对于男性是安全的。

目前，尚没有很好的研究关注亚麻籽对于前列腺癌发展风险的影响。尽管如此，研究证实在前列腺癌手术前患者的膳食中添加研磨后的亚麻籽粉可以减缓前列腺癌的进展。可以建议平时选择亚麻籽粉和含有亚麻籽粉的食物，如一些面包和麦片。

对于胃肠功能不佳的前列腺癌患者，亚麻籽油是较为理想的选择，它不含纤维，也不含植物雌激素。常见的摄取来源还可以是胶囊补充剂，或是以餐桌油的方式进餐时适量添加。1 茶匙亚麻籽粉热量为 36cal，含有 3g 脂肪和 2g 纤维。

不过，2004 年发表在美国临床营养学杂志（American Journal of Clinical Nutrition，）的一篇研究报告显示，深海鱼油中的 ω-3 多元不饱和脂肪酸可以降低 26％罹患前列腺癌的机会，而过量服用亚麻籽油却可能适得其反，这项研究结果令主导这项研究的哈佛大学公卫所学者也感到惊讶不已。所以，适量摄入亚麻籽和亚麻籽油有益于心血管健康和降低前列腺癌罹患风险，但应注意避免过量。

## 十字花科蔬菜

3 项队列研究报告显示十字花科蔬菜的摄入量与前列腺癌患病风险之间的关系有些模棱两可，而 8 例对照研究的结果显示二者负相关。一个小规模的暴露于石棉的 1985 人的队列研究发现边缘显著降低风险的西兰花消耗。十字花科蔬菜包括白菜、西兰花、羽衣甘蓝、圆白菜、花椰菜和球芽甘蓝等。这些蔬菜含有丰富的异硫氰酸萝卜硫素和吲哚-3-甲醇，这些物质已被证明有抗癌特性，有助于消除致癌物质，影响细胞信号转导，调控表观遗传和阻滞细胞周期。十字花科蔬菜降低前列腺癌风险的作用需要谷胱甘肽 S-转移酶（GST）基因变异的相互作用方面的证据的进一步支持。GSTs 是参与细胞代谢和排泄的一类酶。有研究在 GSTM1 表达的群组观察到比缺失此基因的群组有更高的十字花科蔬菜摄入量[9]。

## 鱼和海洋 ω-3 脂肪酸

鱼的摄入与前列腺癌风险之间关系的研究结果尚不能达成一致，类似于陆地动物的肉，研究结果可能取决于鱼的类型和前列腺癌的不同分期。在 4 例病例对照研究中，3 项研究的结果显示鱼的总摄入量与前列腺癌患病风险负相关，1 项还具有统计学意义。相比之下，8 项队列研究中有 2 项显示鱼的总摄入量与前列腺癌存在显著的正相关，而 6 项显示二者之间不相关[10-13]。关于晚期前列腺癌和鱼的总摄入量之间关系的研究很少，而且结果也不一致。一个美国健康专业人士参与的队列研究报告结果显示，鱼的总摄入量与晚期前列腺癌显著地负相关，但与前列腺癌总的发病率不相关。另一个瑞典的队列研究报告指出鱼的总摄入量与前列腺癌死亡率显著地负相关,而在荷兰、洛杉矶及夏威夷的两个巢式病例对照研究显示,鱼的总摄入量与晚期前列腺癌不相关[11,13]。此外,一个队列研究报告通过比较最高鱼摄入量者与最低鱼摄入量者的前列腺癌进展,发现风险降低了 27%,但差异没有统计学意义。

因此,有证据表明,鱼的总摄入量可能与前列腺癌的进展呈负相关,但需要更多的研究来证实。另外,与带皮家禽肉和不带皮家禽肉和前列腺癌之间可能存在的反关系相似,一个瑞典的队列研究发现摄入深色鱼肉与前列腺癌发病率显著地负相关,但鳕鱼、鱼肉条和贝类的摄入和前列腺癌发病率显著地正相关[14]。

鱼的摄入量与前列腺癌的发生和(或)发展之间的潜在负相关关系被认为是因为深色鱼肉中含有丰富的 $\omega$-3 多不饱和脂肪酸。二十碳五烯酸(EPA)和二十二碳六烯酸(DHA)是主要的海洋 $\omega$-3 脂肪酸,被证明能够在体外和动物实验中[15]抑制前列腺癌细胞的生长。海洋 $\omega$-3 脂肪酸通过竞争环氧合酶-2 和抑制脂氧合酶活性,阻碍从花生四烯酸(AA)合成炎性前列腺素。AA 派生的类花生酸类物质,如前列腺素、白三烯,已被证明能促进细胞增殖,阻碍免疫监视,诱导血管生成,抑制细胞凋亡,已在动物实验、体外和人体试验中证实与肿瘤的发生和发展有关。富含海洋 $\omega$-3 脂肪酸的饮食可能通过抑制合成这些化合物来降低前列腺癌的风险和(或)减缓前列腺癌进展。

## 牛奶、乳制品和钙

在大多数的观察性研究中,牛奶、乳制品和钙都与前列腺癌风险相关。WCRF - AICR 报告回顾了关于牛奶和乳制品的 10 项队列研究和 13 项病例对照研究,以及关于膳食钙摄入量的 9 个队列研究和 12 个病例对照研究。他们的结论是有证据表明,

牛奶和乳制可能是前列腺癌的风险因素,含钙高的饮食可能是引起前列腺癌的原因。在 WCRF-AICR 报告之后,另外 3 个病例对照研究中的 1 个[16]和 7 个队列研究中的 4 个牛奶、乳制品或钙在某种程度上与前列腺癌正相关。4 个观察到正相关的前瞻性研究是在一些不同的国家很好地进行的。

关于钙补充剂和大肠腺瘤的一项随机临床试验的附带结果显示,前列腺癌和钙补充剂之间无关或反相关。可以假设这个明显的差异可能是因为钙会根据临床表型在疾病过程中的不同阶段对前列腺癌的发展有不同的反应。相比观察性研究,在临床试验中观察到的往往是更早期的阶段。目前主导的关于奶或牛奶摄入可能会影响前列腺癌风险的假设机制是钙的摄入量会影响 $1,25(OH)_2D_3$ 的循环水平。$1,25(OH)_2D_3$ 是最具生物活性的维生素 D 形式,已经被证明能够抑制前列腺癌细胞的生长。

## 红肉和加工肉类

已经有很多关于红色的或加工过的肉类和前列腺癌的风险的研究。关于红肉的结论是不一致的。10 个队列研究中有 5 个显示正相关,另 5 个显示不相关[17]。很少有研究探讨过的加工过的肉类和前列腺癌,但 5 项队列研究中有 3 项发现加工肉类与所有前列腺癌正相关[17],6 个研究中有 4 个发现加工肉类和晚期/转移性前列腺癌正相关,虽然差异不显著[17]。所以,证据表明加工肉类和红肉可能与前列腺癌的进展呈正相关。

## 维生素 E

维生素 E 在 1922 年被发现,是影响生育的重要因素之一,有 8 种不同的形式,4 种生育酚($\alpha$-,$\beta$-,$\gamma$-,$\delta$-)和 4 种生育三烯酚($\alpha$-,$\beta$-,$\gamma$-,$\delta$-)。与其他形式相比,

α-生育酚在人体内最多，绝大多数的膳食维生素 E 来自 γ 生育酚。食物来源的维生素 E 主要包括植物油、坚果和蛋黄[18]。维生素 E 的生物利用度取决于很多因素，比如食物基质如何（高脂还是低脂）。维生素 E 在人体内是由低密度脂蛋白（LDL）和高密度脂蛋白（HDL）转运向组织的。研究证实维生素 E 可以预防很多慢性病，如心血管疾病。维生素 E 如同其他抗氧化剂一样，可以阻碍过氧化氢脂质的形成；也有非抗氧化剂的功能，如调节信号传导和基因表达。

大量的流行病学调查研究了维生素 E 与前列腺癌的关系。为了证实维生素补充剂和膳食生育酚的摄入是否可以预防前列腺癌，对参与者经过了 5 年的饮食监测及膳食频率问卷调查发现，维生素 E 补充剂与前列腺癌的风险之间不存在关系；但晚期前列腺癌被发现与大量服用 γ-生育酚有关。2010 年的研究测试了前列腺癌患者身体内的微量元素与维生素 E 的水平，结果发现前列腺癌患者体内血浆维生素 E 水平显著低于对照组。并且，前列腺癌特异性抗原的水平与血浆维生素 E 水平之间存在相反关系。α-生育酚-相关蛋白（TAP）可能在前列腺癌中有肿瘤抑制基因的作用。另一个美国全国性的营养调查（NHANES Ⅲ）发现，血清 α-生育酚与性类固醇激素之间存在相反关系，但仅限于吸烟者。前列腺、肺、结肠和卵巢（PLCO）筛查试验评估了血清 α-生育酚和 γ-生育酚与前列腺癌风险的关系，观察到血清 α-生育酚与前列腺癌之间存在相反关系，也仅限于吸烟者。一项 meta 分析研究了很多国家和地区的 37000 名男性，发现血中 α-生育酚浓度与前列腺癌风险之间存在相反关系，适用于对于所有的患者而非仅限于吸烟组[19]。血中 α-生育酚浓度每增加 25mg/L，前列腺癌风险降低 21%[19]。这项分析中没有观察到 γ-生育酚与前列腺癌风险存在这样的

关系[19]。

为了研究硒和/或维生素 E 对前列腺癌发展影响，美国国立卫生研究院（NIH）于 2001 年发起一项大型多中心的临床试验：SELECT（The Selenium and Vitamin E Cancer Prevention Trail）。SELECT 是一种基于人群的随机安慰剂对照双盲三期临床研究。在美国、加拿大和波多黎各的至少个 400 个研究站点收纳了至少 35 000 名 50 岁以上的男性，随机分配到四个组进行观察研究：维生素 E 和安慰剂、硒和安慰剂、维生素 E 和硒、2 片安慰剂，每日服用，坚持 7～12 年。维生素 E 的剂量和形式的不同导致了各研究结果的不一致性。2005 年的研究证实高剂量维生素 E 对于前列腺癌的预防作用比低剂量更有效。2009 年的结果发现前列腺癌患病率在 4 组之间无显著差异。2011 年 SELECT 研究结果显示，单独补充维生素 E 的男性比对照组发展前列腺癌的风险多 17%[20]。

通常，α-生育酚被美国 FDA 认为是安全的。研究并没有发现明显不良反应，如胃肠症状、疲劳、嗜睡、皮肤变色或出疹、偏头痛。SELECT 最初的结果显示，服用维生素 E 组与未服用组相比，在更轻不良反应（脱发、皮炎和恶心）的发生率上无显著差异。SELECT 随访研究的结果发现，单独服用维生素 E 组的男性的前列腺癌风险增高。服用维生素 E（隔日 400IU α-生育酚）的实验组比安慰剂组出现更多的出血性休克[21]。另一项研究也在维生素 E 组（每日 50mg α-生育酚）发现了出血性休克。

 硒

硒是一种必需微量元素，参与许多生物过程，包括激酶调节、基因表达和免疫功能。近年来，硒对于人类整体健康的价值有所提升。它发挥作用的方式是通过加强免疫系统来保护身体免受自由基影响。前列腺癌在老年人中更为常见，因为这些

细胞的免疫能力随着年龄的增长大幅度降低。自由基也随年龄增加而累积；这是老年人患癌的另一个原因。肿瘤学家和研究人员认为硒在自由基攻击或破坏前列腺细胞之前就与之发生作用。

动物和流行病研究均显示，硒补充剂和癌症风险可能存在负相关关系。一些研究证实了血液中硒水平和前列腺癌发生风险之间存在着复杂的关系。如前所述，为了更深入地研究硒和/或维生素 E 对于前列腺癌发生风险的关系，美国 NIH 发起了 SELECT。2009 年的 SELECT 结果显示，通过随机分配试验，服用硒补充剂的男性与未服用的男性在前列腺癌患病率上并无显著差异。2011 年 SELECT 更新的结果显示，硒补充剂对于前列腺癌风险无显著影响。2014 年分析 SELECT 结果后证实，基础硒水平高的男性在服用硒补充剂后患高度分化前列腺癌风险会增高。关于硒对于前列腺健康的影响的更多的临床研究正在继续。

一些研究证实，经常食用硒有助于预防前列腺恶性肿瘤。尝试过硒补充剂的人当中，超过 49% 能够有效预防前列腺癌。当直接从食物摄取时效果更好。巴西坚果、葵花籽、西红柿、芦笋、可食用的种子类、全谷物（小麦胚芽、大麦、糙米、燕麦）、鱼（金枪鱼、沙丁鱼、鲑鱼）、禽类（鸡、火鸡）、鸡蛋、蘑菇（草菇、大褐菇、香菇）以及洋葱是硒的很好来源。由于前列腺癌的症状只有在稍晚的阶段才呈现，所以明智的做法是平时注意摄入或补充硒以保安全。

硒不能单独用于治疗前列腺癌。它可以作为一种预防的方式，抑制肿瘤生长，调节细胞的自然寿命周期，确保它们不会恶变。根据医生的处方情况，如果再结合其他药物或治疗，效果会更好。

注意避免过量摄入硒。尽管硒似乎是无害的，但过量仍可能会产生一些副作用。

硒的摄入量或剂量必须咨询医生，以免导致多种并发症，如：头发和指甲的脆化、口腔异味、呼吸气味重、疲劳、体重减轻、易怒、肌肉弱化、呕吐和恶心、腹痛和脱发。硒摄入过量甚至可能会导致一些更严重的副作用，如皮疹、心力衰竭、脑卒中、心跳停搏甚至死亡。从食物中摄取是最佳的选择，一般可确保硒摄入量在安全范围内。

## 维生素 D

当暴露于日光时，人体会产生维生素 D。人体内维生素 D 的状态通常是通过检验血清 25-羟基维生素 D 来评估的。一些介入研究常常通过评估前列腺癌患者体内骨化三醇（维生素 D 的激素活性形式）进行研究。临床前研究证实维生素 D 可以通过多种途径对前列腺癌细胞的产生影响。维生素 D 可以预防前列腺癌细胞黏附于血管、淋巴管和体腔内的薄壁细胞，即内皮细胞上。2011 年的研究中，通过比较喂食维生素 D 充足或缺乏的饮食、然后被注射前列腺癌细胞入骨髓或软组织的小鼠发现，在骨组织中维生素 D 缺乏与前列腺癌细胞生长有关，但在软组织中则无关。缺乏维生素 D 的小鼠罹患的骨肿瘤较充足水平维生素 D 的小鼠更多，增长速度更快。尽管如此，不同的维生素 D 水平的小鼠软组织肿瘤无差异[22]。

维生素 D 也可用于辅助治疗。冷冻疗法常用于治疗前列腺癌。好多研究常年在探寻可以帮助提高冷冻疗程效率的潜在因子。在 2010 年的一项研究中，小鼠被注射前列腺癌细胞，然后分别用骨化三醇、冷冻消融，或二者结合治疗。联合治疗组的结果显示比其他试验组更大范围的坏疽、更多细胞凋亡、更少细胞增殖。也就是说，骨化三醇与冷冻消融相结合的联合治疗法比单纯仅冷冻消融可引致更多的细胞死亡。

大量的流行病学研究探讨了维生素 D

与前列腺癌之间的关系。芝加哥的一项研究发现，美国白人和黑人男性当中，严重的维生素 D 缺乏（＜12ng/mL）与前列腺癌风险增大有关。在分析了美国 1950—1994 年人口地理分布数据之后发现，前列腺癌死亡率与紫外线暴露程度存在相反关系。这种关系在北纬 40°地区更加显著[23]。类似的是，法国一项研究也证实，UV 辐射与癌症风险及死亡率的降低有关[23]。而 2008 年一项荟萃分析通过 45 个观察性研究发现，维生素 D 摄入与前列腺癌风险并不相关。2011 年一项荟萃分析通过 25 个研究的结果也发现，膳食摄入维生素 D 或血清维生素 D 浓度与前列腺癌风险之间不存在关联[24]。

联合应用骨化三醇和萘普生（甲氧萘丙酸）可以有效降低前列腺癌患者 PSA 升高的可能性，从而减慢疾病进程。人体介入试验发现，当治疗被良好耐受时，维生素 D 对患者 PSA 水平没有影响。2009 年的一项研究中，给予局部晚期或转移的前列腺癌和无症状阶段的患者每日 $10\mu g$ 或 $25\mu g$ 维生素 $D_2$（钙化醇）3 个月后，结果显示大约 20% 患者的 PSA 有至少 25% 的降低。

# β-胡萝卜素

上世纪 90 年代，有人研究了 β-胡萝卜素（25mg）和维生素 E 补充剂（75IU）对肺癌发展风险的影响，结果证实男性吸烟者患肺癌的风险与这些补充剂的摄入正相关。由于结果出人意料，这项研究的结果当时引起了很强的社会关注。同一个研究之后的分析结果还证实，食用 β-胡萝卜素补充剂与前列腺癌发生率及死亡率提高相关。尽管如此，之后 3 个大型临床试验发现，β-胡萝卜素（20～30mg）不会引起前列腺癌风险提高。从那以后也没有更多大规模的介入研究探讨 β-胡萝卜素为前列腺癌的发生和发展产生怎样的影响提供更多证据。

目前尚没有关于 β-胡萝卜素膳食摄入的指引。深绿色、橙色和红色的蔬菜和水果是 β-胡萝卜素以及其他营养素的非常好的来源。推荐食用一些富含 β-胡萝卜素的食物，如哈密瓜、胡萝卜、菠菜、红薯和西兰花。但不推荐食用 β-胡萝卜素营养补充剂[23]。

# 修饰柑橘果胶（Modified Citrus Pectin，MCP）

柑橘果胶是一种复杂的多糖，主要存在于柑橘类水果的果皮和果肉中，不耐碱性和高温。涉及前列腺癌细胞研究的果胶主要有 3 种：柑橘果胶（CP）、Pectasol（PeS，一种含有 MCP 的膳食补充剂），以及分级分离的果胶粉（FPP）。

大量体外研究和一些动物研究证实修饰柑橘果胶（MCP）可能通过多种潜在机制影响癌症的生长和转移。MCP 可能对多种癌症都有预防和治疗作用，包括结肠癌、肺癌，以及前列腺癌。MCP 可以通过干预肿瘤细胞转移或诱发细胞凋亡来发挥抗癌作用[25]。研究发现，MCP 也可以在淋巴细胞培养中激活自然杀伤细胞，即 MCP 可以刺激免疫系统。

人群干预研究证实了 MCP 对前列腺癌的积极效果。2003 年一项研究调查了 MCP 对于 PSADT 的影响，给予 PSA 水平增高的前列腺患者每天 3 次，每次 6 粒 PeS 胶囊（每日共 14.4gMCP 粉），经过 12 个月之后，10 个患者中的 7 个显著延长了 PSADT。2007 年，对于包括前列腺癌在内的多种癌症的晚期实体肿瘤进行了初步研究发现，接受 MCP（每日 3 次，每次 5g MCP 粉溶解于水中，至少 8 周）的患者，在接受治疗后，多项生命质量体征指标均得到改善，包括生理功能、疲劳、疼痛、失眠、病情稳定性等方面。进一步的临床研究正在招募患者。

在前瞻性初步研究中，大多数治疗组

患者对于 MCP 耐受良好，最常见的副作用包括皮肤瘙痒、消化不良和胀气。另一个研究中，无严重副作用，尽管 3 个患者由于腹部痉挛和腹泻被剔除出研究，但当治疗停止后情况立刻得到改善。目前关于多种含 MCP 的食物的临床研究非常有限。对于前列腺癌患者，已经确定了一些潜在的益处；副作用较轻且很少发生。

## Zyflamend

Zyflamend 的是一种草本膳食补充剂，含有 10 种 COX-2 抑制性草药，包括迷迭香（rosemary）、姜黄（turmeric）、生姜（ginger）、圣罗勒（holy basil）、绿茶（green tea）、虎杖（huzhang）、中国黄连（Chinese goldthread）、伏牛花（barberry）、牛至（oregano）和黄芩（Scutellaria baicalensis）的广谱提取物，利用低温提取，而非化学萃取。Zyflamend 的一个重要作用是对各种炎症（关节炎、肩周炎、手术后炎症、慢性炎症等）有抑制作用。大量的临床前试验证实，Zyflamend 可以抑制涉及炎症反应和癌症进展的特定基因的表达，比如环氧合酶-1（COX-1），环氧合酶-2（COX-2），5-脂氧化酶（5-LOX），以及 12-脂氧化酶（12-LOX）[26]。

临床试验表明 Zyflamend 还能够抑制前列腺癌细胞的增殖能力，对前列腺癌有很好的预防作用[70]。关于一个高度分化的前列腺上皮内瘤样变（HGPIN）患者的病例报告发现，每日 3 次 Zyflamend，在经历 18 个月之后，PSA 没有变化，但在重复前列腺核心活检后没有发现 PIN 或癌。临床试验将 HGPIN 患者结合其他膳食补充剂（复合维生素、绿茶和白茶精华、黄芩、DHA、零陵香和姜黄等），18 个月之后的活组织检查发现，60% 患者只有良性组织，26.7% 为 HGPIN，仅有 13.3% 转变为癌。Zyflamend 的Ⅰ期安全性研究报告显示并没有毒性或严重的副作用。

Zyflamend 在临床研究中显示耐受性良好。有些患者在与食物一起服用时会有轻度胃灼热。一项研究发现 23 个研究对象中 9 个有轻微的烧心感，但当此补充剂与食物同时服用时，症状就可以消失。目前尚没发生严重的毒性和有害事件。美国食品和药物管理局（FDA）目前还没有批准使用 Zyflamend 为癌症或任何其他疾病状况治疗。Zyflamend 在美国是作为膳食补充剂应用的。因为膳食补充剂是作为食品来监管，而不是药品，所以不需要 FDA 的批准，除非有关于特定疾病的预防或治疗的指引。

## 其他前列腺健康补充剂

市场上在销售着许多广泛使用的膳食补充剂来支持前列腺的健康。非洲樱桃/P. 黑麦（African Cherry/P. *africanum*）和 β-谷甾醇（Beta-sitosterol）是两个相关的补充剂，这里作为前列腺癌的潜在治疗方法分别进行了研究。

### 非洲樱桃/P. 黑麦

P. 黑麦是一种生长在热带地区的蔷薇科树木。它分布于一些非洲国家，包括肯尼亚、马达加斯加、乌干达和尼日利亚。P. 黑麦树树皮是非洲部落用于治疗尿路症状与胃疼痛的良药。在 18 世纪，欧洲旅行家从南非部落学会将 P. 黑麦用于治疗膀胱不适和"老人病"（前列腺肥大）。

自从 1969 年，树皮提取物 P. 黑麦已在欧洲作为处方药被广泛用于治疗良性前列腺增生症[27]。树皮包含大量化合物，包括饱和与不饱和脂肪酸、甾醇（如，β-谷甾醇）、五环三萜类化合物（如，齐墩果酸）、乙醇和碳水化合物。通过浸渍和溶解在有机溶剂中的树皮获得提取物。提取后再进行纯化。

体外试验[28]和动物体内试验[29]都证实，P. 黑麦树皮提取物的两个成分（atra

ric 酸和 N-丁基苯磺酰胺）是雄激素受体抑制剂。

### β-谷甾醇

β-谷甾醇是植物化学成分，以不同的含量存在于 P. 黑麦、锯棕榈和一些豆类植物。具体来说，它是一种植物甾醇，与胆固醇结构相似。植物甾醇，包括 β-谷甾醇，可以减少胆固醇的吸收，其防治心血管疾病的潜在功效目前仍在研究中。

β-谷甾醇在浓度为 16mmol/ml 或 6.64mg/ml 左右时可以显著抑制前列腺癌 PC-3 细胞生长和诱导细胞凋亡[30-32]，这还表明植物甾醇类可能具有抗癌特性，但确切机制尚不清楚。植物甾醇可能通过作用于免疫和内分泌系统，或通过直接靶向细胞周期和诱导肿瘤细胞凋亡来发挥抗肿瘤的作用。

# 30.3 营养支持治疗

## 重视营养有益于癌症治疗

在美国癌症治疗中心，每一个患者在初诊时都会约见一位营养师。营养师的工作职责一般包括：为患者做出全面的营养状况评估；了解患者既往健康情况；确定每日所需热量；为患者推荐营养均衡且适合癌症治疗的食物；根据病情进展和治疗计划制定个性化的饮食方案；在癌症治疗全程监测患者营养状况、各项生化指标和胃肠耐受情况；按需要随时调整营养方案，减少副反应，最大限度避免治疗中止；经常与肿瘤学家和其他癌症小组成员沟通，共同制定出全面完善的癌症治疗方案；为患者、家属和护理工作者提供关于健康饮食习惯的信息和讲座，确保患者可以在家继续健康的生活方式等。

事实上，与前列腺癌发生和发展相关的一些食物和营养素也同样影响着癌症的复发和其他健康问题。为前列腺癌患者设计的饮食方案，不仅要减低前列腺癌的风险，还要减低心脏病和其他癌症的风险。心脏病和糖尿病在前列腺癌症患者中十分普遍。一些治疗前列腺癌的方法也可能会增加心脏病和某些癌症的风险，比如激素疗法。所以，对于早期和可治愈的前列腺癌患者，如无更重要的原因，应注意同时控制其他慢性疾病的风险对于患者的长期健康同样重要。这个事实在诊断癌症时往往被忽视。

很多癌症患者在治疗过程中经历着胃肠不适的情况，营养治疗小组可以帮助患者恢复消化道的健康和功能，甚至在消化道功能不全的情况下帮助制定肠内或肠外营养方案，帮助患者保持强壮和营养状况良好，以确保癌症治疗可以继续。医生在必要时可以考虑邀请营养医师/临床营养师进行会诊，获取更专业意见。患者在治疗前、治疗中和出院后均可通过营养咨询门诊获得适合自己的营养支持和治疗方案。

## 缓解不良反应的方法

前列腺癌患者在治疗过程中可能会出现一些不良和不适的反应，有时通过调整饮食即可轻松地得到缓解。临床营养师将应对常见不良反应的简单方法总结如下：

（1）如果呕吐，可以尝试较冷的食物，因为冷的食物没有更强烈的气味；同时最好脂肪含量也较低，因为脂类不易消化。

（2）如果便秘，鼓励吃高膳食纤维的食物，并增加液体摄入量，多喝水。如果体弱憔悴，建议以高蛋白的食物作加餐，或者少食多餐也比较好。

（3）如果腹泻，应少食多餐，多喝水，饮用果汁、水、无茶碱和咖啡因的碳酸饮料；避免酒精、浓茶、咖啡和西梅汁；避免高纤维食物；避免油腻煎炸食物；避免辛辣刺激；避免过冷或过热的食物。

（4）在激素治疗过程中，有些男性会

出现潮热现象，程度因人而异。一些食物是潮热的激惹因素，如辣椒、咖啡因、热饮、酒精（包括红酒），应当尽量避免食用。

## 30.4 健康的生活方式和饮食习惯

通过调整生活方式和饮食习惯，可以有效防治前列腺癌。加拿大癌症研究机构给出的相关指引内容如下：

（1）在避免体重过轻的情况下，越瘦越好；

（2）每天至少 30min 体力活动；

（3）避免含糖饮料，限制消耗高能量密度的食物（特别是添加大量蔗糖、膳食纤维低、脂肪高的食物）；

（4）多吃蔬菜、水果、全谷物和豆类，且尽量种类丰富；

（5）限制摄入红肉（如猪、牛和羊）以及加工肉类；

（6）如果无法禁酒，限制到每日 2 杯为宜；

（7）限制摄入多盐的和用盐腌制的食物；

（8）适当使用有效的营养补充剂预防癌症。

## 小 结

● 迄今为止的证据表明，特定的蔬菜（例如，十字花科，番茄，豆类）和营养物质（维生素 E，硒，番茄红素）可能会减少患前列腺癌，而牛奶、乳制品和钙，加工肉类可能会增加前列腺癌的风险，一些营养素和营养补充剂也对前列腺健康有益。

● 关于饮食对前列腺癌诊断后的复发或生存风险的研究非常不足，虽然一些研究饮食和前列腺癌的发病率观察到强烈的关联风险的先进或致命的前列腺癌。新兴的数据也表明，饮食可能在诊断后有助于减少和延缓复发。因此，进一步的研究非常有必要。

（王 瑜）

## 参考文献

[1] Cook L S，Goldoft M，Schwartz S M，et al. Incidence of adenocarcinoma of the prostate in Asian immigrants to the United States and their descendants [J]. The Journal of urology，1999，161（1）：152-155.

[2] Boon H，Westlake K，Stewart M，et al. Use of complementary/alternative medicine by men diagnosed with prostate cancer：prevalence and characteristics [J]. Urology，2003，62（5）：849-853.

[3] Mordente A，Guantario B，Meucci E，et al. Lycopene and cardiovascular diseases：an update [J]. Current medicinal chemistry，2011，18（8）：1146-1163.

[4] Kavanaugh C J，Trumbo P R，Ellwood K C. The U. S. Food and Drug Administration's evidence-based review for qualified health claims：tomatoes，lycopene，and cancer [J]. Journal of the National Cancer Institute，2007，99（14）：1074-1085.

[5] Jurenka J S. Therapeutic applications of pomegranate（Punica granatum L.）：a review [J].

Alternative medicine review: a journal of clinical therapeutic, 2008, 13 (2): 128-144.

[6] Langley P. Why a pomegranate? [J]. Bmj, 2000, 321 (7269): 1153-1154.

[7] Chuu C P, Chen R Y, Kokontis J M, et al. Suppression of androgen receptor signaling and prostate specific antigen expression by (-) -epigallocatechin-3-gallate in different progression stages of LNCaP prostate cancer cells [J]. Cancer letters, 2009, 275 (1): 86-92.

[8] Zheng J, Yung B, Huang T, et al. Green tea and black tea consumption and prostate cancer risk: an exploratory meta-analysis of observational studies [J]. Nutrition and cancer, 2011, 63 (5): 663-672.

[9] Joseph M A, Moysich K B, Freudenheim J L, et al. Cruciferous vegetables, genetic polymorphisms in glutathione S-transferases M1 and T1, and prostate cancer risk [J]. Nutrition and cancer, 2004, 50 (2): 206-213.

[10] Rohrmann S, Platz E A, Kavanaugh C J, et al. Meat and dairy consumption and subsequent risk of prostate cancer in a US cohort study [J]. Cancer causes & control: CCC, 2007, 18 (1): 41-50.

[11] Park S Y, Murphy S P, Wilkens L R, et al. Legume and isoflavone intake and prostate cancer risk: The Multiethnic Cohort Study [J]. International journal of cancer Journal international du cancer, 2008, 123 (4): 927-932.

[12] Schuurman A G, Van den Bandt P A, Dorant E, et al. Animal products, calcium and protein and prostate cancer risk in The Netherlands Cohort Study [J]. British journal of cancer, 1999, 80 (7): 1107-1113.

[13] Augustsson K, Michaud D S, Rimm E B, et al. A prospective study of intake of fish and marine fatty acids and prostate cancer [J]. Cancer epidemiology, biomarkers & prevention: a publication of the American Association for Cancer Research, cosponsored by the American Society of Preventive Oncology, 2003, 12 (1): 64-67.

[14] Hedelin M, Chang E T, Wiklund F, et al. Association of frequent consumption of fatty fish with prostate cancer risk is modified by COX-2 polymorphism [J]. International journal of cancer Journal international du cancer, 2007, 120 (2): 398-405.

[15] Terry P D, Terry J B, Rohan T E. Long-chain (n-3) fatty acid intake and risk of cancers of the breast and the prostate: recent epidemiological studies, biological mechanisms, and directions for future research [J]. The Journal of nutrition, 2004, 134 (12 Suppl): 3412S-3420S.

[16] Li X M, Li J, Tsuji I, et al. Mass screening-based case-control study of diet and prostate cancer in Changchun, China [J]. Asian journal of andrology, 2008, 10 (4): 551-560.

[17] Cross A J, Peters U, Kirsh V A, et al. A prospective study of meat and meat mutagens and prostate cancer risk [J]. Cancer Res, 2005, 65 (24): 11779-11784.

[18] Ni J, Yeh S. The roles of alpha-vitamin E and its analogues in prostate cancer [J]. Vitamins and hormones, 2007, 76: 493-518.

[19] Cui R, Liu Z Q, Xu Q. Blood alpha-tocopherol, gamma-tocopherol levels and risk of prostate cancer: a meta-analysis of prospective studies [J]. PLoS One, 2014, 9 (3): e93044.

[20] Klein EA, Thompson IM Jr, Tangen CM, et al. Vitamin E and the risk of prostate cancer: the Selenium and Vitamin E Cancer Prevention Trial (SELECT). JAMA, 2011, 306 (14): 1549-1556.

[21] Gaziano J M, Glynn R J, Christen W G, et al. Vitamins E and C in the prevention of prostate and total cancer in men: the Physicians' Health Study II randomized controlled trial [J]. Jama, 2009, 301 (1): 52-62.

[22] Zheng Y, Zhou H, Ooi L L, et al. Vitamin D deficiency promotes prostate cancer growth in bone [J]. Prostate, 2011, 71 (9): 1012-1021.

[23] Grant W B. An ecological study of cancer incidence and mortality rates in France with respect to latitude, an index for vitamin D production [J]. Dermato-endocrinology, 2010, 2 (2): 62-67.

[24] Gilbert R, Martin R M, Beynon R, et al. Associations of circulating and dietary vitamin D with prostate cancer risk: a systematic review and dose-response meta-analysis [J]. Cancer causes & control: CCC, 2011, 22 (3): 319-340.

[25] Jackson C L, Dreaden T M, Theobali L K, et al. Pectin induces apoptosis in human prostate cancer cells: correlation of apoptotic function with pectin structure [J]. Glycobiology, 2007, 17 (8): 805-819.

[26] Bemis D L, Capodice J L, Anastasiadis A G, et al. Zyflamend, a unique herbal preparation with nonselective COX inhibitory activity, induces apoptosis of prostate cancer cells that lack COX-2 expression [J]. Nutrition and cancer, 2005, 52 (2): 202-212.

[27] Levin R M, Das A K. A scientific basis for the therapeutic effects of Pygeum africanum and Serenoa repens [J]. Urological research, 2000, 28 (3): 201-209.

[28] Papaioannou M, Schleich S, Roell D, et al. NBBS isolated from Pygeum africanum bark exhibits androgen antagonistic activity, inhibits AR nuclear translocation and prostate cancer cell growth [J]. Investigational new drugs, 2010, 28 (6): 729-43.

[29] Shenouda N S, Sakla M S, Newton L G, et al. Phytosterol Pygeum africanum regulates prostate cancer in vitro and in vivo [J]. Endocrine, 2007, 31 (1): 72-81.

[30] Awad A B, Burr A T, Fink C S. Effect of resveratrol and beta-sitosterol in combination on reactive oxygen species and prostaglandin release by PC-3 cells [J]. Prostaglandins, leukotrienes, and essential fatty acids, 2005, 72 (3): 219-226.

[31] Scholtysek C, Krukiewicz A A, Alonso J L, et al. Characterizing components of the Saw Palmetto Berry Extract (SPBE) on prostate cancer cell growth and traction [J]. Biochem Biophys Res Commun, 2009, 379 (3): 795-798.

[32] Schwartz G G, Hanchette C L. UV, latitude, and spatial trends in prostate cancer mortality: all sunlight is not the same (United States) [J]. Cancer causes & control: CCC, 2006, 17 (8): 1091-1101.

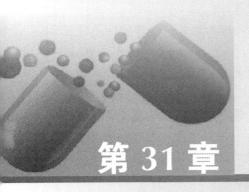

# 第31章 以炎症作为治疗靶点的前列腺治疗

## 本章提纲

流行病学研究显示慢性炎症是许多癌症的危险因素，越来越多的证据指出慢性炎症在前列腺癌的发生发展中起着重要的作用，淋巴细胞和巨噬细胞在前列腺组织中聚集的现象十分常见。许多研究探讨了炎症在前列腺癌发生发展过程中起作用的机制。这一章，我们就前列腺炎的原因、与前列腺炎和前列腺癌有关的炎症基因和前列腺癌进展中炎症所起的作用三个方面对现有研究结果进行简要总结。慢性炎症在前列腺癌进展中作用的进一步研究将为我们战胜这一疾病提供新的治疗策略。

据估计人类恶性肿瘤中有 20% 与慢性炎症和（或）慢性感染有关，包括结肠癌、肝癌、胃癌、膀胱癌、子宫颈癌、肺癌等[1]。虽然前列腺癌和慢性炎症的关系还未被证实，但已有越来越多的流行病学和组织病理学证据提示其具有相关性。随着分子通路研究的进展，人们对于炎症及其在肿瘤形成中的作用有了更深入的认识。感染性物质或其他刺激物损伤组织产生炎症反应，以消灭病原体、清除坏死组织、促进上皮再生、基质重构、血管形成，促进伤口愈合和组织功能的恢复。一旦修复过程结束，炎症反应随即终止。但如果炎症反应持续或者失控，尤其是在已经存在上皮突变的部位则会促使癌症发生和进展。

前列腺组织中常见炎症病灶，据报道手术切除的前列腺组织中＞95%存在炎症浸润[2-4]。正常前列腺组织中即可见巨噬细胞、T 细胞和 B 细胞[2]，在老年人和增生的前列腺中上述细胞浸润现象更加明显[3-5]。其中大多数的淋巴细胞（78～80%）为 αβT 细胞[5-8]，小部分为 γδT 细胞，其具有抗肿瘤作用，在癌症病灶中往往常见其浸润[9]。根据细胞分子的类型分析结果推断前列腺增生组织中 Th1 和 Th2 免疫应答均存在[10]。

炎症病灶中常可见局灶性前列腺萎缩[4,11]。组织学上将局灶前列腺萎缩伴不同程度慢性炎症的现象称为增殖性炎性萎缩（proliferative inflammatory atrophy, PIA），这类病灶增殖活跃，为组织修复的方式之一[11-12]。与前列腺癌类似，PIA 主要位于前列腺外周带（前列腺增生主要位于移行带），且随着年龄的增加其发生的频率增加[4,11-12]，PIA 被认为是前列腺癌的早期表现[4,11,13]。

## 31.1 前列腺炎症的可能原因

尽管前列腺慢性炎症的存在已屡见不鲜，但前列腺炎症的原因至今仍不清楚。感染、激素、饮食、理化因素等均可导致前列腺慢性炎症的发生。有一种猜测认为上述因素触发炎症反应发生，进而引起机体针对前列腺抗原的自身免疫反应，即使刺激物被清除，这种自身免疫反应仍持续发挥作用。

### 感染性物质

前列腺组织中可检出各种细菌和病毒，包括经性接触传播的和非性接触传播的病原体[4]；这些细菌和病毒可能影响前列腺并引起炎症反应[14]。尽管大部分情况下炎症反应是急性或自限性的，但有时仍会转变为慢性或不可控性炎症，无症状感染的现象时有发生。几项小规模的病例对照流行病学研究发现有性传播疾病感染史的患者前列腺癌患病率略有升高[15-16]。荟萃分析结果显示有性传播疾病史的患者 OD 值为 1.4～1.5，淋病史者为 1.4，梅毒史者为 1.6～2.3[15-16]，但需要注意的是这类研究无法避免回忆偏移的影响。一项前瞻性研究结果显示存在阴道毛滴虫抗体的患者患前列腺癌风险增加[17]。其他一些病毒，如疱疹病毒、巨细胞病毒和人乳头瘤病毒也可感染前列腺，但其与前列腺癌的因果关系仍不明确[18]。除了这些经典病原体，一些还未被鉴别的微生物或病毒也与前列腺癌的发病有关。一项基于 DNA 微阵列的研究发现前列腺癌组织中存在一种新的 γ 逆转录病毒——异嗜性鼠白血病相关病毒（XMRV）[19]。该病毒首先发现于 RANSEL 特异性性染色体突变的患者中，RNASEL 是编码逆转录酶 RNaseL 的基因，提示前列腺的慢性感染可能与遗传易感性有关。那么在非前列腺癌患者中是否也能检出该病毒？至今仍无研究给出答案。尽管所有上述结果均提示感染可能与前列腺癌的发生相关，但并不一定是由感染性物质的直接致癌作用导致。持续的感染可能引起机体一些自身抗原暴露引发自身免疫反应，即使病原体被清除，这种炎症反应仍然持续存在。前列腺中 T 细胞对组蛋白多肽和前列腺特异型抗原（PSA）反应的发现印证了上述猜想[20-21]。

## 激素

很早以来人们就认识到雄激素在前列腺癌变中的作用[22]，并以此为基础对进展型前列腺癌进行雄激素剥夺治疗。啮齿类动物模型的研究也发现雌激素与雄激素协同可增强其对前列腺的致癌作用[23]。在雄激素存在的前提下，雌激素对动物模型中前列腺的炎症反应有促进作用[24]。尽管该过程的机制仍不清楚，但研究结果提示可能与转录因子 NF-κB 的上调有关[24]。

## 饮食因素

活性氧和（或）活性氮类物质在感染或其他物质引起的炎症所致的免疫反应中起着重要的作用，其对细胞和 DNA 的损伤作用可被抗氧化物质中和。一些研究表明，在吸烟者中，番茄红素、硒和维生素 E 的摄入量与前列腺癌的风险成反比[25-27]。

流行病学研究结果也提示动物性脂肪、红肉和加工肉类的摄入与前列腺癌的发病率和死亡率存在相关性[28]。研究者推测特定的饮食成分被前列腺选择性摄入，直接发挥致癌效应或通过引起炎症反应而发挥间接致癌效应。例如一种杂环胺 PhIP，其是在高温烹调肉类食品时产生的一种致癌物[28]，研究发现给予大鼠注射 PhIP 可引发前列腺癌[29]。有趣的是，PhIP 注射后，大鼠前列腺的四个叶突变检出频率均增加，但只有前列腺腹侧叶发生癌变，且存在特异性的巨噬细胞和肥大细胞等炎症细胞的浸润、上皮损伤及类似于 PIA 的萎缩灶[29]。

## 前列腺液和尿液因素

前列腺上皮可分泌许多促炎或抗炎物质，PSA 即是一种前列腺上皮细胞分泌的丝氨酸蛋白酶，其在前列腺炎/盆腔疼痛综合征患者中可刺激 T 细胞免疫反应的发生[21]。浓缩的前列腺分泌物或淀粉样小体可侵袭前列腺基质并引发强烈的慢性炎症反应[4]。研究发现射精频率与前列腺癌的风险成反比[30]，可能是由于射精使得前列腺与尿液和前列腺液中的致癌物质接触时间减少，减少了淀粉样小体的形成，进而减少了感染的风险。梗阻或者尿液反流则会由于化学刺激、感染性物质暴露增加、压力致上皮损伤等原因增加炎症因子的释放，促进前列腺炎症的发生。

功能成熟的前列腺上皮可产生一些炎症抑制因子，如转化生长因子-β（TGF-β）和前列腺衍生因子（PDF，又称巨噬细胞抑制因子 MIC-1）。正常前列腺处于抗炎和促炎的平衡状态，当饮食、感染、激素或理化因素导致促炎因素增强或抗炎因素减弱时该平衡被打破，即会出现前列腺慢性炎症，持续的有害因素作用还会引起自身免疫反应的发生，最终导致癌变。

## 31.2 前列腺癌炎症基因

遗传因素在前列腺癌中起着重要的作用，约四分之一的前列腺癌存在家族聚集现象[31-33]，一些前列腺癌相关基因的编码产物是炎症通路中的重要分子。家系分析结果显示 RNASEL、PDF 和 MSR1 基因与前列腺癌有关[34-36]。编码 IL-6、IL-8、IL-10 和 TLRs 等免疫相关因子的基因改变与前列腺癌的关系也正在研究中[37]。

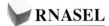

### RNASEL

第一个被发现与家族性前列腺癌相关的基因——遗传性前列腺癌 1（HPC1）基因位于 1 号染色体上[34]，进一步研究发现 HPC1 基因位点与编码核糖核酸酶的 RNASEL 基因有关。RNaseL 可降解单链 RNA 病毒，从而在固有免疫中发挥重要作用，RNaseL 的持续活化可激活线粒体调节的凋亡通路，进而消灭病毒感染细胞[38]。RNASEL 的突变使得其产物 RNaseL 促病毒感染细胞凋亡的作用受损。许多研究探讨了 RNASEL 基因在前列腺癌中的作用，提示人种差异或环境因素可能调节 RNASEL 在前列腺癌变过程中所起的作用[39]。RANSEL 最常见的突变结果是导致 RNaseL 酶活性减低，该突变可在 13% 的前列腺癌中检出，纯合突变者可检出 XMRV 病毒感染[19]。

### 前列腺衍生因子（PDF）

PDF 是一种与 TGF-β 超家族同源的分泌蛋白，曾被称为非甾体抗炎药（NSAID）活化基因（NAG-1）和 MIC-1[19]。PDF 在巨噬细胞的活化中起重要作用，在人结肠癌细胞中，NSAIDs 可促进其表达[40-41]。总之，PDF 在炎症过程中扮演重要角色且可能有一定的抑癌活性。

人前列腺上皮中 PDF mRNA 高表达，提示其在前列腺自稳中起到一定作用，另有一些研究发现 PDF 可抑制前列腺癌细胞生长，促前列腺癌细胞凋亡[42-44]。PDF 位于 19 号染色体上，该部位在人类基因组研究中被认为是前列腺癌的易感基因座位[35]。此外，研究发现 PDF 存在基因多态性，突变 PDF 六号座位上的碱性组氨酸（H）被天冬氨酸（D）代替[45]。这种变化与较低的散发和家族性前列腺癌风险有关[35]。然而一项类似的研究发现 H6D 多态性与前列腺癌风险降低仅具有临界相关性，但一旦肿瘤发生，肿瘤进展的风险增加[46]，PDF 在前列腺癌发生和发展中的作用仍不明确。

### 巨噬细胞清道夫受体（MSR1）

通过 HPC 连锁分析发现 MSR1 可能是一个前列腺癌易感基因[36]。MSR1 基因编码一种表达于巨噬细胞的受体蛋白。因其结合的众多配体中包括革兰氏阳性细菌、革兰氏阴性细菌和脂蛋白，其被称为"清道夫受体"。MSR1 的作用与许多正常和病理过程有关，包括炎症和免疫反应。MSR1 功能缺失的小鼠对细菌感染更加易感，提示 MSR1 具有抗炎作用[47-48]。

尽管许多研究发现前列腺癌患者中 MSR1 突变频率增加，但其与前列腺癌风险的关系仍存在争议。在非洲裔美国人中，MSR1 突变与前列腺癌风险的关系研究重复性较佳[49]。尽管至今的研究结果无法确定 MSR1 是否为前列腺癌基因，但提示 MSR1 可能与环境因素或病原体感染等因素协同影响前列腺癌发生。

### 白细胞介素

病例对照研究结果发现编码 IL-8 和 IL-10 的基因突变与前列腺癌风险具有相关

性。IL-8 是一种促炎细胞因子，在慢性前列腺炎患者精液中水平升高[50]，与前列腺血管生成也具有相关性[51]。IL-10 是一种具有免疫调节作用的抗炎细胞因子，具有下调 Th1 的功能。IL-8 和（或）IL-10 的基因序列改变是否影响前列腺炎和前列腺癌的进展仍需进一步研究证实。

## Toll 样受体

TLRs 是一种表达于固有免疫细胞上的跨膜蛋白，其识别入侵的病原体后激活引发炎症免疫反应的信号通路以清除感染物质。人类的 TLR 家族包括 11 种蛋白（TLR1-TLR11），不同的 TLRs 可与不同的配体结合，如细菌细胞壁成分、病毒 RNA 或免疫调节因子等。一些研究探讨了 TLR 通路与前列腺癌的关系，TLR-4 和 TLR-1-6-10 集群的基因序列改变与前列腺癌风险相关[52-53]。对于 TLR 通路和前列腺癌风险的关系尚需深入研究，由于 TLR 通路在固有免疫中的重要地位，引起了研究者们对其在前列腺炎症和前列腺癌进展过程中所扮演角色的极大兴趣。

## 31.3 慢性炎症在前列腺癌进展中的作用

由于"免疫监视"理论深入人心，长期以来人们均认为炎症是抑癌反应，而不是促癌诱因[54]。然而近来越来越多研究证明肿瘤相关炎症细胞分泌的细胞因子等确实抑制了细胞调节的抗肿瘤免疫监视功能[55-56]。现有的研究结果表明持续的炎症反应可通过一系列机制协同促进肿瘤的生长和转移，包括促进肿瘤细胞生长的生长因子和细胞因子分泌增加，活性氧（ROS）和活性氮类物质（RNS）产生增多，以及前列腺素（PG）和环氧合酶-2（COX-2）

的合成增加。

## 细胞因子和生长因子

慢性炎症时细胞微环境中的细胞因子和生长因子增多，进而影响细胞间的相互作用，促进恶性病变进展[57]。肿瘤坏死因子-α（TNF-α）是由激活的单核/巨噬细胞产生的促炎因子，其通过激活 COX-2、血管生成因子、基质金属蛋白酶等其他细胞因子和生长因子，在炎症、抗感染和伤口愈合等过程中发挥重要调节作用[58]。培养的前列腺癌细胞中产生的 TNF-α 可抑制雄激素受体的表达并与雄激素抵抗相关[59]。TNF-α 还可通过激活 NF-κB 直接刺激肿瘤细胞增殖[60]，转录因子 NF-κB 家族可调节与细胞增殖分化有关的基因的表达，如 c-myc、cyclin-D1 和 IL-6，还可抑制凋亡基因如 Bcl-2 的表达[61]，还可通过影响血管内皮生长因子（VEGF）的表达调节血管生成过程[61]。

VEGF 可刺激内皮细胞增殖、促进血管生成、调节血管通透性，是抗血管生成化疗的重要靶点之一[63-64]。尽管在正常前列腺中 VEGF 仅在基底细胞表达，但在前列腺癌和前列腺上皮内瘤变中其亦有表达[65]。除了 NF-κB 外，VEGF 也具有促前列腺素 E2（PGE2）和 TNF-α 表达的作用。

炎症反应中炎症细胞分泌的许多白细胞介素和趋化因子类物质具有潜在的刺激肿瘤细胞增殖、存活和转移的作用。体外试验表明 IL-1 和 IL-8 等白细胞介素可刺激肿瘤细胞的生长[66-67]，IL-1 通过调节 MMPs 的表达促进细胞迁移[68]，IL-8 是血管生成的强效诱导剂[69]。此外，gro-α 和 CXC-12 等 CXC 家族趋化因子还可通过直接促肿瘤细胞生长、调节血管形成、促进肿瘤细胞趋药性等方式促癌变[68,70-71]。

## 氧化应激

人们开始认识到炎症具有促前列腺癌作用是因为发现了 PIA 等前列腺炎症组织中的一些分子改变。PIA 的上皮细胞过表达谷胱甘肽 S 转移酶 GSTP1 和 GSTA1，提示 PIA 病灶存在氧化应激，其可能是由炎症反应中产生的活性物质导致[11,72]。超氧化物和过氧化氢等活性氧类（ROS）物质是有氧代谢过程中产生的一些高活性中间产物。受刺激物激活的巨噬细胞产生大量 ROS，构成"呼吸爆发"的一部分。其他一些细胞也可在炎症因子或一些致癌物的刺激下产生 ROS[73]。活性氮类（RNS）物质包括一氧化氮及其中间产物。NO 是一种具有自由基活性的气体，其功能广泛，包括神经传递、舒张血管、促凋亡、调节 p53 和调节上皮增殖等[74]。TNF-α 和 IL-1 等炎症因子刺激诱导性一氧化氮合酶的生成（iNOS，NOS2），进而促进炎症细胞和其他许多细胞合成大量的 NO[75]。

ROS 和 RNS 可损伤细胞脂质、蛋白质和 DNA 而发挥致癌作用。例如 ROS 和 RNS 可反应生成过氧硝酸盐，直接损伤细胞脂质和蛋白质[74]。ROS 还可直接诱导 DNA 突变形成 8-羟基鸟嘌呤（8-OHG）[76]。为了维持机体平衡，细胞内的抗氧化物（如维生素 E，类胡萝卜素）和细胞酶（如谷胱甘肽过氧化物酶）可中和 ROS[77]。氧化应激和氮化应激是指机体内的这种氧化中间物和抗氧化系统平衡遭到破坏。GSTP1 是前列腺上皮细胞中的主要 GST，通过结合还原性谷胱甘肽发挥钝化氧化致癌剂的作用[77]。大部分前列腺癌和 PIN 组织中存在 GSTP1 基因的 CpG 岛甲基化改变[78]。铜-锌超氧化物歧化酶、锰超氧化物歧化酶和过氧化氢酶等抗氧化酶在 PIN 和前列腺癌中的表达也明显低于良性上皮[79]。研究表明正常前列腺和 BPH 患者的前列腺上皮中，甲基化 GSTP1 启动子区域 CpG 岛占 0%，PIA 中约占 6%，HG-PIN 中占 70%，腺癌中这一比例超过 90%[13]。

雄激素可使人前列腺癌细胞系中氧化应激水平增加[80]。氧化应激和（或）氮化应激造成上皮细胞死亡，促使祖细胞增殖以修复缺损，而具有致突变作用的活性中间产物的存在增加了 DNA 合成过程中发生突变的风险。ROS 使 DNA 修复酶发生羟基化，RNS 可使 DNA 修复酶发生亚硝基化从而改变其活性，进而加剧癌变[81]。突变风险增加和突变修复能力的降低最终导致癌变的发生[82]。

## 环氧合酶 2

环氧合酶（COX）是花生四烯酸（AA）合成前列腺素（PGs）和其他类花生酸过程中的重要催化酶，包括两种亚型。COX-1 在许多组织中均表达，而 COX-2 在上皮组织中一般不表达或仅低水平表达，主要表达于巨噬细胞等炎症细胞中。氧化应激可以直接通过脂质过氧化途径[83]或间接通过 NF-κB 途径[84]诱导上皮细胞内 COX-2 表达。炎症细胞分泌的 TNF-α 和 IL-1 也可诱导 COX-2 表达[85]。COX-2 的过表达与动物模型中肿瘤形成增加、上皮细胞凋亡和细胞间黏附改变有关[86]。COX-2 通过诱导 $PGE_2$ 和 VEGF 刺激肿瘤血管形成[86]。相反的，抑制 COX-2 可抑制肿瘤的生长和血管形成[87]。虽然研究尚未证实前列腺癌本身的 COX-2 表达水平是否升高，但 PIA 等良性炎症前列腺组织的 COX-2 表达的确是上调的[87]。前列腺癌细胞系的体外试验表明 COX-2 抑制剂可以抑制癌细胞生长，促进其凋亡[89]。COX-2 抑制剂通过改变 AA 的代谢途径，刺激神经酰胺的合成，其作为凋亡调节因子进而发挥促凋亡作用[90]。因此，非甾体类抗炎药（NSAIDs）或选择性 COX-2 抑制剂可抑制 COX-2 和 PG 的合成进而起到治疗和化学预防作用。前列腺癌和转移动物模型的试验结果证实了 NSAIDs 和选择性 COX-2 抑制剂具有抑制肿瘤生长和转移的作用[91-92]。

## 转移过程中的炎症反应

转移过程中炎症所起的作用仍不明确。肿瘤中白细胞生成的基质金属蛋白酶的发现，提示慢性炎症病灶中基质重构对促进肿瘤细胞运动和侵入血管有一定作用[93]。慢性炎症病灶中的血管形成增加也可促进肿瘤的转移。一项研究发现 IκB 激酶 α（IKKα）可调节转移抑制因子 Maspin 的表达。炎症细胞产生的一种细胞因子 NF-κB 配体激活受体（RANKL）可激活 IKKα，在人类组织和小鼠模型的研究中均发现 IKKα 的激活与 Maspin 的产生成负相关，提示炎症细胞产生的 RANKL 与前列腺癌 IKKα 激活进而下调 Maspin 表达有关，进而促进了转移的发生[62]。

## 31.4 前列腺癌炎症靶向治疗

设计前列腺癌炎症靶向治疗临床研究时，必须综合考虑炎症细胞的促癌和抗癌效应。在干扰上述促癌过程的前提下增强免疫系统的抗癌作用是最理想的策略。就后者而言，越来越多的研究证据表明通过活化 γδT 细胞或激活 hsp70 增强 T 细胞的抗癌效应是治疗进展型前列腺癌的理想选择[94-95]。

伴有突变的细胞增殖增强是癌变发生的关键点，新生血管的形成和细胞运动能力的增加是肿瘤进展的基础。如前所述，炎症细胞产生的因子参与了癌变的所有步骤，包括早期的肿瘤形成和晚期的肿瘤进展。因此，炎症反应中的主要调节因子，如 NF-κB 和 COX-2 等理应成为化学预防和治疗的靶点。一项病例对照研究结果发现选择性 COX-2 抑制剂的应用使得前列腺癌发生风险降低 55%[96]。一项包含了 91 项流行病学研究的荟萃分析结果显示，每天服用非甾体类抗炎药（NSAIDS）药物的患者，其前列腺癌风险降低 39%[97]。NSAID 摄入量与前列腺癌的风险成反比。临床研究中前列腺根治性切除和（或）放疗后的前列腺癌患者伴 PSA 升高时，也可应用 COX-2 抑制剂。尽管结局指标尚未报道，但 COX-2 抑制剂的应用可以减慢 PSA 倍增时间，提示其对抑制肿瘤进展有效[98-99]。该类药物还可能通过非 COX-2 依赖的机制发挥抗癌作用[100]。至今 COX-2 抑制剂用于化学预防仍受到其心血管副作用的限制，进一步研制心血管毒性较小的优化制剂至关重要。

应用抗氧化剂来对抗氧化应激反应吸引了许多化学预防制剂研究者的兴趣，因为这些抗氧化剂通常耐受性较好，可通过饮食补充。番茄红素、白藜芦醇、硒和维生素 E 等已进入临床评估阶段，这些制剂除了可通过抗氧化作用抗癌外，还可通过抑制细胞周期等其他机制发挥抗癌作用。

随着癌变过程中多条通路的研究开展，新的治疗靶点相继被发现。我们可以想象，最终研究者们可能通过药物或者饮食途径同时靶向不同通路的分子。合理控制炎症过程听上去更像是化学预防，但其应用与辅助治疗的作用也十分乐观。如今包括期待疗法和靶向局部治疗等前列腺癌保守治疗方法的普及，使得前列腺癌抗炎/抗氧化制剂的研究变得越来越重要。

# 小　结

- 流行病学研究显示慢性炎症是许多癌症的危险因素，越来越多的证据指出慢性炎症在前列腺癌的发生发展中起着重要的作用。
- 感染、激素、饮食、理化因素等均可导致前列腺慢性炎症的发生。
- 一些前列腺癌相关基因的编码产物是炎症通路中的重要分子，研究结果显示 RNASEL、PDF 和 MSR1 基因与前列腺癌有关，一些编码 IL-6、IL-8、IL-10 和 TLRs 等免疫相关因子的基因改变与前列腺癌的关系也正在研究中。
- 前列腺癌炎症靶向治疗临床研究时，必须综合考虑炎症细胞的促癌和抗癌效应。选择合适的靶点抑制炎症细胞的促癌效应，并尽量减小副作用是研究者们的研究重点。

（杜依青）

## 参考文献

[1] Kuper H, Adami H O, Trichopoulos D. Infections as a major preventable cause of human cancer [J]. J Intern Med, 2000, 248 (3): 171-183.

[2] Bostwick D G, de la Roza G, Dundore P, et al. Intraepithelial and stromal lymphocytes in the normal human prostate [J]. Prostate, 2003, 55 (3): 187-193.

[3] Theyer G, Kramer G, Assmann I, et al. Phenotypic characterization of infiltrating leukocytes in benign prostatic hyperplasia [J]. Lab Invest, 1992, 66 (1): 96-107.

[4] De Marzo A M, Platz E A, Sutcliffe S, et al. Inflammation in prostate carcinogenesis [J]. Nat Rev Cancer, 2007, 7 (4): 256-269.

[5] Steiner G, Gessl A, Kramer G, et al. Phenotype and function of peripheral and prostatic lymphocytes in patients with benign prostatic hyperplasia [J]. J Urol, 1994, 151 (2): 480-484.

[6] Steiner G E, Stix U, Handisurya A, et al. Cytokine expression pattern in benign prostatic hyperplasia infiltrating T cells and impact of lymphocytic infiltration on cytokine mRNA profile in prostatic tissue [J]. Lab Invest, 2003, 83 (8): 1131-1146.

[7] Steiner G E, Djavan B, Kramer G, et al. The picture of the prostatic lymphokine network is becoming increasingly complex [J]. Rev Urol, 2002, 4 (4): 171-177.

[8] Steiner G E, Newman M E, Paikl D, et al. Expression and function of pro-inflammatory interleukin IL-17 and IL-17 receptor in normal, benign hyperplastic, and malignant prostate [J]. Prostate, 2003, 56 (3): 171-182.

[9] Groh V, Rhinehart R, Secrist H, et al. Broad tumor-associated expression and recognition by tumor-derived gamma delta T cells of MICA and MICB [J]. Proc Natl Acad Sci U S A, 1999, 96 (12): 6879-6884.

[10] Kramer G, Mitteregger D, Marberger M. Is benign prostatic hyperplasia (BPH) an immune inflammatory disease? [J]. Eur Urol, 2007, 51 (5): 1202-1216.

[11] De Marzo A M, Marchi V L, Epstein J I, et al. Proliferative inflammatory atrophy of the prostate: implications for prostatic carcinogenesis [J]. Am J Pathol, 1999, 155 (6): 1985-1992.

[12] De Marzo A M, Platz E A, Epstein J I, et al. A working group classification of focal prostate atrophy lesions [J]. Am J Surg

Pathol，2006，30（10）：1281-1291.

[13] Nakayama M，Bennett C J，Hicks J L，et al. Hypermethylation of the human glutathione S-transferase-pi gene（GSTP1）CpG island is present in a subset of proliferative inflammatory atrophy lesions but not in normal or hyperplastic epithelium of the prostate：a detailed study using laser-capture microdissection [J]. Am J Pathol，2003，163（3）：923-933.

[14] Sutcliffe S，Zenilman J M，Ghanem K G，et al. Sexually transmitted infections and prostatic inflammation/cell damage as measured by serum prostate specific antigen concentration [J]. J Urol，2006，175（5）：1937-1942.

[15] Dennis L K，Dawson D V. Meta-analysis of measures of sexual activity and prostate cancer [J]. Epidemiology，2002，13（1）：72-79.

[16] Taylor M L，Mainous A R，Wells B J. Prostate cancer and sexually transmitted diseases：a meta-analysis [J]. Fam Med，2005，37（7）：506-512.

[17] Sutcliffe S，Giovannucci E，Alderete J F，et al. Plasma antibodies against Trichomonas vaginalis and subsequent risk of prostate cancer [J]. Cancer Epidemiol Biomarkers Prev，2006，15（5）：939-945.

[18] Strickler H D，Goedert J J. Sexual behavior and evidence for an infectious cause of prostate cancer [J]. Epidemiol Rev，2001，23（1）：144-151.

[19] Urisman A，Molinaro R J，Fischer N，et al. Identification of a novel Gammaretrovirus in prostate tumors of patients homozygous for R462Q RNASEL variant [J]. PLoS Pathog，2006，2（3）：e25.

[20] Savage P A，Vosseller K，Kang C，et al. Recognition of a ubiquitous self antigen by prostate cancer-infiltrating CD8＋ T lymphocytes [J]. Science，2008，319（5860）：215-220.

[21] Ponniah S，Arah I，Alexander R B. PSA is a candidate self-antigen in autoimmune chronic prostatitis/chronic pelvic pain syndrome [J]. Prostate，2000，44（1）：49-54.

[22] Dehm S M，Tindall D J. Molecular regulation of androgen action in prostate cancer [J]. J Cell Biochem，2006，99（2）：333-344.

[23] Harkonen P L，Makela S I. Role of estrogens in development of prostate cancer [J]. J Steroid Biochem Mol Biol，2004，92（4）：297-305.

[24] Ho E，Boileau T W，Bray T M. Dietary influences on endocrine-inflammatory interactions in prostate cancer development [J]. Arch Biochem Biophys，2004，428（1）：109-117.

[25] Giovannucci E. Tomato products，lycopene，and prostate cancer：a review of the epidemiological literature [J]. J Nutr，2005，135（8）：2030S-2031S.

[26] Heinonen O P，Albanes D，Virtamo J，et al. Prostate cancer and supplementation with alpha-tocopherol and beta-carotene：incidence and mortality in a controlled trial [J]. J Natl Cancer Inst，1998，90（6）：440-446.

[27] Duffield-Lillico A J，Dalkin B L，Reid M E，et al. Selenium supplementation，baseline plasma selenium status and incidence of prostate cancer：an analysis of the complete treatment period of the Nutritional Prevention of Cancer Trial [J]. BJU Int，2003，91（7）：608-612.

[28] Knize M G，Felton J S. Formation and human risk of carcinogenic heterocyclic amines formed from natural precursors in meat [J]. Nutr Rev，2005，63（5）：158-165.

[29] Nakai Y，Nelson W G，De Marzo A M. The dietary charred meat carcinogen 2-amino-1-methyl-6-phenylimidazo [4，5-b] pyridine acts as both a tumor initiator and promoter in the rat ventral prostate [J]. Cancer Res，2007，67（3）：1378-1384.

[30] Leitzmann M F，Platz E A，Stampfer M J，et al. Ejaculation frequency and subsequent risk of prostate cancer [J]. JAMA，2004，

291（13）：1578-1586.

[31] Lichtenstein P，Holm N V，Verkasalo P K，et al. Environmental and heritable factors in the causation of cancer—analyses of cohorts of twins from Sweden，Denmark，and Finland [J]. N Engl J Med，2000，343（2）：78-85.

[32] Page W F，Braun M M，Partin A W，et al. Heredity and prostate cancer：a study of World War II veteran twins [J]. Prostate，1997，33（4）：240-245.

[33] Gronberg H，Damber L，Damber J E. Studies of genetic factors in prostate cancer in a twin population [J]. J Urol，1994，152（5 Pt 1）：1484-1487，1487-1489.

[34] Smith J R，Freije D，Carpten J D，et al. Major susceptibility locus for prostate cancer on chromosome 1 suggested by a genome-wide search [J]. Science，1996，274（5291）：1371-1374.

[35] Lindmark F，Zheng S L，Wiklund F，et al. H6D polymorphism in macrophage-inhibitory cytokine-1 gene associated with prostate cancer [J]. J Natl Cancer Inst，2004，96（16）：1248-1254.

[36] Xu J，Zheng S L，Komiya A，et al. Germline mutations and sequence variants of the macrophage scavenger receptor 1 gene are associated with prostate cancer risk [J]. Nat Genet，2002，32（2）：321-325.

[37] Sun J，Turner A，Xu J，et al. Genetic variability in inflammation pathways and prostate cancer risk [J]. Urol Oncol，2007，25（3）：250-259.

[38] Castelli J C，Hassel B A，Wood K A，et al. A study of the interferon antiviral mechanism：apoptosis activation by the 2-5A system [J]. J Exp Med，1997，186（6）：967-972.

[39] Schaid D J. The complex genetic epidemiology of prostate cancer [J]. Hum Mol Genet，2004，13 Spec No 1：R103-R121.

[40] Bootcov M R，Bauskin A R，Valenzuela S M，et al. MIC-1，a novel macrophage inhibitory cytokine，is a divergent member of the TGF-beta superfamily [J]. Proc Natl Acad Sci U S A，1997，94（21）：11514-11519.

[41] Baek S J，Kim K S，Nixon J B，et al. Cyclooxygenase inhibitors regulate the expression of a TGF-beta superfamily member that has proapoptotic and antitumorigenic activities [J]. Mol Pharmacol，2001，59（4）：901-908.

[42] Tan M，Wang Y，Guan K，et al. PTGF-beta，a type beta transforming growth factor（TGF-beta）superfamily member，is a p53 target gene that inhibits tumor cell growth via TGF-beta signaling pathway [J]. Proc Natl Acad Sci U S A，2000，97（1）：109-114.

[43] Paralkar V M，Vail A L，Grasser W A，et al. Cloning and characterization of a novel member of the transforming growth factor-beta/bone morphogenetic protein family [J]. J Biol Chem，1998，273（22）：13760-13767.

[44] Shim M，Eling T E. Protein kinase C-dependent regulation of NAG-1/placental bone morphogenic protein/MIC-1 expression in LNCaP prostate carcinoma cells [J]. J Biol Chem，2005，280（19）：18636-18642.

[45] Fairlie W D，Moore A G，Bauskin A R，et al. MIC-1 is a novel TGF-beta superfamily cytokine associated with macrophage activation [J]. J Leukoc Biol，1999，65（1）：2-5.

[46] Hayes V M，Severi G，Southey M C，et al. Macrophage inhibitory cytokine-1 H6D polymorphism，prostate cancer risk，and survival [J]. Cancer Epidemiol Biomarkers Prev，2006，15（6）：1223-1225.

[47] Gough P J，Greaves D R，Gordon S. A naturally occurring isoform of the human macrophage scavenger receptor（SR-A）gene generated by alternative splicing blocks modified LDL uptake [J]. J Lipid Res，1998，39（3）：531-543.

[48] Peiser L，De Winther M P，Makepeace K，et al. The class A macrophage scavenger receptor is a major pattern recognition receptor for Neisseria meningitidis which is independ-

ent of lipopolysaccharide and not required for secretory responses［J］. Infect Immun, 2002, 70 (10): 5346-5354.

［49］ Sun J, Hsu F C, Turner A R, et al. Meta-analysis of association of rare mutations and common sequence variants in the MSR1 gene and prostate cancer risk［J］. Prostate, 2006, 66 (7): 728-737.

［50］ Alexander R B, Ponniah S, Hasday J, et al. Elevated levels of proinflammatory cytokines in the semen of patients with chronic prostatitis/chronic pelvic pain syndrome［J］. Urology, 1998, 52 (5): 744-749.

［51］ Kim S J, Uehara H, Karashima T, et al. Expression of interleukin-8 correlates with angiogenesis, tumorigenicity, and metastasis of human prostate cancer cells implanted orthotopically in nude mice［J］. Neoplasia, 2001, 3 (1): 33-42.

［52］ Zheng S L, Augustsson-Balter K, Chang B, et al. Sequence variants of toll-like receptor 4 are associated with prostate cancer risk: results from the CAncer Prostate in Sweden Study［J］. Cancer Res, 2004, 64 (8): 2918-2922.

［53］ Sun J, Wiklund F, Zheng S L, et al. Sequence variants in Toll-like receptor gene cluster (TLR6-TLR1-TLR10) and prostate cancer risk［J］. J Natl Cancer Inst, 2005, 97 (7): 525-532.

［54］ Burnet F M. Immunological surveillance in neoplasia［J］. Transplant Rev, 1971, 7: 3-25.

［55］ Langowski J L, Zhang X, Wu L, et al. IL-23 promotes tumour incidence and growth［J］. Nature, 2006, 442 (7101): 461-465.

［56］ O'Byrne K J, Dalgleish A G. Chronic immune activation and inflammation as the cause of malignancy［J］. Br J Cancer, 2001, 85 (4): 473-483.

［57］ Balkwill F, Mantovani A. Inflammation and cancer: back to Virchow?［J］. Lancet, 2001, 357 (9255): 539-545.

［58］ Beutler B A. The role of tumor necrosis fac-

tor in health and disease［J］. J Rheumatol Suppl, 1999, 57: 16-21.

［59］ Mizokami A, Gotoh A, Yamada H, et al. Tumor necrosis factor-alpha represses androgen sensitivity in the LNCaP prostate cancer cell line［J］. J Urol, 2000, 164 (3 Pt 1): 800-805.

［60］ Li Q, Verma I M. NF-kappaB regulation in the immune system［J］. Nat Rev Immunol, 2002, 2 (10): 725-734.

［61］ Naugler W E, Karin M. NF-kappaB and cancer-identifying targets and mechanisms［J］. Curr Opin Genet Dev, 2008, 18 (1): 19-26.

［62］ Luo J L, Tan W, Ricono J M, et al. Nuclear cytokine-activated IKKalpha controls prostate cancer metastasis by repressing Maspin［J］. Nature, 2007, 446 (7136): 690-694.

［63］ Breen E C. VEGF in biological control［J］. J Cell Biochem, 2007, 102 (6): 1358-1367.

［64］ Aita M, Fasola G, Defferrari C, et al. Targeting the VEGF pathway: antiangiogenic strategies in the treatment of non-small cell lung cancer［J］. Crit Rev Oncol Hematol, 2008, 68 (3): 183-196.

［65］ Kollermann J, Helpap B. Expression of vascular endothelial growth factor (VEGF) and VEGF receptor Flk-1 in benign, premalignant, and malignant prostate tissue［J］. Am J Clin Pathol, 2001, 116 (1): 115-121.

［66］ Ito R, Kitadai Y, Kyo E, et al. Interleukin 1 alpha acts as an autocrine growth stimulator for human gastric carcinoma cells［J］. Cancer Res, 1993, 53 (17): 4102-4106.

［67］ Bar-Eli M. Role of interleukin-8 in tumor growth and metastasis of human melanoma［J］. Pathobiology, 1999, 67 (1): 12-18.

［68］ Brigati C, Noonan D M, Albini A, et al. Tumors and inflammatory infiltrates: friends or foes?［J］. Clin Exp Metastasis, 2002, 19 (3): 247-258.

［69］ Xie K. Interleukin-8 and human cancer biology［J］. Cytokine Growth Factor Rev, 2001, 12 (4): 375-391.

［70］ Coussens L M, Werb Z. Inflammation and cancer［J］. Nature, 2002, 420（6917）: 860-867.

［71］ Moore B B, Arenberg D A, Stoy K, et al. Distinct CXC chemokines mediate tumorigenicity of prostate cancer cells［J］. Am J Pathol, 1999, 154（5）: 1503-1512.

［72］ Parsons J K, Nelson C P, Gage W R, et al. GSTA1 expression in normal, preneoplastic, and neoplastic human prostate tissue［J］. Prostate, 2001, 49（1）: 30-37.

［73］ Kovacic P, Jacintho J D. Mechanisms of carcinogenesis: focus on oxidative stress and electron transfer［J］. Curr Med Chem, 2001, 8（7）: 773-796.

［74］ Sawa T, Ohshima H. Nitrative DNA damage in inflammation and its possible role in carcinogenesis［J］. Nitric Oxide, 2006, 14（2）: 91-100.

［75］ Zidek Z. Role of cytokines in the modulation of nitric oxide production by cyclic AMP［J］. Eur Cytokine Netw, 2001, 12（1）: 22-32.

［76］ Shen Z, Wu W, Hazen S L. Activated leukocytes oxidatively damage DNA, RNA, and the nucleotide pool through halide-dependent formation of hydroxyl radical［J］. Biochemistry, 2000, 39（18）: 5474-5482.

［77］ Hayes J D, Pulford D J. The glutathione S-transferase supergene family: regulation of GST and the contribution of the isoenzymes to cancer chemoprotection and drug resistance［J］. Crit Rev Biochem Mol Biol, 1995, 30（6）: 445-600.

［78］ Nelson W G, De Marzo A M, Deweese T L. The molecular pathogenesis of prostate cancer: Implications for prostate cancer prevention［J］. Urology, 2001, 57（4 Suppl 1）: 39-45.

［79］ Bostwick D G, Alexander E E, Singh R, et al. Antioxidant enzyme expression and reactive oxygen species damage in prostatic intraepithelial neoplasia and cancer［J］. Cancer, 2000, 89（1）: 123-134.

［80］ Ripple M O, Henry W F, Rago R P, et al. Prooxidant-antioxidant shift induced by androgen treatment of human prostate carcinoma cells［J］. J Natl Cancer Inst, 1997, 89（1）: 40-48.

［81］ Hirst D G, Robson T. Nitrosative stress in cancer therapy［J］. Front Biosci, 2007, 12: 3406-3418.

［82］ Jackson A L, Loeb L A. The contribution of endogenous sources of DNA damage to the multiple mutations in cancer［J］. Mutat Res, 2001, 477（1-2）: 7-21.

［83］ Uchida K. A lipid-derived endogenous inducer of COX-2: a bridge between inflammation and oxidative stress［J］. Mol Cells, 2008, 25（3）: 347-351.

［84］ Lu Y, Wahl L M. Oxidative stress augments the production of matrix metalloproteinase-1, cyclooxygenase-2, and prostaglandin E2 through enhancement of NF-kappa B activity in lipopolysaccharide-activated human primary monocytes［J］. J Immunol, 2005, 175（8）: 5423-5429.

［85］ Fosslien E. Molecular pathology of cyclooxygenase-2 in neoplasia［J］. Ann Clin Lab Sci, 2000, 30（1）: 3-21.

［86］ Cao Y, Prescott S M. Many actions of cyclooxygenase-2 in cellular dynamics and in cancer［J］. J Cell Physiol, 2002, 190（3）: 279-286.

［87］ Gately S, Li W W. Multiple roles of COX-2 in tumor angiogenesis: a target for antiangiogenic therapy［J］. Semin Oncol, 2004, 31（2 Suppl 7）: 2-11.

［88］ Zha S, Gage W R, Sauvageot J, et al. Cyclooxygenase-2 is up-regulated in proliferative inflammatory atrophy of the prostate, but not in prostate carcinoma［J］. Cancer Res, 2001, 61（24）: 8617-8623.

［89］ Kirschenbaum A, Liu X, Yao S, et al. The role of cyclooxygenase-2 in prostate cancer［J］. Urology, 2001, 58（2 Suppl 1）: 127-131.

［90］ Sheng H, Shao J, Morrow J D, et al. Modulation of apoptosis and Bcl-2 expression by prostaglandin E2 in human colon cancer cells [J]. Cancer Res, 1998, 58 (2): 362-366.

[91] Narayanan B A, Narayanan N K, Pittman B, et al. Regression of mouse prostatic intra-epithelial neoplasia by nonsteroidal anti-inflammatory drugs in the transgenic adenocarcinoma mouse prostate model [J]. Clin Cancer Res, 2004, 10 (22): 7727-7737.

[92] Narayanan B A, Narayanan N K, Pttman B, et al. Adenocarcina of the mouse prostate growth inhibition by celecoxib: downregulation of transcription factors involved in COX-2 inhibition [J]. Prostate, 2006, 66 (3): 257-265.

[93] Le NT, Xue M, Castelnoble L A, et al. The dual personalities of matrix metalloproteinases in inflammation [J]. Front Biosci, 2007, 12: 1475-1487.

[94] Dieli F, Vermijlen D, Fulfaro F, et al. Targeting human {gamma} delta} T cells with zoledronate and interleukin-2 for immunotherapy of hormone-refractory prostate cancer [J]. Cancer Res, 2007, 67 (15): 7450-7457.

[95] Kottke T, Sanchez-Perez L, Diaz R M, et al. Induction of hsp70-mediated Th17 autoimmunity can be exploited as immunotherapy for metastatic prostate cancer [J]. Cancer Res, 2007, 67 (24): 11970-11979.

[96] Harris R E, Beebe-Donk J, Alshafie G A. Cancer chemoprevention by cyclooxygenase 2 (COX-2) blockade: results of case control studies [J]. Subcell Biochem, 2007, 42: 193-212.

[97] Harris R E, Beebe-Donk J, Doss H, et al. Aspirin, ibuprofen, and other non-steroidal anti-inflammatory drugs in cancer prevention: a critical review of non-selective COX-2 blockade (review) [J]. Oncol Rep, 2005, 13 (4): 559-583.

[98] Smith M R, Manola J, Kaufman D S, et al. Celecoxib versus placebo for men with prostate cancer and a rising serum prostate-specific antigen after radical prostatectomy and/or radiation therapy [J]. J Clin Oncol, 2006, 24 (18): 2723-2728.

[99] Pruthi R S, Derksen J E, Moore D, et al. Phase II trial of celecoxib in prostate-specific antigen recurrent prostate cancer after definitive radiation therapy or radical prostatectomy [J]. Clin Cancer Res, 2006, 12 (7 Pt 1): 2172-2177.

[100] Sooriakumaran P, Langley S E, Laing R W, et al. COX-2 inhibition: a possible role in the management of prostate cancer? [J]. J Chemother, 2007, 19 (1): 21-32.

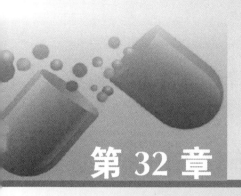

# 第 32 章　研发前列腺癌新药物的挑战

## 本章提纲

作为一个重大的公共卫生问题，尽管近年报道显示前列腺癌的死亡率有所下降，但 2008 年的统计数据显示，仍有超过 28,000 人因该病死亡[1]。其首要的致死原因是转移性去势抵抗性前列腺癌（CRPC）。之前对于该类患者几乎没有有效的治疗方法，在 20 世纪 90 年代中期这一现象得到了转变，研究发现米托蒽醌的应用可缓解该病症状[1-2]，2004 年的 2 项Ⅲ期临床研究发现多西他赛化疗可延长前列腺癌的生存时间[3-4]。

在过去的数年中，由于人们对前列腺癌生物基础认识的加深，大量的新药被视为前列腺癌的一线、二线甚至三线治疗候选药物进行研究。但由于前列腺癌的复杂性，易出现试验设计不完善和新药疗效较弱等现象，使得新药的认可变得极为困难。

前列腺癌临床研究的困难长久以来一直存在，之前人们也曾尝试只纳入存在可测量病变的前列腺癌患者作为抗肿瘤药物筛选的受试者，或采用其他替代研究终点[2-4]。然而过去几十年的研究结果不尽如人意，使得一些研究者认为化疗对于前列腺癌的治疗没有实际效果[5-7]。疾病的固有特点和受试人群的选择仍是新药研发的障碍。前列腺癌是一个复杂的疾病，在临床和分子水平上均存在明显的组间和组内差异[8]。前列腺癌患者往往年龄较大，常伴有并存病，且主要转移部位骨对治疗的反应评估困难。尽管存在上述诸多困难，但近来的几项研究结果也显示，当有活性的药物与严谨的试验设计相结合时，仍然能够在Ⅲ期临床研究中得到有临床价值的阳性结果，并得到 FDA 的认可，米托蒽醌、唑来膦酸和多西他赛就是很好的例子[9-14]。

## 32.1 如何根据疾病阶段选择合适的临床研究终点

### Ⅱ期临床研究

#### 客观应答

要进行药物的Ⅲ期试验，首先要证明该药具有明确的抗肿瘤效应。除极少数例外情况，对大多数实体肿瘤而言，抗肿瘤效应的评估均是依靠可测量病变的变化。但这对于前列腺癌来说却存在问题，因为仅有 30%～40% 的患者存在可测量的软组织病变[9-10]。因此，通过测定可测量病变的增长来评估抗前列腺癌药物的疗效是不切实际的，不能反映大多数患者疾病的真实进展情况。但其仍然具有一定意义，紫杉醇类药物尤其是多西他赛，其初期的研究结果显示患者的可测量病变对药物的反应率为 28%～55%，且中位生存时间提高了 23 个月[15-18]。这一令人信服的结果使得其进入了Ⅲ期临床研究[9-10]。类似的，最近的研究显示可测量病变对伊沙匹隆的处理也产生了较好的反应[19-20]。

如果存在可客观测量的指标当然是最好的，但对于大多数转移性前列腺癌患者而言，一些替代指标，比如评估骨反应的指标也是很有必要的。由于目前暂时缺乏较好的评价指标，PSA 被用于评估 CRPC 患者抗肿瘤药物活性的筛选指标。1989 年，PSA 第一次被报道作为治疗反应的指示指标[21]。在此之后，多项Ⅱ期临床研究采用了 PSA 作为评估疗效的指标[22-24]。Ⅱ期临床研究的回顾性分析显示 PSA 的降低与生存期至少具有 50% 的相关性[23,25-26]，故前列腺特异性抗原工作组[27]推荐 PSA 作为临床研究的预后指标。但在很多细节方面仍存在争议，如术后 PSA 下降的最适宜百分比是多少，开始治疗后何时进行 PSA 评估，术后 PSA 降低的持续时间为多久，以及 PSA 生化复发该如何定义，等等。对于同时具有预后结果和 PSA 数据的一些大规模临床研究进行回顾性分析，可以帮助我们认识 PSA 水平和预后的关系。

## 时间-事件终点

疾病治疗的首要目的是控制疾病进展，减少疾病相关不良事件的发生，并最大限度地提高患者生活质量。由于明显的细胞毒作用或抑制肿瘤生长作用在临床药物试验中难以观察到，研究者们便将疾病进展时间（TTP）或肿瘤无进展生存时间（PFS）作为评估药物抗肿瘤效应的主要终点指标。这些终点指标已在许多癌症的研究中得到应用并得到了 FDA 的认可，索拉菲尼因可提高肾细胞癌患者的 PFS 并得到 FDA 的认可即是一很好的例子[28-29]，而如果将应答率作为主要评估指标，该药物可能现在仍无法得到应用，因为其客观应答率不到 5%[28-29]。

虽然 TTP 和 PFS 都是很好的结局评价指标，但其在前列腺癌研究的应用中仍然遇到了一些问题。TTP 不包括死亡事件，PFS 则同时包括了疾病进展和任何原因引起的死亡事件。如果试验严格遵循对照和盲法的原则，评价疾病进展的方法以及如何处理缺失数据等问题必须提前确定，且评估的时间点在各研究组中必须对称。而进展的确定往往需要进行影像学检查，所以独立的影像学随访是必要的，但这花费太大而且对于 II 期临床研究是不切实际的。

对于转移性前列腺癌患者，骨常是主要甚至唯一的病变部位，所以对于时间-事件终点评估方式而言，如何评估骨的改变是至关重要的。临床上常用放射性核素骨扫描来评估骨病变，尽管其被认为是评估全身骨转移的标准筛查技术，但其敏感性和特异性仍较低。这种缺陷源于骨扫描只能评估成骨细胞的代谢活性，而不能评估骨结构的完整性、癌细胞自身的生长和凋亡情况。

有关阿曲生坦的研究暴露了骨扫描的这一缺陷。阿曲生坦是一种内皮素拮抗剂，研究者推测其能够干扰前列腺癌患者成骨性骨转移的发生和进展[30-33]。一项随机双盲安慰剂对照的多中心 II 期临床研究结果显示，阿曲生坦的应用有增加 TTP 的趋势，并可显著延缓 PSA 进展时间。在该研究中，仅在试验开始和发现疾病进展时进行骨扫描检查，随访中不进行强制性骨扫描检查。在 II 期临床研究结果的基础上，研究者们进行了 III 期临床研究以评估阿曲生坦组与安慰剂组的 TTP 差异。作为疗效评估指标，每 12 周对受试者行骨扫描检查。但由于独立安全监控委员会意外地发现试验组出现了早期的疾病进展，该项研究被提前终止。超过 50% 的患者在试验开始的 100 天内发生了疾病进展，其中大部分由骨扫描检查发现。虽然试验提前终止，但对 809 例患者数据分析显示，阿曲生坦组有延长 TTP 的趋势且有统计学意义。当分析对象局限在骨转移患者中时，阿曲生坦组 TTP 的延长则具有统计学意义。回顾性分析发现，强制性骨扫描发现的早期影像学疾病进展的患者中大多无明显的临床症状，基于骨扫描的固有缺陷，研究者们开始质疑骨扫描结果是否适合作为评估指标。

基于此项研究和一些其他研究的结果，前列腺癌工作组 2 对进展性前列腺癌临床研究的推荐共识进行了更新[34]，更新后的主要改变是建议将评估重点放在时间-事件终点上，同时在宣布药物无效前需保证给予足量的药物处理。

## III 期临床研究

无论对于前列腺癌还是其他恶性肿瘤，评判抗癌治疗疗效的"金标准"均为前瞻

性随机Ⅲ期试验中得到的生存预后数据，但该种试验往往花费较高，需要的样本量大且随访时间长。对于转移性 CRPC 而言，生存预后数据被认为是较好的结局指标[9-10]。然而在大样本量研究中，对于一些自然病程较长的疾病而言，生存期的评估往往会受到很多混杂因素的影响，如他因死亡和后续治疗等。总之，生存期不适宜用于早期前列腺癌的研究，但在晚期前列腺癌中该指标则较为适宜。

## 患者报告结局变量

症状改善等患者报告结局具有重要的临床意义，其也是药物准入中的一个重要结局指标。在进展期前列腺癌的研究中应用该指标则易被一些混杂因素干扰，如并存病、老龄和治疗副作用等。所以应用该指标作为研究的疗效评价指标时，需严格按照随机、双盲、对照原则进行试验设计，并保证数据测量方法可靠、样本量充足和方法学恰当。

米托蒽醌联合泼尼松治疗转移性 CRPC 患者疼痛相关症状的研究中，研究者将患者报告结局作为评价指标。该研究纳入了 161 例有症状的患者进行开放式的Ⅲ期试验，并在研究开始前预先设定疼痛缓解的评价方法。米托蒽醌联合泼尼松组中 29% 的患者疼痛评分得到改善，而在泼尼松单独应用组，该比例仅为 12%[11]。

尽管患者报告结局指标是评估患者临床受益的直接指标，但其对生存期并无直接影响。由于仍然存在很多技术和方法上的问题，如今很少有研究将该项指标作为评估药效的主要结局指标。限制其应用的另一原因为很多转移性 CRPC 患者均无明显症状改善。

## 复合型结局指标

至今为止没有一种单独的结局指标适用于所有的疾病状态和药物，由于一种药物往往可在不同层面作用于疾病，所以复合型指标的应用更为合适。唑来膦酸用于治疗前列腺癌骨转移的批准则是基于复合型结局指标的研究结果[13-14]。在其Ⅲ期临床研究中，643 例证实有骨转移的无症状或轻微症状 CRPC 患者被纳入研究，随机给予唑来膦酸或安慰剂处理，观测在 15 个月的随访期中是否发生骨相关事件，包括病理性骨折、脊髓压迫、因骨病变进展行手术或放射治疗、或由于骨痛而改变抗肿瘤治疗方案。在 15 个月随访结束后统计发现，唑来膦酸组骨相关事件的发生率低于安慰剂对照组（33 *vs.* 44%，$P=0.02$）。基于该试验结果，FDA 批准唑来膦可用于 CRPC 骨转移患者的治疗。

近来一项关于口服生物活性物质顺铂用于 CRPC 患者二线治疗的研究也应用了复合型结局指标。在这项大型多中心对照Ⅲ期临床研究中，试验组给予顺铂联合泼尼松，对照组给予安慰剂联合泼尼松，结局指标为总生存率和 PFS（包括肿瘤进展、骨相关事件、症状进展或死亡）。次要结局指标包括疼痛进展、疼痛反应、肿瘤反应和 PSA 反应。最终 950 例患者的结果显示，顺铂试验组 PFS 提高了 33%（11.1 *vs.* 9.7 周，$HR=0.67$，95% CI：0.57～0.77，$P<0.0001$），但总生存期两组无差异（61.3 *vs.* 61.4 周，$HR=0.97$，95% CI：0.83～1.13），其余预先设定的结局指标结果均显示顺铂试验组预后优于对照组。

## 32.2　临床替代结局指标的应用

可快速而客观评价药物的临床替代指标的开发对于前列腺癌的研究具有重要意义。生物标志物是指一类可客观评价正常生理过程、病理过程或药物疗效的指标[35]，其作为临床研究结局替代指标引起了研究者的极大兴趣。生物标志物成为一个有效地临床替代结局指标需要满足以下条件：①生物标志物必须是临床结局的预测指标；②治疗所引起的生物标志物的改变能够反映预后；③治疗引起的生物标志物的变化必须与治疗引起的真正的临床结局改变相关[36]。

 **PSA**

PSA 作为一个生物标志物，已被应用于各种类型前列腺癌的诊断、预后、疾病进展、治疗反应等方面。观察发现全身和局部治疗均可引起 PSA 水平的改变，故在临床实践中 PSA 被用于指导治疗方案的制定。但目前为止，仍没有前瞻性随机临床研究结果证实 PSA 作为结局指标的可靠性。尽管如此，由于传统的临床结局指标较难获得，而 PSA 测定具有重复性好、可定量的优点，所以基于 PSA 的临床结局指标的开发和评估吸引了大批研究者。

1989 年，研究者第一次将 PSA 下降作为 CRPC 药物反应性的指标[21]。接下来，陆续有几项 Ⅱ 期临床研究将 PSA 作为抗肿瘤效应指标，回顾性分析结果显示，PSA 水平下降与生存期的相关性超过 50%[23,25-26]。为了使前列腺癌 Ⅱ 期临床研究的设计和结局报告更加流程化，1999 年，前列腺特异型抗原工作组[27]推荐将 PSA 下降作为临床研究结局指标。但在一些具体细节问题上仍然存在争议，例如治疗后 PSA 相比基线降低多少最佳，治疗开始后何时进行 PSA 测量，治疗后 PSA 水平降低持续时间，以及 PSA 进展如何定义，等等。对一些同时具有已知的主要预后指标和 PSA 数据的大型临床研究进行回顾性分析，可为 PSA 改变与预后的关系提供理论支持，为 PSA 用于前瞻性研究中疗效评估提供可能性。

研究者对一项 Ⅲ 期临床研究（SWOG 9346）中纳入的 1345 例患者进行统计分析

发现，接受雄激素剥夺治疗（ADT）的新发转移性前列腺癌患者中，ADT 后 7 个月的 PSA 水平与死亡风险具有明显的相关性[37]。在该项研究中，转移性前列腺癌患者接受了 7 个月的 ADT 治疗，在治疗开始后 6 个月和 7 个月时 PSA≤4.0ng/mL 的患者随机接受持续性或间断性 ADT 治疗。排除了其他预后相关因素干扰后，PSA 水平在 0.2~4.0ng/ml 的患者死亡风险仅为 PSA>4.0ng/ml 患者的 1/3（P<0.001）。PSA≤0.2ng/ml 的患者死亡率仅为 PSA>4.0ng/ml 患者的 1/5（P<0.001）。PSA>4.0ng/ml 组的中位生存期为 13 个月（95%CI：11~16 个月），0.2ng/ml<PSA≤4.0ng/ml 组的中位生存期为 44 个月（95%CI：39~55 个月），PSA≤0.2ng/mL 组的中位生存期为 75 个月（95%CI：62~91 个月），以上结果提示治疗后 7 个月的 PSA 水平可作为前列腺癌患者预后评估的一个较为可靠的替代结局指标。一项关于多西他赛联合雌莫司汀和米托蒽醌联合泼尼松对转移性 CRPC 疗效的 Ⅲ 期临床研究中，PSA 的改变被作为评估生存期的替代结局指标[38]。治疗后 3 个月 PSA 水平下降 20~40%，治疗后 2 个月 PSA 下降 30%，以及治疗后 2 和 3 个月 PSA 速率三个指标均符合 Prentice 替代指标标准。一项多中心的 Ⅲ 期临床研究中的分析结果显示，三个指标中化疗开始后 3 个月 PSA 水平下降≥30% 是最佳的替代指标[39]。如果上述结果被证实，PSA 下降可作为今后试验中的结局替代指标，那么 Ⅲ 期临床试验的设计和持续时间将会有很大变化，该结果现正在两项前瞻性随机对照试验中进行进一步验证（SWOG-0421 和 CALGB90401）。

在激素敏感型前列腺癌和 CRPC 中，PSA 进展均预示着临床病程的进展，尽管现今仍没有数据给出标准的 PSA 进展定义，但其作为预后不佳的指标已被研究者们所接受。目前 PSA 进展的定义主要依据一些共识意见[27,34]，前列腺特异性抗原工作组[27]和前列腺癌工作组[34]依据2项关于激素敏感型前列腺癌（S9346）和CRPC（S9916）的SWOG研究结果给出了PSA进展的定义。前列腺特异性抗原工作组1999和前列腺癌工作组2008均证实PSA进展对总生存率有强烈的预测作用。然而，PSA进展和PSA反应性两个指标孰优孰劣仍需进一步研究。

尽管PSA结局指标可克服其他一些结局指标难以测量的缺点，但治疗后PSA的改变与肿瘤生物学改变的关系至今仍不清楚。如上所述，不同的PSA相关结局指标与不同的疾病预后具有相关性，其可用于临床研究中患者的选择和分层，还可作为Ⅱ期试验中药物疗效评估的指标。虽然如今PSA测定已在临床上常规应用，但其作为预后替代指标仍需前瞻性研究进一步证实。因为PSA的改变具有药物特异性和疾病状态特异性，所以必须在不同的药物种类和不同的疾病状态中均证实其可靠性，PSA相关指标才能够成为结局替代指标。在前瞻性研究结果尚未证实之前，我们可以确定的是，在上述一些特定前列腺癌疾病状态中，PSA可作为一个有意义的中间标志物。

# 骨转化生物标志物

骨转化生物标志物可分为骨吸收标志物和骨形成标志物，分别反应破骨细胞和成骨细胞的活性。其最初被用于评价代谢性骨病的治疗效果，近年来研究者们意识到其亦可用于癌症患者骨靶向治疗效果的评价[13,40-41]。由于在85%～90%的转移性前列腺癌患者中，骨往往是主要甚至唯一的病变部位[9-10]，所以非常适合采用骨转化标志物监测治疗效果。尽管本质上来说前列腺癌的骨转移大多是成骨性病变，但必须认识到前列腺癌骨转移灶的形成包含着复杂的成骨和破骨病变过程[42-45]。研究发现松质骨的成骨性转移灶是在破骨细胞吸收骨质的基础上形成的，而破骨细胞的骨吸收往往之后又伴随着成骨细胞的骨形成过程[46-47]。这些结果表明前列腺癌促使了骨质重构[48-50]，所以，反应成骨和破骨活性的标志物可用于评价前列腺癌的疾病进展和监测治疗反应。

骨转化标志物应用于前列腺癌的相关研究主要局限于二膦酸盐研究。研究中发现，溶骨活性标志物（氨基末端肽）和成骨活性标志物（骨特异性碱性磷酸酶）水平的升高与较差的预后相关，如较短时间内发生骨相关事件、疾病进展和死亡[13,40-41]。此外氨基末端肽、骨特异性碱性磷酸酶、PSA的基线水平与骨病变的数目亦存在相关性[41,51]，提示成骨和破骨活性标志物的基线水平与肿瘤负荷有关。关于化疗对骨标志物的影响鲜有报道，其有望成为除了PSA之外的另一个评价传统细胞毒性治疗疗效的替代指标。然而随着医疗设备的发展，靶向治疗逐渐取代细胞毒性治疗而占据了重要的位置，肿瘤反应性等传统的临床结局指标已很难用于评估其疗效。所以，研究者们开始探究骨转化标志物是否可用于评估治疗反应，尤其是骨靶向治疗的疗效[52-53]。阿曲生坦是一种内皮素A受体抑制剂，可降低成骨细胞活性，在阿曲生坦的Ⅱ期和Ⅲ期试验中，传统评价指标的结果显示其无明显疗效，但骨转移患者的TTP明显升高[5-6,35]，其他骨相关标志物的检测也显示骨转化指标明显降低，提示其有望成为一个评价新型药物疗效的指标。但骨转化标志物作为治疗反应指标的应用尚待进一步研究证实，所以，在一项评价阿曲生坦联合多西他赛和泼尼松疗效的Ⅲ期临床研究中（S0241），研究者将骨转化标志物作为一个次要结局指标进行评估。

## 循环肿瘤细胞

已有研究证实在许多实体肿瘤中均存在循环肿瘤细胞（CTC），在过去的几十年中其也引起了研究者的极大兴趣，近年来科技的发展使得检出和识别CTC成为可能。在乳腺癌的研究中，已有很多研究者将CTC用于监测治疗反应。Cristofanelli等研究显示转移性乳腺癌患者治疗前的CTC数目是PFS和总生存率的独立预测指标[54]，且治疗过程中CTC水平的升高是疾病进展和死亡的预测指标[55]。最近一些研究评估CTC是否可以代替总生存率而作为CRPC预后的评估指标。Moreno等测定了CRPC患者治疗前和治疗后外周血中的CTC，在包括基线水平的每个时间点，CTCs<5个/7.5ml的患者与≥5个/7.5ml的患者相比总生存率明显增加。治疗后2～5周时血中CTC<5个/7.5ml的患者相较CTC水平持续升高的患者而言，生存率明显较高。240例受试者的多变量分析结果显示，CTC数目是一个独立的预后指标。如果其可靠性在大规模前瞻性研究中被证实，CTCs有望成为一个操作简单且可早期评估CRPC新药疗效的指标。

对于前列腺癌和其他恶性肿瘤而言，前瞻性随机对照Ⅲ期临床研究的生存结局指标是评估抗癌治疗的"金标准"。在过去的几十年人们对于前列腺癌发生和发展的生物学基础的认识有了很大的提高。所以，现在开发的新药都是针对一些肿瘤发生过程中的重要靶点设计的。但由于存在过多的靶点和需要验证疗效的新制剂，研究者现在面临的挑战是如何快速排除无活性或活性不强的制剂，以确保有活性的制剂能够进入Ⅲ期临床试验阶段。为了更高效的完成这一过程，替代结局指标的开发是很必要的，尤其是将其应用于Ⅱ期临床试验可以快速确定其初步疗效，进而对更有希望的药物进行进一步的研究。

## 小 结

- 前列腺癌是威胁人类健康的一个重大公共卫生问题，但由于前列腺癌患者往往年龄较大，常伴有并存病，且主要转移部位骨对治疗的反应评估困难，其新药研发中遇到了很多挑战。
- 传统的生存结局指标作为抗癌药物疗效的"金标准"对于前列腺癌药物的疗效评价有一定意义，但由于疾病特殊性，其无法满足所有的疾病状态的临床研究，如何根据疾病阶段选择合适的临床研究终点是研究者们亟待解决的问题。
- PSA、骨转化标志物、CTC等临床替代结局指标的应用有望使得前列腺癌的新药开发更加经济而高效，但其临床应用仍需进一步研究证实。

（杜依青）

## 参考文献

[1] Jemal A，Siegel R，Ward E，et al. Cancer statistics，2008［J］. CA Cancer J Clin，2008，58（2）：71-96.

[2] Schmidt J D，Gibbons R P，Johnson D E，et al. Chemotherapy of advanced prostatic cancer. Evaluation of response parameters［J］. Urology，1976，7（6）：602-610.

[3] Slack N H，Murphy G P. Criteria for evalua-

ting patient responses to treatment modalities for prostatic cancer [J]. Urol Clin North Am, 1984, 11 (2): 337-342.

[4] Slack N H, Brady M F, Murphy G P. Stable versus partial response in advanced prostate cancer [J]. Prostate, 1984, 5 (4): 401-415.

[5] Eisenberger M A. Chemotherapy for prostate carcinoma [J]. NCI Monogr, 1988 (7): 151-163.

[6] Yagoda A, Petrylak D. Cytotoxic chemotherapy for advanced hormone-resistant prostate cancer [J]. Cancer, 1993, 71 (3 Suppl): 1098-1109.

[7] Tannock I F. Is there evidence that chemotherapy is of benefit to patients with carcinoma of the prostate? [J]. J Clin Oncol, 1985, 3 (7): 1013-1021.

[8] Shah R B, Mehra R, Chinnaiyan A M, et al. Androgen-independent prostate cancer is a heterogeneous group of diseases: lessons from a rapid autopsy program [J]. Cancer Res, 2004, 64 (24): 9209-9216.

[9] Petrylak D P, Tangen C M, Hussain M H, et al. Docetaxel and estramustine compared with mitoxantrone and prednisone for advanced refractory prostate cancer [J]. N Engl J Med, 2004, 351 (15): 1513-1520.

[10] Tannock I F, de Wit R, Berry W R, et al. Docetaxel plus prednisone or mitoxantrone plus prednisone for advanced prostate cancer [J]. N Engl J Med, 2004, 351 (15): 1502-1512.

[11] Tannock I F, Osoba D, Stockler M R, et al. Chemotherapy with mitoxantrone plus prednisone or prednisone alone for symptomatic hormone-resistant prostate cancer: a Canadian randomized trial with palliative end points [J]. J Clin Oncol, 1996, 14 (6): 1756-1764.

[12] Kantoff P W, Halabi S, Conaway M, et al. Hydrocortisone with or without mitoxantrone in men with hormone-refractory prostate cancer: results of the cancer and leukemia group B 9182 study [J]. J Clin Oncol, 1999, 17 (8): 2506-2513.

[13] Saad F, Gleason D M, Murray R, et al. A randomized, placebo-controlled trial of zoledronic acid in patients with hormone-refractory metastatic prostate carcinoma [J]. J Natl Cancer Inst, 2002, 94 (19): 1458-1468.

[14] Saad F, Gleason D M, Murray R, et al. Long-term efficacy of zoledronic acid for the prevention of skeletal complications in patients with metastatic hormone-refractory prostate cancer [J]. J Natl Cancer Inst, 2004, 96 (11): 879-882.

[15] Petrylak D P, Macarthur R, O'Connor J, et al. Phase I/II studies of docetaxel (Taxotere) combined with estramustine in men with hormone-refractory prostate cancer [J]. Semin Oncol, 1999, 26 (5 Suppl 17): 28-33.

[16] Savarese D M, Halabi S, Hars V, et al. Phase II study of docetaxel, estramustine, and low-dose hydrocortisone in men with hormone-refractory prostate cancer: a final report of CALGB 9780. Cancer and Leukemia Group B [J]. J Clin Oncol, 2001, 19 (9): 2509-2516.

[17] Kreis W, Budman D. Daily oral estramustine and intermittent intravenous docetaxel (Taxotere) as chemotherapeutic treatment for metastatic, hormone-refractory prostate cancer [J]. Semin Oncol, 1999, 26 (5 Suppl 17): 34-38.

[18] Petrylak D P, Macarthur R B, O'Connor J, et al. Phase I trial of docetaxel with estramustine in androgen-independent prostate cancer [J]. J Clin Oncol, 1999, 17 (3): 958-967.

[19] Galsky M D, Small E J, Oh W K, et al. Multi-institutional randomized phase II trial of the epothilone B analog ixabepilone (BMS-247550) with or without estramustine phosphate in patients with progressive castrate metastatic prostate cancer [J]. J Clin Oncol, 2005, 23 (7): 1439-1446.

[20] Hussain M, Tangen C M, Lara P J, et al. Ixabepilone (epothilone B analogue BMS-247550) is active in chemotherapy-naive pa-

tients with hormone-refractory prostate cancer: a Southwest Oncology Group trial S0111 [J]. J Clin Oncol, 2005, 23 (34): 8724-8729.

[21] Ferro M A, Gillatt D, Symes M O, et al. High-dose intravenous estrogen therapy in advanced prostatic carcinoma. Use of serum prostate-specific antigen to monitor response [J]. Urology, 1989, 34 (3): 134-138.

[22] Seidman A D, Scher H I, Petrylak D, et al. Estramustine and vinblastine: use of prostate specific antigen as a clinical trial end point for hormone refractory prostatic cancer [J]. J Urol, 1992, 147 (3 Pt 2): 931-934.

[23] Smith D C, Dunn R L, Strawderman M S, et al. Change in serum prostate-specific antigen as a marker of response to cytotoxic therapy for hormone-refractory prostate cancer [J]. J Clin Oncol, 1998, 16 (5): 1835-1843.

[24] Vollmer R T, Dawson N A, Vogelzang N J. The dynamics of prostate specific antigen in hormone refractory prostate carcinoma: an analysis of cancer and leukemia group B study 9181 of megestrol acetate [J]. Cancer, 1998, 83 (9): 1989-1994.

[25] Kelly W K, Scher H I, Mazumdar M, et al. Prostate-specific antigen as a measure of disease outcome in metastatic hormone-refractory prostate cancer [J]. J Clin Oncol, 1993, 11 (4): 607-615.

[26] Scher H I, Kelly W M, Zhang Z F, et al. Post-therapy serum prostate-specific antigen level and survival in patients with androgen-independent prostate cancer [J]. J Natl Cancer Inst, 1999, 91 (3): 244-251.

[27] Bubley G J, Carducci M, Dahut W, et al. Eligibility and response guidelines for phase II clinical trials in androgen-independent prostate cancer: recommendations from the Prostate-Specific Antigen Working Group [J]. J Clin Oncol, 1999, 17 (11): 3461-3467.

[28] Ratain M J, Eisen T, Stadler W M, et al. Phase II placebo-controlled randomized discontinuation trial of sorafenib in patients with metastatic renal cell carcinoma [J]. J Clin Oncol, 2006, 24 (16): 2505-2512.

[29] Escudier B, Eisen T, Stadler W M, et al. Sorafenib in advanced clear-cell renal-cell carcinoma [J]. N Engl J Med, 2007, 356 (2): 125-134.

[30] Nelson J B, Hedican S P, George D J, et al. Identification of endothelin-1 in the pathophysiology of metastatic adenocarcinoma of the prostate [J]. Nat Med, 1995, 1 (9): 944-949.

[31] Yin J J, Mohammad K S, Kakonen S M, et al. A causal role for endothelin-1 in the pathogenesis of osteoblastic bone metastases [J]. Proc Natl Acad Sci U S A, 2003, 100 (19): 10954-10959.

[32] Pirtskhalaishvili G, Nelson J B. Endothelium-derived factors as paracrine mediators of prostate cancer progression [J]. Prostate, 2000, 44 (1): 77-87.

[33] Thakkar S G, Choueiri T K, Garcia J A. Endothelin receptor antagonists: rationale, clinical development, and role in prostate cancer therapeutics [J]. Curr Oncol Rep, 2006, 8 (2): 108-113.

[34] Scher H I, Halabi S, Tannock I, et al. Design and end points of clinical trials for patients with progressive prostate cancer and castrate levels of testosterone: recommendations of the Prostate Cancer Clinical Trials Working Group [J]. J Clin Oncol, 2008, 26 (7): 1148-1159.

[35] Biomarkers and surrogate endpoints: preferred definitions and conceptual framework [J]. Clin Pharmacol Ther, 2001, 69 (3): 89-95.

[36] Prentice R L. Surrogate endpoints in clinical trials: definition and operational criteria [J]. Stat Med, 1989, 8 (4): 431-440.

[37] Hussain M, Tangen C M, Higano C, et al. Absolute prostate-specific antigen value after androgen deprivation is a strong independent predictor of survival in new metastatic prostate cancer: data from Southwest Oncology Group Trial 9346 (INT-0162) [J]. J Clin Oncol, 2006, 24 (24): 3984-3990.

［38］ Petrylak D P，Ankerst D P，Jiang C S，et al. Evaluation of prostate-specific antigen declines for surrogacy in patients treated on SWOG 99-16 ［J］. J Natl Cancer Inst，2006，98 (8)：516-521.

［39］ Armstrong A J，Garrett-Mayer E，Ou Y Y，et al. Prostate-specific antigen and pain surrogacy analysis in metastatic hormone-refractory prostate cancer ［J］. J Clin Oncol，2007，25 (25)：3965-3970.

［40］ Brown J E，Cook R J，Major P，et al. Bone turnover markers as predictors of skeletal complications in prostate cancer，lung cancer，and other solid tumors ［J］. J Natl Cancer Inst，2005，97 (1)：59-69.

［41］ Coleman R E，Major P，Lipton A，et al. Predictive value of bone resorption and formation markers in cancer patients with bone metastases receiving the bisphosphonate zoledronic acid ［J］. J Clin Oncol，2005，23 (22)：4925-4935.

［42］ Keller E T，Brown J. Prostate cancer bone metastases promote both osteolytic and osteoblastic activity ［J］. J Cell Biochem，2004，91 (4)：718-729.

［43］ Berruti A，Piovesan A，Torta M，et al. Biochemical evaluation of bone turnover in cancer patients with bone metastases：relationship with radiograph appearances and disease extension ［J］. Br J Cancer，1996，73 (12)：1581-1587.

［44］ Vinholes J，Coleman R，Eastell R. Effects of bone metastases on bone metabolism：implications for diagnosis，imaging and assessment of response to cancer treatment ［J］. Cancer Treat Rev，1996，22 (4)：289-331.

［45］ Percival R C，Urwin G H，Harris S，et al. Biochemical and histological evidence that carcinoma of the prostate is associated with increased bone resorption ［J］. Eur J Surg Oncol，1987，13 (1)：41-49.

［46］ Zhang J，Dai J，Qi Y，et al. Osteoprotegerin inhibits prostate cancer-induced osteoclastogenesis and prevents prostate tumor growth in the bone ［J］. J Clin Invest，2001，107 (10)：1235-1244.

［47］ Carlin B I，Andriole G L. The natural history，skeletal complications，and management of bone metastases in patients with prostate carcinoma ［J］. Cancer，2000，88 (12 Suppl)：2989-2994.

［48］ Karsenty G. Bone formation and factors affecting this process ［J］. Matrix Biol，2000，19 (2)：85-89.

［49］ Parfitt A M. The mechanism of coupling：a role for the vasculature ［J］. Bone，2000，26 (4)：319-323.

［50］ Boyce B F，Hughes D E，Wright K R，et al. Recent advances in bone biology provide insight into the pathogenesis of bone diseases ［J］. Lab Invest，1999，79 (2)：83-94.

［51］ Pectasides D，Nikolaou M，Farmakis D，et al. Clinical value of bone remodelling markers in patients with bone metastases treated with zoledronic acid ［J］. Anticancer Res，2005，25 (2B)：1457-1463.

［52］ Carducci M A，Padley R J，Breul J，et al. Effect of endothelin-A receptor blockade with atrasentan on tumor progression in men with hormone-refractory prostate cancer：a randomized，phase II，placebo-controlled trial ［J］. J Clin Oncol，2003，21 (4)：679-689.

［53］ Lara P J，Stadler W M，Longmate J，et al. A randomized phase II trial of the matrix metalloproteinase inhibitor BMS-275291 in hormone-refractory prostate cancer patients with bone metastases ［J］. Clin Cancer Res，2006，12 (5)：1556-1563.

［54］ Cristofanilli M，Budd G T，Ellis M J，et al. Circulating tumor cells，disease progression，and survival in metastatic breast cancer ［J］. N Engl J Med，2004，351 (8)：781-791.

［55］ Hayes D F，Cristofanilli M，Budd G T，et al. Circulating tumor cells at each follow-up time point during therapy of metastatic breast cancer patients predict progression-free and overall survival ［J］. Clin Cancer Res，2006，12 (14 Pt 1)：4218-4224.

# 第 33 章 蛋白组学在前列腺癌中的应用

## 本章提纲

前列腺特异性抗原是普遍应用的蛋白标志物，可以指导前列腺癌的诊断和治疗。然而由于特异性和敏感性的局限，限制了PSA在复发或进展期前列腺癌患者中作为普查的诊断指标及其在前列腺癌中作为预后、治疗、替代性分子标志物的应用。因此，有必要发现新的分子标志物来完善前列腺癌的诊断、危险分层以及疗效监测。蛋白组学作为一种新兴技术，试图比较细胞在不同生理或病理条件下蛋白质表达的异同，并且对相关蛋白质进行分类和鉴定，更重要的是蛋白质组学的研究要分析蛋白质间相互作用和蛋白质的功能，这对肿瘤的治疗具有很大的意义。通过蛋白组学的研究，用分子标志物来指导治疗决策，在肿瘤研究领域具有很好的前景。然而，当发现一个新的分子标志物，要将其普遍应用于临床时，必须十分谨慎。

前列腺癌是由于生长分化异常所致，世界范围内，前列腺癌的发生率有明显增高的趋势。分子生物学的发展，使人们对于肿瘤的发生、发展有了更加深刻的认识。目前普遍认为，肿瘤的发生、发展可以在分子水平得到解释，并且以肿瘤分子水平的研究为基础开发出全新的、完善的，以及个体化的治疗方法。

蛋白组学是指对生物体循环中蛋白质进行大规模的识别和监测，比较细胞在不同生理和病理条件下蛋白的表达异同并且对相关蛋白进行分类和鉴定。蛋白组学研究的基本目标是发现翻译过程的机制和信号通路，以期阐明各种疾病的发生原理及控制疾病的进展。在过去的几十年里，蛋白组学技术已经被应用于探索各种复杂的生物学过程（包括前列腺癌的发生、发展机制）。最近，技术的进步使更多新工具应用于分析复杂的组织蛋白的合成，提高了检测蛋白的灵敏度及量化标准，这让蛋白组学有了进一步的发展。此外，蛋白组学和基因转录技术的联合应用，为了解复杂

蛋白的基础过程提供了新的完整数据，构成了前列腺癌的发展和治疗的基础。这些技术的应用值得广泛的关注，因为这些技术可能从根本上改变前列腺癌的治疗。

## 33.1 肿瘤标志物的概述

生物标志物是指可以标记系统、器官、组织、细胞及亚细胞结构或功能的改变或可能发生的改变的生化指标，具有非常广泛的用途。生物标志物可用于疾病诊断、判断疾病分期或者用来评价新药或新疗法在目标人群中的安全性及有效性。生物标志物是个可量化指标，可以预示潜在的生物过程[1]。对于癌症的生物标志物，有一个发展框架，此框架根据诊断、治疗监测和预后将标志物进行分类[2]。个体化治疗方案的前景取决于预测标志物能否直接用于特殊患者的治疗。预测标志物作为分子标志物，直接与肿瘤生物学和分子治疗密切相关。然而，在肿瘤中，只有少量预测标志物的实例，已经被研究得比较充分，包括人表皮生长因子（HER2）致癌基因和HER2的抗体（曲妥珠单抗）的应用、雌激素受体蛋白的表达，BCR-ABL致癌基因易位和ABL酪氨酸激酶抑制剂在慢性髓细胞性白血病的活性[3-4]等。最近，由于分子生物学的发展，一些分子的特性已经得到确定。作为预测生物标志物的表皮生长因子受体（EGFR）突变、EGFR酪氨酸激酶抑制剂在肺癌中的KRAS突变与在结肠癌抵抗中的抗EGFR抗体已在临床上得到应用[5-6]。多基因识别标志已经成为乳腺癌患者的预测标记[7]。预测生物标志物的发展预示了前列腺癌诊疗对此的需要。

对于前列腺癌和其他癌症来说，目前使用的预后标志物粗略地用于临床病理的分析，如临床分期、组织学类型和功能状

态的改变。对于前列腺癌，以前许多研究重点是制定组织或血液中的预后标志物。一些研究建议将这些标志添加到标准的预后标志物中，如前列腺特异性抗原（PSA）、Gleason 分级和肿瘤分期。然而，大多数的报告都是局限于单因素研究，没有经多机构研究验证。此外，许多这些组织或血液的标志物和治疗决策没有很大相关性。总之，除了 PSA 进入常规临床实践外，这些因素阻碍了蛋白质生物标志物的常规应用。

## 33.2　组织相关蛋白标志物

### ▼ 组织诊断标志物

经典的组织诊断标志物是用于区分正常组织和肿瘤的"金标准"。随着免疫组化技术（IHC）在检测蛋白表达中的广泛应用，组织标志物的检测有了极大发展。IHC 在前列腺癌的应用就是一个典型的实例。有些标志物（如 Ki-67）可以用来检测肿瘤细胞的增殖活性，有助于估计其生物学行为和预后。基底细胞标志物（p63 或高分子量角蛋白）的缺失及典型增生或癌变的上皮细胞中 α-甲基酰基辅酶 A 消旋酶的表达增加，有助于鉴别癌细胞和正常的腺泡[8]。IHC 也偶尔用于确认晚期或者转移性前列腺癌的组织起源[9]。一般来说，转移性前列腺癌表达雄激素受体（AR）、前列腺酸性磷酸酶（PAP）和 PSA。通过免疫组化技术检测前列腺癌组织中雄激素受体、前列腺酸性磷酸酶和 PSA 的表达量，有助于前列腺癌的诊断及病理分型。

### ▼ 组织预测标志物

Gleason 评分系统为前列腺癌患者提供重要预测信息，并且 Gleason 评分也经常用于指导前列腺癌患者的初始治疗决策[10-14]。预测列线图和其他临床因素已被广泛报道并且用于预测手术和放射治疗后的无进展间隔[15]。

有报道称，基因表达可以在前列腺癌中充当预测标志物的角色。新鲜冰冻组织中的基因表达分析方法显示了前列腺癌患者的预后信息[16-18]。这些研究共用了一个类似的实验方法，即芯片可以用来比较原发性前列腺癌的病理变化和基因表达。或许由于方法的不同和其他技术的局限性，这些研究并没有共用的基因或蛋白。然而，基于个体的研究确实有助于掌握预后标志物在组织中的具体信息。例如，Lapointe 等人发现，MUC1 和 AZGP1 的表达（zinc-a-2-glycoprotein）分别与肿瘤复发的风险下降和上升有关[16]。同样，True 等人证实，在高级别前列腺癌中，单胺氧化酶（MAOA）蛋白呈现高表达[17]。但由于免疫试剂的局限、量化和样本的变异，这些基于免疫组化的生物标志物不再应用于指导前列腺癌患者的治疗。

其他研究基于免疫组化的技术，也发现了一些组织预测标志物的潜在应用[19]。这些研究有助于进一步了解前列腺癌的发生发展。然而，许多研究都是基于免疫组化技术，这很难标准化或者没有后续研究来对其进行验证，更遗憾的是，这些预后标志物没有和治疗决策联系起来，因此，大多数预后标志物没有投入常规临床应用。

### ▼ 血液中蛋白标志物现状

血液是流动在心脏和血管内液体，将机体连为一个整体，血液中储存着人体健康信息，很多疾病可以从血液中得到答案。血液有望发现重要生物标志物，特别是对前列腺癌患者。组织标志物的应用可能受前列腺上皮细胞异质性限制，因为前列腺上皮细胞和正常的腺体和基质相混合。对于免疫组化技术，异构的表达模式和标准化的难以统一，对利用这些技术验证重要生物标志物形成了挑战，而血液生物标志物的前景解决了这方面的许多局限。血液在许多疾病的阶段可以重复采样，并且血液中存在大量的生物标志物，这些都对诊断和预后有所帮助。相对标准化的收集和处理使得血液比组织更具优越性。

在前列腺癌中，除了PSA，其他作为诊断、预后和预测的血液蛋白标志物也有相关的研究[20]。一些研究报告表明，人类腺激肽释放酶水平（HK2，一种丝氨酸蛋白酶）或抗原来自前列腺癌核基质水平，这可增加血清PSA诊断的准确性[21-25]。而其他的研究大都集中在血液传播的预后和预测指标。嗜铬粒蛋白A（CGA）、神经元特异性烯醇化酶（NSE）是神经内分泌蛋白，它们在原发性和转移性前列腺癌中的表达水平不同，血液中两指标都升高预示着前列腺癌复发[26-29]。在晚期前列腺癌患者中，骨转移是很常见的，骨标志物已被用于研究预测转移性疾病的发展。在一项研究中，10个骨代谢标志物的诊断和预测指标的准确性相比，骨保护素（OPG，又称为破骨细胞抑制因子，是一种生长因子，属于肿瘤坏死因子受体家族）在所有标志物测试中能够有效地进行诊断和预测预后，并在多变量模型中仍然具有显著效果[30]。还有研究表明，骨特异性碱性磷酸酶在晚期前列腺癌中是有预测性的[31-33]。晚期前列腺癌的其他预后模型显示，相对非特异性免疫标志物的升高（如乳酸脱氢酶C反应蛋白，或白细胞介素-6）与不良预后相关[31-36]。

 **PSA**

PSA是一种雄激素调节的分泌蛋白，是一种含有237个氨基酸的单链多肽，属于具有组织特异性的有糜蛋白酶样作用的丝氨酸蛋白酶族，在正常和恶性前列腺上皮细胞中都有表达，是被广泛用于前列腺癌检查的血清标志物[37]。作为诊断标志物，PSA升高（4ng/ml）是一个相对敏感的（80%～90%）的生物标志物[38-40]。然而，PSA并没有肿瘤特异性，正常前列腺上皮细胞也可产生PSA，其水平可以由前列腺肥大、炎症和其他因素而引起升高。PSA作为诊断标志物缺乏特异性[37]。根据人口年龄和其他危险因素分析，25%隐匿性前列腺癌患者的PSA可能是正常人水平（≤4ng/ml）[41]，这使PSA的检查遭到质疑，故PSA的研究致力于努力提高PSA作为诊断标志物的敏感性和特异性。在前列腺癌细胞中，基底膜的破坏让PSA分子及其修正形式更容易直接释放到血液中。PSA与精液蛋白酶少量接触，这样血清中的PSA就会很少。因此，游离PSA与总PSA比值（FPSA/TPSA）或"PSA指数"在前列腺癌患者中较低[37]。各种形式前列腺特异性抗原前体也被认为是前列腺癌患者的潜在生物标志物，可提高PSA检测的特异性[42]。

PSA也广泛作为各阶段和各类型前列腺癌的预后标志物。在诊断时，许多风险预测模型通常将治疗前PSA水平作为一个独立的因素，预测自由进展生存期[10,12-14]。大部分但不是全部前列腺癌患者的PSA水平都升高。PSA水平有助于多变量模型来预测去势抵抗性前列腺癌（CRPC）的生存[32-33]。在复发性前列腺癌患者中，PSA最重要的用途是监测治疗反应。PSA是一种雄激素调节分泌蛋白，在用雄激素治疗后PSA水平降低。此外，PSA动力学和PSA最低程度监测有助于检测治疗反应[43-45]。对于大多数患者，PSA升高预示着雄激素剥夺治疗的失败。对于CRPC患者来说来说，如果PSA水平比基线水平下降了50%，那么证实治疗有效[46]。

虽然PSA是一种广泛应用于前列腺癌诊断、预后的标志，但仍有一个弊端，即

PSA 水平变化并不能用来预测前列腺癌的治疗效果。

# 33.3 蛋白质组学概述

蛋白质组学技术的发展已经成为现代生物技术快速发展的重要支撑，并将引领生物技术取得关键性的突破。

蛋白质组学是指对某特定时间点的复杂生物组织总蛋白的研究，可以说蛋白质组研究的开展不仅是生命科学研究进入后基因组时代的里程碑，也是后基因组时代生命科学研究的核心内容之一。亚蛋白质组可被定义为包括一个生物体中所有蛋白质的集合，包括组织、血液或孤立的细胞。亚蛋白质组也可以根据蛋白质的位置、功能和修饰（磷酸化，糖基化）来定义。一般来说，蛋白质组学的方法可以分为四个主要步骤：样品制备、蛋白/肽的分离、蛋白质鉴定和定量。

## ▼ 样品制备

通常可采用细胞或组织中的全蛋白质组分进行蛋白质组分析。也可以进行样品预分级，即采用各种方法将细胞或组织中的全体蛋白质分成几部分，分别进行蛋白质组研究。样品预分级的主要方法包括根据蛋白质溶解性和蛋白质在细胞中不同的细胞器定位进行分级，如专门分离出细胞核、线粒体或高尔基体等细胞器的蛋白质成分。样品预分级不仅可以提高低丰度蛋白质的上样量和检测，还可以针对某一细胞器的蛋白质组进行研究。

对临床组织样本进行研究，寻找疾病标记，是蛋白质组研究的重要方向之一。但临床样本都是各种细胞或组织混杂，而且状态不一。如肿瘤组织中，发生癌变的往往是上皮类细胞，而这类细胞在肿瘤中总是与血管、基质细胞等混杂。所以，常规采用的癌和癌旁组织或肿瘤与正常组织进行差异比较，实际上是多种细胞甚至组织蛋白质组混合物的比较。而蛋白质组研究需要的通常是单一的细胞类型。最近在组织水平上的蛋白质组样品制备方面也有新的进展，如采用激光捕获微解剖（laser capture microdissection，LCM）方法分离癌变上皮类细胞。

样品制备是重要步骤之一，但在一些蛋白质组学试验中常常被忽略。在任何一项研究中，组织选择分析是第一关键决策点。分析可能关注单个细胞类型，肿瘤组织，或者是整个器官。关注一个单纯的细胞群可能对实验结果很重要，但是复杂的隔离技术可能限制了临床实验室结果的适用性。研究表明，用粗加工的组织，如肿瘤样本，可以克服正常蛋白检测在关键细胞亚群重要蛋白的微小变化。血液可能是一个特有的、能够分析的富含蛋白质的组织。

蛋白质的稳定性也是一个重要的考虑因素。一些蛋白质本质上是稳定的，只要环境温度不变，就可以保持很长一段时间。而其他蛋白质，在特定的翻译修饰后，特别不稳定[47]。蛋白酶和其他酶在生物组织的活动也可能掩盖重要生物蛋白质含量变化。样品制备保持着实际的考虑和潜在的临床效用之间的平衡。例如，半标准化的收集和处理血液的血浆可以保存蛋白质含量，因为它是由 EDTA 抑制蛋白酶介导的[48]。然而，更详细的蛋白质组学研究表明，变化相对较小的变量，如凝血时间、储存温度和一些"冻融循环"，可能使蛋白质含量发生变化[49-50]。

## ▼ 蛋白质/肽的分离

利用蛋白质的等电点和分子量通过双向凝胶电泳的方法可有效地将各种蛋白质区分开来。它在蛋白质组分离技术中起到了关键作用。如何提高双向凝胶电泳的分离容量、灵敏度和分辨率以及对蛋白质差异表达的准确检测是目前双向凝胶电泳技术发展的关键问题。国外的主要趋势有第一维电泳采用窄 pH 梯度胶分离以及开发与双向凝胶电泳相结合的高灵敏度蛋白质染色技术，如新型的荧光染色技术。

分析蛋白质组学实验的主要挑战之一，是在浓度范围广的蛋白质中发现生物系统，这个问题在血液中得到最好的证明。因为细胞因子和多肽激素的存在，血液的驻留蛋白的范围从 50g/L 白蛋白下降到 $10^{-8}\sim10^{-9}$g/L，跨越了 10 个数量级的浓度范围[51]。不幸的是，大多数质谱仪的分辨率只跨越 4~5 个数量级。因此，在没有任何分离的情况下，检测和定量蛋白质中中低丰度水平的能力是受到高丰度和相对无信息蛋白的高度限制的。

已经有各种各样的方法来解决蛋白组学样本分类的问题。二维色谱分析法已经运用于蛋白组学前沿很多年了[52]。近来，流体色谱法已经成为了蛋白组学分离的一项标准方法。流体色谱法十分受欢迎，因为它能有效地将复杂的样本分成许多简单的样本。流体色谱法也很方便，因为它与许多质谱分析仪的使用是一致的。标准的方法需要包括蛋白水解步骤，即利用胰蛋白酶把蛋白水解成相对分子较小的多肽。根据实验目的而定，液相色谱串联质谱法（LC-MS）可以被最佳化。对于无偏差的蛋白组学分子标志物研究而言，LC-MS 已经普遍被使用，因为它可以生成最完整的临床数据[53-54]。

另一个解决动态范围和敏感性的方法是使用 affinity 方法扩大或消耗样本，把蛋白组学技术用于最有益的蛋白质上。亲和柱可以用来清除血液中的高丰度蛋白质[55-57]。相反，affinity 可以扩大蛋白样本。例如，被磷酸化的样本可以以它们对金属样本和磷酸特异性抗体的不同亲和力而被分离[58-59]。近来，相似的方法被用来分离并分析血液中的糖基化蛋白样本[60]。蛋白质糖基化在细胞外环境中是很普遍的。这些糖基化蛋白质包括细胞外蛋白质、分泌蛋白质，以及体液中的蛋白质。因此，许多肿瘤标志物都有被糖基化的特点，可用于分离。

## 蛋白鉴定与蛋白定量

质谱技术是目前蛋白质组研究中发展最快，也最具活力和潜力的技术。它通过测定蛋白质的质量来判别蛋白质的种类。当前蛋白质组研究的核心技术就是双向凝胶电泳-质谱技术，即通过双向凝胶电泳将蛋白质分离，然后利用质谱对蛋白质逐一进行鉴定。对于蛋白质鉴定而言，高通量、高灵敏度和高精度是三个关键指标。一般的质谱技术难以将三者合一，而最近发展的质谱技术可以同时达到以上三个要求，从而实现对蛋白质准确和大规模的鉴定。

质谱分析法（MS）以分析样本混合物的构成为特征。质谱分析仪需要一个电离源来产生气相离子。两个电离的常用方法如下：电喷射离子化，流体样本中的多肽在高电压、高热、干气下转化成气相离子。还有激光解吸离子化，当多肽和光敏的基质混合后，就可以产生离子[61-62]。电喷射离子化的一个优点是输入可以由输出直接传导。激光解吸离子化的缺点是不能和其他的分馏仪器使用一起使用，同时，其过程也不能自动化。在后一种分离法中，蛋白或多肽根据质荷比（M/Z）不同而被分解。常用的检测技术有 TOF 以及 FT-ICR[63]。MS-based 技术发展很快，是最精确的仪器，普遍应用于蛋白组学实验中，可以用其确定多肽的质量[62]。许多质谱分析仪是可以串联工作的。在这个仪器中，母离子可以被选择，并且被有磁性的四级杆集中，然后被分离，产生子离子。可以根据图案和离子的重量来推测母肽的氨基酸序列[64]。由于现代 MS 的精确度和分辨率的提高，我们可以对生物样本的蛋白质进行更完整的识别。

蛋白质定量对 MS-based 技术提出了另一个重大挑战。在大多数结构中，M/Z 峰值的大小与多肽的丰富度有关。然而实验的可变性妨碍了标准 MS 数据量化的精密测量，这些可变性可由初步分离、其他离子种类丰富度等因素造成。在许多实验条件下，研究者对比较样本之间的蛋白水平更感兴趣，而不是获得一个绝对数量。随着同位素和染色标记技术的发展，已经可以进行生物样本的成对比较。

SRM/MRM 是一项关于目标蛋白组学的技术，可以将蛋白质的识别和量化结合到一项简单的高通量实验中。MS 仪器的一项基本原理是精度随着被测量的离子数量的平方根而提高[65]。三级四极 MS 仪器允许离子选择性地保留。用这种方法，测量的精确度可以大大提高。在所有分析化学中，同步监测和量化有望作为一种标准的系统性测量误差的方法。由于三级四极 MS 的高精确度，大量具有不同质量比率的、化学结构相似的多肽可以通过非自然同位素丰度的结合而添加。这些被标记的多肽可作为提供样本精确量化的标准。最后，SRM 可以明确地识别以碎片特征为基础的目标多肽。因此，SMR 是利用光谱分析仪来选择离子。这样，SRM 可以对多肽进行高度精确的监测。SRM 实验通常与 MRM 结合，对蛋白丰富度进行精确测量。近来，一些团队已经报道了在 1～10ng/ml 范围内进行蛋白监测的局限性。

## 33.4 前列腺癌中蛋白组学运用的实例

许多研究小组已经报道了初步结果，他们尝试运用血清蛋白组学来形成一个改良的前列腺癌以及其他癌症的筛查实验[66-68]。这些研究运用的是一个以 SELDI-TOF 为基础的血清总蛋白性能分析的低分辨率的方法。SELDI 是 MALDI 的修正，尝试简化蛋白分离。分析物被直接放在涂有化学物质的金属板上来模仿例如离子交换树脂等物质的分离性。然后，洗涤芯片，添加基质，通过 TOF MS 分析蛋白质。关于血液蛋白组学这项技术，已经有一些被报道的成功案例[68]。为了更早地诊断前列腺癌，标准化并且验证 SELDI-TOF，我们已经付出了很大的努力[69]。然而，SELDI-TOF 技术的使用，由于动态范围、质量范围、蛋白识别和验证的能力而受到限制。另外，通过对一些 SELDI-TOF 数据的重新分析，揭示了非生物实验偏差的存在，这些偏差可能是样本差异所造成的[70]。总体而言，由于这样或那样的问题，已经降低了使用 SELDI-TOF 来研究前列腺癌标志物的热情。

前列腺癌蛋白组学研究中的一个积极领域涉及对预测性分子标志物的目标识别。由前列腺癌细胞增长所形成的蛋白质可以作为循环标志物，可以直接反应患者体内前列腺癌细胞的情况[71]。蛋白组学技术可以用来识别和量化临床上有用的分子标志物。在一个运用定量蛋白组学的研究中，Martin 识别了 600 多种蛋白质[72]。有趣的是，大多数的蛋白质表达在细胞内，仅有四分之一的蛋白质表达于细胞间质。这项研究还识别了大约 50 种由雄激素调控的蛋白质。近来，我们报道了利用 SELDI-TOF 研究雄激素调控蛋白的结果。在这个研究中，我们识别了 β2 微球蛋白，其在前列腺癌细胞和组织中高度表达，并且在前列腺癌患者血清中有明显升高[73]。蛋白组学技术已经被用来研究药物作用靶点，其中包括雄激素受体[74-75]。总体而言，蛋白组学技术适合用于研究特异性癌症表型，例如治疗抵抗。结合蛋白组学和基因组学分析，来理解以疾病特异性表型为基础的整个生 物网络，是一个很有前景的研究方向[76-77]。

# 小 结

- 蛋白质组学将成为寻找疾病分子标志物和药物靶标最有效的方法之一。在对癌症、阿尔兹海默症等人类重大疾病的临床诊断和治疗方面蛋白质组技术也有十分诱人的前景。蛋白组学技术的发展和成熟可以为临床医学提供重要的分析工具来研究人类疾病。
- 蛋白鉴定和量化工具的结合具有高度相关性，包括 IHC、提供反应癌症的

分子特征的个体化信息的 MS-based 技术。
- 随着这些实验的发展，应该对再现和确认投入更多关注，以确保这些研究结果可以最大限度的应用于治疗决策。这些方法的成功有望提高前列腺癌治疗的诊断能力及尽早发现预测性分子标志物。

（殷华奇）

## 参考文献

[1] BDW Group. Biomarkers and surrogate endpoints: preferred definitions and conceptual framework [J]. Clin Pharmacol Ther, 2001, 69 (3): 89-95.

[2] Sawyers C L. The cancer biomarker problem [J]. Nature, 2008, 452 (7187): 548-552.

[3] Yeon C H, Pegram M D. Anti-erbB-2 antibody trastuzumab in the treatment of HER2-amplified breast cancer [J]. Invest New Drugs, 2005, 23 (5): 391-409.

[4] Sawyers C L. Rational therapeutic intervention in cancer: kinases as drug targets [J]. Curr Opin Genet Dev, 2002, 12 (1): 111-115.

[5] Amado R G, Wolf M, Peeters M, et al. Wild-type KRAS is required for panitumumab efficacy in patients with metastatic colorectal cancer [J]. J Clin Oncol, 2008, 26 (10): 1626-1634.

[6] Sequist L V, Bell D W, Lynch T J, et al. Molecular predictors of response to epidermal growth factor receptor antagonists in non-small-cell lung cancer [J]. J Clin Oncol, 2007, 25 (5): 587-595.

[7] Morris S R, Carey L A. Gene expression profiling in breast cancer [J]. Curr Opin Oncol, 2007, 19 (6): 547-551.

[8] Epstein J I. Diagnosis and reporting of limited adenocarcinoma of the prostate on needle biopsy [J]. Mod Pathol, 2004, 17 (3): 307-315.

[9] Varadhachary G R, Abbruzzese J L, Lenzi R. Diagnostic strategies for unknown primary cancer [J]. Cancer, 2004, 100 (9): 1776-1785.

[10] Bianco F J, Wood D J, Cher M L, et al. Ten-year survival after radical prostatectomy: specimen Gleason score is the predictor in organ-confined prostate cancer [J]. Clin Prostate Cancer, 2003, 1 (4): 242-247.

[11] Epstein J I, Allsbrook W J, Amin M B, et al. Update on the Gleason grading system for prostate cancer: results of an international consensus conference of urologic pathologists [J]. Adv Anat Pathol, 2006, 13 (1): 57-59.

[12] Graefen M, Karakiewicz P I, Cagiannos I, et al. Validation study of the accuracy of a postoperative nomogram for recurrence after

radical prostatectomy for localized prostate cancer [J]. J Clin Oncol, 2002, 20 (4): 951-956.

[13] Kattan M W, Zelefsky M J, Kupelian P A, et al. Pretreatment nomogram for predicting the outcome of three-dimensional conformal radiotherapy in prostate cancer [J]. J Clin Oncol, 2000, 18 (19): 3352-3359.

[14] Stephenson A J, Scardino P T, Eastham J A, et al. Preoperative nomogram predicting the 10-year probability of prostate cancer recurrence after radical prostatectomy [J]. J Natl Cancer Inst, 2006, 98 (10): 715-717.

[15] Karakiewicz P I, Hutterer G C. Predictive models and prostate cancer [J]. Nat Clin Pract Urol, 2008, 5 (2): 82-92.

[16] Lapointe J, Li C, Higgins J P, et al. Gene expression profiling identifies clinically relevant subtypes of prostate cancer [J]. Proc Natl Acad Sci U S A, 2004, 101 (3): 811-816.

[17] True L, Coleman I, Hawley S, et al. A molecular correlate to the Gleason grading system for prostate adenocarcinoma [J]. Proc Natl Acad Sci U S A, 2006, 103 (29): 10991-10996.

[18] Singh D, Febbo P G, Ross K, et al. Gene expression correlates of clinical prostate cancer behavior [J]. Cancer Cell, 2002, 1 (2): 203-209.

[19] Chin J L, Reiter R E. Molecular markers and prostate cancer prognosis [J]. Clin Prostate Cancer, 2004, 3 (3): 157-164.

[20] Bok R A, Small E J. Bloodborne biomolecular markers in prostate cancer development and progression [J]. Nat Rev Cancer, 2002, 2 (12): 918-926.

[21] Bettencourt M C, Bauer J J, Sesterhenn I A, et al. Ki-67 expression is a prognostic marker of prostate cancer recurrence after radical prostatectomy [J]. J Urol, 1996, 156 (3): 1064-1068.

[22] Cowen D, Troncoso P, Khoo V S, et al. Ki-67 staining is an independent correlate of biochemical failure in prostate cancer treated with radiotherapy [J]. Clin Cancer Res, 2002, 8 (5): 1148-1154.

[23] Halvorsen O J, Haukaas S, Hoisaeter P A, et al. Maximum Ki-67 staining in prostate cancer provides independent prognostic information after radical prostatectomy [J]. Anticancer Res, 2001, 21 (6A): 4071-4076.

[24] Leman E S, Cannon G W, Trock B J, et al. EPCA-2: a highly specific serum marker for prostate cancer [J]. Urology, 2007, 69 (4): 714-720.

[25] Nam R K, Diamandis E P, Toi A, et al. Serum human glandular kallikrein-2 protease levels predict the presence of prostate cancer among men with elevated prostate-specific antigen [J]. J Clin Oncol, 2000, 18 (5): 1036-1042.

[26] Berruti A, Dogliotti L, Mosca A, et al. Circulating neuroendocrine markers in patients with prostate carcinoma [J]. Cancer, 2000, 88 (11): 2590-2597.

[27] Berruti A, Mosca A, Tucci M, et al. Independent prognostic role of circulating chromogranin A in prostate cancer patients with hormone-refractory disease [J]. Endocr Relat Cancer, 2005, 12 (1): 109-117.

[28] Culine S, El D M, Lamy P J, et al. Docetaxel and cisplatin in patients with metastatic androgen independent prostate cancer and circulating neuroendocrine markers [J]. J Urol, 2007, 178 (3 Pt 1): 844-848, 848.

[29] Taplin M E, Bubley G J, Ko Y J, et al. Selection for androgen receptor mutations in prostate cancers treated with androgen antagonist [J]. Cancer Res, 1999, 59 (11): 2511-2515.

[30] Jung K, Lein M, Stephan C, et al. Comparison of 10 serum bone turnover markers in prostate carcinoma patients with bone metastatic spread: diagnostic and prognostic implications [J]. Int J Cancer, 2004, 111 (5): 783-791.

[31] Armstrong A J, Garrett-Mayer E, Ou Y Y,

et al. Prostate-specific antigen and pain surrogacy analysis in metastatic hormone-refractory prostate cancer [J]. J Clin Oncol, 2007, 25 (25): 3965-3970.

[32] Armstrong A J, Garrett-Mayer E S, Yang Y C, et al. A contemporary prognostic nomogram for men with hormone-refractory metastatic prostate cancer: a TAX327 study analysis [J]. Clin Cancer Res, 2007, 13 (21): 6396-6403.

[33] Halabi S, Small E J, Kantoff P W, et al. Prognostic model for predicting survival in men with hormone-refractory metastatic prostate cancer [J]. J Clin Oncol, 2003, 21 (7): 1232-1237.

[34] George D J, Halabi S, Shepard T F, et al. Prognostic significance of plasma vascular endothelial growth factor levels in patients with hormone-refractory prostate cancer treated on Cancer and Leukemia Group B 9480 [J]. Clin Cancer Res, 2001, 7 (7): 1932-1936.

[35] Beer T M, Lalani A S, Lee S, et al. C-reactive protein as a prognostic marker for men with androgen-independent prostate cancer: results from the ASCENT trial [J]. Cancer, 2008, 112 (11): 2377-2383.

[36] Humphrey P A, Halabi S, Picus J, et al. Prognostic significance of plasma scatter factor/hepatocyte growth factor levels in patients with metastatic hormone- refractory prostate cancer: results from cancer and leukemia group B 150005/9480 [J]. Clin Genitourin Cancer, 2006, 4 (4): 269-274.

[37] Balk S P, Ko Y J, Bubley G J. Biology of prostate-specific antigen [J]. J Clin Oncol, 2003, 21 (2): 383-391.

[38] Catalona W J, Smith D S, Ratliff T L, et al. Measurement of prostate-specific antigen in serum as a screening test for prostate cancer [J]. N Engl J Med, 1991, 324 (17): 1156-1161.

[39] Labrie F, Dupont A, Suburu R, et al. Serum prostate specific antigen as pre-screening test for prostate cancer [J]. J Urol, 1992, 147 (3 Pt 2): 846-851, 851-852.

[40] Brawer M K, Chetner M P, Beatie J, et al. Screening for prostatic carcinoma with prostate specific antigen [J]. J Urol, 1992, 147 (3 Pt 2): 841-845.

[41] Thompson I M, Pauler D K, Goodman P J, et al. Prevalence of prostate cancer among men with a prostate-specific antigen level<or =4.0 ng per milliliter [J]. N Engl J Med, 2004, 350 (22): 2239-2246.

[42] Mikolajczyk S D, Marker K M, Millar L S, et al. A truncated precursor form of prostate-specific antigen is a more specific serum marker of prostate cancer [J]. Cancer Res, 2001, 61 (18): 6958-6963.

[43] D'Amico A V, Moul J W, Carroll P R, et al. Intermediate end point for prostate cancer-specific mortality following salvage hormonal therapy for prostate-specific antigen failure [J]. J Natl Cancer Inst, 2004, 96 (7): 509-515.

[44] Kwak C, Jeong S J, Park M S, et al. Prognostic significance of the nadir prostate specific antigen level after hormone therapy for prostate cancer [J]. J Urol, 2002, 168 (3): 995-1000.

[45] Slovin S F, Wilton A S, Heller G, et al. Time to detectable metastatic disease in patients with rising prostate-specific antigen values following surgery or radiation therapy [J]. Clin Cancer Res, 2005, 11 (24 Pt 1): 8669-8673.

[46] Bubley G J, Carducci M, Dahut W, et al. Eligibility and response guidelines for phase II clinical trials in androgen-independent prostate cancer: recommendations from the Prostate-Specific Antigen Working Group [J]. J Clin Oncol, 1999, 17 (11): 3461-3467.

[47] Boyanton B J, Blick K E. Stability studies of twenty-four analytes in human plasma and serum [J]. Clin Chem, 2002, 48 (12): 2242-2247.

[48] Evans M J, Livesey J H, Ellis M J, et al. Effect of anticoagulants and storage tempera-

tures on stability of plasma and serum hormones [J]. Clin Biochem, 2001, 34 (2): 107-112.

[49] Banks R E, Stanley A J, Cairns D A, et al. Influences of blood sample processing on low-molecular-weight proteome identified by surface-enhanced laser desorption/ionization mass spectrometry [J]. Clin Chem, 2005, 51 (9): 1637-1649.

[50] Hsieh S Y, Chen R K, Pan Y H, et al. Systematical evaluation of the effects of sample collection procedures on low-molecular-weight serum/plasma proteome profiling [J]. Proteomics, 2006, 6 (10): 3189-3198.

[51] Anderson N L, Anderson N G. The human plasma proteome: history, character, and diagnostic prospects [J]. Mol Cell Proteomics, 2002, 1 (11): 845-867.

[52] Rabilloud T. Two-dimensional gel electrophoresis in proteomics: old, old fashioned, but it still climbs up the mountains [J]. Proteomics, 2002, 2 (1): 3-10.

[53] McDonald W H, Yates J R. Shotgun proteomics: integrating technologies to answer biological questions [J]. Curr Opin Mol Ther, 2003, 5 (3): 302-309.

[54] Wu L, Han D K. Overcoming the dynamic range problem in mass spectrometry-based shotgun proteomics [J]. Expert Rev Proteomics, 2006, 3 (6): 611-619.

[55] Gong Y, Li X, Yang B, et al. Different immunoaffinity fractionation strategies to characterize the human plasma proteome [J]. J Proteome Res, 2006, 5 (6): 1379-1387.

[56] Liu T, Qian W J, Mottaz H M, et al. Evaluation of multiprotein immunoaffinity subtraction for plasma proteomics and candidate biomarker discovery using mass spectrometry [J]. Mol Cell Proteomics, 2006, 5 (11): 2167-2174.

[57] Pieper R, Su Q, Gatlin C L, et al. Multicomponent immunoaffinity subtraction chromatography: an innovative step towards a comprehensive survey of the human plasma proteome [J]. Proteomics, 2003, 3 (4): 422-432.

[58] Kalume D E, Molina H, Pandey A. Tackling the phosphoproteome: tools and strategies [J]. Curr Opin Chem Biol, 2003, 7 (1): 64-69.

[59] Mann M, Jensen O N. Proteomic analysis of post-translational modifications [J]. Nat Biotechnol, 2003, 21 (3): 255-261.

[60] Zhang H, Yi E C, Li X J, et al. High throughput quantitative analysis of serum proteins using glycopeptide capture and liquid chromatography mass spectrometry [J]. Mol Cell Proteomics, 2005, 4 (2): 144-155.

[61] Fenn J B, Mann M, Meng C K, et al. Electrospray ionization for mass spectrometry of large biomolecules [J]. Science, 1989, 246 (4926): 64-71.

[62] Karas M, Hillenkamp F. Laser desorption ionization of proteins with molecular masses exceeding 10, 000 daltons [J]. Anal Chem, 1988, 60 (20): 2299-2301.

[63] Katz J E, Mallick P, Agus D B. A perspective on protein profiling of blood [J]. BJU Int, 2005, 96 (4): 477-482.

[64] Aebersold R, Mann M. Mass spectrometry-based proteomics [J]. Nature, 2003, 422 (6928): 198-207.

[65] MacCoss M J, Toth M J, Matthews D E. Evaluation and optimization of ion-current ratio measurements by selected-ion-monitoring mass spectrometry [J]. Anal Chem, 2001, 73 (13): 2976-2984.

[66] Adam B L, Qu Y, Davis J W, et al. Serum protein fingerprinting coupled with a pattern-matching algorithm distinguishes prostate cancer from benign prostate hyperplasia and healthy men [J]. Cancer Res, 2002, 62 (13): 3609-3614.

[67] Petricoin E F, Ardekani A M, Hitt B A, et al. Use of proteomic patterns in serum to identify ovarian cancer [J]. Lancet, 2002, 359 (9306): 572-577.

[68] Petricoin E R，Ornstein D K，Paweletz C P，et al. Serum proteomic patterns for detection of prostate cancer [J]. J Natl Cancer Inst，2002，94 (20)：1576-1578.

[69] Semmes O J，Feng Z，Adam B L，et al. Evaluation of serum protein profiling by surface-enhanced laser desorption/ionization time-of-flight mass spectrometry for the detection of prostate cancer：I. Assessment of platform reproducibility [J]. Clin Chem，2005，51 (1)：102-112.

[70] Sorace J M，Zhan M. A data review and reassessment of ovarian cancer serum proteomic profiling [J]. BMC Bioinformatics，2003，4：24.

[71] Sardana G，Marshall J，Diamandis E P. Discovery of candidate tumor markers for prostate cancer via proteomic analysis of cell culture-conditioned medium [J]. Clin Chem，2007，53 (3)：429-437.

[72] Martin D B，Gifford D R，Wright M E，et al. Quantitative proteomic analysis of proteins released by neoplastic prostate epithelium [J]. Cancer Res，2004，64 (1)：347-355.

[73] Gross M，Top I，Laux I，et al. Beta-2-microglobulin is an androgen-regulated secreted protein elevated in serum of patients with advanced prostate cancer [J]. Clin Cancer Res，2007，13 (7)：1979-1986.

[74] Bhat K M，Setaluri V. Microtubule-associated proteins as targets in cancer chemotherapy [J]. Clin Cancer Res，2007，13 (10)：2849-2854.

[75] Jasavala R，Martinez H，Thumar J，et al. Identification of putative androgen receptor interaction protein modules：cytoskeleton and endosomes modulate androgen receptor signaling in prostate cancer cells [J]. Mol Cell Proteomics，2007，6 (2)：252-271.

[76] Lin B，White J T，Lu W，et al. Evidence for the presence of disease-perturbed networks in prostate cancer cells by genomic and proteomic analyses：a systems approach to disease [J]. Cancer Res，2005，65 (8)：3081-3091.

[77] Tu L C，Yan X，Hood L，et al. Proteomics analysis of the interactome of N-myc downstream regulated gene 1 and its interactions with the androgen response program in prostate cancer cells [J]. Mol Cell Proteomics，2007，6 (4)：575-588.

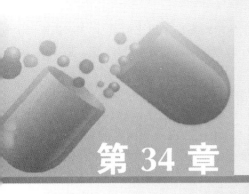

# 第 34 章　前列腺癌的精神心理障碍治疗原则

## 本章提纲

虽然生物学病变在肿瘤的发生、发展中起决定性作用，但个体的心理社会因素与生物学因素交互作用才能塑造出完整的临床面貌。早在 1981 年，Fox 等就曾提出免疫系统可能是心理与肿瘤的中介因素，不良的心理社会因素可以通过改变致癌因素的物理或化学作用，或者改变机体的状态（使细胞突变可能性增加、DNA 修复功能降低、免疫功能降低等）而增加机体对肿瘤的易感性及治疗的难度[1]。

传统的观念认为神经内分泌系统和免疫系统是两个独立作用的系统，然而现在越来越多的理论认为神经内分泌系统和免疫系统之间存在复杂的相互联系。心理社会因素作用于中枢神经系统时，除表现出情绪的改变等一系列心因性的反应外，还通过内分泌及外周和自主神经系统作用于免疫系统，引起机体某些生理或病理性的变化。相反，当某些病理性或毒性刺激（生理应激因素）作用于机体的免疫系统时，同样也可以通过内分泌及外周/自主神经系统来影响中枢神经系统，致使机体出现一些心理性的改变。随着分子生物学的发展，人们逐渐发现某些信息分子（如激素、细胞因子等）可以在两个系统中合成，并为两个系统所共享。普遍认为神经内分泌系统和免疫系统间存在一个双向反馈调节的网络：兴奋性刺激传导至大脑时，通过神经递质将信息传导至下丘脑，引起下丘脑—垂体—肾上腺轴（HPA 轴）兴奋，分泌肾上腺激素而抑制免疫系统，同时也反馈性地抑制下丘脑和垂体；此外这种兴奋性的刺激还使脑干蓝斑兴奋，继之兴奋交感神经系统，分泌去甲肾上腺素而抑制免疫系统[2]。

随着前列腺癌诊断、治疗的进展，患者生存期延长，在肿瘤治疗前和治疗后均保持良好的心理状态对生活质量显得尤为重要。当患者面对肿瘤诊断、分期、治疗方案选择、疼痛、经济压力等问题时，势必会增加其心理压力，可能出现适应不良的心理反应。而如何使患者有质量、有尊严地生活，也对医生的治疗提出了更多的挑战[3]。

药物治疗的理论基础是生物学改变，是按照"决定论"视角看问题的结果，即疾病状态是由生物学过程决定的。心理治疗的理论基础是对临床面貌的心理学理解，是按照哲学范畴的"自由论"视角看问题的结果，即人的意志是自由的，人有选择的自由，也要为自己的选择负责任。两种治疗并不互相排斥，而需要整合起来，分阶段、有侧重地结合起来，关键是把握好各自适应证，明确各自长处和局限性。药物治疗的优势在于就诊心理生理紊乱（如睡眠、疼痛、心悸等），改善基础体验，但是不能直接改善患者应对问题的行为模式，也不能满足心理需求；心理治疗需要一个相对稳定的基础体验（一个始终处于心悸的人难以配合心理治疗），才可能帮助患者整合力量、整理心绪、看清问题、认识自己进而采取更为有效的应对行为。成功的治疗不但纠正患者的心理-生理紊乱，而且可以帮患者树立一个依靠自身来有效应对问题的良好范例。

本章节将探讨常见精神心理障碍的流行病学特点、评估和治疗方案。

1983 年有研究发现 47% 的肿瘤患者同时罹患精神障碍，其中 68% 被诊断为反应性焦虑和抑郁障碍[4]。约有 25% 肿瘤患者有过重度抑郁发作，这一数字随着疾病进展而进一步升高。需要精神科医生干预的谵妄发生比例波动在 25%～49% 之间，到疾病终末期这一比例上升至 85%。2015 年英国的一项多中心研究发现约有 23% 的前列腺癌患者共患焦虑障碍[5]。

## 34.1 前列腺癌患者的焦虑障碍

### 评估与诊断

焦虑患者常见主诉有紧张、不安，他

们往往表现得战战兢兢、自主神经过度兴奋、失眠和忧虑重重，同时伴有各种各样的躯体症状，几乎涉及全身各个器官。焦虑躯体症状往往会掩盖其精神症状。医生需要注意到这些躯体症状并以此为线索询问其情绪感受。焦虑与发热类似，可能有很多种原因，肿瘤患者的焦虑可能是与肿瘤共病，也可能是治疗过程中的产物。低氧、严重感染、疼痛、药物副作用均可能诱发焦虑。

肿瘤治疗过程中对焦虑的识别是一定困难的，表 34-1 提供了焦虑障碍的初筛问题[6]，表 34-2 列出了常用焦虑障碍评定量表。

**表 34-1　肿瘤患者焦虑障碍初筛问题**

在肿瘤诊断与治疗过程中，您是否受一下问题困扰？如果受此困扰，它们何时发生？持续多久？

您觉得紧张、不安？
您是否感受到恐惧、压力大？
您是否因为恐惧而回避某些场所或活动？
您紧张时是否感觉呼吸困难？
您是否无诱因的出汗、颤抖？
当您不安的时候，是否感觉喉咙被硬块堵着？
您是否发现自己来回踱步？
您是否因为害怕在梦中死去而在夜里不敢闭目？
您是否担忧下一次的诊断检查或者几周前的检查结果？
您是否会突然因为害怕失控或变疯而不安？
您是否会突然因为害怕死亡而不安？
您是否经常担忧疼痛反复并思虑疼痛究竟有多严重？
您是否担心下次能否如期拿到止痛药？
您是否因为害怕站立或活动会加强疼痛而较长时间卧床？

**表 34-2　常用焦虑症状评定量表**

| 评估量表 | 英文缩写 | 评估者 |
| --- | --- | --- |
| 汉密尔顿焦虑量表 | HAMA | 他评 |
| 焦虑自评量表 | SAS | 自评 |
| 贝克焦虑量表 | BAI | 自评 |
| 广泛性焦虑量表 | GAD | 自评 |
| 医院焦虑抑郁量表 | HAD | 自评 |

## 治疗原则

①准确判断病情；②充分理解患者痛苦；③建立合作性医疗关系；④权衡心理和药物治疗；⑤建立新的生活模式。

### 药物治疗

前列腺癌焦虑障碍的治疗药物大致分为两类，一类是苯二氮卓类抗焦虑药；具体分类及药代动力学特点见表 34-3，另一类是抗抑郁药，其不仅有抗抑郁作用，还有抗焦虑作用。表 34-4 列出了常用抗抑郁药分类、各类别的代表药物及药理作用机制，表 34-5 总结了常用抗抑郁药的临床特点[7]。在实际应用过程中，抗抑郁药需要 2～4 周方能充分发挥其治疗作用，在起效前，可同时辅以苯二氮䓬类药物，发挥其起效快、达峰时间短的优势。尤为重要的是认识到，在控制焦虑和疼痛过程中，应缓慢减量苯二氮䓬类和阿片类镇痛药剂量，避免急性戒断反应。恶性肿瘤患者的戒断反应以激

**表 34-3　几种常见苯二氮䓬类药物的临床特点**

| 药名 | 常用剂量（mg/d） | 最高剂量（mg/d） | 口服达峰时间（h） | 半衰期（h） | 分布容积（L/kg） |
| --- | --- | --- | --- | --- | --- |
| 阿普唑仑 | 0.4～2.0 | 10 | 1～2 | 12～18 | 1.1 |
| 劳拉西泮 | 1.0～4.0 | 6.0 | 2 | 10～20 | 1.3 |
| 艾司唑仑 | 1.0～2.0 | 6.0 | 2 | 18 | — |
| 地西泮 | 5.0～20 | 30 | 0.5～2 | 20～50 | 1.1 |
| 氯硝西泮 | 0.5～6.0 | 6.0 | 1～2 | 20～38 | 0.7 |
| 咪达唑仑 | 7.5～15.0 | 15.0 | 0.5～1 | 2～3 | 1～2 |
| 三唑仑 | 0.125～0.5 | 0.5 | 1～2 |  | 1.1 |

表 34-4　常用抗抑郁剂分类

| 种类 | 药物 | 药理作用机制 |
|---|---|---|
| 杂环类药物（三环类、四环类） | 三环：阿米替林、多塞平、氯米帕明<br>四环：马普替林 | 突触前膜摄取抑制，使突触间隙去甲肾上腺素（NE）和5-羟色胺（5-HT）含量升高而到达治疗目的 |
| 选择性 5-HT 再摄取抑制剂（SSRI） | 氟西汀、氟伏沙明、帕罗西汀、西酞普兰、艾司西酞普兰、舍曲林 | 选择性抑制5-HT再摄取，使突触间隙5-HT含量升高而达到治疗目的 |
| 选择性 5-HT 及 NE 再摄取抑制（SNRI） | 文拉法辛、度洛西汀 | 具有5-HT和NE双重摄取抑制作用，加快突触前膜自身受体的"脱敏过程" |
| NE 特异性 5-HT 再摄取抑制剂 | 米氮平 | 增强去甲肾上腺素能、5-羟色胺能神经元的传递及特异性阻滞5-HT$_2$，5-HT$_3$受体，拮抗中枢去甲肾上腺素能神经元a受体 |
| 5-HT 平衡抑制剂（SARI） | 曲唑酮 | 对5-HT再摄取抑制的选择性作用较弱，对部分5-HT受体拮抗作用 |
| 选择性 5-HT 再摄取激活剂（SSRA） | 噻奈普汀 | 5-HT$_2$受体的拮抗剂 |
| 选择性 NE 再摄取抑制剂 | 瑞波西汀 | 对NE再摄取的选择性阻断，提高脑内NE的活性，从而达到治疗目的 |

表 34-5　常用抗抑郁剂药物临床特点

| 类别 | 抗抑郁 | 抗焦虑 | 优点 | 缺点 |
|---|---|---|---|---|
| 三环类 | ++ | ++ | 价格便宜 | 不良反应多（闭角型青光眼、心律失常）、过量危险 |
| 氟西汀 | ++ | + | 停药反应少 | 半衰期长，药物相互作用 |
| 帕罗西汀 | ++ | +++ | 镇静作用强 | 头痛、失眠、抗胆碱能不良反应、药物相互作用 |
| 舍曲林 | ++ | ++ | 药物相互作用少 | 消化道症状明显 |
| 氟伏沙明 | ++ | ++ | 镇静作用强 | 恶心、药物相互作用 |
| 西酞普兰 | ++ | ++ | 药物相互作用少 | 恶心 |
| 艾司西酞普兰 | +++ | +++ | 药物相互作用少 | 恶心 |
| 文拉法辛 | +++ | +++ | 重度抑郁疗效较好，药物相互作用少 | 焦虑、口干、便秘、血压升高、性功能障碍 |
| 曲唑酮 | + | ++ | 改善睡眠，抗焦虑 | 镇静、头晕、低血压、异常勃起 |

越、焦躁为主，因代谢功能失调其出现的时间较健康人群有所延迟。考虑到患者同时合并躯体疾病，同时应用其他药物，抗焦虑药的选择要充分考虑不良反应（见表34-6）及药物间相互作用。

## 非药物治疗

　　肿瘤焦虑障碍的心理治疗包括支持性心理治疗和行为干预疗法，可单独使用，也可用联合使用。短期的支持性心理治疗

表 34-6　抗抑郁剂常见不良反应

| 涉及系统 | 表现 |
|---|---|
| 神经系统 | 头疼、头晕、焦虑、紧张；转为躁狂 |
| 胃肠道 | 恶心、呕吐、厌食、腹泻、便秘 |
| 心血管 | 心律失常、体位性低血压 |
| 抗胆碱能作用 | 口干、眼压增高、视物模糊、便秘、排尿困难 |
| 过敏 | 皮疹 |
| 性功能障碍 | 阳痿、射精延缓、快感缺失 |
| 其他 | 低钠血症、白细胞减少 |

通常应用于处理危机干预和前列腺癌患者遇到的实际困难，治疗对象包括患者、家属，尤其是那些日渐虚弱、互动性差的肿瘤晚期患者。

放松训练、意向引导、催眠治疗可帮助减轻焦虑。即使躯体日渐衰弱的晚期肿瘤患者，仍是行为干预疗法合适的对象。心理治疗技术可适当调整应用于轻度认知功能受损肿瘤患者。要求心理治疗师发挥更为积极的作用、引导患者、创造安全的环境、唤起患者积极反应等。

针对前列腺癌患者焦虑障碍经典的行为干预疗法包括：放松训练、分散注意力和意向技术。典型做法是：要求患者做被动深呼吸动作，同时被动或者主动放松肌肉。一项随机对照研究比较了放松训练和阿普唑仑（一种苯二氮䓬类药物）对焦虑的治疗作用，发现两者对非终末期恶性肿瘤患者的轻至中度焦虑均效果明显[8]。与心理治疗相比，药物治疗对于严重的焦虑症状效果较好，并且起效较快。针对高焦虑障碍的患者，放松训练应该与抗焦虑药物同时应用。

## 终末期关怀

在疾病终末期，焦虑很可能是药物治疗的不良反应所致，但是医生很容易忽略与死亡相关的心理社会因素所起到的重要作用，尤其是那些意识尚清晰的患者。面对死亡这一自然规律，医生因不知如何安慰患者而困惑，此时恰当的做法是不要刻意回避死亡，要感同身受的聆听、给予正面的支持。

在疾病的终末期，患者及家属有较多心理需求，包括不断更新的关于疾病状态的信息、可行的治疗选择等，传递这些信息时要仔细斟酌，不仅考虑到患者是否有所准备，还有考虑是否有能力倾听和理解。心理治疗的目的有如下几条：

（1）建立医患纽带以减少患者孤独面对疾病的恐慌；

（2）纠正患者对于既往和当下疾病的误解；

（3）将现有疾病整合为生命经历中的一部分；

（4）探讨即将到来的分离、失去和不确定事件。

心理治疗师需强调既往的支持系统以及之前成功的处理方式。这有助于激发患者内在资源、调整未来计划，进而接纳"死亡"这一不可避免的事实。在疾病终末期，我们拥有最好的时机去理解和接纳"失去"。此时心理治疗师一定要拓展其支持系统至患者和家属。后事的准备，让患者及家属对即将到来的"死亡"有心理准备。鼓励患者和家庭成员利用这段时间求同存异、重申彼此感受和祝福。这是一个尤为重要的时机，为即将到来的亲人离世定下情感基调[9]。

## 34.2 前列腺癌患者的抑郁障碍

## 评估与诊断

抑郁与恶性肿瘤高度相关，两者共病比例高，2012 年的美国一项研究中纳入 5 万余名前列腺癌患者，发现 8.5％患者患有抑郁障碍[10]，其抑郁障碍可由疾病本身或化疗药物引起，或者是癌症所致残障的心理反应，功能障碍、病情进展、疼痛程度越严重，其发生率越高[11]。抑郁症状如食欲减退、失眠、易疲劳、体重下降等容易被忽视且特异性较差[12]，并且肿瘤的治疗过程中会出现较多抑郁的特征性躯体症状，因此抑郁的心境症状有较高的诊断价值，如烦躁、悲观、无价值感、自罪和轻生念头[13]。患者会对成为家人的负担、给家人带来诸多痛苦和不便感到内疚；轻生观念即便程度不重、被动谈及者，在前列腺癌患者中也与抑郁发作高度相关[14]。抑郁家族史和既往抑郁发作病史，进一步提高了抑郁诊断的可信度。

情绪低落或悲伤在肿瘤患者中是一种合适而恰当的情绪感受，并非所有的"悲恸"都是重度抑郁发作的表现，医生一定要区分"悲恸"和抑郁发作。不能把正常的悲恸当成"有病"。正常的悲伤情绪是各种痛苦感觉的混合，但有缓解的时候，让你还能继续的生活，听到笑话还能笑一笑，看到美丽的东西还懂得欣赏，随着时间的推移可逐渐恢复正常，但是复杂的悲伤没有片刻的缓解，让人变得衰弱、焦虑和孤僻，长时间否认、回避事实，有无法摆脱的想法，甚至想自杀，这可能是由于长期应激导致体内生物学物质基础发生了改变，这才是抑郁。抑郁障碍的三大主要表现：情绪低落、兴趣减退、精力体力下降，症状持续至少两周。情绪低落被认为是个体对潜在损失表现出的过早发生、过分严重的情绪反应。表 34-7 列出医生快速评估情绪的常见问题[15]，表 34-8 列出了常用焦虑障碍评定量表。

表 34-7　肿瘤患者抑郁障碍初筛问题

| 初筛问题 |
| --- |
| 情绪体验 |
| 1. 您的肿瘤问题处理得怎么样了？ |
| 2. 自确诊以来精神状态怎么样？ |
| 3. 经常掉眼泪吗？ |
| 4. 患肿瘤前喜欢做的事情现在还喜欢吗？ |
| 5. 对未来怎么看？ |
| 6. 您的日常照料是否需要别人帮助？ |
| 7. 担心成为家庭的负担吗？ |
| 8. 是否觉得如果没有您，别人会过得更好？ |
| 躯体症状 |
| 1. 疼痛明显吗？ |
| 2. 卧床多久？ |
| 3. 有什么其他身体不舒服？ |
| 4. 睡眠怎么样？ |
| 5. 胃口怎么样？ |
| 6. 性欲怎么样？ |
| 7. 感觉头脑反应或者身体活动变慢了吗？ |

表 34-8　常用抑郁症状评定量表

| 评估量表 | 英文缩写 | 评估者 |
| --- | --- | --- |
| 汉密尔顿抑郁量表 | HDMA | 他评 |
| 抑郁自评量表 | SDS | 自评 |
| 贝克抑郁量表 | BDI | 自评 |
| 患者健康问卷抑郁量表 | PHQ | 自评 |
| 医院焦虑抑郁量表 | HAD | 自评 |

## 治疗原则

肿瘤患者抑郁障碍治疗的最佳选择是支持性心理治疗、认知行为治疗和抗抑郁药物联合应用。心理治疗无论用于个体还是团体，均被证实可显著减轻心理压力和抑郁症状[16,17]。当情绪障碍严重到符合重度抑郁发作诊断标准时，药物治疗（抗抑郁药）则是首选，抗抑郁剂在肿瘤患者中的有效性已经得到认可[8,18]，但在缺乏心理治疗辅助的情况下，任何治疗的疗效均要打折扣，药物与心理治疗的结合方能获得最大收益。

### 药物治疗

三环类抗抑郁药对伴有抑郁障碍的癌症患者疗效已得到肯定，与普通抑郁障碍患者相比，癌症患者对低剂量三环类抗抑郁药疗效较好，大部分癌症患者对三环类抗抑郁药耐受性良好，SSRI、SNRI 也有较好疗效，且不良反应少。抗抑郁药物的选择，主要取决于抑郁症状的特点、当前躯体情况以及某些药物的副作用。伴有激越和失眠症状的抑郁肿瘤患者，可选用有镇静作用的抗抑郁药，如阿米替林、多塞平、米氮平；精神运动迟滞的抑郁肿瘤患者，则选用镇静作用较小的抗抑郁药，如氟西汀、安非他酮；因放化疗而继发口腔炎症、肠道动力下降、尿潴留的患者，应选抗胆碱能作用较小的药物，如地昔帕明、去甲替林或者新一代 5-羟色胺阻滞剂。对于神经性疼痛，低剂量三环类抗抑郁药是非常有效的辅助镇痛药，可以增加吗啡的镇痛作用。表 34-4，表 34-5（见本章第 1 节 "药物治疗" 小节）列出了常用抗抑郁剂的种类和临床特点。

## 非药物治疗

肿瘤患者中，支持性心理治疗是一种有效措施，一般是由积极倾听治疗师言语指导和解释组成。尽管患者处境艰难，治疗师不必表现得过分隆重正式或过分压抑自己的情绪。在患者所有的照料者中，心理治疗师通常是唯一能和患者愉快、轻松交谈的人，能让患者谈谈他的生活、经历

而不是聚焦于即将到来的死亡。如患者想要谈及、询问一些关于死亡的话题，就同他自由交谈，治疗师只需要保持积极聆听和互动的立场即可。

心理治疗原则及种类（表 34-9）[19]：

（1）心理治疗目标应注重当前问题，并以消除当前症状为主要目的；

（2）制定治疗计划时，不以改变和塑造人格为首选目标；

（3）如果治疗效果不完全，进一步评估症状以计划下一步治疗措施；

（4）限定时间。

**表 34-9　心理治疗分类及特点**

| 心理治疗流派 | 技术策略 | 时间安排 |
|---|---|---|
| 支持性心理治疗 | 耐心倾听、解释指导、情绪宣泄、保证作用、鼓励自助、建立发展社会支持系统，阶段性评估 | 每次 15～50min，疗程不限 |
| 精神动力学治疗 | 自由联想、通过谈话在具体实例发现线索、选择患者认可的某个需要重点解决的焦点冲突、应用治疗性医患关系的作用解释内心冲突、通过最简洁的手段让患者自我感悟，对问题有新认识、学会新的思考和情绪表达方式 | 一次 50min，一疗程包括 10～20 次 |
| 认知治疗 | 识别自动思维、识别认知错误和逻辑错误、真实体验、转移注意力、焦虑处置训练 | 每次 40～60min，一疗程包括 15～20 次 |
| 行为治疗 | 要求患者写日记、增加一般性活动水平、处理不愉快事件、建立新的自我强化方式、放松训练、提高社交技巧、合理安排时间 | 每次 40～60min，一疗程包括 15～20 次 |
| 人际心理治疗 | 收集资料、鼓励情绪宣泄、使用澄清技巧、沟通和交往分析、改变行为技术 | 每次 40～60min，一疗程包括 12～16 次 |

## 心理治疗与药物治疗的合用

具体做法是：①一旦确诊抑郁障碍即开始药物治疗，②同时对患者和家属开展相关知识的教育并给予一般性支持心理治疗，③以提高依从行为心理治疗重点，④根据个性化原则调整药物剂量，⑤症状缓解后，对患者持续存在的心理社会问题再评价。

## 无抽搐电休克治疗（MECT）

伴有精神病性症状的肿瘤抑郁患者，如果抗抑郁药物效果差或无法耐受不良反

应，此时可应用无抽搐电休克治疗（MECT）。除此以外的患者如果要应用 MECT 治疗，需谨慎评估其可能风险和获益。

# 34.3　前列腺癌患者的自杀

与正常人群相比，肿瘤患者自杀风险较高，尤其终末阶段，可能的原因是这个阶段最容易伴发疼痛、抑郁、谵妄和功能缺失症状。住院肿瘤患者还可能伴发精神

病性障碍而自杀。一项回顾性研究指出，自杀的肿瘤患者中有 1/3 患抑郁发作，20%患谵妄，50%患有以焦虑抑郁为特征的适应障碍[14-15]。表 34-10 列出自杀风险相关因子[14]。之所以自杀念头在肿瘤中经常出现，是因为肿瘤患者常有"如果事情变得更糟，我就一走了之"的反应，医生会发现其自杀念头实际上对"势不可挡"的肿瘤恐惧心理的逃避。具体临床表现：①情绪方面：一部分失望、无助、恼怒、悲伤；一部分清醒和平静（没有焦虑，已经决定结束）；②认知方面：当事者的注意力过分集中在悲伤反应或想着"一死了之、一了百了"；③行为方面：哭泣、漠不关心、独处一隅、仔细整理等反常行为；④躯体症状方面：失眠、早醒、食欲下降、头疼、全身不适等等。

表 34-10　肿瘤患者自杀相关因素

| 因素 |
| --- |
| 疼痛 |
| 肿瘤晚期 |
| 抑郁 |
| 谵妄 |
| 失控感 |
| 既往有过酒精、药物或精神活性物质依赖 |
| 自杀家族史 |
| 虚弱无力 |
| 缺乏社会支持 |

自杀的危机干预通常做法是六步法：定义问题性质、保证求助者安全、提供支持、寻找替代解决办法、做出计划、获得承诺。针对肿瘤患者而言，可具体细化为如下五个方面：

（1）调整期望目标：许多肿瘤患者之所以陷于心理危机，是因为其期望目标过高。目标的调整，对这类患者走出心理危机至关重要。

（2）找出榜样：为这类患者确立曾经也陷入绝望，后一步一步走向康复了的榜样，这点也至关重要。

（3）指明路在何方，避免陷入过度、失当的治疗误区。

（4）帮助设定近期最低目标，从低目标开始，然后一步步调高目标，有价值、有生存质量的生命常就这样被延续着。人类有明确追求时，诱发出来的生命潜能常是巨大的。

（5）帮助理解生命的真正含义，死亡是自然规律，生命总有终点，我们不可能避免终点的到来，但却可以追求有尊严的、体面的生命结局。

# 34.4　前列腺癌患者的疼痛

肿瘤治疗过程中一个不容忽视的问题即"疼痛"。长期得不到控制的疼痛会带来心理、情绪的变化。对疼痛的管理很大程度上决定了患者的生存质量。疼痛的定义是"与实际或潜在的组织损伤或类似损伤相关联的感觉和情绪体验"。疼痛是最常见的恶性肿瘤相关症状之一，也是患者最恐惧的症状之一，我国 700 万癌症患者中有 51%～62%伴有不同程度的疼痛[20]，其中 30%是难以忍受的重度疼痛。癌痛对患者的影响：①癌痛使患者不同程度的烦躁、恐惧、愤怒甚至抑郁、焦虑；②使睡眠紊乱、食欲下降、免疫力下降；③是导致患者自杀的重要原因之一。癌痛原因分类中，有 8%癌痛与肿瘤侵犯和肿瘤治疗无关，这部分患者的疼痛并非"实际组织损伤相关联的感觉"，可能是焦虑情绪伴发的躯体症状，也可能是抑郁障碍的躯体症状，还可能是"躯体形式障碍"等。故而在癌痛评估步骤的第一步"收集病史"中包括患者精神状态及心理社会因素。经评估符合情绪障碍诊断的，按照情绪障碍治疗原则选择药物及心理治疗方案，那部分伴有明显社会心理因素但又达不到诊断标准的患者，在 WHO 的治疗指南中，推荐支持治疗、生物反馈及放松治疗，具体实施方案如前述。

# 34.5 前列腺癌患者的谵妄

尽管我们对谵妄的神经生理基础知之甚少，其症状表现提示可能是涉及多个脑区的功能障碍。谵妄是以非特异的、全面的大脑皮层功能障碍为特点，同时出现意识水平、注意、思维、感知觉、记忆、精神行为活动、睡觉-觉醒节律紊乱等表现。可以发生在任何年龄阶段，以 60 岁以上老人多见，病程短暂，严重程度呈波动性，昼轻夜重、突发突止，总病程一般不超过 6 个月[21]。

谵妄的临床表现：意识混沌较常见，发生率约为 74%，表现为不理解环境、言谈不切题、注意力易转移、过多警觉、瞬时记忆力差等，定向力障碍也较常见，发生率约为 55%；部分患者存在知觉紊乱，表现为妄想、错觉、幻觉，尤以恐怖生动的幻视为主。存在症状起伏波动。

临床工作中常采用"意识模糊评估方法诊断规程"加以评估[22]，如表 34-11 示。

**表 34-11 意识模糊评估方法诊断规程**

| |
| --- |
| 1. 精神状况的急性改变 |
| 2. 波动性病程 |
| 3. 注意力不集中：数字广度、月份倒数或临床观察 |
| 4. 思维瓦解：言语不连贯 |
| 5. 意识水平改变：嗜睡、木僵、高度警觉 |
| 6. 定向力障碍 |
| 7. 记忆障碍 |
| 8. 感知觉障碍 |
| 9. 精神活动迟滞或易激惹 |
| 10. 睡眠昼夜节律紊乱 |

## 临床处理原则

谵妄的治疗需要系统支持，包括患者、家属、医护人员、环境等。有研究指出预防谵妄的措施有：术前精神科访谈、充足水分、充足的睡眠、避免联合或不恰当使用镇静-催眠药或其他精神活性物质等。

治疗的首要任务是明确潜在病因并给予适当处理，肿瘤患者谵妄的主要病因有：药物中毒（化疗药）、撤药反应（镇静类药物）、代谢紊乱（肝、肾功能障碍，电解质紊乱）、内分泌紊乱（低血糖）、系统感染、肿瘤局部占位性损害、其他（睡眠剥夺、疼痛）等。其次是改善患者痛苦，如解决睡眠问题、纠正内环境紊乱、镇痛、撤药反应的替代治疗等。再有是控制激越表现和防止器官功能衰竭。

药物治疗方面：检查患者用药情况以保障尽可能少用药，尤其避免加重意识受损。尽管尚无药物被美国食品和药品管理局（FDA）批准用于谵妄的治疗，但是许多药物能控制激越行为、促进认知、改善睡眠等。对于激越患者，一项关于 ICU 处理激越的工作组综述发现有最好的证据表明氟哌啶醇可治疗谵妄[23]，使用中仔细调整剂量以达到镇静目的又可避免过度嗜睡和其他副作用，通常剂量范围 3～20mg。还可选择第二代抗精神病药，如利培酮、奥氮平、喹硫平，也需要从小剂量开始应用。苯二氮䓬类镇静药由于其镇静作用，可能加重次日白天意识障碍而避免应用。

谵妄是普遍存在、鉴别不足的临床综合征，常合并潜在威胁生命的医学状况，医生需要进行系统鉴别诊断、识别病因、系统治疗并监测结局。

世界卫生组织多年前就界定了医疗的内涵："挽救生命、治愈疾病、延长寿命、提高生存质量，从而使个人效用最大化的医学服务或措施"。逐字理解，该定义不仅蕴含"救死扶伤"，更重要的是强调医疗应该满足人的基本需求，如提高生活质量、社会功能最大化等。随着人们对肿瘤认识的深入，实践了各种延长患者生命的办法，在"救死扶伤"的技能上有了提高，而当我们去关注延长生命后的患者生存质量时，又该做些什么呢？在美国纽约东北部的撒拉纳克湖畔一位叫特鲁多的医生，给出了这样一段回答："有时，去治愈；常常，去帮助；总是，去安慰。"

## 小 结

- 虽然生物学病变在肿瘤的发生、发展中起决定性作用，但个体的心理社会因素与生物学因素交互作用才塑造出完整的临床面貌。
- 有研究发现47%的肿瘤患者同时罹患精神障碍，其中68%被诊断为反应性焦虑和抑郁障碍。
- 前列腺癌的焦虑、抑郁障碍可通过访谈和量表评估，治疗过程中需权衡心理和药物治疗。
- 恶性肿瘤患者自杀风险较高，医生需识别自杀相关因素、临床表现及危机干预步骤。
- 癌痛的治疗中包括情绪障碍的处理和社会心理因素的干预。

（曲　姗）

## 参考文献

[1] Rosch P J. Stress and cancer [J]. Compr Ther, 1984, 10 (1): 3-6.

[2] 刘艳，林文娟. 肿瘤的心理神经免疫学研究进展 [J]. 心理学动态，1997 (04): 11-16.

[3] 于欣. 精神科住院医师培训手册——理念与思路 [M]. 第1版. 北京：北京大学医学出版社，2011.

[4] Wender P H, Kalm M. Prevalence of attention deficit disorder, residual type, and other psychiatric disorders in patients with irritable colon syndrome [J]. Am J Psychiatry, 1983, 140 (12): 1579-1582.

[5] Watts S, Leydon G, Eyles C, et al. A quantitative analysis of the prevalence of clinical depression and anxiety in patients with prostate cancer undergoing active surveillance [J]. BMJ Open, 2015, 5 (5): e6674.

[6] Roth A J, Massie M J, Redd WH. psychiatric secrets [M]. Philadelphia: Hanley & Belfus. 1995.

[7] 吴文源. 焦虑障碍防治指南 [M]. 北京：人民卫生出版社，2010.

[8] Holland J C, Morrow G R, Schmale A, et al. A randomized clinical trial of alprazolam versus progressive muscle relaxation in cancer patients with anxiety and depressive symptoms [J]. J Clin Oncol, 1991, 9 (6): 1004-1011.

[9] Holland J G, Rowland J H. Handbook of pyschooncology: Psychological care of the patient with cancer [M]. New York: Cxford University Press, 1989. 612.

[10] Hollenbeck B K. Commentary on "the burden of depression in prostate cancer." Jayadevappa R, Malkowicz SB, Chhatre S, Johnson JC, Gallo JJ, Department of Medicine, University of Pennsylvania School of Medicine, Philadelphia, PA.: Psychooncology 2012; 21 (12): 1338-45. [Epub 2011 Aug 12]. doi: 10.1002/pon. 2032 [J]. Urol Oncol, 2014, 32 (7): 1089-1090.

[11] Massie M J, Holland J C. Depression and the cancer patient [J]. J Clin Psychiatry, 1990, 51 Suppl: 12-17, 18-19.

[12] Endicott J. Measurement of depression in patients with cancer [J]. Cancer, 1984, 53

(10 Suppl)：2243-2249.

[13] Green A I，Austin C P. Psychopathology of pancreatic cancer. A psychobiologic probe [J]. Psychosomatics，1993，34（3）：208-221.

[14] Foley K M，Bonic JJ，Ventafridda V. Advances in pain research and therapy（Vol. 16）[M]. New York：Raven Press，1990：399.

[15] Brain M C，Carbone P. Current therapy in hematology-oncology [M]. 5th ed. St. louis：Mosby，1995.

[16] Edelman S，Bell D R，Kidman A D. A group cognitive behaviour therapy programme with metastatic breast cancer patients [J]. Psychooncology，1999，8（4）：295-305.

[17] Sellick S M，Crooks D L. Depression and cancer：an appraisal of the literature for prevalence，detection，and practice guideline development for psychological interventions [J]. Psychooncology，1999，8（4）：315-333.

[18] Pirl W F，Roth A J. Diagnosis and treatment of depression in cancer patients [J]. Oncology（Williston Park），1999，13（9）：1293-1301，1301-1302，1305-1306.

[19] 江开达. 抑郁障碍防治指南 [M]. 北京：人民卫生出版社，2007.

[20] 王薇，曹邦伟，宁晓红，等. 北京市癌痛控制 20 年进步与挑战——北京市多中心癌痛状况调查（FENPAI4090）[J]. 中国疼痛医学杂志，2014（01）：5-12.

[21] Trzepacz P T. The neuropathogenesis of delirium. A need to focus our research [J]. Psychosomatics，1994，35（4）：374-391.

[22] Inouye S K，van Dyck C H，Alessi C A，et al. Clarifying confusion：the confusion assessment method. A new method for detection of delirium [J]. Ann Intern Med，1990，113（12）：941-948.

[23] Shapiro P A，Williams D L，Foray A T，et al. Psychosocial evaluation and prediction of compliance problems and morbidity after heart transplantation [J]. Transplantation，1995，60（12）：1462-1466.

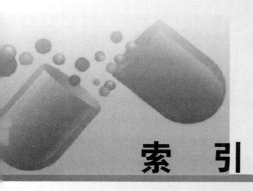

# 索　引